Orthopädie des Fußes

Carl R. H. Rabl · Werner Nyga

Orthopädie des Fußes

7., völlig neu bearbeitete Auflage
624 Einzelabbildungen

Ferdinand Enke Verlag Stuttgart 1994

Dr. med. CARL R. H. RABL †
Professor Dr. med WERNER NYGA
Orthopädische Klinik
der Universität Göttingen

Die Deutsche Bibliothek – CIP-Einheitsaufnahme

Rabl, Carl R. H.:
Orthopädie des Fusses / Carl R. H. Rabl ; Werner Nyga. –
7., völlig neu bearb. Aufl. – Stuttgart : Enke, 1994
  ISBN 3-432-84497-2
NE: Nyga, Werner:

Wichtiger Hinweis:

*Wie jede Wissenschaft ist die Medizin ständigen Entwicklungen unterworfen. Forschung und klinische Erfahrung erweitern unsere Erkenntnisse, insbesondere was Behandlung und medikamentöse Therapie anbelangt. Soweit in diesem Werk eine Dosierung oder eine Applikation erwähnt wird, darf der Leser zwar darauf vertrauen, daß Autoren, Herausgeber und Verlag große Sorgfalt darauf verwandt haben, daß diese Angabe dem **Wissensstand bei Fertigstellung des Werkes** entspricht.*

Für Angaben über Dosierungsanweisungen und Applikationsformen kann vom Verlag jedoch keine Gewähr übernommen werden. **Jeder Benutzer ist angehalten,** *durch sorgfältige Prüfung der Beipackzettel der verwendeten Präparate und gegebenenfalls durch Konsultation eines Spezialisten, festzustellen, ob die dort gegebene Empfehlung für Dosierungen oder die Beachtung von Kontraindikationen gegenüber der Angabe in diesem Buch abweicht. Eine solche Prüfung ist besonders wichtig bei selten verwendeten Präparaten oder solchen, die neu auf den Markt gebracht worden sind.* **Jede Dosierung oder Applikation erfolgt auf eigene Gefahr des Benutzers.** *Autoren und Verlag appellieren an jeden Benutzer, ihm etwa auffallende Ungenauigkeiten dem Verlag mitzuteilen.*

Geschützte Warennamen (Warenzeichen®) werden *nicht* immer besonders kenntlich gemacht. Aus dem Fehlen eines solchen Hinweises kann also nicht geschlossen werden, daß es sich um einen freien Warennamen handelt.

Das Werk, einschließlich aller seiner Teile, ist urheberrechtlich geschützt. Jede Verwertung ist ohne Zustimmung des Verlages außerhalb der engen Grenzen des Urheberrechtsgesetzes unzulässig und strafbar. Das gilt insbesondere für Vervielfältigungen, Übersetzungen, Mikroverfilmungen und die Einspeicherung und Verarbeitung in elektronischen Systemen.

© 1975, 1994 Ferdinand Enke Verlag, P.O.Box 30 03 66, D-70443 Stuttgart – Printed in Germany

Satz und Druck: Druckhaus Götz GmbH, D-71636 Ludwigsburg
Filmsatz 9/10 Times, CCS-Textline (Linotronic 630)

Vorwort zur siebenten Auflage

Die „Orthopädie des Fußes", von Rabl begründet und von mir fortgesetzt bzw. überarbeitet, ist nach wie vor ein allgemein anerkanntes Standardwerk in der Orthopädie. Nach der Resonanz, die dieses Buch gefunden hat, interessiert es gleichermaßen den orthopädisch tätigen Arzt, den Orthopädietechniker und Orthopädieschuhmacher wie auch den Physiotherapeuten.

1981/82 hatte ich dieses Buch auf Vorschlag und in Absprache mit Herrn Rabl zur sechsten Auflage überarbeitet und den neuen medizinischen Kenntnissen soweit als möglich angepaßt. Dabei lag die Betonung entsprechend dem Wunsche des Herrn Rabl auf der konservativen und technischen Orthopädie des Fußes.

Für die jetzt neue Auflage ist eine Erweiterung und Anpassung entsprechend den medizinischen und technischen Fortschritten auch in der Fußorthopädie erforderlich geworden, wobei den zunehmend operativen Behandlungen mehr Rechnung zu tragen war.

Das vorliegende Buch wurde völlig neu überarbeitet und damit auch weitgehend neu gegliedert, hinsichtlich der Abbildungen erneuert und ergänzt. Einige mehr orthopädisch-historische Teile wurden zugunsten der modernen Fußorthopädie weggelassen und sind bei besonderem Interesse in älteren Auflagen nachzulesen. Alles was in früheren Auflagen dieses Buches über die Fußorthopädie ausgeführt wurde, behält weitestgehend seine Bedeutung unter Berücksichtigung der Anpassung, Weiterentwicklung und zunehmend operativen Ausrichtung.

Neue Materialien und Fertigungsmethoden haben die technische Fußorthopädie verändert und erweitert, die zunehmend operativen Behandlungen haben eine beträchtliche Bereicherung des therapeutischen Spektrums gebracht. Trotz Berücksichtigung dieser Fortschritte kann das vorliegende Buch in Einzelheiten weder eine Anleitung zur Anfertigung orthopädietechnischer Hilfen noch eine umfassende Operationslehre sein.

Das Ziel ist die Vermittlung eines möglichst umfassenden Überblicks über die gesamte Orthopädie des Fußes, wobei nach dem derzeitigen Stand der Orthopädie nahezu gleiches Gewicht auf konservative, operative, perioperative und Rehabilitationsbehandlungen gelegt wurde. Soweit sich aus anderen Teilgebieten der Medizin Auswirkungen auf die Fußorthopädie ergeben, wurde auf diese Probleme eingegangen, wenngleich eine erschöpfende Abhandlung aller Auswirkungen und Wechselwirkungen keinesfalls möglich ist. Bewußt wurde das nach den einzelnen Kapiteln aufgeteilte Literaturverzeichnis umfangreich gehalten, um dem Leser dabei behilflich zu sein, Einzelheiten in Originalarbeiten leichter zu finden und nachzulesen, um eigene Schwerpunkte setzen zu können. Im Bemühen um eine allgemein leicht verständliche Darstellung und Formulierung wurde auch in dieser Auflage ein Verzeichnis der wichtigsten Fachausdrücke vorangestellt, weitere Begriffe wurden im Text jeweils übersetzt und erklärt. Damit soll insbesondere dem Orthopädiehandwerker häufigeres Nachschlagen in Wörterbüchern erspart werden.

Ich verbinde mit dieser 7. Auflage die Hoffnung, daß dieses Buch auch weiterhin dazu beiträgt, die Verbindung zwischen den orthopädisch tätigen Ärzten, den Kollegen der fachübergreifenden Teilgebiete, den Mitarbeitern der medizinischen Assistenzberufe und den orthpädischen Handwerkern weiter aufrecht zu erhalten und zum Wohle der Patienten zu vertiefen.

Göttingen 1994 *Werner Nyga*

Vorwort zur fünften Auflage

In der viel zu kurz bemessenen Ausbildung unserer jungen Fachkollegen ist die Fußorthopädie gegenüber großen Eingriffen an anderen Körperteilen, insbesondere an der Wirbelsäule und den Hüften, immer mehr in den Hintergrund getreten. Für den frei praktizierenden Orthopäden spielen aber die feinere Diagnostik der weniger häufigen Fußleiden und die vielen konservativen Hilfsmöglichkeiten eine wesentliche Rolle. Wenn er sich nach der Anerkennung als Facharzt niederläßt, muß er sich noch vieles davon erarbeiten. Dabei helfe ihm dieses Buch.

Selbstverständlich beschäftigt es sich auch mit Operationen am Fuß. Sie zu besprechen ist für jene frei praktizierenden Orthopäden wichtig, die als „Belegärzte" an Krankenhäusern arbeiten. Das ist etwa ein Drittel unserer niedergelassenen Fachkollegen. Die meisten von ihnen verzichten auf die großen Eingriffe, von denen in unseren angesehensten Zeitschriften vorzüglich die Rede ist.

Kurzum, der vorwiegend in der Sprechstunde tätige Orthopäde braucht ein Buch wie dieses hier. Nötig ist es auch für eine ersprießliche Zusammenarbeit mit den Orthopädiehandwerkern. Ohne sie kann er seinen Patienten oft nicht gut helfen.

Der Orthopädieschuhmacher unterscheidet sich vom einfachen Maßschuhmacher, dessen Kunst er selbstverständlich einwandfrei beherrschen muß, durch mancherlei Kenntnisse über Physiologie und Pathologie der Bewegungsorgane. Ist der Handwerker zu bequem, sich gründlich genug in diesen Dingen auszubilden, so soll er auf den Erwerb des Diploms verzichten und einfacher Schuhmacher bleiben.

Man schätzt, daß sich in unserem Zeitalter alle 10 Jahre der Gesamtumfang aller Wissenschaften und Techniken verdoppelt. Auf manchen Gebieten ist der Fortschritt stürmischer, auf anderen langsamer. Wie ich bei der Neubearbeitung dieses Buches feststellen konnte, entspricht das Tempo bei der Fußorthopädie dem Durchschnitt.

Die erste Auflage dieses Buches (1944) mit dem Titel „Orthopädische Schuhe" war, wie im Vorwort gesagt, zunächst für Ärzte geschrieben. Aber meine Tätigkeit hatte mich in den letzten Kriegsjahren mit Orthopädiehandwerkern zusammengeführt, die in der Bewegungsphysiologie besseres Wissen und Einfühlungsvermögen besaßen als die Mehrzahl der kriegs-chirurgischen Anfänger. Darum behandelte ich das Thema so, daß beide es verstehen konnten. Die Operation des Arztes und das Hilfsmittel des Bandagisten und Orthopädieschuhmachers sollen aufeinander abgestimmt sein.

Nun sind aber die Kenntnisse und wissenschaftlichen Interessen sowohl unter den in Frage kommenden Ärzten wie auch unter den Orthopädiehandwerkern sehr verschieden. Eine vollständige Trennung der Darstellung für beide Interessentengruppen würde zwei Bücher mit weitgehend übereinstimmendem Inhalt erfordern. So wurde in der letzten Auflage der Ausweg beschritten, vor jedem Abschnitt anzugeben, wieweit er für Ärzte, Techniker oder für beide bestimmt ist. Dieses Verfahren wurde nunmehr vervollkommnet. Für Ärzte ist grundsätzlich das ganze Buch mit Ausnahme des ersten Teils von Kapitel 1 und Kapitel 18 geschrieben. In der Inhaltsübersicht ist nach jedem Abschnitt mit einem, zwei oder drei Kreuzchen angegeben, ob es für Orthopädieschuhmacher (OSM) und ob es für Orthopädiemechaniker (OM) wichtig ist und in welchem Grade. Wenn ich zurückdenke, wie sich vor 25 Jahren mancher Orthopädiehandwerker mit Hohmanns „Fuß und Bein" abgemüht hat, so erscheint mir das als große Erleichterung.

In der letzten Auflage wird der Leser manches vermißt haben, was jetzt nachgeholt wird, so vor allem eine zusammenhängende Darstellung der Mechanik des Gehens. Hierüber ist in der Literatur der letzten 10 Jahre mancherlei erschienen. Aber eines hat man vernachlässigt, auf das ich besonderen Wert lege: die Kräfte, die beim Gehen auf den Fuß einwirken und von ihm ausgehen. Sowohl Ärzte als auch Handwerker haben bisher ihren Blick zu sehr nur auf die Statik, also auf die Kräfte des stehenden Menschen, gerichtet. Beim Gehen kommen noch andere hinzu. Erst ihre Kenntnis läßt uns manche Fußleiden verstehen und richtige Maßnahmen ergreifen.

Neu in dieser Auflage ist eine ausführliche Darstellung des Klumpfußes und seiner Behandlung. Ich hatte bisher Zweifel, ob die von mir als die besterprobten angesehenen konservativen Methoden trotz der damit verbundenen Mühen zu empfehlen sind. Davon habe ich mich mittlerweile überzeugt. Gegenüber gut gekonnten operativen Verfahren bin ich liberaler geworden. Ihre Endergebnisse sind nicht besser, aber sie sparen Arbeit.

Weggelassen habe ich einen Abschnitt über Venenkrankheiten. Darüber sind in den letzten Jahren so gute Bücher erschienen, daß ich mich auf ihre Nennung im Literaturverzeichnis beschränke.

Neu ist ein kurzes anatomisches Kapitel für Ärzte. Es bringt Dinge, über die meine Kollegen in anatomischen Büchern nicht alles für die Orthopädie Nötige finden. Dabei hat mich der Anatom und Orthopäde *Rüdiger von Volkmann* unterstützt.

Eine schwierige Frage betrifft das Eingehen auf das Schrifttum. Ich habe sie folgendermaßen gelöst: Arbeiten, auf die nur einmal Bezug genommen wird, werden mit Angabe der Literaturstelle im Text genannt. Größere Werke und Abhandlungen, die wiederholt für mein Buch wichtig sind, sind in einem besonderen Schrifttumsverzeichnis aufgeführt. Der größte Teil der von mir gekannten und beachteten Arbeiten ist jedoch nicht besonders genannt. Sie sind in meiner seit über 50 Jahren geführten wissenschaftlichen Zettelkartei mehr oder weniger ausführlich referiert. Auf Anfragen kann ich gern Auskunft geben. Herr Prof. *Rütt* hat sich liebenswürdigerweise bereit erklärt, diese Zettelkartei nach meinem Tode in das ihm unterstehende orthopädische Museum zu übernehmen, wo Interessenten sie einsehen können.

Im Sachregister habe ich mich um noch vollständigere Aufführung auch weniger gebräuchlicher Namen bemüht. So wird es hoffentlich nicht mehr so leicht vorkommen, daß jemand meint, wichtige Fußleiden seien vergessen worden, wie das bei ausländischen Rezensenten der letzten Auflage geschah.

Schwer fällt es mir, dem Dank für die überaus zahlreichen schriftlichen und mündlichen Hilfen gebührend Ausdruck zu verleihen, die mir allenthalben zuteil wurden. Es sind ihrer zu viele. Ich möchte ihn mit den Worten zusammenfassen: Was ich bringe, ist zum kleinsten Teil mein Werk; bei weitem das meiste verdanke ich anderen, von denen viele sich persönlich bemüht haben, mir zu helfen.

Dr. Carl R. H. Rabl

Inhalt

1	**Grundkenntnisse zur Untersuchung und Behandlung**	1
1.1	Medizinische Grundbegriffe zur Fußorthopädie	1
1.2	Terminologie	2
1.3	Fachausdrücke in alphabetischer Reihenfolge	3
2	**Entwicklung und Anatomie des Fußes**	7
2.1	Morphologische und funktionelle Entwicklung	7
2.1.1	Pränatale Fußentwicklung	7
2.1.2	Vom Kinderfuß zum Erwachsenenfuß	7
2.2	Morphologische Anatomie des Fußes	8
2.2.1	Das Fußskelett	8
2.2.2	Die Bänder am Fuß	9
2.2.3	Fußmuskeln	10
2.2.4	Band- und Muskelansätze am Fußskelett	12
2.2.5	Oberflächenorientierung mit Bezugspunkten	12
2.3	Funktionelle Anatomie des Fußes	12
2.3.1	Zehenbewegungen	12
2.3.2	Gesamtfunktion der Fußwurzel	13
2.3.3	Funktion der Sprunggelenke	13
2.3.4	Form und Funktion der Fußwölbungen	14
3	**Mechanik des Gehens und Belastungsprobleme**	15
3.1	Krafteinwirkung auf die Füße im Stehen	15
3.2	Schrittabwicklung	16
3.3	Der Fuß unter erhöhter Beanspruchung	21
3.4	Überlastungsbeschwerden	21
4	**Untersuchung des Fußes**	22
4.1	Allgemeine Beobachtung	22
4.2	Inspektions- und Palpationsbefunde	22
4.3	Messung der Bewegungsausmaße	23
4.4	Umfangs- und Längenmessungen	24
4.5	Bildgebende Verfahren	27
4.5.1	Das Podogramm – Computermessungen	27
4.5.2	Die Foto-Dokumentation	29
4.5.3	Röntgenaufnahmen	29
4.5.4	Ultraschalluntersuchungen	30
4.5.5	Computertomographie	31
4.5.6	Kernspintomographie	32
4.5.7	Belastungsaufnahmen, gehaltene Aufnahmen	33
4.5.8	Arthrographie	33
4.5.9	Szintigraphie	34
4.6	Arthroskopie	35
4.7	Elektroneurographie	35

5		**Die physikalische Behandlung in der Fußorthopädie**	36
5.1		Passive Anwendungen	36
5.1.1		Massagen	36
5.1.2		Mobilisationen	37
5.1.3		Wärme- und Kälteanwendungen	38
5.2		Aktive Anwendungen	40
5.2.1		Krankengymnastik	40
5.2.2		Bewegungsbäder	42
5.3		Elektrotherapie	43
5.4		Magnetfeldtherapie	43
5.5		Reflexzonenmassagen am Fuß	43
5.6		Medizinische Fußpflege	44
6		**Konfektionsschuhe – Spezialschuhe**	46
6.1		Allgemeines über Form und Sitz von Schuhen	46
6.2		Sandalen und Pantoffeln	49
6.3		Kinderschuhe	49
6.4		Konfektionsschuhe für besondere Zwecke	51
7		**Orthopädische Hilfsmittel für den Fuß**	53
7.1		Fixierende Verbände	53
7.2		Orthopädische Einlagen	57
7.2.1		Trittspur und Gipsabdruck	57
7.2.2		Materialauswahl für Einlagen	58
7.2.3		Einlagenversorgung zur individuellen Therapie	59
7.3		Fußbettungen für Konfektionsschuhe	60
7.3.1		Materialauswahl	60
7.4		Orthopädische Zurichtungsarbeiten am Konfektionsschuh	61
7.4.1		Zurichtungen am Absatz	61
7.4.2		Zurichtungen an der Laufsohle	65
7.4.3		Zurichtungen an der Brandsohle	68
7.4.4		Zurichtungen an der Hinterkappe	69
7.4.5		Zurichtungen am Schaft	69
7.4.6		Gleitschutz für Schuhe	71
7.4.7		Sonstige Hilfen	71
7.5		Indikation und Herstellung orthopädischer Schuhe	71
7.5.1		Das Maßnehmen	72
7.5.2		Der Leisten	74
7.5.3		Anfertigung der Schuhe	75
7.5.4		Das Solor-Verfahren	80
7.6		Orthopädische Innenschuhe	81
7.7		Schuhe für Stützapparate	82
8		**Rechtsfragen zur Fußorthopädie**	84
8.1		Zur Klärung des Begriffes „orthopädischer Schuh"	84
8.2		Der Beruf des Fußpflegers	84
8.3		Der Beruf des Physiotherapeuten	85
8.4		Der Beruf des Orthopädie-Schuhtechnikers	85
8.5		Der Arzt für Orthopädie	86
8.6		Gesetzliche Grundlagen für die orthopädische Versorgung	87
8.7		Verordnungsweisen	90

9	**Systemerkrankungen mit Auswirkungen auf die Füße**	91
9.1	Festigkeit von Bindegewebe und Knochen	91
9.1.1	Allgemeine Bindegewebs- und Bänderschwäche	91
9.1.2	Rachitis	92
9.1.3	Osteomalazie	93
9.1.4	Osteoporose	94
9.1.5	Osteopathia mutilans	95
9.2	Die Hämophilie – Bluterkrankheit	95
9.3	Fersenschmerz bei der Bechterew-Krankheit	96
10	**Wachstumsvarianten am Fuß**	97
10.1	Zusätzliche Fußknochen (Ossa accessoria)	97
10.2	Verschmelzung von Fußknochen	99
10.3	Kugeltalus	100
10.4	Geteilte Fußknochen	100
10.5	Os naviculare cornutum	101
11	**Zehenfehlstellungen und -erkrankungen**	102
11.1	Angeborene Zehenfehlstellungen	102
11.1.1	Hallux valgus congenitus	102
11.1.2	Hallux varus congenitus	102
11.1.3	Angeborene Hammer- und Krallenzehen	102
11.1.4	Digitus superductus	103
11.2	Erworbene Zehenfehlstellungen	104
11.2.1	Hallux valgus (Ballenwinkel)	104
11.2.1.1	Allgemeines und Ursachen	104
11.2.1.2	Klinische und röntgenologische Befunde	105
11.2.1.3	Konservative Behandlung des Hallux valgus	106
11.2.1.4	Operative Behandlung des Hallux valgus	108
11.2.1.4.1	Gelenkerhaltende Operationen	109
11.2.1.4.2	Operation nach Brandes	110
11.2.1.4.3	Andere Resektions-Operationen	112
11.2.1.4.4	Postoperative Nachbehandlung	113
11.2.2	Hallux rigidus	115
11.2.2.1	Konservative Behandlung des Hallux rigidus	116
11.2.2.2	Operative Möglichkeiten	116
11.2.3	Hammer- und Krallenzehen	117
11.2.3.1	Ursachen und Befunde	117
11.2.3.2	Vorbemerkungen zur Behandlung	118
11.2.3.3	Konservative Behandlung der Fehlstellungen	118
11.2.3.4	Operative Behandlung der Fehlstellungen	120
11.2.4	Spontanluxationen der Zehen	121
11.3	Krankheiten der Zehennägel	121
11.3.1	Der eingewachsene Zehennagel	121
11.3.1.1	Rollennagel – Spangentechnik	122
11.3.1.2	Operative Korrekturen	122
11.3.1.3	Entfernung von Zehennägeln	122
11.3.2	Vogelkrallenzehe (Onychogryposis)	123
11.3.3	Pilzkrankheiten, Psoriasis und Ekzem der Nägel	123
11.3.4	Schwarze Nagelflecke	123
11.4	Hühneraugen (Clavi)	124
11.5	Zehenverletzungen	124

12 Fehler der Fußwölbungen ... 126

12.1	Allgemeine Vorbemerkungen	126
12.2	Sogenannte Torsionsfehler und ihre Behandlung	127
12.3	Der Spreizfuß	128
12.3.1	Pathologisch anatomische Befunde	128
12.3.2	Behandlung des Spreizfußes	129
12.3.2.1	Physiotherapeutische Anwendungen	129
12.3.2.2	Orthopädietechnische Maßnahmen	130
12.3.2.3	Operative Spreizfußbehandlung	131
12.4	Der Senk- oder Plattfuß	132
12.4.1	Pathologisch-anatomische Befunde des Senkfußes	132
12.4.2	Behandlung des Senkfußes	133
12.4.2.1	Physiotherapeutische Anwendungen	134
12.4.2.2	Orthopädietechnische Maßnahmen	134
12.4.2.3	Operative Senkfußbehandlung	138
12.5	Der sogenannte entzündliche kontrakte Plattfuß	140
12.5.1	Pathologie und Klinik des kontrakten Plattfußes	140
12.5.2	Behandlung des kontrakten Plattfußes	140
12.5.2.1	Physiotherapie bei der Plattfußkontraktur	140
12.5.2.2	Orthopädietechnische Behandlung der Plattfußkontraktur	141
12.5.2.3	Operative Behandlung der Plattfußkontraktur	141
12.6	Der Schaukelfuß	142
12.6.1	Pathologisch-anatomische Befunde des Schaukelfußes	142
12.6.2	Behandlung des Schaukelfußes	143
12.6.2.1	Physiotherapeutische Anwendungen	143
12.6.2.2	Gipsbehandlung beim Schaukelfuß	143
12.6.2.3	Orthopädietechnische Maßnahmen	143
12.6.2.4	Operative Behandlung des Schaukelfußes	143
12.7	Der Knickfuß und Knickplattfuß	144
12.7.1	Pathologisch-anatomische Befunde des Knickfußes	144
12.7.2	Behandlung des Knickfußes	145
12.7.2.1	Physiotherapeutische Anwendungen	146
12.7.2.2	Orthopädietechnische Abstützung	147
12.7.2.3	Operative Behandlung des Knickfußes	148
12.8	Der Hohlfuß	149
12.8.1	Pathologisch-anatomische Befunde des Hohlfußes	149
12.8.2	Behandlung des Hohlfußes	150
12.8.2.1	Physiotherapeutische Anwendungen	150
12.8.2.2	Orthopädietechnische Vorsorgung	150
12.8.2.3	Operative Behandlung des Hohlfußes	152
12.8.3	Der Klauenhohlfuß und seine Behandlung	153
12.9	Der Sichelfuß	154
12.9.1	Pathologisch-anatomische Befunde des Sichelfußes	154
12.9.2	Behandlung des Sichelfußes	155
12.9.2.1	Physiotherapeutische Anwendungen	155
12.9.2.2	Gipsbehandlung beim Sichelfuß	155
12.9.2.3	Orthopädietechnische Maßnahmen	155
12.9.2.4	Operative Behandlung des Sichelfußes	156
12.10	Der Hackenfuß	156
12.10.1	Pathologisch-anatomische Befunde des Hackenfußes	156
12.10.2	Behandlung des Hackenfußes	157
12.10.2.1	Physiotherapeutische Anwendungen	157
12.10.2.2	Redressierende und orthopädietechnische Maßnahmen	157
12.10.2.3	Operative Behandlung des Hackenfußes	158

12.11	Der Spitzfuß	159
12.11.1	Pathologisch-anatomische Befunde des Spitzfußes	159
12.11.2	Behandlung des Spitzfußes	159
12.11.2.1	Physiotherapeutische Anwendungen	159
12.11.2.2	Gipsbehandlung beim Spitzfuß	160
12.11.2.3	Operative Behandlung des Spitzfußes	161
12.12	Der angeborene Klumpfuß	162
12.12.1	Ursachen des Klumpfußes	162
12.12.2	Pathologisch-anatomische Befunde des Klumpfußes	162
12.12.2.1	Die Stellung der Ferse	163
12.12.2.2	Torsion der Malleolengabel	164
12.12.2.3	Die Stellung von Fußwurzel und Mittelfuß	164
12.12.2.4	Röntgenbefund des Klumpfußes	165
12.12.3	Behandlung des angeborenen Klumpfußes	165
12.12.3.1	Allgemeine Vorbemerkungen	165
12.12.3.2	Sofort- und Frühbehandlung	167
12.12.3.2.1	Redressionen und Gipsbehandlung	168
12.12.3.2.2	Krankengymnastische und Schienenbehandlung	170
12.12.3.2.3	Operative Spitzfußbeseitigung	173
12.12.3.2.4	Tibialis anterior-Verlagerung	174
12.12.3.2.5	Postoperative Behandlung	175
12.12.3.2.6	Orthopädietechnische Nachbehandlung	176
12.12.4	Störungen und Komplikationen nach der Sofort- und Frühbehandlung	178
12.12.4.1	Der induzierte Schaukelfuß	179
12.12.4.2	Varus- und Valgusabweichungen	179
12.12.4.3	Schädigung des Nervus fibularis	179
12.12.4.4	Unerwünschte Folgen nach Sehnenoperationen	180
12.12.5	Rückfälle nach der Klumpfußbehandlung	180
12.12.5.1	Klinische und röntgenologische Befunde	180
12.12.5.2	Die Behandlung des „veralteten" Klumpfußes	181
12.12.5.2.1	Konservative Behandlungsmaßnahmen	181
12.12.5.2.2	Operative Behandlungsmöglichkeiten	183
12.12.5.2.2.1	Entwicklung der Ferse	183
12.12.5.2.2.2	Entfaltung der Fußinnenseite	183
12.12.5.2.2.3	Pantalare Arthrolyse	184
12.12.5.2.2.4	Arthrodesen	185
12.12.5.2.3	Orthopädietechnische Versorgung	186

13 Erkrankungen des Mittelfußes ... 187

13.1	Die Mortonsche Neuralgie	187
13.1.1	Klinische Befunde	187
13.1.2	Orthopädietechnische Maßnahmen	188
13.1.3	Operative Behandlung der Mortonschen Neuralgie	188
13.2	Morbus Köhler II	189
13.3	Apophysitis der Basis des V. Mittelfußknochens	190
13.4	Fußrückenhöcker	190
13.5	Schwellungen des Fußrückens	191
13.6	Die sogenannte „Marschfraktur"	191
13.7	Traumatische Mittelfußfrakturen	192

14 Erkrankungen der Fußsohle ... 194

14.1	Der Schweißfuß	194
14.2	Dermatomykosen	194

14.3	Das „Brennen der Fußsohle"	195
14.4	Schwielenbildungen	195
14.5	Clavi (Hühneraugen)	196
14.6	Fußwarzen	196
14.7	Störungen an den Sesambeinen	197
14.8	Morbus Ledderhose	198
14.9	Malum perforans pedis	198
14.10	Fremdkörper	199

15 Erkrankungen der Fußwurzel und des Rückfußes ... 201

15.1	Erkrankungen der Weichteilgewebe	201
15.1.1	Das Tarsaltunnel-Syndrom	201
15.1.2	Das Tibialis anterior-Syndrom	202
15.1.3	Das Tibialis posterior-Syndrom	203
15.1.4	Das Peronaeal-Syndrom	203
15.1.5	Das Sinus tarsi-Syndrom	203
15.1.6	Peronaeussehnenluxation	204
15.1.6.1	Klinische Befunde	204
15.1.6.2	Behandlung der Peronaeussehnenluxation	205
15.1.7	Erkrankungen und Verletzungen der Achillessehne	205
15.1.7.1	Die Achillodynie	205
15.1.7.2	Die Achillessehnenruptur	206
15.1.7.2.1	Ursachen und Formen	206
15.1.7.2.2	Klinische Befunde und Diagnostik	207
15.1.7.2.3	Behandlung der Achillessehnenruptur	208
15.1.7.2.4	Postoperative Behandlung	209
15.2	Knochenerkrankungen	209
15.2.1	Morbus Köhler I	209
15.2.2	Nekrosen am Kuboid und Kuneiforme	210
15.2.3	Apophysitis calcanei	211
15.2.4	Talus verticalis	211
15.2.5	Aseptische Talusnekrose	212
15.2.6	Osteochondrosis dissecans am Talus	212
15.2.6.1	Diagnostik und Befunde	212
15.2.6.2	Behandlung der Osteochondrosis dissecans tali	213
15.2.7	Fersensporne	214
15.2.7.1	Vergrößerter Processus trochlearis calcanei	215
15.2.7.2	Der plantare Fersensporn	215
15.2.7.2.1	Befunde und Beschwerden	215
15.2.7.2.2	Behandlung des plantaren Fersonsporns	216
15.2.7.3	Der dorsale Fersensporn – Haglund-Ferse	216
15.2.7.3.1	Befunde der Haglund-Ferse	217
15.2.7.3.2	Konservative Behandlung der Haglund-Ferse	217
15.2.7.3.3	Operative Behandlung der Haglund-Ferse	218
15.3	Knochenverletzungen	218
15.3.1	Kahnbeinfrakturen	218
15.3.2	Abrißfraktur des Processus anterior calcanei	219
15.3.3	Kalkaneusfrakturen	219
15.3.3.1	Klinische und röntgenologische Befunde	220
15.3.3.2	Konservative Behandlung der Kalkaneusfrakturen	220
15.3.3.3	Operative Behandlung der Kalkaneusfrakturen	221
15.3.3.4	Orthopädietechnische Versorgung	222
15.3.4	Talusfrakturen und ihre Behandlung	223

16 Erkrankungen und Verletzungen der Sprunggelenke 224

16.1	Angeborene Bandinsuffizienz	224
16.1.1	Diagnostik	224
16.1.2	Konservative Behandlung der Bänderschwäche	225
16.1.3	Operative Maßnahmen	225
16.2	Bänderverletzungen der Sprunggelenke	226
16.2.1	Syndesmosensprengung	226
16.2.1.1	Klinische und röntgenologische Befunde	226
16.2.1.2	Behandlung der Syndesmosensprengung	226
16.2.2	Tibiale und fibulare Bandrupturen	227
16.2.2.1	Diagnostik der Bandrupturen	228
16.2.2.1.1	Klinische Befunde	228
16.2.2.1.2	Röntgenologische Befunde	228
16.2.2.1.3	Weitere bildgebende Diagnostik	228
16.2.2.1.4	Sprunggelenksarthroskopie	229
16.2.2.2	Behandlung der Bandrupturen	230
16.2.2.2.1	Fixierende Verbände und Schienungen	230
16.2.2.2.2	Orthopädietechnische Maßnahmen	230
16.2.2.2.3	Operative Behandlung der Bandrupturen	231
16.3	Sprunggelenksfrakturen	232
16.3.1	Klassifizierung der Sprunggelenksfrakturen	232
16.3.2	Klinische und röntgenologische Befunde	233
16.3.3	Konservative Behandlung der Sprunggelenksfrakturen	234
16.3.4	Operative Behandlung der Sprunggelenksfrakturen	234
16.4	Sprunggelenksluxationen	236
16.4.1	Luxation im Chopart-Gelenk	236
16.4.2	Subtalare Luxation	236
16.4.3	Luxation im oberen Sprunggelenk	237
16.5	Sprunggelenksarthrose	237
16.5.1	Ursachen der Sprunggelenksarthrose	237
16.5.2	Befunde der Sprunggelenksarthrose	238
16.5.3	Konservative Behandlungsmaßnahmen	239
16.5.3.1	Physiotherapeutische Anwendungen	239
16.5.3.2	Orthopädische Schuhzurichtungen	240
16.5.3.3	Orthopädische Innenschuhe	241
16.5.3.4	Der Arthrodesenschuh	241
16.5.3.5	Der Feststellabrollschuh	243
16.5.3.5.1	Entwicklung des Feststellabrollschuhs	243
16.5.3.5.2	Einzelheiten zur Anfertigung des Feststellabrollschuhs	244
16.5.3.5.3	Der Feststellabrollschuh mit auswechselbarem Einbauelement	245
16.5.3.5.4	Gründe gegen und für den Feststellabrollschuh	246
16.5.4	Operative Behandlung der Sprunggelenksarthrose	246
16.5.4.1	Gelenkerhaltende Eingriffe	246
16.5.4.2	Arthrodese im Chopart-Gelenk	247
16.5.4.3	Subtalare Arthrodese	247
16.5.4.4	Obere Sprunggelenksarthrodese	248
16.5.4.5	Triple-Arthrodese	249
16.5.4.6	Endoprothesen für das obere Sprunggelenk	250

17 Wechselwirkungen zwischen Fuß und Bein 252

17.1	Muskelkrämpfe	252
17.2	Weichteilnarben	252
17.3	Rückhebelnde Wirkung des Fußes	253

17.4	Einknicken im Knie durch Fußfehlstellung	254
17.5	Wachstumsstörungen der distalen Epiphysenfugen	255
17.6	Achsenfehler der Beine	255
17.6.1	O-Beine	255
17.6.2	X-Beine	258
17.6.3	Antekurvationsfehler	259
17.6.4	Rekurvationsfehler	260
17.6.5	Rotationsfehler	260
17.7	Auswirkung der Knieeinsteifung auf den Fuß	260
17.8	Auswirkung der Hüfteinsteifung auf den Fuß	261

18 Beinlängendifferenzen und ihr Ausgleich ... 265

18.1	Ursachen für Beinlängendifferenzen	265
18.1.1	Direkte Beinlängendifferenzen	265
18.1.2	Funktionelle Beinlängendifferenzen	266
18.2	Messungen der Beinlängen	266
18.2.1	Klinische Messungen	266
18.2.2	Radiologische Längenmessungen	268
18.3	Behandlung von Beinlängendifferenzen	268
18.3.1	Konservative Möglichkeiten	270
18.3.1.1	Allgemeine Vorbemerkungen	270
18.3.1.2	Verkürzungsausgleich bis 2,5 cm	270
18.3.1.3	Verkürzungsausgleich 2,5 bis 5 cm	271
18.3.1.4	Verkürzungsausgleich 5 bis 12 cm	272
18.3.1.5	Verkürzungsausgleich über 12 cm	274
18.3.2	Operativer Beinlängenausgleich	276
18.3.2.1	Verkürzung des längeren Beines	277
18.3.2.2	Verlängerungsosteotomien	277

19 Fehlbildungen der Füße und Unterschenkel ... 280

19.1	Allgemeines	280
19.2	Ursachen der Fehlbildungen	280
19.3	Internationale Einteilung der Gliedmaßenfehlbildungen	281
19.4	Fehlbildungen am Fuß	282
19.4.1	Morphologie der Veränderungen	282
19.4.2	Möglichkeiten der Behandlung	285
19.4.2.1	Orthopädietechnische Maßnahmen	285
19.4.2.2	Operative Korrekturen	286
19.5	Fehlbildungen am Unterschenkel mit Auswirkung auf den Fuß	288

20 Neurologische Erkrankungen mit Auswirkung auf die Füße ... 289

20.1	Grundbegriffe zur Neurologie des Fußes	289
20.2	Spastische Lähmungen – Zerebralparesen	289
20.2.1	Diagnostik spastischer Lähmungen	290
20.2.2	Krankengymnastik bei spastischen Lähmungen	291
20.2.3	Quengelverbände und -schienen	292
20.2.4	Orthopädieschuhtechnische Versorgung spastischer Lähmungen	292
20.2.5	Operative Behandlung von Kontrakturen	295
20.2.5.1	Operative Behandlung von Kniebeugekontrakturen	295
20.2.5.2	Operative Behandlung des spastischen Spitzfußes	296

20.2.5.3	Operative Behandlung des spastischen Hohl- und Hohl-Klumpfußes	297
20.3	Schlaffe Lähmungen	298
20.3.1	Zentrale schlaffe Lähmungen	298
20.3.1.1	Ursachen für zentrale schlaffe Lähmungen	298
20.3.1.1.1	Myelodysplasie	298
20.3.1.1.2	Poliomyelitis	299
20.3.1.1.3	Apoplexie	300
20.3.1.1.4	Traumafolgen	300
20.3.1.1.5	Weitere Ursachen	301
20.3.2	Periphere schlaffe Lähmungen	302
20.3.2.1	Ursachen für periphere schlaffe Lähmungen	302
20.3.2.1.1	Druckschäden	302
20.3.2.1.2	Nervendurchtrennungen	303
20.3.3	Klinische Befunde bei schlaffen Lähmungen	304
20.3.4	Physiotherapeutische Anwendungen	304
20.3.5	Orthopädietechnische Maßnahmen bei schlaffen Lähmungen	305
20.3.5.1	Allgemeine Vorbemerkungen	305
20.3.5.2	Lagerungsschienen	305
20.3.5.3	Bandagen und Federn für Konfektionsschuhe	306
20.3.5.4	Lähmungsorthesen	307
20.3.5.5	Orthopädische Schuhe bei Fußlähmungen	307
20.3.5.5.1	Kosmetische orthopädische Schuhe für Peronaeuslähmungen	308
20.3.5.5.2	Kleiner Peronaeusstiefel nach Kraus	308
20.3.5.5.3	Versteifter Lähmungsstiefel	309
20.3.5.5.4	Schuhe und Einlagen bei Tibialislähmung	309
20.3.5.5.5	Schuhe und Schienen für den Lähmungsklumpfuß	310
20.3.5.5.6	Schuhe und Schienen für den Lähmungsplattfuß	310
20.3.6	Operative Behandlung schlaffer Fußlähmungen	311
20.3.6.1	Druckentlastende Operationen	311
20.3.6.2	Nervennähte	312
20.3.6.3	Sehnenverpflanzungen	312
20.3.6.4	Knöcherne Stabilisierung	313
20.4	Toxische Nervenschäden	314
20.5	Sensible neurologische Störungen	315

21 Zirkulationsstörungen am Fuß ... 317

21.1	Arterielle Durchblutungsstörungen	317
21.1.1	Ursachen arterieller Durchblutungsstörungen	317
21.1.1.1	Arteriosklerose	317
21.1.1.2	Arterielle Thrombose	318
21.1.1.3	Arterielle Embolie	319
21.1.1.4	Arterienverletzungen	319
21.1.2	Klinische Befunde	320
21.1.3	Doppler-Sonographie	320
21.1.4	Oszillographie	320
21.1.5	Arteriographie	321
21.1.6	Behandlung arterieller Durchblutungsstörungen	321
21.1.6.1	Konservative Behandlungsmöglichkeiten	322
21.1.6.2	Operative Behandlungsmöglichkeiten	323
21.2	Venöse Erkrankungen	323
21.2.1	Die chronische venöse Insuffizienz	323
21.2.1.1	Besenreiservarizen	324
21.2.1.2	Retikuläre Varizen	324
21.2.1.3	Stammvarizen	325

21.2.2	Venenentzündungen	325
21.2.3	Venenthrombose	325
21.2.3.1	Oberflächliche Venenthrombose	325
21.2.3.2	Tiefe Venenthrombose	325
21.2.3.3	Das postthrombotische Syndrom	326
21.2.4	Venöses Ekzem und Ulcus cruris	326
21.2.5	Diagnostik venöser Erkrankungen	327
21.2.5.1	Klinische Befunde	327
21.2.5.2	Doppler-Sonographie	327
21.2.5.3	Phlebographie	328
21.2.6	Behandlung venöser Erkrankungen	329
21.2.6.1	Konservative Behandlungsmöglichkeiten	329
21.2.6.1.1	Stützende Verbände	329
21.2.6.1.2	Medikamentöse Therapie	330
21.2.6.1.3	Thromboseprophylaxe und -therapie	330
21.2.6.2	Verödungstherapie	331
21.2.6.3	Operative Maßnahmen	331
21.2.6.3.1	Unterbindung der Venae perforantes	331
21.2.6.3.2	Krampfader-Stripping	331
21.2.6.3.3	Venöse Thrombektomie	331
21.2.6.3.4	Operative Behandlung des Ulcus cruris	332
21.2.6.4	Orthopädietechnische Versorgung venöser Fußerkrankungen	332
21.3	Das Lymphödem	333
21.4	Das Sudeck-Syndrom	333
21.4.1	Ursachen der Sudeck-Erkrankung	334
21.4.2	Stadieneinteilung des Sudeck-Syndroms	334
21.4.3	Prophylaxe der Sudeck-Erkrankung	334
21.4.4	Therapie des Morbus Sudeck	335
21.5	Verbrennungen und Erfrierungen am Fuß	336

22 Der diabetische Fuß ... 338

22.1	Die diabetische Stoffwechselstörung	338
22.2	Diabetische Hyperkeratose	338
22.3	Diabetische Angiopathien	338
22.3.1	Mikroangiopathie	339
22.3.2	Verschlußangiopathie	339
22.3.3	Diabetische Gangrän	339
22.4	Diabetische Neuropathie	339
22.4.1	Anatomie und klinische Befunde	339
22.4.2	Behandlung der diabetischen Neuropathie	340
22.5	Das diabetische Malum perforans	340
22.6	Diabetische Osteoarthropathie	341
22.6.1	Klinische Symptomatik	341
22.6.2	Röntgenbefunde und Spezialuntersuchungen	342
22.6.3	Verlauf und Ausheilungszustände	342
22.7	Orthopädietechnische Versorgung des diabetischen Fußes	342
22.7.1	Entlastende Bettungen	342
22.7.2	Orthesenversorgung	343
22.7.3	Schuhversorgung für Diabetiker	343

23	**Polyarthritis rheumatica und Gicht am Fuß**	345
23.1	Polyarthritis rheumatica	345
23.1.1	Befunde und klinische Symptomatik	345
23.1.1.1	Klinische Diagnostik	346
23.1.1.2	Labordiagnostik der Polyarthritis rheumatica	346
23.1.1.3	Röntgendiagnostik	346
23.1.1.3.1	Veränderungen im Zehen- und Vorfußbereich	347
23.1.1.3.2	Veränderungen der Fußwurzelgelenke	347
23.1.1.3.3	Veränderungen an den Sprunggelenken	347
23.1.1.4	Weitere diagnostische Möglichkeiten	348
23.1.2	Funktionsstörungen des rheumatischen Fußes	348
23.1.3	Konservative Therapie der Polyarthritis rheumatica	348
23.1.3.1	Medikamentöse Therapie	348
23.1.3.2	Physiotherapeutische Maßnahmen	349
23.1.3.3	Orthopädietechnische Möglichkeiten	350
23.1.3.3.1	Einlagenversorgung	350
23.1.3.3.2	Orthopädische Schuhzurichtungen	351
23.1.3.3.3	Orthopädische Schuhe	351
23.1.4	Operative Behandlung der Polyarthritis rheumatica am Fuß	352
23.1.4.1	Synovektomien an Sehnen und Gelenken	352
23.1.4.2	Resektions-Arthroplastiken	353
23.1.4.3	Arthrodesen	354
23.1.4.4	Endoprothesen	355
23.2	Arthritis urica (Gicht)	355
23.2.1	Befunde und klinische Symptomatik	356
23.2.1.1	Klinische Diagnostik	356
23.2.1.2	Gicht-Tophi	356
23.2.1.3	Labordiagnostik der Arthritis urica	357
23.2.1.4	Röntgendiagnostik	357
23.2.2	Konservative Behandlung der Arthritis urica am Fuß	357
23.2.2.1	Medikamentöse und diätetische Behandlung	358
23.2.2.2	Physiotherapeutische Maßnahmen	358
23.2.2.3	Orthopädietechnische Möglichkeiten	358
23.2.3	Operative Behandlung der Arthritis urica am Fuß	359
23.2.3.1	Operative Entfernung von Gicht-Tophi	359
23.2.3.2	Operationen an Knochen und Gelenken	359

24	**Infektiöse Erkrankungen des Fußes**	360
24.1	Infektionsmöglichkeiten	360
24.1.1	Weichteilinfektionen	360
24.1.2	Knocheninfektionen	360
24.1.2.1	Exogene Infektion	361
24.1.2.1.1	Akute exogene Osteomyelitis	361
24.1.2.1.2	Sekundär chronische exogene Osteomyelitis	361
24.1.2.2	Hämatogene Infektionen	362
24.1.2.2.1	Akute hämatogene Osteomyelitis	362
24.1.2.2.2	Chronische hämatogene Osteomyelitis	362
24.1.3	Bakterielle Arthritis	362
24.1.4	Die tuberkulöse Entzündung	362
24.2	Diagnostik infektiöser Fußerkrankungen	363
24.2.1	Klinische Diagnostik	363
24.2.2	Bildgebende Untersuchungsmöglichkeiten	364
24.2.3	Erregernachweis	364

24.3	Behandlung infektiöser Fußerkrankungen	364
24.3.1	Konservative Maßnahmen	365
24.3.2	Operative Möglichkeiten	366
24.3.3	Orthopädietechnische Versorgung	367

25 Tumoren am Fuß ... 368

25.1	Allgemeines zur Diagnostik von Fußtumoren	368
25.2	Tumorähnliche Veränderungen am Fuß	369
25.2.1	Aneurysmatische Knochenzyste	369
25.2.2	Solitäre Knochenzyste	369
25.2.3	Weitere tumorähnliche Veränderungen am Fuß	369
25.2.4	Behandlung tumorähnlicher Veränderungen	370
25.3	Benigne Fußtumoren	370
25.3.1	Benigne Weichteiltumoren am Fuß	371
25.3.2	Benigne Knorpel- und Knochentumoren am Fuß	371
25.3.2.1	Osteochondrom (cartilaginäre Exostose)	371
25.3.2.2	Enchondrom	372
25.3.2.3	Osteoidosteom, Osteoblastom	372
25.4	Semimaligne Tumoren am Fuß	373
25.5	Maligne Fußtumoren	374
25.5.1	Maligne Weichteiltumoren am Fuß	375
25.5.2	Maligne Knochentumoren am Fuß	375
25.5.2.1	Osteosarkom	375
25.5.2.2	Chondrosarkom	375
25.5.2.3	Ewing-Sarkom	376
25.5.3	Behandlung maligner Fußtumoren	376
25.6	Tumormetastasen am Fuß	377

26 Amputationen im Bereich des Fußes ... 379

26.1	Ursachen für Amputationen am Fuß	379
26.1.1	Durchblutungsstörungen	379
26.1.2	Infektionen	379
26.1.3	Fehlbildungen	380
26.1.4	Tumoren	380
26.1.5	Traumatische Amputationen	380
26.2	Amputationen in der Wachstumsperiode	380
26.3	Amputationen am Fuß des Erwachsenen	381
26.3.1	Amputationen der Großzehe	381
26.3.2	Amputationen weiterer Zehen	381
26.3.3	Mittel- und Vorfußamputationen	382
26.3.4	Amputationen im Rückfußbereich	383
26.4	Orthopädietechnische Versorgung nach Amputationen am Fuß	385
26.4.1	Veränderungen am Konfektionsschuh	385
26.4.2	Kosmetische Fußprothesen	385
26.4.3	Orthopädische Schuhversorgung bei Fußstümpfen	386

Literatur ... 389

Register ... 428

1 Grundkenntnisse zur Untersuchung und Behandlung

1.1 Medizinische Grundbegriffe zur Fußorthopädie

Der Orthopädieschuhmacher, in neuerer Zeit gilt die Berufsbezeichnung „Orthopädieschuhtechniker", unterscheidet sich vom einfachen Schuhmacher durch eine spezielle Ausbildung zum einen mit dem Erwerb von Fähigkeiten auf dem handwerklichen Gebiet, zum anderen aber auch durch den Erwerb von berufsbezogenen Kenntnissen auf dem medizinischen Gebiet.

Der Arzt für Orthopädie erwirbt nach einem umfassenden allgemeinen Medizinstudium mit theoretischer und praktischer Ausbildung im Rahmen seiner Facharztweiterbildung spezielle Kenntnisse zur Gesunderhaltung bzw. Heilung des Stütz- und Bewegungsapparates, wobei der Mensch als Patient in seiner körperlichen und seelischen Ganzheit in den Behandlungsplan einzubeziehen ist.

In kaum einem anderen medizinischen Fachgebiet ist die Zusammenarbeit zwischen dem speziell ausgebildeten Handwerker und dem Arzt so wichtig wie in der Orthopädie. Aus diesem Grunde bedarf es ganz klarer Verständigungsmöglichkeiten, um Mißverständnisse und somit Fehler in der Behandlung zu vermeiden.

In diesem einleitenden Kapitel sollen einige medizinische Grundbegriffe kurz erklärt werden. Sie dürften dem Arzt bekannt und geläufig sein, für den orthopädisch tätigen Handwerker wie Orthopädieschuhtechniker, Bandagisten oder Orthopädiemechaniker ist die Kenntnis der Bedeutung dieser Grundbegriffe für die gegenseitige Verständigung mit dem Arzt unerläßlich.

Unter **Anatomie** versteht man die Lehre vom Bau des Körpers, die Lehre vom Aufbau der einzelnen Körpergewebe wird als **Histologie** bezeichnet. Beides gehört in den speziellen Bereich des Anatomen. Die **Physiologie** ist die Lehre von den Funktionen des Körpers, sie befaßt sich beispielsweise mit den Bewegungsabläufen des Körpers oder im Körper, mit dem gesamten Kreislaufsystem, dem Verdauungssystem sowie mit den Vorgängen der nervale Versorgung.

Pathologie ist die Lehre von den krankhaften Veränderungen, sie setzt die Kenntnis der normalen Anatomie und Physiologie voraus. Als **Therapie** bezeichnet man die Behandlung zur Wiederherstellung normaler Formen und Funktionen, nach Möglichkeit sollen aber durch eine **Prophylaxe**, Vorbeugung, krankhafte Veränderungen schon soweit als möglich vermieden werden. Einer primären Therapie ist häufig gerade im Fach der Orthopädie eine **Rehabilitation** anzuschließen, sie umfaßt die Summe aller Maßnahmen, die die Wiederherstellung der körperlichen, geistigen und seelischen Gebrechen eines Patienten oder Körperbehinderten zum Ziel haben. Man unterscheidet zwischen der medizinischen, beruflichen und sozialen Rehabilitation, die gegebenenfalls auch im Zusammenspiel zur Anwendung kommen sollten.

Das Ziel der **Orthopädie** allgemein und somit auch der Fußorthopädie ist es, normale Formen und Funktionen des Stütz- und Bewegungsapparates zu erhalten, Formabweichungen soweit als möglich wieder zu normalisieren, Funktionsverluste zu beheben und gegebenenfalls Schmerzen zu beseitigen. Dazu ist eine gründliche **Diagnostik** erforderlich, die Erkennung von Krankheitsbildern; die Unterscheidung und Abgrenzung von ähnlichen Krankheitsbildern ist die Differentialdiagnostik. Aus der Diagnose ergibt sich dann die **Indikation**, die Anzeigestellung, zur jeweiligen Heilbehandlung. Der erfahrene Arzt kann bei vielen Krankheitsbildern eine Prognose vornehmen, eine Vorhersage auf die Aussicht des weiteren Krankheitsverlaufs und Therapieerfolges.

Orthopädische Krankheitsbilder können **pränatal** begründet sein, dann liegt die Schädigung zeitlich bereits vor dem Geburtstermin, es gibt Störungen der normalen intrauterinen Entwicklung des Kindes, also schon in der Gebärmutter, wie beispielsweise bei den sogenannten Mißbildungen. Orthopädische Erkrankungen können **kongenital** sein, d. h. angeboren, wie beispielsweise alle Erbkrankheiten. Als **idiopathisch** bezeichnet man Krankheiten, die ohne erkennbare Ursache entstanden sind, unabhängig von etwaigen anderen Leiden. Dazu gehören häufig **Dysplasien** (Fehlbildungen oder Fehlentwicklungen von Körperteilen), **Hypo-**

plasien (Unterentwicklungen oder unvollkommene Ausbildungen von Körperteilen) oder auch **Hyperplasien** (vergrößerte Ausbildungen von Körperteilen). Weitere Krankheiten entstehen durch **exogene Ursachen**, also durch äußere Einwirkungen. In diesen Bereich fallen auch die **Traumen**, die äußeren Gewalteinwirkungen, beispielsweise im Rahmen eines Unfallgeschehens. Der Arzt hat je nach dem Krankheitsbild zu entscheiden, ob eine **konservative** oder **operative** Therapie angezeigt ist. Ein **Rezidiv** (Rückfall des Krankheitsgeschehens) läßt sich trotz sorgfältiger Behandlung nicht immer vermeiden. Krankheiten können **akut** (plötzlich) auftreten, sie können aber auch von Anfang an einen **chronischen** (langsamen) Verlauf haben; akute Erkrankungen können mitunter trotz Behandlungsmaßnahmen in chronische Krankheitsbilder übergehen. Bekannt sind darüberhinaus **chronisch rezidivierende** Krankheitsbilder, dabei handelt es sich um langsam und schleichend verlaufende Krankheitsbilder, bei denen in Abständen immer wieder akute Schübe in Erscheinung treten. Resultiert aus einer Erkrankung, speziell aus einer orthopädischen Erkrankung, eine längere Funktionseinbuße, so ist eine **Atrophie** der eventuell betroffenen Gliedmaße festzustellen, eine Verschmächtigung mit Abnahme von Größe und Umfang.

Mit zunehmendem Alter kommt es früher oder später bei allen Menschen zu **degenerativen Veränderungen**, das sind Verschleißerscheinungen, die am Stütz- und Bewegungsapparat besonders deutlich in Erscheinung treten.

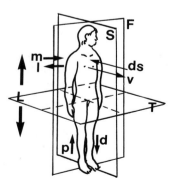

Abb. 1 Hauptebenen und Hauptrichtungen am menschlichen Körper.
S = Sagittal-(Pfeil-)Ebene, F = Frontalebene, T = Transversalebene, L = Longitudinal-(Längs-)Richtung, ds = dorsal,
v = ventral, m = medial, l = lateral, p = proximal, d = distal.

Im Rahmen einer orthopädischen Behandlung können je nach dem Krankheitsbild neben physikalischen Anwendungen, medikamentöser Therapie oder auch operativen Eingriffen **Orthesen** zur Anwendung kommen, das sind stützende Apparate jeglicher Art. Man kennt sie von der abstützenden Schuheinlage über stabilisierende Schienen und Führungsschienen bis hin zu den Korsettversorgungen zur Abstützung des Rumpfes und der Wirbelsäule. Körperersatzstücke werden als **Prothesen** bezeichnet, dazu gehören die herkömmlichen Prothesen beispielsweise für den Ersatz von Gliedmaßen oder Gliedmaßenteilen, in neuerer Zeit auch die Endoprothesen, die als Körperersatzstücke eingepflanzt werden wie beispielsweise künstliche Schulter-, Ellenbogen-, Hand- oder Fingergelenke sowie auch künstliche Hüft-, Knie-, Fuß- oder Zehengelenke.

1.2 Terminologie

Zur Orientierung am menschlichen Körper braucht man ganz klare und allgemein anerkannte Bezeichnungen und Begriffe, sie sollen in diesem Abschnitt erklärt und zum Teil durch Skizzen veranschaulicht werden.

Die Ausgangsstellung ist die anatomische Normalstellung oder auch **Neutral-Null-Stellung**, wie in der Abb. 1 dargestellt. An einem aufrecht stehenden Menschen ist die Längsrichtung nach oben oder unten die **Longitudinalrichtung**. Die quere Ebene, etwa parallel zur Stirn, ist die **Frontalebene**; von vorn nach hinten verläuft die **Sagittalebene**, die sogenannte Pfeilebene; ein horizontaler Schnitt durch den menschlichen Körper würde die **Transversalebene** darstellen. Am Rumpf ist die kopfwärtszeigende Richtung die **kraniale** Richtung, die nach unten zum Steiß zeigende Richtung die **kaudale** Richtung. An den Extremitäten bezeichnet man körpernah als **proximal** und körperfern als **distal**. Die **mediale** Richtung geht zur Innenseite des Körpers, die **laterale** zur Außenseite des Körpers. **Dorsal** ist rückenwärts gelegen, das gilt auch für den Handrücken und den Fußrücken; **ventral** ist nach vorn gelegen, zur Bauchseite hin. Nach der Lage der Unterschenkelknochen bezeichnet man an den Beinen die Richtung nach innen als **tibial** (Tibia = Schienbein, an der Innenseite gelegen), die Richtung nach außen bezeichnet man als **fibular** (Fibula = Wadenbein, an der Außenseite gelegen). Die fußsohlenwärtige Richtung wird als **plantar** bezeichnet (Planta = Fußsohle). Eine eventuelle X-Stellung der Beine wird als **Valgusstellung** bezeichnet, eine eventuelle O-Stellung als **Varusstellung**. Zeigen die Beine eine nach vorn konvex gerichtete Verbiegung, ist das eine **Antekurvation**, zeigt die Konvexität nach hinten, dann handelt es sich um eine Rekurvation. Jede Abspreizung wird als **Abduktion** bezeichnet, jede Anspreizung als **Adduktion**. Eine Beugebewegung in einem Gelenk wird als **Flexion** bezeichnet, im Fußgelenk die Beugung nach unten als Plantarflexion. Als **Extension** bezeichnet man eine Streckung in einem Gelenk, wiederum im Fußgelenk die Anhebung des Fußes als Dorsalextension. Die Senkung des Fußinnenrandes ist eine **Pronationsbewegung**, die Hebung des Fußinnenrandes eine **Supinationsbewegung**.

Für das Verständnis der Anatomie des Fußes ist die Kenntnis einiger weiterer Grundbegriffe unerläßlich. Die äußere Hülle ist die **Haut** =Cutis, darunter befindet sich das **Unterhautfettgewebe** = Subcutis. In der Tiefe gelangt man auf **Muskeln** (Muskel = Musculus), **Sehnen** (Sehne = Tendo), auf die **Knochen** (Knochen = Os) und **Gelenke** (Gelenk = Articulatio). Im Grundaufbau, den man am besten an einem Röhrenknochen erkennen kann, besteht der Knochen aus einem Mittelstück, der **Diaphyse**, aus zwei Endstücken, den **Epiphysen**, und den dazwischenliegenden **Metaphysen**. Zwischen der Metaphyse und der Epiphyse befindet sich die **Epiphysenfuge**, die beim Kind als Wachstumsfuge noch knorpelig angelegt ist und mit zunehmendem Alter verknöchert. Die Knochendiaphyse besteht aus einer festen Knochenschicht, der **Compacta**, die Metaphyse und die Epiphyse bestehen aus schwammigem Knochen, der **Spongiosa**, die von einer Rindenschicht umgeben ist, der **Corticalis**. Im Innern des Röhrenknochens befindet sich der **Markraum**. Zwei Knochen werden durch ein Gelenk miteinander verbunden, die Gelenkflächen sind mit einer spiegelglatten Knorpelschicht überzogen und werden durch die **Gelenkkapsel** geschützt. Diese besteht aus einem festen fibrösen (bindegewebigen) Anteil und der Gelenkschleimhaut (Synovialis), letztere gibt Gelenkflüssigkeit in die Gelenkhöhle ab, die für den Gleitvorgang der Gelenkflächen und die Ernährung des Knorpels erforderlich ist. Zur Verstärkung der Gelenkkapsel dienen **Gelenkbänder** (Band = Ligamentum), diese bestehen aus einem festen collagenen Bindegewebe. Die Bewegung in den Gelenken erfolgt über Muskeln und Sehnen, jeder Muskel hat über seine Sehnenverbindungen zum Knochen einen **Ursprung** (Origo) und einen **Ansatz** (Insertio).

Für den Bewegungsablauf in einem Gelenk sind mindestens 2 Muskeln erforderlich, ein sogenann-

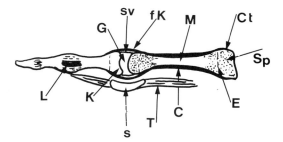

Abb. 2 Aufbau von Knochen und Gelenken. L = Ligamentum, K = Knorpel, G = Gelenkraum, Sv = Synovialschleimhaut, fK = fibröse Kapsel, M = Markraum, S = Sesambein, T = Tendo (Sehne), C = Compacta, Ct = Corticalis, Sp = Spongiosa, E = Epiphysenfuge.

ter **Agonist** und sein **Antagonist**. Durch das nerval gesteuerte Wechselspiel von Muskelkontraktionen und Muskelerschlaffungen kommt es zu Bewegungen in den Gelenken und damit zu willkürlich gesteuerten Bewegungsabläufen, die bei häufigem Einsatz allerdings nahezu unbewußt durchgeführt werden. Für viele Gelenke, auch an den Füßen, gibt es lange und kurze Muskeln (lang = longus, kurz = brevis). In der Abb. 2 ist ein Knochen- und Gelenkaufbau schematisch dargestellt.

1.3 Fachausdrücke in alphabetischer Reihenfolge

Die in diesem Buch wiederholt verwendeten medizinischen Fachausdrücke, die aus der lateinischen oder aus der altgriechischen Sprache stammen, sollen nachstehend in alphabetischer Reihenfolge durch Begriffe aus der deutschen Sprache erklärt werden. Zu den medizinischen Fachausdrücken ist noch zu bemerken, daß statt der Schreibweise mit c eine solche mit k oder z verwendet wird, wenn die betreffenden Wörter eine deutsche Endung erhalten, die lateinische Endung weggelassen wird oder wenn die Wörter in Zusammensetzungen erscheinen. Das gleiche gilt für die Umlaute ae (ä) und oe (ö). In der medizinischen Literatur ist die Schreibweise allerdings nicht immer einheitlich anzutreffen.

Bezeichnungen, die in den folgenden Texten nur sehr selten vorkommen, werden jeweils direkt erklärt.

1 Grundkenntnisse zur Untersuchung und Behandlung

Fachausdrücke in alphabetischer Reihenfolge

Es bedeuten:

abduzieren	=	abspreizen, auswärtsbiegen
Abszeß	=	Eiteransammlung in einer nicht vorgebildeten Höhle
adduzieren	=	anspreizen, beiziehen
Aggravation	=	Übertreibung subjektiver Krankheitsempfindungen.
Anatomie	=	Lehre vom Körperbau
Ankylose	=	Gelenkversteifung ohne äußere Einwirkung
anterior, anterius	=	vorderer
Aponeurose	=	flächenhafte Sehne
Apoplexie	=	Schlaganfall
Arteriosklerose	=	Arterienverkalkung
Arthritis	=	Gelenkentzündung
Arthrodese	=	künstliche Gelenkversteifung
Arthrographie	=	Röntgenkontrastdarstellung einer Gelenkhöhle
Arthrose	=	Gelenkverschleiß
Arthroskopie	=	Gelenkspiegelung
Articulatio	=	Gelenk
aseptisch	=	keimfrei
Atrophie	=	Verschmächtigung, Abnahme von Größe, Umfang oder Anzahl
benigne	=	gutartig
brevis, breve	=	kurz
Calcaneus	=	Fersenbein
Capitulum	=	Köpfchen
Caput	=	Kopf
Carpus	=	Handwurzel
Clavus	=	Hühnerauge (wörtlich: Nagel)
Compacta	=	feste Knochenschicht
Corticalis	=	Rindenschicht z. B. von Knochen
Crus	=	Schenkel, Unterschenkel
Os cuneiforme	=	Keilbein
Cutis	=	Haut
Defekt	=	Fehlen eines Bestandteils
degenerativ	=	abgenutzt
Diaphyse	=	Mittelstück eines Röhrenknochens
Digitus	=	Finger, Zehe
Dislokation	=	Verlagerung
Dissekat	=	abgelöstes Knorpel-Knochenstück
distal	=	körperfern
Distorsion	=	Verstauchung, Zerrung
Dolor	=	Schmerz
dorsal	=	rückenwärts, auch fußrückenwärts
Dura (D. mater)	=	harte Hirnhaut
Dysmelie	=	Störung der Extremitätenentwicklung
Dysplasie	=	Mißgestalt, Fehlbildung
Dystrophie	=	Abmagerung, z. B. Muskelabmagerung
Embolie	=	Verschleppung einer Substanz oder eines Gewebes, z. B. eines Blutgerinnsels
Empirie	=	Erfahrung
Endoprothese	=	Ersatzstück aus Fremdmaterial, z. B. künstliches Gelenk
Endost	=	innere Knochenhaut
Epiphyse	=	Gelenkende eines Röhrenknochens
Eversion	=	Auswärtsdrehung
Exostose	=	Knochenauswuchs
Extension	=	Streckung, Zug
Extremität	=	Gliedmaße
Femur	=	Oberschenkelknochen
Fibula	=	Wadenbein
Fistel	=	röhrenförmiger Gang z. B. mit Absonderung von Flüssigkeit
Flexion	=	Beugung
Fraktur	=	Knochenbruch
Ganglion	=	sogenanntes Überbein, Verdickung an Gelenkkapsel oder Sehnengewebe
Gangrän	=	abgestorbene Extremitätenteile
habituell	=	gewohnheitsmäßig, öfter auftretend
hämatogen	=	über den Blutweg
Hämophilie	=	Bluterkrankheit
Hallux	=	Großzehe
Hygiene	=	Gesundheitslehre, vorbeugende Gesundheitspflege
Hypalgesie	=	vermindertes Schmerzempfinden
Hyperalgesie	=	vermehrtes Schmerzempfinden
Hyperämie	=	Durchblutungssteigerung
Hypertrophie	=	Vergrößerung
idiopathisch	=	ohne erkennbare Ursache entstanden

Fachausdrücke in alphabetischer Reihenfolge

Implantation	=	Einpflanzung	Ontogenese	=	Entwicklung des Einzelwesens
Inaktivität	=	Untätigkeit			
Indikation	=	Anzeigestellung, Heilanzeige	Orthese	=	Stützender Apparat
			Os	=	Knochen
infantil	=	kindlich	Osteochondrose	=	Knochen-/Knorpeldegeneration
Inversion	=	Einwärtsdrehung			
juvenil	=	jugendlich	Osteolyse	=	Auflösung von Knochengewebe
Kallus	=	Knochenneubildung an Bruchstellen			
			Osteomalazie	=	Knochenerweichung
kongenital	=	angeboren	Osteomyelitis	=	Knochenmarkentzündung
Konservative Behandlung	=	nicht operative Behandlung	Osteoporose	=	Mangel an Knochengewebe
Kontraktion	=	Zusammenziehung z. B. eines Muskels	Osteosynthese	=	feste operative Vereinigung von Knochenfragmenten
Kontraktur	=	Zwangsstellung eines Gelenkes, Bewegungseinschränkung	Osteotomie	=	operative Knochendurchtrennung
Krepitation	=	Knarren, Reiben	palpieren	=	Untersuchung durch Betasten
Kuboid (Os cuboideum)	=	Würfelbein	Parese	=	unvollständige Lähmung
			Pathologie	=	Lehre von den Krankheiten
lateral	=	seitlich			
Ligamentum	=	Band, Verbindung von Knochen und Gelenken	Periost	=	Knochenaußenhaut
			peronaeus	=	zum Wadenbein gehörig
longitudinal	=	in der Körperlängsachse verlaufend	Pes	=	Fuß
			Phalanx	=	Fingerglied, Zehenglied
longum, longus	=	lang	Phlebitis	=	Venenentzündung
lumbal	=	von der Lendenwirbelsäule ausgehend	Phlebographie	=	Röntgendarstellung der Venen mit Kontrastmittel
Luxation	=	Verrenkung, Ausrenkung	Phlegmone	=	flächenhafte Entzündung
maligne	=	bösartig	Phylogenese	=	Stammesentwicklung
Malleolengabel	=	Knöchelgabel	Physiologie	=	Lehre von den normalen Lebensvorgängen
medial	=	innen			
Metastase	=	Tochtergeschwulst, Geschwulstabsiedelung	plantar	=	fußsohlenwärts
			Poliomyelitis	=	spinale Kinderlähmung
Metatarsale	=	Mittelfußknochen	Polyarthritis	=	Entzündung mehrerer Gelenke
Mobilisation	=	Bewegungsübungen			
Morbus	=	Krankheit	posterior, posterius	=	hinten gelegen
Monarthritis	=	Entzündung eines einzelnen Gelenkes	pränatal	=	vor der Geburt
			Prognose	=	Heilungsaussicht
Morphologie	=	Lehre von der Körperstruktur	Pronation	=	Senkung des Fußinnenrandes
Mykose	=	Pilzerkrankung			
Myogelose	=	Muskelverhärtung	Prophylaxe	=	Vorbeugung, Verhütung von Krankheiten
Naviculare (Os naviculare)	=	Kahnbein des Fußes	proximal	=	körpernah an Extremitäten
			Pseudarthrose	=	nicht zusammengewachsener Knochenbruch
Nekrose	=	abgestorbenes Gewebe			
Neuritis	=	Nervenentzündung	Rezidiv	=	Rückfall
Neurologie	=	Nervenheilkunde	Redression	=	manuelle Korrektur
Ödem	=	krankhafte Ansammlung von Gewebsflüssigkeit	Resektion	=	teilweise Entfernung eines Organs oder Gliedes

Fachausdrücke in alphabetischer Reihenfolge

Rigor	=	vermehrter Muskeltonus
Ruptur	=	Riß
sakral	=	vom Kreuzbein ausgehend
Sensibilität	=	Empfindungsvermögen
septisch	=	infiziert, keimbeladen
Sesambein	=	in eine Sehne eingelagertes Knochenstück
Simulation	=	Verstellung, Vortäuschung
Sklerose	=	krankhafte Verhärtung
Skoliose	=	Seitverbiegung der Wirbelsäule
Sonographie	=	Ultraschalldiagnostik
Spastik	=	Verkrampfung
Spontanfraktur	=	Knochenbruch ohne wesentlichen äußeren Anlaß
subcapital	=	unter dem Kopf o. Köpfchen
Subcutis	=	Unterhautgewebe
Subluxation	=	Teilverrenkung
Sudecksches Syndrom	=	Entzündlicher Knochenabbau mit Weichteilveränderungen (benannt nach dem Chirurgen Sudeck)
Supination	=	Senkung des äußeren Fußrandes
Syndesmose	=	feste Bandverbindung
Syndrom	=	Gruppe von gleichzeitig zusammen auftretenden Krankheitszeichen
Synovektomie	=	Entfernung der Gelenkschleimhaut
Synovia	=	Gelenkflüssigkeit
Synovialis	=	Gelenkschleimhaut
Talus	=	Sprungbein
Tarsus	=	Fußwurzel
Tendo	=	Sehne
Tenodese	=	Sehnenbefestigung
Tenotomie	=	Sehnendurchtrennung
Therapie	=	Behandlung
Thrombose	=	Blutgerinnung innerhalb eines Blutgefäßes
Tibia	=	Schienbein
Tomographie	=	Schichtaufnahmeverfahren
Tophus	=	Gichtknoten
Torsion	=	Drehung um die Längsachse
toxisch	=	giftig
Traktion	=	Zuganwendung
transversal	=	quer zur Körperachse
Trauma	=	äußere Gewalteinwirkung
Traumatologie	=	Unfallheilkunde
Tuber	=	Höcker, Vorsprung
Tuberositas	=	Rauhigkeit, Vorsprung für Muskel-/ Sehnenansatz
Tumor	=	Geschwulst
Ulcus	=	Geschwür
Unguis	=	Fingernagel, Zehennagel
valgus	=	verkrümmt im X-Sinne
Varizen	=	Krampfadern
varus	=	verkrümmt im O-Sinne
zerebral	=	das Gehirn betreffend
Zyste	=	Blase, abgeschlossene Kapsel

In neuerer Zeit finden auch Begriffe aus dem englischen Sprachgebrauch in der Medizin vermehrt Anwendung. So bezeichnet man bespielsweise das Fußbrennen als burning feet, die schmerzhafte Ferse als painful heel, eine Knorpelabscherung als flake fracture, das durchbohrende Geschwür als perforating ulcer, Besenreiser-Varizen als spider veins.

2 Entwicklung und Anatomie des Fußes

2.1 Morphologische und funktionelle Entwicklung

Die Entwicklungsgeschichte des Einzelindividuums ist die Ontogenese, das Werden eines Organismus von der befruchteten Eizelle bis zum fertigen Zustand des Individuums. Das biogenetische Grundgesetz besagt, daß zwar nicht in den Einzelheiten, aber doch im grundsätzlichen das Individuum bei seiner Entwicklung den Weg geht, den im Laufe vieler Jahrmillionen die Vorfahren gegangen sind. Alle Wirbeltiere haben am Rumpfskelett zwei Paar Gliedmaßen, die sich in Anpassung an die spätere Funktion entwickeln. So bedeutete die Aufrichtung zur alleinigen Benutzung der hinteren bzw. unteren Extremitäten als Stütz- und Fortbewegungswerkzeuge eine entscheidende Phase in der Entwicklungsgeschichte der Menschheit. Die endgültige Gestalt des menschlichen Fußes beschreibt *Hohmann* als eine der Kunstformen der Natur. Die Normalgestalt der Füße zu definieren ist sehr schwierig, da kein Gebilde der Natur einem anderen der selben Art völlig gleich ist. Eine Variation, die von der festgelegten Normalform abweicht, ist solange nicht als pathologisch zu betrachten, wie sie ihre physiologischen Aufgaben erfüllt.

2.1.1 Pränatale Fußentwicklung

In der embryonalen Entwicklungsphase zeigen sich am Ende der 4. Entwicklungswoche die ersten Ansätze für die Ausbildung der unteren Extremitäten. Anfangs zeigt die spätere Fußsohle nach oben innen und führt im weiteren Verlauf des Wachstums eine Drehung durch, in der 9. Entwicklungswoche stehen die Fußsohlen einander gegenüber, so daß sich die Zehen in einer sogenannten „Betstellung" ohne Abwinkelung der oberen Sprunggelenke berühren. In der Folgeentwicklung kommt es dann zu der für die funktionelle Beurteilung überaus wichtigen Drehung der Füße, die Stellungsänderungen betreffen vor allem die Verschiebung des Talus einmal gegenüber dem Calcaneus und zum anderen gegenüber dem Unterschenkel. Die anfänglich klumpfußähnliche Stellung mit Hochstand der Ferse geht am Ende des 3. embryonalen Monats zurück, wobei aber die spätere Fußwölbung selbst zur Zeit der Geburt noch weitgehend fehlt. Die Supinationsstellung der Füße wird durch eine O-Krümmung der Unterschenkel noch betont, sie bleibt bis zur Aufrichtung des Körpers erhalten.

2.1.2 Vom Kinderfuß zum Erwachsenenfuß

Kinderfüße unterscheiden sich von Erwachsenenfüßen dadurch, daß sie wachsen und reifen. Dabei eilt das Wachstum der Füße dem Wachstum des ganzen Körpers deutlich voraus. *Maier* hat durch Messungen festgestellt, daß die Füße in der frühen Kindheit am schnellsten wachsen. Der Längenzuwachs beträgt bei Jungen- und Mädchenfüßen im 2. Lebensjahr bis zu 3 sogenannten „Stichlängen", das sind 20 mm (die „Stichlänge" ist ein Schuhmachermaß und entspricht 6,6 mm). Im 3. Lebensjahr, bei Mädchen auch noch im 4. Lebensjahr, kann es bei einem Längenzuwachs von 3 Stichlängen pro Jahr bleiben, im Schulalter ist mit einem weiteren Wachstum vom 1 1/2 Stichlängen pro Jahr zu rechnen. Nach dem Beginn des Schulalters flacht die Wachstumskurve zunächst ab, später kommt es bei Mädchen im Alter zwischen 8 und 10 Jahren und bei Jungen im Alter zwischen 10 und 12 Jahren nochmals zu einer Wachstumssteigerung auf 1 1/2 bis 2 Stichlängen pro Jahr. Mädchen erreichen die Endlänge ihrer Füße meist im Alter von etwa 13 Jahren, Jungen im Alter von etwa 15 Jahren. Bei einzelnen Personen kann man allerdings mit dem Abschluß des Fußlängenwachstums erst nach dem 20. Lebensjahr rechnen.

Der Fuß des Kleinkindes wächst aus seiner anfänglich dicken Weichteilschicht heraus, im Schulalter verlaufen dann Längen- und Weitenwachstum des Fußes etwa gleich.

Die Aufrichtung aus der sitzenden bzw. kriechenden zur stehenden Position vollzieht sich beim Menschen ziemlich spontan. Der Fuß wird zunächst mit voller Sohle aufgesetzt, später verlagern die Kinder das Gewicht mehr auf den Vorfuß und besonders auf den Großzehenballen. Aus dem physiologischen O-Bein des Säuglings wird ein physiologisches X-Bein des Kleinkindes, dabei handelt es sich um altersentsprechende Reifungsprozesse, die keiner Behandlung bedürfen. Mit der Ausbildung des physiologischen X-Beins kommt es auch zu einem physiologischen Knick-Senkfuß, der ebenfalls keiner Behandlung bedarf. Die X-Beinstellung ist im Alter von etwa 3 Jahren am stärksten ausgeprägt, das physiologische X verschwindet bis zum Alter von etwa 6 Jahren.

Die Fußwölbungen fehlen beim Säugling und auch noch beim Kleinkind vollständig, Fettpolster verteilen die Belastung bei den zunächst noch überwiegend knorpelig angelegten Fußknochen auf eine möglichst große Fläche. Das mediale Fettpolster verschwindet im Laufe der ersten 3 Lebensjahre, es kommt zu einer langsamen Spontananhebung des Fußlängsgewölbes, die mittlere Höhe dieses Gewölbes beträgt im Alter von 6 Jahren etwa 7 mm. Mit der Zunahme der Gewölbeerhöhung gehen die knöchernen Veränderungen einher, der Talus wächst mehr in die Höhe als in die Länge, der Calcaneus wächst vor allem nach hinten unten. Mit der Höhenzunahme des Fußlängsgewölbes kommt es zu einer Bewegungszunahme im unteren Sprunggelenk. Die Bandstrukturen des Fußes werden mit zunehmendem Alter fester, in den ersten drei Lebensjahren bildet sich die Dreipunktbelastung des Fußes am Großzehenballen, Kleinzehenballen und der Ferse aus. Prinzipiell hängt die Ausbildung des medialen Längsgewölbes und des vorderen Quergewölbes von 3 Faktoren ab den knöchernen Strukturen, den Muskeln und Bändern und insbesondere der Plantaraponeurose.

2.2 Morphologische Anatomie des Fußes

Der Fuß des Menschen hat sich im Laufe der Entwicklungsgeschichte fast ausschließlich auf die Steh-, Geh- und Lauffunktion ausgebildet, die Greiffunktionen sind dabei weitestgehend in den Hintergrund getreten. Demzufolge haben sich die Zehen (Digiti) mit ihren Einzelgliedern (Phalangen) zurückgebildet, der Mittelfußbereich (Metatarsus) und die Fußwurzel (Tarsus) sind dagegen kräftiger geworden. Das erkennt man insbesondere an der Ausbildung der Fußknochen, die am Mittelfuß und mehr noch im Bereich der Fußwurzel recht massiv ausgebildet sind, ganz im Gegenteil zur Ausbildung der knöchernen Anteile im Bereich der Handwurzel.

2.2.1 Das Fußskelett

Der proximale Fußwurzelanteil besteht aus dem Talus und dem Calcaneus. Der Talus stellt mit seiner Talusrolle in der Knöchelgabel die gelenkige Verbindung des Fußes zum Unterschenkel her. Der Calcaneus, unterhalb des Talus in seiner Achsenstellung nach hinten unten ausgerichtet, ist mit seinem Tuber calcanei die hintere Abstützung in der grundsätzlich dreipunktförmig angelegten Belastung des Fußes. Distal des Talus und Calcaneus befinden sich das Os naviculare, das Os cuboideum und im wesentlichen vor das Os naviculare gelagert die drei Keilbeine Os cuneiforme mediale, intermedium und laterale.

Der Mittel- und Vorfußbereich besteht, sehr ähnlich wie an der Hand, aus 5 Strahlen, wobei zum 1. oder medialen Fußstrahl ein Mittelfußknochen und 2 Zehenphalangen gehören, zum 2. bis 5. Fußstrahl gehören jeweils 1 Mittelfußknochen und 3 Zehenphalangen. Unter dem Köpfchen des 1. Mittelfußknochens, also plantar gelegen, und häufig auch unter dem Köpfchen des 5. Mittelfußknochens gibt es jeweils 2 Sesambeine, die in die Beugesehnen eingelagert sind und die Aufgabe einer besseren Druckverteilung haben.

Besser als nach jeder Texterklärung lassen sich die Formen und Zuordnungen der Fußknochen zueinander aus einer bildlichen Darstellung ersehen, wie sie in den Abb. 3 a und b veranschaulicht ist.

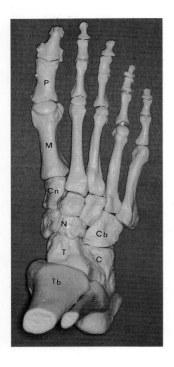

Abb. 3
Fußskelett von dorsal.
Tb = Tibia,
F = Fibula,
T = Talus,
C = Calcaneus,
N = Naviculare,
Cb = Cuboid,
Cn = Cuneiforme, M = Metatarsale,
P = Phalange.

2.2.2 Die Bänder am Fuß

Ganz allgemein darf man nach v. *Volkmann* sagen, daß Bänder am Skelett 2 Aufgaben haben:
1. sollen sie die Bewegungen der Gelenke führen und
2. sollen sie sie begrenzen.

Die 1. Aufgabe, die Führung, spielt nur beim oberen Sprunggelenk und bei den Zehengelenken eine Rolle. Hier haben wir es mehr oder weniger mit Scharniergelenken zu tun. Innerhalb des Tarsus dagegen haben die Bänder im wesentlichen nur das Skelett zusammenzuhalten. Die enge Packung der Fußwurzelknochen und die Form ihrer Gelenkflächen erübrigen weitgehend eine Führung. Da die Bänder etwas Dehnungselastizität haben (fast 5% ihrer Länge), und da die Gelenkknorpel kompressionselastisch sind, ist das Gewölbe innerhalb gewisser Grenzen verformbar. Nur wenige Bänder setzen sich über mehrere Gelenke fort; so der umfangreiche seitliche Bandapparat der Sprunggelenke, der zwar hauptsächlich das obere Sprunggelenk überbrückt, aber auf das untere übergreift, ferner die Plantaraponeurose und das Ligamentum plantare longum.

Das wichtigste plantare Band ist die **Plantaraponeurose**. Sie verspannt das Fußgewölbe vom Fersenbeinhöcker bis zu den Grundgelenken der Zehen, aufgeteilt in 5 Zipfel, die durch Querzüge verbunden sind. Die Muskulatur zwischen der Plantaraponeurose und dem Skelett wird durch Septen, die senkrecht von der Plantaraponeurose ausgehen, in 3 Längszüge geteilt.

Das **Ligamentum plantare longum** verspannt den fibularen Rand des Fußgewölbes. Es hat vom Calcaneus ausgehend eine tiefe und eine etwas oberflächlichere Schicht. Die tiefe erreicht nur die Tuberositas des Os cuboideum, einzelne ihrer ganz tiefen Faserzüge überbrücken nur eben den Gelenkspalt zwischen Calcaneus und Os cuboideum als Ligamentum calcaneo-cuboideum plantare. Die oberflächliche Schicht breitet sich bis zu den Basen der Metatarsalia II bis V aus.

Das **Ligamentum deltoideum**, an der Innenseite des Sprunggelenkes gelegen, zieht vom Innenknöchel nach unten zum Talus und zum Calcaneus. Die tiefsten Faserzüge gehen zum Taluskörper, oberflächliche zum Sustentaculum tali des Calcaneus (medial gelegene Stütze am Fersenbein für das Sprunggelenk) und weiter nach distal zum Talushals. Ein Teil dieser Faserzüge des Ligamentum deltoideum zieht bis zum Os naviculare. Die Abb. 4 veranschaulicht die Bandverhältnisse an der Innenseite der Fußwurzel.

Die Bänder an der fibularen Seite der Fußwurzel spielen funktionell eine sehr große Rolle. Wenn sie zerreißen oder überdehnt werden, entsteht häufig der „gewohnheitsmäßige Kippfuß", ein Wegknicken des Fußes nach außen. Das **äußere Seitenband** ist in deutlich getrennte Züge aufgeteilt, von denen einer nach vorn und einer nach hinten zum Talus zieht, ein dritter mittlerer Strang abwärts zum Calcaneus. Bezeichnet sind die Einzelbänder nach den durch sie verbundenen Knochen: Ligamentum talo-fibulare anterius und posterius, Ligamentum calcaneo-fibulare. Tibia und Fibula sind durch das Ligamentum tibio-fibulare miteinander verbunden. In der schematischen Skizze der Abb. 5 sind diese Bänder dargestellt.

Nicht zutreffend ist eine Überlegung, daß das Einsinken der Fußwölbung durch ein starkes Band an der Unterseite des Gelenkes zwischen Talus und Os naviculare verhindert werde. Der Mechanismus der Bänderführung in dieser Gegend ist, wie

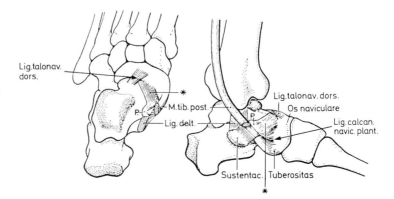

Abb. 4 Das Sternzeichen zeigt das Ligamentum neglectum. Vom Ligamentum deltoideum ist ein kleines Stück gezeichnet. Von der (teilweise resezierten) Sehne des Musculus tibialis posterior ist nur der an der Tuberositas ossis navicularis inserierende Teil gezeichnet.

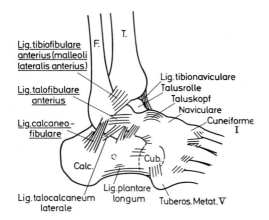

Abb. 5 Schematische Zeichnung der wichtigsten von lateral her sichtbaren Bänder des Fußskeletts (unter Benutzung einer Zeichnung aus dem Atlas von *Toldt*).

v. Volkmann zeigte, anders. Die Faserzüge, die von unten her (vom Sustentaculum tali des Fersenbeins) kommend das Pfannenband (Ligamentum calcaneo-naviculare plantare) durchsetzen, ziehen weiter schräg nach oben und bilden hier ein etwa 1 cm breites Band, das am Fußrücken ansetzt. Im Bereich des Pfannenbandes kreuzen sie sich mit Ausläufern des Ligamentum deltoideum. Diesen vom Pfannenband nach oben zum Fußrükken ziehenden Faserzug, zwar dünner als das Pfannenband aber noch reichlich stark und 1 cm breit, hatte man früher ignoriert. Von *Volkmann* nannte dieses Band „**Ligamentum neglectum**" das vernachlässigte Band. Die Funktion dieses Ligamentum neglectum ist es, die zu starke Abduktion des Vorfußes und damit die Ausbildung des Knick-Plattfußes zu verhindern.

Die weiteren Bänder am Fuß sind danach benannt, welche Knochen sie miteinander verbinden. So zieht das Ligamentum calcaneo-cuboideum vom Calcaneus zum Os cuboideum, das Ligamentum talo-naviculare vom Talus zum Os naviculare; die Ligamenta tarso-metatarsea verbinden die Fußwurzel mit den Mittelfußknochen und die Ligamenta metatarsea die Mittelfußknochen untereinander. An den Zehengelenken gibt es jeweils Seitenbänder, die Ligamenta collateralia.

2.2.3 Fußmuskeln

Grundsätzlich unterscheidet man die Unterschenkelmuskeln, die mit ihren Sehnenanteilen bis zu den Füßen und dort auch teilweise bis zu den Zehen ziehen und die kurzen Fußmuskeln, die Ursprung und Ansatz im Bereich der Füße haben.

Bei den Unterschenkelmuskeln unterscheidet man die vordere oder Extensorengruppe, die hintere oder Flexorengruppe, die äußere oder Peronaeusgruppe und die Wadenmuskeln (Triceps surae dreiköpfiger Wadenmuskel).

Extensorengruppe

1. M.(Musculus) tibialis anterior vorderer Schienbeinmuskel
   Ursprung: Außenseite der Tibia, Unterschenkelfaszie, Membrana interossea (Bindegewebsmembran zwischen Tibia und Fibula)
   Ansatz: Os cuneiforme I, Os metatarsale I
   Funktion: Anhebung des Fußes und Supinationswirkung
2. M. extensor hallucis longus langer Großzehenstrecker
   Ursprung: Mediale Fläche der Fibula, Membrana interossea
   Ansatz: Endglied der 1. Zehe
   Funktion: Streckung der Großzehe und Hebung der Fußspitze
3. M. extensor digitorum longus langer Zehenstrecker
   Ursprung: Außenseite der Tibia, Vorderkante der Fibula, Unterschenkelfaszie und Membrana interossea
   Ansatz: Streckseite der 2. bis 5. Zehe
   Funktion: Streckung der Zehen 2 bis 5 und des ganzen Fußes

Flexorengruppe

1. M. tibialis posterior hinterer Schienbeinmuskel
   Ursprung: Hinterfläche der Membrana interossea mit Tibia und Fibula
   Ansatz: Os naviculare, Os cuneiforme mediale und intermedium
   Funktion: Supination des Fußes und Adduktion des Vorfußes
2. M. flexor hallucis longus langer Großzehenbeuger
   Ursprung: Hinterfläche der Fibula, Membrana interossea
   Ansatz: Endglied der Großzehe
   Funktion: Beugung der Großzehe, Senkung des Fußes und Supination, Verspannung des inneren Fußrandes
3. M. flexor digitorum longus langer Zehenbeuger
   Ursprung: Hinterfläche der Tibia
   Ansatz: Endglieder der Zehen 2 bis 5
   Funktion: Beugung der Zehen 2 bis 5, Senkung des Fußes und Supination, Unterstützung des Fußlängsgewölbes

Morphologische Anatomie des Fußes

Peronaeusgruppe
1. M. peronaeus longus langer Wadenbeinmuskel
Ursprung: Außenseite der Tibia, Vorder- und Außenseite der Fibula, Unterschenkelfaszie
Ansatz: Os cuneiforme mediale und Os metatarsale I
Funktion: Unterstützung des M. tibialis anterior, Pronation des Fußes
2. M. peronaeus brevis kurzer Wadenbeinmuskel
Ursprung: Außen- und Hinterfläche des Wadenbeins
Ansatz: Os metatarsale V
Funktion: Pronation und Senkung des Fußes

Wadenmuskeln
Der dreiköpfige Wadenmuskel (Triceps surae) besteht aus den zwei Köpfen des M. gastrocnemius, die von den Femurkondylen (untere Rollenanteile des Oberschenkelknochens) entspringen, und aus dem M. soleus (Schollenmuskel), der an der Hinterseite der Tibia und Fibula entspringt. Weiter gehört dazu der M. plantaris, Sohlenspanner, der aber auch rückgebildet sein kann oder ganz fehlen kann. Dieser Muskel entspringt an der Außenseite der Oberschenkelrolle, also dicht oberhalb des Kniegelenkes. Die Muskeln des Triceps surae vereinigen sich distal zur Achillessehne und ziehen zum hinteren Fersenbeinhöcker (Tuber calcanei). Sie bewirken mit der Hebung des hinteren Fersenbeinanteils eine Senkung des Fußes. Der M. gastrocnemius bewirkt zusätzlich eine Beugung im Kniegelenk, da er oberhalb dieses Gelenkes entspringt.

Kurze Fußmuskeln
Die kurzen Fußmuskeln, die Ursprung und Ansatz am Fuß selbst haben, bestehen aus der Muskelgruppe des Fußrückens, der Fußsohle, des Großzehenballens und des Kleinzehenballens.

Zur Muskelgruppe des **Fußrückens** gehören der M. extensor hallucis brevis, der kurze Großzehenstrecker, und der M. extensor digitorum brevis, der kurze Zehenstrecker. Diese Muskeln entspringen jeweils am Calcaneus und ziehen zu den Dorsalaponeurosen (Muskelbinden an den Streckseiten) der Zehen 1 bis 5. Zu den Muskeln der Fußsohle zählen der M. flexor digitorum brevis (kurzer Zehenbeuger), der M. quadratus plantae (quadratischer Fußsohlenmuskel), die Mm. interossei (zwischen den Mittelfußknochen) und die Mm. lumbricales (Fußspulmuskeln). Diese kurzen Fußmuskeln beugen die Zehen und verspannen die Fußwölbungen, auf ihre Ursprünge und Ansätze im einzelnen einzugehen, würde in diesem Rahmen zu weit führen.

Die Muskeln des **Großzehenballens** sind kräftig ausgebildet und umschließen den 1. Fußstrahl nahezu schalenartig. Zu ihnen gehört der M. abduc-

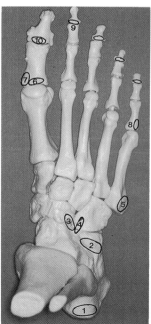
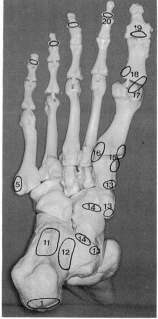

Abb. 6 a,b Die wichtigsten Muskel- und Bandansätze am Fuß (dorsal und plantar).
1 Achillessehne, 2 M. extensor digitorum brevis, 3 Lig. calcaneo-naviculare, 4 Lig. calcaneo-cuboideum, 5 M. peronaeus brevis, 6 M. extensor hallucis brevis, 7 M. abductor hallucis, 8 M. abductor digiti minimi, 9 M. extensor digitorum longus und brevis, 10 M. extensor hallucis longus, 11 Lig. plantare longum, 12 M. quadratus plantae, 13 M. tibialis posterior, 14 Lig. calcaneo-naviculare plantare (Pfannenband), 15 M. tibialis anterior, 16 M. peronaeus longus, 17 M. flexor hallucis brevis, 18 M. adductor hallucis, 19 M. flexor hallucis longus, 20 M. flexor digitorum longus.

tor hallucis (Abzieher der großen Zehe), der M. flexor hallucis brevis (kurzer Großzehenbeuger) und der M. adductor hallucis (Großzehenanzieher). Alle drei Muskeln haben im wesentlichen die Funktion ihrer deutschsprachigen Bezeichnung, Ursprung und Ansatz sind im einzelnen in einem Anatomielehrbuch nachzulesen.

Die Muskeln des **Kleinzehenballens** sind schwächer ausgebildet als die des Großzehenballens. Zu ihnen zählt der M. abductor digiti minimi (Kleinzehenabzieher), der M. flexor digiti minimi brevis (kurzer Kleinzehenbeuger) und der M. opponens digiti minimi (Kleinzehengegensteller). Diese Muskeln beugen das Grundglied der 5. Zehe und strecken das Mittel- und Endglied, außerdem ziehen sie die 5. Zehe etwas nach außen.

2.2.4 Band- und Muskelansätze am Fußskelett

In der Abb. 6a und b (s. Seite 11) ist das Fußskelett von dorsal und von plantar dargestellt. Die wichtigsten Bänder des Fußes und die Fußmuskeln sind mit ihren Ansätzen an den einzelnen Fußknochen eingezeichnet, was ergänzend zum vorangegangenen Text die Orientierung erleichtern soll.

2.2.5 Oberflächenorientierung mit Bezugspunkten

Für den Betrachter und Untersucher stellt sich der Fuß verständlicherweise nur in seinen äußeren Konturen dar, die einzelnen anatomischen Strukturen muß sich der Untersucher somit in den Fuß hineindenken. Um diese Orientierung hinsichtlich der anatomischen Verhältnisse am Fuß zu erleichtern, sind in der Abb. 7a und b die wichtigsten Bezugspunkte mit ihrer Projektion auf die äußeren Konturen des Fußes markiert und erklärt.

2.3 Funktionelle Anatomie des Fußes

2.3.1 Zehenbewegungen

Die Zehengelenke haben, verglichen mit den Fingergelenken, eine weniger wichtige Funktion. Es bestehen zwar gewisse morphologische Übereinstimmungen, funktionell ergeben sich aber Unterschiede dadurch, daß die Greiffunktion des Fußes beim Menschen deutlich zurückgebildet ist und die Zehen im wesentlichen der Abrollung des Fußes dienen. In diesem Zusammenhang kommt

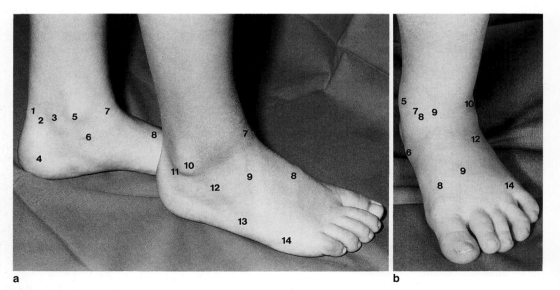

Abb. 7 a,b Oberflächenorientierung am Fuß.
1 Achillessehne, 2 M. flexor hallucis longus, 3 M. flexor digitorum longus und M. tibialis posterior, 4 Tuber calcanei, 5 Innenknöchel, 6 Sustentaculum tali, 7 M. tibialis anterior, 8 M. extensor hallucis longus, 9 M. extensor digitorum longus, 10 Außenknöchel, 11 M. peronaeus longus und brevis, 12 M. extensor digitorum brevis, 13 Basis ossis metatarsale V, 14 Caput ossis metatarsale V.

dem Grundgelenk der Großzehe die wichtigste Funktion zu. Aus der Grundstellung heraus (Neutral-Null-Stellung) beträgt die aktive Extension 50 bis 60 Grad und die aktive Flexion 30 bis 40 Grad. Die passive Extension der Zehen kann in der Endphase der Fußabrollung 90 Grad erreichen oder auch überschreiten.

Die aktive Streckung der Zehen erfolgt im wesentlichen durch den M. extensor digitorum longus, den M. extensor hallucis longus und den M. extensor digitorum brevis.

Die Beugung der Zehen erfolgt im wesentlichen durch den M. flexor digitorum longus, den M. flexor hallucis longus, den M. flexor digitorum brevis und den M. flexor digiti minimi brevis.

Die Mm. interossii und die Mm. lumbricales sind Beuger im Grundgelenk, Strecker in den Mittel- und Endgelenken der Zehen. Sie spielen eine wesentliche Rolle für die Stabilisierung der Zehen. Aktive Seitbewegungen der Zehen in den Grundgelenken sind im Gegensatz zu den Bewegungen in den Fingergrundgelenken nur geringgradig ausführbar, ein seitliches Abspreizen der Zehen ist somit nur wenig möglich.

Die Abspreizung der Großzehe erfolgt durch den M. abductor hallucis, die Abspreizung der Kleinzehe durch den M. abductor digiti minimi.

2.3.2 Gesamtfunktion der Fußwurzel

Die Basisanteile der Mittelfußknochen, die Ossa cuneiformia 1 bis 3, das Os naviculare und das Os cuboideum bilden in ihrer Anordnung im wesentlichen das Fußgewölbe. In ihren Einzelanteilen lassen die Gelenke jeweils nur geringfügige Bewegungen zu. Die 3 Ossa cuneiformia bilden eine Nut, in die die Basis des 2. Mittelfußknochens eingezapft ist. Das 2. Metatarsale wird somit zum unbeweglichsten der Mittelfußknochen, es bildet gewissermaßen den First der Fußwölbung (s. Abb. 8a und b). Das Os naviculare ist mit allen drei Ossa cuneiformia gelenkig verbunden, das Os cuboideum mit dem Os naviculare, dem Os cuneiforme laterale und den Basisanteilen des 4. und 5. Metatarsale. Alle diese Gelenke sind Amphiarthrosen, straffe Gelenke mit geringen Wackelbewegungen.

2.3.3 Funktion der Sprunggelenke

Zu den Sprunggelenken zählt zum einen das obere Sprunggelenk, die Articulatio talo-cruralis, die gelenkige Verbindung der Tibia und Fibula mit der Talusrolle, zum anderen das untere Sprunggelenk, die gelenkige Verbindung des Talus mit dem Calcaneus, schließlich das vordere untere Sprunggelenk, Articulatio tarsi transversa, mit Eigennamen als Chopart-Gelenk bezeichnet. Hier artikulieren Taluskopf und Calcaneus einerseits, sowie Os naviculare und Os cuboideum andererseits.

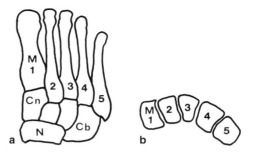

Abb. 8 a,b Fußwurzel und Mittelfuß dorsal und im Querschnitt.
N = Naviculare, Cb = Cuboid, Cn = Cuneiforme, M = Metarsale (I-V).

Das **obere Sprunggelenk** ist prinzipiell ein Scharniergelenk für die Dorsalextension und Plantarflexion des Fußes, beide Bewegungen werden in erster Linie durch die Länge der Gelenkflächen in der sagittalen Richtung bestimmt. Die Gelenkfläche an der Talusrolle reicht hinten weiter nach plantar, was die größere Plantarflexion gegenüber der Dorsalextension bestimmt. Die Dorsalextension des Fußes wird im oberen Sprunggelenk einmal durch die Straffung des hinteren Kapselbandapparates und zum anderen durch das Anschlagen des Talushalses an die Vorderkante des distalen Tibiaendes begrenzt. Seitliche Kippbewegungen im oberen Sprunggelenk werden weitgehend durch die Führung der Talusrolle in der Knöchelgabel und eine kräftige innere und äußere Bandführung verhindert. Schließlich findet sich im oberen Sprunggelenk noch eine straffe Bandverbindung (Syndesmose) zwischen den distalen Anteilen der Tibia und Fibula. Diese Bandverbindung läßt nur geringe Wackelbewegungen zu, um eine gewisse Elastizität im oberen Sprunggelenk zu gewährleisten.

Im **unteren Sprunggelenk**, also in der gelenkigen Verbindung zwischen dem Talus und dem Calcaneus, ist im wesentlichen die Pro- und Supination des Fußes möglich. Das Bewegungsausmaß der Supination des Fußes ist fast doppelt so groß wie das Bewegungsausmaß der Pronation. Hinzu kommt die Möglichkeit einer leichten Innen- und

Außendrehung des Fußes, Adduktion und Abduktion. Die Adduktion des Fußes ist zwangsläufig mit einer Supination im unteren Sprunggelenk und einer leichten Plantarflexion im oberen Sprunggelenk kombiniert, die Abduktion mit einer Pronation im unteren Sprunggelenk und einer leichten Dorsalextension im oberen Sprunggelenk.

Die **Articulatio tarsi transversa**, das vordere untere oder Chopart-Gelenk, hat insgesamt einen leicht S-förmigen Verlauf mit der gelenkigen Verbindung zwischen dem Taluskopf und dem Os naviculare einerseits und dem Calcaneus und Os cuboideum andererseits. Das vordere untere Sprunggelenk ist sowohl an der Pro- und Supination des Fußes als auch an der Adduktion und Abduktion des Fußes beteiligt. Insgesamt sind in diesem Gelenk kombiniert sogenannte Verwringbewegungen der Fußwurzel möglich.

2.3.4 Form und Funktion der Fußwölbungen

Die Wölbungen des Fußes werden durch die Form der Fußknochen bestimmt, sie werden durch Bänder und Muskeln elastisch fixiert. Die Elastizität erlaubt eine gewisse Anpassung der Fußwölbungen an Unebenheiten des Untergrundes. Insgesamt wird die Gewölbekonstruktion des Fußes von drei Bogenanteilen getragen: einmal vom Calcaneus zum Köpfchen des 1. Mittelfußstrahls, zum anderen vom Calcaneus zum Köpfchen des 5. Mittelfußstrahls und drittens vom Köpfchen des 1. Mittelfußstrahls zum Köpfchen des 5. Mittelfußstrahls. Daraus ergeben sich zwei Längsgewölbe, von denen das mediale stärker ausgeprägt ist als das laterale, und ein Quergewölbe im Vorfußbereich. Die Last des Körpers wird vom Unterschenkel über das obere Sprunggelenk auf den Rückfuß übertragen, vom Talus verteilt sich die Last in drei Richtungen auf die drei Eckpunkte der Unterstützungsfläche – auf das Tuber calcanei, das Köpfchen des Os metatarsale I und das Köpfchen des Os metatarsale V. *Kapandji* hat festgestellt, daß beim aufrechten Stehen der Calcaneus die Hälfte der Körperlast übernimmt, das Köpfchen des 1. Mittelfußknochens 1/3 und das Köpfchen des 5. Mittelfußknochens 1/6 der Körperlast. Unter der Belastung des Stehens und Gehens flachen sich die Fußwölbungen ab, das Ausmaß dieser Abflachung ist abhängig von der Festigkeit der Bandverbindungen und der muskulären Sicherung.

3 Mechanik des Gehens und Belastungsprobleme

Zur Erfüllung seiner Funktionen als Standfläche, Fortbewegungsmittel und Stoßdämpfer muß der menschliche Fuß ausreichende Stabilität aber auch wechselnde Verformbarkeit besitzen. Die 12 Knochen der Fußwurzel und des Mittelfußes bilden die Quer- und Längswölbungen, deren Form und elastische Verformbarkeit durch straffe Bandverbindungen, die Plantaraponeurose und die Haltemuskulatur des Fußes gewährleistet wird. Die Zehen haben beim Stand eine mehr oder weniger unterstützende Funktion, sie sind von größerer Bedeutung für die Fortbewegung, wobei die Großzehe dominiert.

Zur Erreichung einer möglichst großen Standfestigkeit ist eine möglichst große Standfläche zwischen den drei Abstützpunkten des Fußes am Calcaneus, Metatarsalköpfchen 1 und Metatarsalköpfchen 5 erwünscht. Für die Fortbewegung muß der Fuß in Grenzen verformbar sein, was eine Elastizität des Bandapparates voraussetzt. Hinzu kommt für die Fortbewegung die Notwendigkeit einer ausreichend kräftig entwickelten Muskulatur, die zur Gewährleistung des Abrollvorganges mit ihren sehnigen Anteilen bis zu den Zehenendgliedern reicht. Die Funktion des Fußes als Stoßdämpfer wird im wesentlichen durch die Bandverbindungen des Fußes sowie durch die kurzen und langen Fußmuskeln gewährleistet. Letztere haben ihren Ansatz bekanntlich im Bereich der Fußwurzel und des Mittelfußes und wirken neben ihren Bewegungsfunktionen auch im Sinne einer elastischen Zuggurtung.

3.1 Krafteinwirkung auf die Füße im Stehen

Nach dem Gesetz von Newton „Aktion = Reaktion" ist die Kraftwirkung zweier Körper aufeinander stets gleich und von entgegengesetzter Richtung. Ein ruhender Körper übt auf seine Unterlage einen Auflagedruck aus, der seinem Eigengewicht entspricht. Die Unterlage setzt diesem Druck einen Widerstand entgegen, den man als Bodendruck bezeichnet. Somit sind Auflagedruck und Bodendruck gleich große Gegenkräfte. Der Bodendruck als Gegenkraft zur Schwerkraft ist insbesondere für die Orthopädieschuhtechnik von großer Bedeutung. Im Bereich der Fußsohle begegnen sich Auflagedruck und Bodendruck, wobei der Schuh, auch der orthopädische Schuh, die Aufgabe hat, eine deformierende Wirkung des Bodendruckes auf den Fuß zu neutralisieren und sie nach Möglichkeit in eine korrigierende Wirkung umzuwandeln. Eine große Belastungsfläche bewirkt einen geringen Bodendruck, eine kleine Belastungsfläche dagegen einen hohen Bodendruck. Somit ist beispielsweise im Zehenstand oder im Fersenstand die Wirkung des Auflagedruckes größer als bei einem flach aufgesetzten Fuß, wie das schon aus einer einfachen Trittspur überblickmäßig zu sehen ist (Abb. 9 a-c, s. Seite 16). Genaue Aussagen über die Druckverteilung sind heutzutage durch elektronische Messungen möglich.

Kraus hat in anschaulicher Weise dargestellt, wie das Parallelogramm der Kräfte auch auf den Fuß in der Belastung anzuwenden ist. Die Schwerkraft des menschlichen Körpers wirkt über die Knöchelgabel auf den Fuß ein und wird dabei zerlegt, so daß eine Verteilung auf den Vorfuß und die Ferse erfolgt. Wenn, wie in der Abb. 10 dargestellt, die Strecke A bis a der Schwerkraft S entspricht, so kann durch Parallelverschiebung in a die Größe der Teilkräfte festgelegt werden, die in Richtung auf den Vorfuß (B) und in Richtung auf die Ferse (C) wirken. Dann besteht zwischen A–b und A–c das gleiche Verhältnis wie umgekehrt zwischen A1–C1 und A1–B1. In der gleichen Weise läßt sich das Kräfteparallelogramm anwenden, um die auf die Punkte B und C einwirkenden Kräfte in Druck- und Schubkräfte zu zerlegen. Man verlängert die Strecke A–B um A–b und erhält den Punkt B′, die Strecke A–C wird um A–c verlängert und man erhält den Punkt C′. Errichtet man in den Punkten B′ und C′ wieder die Kräfteparallelogramme, so entspricht die Summe der Druckkräfte B–F und C–G dem Belastungsdruck A–a; die Schubkräfte B–D und C–F sind einander gleich. Den Schubkräften wirken Muskeln, Sehnen und Bänder entgegen, die die Längswölbung des Fußes erhalten.

Das vermeintliche ruhige entspannte Stehen auf beiden Beinen ist in Wirklichkeit ein ausgesprochen dynamischer Zustand des Körpers und somit

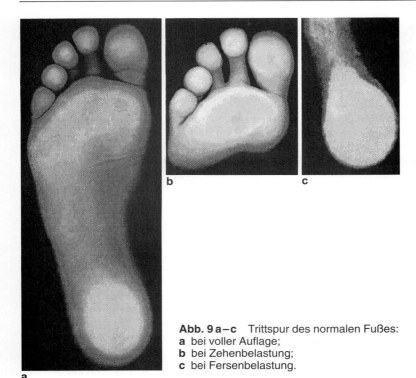

Abb. 9 a–c Trittspur des normalen Fußes:
a bei voller Auflage;
b bei Zehenbelastung;
c bei Fersenbelastung.

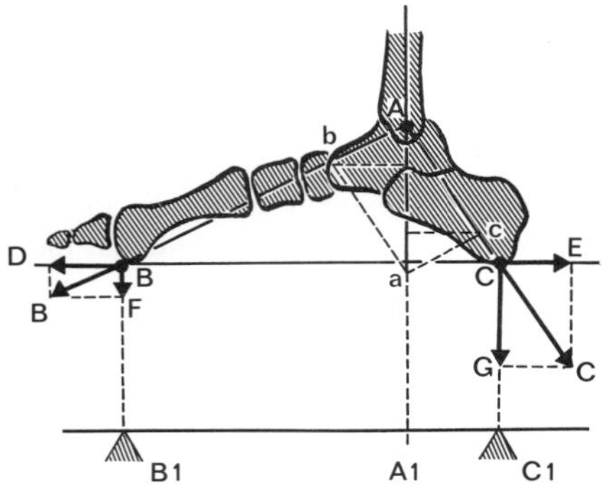

Abb. 10 Anwendung des Parallelogramms der Kräfte auf den Fuß (aus *Kraus, E.*: Biomechanik und Orthopädieschuhtechnik. C. Maurer, Geislingen 1973).

auch der Füße, die Projektion des Körperschwerpunktes bewegt sich ständig leicht um einen Mittelpunkt. Das muß zwangsläufig zu muskulären Reaktionen und Gegenreaktionen führen, wodurch die Körperhaltung auf einen engen Bereich korrigiert wird. *Debrunner* hat festgestellt, daß die senkrechte Projektion des Körperschwerpunktes beim ruhigen Stehen etwa 1 bis 2 cm vor dem Os naviculare ungefähr in der Mitte zwischen beiden Füßen liegt. Bei leichten Gewichtsverlagerungen im Stand nach vorn, hinten oder zu den Seiten hat die sichere Standfläche ein Ausmaß von etwa 15 x 20 cm. Bei Belastungen verformt sich die Fußsohle nicht gleichmäßig, der zunehmenden Belastung setzt sie zunächst wenig Widerstand entgegen, bei starker Belastung wird sie zunehmend härter.

3.2 Schrittabwicklung

Bei der Bewegung kommt zur Druckkraft der Körpermasse die Beschleunigung. Die bewegende Kraft kann als innere Kraft aus dem Körper selbst kommen, sie kann auch von außen als Stoß oder Zug auf den Körper einwirken. Dabei kann der Zuwachs an Geschwindigkeit durch die bewegende Kraft so groß sein, daß die Schwerkraft zeitweilig überwunden wird wie etwa beim schnellen Lauf, beim Weitsprung oder beim Flug.

Der Gang des Menschen ist keine gleichförmige Bewegung, sondern sie wird bei jedem Schritt abwechselnd beschleunigt und verlangsamt (= negativ beschleunigt). Zusätzlich wird der Körperschwerpunkt in der Gangrichtung auch nach oben und unten abwechselnd beschleunigt und verlangsamt. Dadurch wirken Kräfte auf den Fuß, die beim Abstoßen am Vorfuß und beim Auftreten an der Ferse am deutlichsten werden. Die Kräfte können verringert werden, wenn die Beschleunigung verringert wird.

Beim Gehen liegt die Last abwechselnd auf dem rechten oder linken Bein, während das andere jeweils vorgeschwungen wird. Dafür werden die Begriffe „**Stemmbein**" und „**Schwungbein**" gebraucht. Manchmal wird anstelle des Begriffes „Stemmbein" die Bezeichnung „Standbein" benutzt. Richtiger ist es, beim Stehen vom Stand- und Spielbein, beim Gehen vom Stemm- und Schwungbein zu reden.

O. Fischer, der sich eingehend mit der Schrittabwicklung befaßt hatte, zerlegte den Doppelschritt in etwa 20 Einzelphasen, wie in Abb. 11 dargestellt. Während der normalen Schrittabwicklung berechnete er die wechselnde Lage des Gesamtschwerpunktes und machte dessen Einfluß auf die Schrittabwicklung deutlich. Beim Gehen benutzt der Körper nach Möglichkeit die Schwerkraft und die durch die Schwerkraft bewirkten Winkeldrehungen zur Vorwärtsbewegung. Die Muskulatur wird dabei je nach den Bedürfnissen eingesetzt, sie arbeitet unter normalen Bedingungen prompt und zuverlässig mit dem optimalen Spannungsgrad und unter Benutzung der geeignetsten Muskelpartien. In der zweiten Hälfte der Stemmphase ergibt sich eine Koordination von schwerebedingtem Vorfallen und muskelbedingtem Vorschub des Körpers. *Schopenhauer* hat in diesem Zusammenhang einmal behauptet, das Gehen des Menschen sei ein ununterbrochen verhindertes Fallen. Der Doppelschritt besteht aus zwei Einzelschritten, die von beiden Beinen im Wechsel ausgeführt werden. Die Schwungphase ist kürzer als die Stemmphase, so daß in Abhängigkeit von der Schrittgeschwindigkeit eine unterschiedlich lange Periode doppelten Bodenkontaktes besteht. Beim langsamen Gehen dauert dieser doppelte Bodenkontakt länger, nimmt mit zunehmender Schrittgeschwindigkeit ab, beim schnellen Lauf gibt es sogar immer eine kurze Periode ohne Bodenberührung. Die Stemmphase beginnt mit dem Bodenkontakt der Ferse, bis die ganze Fußsohle aufliegt. Damit beginnt die Belastungsphase, die in die Abstoßphase übergeht. Diese ist beendet mit dem Abheben der Zehen vom Boden. Jetzt beginnt die **Schwungphase.** Das Schwungbein wird in der ersten Hälfte leicht beschleunigt und in der zweiten Hälfte leicht verzögert. Die Schwungphase endet wieder mit dem Aufsetzen der Ferse auf dem Boden.

Im Wanderschritt, verlassen zu keinem Zeitpunkt beide Füße zugleich den Erdboden. Für die Fortbewegung besonders wichtig ist der letzte Teil der Stemmphase, die Abstoßphase. Das Knie des Stemmbeins ist dabei normalerweise auf etwa 160° gestreckt und der Metatarsus nach abwärts gedrückt. Infolge Haftreibung kann der Fuß nicht wegrutschen.

Die Kraft, mit der der Fuß gegen den Erdboden drückt, hat man wiederholt gemessen und berechnet. Mit modernen Geräten haben *H. Groth* und seine Schüler Untersuchungen angestellt. Die vertikale und die horizontale Komponente konnten gleichzeitig, aber auch eine jede für sich bestimmt werden. *Grohs* Schüler *Kruse* fand in der Phase des Ballenabstoßes eine horizontale Kraft, die etwa 20 % des Körpergewichtes beträgt. Gleichzei-

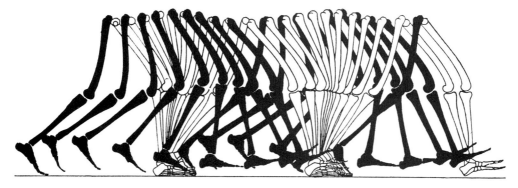

Abb. 11 Die einzelnen Phasen eines Doppelschrittes nach *O. Fischer.*

tig wirkt eine Kraft senkrecht nach unten, deren Größenordnung zusätzlich etwas über 5% des Körpergewichtes ausmacht.

Das vorgeschwungene Bein wird zum Ende der Schwungphase mit der Ferse aufgesetzt. Sie fängt den Schwung auf, wodurch eine entgegengesetzte Kraft wirksam wird wie beim Abstoßen. In horizontaler Richtung ist sie um $1/3$ geringer als beim Abtreten vom Boden. In senkrechter Richtung ist sie etwa ebenso groß wie beim Abtreten. Es kommt allerdings darauf an, wie der betreffende Mensch durch Hochziehen des Vorfußes (= Senken der Ferse) abfedert.

Sobald der Fuß voll aufgesetzt ist, wird das obere Sprunggelenk zur Achse, um die sich das Bein dreht. Diese Drehung bedingt eine Hebung des Schwerpunktes des Körpers.

Die größte Höhe ist ungefähr dann erreicht, wenn das vorgeschwungene, mittlerweile zum Stemmbein gewordene andere Bein etwa senkrecht unter dem Rumpf steht. Die Auf- und Abbewegungen fallen uns für gewöhnlich kaum auf. Wir bemerken sie aber, wenn wir im Kino von einem marschierenden Menschen nur den Oberkörper sehen, oder wenn wir selbst an einer Mauer entlang gehen, deren obere Kante genau in unserer Augenhöhe liegt, und unser Blick ständig an ihr entlangstreift.

Je nach Schrittlänge kommt es beim Gehen zu einer Anhebung des Körpers von 2–4 cm. Mechanisch ist jedoch die Höhe des Schwerpunktes wichtiger. Immer wieder wird der Fehler gemacht, ihn an einer bestimmten Stelle zu suchen. Je nach Körperhaltung ändert sich seine Lage. Strecken wir beide Arme und ein Bein nach vorn, so liegt er vor dem Rumpf. Neigen wir uns stark zurück und strecken die Arme so weit wie möglich nach hinten, so liegt er hinter dem Rumpf. Entsprechend wandert er auch nach oben und unten, je nach Bein- und Armhaltung. *O. Fischer* hat durch Messungen und Wägungen, die er gemeinsam mit einem Anatomen an Leichen durchführte, und durch Berechnungen die Lage des Schwerpunktes bei allen in Frage kommenden Stellungen bestimmt.

Diese Bestimmungen des Körperschwerpunkts haben mancherlei Bedeutung. Seine Schwankungen in senkrechter Richtung stehen in Beziehung zu dem Wechsel der Ganggeschwindigkeit. Es ist zwar selbstverständlich, daß die Geschwindigkeit der Füße bei jedem Schritt wechselt. Sie werden nach vorn und hinten bewegt. Überraschend für den Betrachter ist es dagegen, wenn der Mensch sich beim Gehen nicht gleichmäßig schnell von der Stelle bewegt. Die Geschwindigkeit ist am größten in dem Augenblick, in dem die Füße am weitesten voneinander entfernt sind, und am kleinsten, wenn sie aneinander vorbeischwingen. Die Erklärung liegt in der senkrechten Bewegung des Schwerpunktes. Nachdem beim Abtreten der rückwärtige Fuß dem Körper einen Antrieb nach vorn gegeben hatte, wird der Schwerpunkt gehoben. Diese Hebung erfordert Energie. Bewegungsenergie wird in Lageenergie verwandelt. Es findet also bei jedem Schritt eine Transformation von Bewegungs- und Lageenergie statt und umgekehrt. Die durch Hebung des Schwerpunktes gewonnene Lageenergie kommt durch Rückwandlung in Bewegungsenergie sogleich wieder der Fortbewegung zugute. Dadurch wird ein guter Teil Muskelarbeit gespart.

Die einzelnen Teile des Fußes werden in den verschiedenen Phasen unterschiedlich belastet. Wie oben schon ausgeführt wurde, wird der vorgeschwungene Fuß mit der Ferse aufgesetzt. Zwar führt beim Gesunden in jedem Fall der Fuß, kurz bevor er auf den Boden kommt – bezogen auf den eigenen Körper – eine kleine Rückwärtsbewegung aus. Aber in bezug auf die Erde verhalten sich nicht alle Menschen gleich, und je unzweckmäßiger das Aufsetzen geschieht, um so stärker ist die Abnutzung der Absätze. So gut wie immer ist sie außen am auffälligsten. Das beweist, daß das Auftreten zunächst in Supination geschieht. Messungen (vor allem von *P. Schwartz*) haben gezeigt, daß dieses Auftreten mit der Außenkante nur einen ganz kurzen Augenblick dauert. Sofort danach wird die Hauptlast auf die Innenkante der Ferse verlagert, wo ja auch Überlastungserscheinungen am häufigsten zu beobachten sind. Die Belastung wechselt nun rasch. Bei normaler Fußwölbung tritt der mittlere Teil der Sohle innen gar nicht auf die Erde auf, so daß zunächst die Basis des 5. Mittelfußknochens am meisten zu tragen hat. Von da wandert die hauptsächliche Belastungsstelle rasch nach vorn. Bei den meisten Menschen liegt sie erst vorn am 5. Strahl, um dann zum ersten Strahl hinüberzuwandern, wobei erst die Sesambeine unter dem Großzehengrundgelenk und anschließend die große Zehe selbst am meisten zu tragen haben. Es gibt jedoch auch hierbei sehr große individuelle Unterschiede. Diese Eigenheiten hat man bei denselben Menschen auch nach Monaten immer wieder gleichbleibend gefunden. Nicht selten ist die Abwicklung des rechten und linken Fußes verschieden, ohne daß es dem Beobachter auffällt.

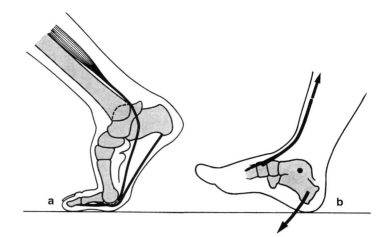

Abb. 12 a,b
a Thomsen-Phänomen: Durch Aufbiegen der Zehen Spannung der Bänder und Sehnen der Sohle und dadurch Verstärkung der Wölbung.
b Durch Hebelwirkung drückt der M. tibialis anterior die Ferse auf den Boden.

Während des eigentlichen Durchtretens, also im mittleren Teil der Stemmphase, wird die Fußwölbung am meisten strapaziert, wovon Muskeln, Bänder und Gelenkknorpel betroffen werden. Im Wechsel des Kräftespiels wird der Fuß vorübergehend etwas länger, wie schon im 18. Jahrhundert *P. Camper* nachgewiesen hat. Bei der Formung des Fußgewölbes ist übrigens noch ein Faktor zu beachten, auf den *Thomsen* besonders hingewiesen hat (Abb. 12 a): Durch Aufbiegen der Großzehe wird die Plantaraponeurose straffer gespannt. Das mechanische Verhältnis von Fußskelett zu Sohlenbändern gleicht dann dem eines Bogens zu einer Sehne.

Während einerseits ein gesundes Fußgewölbe für einen **federnden Gang** nötig ist, so ist andererseits auch ein elastisches Auffangen der beim Auftreten entstehenden Stöße durch geschickte Bewegungen der Ferse wichtig. Rückfuß und Unterschenkelmuskeln haben hier eine Aufgabe, die der eines Stoßdämpfers gleicht. Während die Ferse vom Erdboden hinten passiv hochgedrückt wird (Abb. 12 b), zieht der vordere Schienbeinmuskel aktiv den Vorfuß hoch. Es entsteht also ein zweiarmiger Hebel, dessen Drehpunkt das obere Sprunggelenk ist.

Unterschiedlich sind auch die Aufgaben der einzelnen Muskeln bei der Schrittabwicklung. Am Unterschenkel leistet beim Abstoßen vom Boden die Hauptarbeit der M. triceps surae, der dreiköpfige Wadenmuskel, der dabei von den langen Zehenbeugern unterstützt wird. Der M. tibialis anterior, vordere Schienbeinmuskel, tritt zweimal in Tätigkeit. Einmal muß er während des Vorschwingens den Fuß heben, damit er nicht an der Erde hängenbleibt. Dabei helfen die langen Zehenstrecker mit und übrigens auch der kurze Wadenbeinmuskel. Zum anderen erfüllt der M. tibialis anterior die Aufgabe, beim Heruntertreten die auf die Ferse einwirkende Kraft durch Hebelwirkung abzufangen (Abb. 12 b). Wer untrainiert einen langen Weg bergab zurücklegt, hat am nächsten Tag Schmerzen im M. tibialis anterior. Die Beanspruchung dieses Muskels bei längerem Gehen ist nicht zu unterschätzen. Das kann zu Reizungen des Muskelbindegewebes führen fälschlich Sehnenscheidenentzündung genannt. Dies kann so heftig werden, daß die Schwellung unter der Faszie die Blutzufuhr zum Fuß abschnürt, man nennt das „Kompartment-Syndrom". Anders liegen die Verhältnisse beim M. triceps surae. Er muß zwar beim Gehen mehr Arbeit leisten als der M. tibialis anterior, er kann sich aber bei jedem Schritt etwas länger ausruhen. Völlig pausieren kann in der Schwungphase der M. soleus. Der M. gastrocnemius wird in der Schwungphase nur geringfügig durch leichte Anbeugung im Kniegelenk tätig. *Debrunner* hat in seinem Buch über die Biomechanik des Fußes hinsichtlich der Fußmuskulatur ausgeführt, daß in der Standphase im wesentlichen die Mm. gastrocnemius, soleus, tibialis posterior, peronaeus longus, flexor digitorum longus und die Mm. interossii tätig werden. In der Schwungphase sind es im wesentlichen die Mm. peronaeus brevis, extensor digitorum und extensor hallucis longus, tibialis anterior und extensor digitorum brevis.

Im Vergleich zum Wanderschritt weisen andere Schrittformen einige Besonderheiten auf.

Beim **langsamen Schreiten** kommt ein Mechanismus zur Geltung, der zwar auch bei den schnelle-

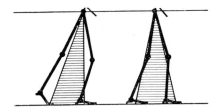

Abb. 13 Beim langsamen Schreiten ist dauernde Stabilität möglich.
Linke Phase: Das Dreieck Beckenmitte – Mitte beider Fußauftritte ist gleichschenklig.
Rechte Phase: Durch Ausstrecken des rückwärtigen Beines wird die rückwärtige Seite des Dreiecks länger, das Becken wird vorgeschoben. Der Körper bewegt sich vorwärts.

ren Gangarten eine gewisse Rolle spielt, dann aber nicht so stark überwiegt. Wenn beim langsamen Gehen der eine Fuß ebenso weit vor dem Lot unter dem Körperschwerpunkt steht, wie der andere dahinter, dann besteht kräftemäßig ein gleichschenkeliges Dreieck mit seiner Spitze in der Mitte des Beckens und seiner Basis zwischen den Fußauftrittsflächen (Abb. 13). Damit besteht kräftemäßig eine stabile Stellung, in der der Mensch verharren kann, ohne umzufallen. Die Vorwärtsbewegung erfolgt durch Verlängerung der rückwärtigen Seite des Dreiecks, dies geschieht durch Abwärtsdrücken der Fußspitze und Streckung des Kniegelenkes.

Anders verhält es sich beim **schnellen Laufschritt** des Kurzstreckenläufers (Abb. 14). Die Ferse kommt dabei mit dem Erdboden kaum mehr in Berührung, zwischen den beiden Hälften des Doppelschrittes löst sich der Körper im Sprung vom Erdboden los. Es handelt sich dabei um ein rein dynamisches Geschehen, nicht um eine statische Stabilität.

Das **seitliche Gleichgewicht** wird wesentlich dadurch gehalten, daß in der Stemmphase von den Hüften her dem Schwungbein nicht nur ein Impuls nach vorn, sondern auch nach der Seite gegeben wird, den dann der Fuß auffängt. Dieser seitwärts gerichtete Impuls ist um so stärker, je breitbeiniger der Mensch geht. Seeleute, die gewohnt sind, sich auf dem schwankenden Deck eines Schiffes zu bewegen, setzen die Füße zur seitlichen Stabilisierung weit auseinander und behalten diese Gewohnheit oft noch lange an Land bei. Je graziöser der Gang, um so mehr folgen beide Füße einer mittleren Linie. Die Fußspitzen werden beim langsamen Gehen etwa 15 bis 20 Grad nach auswärts gedreht, beim schnelleren Gehen etwas weniger und beim schnellen Laufen sogar eher etwas einwärts. Im Stehen zeigen die Fußspitzen etwa 30 Grad seitwärts. Ein breitbeiniges Schaukeln würde beim raschen Tempo unnötig viel Energie verbrauchen, die seitlichen Bewegungen müßten jedesmal abgebremst werden.

Ein weiterer Einfluß auf die Stabilisierung beim Gehen erfolgt durch leichte Drehungen des Beckens, bei jedem Schritt wird das Becken auf der Seite des Schwungbeines nach vorn verlagert, was den Schritt zusätzlich verlängert. Auch die **Arme** haben Einfluß auf das Kräftespiel beim Gehen. Nach dem Gesetz von Wirkung und Gegenwirkung bekommt durch ihre Bewegungen der Körper eine größere seitliche Stabilität. Zugleich mit dem vorschwingenden linken Bein wird der rechte Arm vorgeschwungen und umgekehrt.

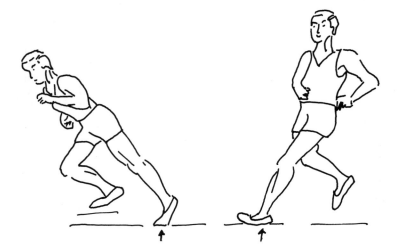

Abb. 14 Läufer in der Abstemm- und Auftrittsphase (aus *Kraus*).

3.3 Der Fuß unter erhöhter Beanspruchung

Unter den physiologischen Beanspruchungen des Fußes steht wohl die sportliche Betätigung an erster Stelle. *Debrunner* hat die Kraftverhältnisse am Fuß bei Belastung unter Auswertung der medizinischen Literatur zusammengefaßt dargestellt. Man unterscheidet den **Fersenläufer**, der den Fuß zuerst mit der seitlichen Kante der Ferse aufsetzt und den **Mittelfußläufer**, bei dem das Kraftzentrum im mittleren Drittel des Fußes am äußeren Fußrand liegt. Beim Fersenläufer wandert das Kraftzentrum nach dem Aufsetzen der Ferse zur Fußmitte, dann weiter in der Mittellinie nach vorn, bis der Fuß wieder den Boden verläßt, dabei liegt das Kraftzentrum schließlich unter dem Vorfußballen. Dieses ganze Geschehen spielt sich jeweils in Millisekunden ab. Beim Mittelfußläufer wandert das Kraftzentrum vom mittleren Drittel des äußeren Fußrandes rasch nach vorn und wieder bis zur Fußmitte, um dann zum Abstoßen des Fußes nochmals nach vorn zu wandern. Auch dieses Geschehen läuft in einem Zeitraum von Millisekunden ab. Die Kräfte, die beim Laufen auftreten, sind 1,5 bis 2 mal größer als beim Gehen, so daß es zu chronischen Überlastungsschäden kommen kann. Beim **Start zum Laufen** ist der erste kurze Schritt durch eine hohe Vertikalbelastung bestimmt, die das Dreieinhalbfache des Körpergewichts erreicht. Beim **Hochsprung** dagegen wirkt auf den Fuß eine Vertikalkraft bis zum achtfachen Körpergewicht. Dies bedeutet eine sehr hohe Belastung des Fußes während der Absprungzeit, die allerdings nur 100 bis 200 Millisekunden beträgt. Toleriert werden diese Belastungen nur dadurch, daß der Bewegungsablauf vorausgesehen wird und durch die Vorinnervation der Muskulatur richtig gesteuert werden kann. Kommt es dabei zu unvorhergesehenen Belastungen, treten häufig Verletzungen auf, da jede muskuläre Reaktion zu spät einsetzt.

3.4 Überlastungsbeschwerden

Während einerseits ungenügende Belastungen und Bewegungen zu Inaktivitätsatrophie und Gelenkkontrakturen führen können, kann es andererseits durch zu hohe Belastung zu einem negativen Einfluß auf den Bewegungsapparat kommen, auch auf den Fuß. Im Bereich der Muskulatur kommt es durch Überlastungen zu Koordinationsstörungen, zur örtlichen Übermüdung und auch zur Mangeldurchblutung. Die Folge davon können Muskelkater, Muskelhartspann, Muskelkrämpfe oder auch Muskelzerrungen bis hin zum Muskelfaserriß sein. Der typische **Muskelkater** tritt ca. 24 bis 48 Stunden nach intensiver Beanspruchung in Erscheinung. Die Theorie, daß für die Auslösung des Muskelkaters eine vermehrte Ansammlung von Laktat (saure Stoffwechselprodukte) verantwortlich sein soll, ist in neuerer Zeit weitgehend verlassen worden. Man nimmt dagegen an, daß es bei stärkerer Ermüdung der Muskulatur zu unkoordinierten Kontraktionen einzelner Muskelfasern kommt, die zu kleinsten Verletzungen der Muskelfasern selbst oder des Bindegewebes führen. Der Muskelhartspann ist eine reflektorisch ausgelöste großflächige Muskelhärte, also eine überlastungsbedingte nervale Fehlsteuerung. Beim **Muskelkrampf** kommt es zu extremen Spannungszuständen in der Muskulatur bis zur absoluten Funktionsunfähigkeit. **Muskelzerrung** und **Muskelfaserriß** sind schließlich eindeutige Verletzungszeichen durch Über- oder Fehlbeanspruchung.

An den **Bänder- und Kapselanteilen** der Fußgelenke kann es zu Überlastungsbeschwerden in der Abstoßphase, in der Auftreffphase und auch in der Stütz- oder Stabilisierungsphase kommen. Wenn der Abstoß des Fußes nicht über die Großzehe, sondern mehr zur Kleinzehe hin erfolgt, führt das zu einer Überlastung des lateralen Mittelfußbereiches bis hin zu Ermüdungsfrakturen. Beim Auftreffen auf eine Unterlage werden der Fuß und der Unterschenkel für kurze Zeit abgebremst, was zu einer kurzzeitigen starken passiven Belastung führt. Diese passiven Kraftspitzen müssen zu einem großen Teil in den Gelenken und Bändern gedämpft werden. Ist die Dämpfungsarbeit des Fußes ungenügend, entsteht eine größere Belastung des Gelenkknorpels, die Kraftspitzen werden zum Knochen fortgeleitet und können dort wiederum zu Ermüdungsfrakturen führen. Kommt es zu einer Landung in Varusstellung des Calcaneus, kann der Fuß über den Außenrand wegkippen, was zu fibularen Bandverletzungen führt. Eine zu starke Valgusstellung in der Auftreffphase erhöht die Innenrotation des Unterschenkels, es kommt zu Überlastungsbeschwerden im inneren Bereich der Fußwurzel und auch im Kniegelenk. In der Stütz- und Stabilisierungsphase wandert der Kraftangriffspunkt von der Ferse zum Vorfuß. Bei einem insuffizienten Fuß mit verstärkter Verformbarkeit des Längsgewölbes entsteht ein erhöhter Zug an der Plantaraponeurose mit entsprechenden Reizerscheinungen im Bereich des Ansatzes am Calcaneus.

4 Untersuchung des Fußes

Wenn ein Patient wegen Veränderungen oder Beschwerden an den Füßen den Arzt aufsucht, wird dieser je nach dem Krankheitsbild eine ganze Reihe von Einzeluntersuchungen durchführen müssen. Je nach der Erfahrung des einzelnen Arztes aber auch je nach dem Krankheitsbild werden diese Untersuchungen mehr oder weniger Zeit in Anspruch nehmen. In den letzten Jahren sind sehr aufwendige und differenzierte Untersuchungsmethoden entwickelt worden, diese stehen aber nur begrenzt einem Arzt in der Praxis zur Verfügung, sie werden sich auf den klinischen Bereich beziehen müssen. Trotz aller ausgefeilten apparativen Untersuchungstechniken dürfen die althergebrachten Methoden keinesfalls vernachlässigt werden. Einer der wichtigsten Fakten ist dabei immer noch das Gespräch mit dem Patienten, er muß ausreichend Gelegenheit haben, seine Beschwerden auch in allen Einzelheiten zu schildern.

4.1 Allgemeine Beobachtung

Schon die wenigen Schritte, die ein Patient beim Betreten eines Sprechzimmers macht, können dem Arzt gewisse erste Aufschlüsse geben. Dieser beobachtet, ob er eine Stockstütze benutzt, ob er flott oder langsam geht, hinkt oder gleichmäßig belastet, die Füße gut abrollt oder staksig geht. Ein Blick auf seine Schuhe kann weitere Informationen bringen. Man achtet darauf, ob der Patient weite bequeme Schuhe trägt oder eventuell einer oft überspitzten Mode den Vorzug gibt, ob er schwere oder leichte Schuhe trägt, vielleicht auch einen Straßenschuh und einen Hausschuh, ob er eventuell schon mit orthopädischen Schuhen versorgt ist. Nachdem der Patient seine Beschwerden vorgetragen hat und im Sinne der Anamneseerhebung eingehend befragt wurde, läßt man ihn beim Vorbringen von Fuß- oder Beinbeschwerden, aber auch beim Vorbringen von Wirbelsäulenbeschwerden, in jedem Falle die Schuhe, Strümpfe und die Beinkleider ausziehen, um einen Eindruck nicht nur von den Füßen, sondern von den ganzen Beinen zu bekommen. Wenn es möglich ist, sollte man sich auch immer das Gangbild ansehen, wenn der Patient das nicht vermutet. Er geht dann weniger verkrampft oder bewußt, seine Ganggewohnheiten kommen besser zum Ausdruck.

4.2 Inspektions- und Palpationsbefunde

Die Betrachtung und Abtastung der Füße erfolgt grundsätzlich sowohl im Stehen als auch im Liegen. Man verschafft sich so einen Überblick über die Beckenhaltung, achtet auf einen eventuellen Schiefstand, eine Beckenkippung. Wichtig ist, ob die Beinachsen „gerade" sind, das heißt, ob sie der physiologischen Norm entsprechen oder eine Verbiegung im X- oder O-Sinne oder einen Drehfehler aufweisen. Man betrachtet und palpiert eventuelle Schwellungen, fühlt die Hauttemperatur, tastet die Fußpulse. Der Muskeltonus, besonders der Wadenmuskulatur, darf weder zu schlaff noch erhöht sein, der erfahrene Untersucher stellt das leicht fest, der Seitenvergleich rechts zu links ist unerläßlich. Der Innen- und Außenknöchel müssen deutlich sichtbar sein, neben der Achillessehne muß innen und außen je eine leichte Grube zu sehen und zu tasten sein. Im Stehen und beim Liegen muß im Normalfalle die Längswölbung des Fußes an der Innenseite gut zu sehen sein, die Querwölbung zwischen dem Köpfchen des 1. und 5. Mittelfußknochens muß etwas in Richtung zur Ferse mit dem Finger leicht eindrückbar sein. Der normale Fuß darf bei Belastung weder zu stark durchsinken noch im Vorfußbereich stärker aufspreizen. Deformitäten des Fußes können im Stehen aber auch im Liegen stärker sein. Eine Abflachung der Längswölbung kennzeichnet den Plattfuß, eventuell noch mit einer Abduktion des Vorfußes. Beim Spreizfuß sinkt die Querwölbung durch, die Großzehe steht häufig zusätzlich in einer deutlichen Valgusstellung, die 5. Zehe mitunter in einer vermehrten Varusstellung. Beim Spitzfuß und beim Hackenfuß steht der Fuß nicht im rechten Winkel zur Unterschenkelachse. Der Hohlfuß ist durch eine vermehrte Anhebung der Fußlängswölbung gekennzeichnet, das 1. Metatarsalköpfchen steht dabei deutlich vor, die Plantaraponeurose spannt sich vermehrt an. Stehen bei der Betrachtung von hinten die Fersenbeine in X-Stellung, müssen wir an einen Knickfuß denken. Der sehr häufige Klumpfuß ist überwiegend eine Fehlstellung im Rückfuß mit klinisch imponierender Varusstellung der Ferse, Supination, Spitzfußkomponente und Adduktion des Vorfußes. Damit sind die wichtigsten Fußfehlstellungen erwähnt, die bei der Inspektion sofort ins Auge fallen können. Wichtig ist auch die Beurteilung der Zehenstellungen, man achte auf Druckstellen, Hühneraugen, Schwielen oder gar Geschwüre. An den Zehennägeln können sich Deformierungen zeigen, sie können eingewachsen sein und Pilzbefall aufweisen. An der Fußsohle finden sich normalerweise Hornhautbildungen an den Stellen der stärksten Belastung wie Ferse, Metatarsalköpfchen 1 und 5, weniger auch unter der Basis des 5. Mittelfußknochens. Stärkere Hornhaut unter den Metatarsalköpfchen 2 bis 4 weist auf einen Spreizfuß hin. Stärkere Schwellungen, Rötungen oder Überwärmungen weisen auf ein entzündliches Geschehen hin, erwähnt seien besonders rheumatische Erkrankungen und die Gicht, letztere führt bevorzugt zu Entzündungen des Großzehengrundgelenkes. Schwellungen können aber auch Zeichen einer gutartigen oder bösartigen Tumorbildung sein, die genaue Abklärung versteht sich von selbst. Man achte auf Narbenbildungen am Fuß als Zeichen einer durchgemachten Verletzung oder einer vorangegangenen Operation. Es ist durchaus nicht selten, daß Patienten es vergessen, bei der Befragung auf eine durchgemachte Operation hinzuweisen. Eventuell vorhandene orthopädische Einlagen oder orthopädische Schuhe sollten in jedem Falle genau angesehen werden, man kann wichtige Rückschlüsse auf Vorbehandlungen ziehen, Druckpunkte oder Fehlbelastungen sehen und auch erkennen, ob sie überhaupt regelmäßig getragen wurden. Oft berichten Patienten auch, daß sie orthopädische Einlagen oder orthopädische Schuhe hätten und zeigen dann konfektionsmäßig hergestellte Fußstützen oder konfektionsmäßig hergestellte Schuhe mit einem sogenannten „Fußbett" vor. Vor der eingehenden Messung der Bewegungsausmaße wird man sich auch grob orientierend einen Überblick über die Beweglichkeit in den verschiedenen Gelenken verschaffen. Man erkennt dadurch, ob stärkere Kontrakturen vorliegen, bestimmte Muskelgruppen sich besonders anspannen, die aktiven oder passiven Bewegungen schmerzhaft sind.

4.3 Messung der Bewegungsausmaße

Genaue Messungen sind in der modernen Orthopädie unverzichtbar. Nur sie geben Aufschluß über die Funktionen, sie müssen seitenvergleichend durchgeführt und für spätere Vergleichszwecke genau protokolliert werden. Für die einzelnen Gelenke, auch an den Füßen, hat man Mittelwerte als normale Bewegungsausmaße ermittelt, die verständlicherweise auch einer gewissen individuellen Schwankungsbreite unterliegen. Die Gelenkmessungen erfolgen nach der Neutral-Null-Methode. Sie beschränken sich hier bewußt auf den Bereich vom oberen Sprunggelenk distalwärts bis zu den Zehen.

Die Beweglichkeit im oberen Sprunggelenk wird bei nach Möglichkeit rechtwinklig gebeugtem Kniegelenk aus der Neutral-Null-Stellung (Fußachse zur Unterschenkelachse = rechter Winkel) gemessen. Bezugspunkte oder -linien sind die vordere Schienbeinkante, der Innen- und Außenknöchel, der äußere Fußrand, Metatarsale V, Taluskopf und Naviculare. Bei der Dorsalextension und Plantarflexion kommt es zu zusätzlichen leichten Bewegungsausschlägen in der Fußwurzel, bei der Plantarflexion auch zu einer geringen Rotation, die aber vernachlässigt werden kann. Somit wird die reine Bewegung im oberen Sprunggelenk an der Calcaneusachse gemessen. Eine ganz genaue Messung wäre nur nach Funktions-Röntgenaufnahmen möglich, dieser Aufwand dürfte aber nur selten erforderlich sein. Die normalen Bewegungsausmaße für das obere Sprunggelenk ergeben sich aus der Abb. 15.

Im Tarsalgelenk ergibt sich bei der Gesamtfunktionsprüfung eine kombinierte Bewegung in den unteren Sprunggelenken, im Chopartschen Gelenk und im Lisfrancschen Gelenk. Das Chopartsche Gelenk ist die gelenkige Verbindung zwischen dem Taluskopf und dem Naviculare einerseits sowie zwischen dem Calcaneus und dem Cuboid andererseits. Die Lisfrancsche Gelenklinie verläuft zwischen den Keilbeinen bzw. dem Würfelbein und den Basen der Mittelfußknochen. Die Bewegungen nur im unteren Sprunggelenk (Talo-Calcaneal-Gelenk und Talo-Navicular-Gelenk) bezeichnet man als **Inversion** und **Eversion**. Zu dieser Bewegungsprüfung umfaßt man mit der einen Hand die Knöchelgabel und mit der anderen den Fuß vom Fußrücken her. Die Bewegungen er-

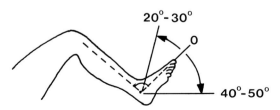

Abb. 15 Schematische Darstellung der Bewegungsmessung im oberen Sprunggelenk.

folgen dann um die Achse im Rückfuß, die von vorn-innen-oben nach hinten-außen-unten verläuft. Ihre Ausmaße ergeben sich aus der Abb. 16. Meist genügt auch eine vergleichende Schätzung zur Gegenseite, die dann in Bruchteilen der Bewegungseinschränkungen angegeben wird ($^1/_2$, $^1/_3$, $^1/_4$ usw.). Die kombinierten Bewegungen in den Fußwurzelgelenken und den Mittelfußgelenken ergeben die **Pronation** und **Supination** des Fußes (Verdrehung des Vorfußes gegen den Rückfuß). Zur Bewegungsprüfung wird mit der einen Hand die Ferse fixiert, die andere Hand hebt einmal den inneren und zum anderen den äußeren Fußrand. Auch hierbei ist Winkelmessung (siehe Abb. 17) oder vergleichende Angabe in Bruchteilen üblich.

Die **Zehengelenke** werden aus ihrer gestreckten Stellung auf ihre Beuge- und Überstreckfähigkeit gemessen. Dabei ist zu beachten, daß in den Zehengrundgelenken aus der Neutral-Null-Stellung eine Beugung und Überstreckung möglich ist, in den Mittel- und Endgelenken ist meist nur eine Beugung möglich.

4.4 Umfangs- und Längenmessungen

Die **Umfangsmessungen** an den Extremitäten sind besonders für den Seitenvergleich wichtig. Sie geben Aufschlüsse über Muskelatrophien sowie über Schwellungs- und Stauungszustände. Am Oberschenkel haben sich Umfangsmessungen in zwei verschiedenen Höhen bewährt, wobei orientierender Bezugspunkt der innere Kniegelenkspalt ist. Der obere Kniescheibenrand als Bezugspunkt ist mitunter nicht zu verwerten, weil ein einseitiger Kniescheibenhochstand vorliegen kann. Man mißt 10 und 20 cm oberhalb des inneren Kniegelenkspaltes den Oberschenkelumfang, den Knieumfang bei Kniescheibengleichstand über der Patella. Der Unterschenkelumfang kann 15 und 20 cm unterhalb des inneren Kniegelenkspaltes gemessen werden, üblich ist aber auch eine Messung des größten Wadenumfanges und des kleinsten Fesselumfanges. Am Fuß mißt man die Umfänge über der Ferse und dem Rist, über dem Rist in Höhe des Naviculare und über dem Groß- und Kleinzehenballen. Für die gesamte Fußorthopädie ist unter Berücksichtigung der Statik die Messung der Beinlängen ebenfalls von Bedeutung. Man unterscheidet die direkte Beinlängendifferenz von der funktionellen. Letztere kann sich ergeben durch eine Beugekontraktur im Hüft- oder Kniegelenk sowie durch eine An- oder Abspreizkontraktur im Hüftgelenk. Die Messung der direkten oder funktionellen Beinlängendifferenz erfolgt praktischerweise durch Unterlage von Holzbrettchen unter das verkürzte Bein, bis Beckengeradstand festgestellt wird (Abb. 18). Für die

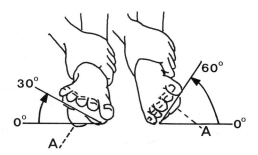

Abb. 16 Bewegungsmessung der Inversion und Eversion des Fußes.

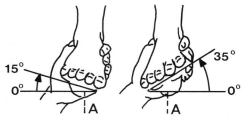

Abb. 17 Bewegungsmessung der Pronation und Supination des Fußes (aus *Debrunner*).

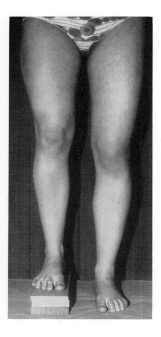

Abb. 18 Messung der Beinlängendifferenz durch Brettchenunterlage.

Beurteilung des Beckengeradstandes reicht das Augenmaß, es werden aber auch spezielle Wasserwaagen benutzt. Will man die direkte Beinlänge in cm messen, so haben sich dafür folgende Streckenmessungen bewährt: Vorderer oberer Darmbeinstachel zur Außenknöchelspitze, Bauchnabel zur Innenknöchelspitze, Spitze des großen Rollhügels zum äußeren Kniegelenkspalt, äußerer Kniegelenkspalt zur Außenknöchelspitze. Ganz exakte Längenmessungen sind mit der Orthoradiographie möglich. Dazu werden Röntgenaufnahmen der Beine mit Darstellung eines kontrastgebenden Meßstabes angefertigt. Man kann dann die einzelnen Abschnitte der unteren Extremitäten unter Berücksichtigung bestimmter Bezugspunkte seitenvergleichend ausmessen.

Für die Dokumentation von Bewegungs-, Umfangs- und Längenmessungen haben sich die von den Berufsgenossenschaften entwickelten Meßbögen allgemein gut bewährt (Abb. 19).

Anleitung zur Benutzung der Meßblätter und der Messung nach der

NEUTRAL - 0 - METHODE

Bei dieser Meßmethode werden alle Gelenkbewegungen von einer einheitlich definierten 0 - Stellung aus gemessen. Diese **Neutral- 0 - Stellung** entspricht der Gelenkstellung, die ein gesunder Mensch im aufrechten Stand mit hängenden Armen und nach vorn gehaltenen Daumen und parallelen Füßen einnehmen kann. Bei der **Messung** von dieser 0 - Stellung aus wird der bei der Bewegung durchlaufene Winkel abgelesen und unter Aufrundung auf die nächste 5-er Stelle notiert. Es wird grundsätzlich der Bewegungsumfang gemessen, wie er durch eigentätige, vom Untersucher geführten Bewegungen möglich ist.

Bei der **Protokollierung** werden immer 3 Zahlen eingetragen. Im Normalfall wird die 0 zwischen die beiden Ziffern für die Anfangs- und Endstellung gesetzt, da üblicherweise die Gelenke über die 0 - Stellung hinaus in 2 Richtungen zu bewegen sind. Kann ein Gelenk jedoch nur in **einer** Richtung bewegt werden, z. B. bei **Kontrakturen,** so steht die 0 am Anfang oder am Ende, um anzuzeigen, daß die 0 - Stellung nicht erreicht werden kann.

Bei **Ankylosen** werden vor oder nach der 0 zwei gleiche Zahlen eingesetzt.

Beispiel:

Hüftgelenk:	rechts	links
Streckung / Beugung	10 — 0 — 130	0 — 10 — 90
Abspreizung / Anführung	40 — 0 — 30	20 — 0 — 20
Drehung auswärts / Drehung einwärts	45 — 0 — 35	25 — 10 — 0
(Hüftgelenke 90° gebeugt)		

Am **linken** Hüftgelenk liegt sowohl eine Beugekontraktur als auch eine Außendrehkontraktur vor.

Kniegelenk:	rechts	links
Streckung / Beugung	10 — 0 — 130	0 — 20 — 20

Das **linke** Kniegelenk ist in einer Beugestellung von 20° völlig versteift. Die **Versteifung** wird dadurch beschrieben, daß die gemessene Winkelstellung 2 x nebeneinander hinter die 0 gesetzt wird.

Die **Längen- und Umfangmessungen** sollen ebenfalls wenn möglich in der **Neutral-Stellung** erfolgen, um vergleichbare Werte zu erhalten. Als Meßband ist ein kunststoffüberzogenes Schneiderbandmaß zu empfehlen. Stahlmeßbänder legen sich der Haut weniger gut an. Die Notierung soll mit einer Genauigkeit von 0,5 cm erfolgen.

Das Meßblatt muß möglichst vollständig und genau ausgefüllt werden, um dem Nachuntersucher brauchbare Vergleichswerte liefern zu können. Dem Untersucher noch erforderlich erscheinende Zusatzmessungen können eingefügt werden. **Beschreibende Angaben** über Funktionszustände (z. B. Faustschluß, Spitzgriff etc.) müssen im Gutachtentext enthalten sein, und erscheinen daher nicht im Meßblatt.

bitte wenden !

Abb. 19 a,b Meßbogen der Berufsgenossenschaften für die unteren Extremitäten.

Meßblatt für Untere Gliedmaßen
(nach der Neutral-O-Methode)

NAME:

geb.:   Untersuchungstag:

Aktenzeichen: Standbein: Rechts/Links

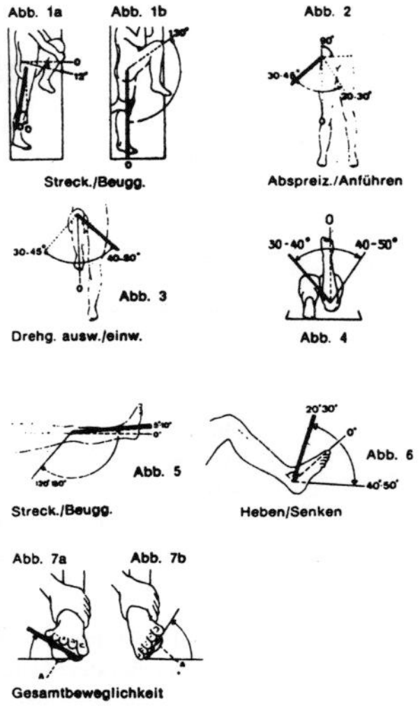

Hüftgelenke: Rechts   Links
Streck./Beugg. (Abb. 1a u. 1b) . . .
Abspreiz./Anführen (Abb. 2) . . .
Drehg. ausw./einw. (Hüftgel. 90° gebeugt)
(Abb. 3)
Drehg. ausw./einw. (Hüftgel. gestreckt) .
(Abb. 4)

Abb. 1a   Abb. 1b   Abb. 2
Streck./Beugg.   Abspreiz./Anführen
Abb. 3   Abb. 4
Drehg. ausw./einw.

Kniegelenke:
Streck./Beugg. (Abb. 5) . . . .

Obere Sprunggelenke:
Heben/Senken d. Fußes (Abb. 6) . .

Abb. 5   Abb. 6
Streck./Beugg.   Heben/Senken

Untere Sprunggelenke:
Ges.-Beweglichk. (Fußaußenr. heb./senk.) .
(Abb. 7a/7b)
(In Bruchteilen der normalen Beweglichkeit)

Abb. 7a   Abb. 7b
Gesamtbeweglichkeit

Zehengelenke: . . . .
(in Bruchteilen der normalen Beweglichkeit)

Umfangmaße in cm:
20 cm ob. inn. Knie-Gelenkspalt . .
10 cm ob. inn. Knie-Gelenkspalt . .
Kniescheibenmitte . . . .
15 cm unterh. inn. Gelenkspalt . .
Unterschenkel, kleinster Umfang . .
Knöchel . . . . .
Rist über Kahnbein . . . .
Vorfußballen . . . .

Beinlänge in cm:
Vord. ob. D-beinstachel – Außenknöchelsp.

Stumpflänge in cm:
Sitzbein – Stumpfende . . . .
Inn. Knie-Gelenkspalt – Stumpfende . .

U 3014   2.74

Abb. 19 b

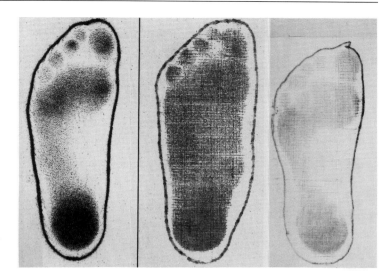

Abb. 20 Podogramm mit Stempelfarbe eines Normalfußes (links), Plattfußes (Mitte) und Hohlfußes (rechts).

4.5 Bildgebende Verfahren

4.5.1 Das Podogramm – Computermessungen

Man versteht unter **Podogramm** den Sohlenabdruck eines Fußes. Das Podogramm gibt sehr brauchbare Aufschlüsse über die Auftrittsfläche bei der Belastung. Neben der normalen Auftrittspur erkennt man daraus die typischen Formvarianten z. B. beim Plattfuß, Spreizfuß, Hohlfuß usw. Die althergebrachte Technik zur Anfertigung eines Podogramms kennt jeder Orthopädiehandwerker. Er benutzt dazu eine an der Unterseite mit Stempelfarbe eingefärbte Folie. Darunter legt er ein Blatt weißes Papier. Auf die obere, nicht eingefärbte Seite der Folie tritt der Untersuchte mit seinem ganzen Fuß, so daß sich die belasteten Bezirke mehr oder weniger stark auf dem weißen Papier abdrücken. Zweckmäßigerweise betont der Patient die Standbelastung auf einem Bein. Da auf diese Weise der größere Teil des Körpergewichtes auf dem betont belasteten Fuß ruht, zeichnen sich die Hauptdruckpunkte stark ab, was für die Beurteilung der Farbintensität erforderlich ist. Der zu belastende Fuß wird bewußt flach aufgesetzt, jegliche Abrollung wird zur Verhinderung einer Verzerrung der Trittspur vermieden. Eine Umrißskizze des Fußes mit dem Bleistiftdruck vervollständigt das Bild (Abb. 20). Die Trittspur mit dem Abdruck der mehr oder weniger stark belasteten Flächenanteile der Fußsohle erleichtert die diagnostische Einstufung hinsichtlich der Fußform und auch der Fußwölbungen. Man kann das Verhältnis der Fußbreite zur Fußlänge und auch die mehr oder weniger starke Ausprägung des Fußquer- und -längsgewölbes erkennen. Insbesondere zeigen sich auch pathologische Belastungszonen, die der Orthopädieschuhtechniker dann bei der Einlagenversorgung oder der Fußbettung berücksichtigen kann.

Zur schnelleren orientierenden Untersuchung hat *Untereiner* das **Podometer** entwickelt (Abb. 21). Die Füße werden bei diesem Gerät auf eine von un-

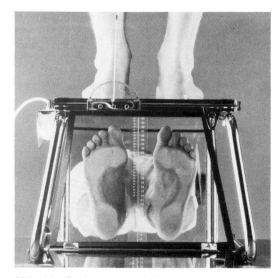

Abb. 21 Podometer nach *Untereiner* mit belasteten Füßen.

Abb. 22 a,b Computergestützte Bodendruckmessung.
a Meßsohle (Fa. FASTSCAN).
b Meßbild bei Normalfuß.

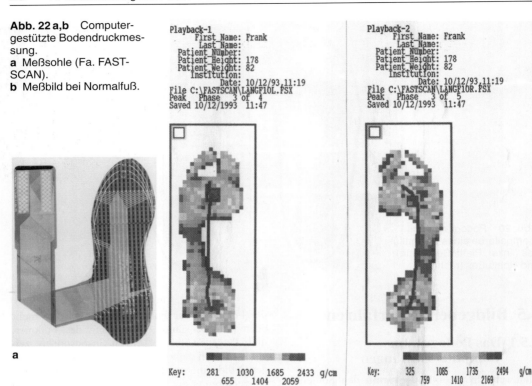

ten beleuchtete Glasscheibe gestellt, das Bild der belasteten Fußsohlen wird durch einen ausklappbaren Spiegel sichtbar gemacht. Mit diesem Gerät können auch Teilbelastungen der Füße oder Belastungen im Einbeinstand gut dargestellt werden. Vorteil dieser Untersuchungsmethode ist die unmittelbare Beobachtungsmöglichkeit der Druckauflageflächen, Nachteil das Fehlen einer bleibenden Dokumentation, es sei denn, man würde das Spiegelbild vom Podometer abfotografieren.

Eine Weiterentwicklung der herkömmlichen Podometrie ist die **computerunterstützte Druckverteilungsmessung** des belasteten Fußes. Solche Geräte wurden inzwischen von verschiedenen Firmen auf den Markt gebracht und finden zunehmenden Einsatz sowohl in der Klinik als auch in der Praxis und im orthopädisch-handwerklichen Betrieb. Bei dieser Messung werden für die Aufnahme der Druckverteilung zahlreiche Meßfühler in einer Einlagensohle angebracht, die dann im Stand, aber auch in der Gangphase belastet werden kann (Abb. 22). Aus den einzelnen Druckaufnahmepunkten ergibt sich ein quantitativ und auch qualitativ auszuwertendes Verteilungsbild (Abb. 23). Je dichter die Meßpunkte in der Sohle

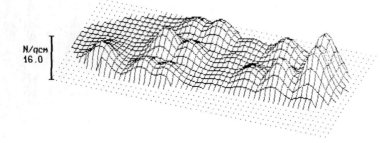

Abb. 23 Meßbild des Bodendruckes graphisch dargestellt. Einzeldruckgebirge, rechter Fuß von medial.

angebracht sind, um so genauer wird das Bild von der Druckverteilung auf der Fußsohle. Verständlicherweise müssen weitere Daten eingebracht werden, wie etwa das Körpergewicht und die Fußgröße. Bei der Belastung unter Schrittabwicklung errechnet der Computer einen Mittelwert der Druckbelastung aus der jeweiligen Schrittzahl. Der mit dieser Meßmethode vertraute Arzt und Orthopädie-Handwerker kann die erhaltenen Daten für die orthopädischen Einlagen und auch für Fußbettungen z. B. bei orthopädischen Schuhen auswerten, beispielsweise vermehrte Druckstellen orthopädietechnisch entlasten.

4.5.2 Die Foto-Dokumentation

Sie bedeutet eine wesentliche Hilfe gerade in der Orthopädie zur Veranschaulichung von Fehlentwicklungen, Formabweichungen oder sonstigen krankhaften Veränderungen. Meist reicht schon ein einfaches Schwarz-Weiß-Foto (Abb. 24) zur Dokumentation aus, unter bestimmten Bedingungen können Farbfotos weiteren Aufschluß in Bezug auf Durchblutungsstörungen, Entzündungserscheinungen o. ä. Veränderungen geben. Die Fotodokumentation erspart häufig umständliche Befundbeschreibungen, sie dient weiter der vergleichenden Beurteilung, was insbesondere vor und nach einer operativen Behandlung von erheblicher Bedeutung sein kann. Die Fotoausrüstung sollte heutzutage in jeder orthopädischen Klinik, in jeder orthopädischen Praxis, aber auch in jedem orthopädietechnischen Betrieb immer greifbar und einsatzbereit vorhanden sein. Zur fotografischen Dokumentation sollte man sich auf ein bestimmtes Fotoschema festlegen, zu dem je nach dem Erfordernis zusätzliche Aufnahmen aus weiteren Perspektiven gefertigt werden können.

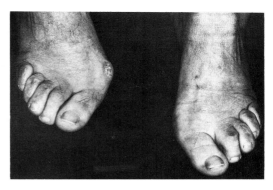

Abb. 24 Fotodokumentation von Zehendeformierungen.

4.5.3 Röntgenaufnahmen

Eine sichere Untersuchung der Fußform, der Beschaffenheit der Gelenke und der Knochenstrukturen ermöglicht das Röntgenbild. Die **Standardaufnahmen** des Fußes erfolgen im dorsoplantaren Strahlengang, im streng seitlichen Strahlengang und im schrägen Strahlengang bei Neigung des Fußes um 45 Grad gegen die Kassette (Abb. 25).Bei der Beurteilung der Fußaufnahmen ist zu berücksichtigen, daß die Achse durch den Talus

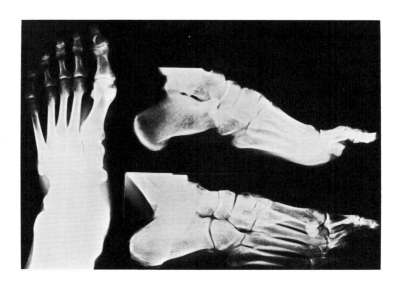

Abb. 25 Röntgenaufnahmen des Fußes in 3 Ebenen.

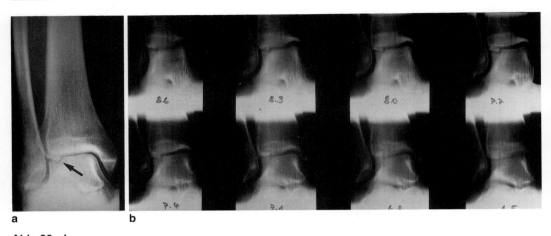

a b

Abb. 26 a,b
a Summationsbild.   b Schichtaufnahmen bei Osteochondrosis dissecans am Talus.

und durch den Calcaneus im seitlichen Strahlengang einen Winkel von 40 Grad bildet, im dorsoplantaren Strahlengang einen Winkel von 20 Grad. Wie am übrigen Skelett, so gibt es besonders am Fuß zahlreiche accessorische Knochen, die besonders den Ungeübten in Richtung einer vermeintlichen Knochenabsprengung irreführen können. Die Seitenvergleichsaufnahme kann hier oft Klärung bringen. Im übrigen sei in diesem Zusammenhang auf die einschlägigen Röntgenatlanten hingewiesen, insbesondere auch auf die sehr übersichtliche Tafel von *Birkner* und *Graschey*. Oft sind gerade für den Fuß seitenvergleichende Aufnahmen oder **Funktionsaufnahmen** im unbelasteten und belasteten Zustand erforderlich. Für spezielle Abklärungen haben sich konventionelle **Schichtaufnahmen** (Tomographie) bewährt, sie ermöglichen durch eine spezielle Röntgentechnik die Darstellung eines knöchernen Herdes in einer bestimmten Schichttiefe, während die anderen Strukturen verwaschen erscheinen. Die Abb. 26 zeigt einen osteochondrotischen Herd an der Talusrolle lateral in der Summationsaufnahme und in den jeweiligen Schichttiefen.

4.5.4 Ultraschalluntersuchungen

Die Ultraschalldiagnostik stellt in der Medizin und ganz besonders in der Orthopädie eine wesentliche Bereicherung der Diagnosemöglichkeiten dar. Durch die sehr rasche Entwicklung modernster Diagnostikgeräte wurde es möglich gemacht, diese Methode routinemäßig im Fachgebiet der Orthopädie einzusetzen. Sie stellt eine sehr wichtige und nach derzeitigen Kenntnissen völlig ungefährliche diagnostische Möglichkeit im Rahmen der bildgebenden Verfahren dar. Selbstverständlich gehört diese Untersuchungsmethode nur in die Hand des Geübten und in dieser Diagnostik Erfahrenen, um Fehldiagnosen und daraus resultierend falsche Schlußfolgerungen zu vermeiden.

Bei der Ultraschalluntersuchung (Sonographie) spielen **Absorption** und **Reflexion** der **Ultraschallwellen** an den unterschiedlichen Gewebestrukturen die Hauptrolle. Trifft eine Ultraschallwelle auf eine Grenzschicht, wie z. B. eine Muskelfaszie, eine Sehne oder eine Gelenkkapsel, so wird ein Teil der Wellen reflektiert, ein anderer Teil tritt in das angrenzende Gewebe ein. Je größer der Strukturunterschied der einzelnen Gewebe ist, um so mehr wird von den Ultraschallwellen reflektiert. Somit können die einzelnen Gewebearten mehrere hintereinander liegende Echos produzieren, die reflektierten Schallwellen werden vom Empfänger aufgefangen und bildmäßig verarbeitet. Aus den unterschiedlich reflektierten Schallwellen entsteht somit ein Bild der unterschiedlichen Gewebearten, das knöcherne Strukturen und unterschiedlich dichte Weichteilstrukturen differenzieren läßt. Mit dieser diagnostischen Möglichkeit können am Fuß beispielsweise Verletzungen an Sehnen und Kapselanteilen festgestellt werden. Die Abb. 27 zeigt die Anordnung einer Ultraschalluntersuchung für die Achillessehne und eine in diesem Falle unverletzt dargestellte Achillessehne.

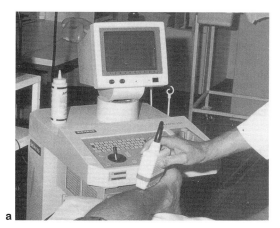
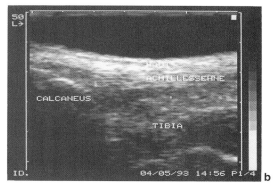

Abb. 27 a,b
a Untersuchungsanordnung.
b Ultraschallbild einer normalen Achillessehne.

4.5.5 Computertomographie

Die computertomographische Untersuchung (Kurzbezeichnung:CT) gibt die Möglichkeit einer umfassenden Analyse der morphologischen Gegebenheit der einzelnen Gewebe, diese Tatsache läßt sich auch für spezielle Untersuchungen am Fuß nutzen. Grundsätzlich handelt es sich um eine Röntgenuntersuchung, bei der computergesteuert Schichtaufnahmen angefertigt werden können. Das Auflösungsvermögen der computergesteuerten Schichtaufnahmen ist den konventionellen Schichtaufnahmen weit überlegen, hinzu kommt, daß bei der CT-Untersuchung knöcherne und weichteilmäßige Gewebestrukturen gleichermaßen klar und überlagerungsfrei dargestellt werden können. Zum Seitenvergleich ist eine möglichst achsensymmetrische Lagerung anzustreben. Zur Orientierung wird zunächst ein **digitales Übersichtsradiogramm** angefertigt, das einer konventionellen Übersichtsaufnahme bei allerdings deutlich geringerer Strahlendosis vergleichbar ist. An dieser Übersichtsaufnahme werden die einzelnen Schichten markiert, die je nach der festgelegten Ebene vom Computer abgerufen werden können. Die Computertomographie gibt uns die Möglichkeit einer sehr genauen Diagnostik bei Frakturen bzw. Frakturheilungsstörungen, bei degenerativen Gelenkveränderungen, bei Weichteilverletzungen und auch zur Diagnostik von Tumoren hinsichtlich ihrer Lokalisation und Ausdehnung. In der Abb. 28 a und b sind ein digitales Übersichtsradiogramm der Sprunggelenke und eine CT-Schicht durch die Talusrolle bei einer Osteochon-

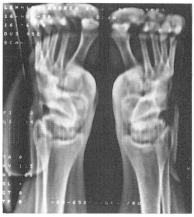
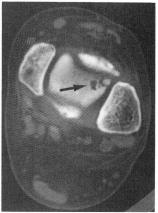

Abb. 28 a,b
a Übersichtsbild.
b Computertomogramm-Schnitt bei einer Osteochondrosis dissecans am Talus.

drosis dissecans dargestellt. Diese Aufnahmen veranschaulichen – allerdings hier nur auszugmäßig – die Lage und Ausdehnung des osteochondrotischen Herdes.

4.5.6 Kernspintomographie

Diese Untersuchungsmethode ist ähnlich wie die Computertomographie ein bildgebendes Verfahren in Schichten, allerdings werden dazu keine Röntgenstrahlen benutzt, es handelt sich vielmehr um eine **Magnetic-Resonance** (MR), schwingende Magnetfelder im Kurzwellenbereich. Durch Einwirkung eines starken äußeren Magnetfeldes kommt es an den Atomkernen der Gewebe zur Ausrichtung von Feldlinien, zu einer kernmagnetischen Resonanz, die im Magnetfeld erzeugte Spannung wird über Empfängerspulen gemessen und bildmäßig umgesetzt. Verständlicherweise ist diese Darstellung eine stark vereinfachte Erklärung dieser Untersuchungsmethode in ihren Grundzügen. Einzelheiten wären in der entsprechenden Fachliteratur nachzulesen. Obwohl es sich nicht um die Anwendung von Röntgenstrahlen handelt, werden diese Untersuchungen von Radiologen durchgeführt. Zur Kernspintomographie wird der Patient in die Röhre eines Magneten gefahren, er selbst merkt von diesem Magnetfeld nichts. Die Untersuchungszeit ist mit 1 bis 2 Stunden angegeben. Wegen der Einwirkung starker Magnetfelder sind Patienten mit Herzschrittmacher, mit magnetischen Metallimplantaten oder mit einliegenden Granatsplittern oder Geschossen von dieser Untersuchungsmethode auszuschließen. Eine Strahlenbelastung besteht bei der Kernspintomographie nicht, negative Auswirkungen auf den menschlichen Körper sind nicht bekannt. Die Untersuchung kann sich auf alle Körperregionen und Organe erstrecken, somit auch auf die knöchernen und weichteilmäßigen Gewebe der Füße. Bei den kernspintomographischen Schichtaufnahmen hat man den Eindruck, als würde man einen „gläsernen Menschen" in Schichten betrachten. Das bildgebende Verfahren hat ein hohes Auflösungsvermögen, es erlaubt die Beurteilung von Knochen, Gelenkanteilen, Kapseln, Sehnen und weiteren Weichteilen und läßt entsprechende Veränderungen an den Gewebestrukturen erkennen. Dem erfahrenen Diagnostiker ist nach den MR-Schichten meist eine klare Aussage möglich, was insbesondere zur Entscheidung für oder gegen einen operativen Eingriff von erheblicher Bedeutung ist. In der Abb. 29 sind MR-Schichten durch die Fußwurzel dargestellt, sie ergeben im hier gezeigten Falle einen ausgedehnten Osteonekroseherd im Calcaneus.

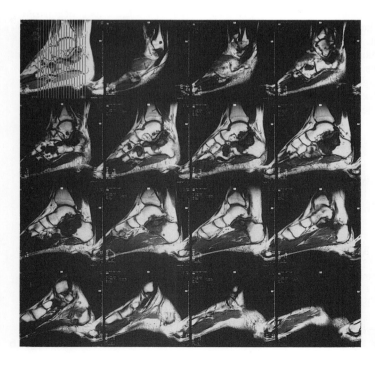

Abb. 29 Kernspintomographie bei Osteonekrose am Kalkaneus.

4.5.7 Belastungsaufnahmen, gehaltene Aufnahmen

Bei den Belastungsaufnahmen kann es sich um fotografische Darstellungen des Fußes unter einer bestimmten Belastung handeln, andererseits auch um Röntgenaufnahmen des Fußskeletts in einer bestimmten Belastungs- bzw. Streßsituation.

Die **fotografische Darstellung** des Fußes kann Aufschlüsse über die Fußstellung und auch die Fußwölbungen vergleichsweise im unbelasteten und belasteten Zustand geben, wie beispielsweise beim schlaffen Knick-Plattfuß, beim Spreizfuß, beim Lähmungsspitzfuß oder anderen Fehlhaltungen bzw. Fehlstellungen.

Röntgenaufnahmen in einer bestimmten Belastungs- bzw. Streßsituation werden verständlicherweise wegen der damit verbundenen Strahlenbelastung nur ganz gezielt angefertigt, um Aufschluß für bestimmte Fragestellungen zu erhalten. Solche Aufnahmen können beispielsweise bei belastungsabhängigen Beschwerden Auskunft über eventuelle Inkongruenzen und Fehlbelastungen in den Gelenken geben. Belastungsaufnahmen der Mittelfußköpfchen lassen die Stellung der Köpfchen zueinander erkennen, die Spreizung der Mittelfußknochen und die Lage der Sesambeine. Die wohl häufigste Anwendung der Röntgenaufnahmen in einer bestimmten Belastungssituation erfolgt zum Ausschluß oder Nachweis von ligamentären Verletzungen des Sprunggelenkes und der Fußwurzel. Für die Beurteilung des Bandapparates am oberen Sprunggelenk werden gehaltene Aufnahmen im sagittalen (pfeilgerechten) Strahlengang und im seitlichen Strahlengang angefertigt. Für die praktische Durchführung solcher Aufnahmen kann der Fuß im Sprunggelenk einmal manuell in der gewünschten Position gehalten werden, zum anderen ist auch Fixierung im **Scheuba-Gerät** möglich (Abb. 30 a und b). Bei der manuell gehaltenen Aufnahmetechnik hat der Untersucher den Vorteil, daß er eventuelles Gegenspannen durch leichte Rücknahme der gehaltenen Position oder durch beruhigendes Zureden verhindern kann, die Fixierung im Scheuba-Gerät hat den Vorteil, daß die Belastung genau dosiert und gemessen werden kann. Bei einer vorliegenden Außenbandverletzung des oberen Sprunggelenkes ergibt sich eine vermehrte **Aufklappbarkeit** mit Kippung des Talus in der Knöchelgabel. Eine Beteiligung der vorderen Bandanteile läßt bei entsprechender Halteposition, die ebenfalls wieder manuell oder im Scheuba-Gerät erfolgen kann, eine Verschiebung des Talus in der Sprunggelenksgabel

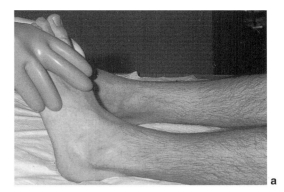

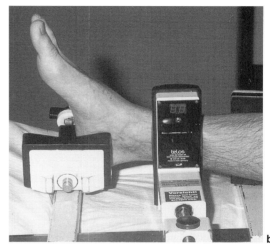

Abb. 30 a,b Untersuchungsanordnung für gehaltene Röntgenaufnahmen der Sprunggelenke a.-p.:
a manuell;
b im Scheuba-Gerät.

nach vorn zu, den sog. **Talusvorschub** (Abb. 31 a und b, s. S. 34). Aus dem Grad der Aufklappbarkeit bzw. dem Ausmaß der Talusverschiebung lassen sich Rückschlüsse auf den Schweregrad einer eventuellen Bandverletzung des Sprunggelenkes ziehen, daraus ergibt sich die Indikation zur weiteren (konservativen oder operativen) Behandlung.

Beim Verdacht auf eine frische Kapselbandverletzung müssen die Haltepositionen in jedem Falle sehr vorsichtig erfolgen, um nicht durch die Untersuchung noch neue Läsionen zu setzen.

4.5.8 Arthrographie

Bei dieser Art der Untersuchung handelt es sich um ein sogenanntes invasives Diagnoseverfahren, da ein kontrastgebendes Mittel direkt in ein Ge-

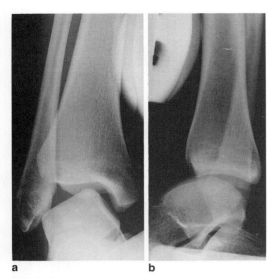

Abb. 31 a,b Sog. Streßaufnahmen des oberen Sprunggelenkes:
a im anterior-posterioren Strahlengang (a.-p.);
b im seitlichen Strahlengang.

lenk eingespritzt werden muß. Diese Untersuchungsmethode wird am Fuß ohnehin fast nur am oberen Sprunggelenk eingesetzt. Die Arthrographie ist zugunsten der Ultraschalluntersuchung, der Computertomographie und der Kernspintomographie stark rückläufig. Nach Injektion des Kontrastmittels in die Gelenkhöhle können Röntgenaufnahmen in gewünschten Zielrichtungen angefertigt werden, damit sind die knöchernen und insbesondere knorpeligen Strukturen, aber auch die Kapselverhältnisse zu beurteilen. Ein Ausfluß des Kontrastmittels aus dem Gelenkraum deutet auf einen Kapselriß hin, wohl die häufigste Indikation zur Arthrographie am Fuß überhaupt.

Eine weitere und modernere Möglichkeit der Arthrographie ist die Computertomographie in Verbindung mit der Kontrastmittelapplikation. Man kann bei dieser Art der Diagnostik die Vorteile der Kontrastmittelbeobachtung mit den Vorteilen des sehr guten Auflösungsvermögens der dargestellten Gewebestrukturen durch das Computertomogramm verbinden.

4.5.9 Szintigraphie

Bei dieser Art der Untersuchung handelt es sich um ein Verfahren, das in den Bereich der Nuklearmedizin fällt. Dem Patienten wird dazu eine geringe Menge eines radioaktiven Präparates mit einer ausgesprochen kurzen Halbwertzeit injiziert. Dieses verteilt sich sehr schnell im Organismus und verursacht keine wesentliche Strahlenbelastung. Unter physiologischen Bedingungen kommt es zu einer symmetrischen Verteilung dieser radioaktiven Substanz im Organismus, wobei eine vermehrte Anreicherung in Regionen mit gesteigertem Stoffwechsel erfolgt. Dem geübten Diagnostiker sind diese Tatsachen bekannt, er berücksichtigt sie bei der Auswertung des Szintigramms. Nach einem zeitlich genau festgelegten Plan werden aus dem Strahlungsmuster Aufnahmen gefertigt, aus denen die Verteilung der radioaktiven Substanz im Organismus zu ersehen ist. Die Substanz selbst wird über die Nieren und die ableitenden Harnwege wieder ausgeschieden.

Aus dem Verteilungsmuster kann der Nuklearmediziner Bereiche mit unphysiologisch vermehrter Anreicherung erkennen, die je nach Aktivität beispielsweise für ein **entzündliches** oder auch **tumoröses Geschehen** sprechen können (Abb. 32). Andererseits kann es auch Bereiche mit einer gegenüber der Norm verminderten Anreicherung geben, diese Befunde sprechen dann im Sinne einer Minderdurchblutung für einen **Nekroseherd** wie etwa bei einer aseptischen Knochennekrose, Frakturheilungsstörung o. ä. Durch den Einsatz verschiedener Substanzen und eine ausgefeilte Bildaufnahmetechnik lassen sich sehr exakte Aussagen in diagnostischer Auswertung machen. So können ein akutes oder chronisches Geschehen, ein knöcherner oder weichteilmäßiger Herd und

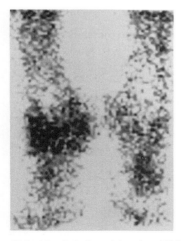

Abb. 32 Szintigraphie der Füße. Anreicherung bei Entzündung der Fußwurzel.

eine eventuelle tumorbedingte Anreicherung unterschieden werden. Das Szintigramm zeichnet eine eingetretene Änderung in den Durchblutungsverhältnissen sehr viel früher auf, als dies durch Röntgenaufnahmen oder andere bildgebende Verfahren zu erkennen wäre.

4.6 Arthroskopie

Die Arthroskopie oder Gelenkspiegelung ist eine spezielle Weiterentwicklung der Endoskopie dahingehend, daß ein Gelenk über eine kleine Inzision durch eine eingebrachte Optik ausgeleuchtet und betrachtet werden kann. Am Fuß beschränkt sich die Arthroskopie fast ausschließlich auf die Diagnostik am oberen Sprunggelenk, die weiteren Gelenke des Fußes haben so enge Gelenkkräume, daß das Einbringen einer Optik mit Schwierigkeiten verbunden ist. In den Anfängen der Arthroskopie mußte das Gelenk über ein Okular am außen verbliebenen Ende des Arthroskops betrachtet werden, heute erfolgt die Umsetzung über die Fernsehkette auf einen Bildschirm, verbunden mit der Möglichkeit der Speicherung auf einem Videoband. Die Indikationen zur Anwendung der Arthroskopie des Sprunggelenkes sind in unklaren Sprunggelenksbeschwerden, dem Verdacht einer Arthritis, einer Bandinsuffizienz oder Bandruptur und auch in einer Osteochondrosis dissecans mit eventuell freiem Gelenkkörper zu sehen. Die Arthroskopie bietet den Vorteil der direkten Betrachtung des Gelenkinnenraumes ohne eine weite Eröffnung desselben, außerdem können durch weitere Stichinzisionen Instrumente in den Gelenkinnenraum eingebracht werden, so daß arthroskopische Operationen in direkter Betrachtung über den Fernsehschirm durchgeführt werden können.

4.7 Elektroneurographie

Die Elektroneurographie bietet die Möglichkeit, durch Messung der motorischen oder sensiblen Nervenleitgeschwindigkeit Störungen im peripheren Nervensystem festzustellen.

Bei der Messung der **motorischen Leitgeschwindigkeit** wird ein Nerv elektrisch supramaximal an zwei oder mehr Stellen gereizt und die hervorgerufene Aktivität wird von dem Muskel, den dieser Nerv versorgt, elektromyographisch abgeleitet. Die Aufzeichnung des Untersuchungsvorganges erfolgt über eine Kurvendarstellung, wobei bei der Auswertung vor allem die Latenzzeiten interessieren, die vom Beginn des Reizes bis zum Beginn des Muskelpotentials gemessen werden. Die Auswertung der Nervenleitgeschwindigkeit, die in Millisekunden erfaßt wird, erlaubt Rückschlüsse auf eventuelle Störungen der Nervenversorgung der untersuchten Muskulatur bis hin zum völligen Ausfall.

Bei der Messung der **sensiblen Leitgeschwindigkeit** werden die sensiblen Nervenendigungen distal gereizt und es wird proximal vom Nervenstamm abgeleitet. Wie bei der motorischen wird auch die sensorische Leitgeschwindigkeit aus den Leitungszeiten und den entsprechenden Distanzen berechnet.

Der Neurophysiologe kann nach seinen Untersuchungsergebnissen sehr differenzierte Aussagen über die motorische und sensible Versorgung beispielsweise einer Extremität machen. Dabei sind insbesondere auch vergleichende Aussagen über längere Zeiträume dahingehend möglich, ob eine Verschlechterung oder Besserung der motorischen oder sensiblen Nervenversorgung eingetreten ist.

5 Die physikalische Behandlung in der Fußorthopädie

Im Rahmen physikalischer Maßnahmen unterscheidet man passive und aktive Anwendungen. Beide sollten, soweit nötig und soweit möglich, kombiniert zur Anwendung kommen, um die normalen Funktionen so schnell wie möglich wiederherzustellen. Nur so können auch äußere Hilfsmittel möglichst schnell entfernt oder weggelassen bzw. auf ein Mindestmaß beschränkt werden. Die in Deutschland gebräuchliche und gesetzlich festgelegte Unterscheidung zwischen der Krankengymnastin bzw. dem Krankengymnasten und dem Masseur und medizinischen Bademeister bzw. Masseurin und medizinische Bademeisterin gibt es in vielen anderen Ländern nicht mehr, dort sind diese Berufsgruppen unter der Bezeichnung „**Physiotherapie**" zusammengefaßt. Entsprechende Überlegungen gibt es in der Bundesrepublik Deutschland seit einigen Jahren ebenfalls. Wegen der Vielfalt ihrer Methoden ist die physikalische Therapie eine streng individualistische Behandlung, sie verlangt eine genaue Anpassung an die Eigenart des jeweiligen Krankheitsbildes und sein Stadium sowie auch an den Patienten selbst. Oft ist die richtige Indikationsstellung für die verschiedenen Methoden schwierig, besonders dann, wenn der gleiche Effekt auf verschiedenen Wegen erzielt werden kann. Da sich die Wirkung physikalisch therapeutischer Anwendungen im einzelnen nur selten vorausberechnen läßt, ist der Therapeut darauf angewiesen, die jeweiligen Reaktionen auf die mit der physikalischen Therapie gesetzten Reize genauestens zu beobachten und danach die weitere Therapie zu gestalten. Um nachteilige Auswirkungen soweit als möglich zu vermeiden, werden stärker wirkende Reize zunächst nur in niedriger Dosierung verabfolgt, sie können bei erwiesener guter Verträglichkeit allmählich gesteigert werden. Die Grundlage für den Zusammenhang zwischen der Dosierung und der Reaktion bietet die biologische Regel nach *Schulz-Arndt*: Schwache Reize fachen die Lebenstätigkeit an, mittelstarke fördern sie, starke Reize hemmen und stärkste Reize heben die Lebenstätigkeit auf.

5.1 Passive Anwendungen

Diese gehören überwiegend in den Bereich der Massage- und Bäderbehandlung, andererseits können aber auch gerade mit den medizinischen Bädern in gewissem Umfange aktive Anwendungen verbunden sein, wie auch die Krankengymnastik im Rahmen ihrer überwiegend aktiven Anwendungen zu einem gewissen Teil passiv behandelt. Eine gewisse Überschneidung wird sich immer aus den jeweiligen Zielen der physikalischen Therapie ergeben, wobei die eigentliche Entscheidung vom verordnenden Arzt ausgeht, der auch letztlich die Verantwortung für den Erfolg der von ihm veranlaßten Maßnahmen zu tragen hat.

5.1.1 Massagen

Während ihre Anwendung z. B. an einem verzerrten Ellenbogengelenk als Kunstfehler anzusehen ist, ist sie am Fuß in der Regel nützlich.

Bezüglich der Technik sei zunächst an die Handgriffe der alten französischen Bader erinnert: Streichen (Effleurage), Reiben (Friction), Kneten (Petrissage), Erschüttern (Vibration) und Klopfen (Tapotement). Der Name „**Streichen**" kennzeichnet bereits die Art der Ausübung. Man führt sie in Richtung zum Herzen aus. Sie bildet den Anfang und das Ende der auf örtliche Wirkung zielenden Massage. Man beginnt und endet sanft. Das **Reiben** ist zunächst eine Verstärkung des Streichens, wobei die Haut mit verschoben wird. Es herrscht aber keine Einigkeit, ob man das Auswalken von Infiltraten als Reiben oder als Kneten bezeichnen soll. Unter **Kneten** verstehen manche Massageschulen das, was andere Walken nennen: Zwei Muskelgruppen werden gegeneinander mit tiefgreifenden Händen verschoben. Infiltrate als Folge von Blutergüssen werden dann durch Massage behandelt, wenn eine vorangegangene Behandlung mit Verbänden erfolglos war. Auch wenn ein Mensch durch innere Leiden zu langer Bettruhe verurteilt gewesen war, können sich Infiltrate ansammeln, die erst ganz zart und vorsichtig und später mit einer kräftig reibenden bzw. knetenden Massage zu beseitigen sind.

Klopfmassage kommt am Fuß und Unterschenkel weniger in Frage. Sie ist wichtig zur Steigerung des Tonus der Streckmuskeln am Oberschenkel, wo sie bei Kniearthrosen und anderen Knieleiden Gutes leistet. Herabsetzung des Tonus kann am Unterschenkel manchmal nützlich sein (Muskelhartspann). Hierfür ist Vibration nützlich. Es werden dafür allerhand Apparate angeboten. Besser ist eine von Hand ausgeführte Vibrationsmassage. Die zitternden Handbewegungen strengen den geübten Masseur nicht weiter an. Man könnte sie bis über 15 in der Sekunde steigern, doch warnt *Kohlrausch* davor, weil sonst schädliche Eigenreflexe zustandekommen. Verkrampfte Muskelansätze, wie sie vor allem an der Innenseite des Schienbeins vorkommen, lassen sich durch konzentrierte Massagegriffe weichkneten. Man muß nur aufpassen, daß man nicht tiefsitzende Thrombosen massiert. Die Muskelhärten (Myogelosen) sitzen näher am Knochen, sie können allerdings auch sonst in den Muskeln vorkommen. Das Beseitigen durch Massage hat *M. Lange* „Gelotripsie" genannt. Was der Muskelhartspann eigentlich ist, ist nicht eindeutig geklärt. Ein großer Meister der Massage, *Aug. Müller*, gibt in seinem Lehrbuch ihren Sitz auch an Stellen des Schienbeins an, wo keine Muskeln sind. *M. Lange* hat sie histologisch untersucht und zellige Infiltrate an diesen Stellen gefunden. Da aber zellige Infiltrate gern an Stellen auftreten, die man örtlich geknetet hatte, und man ja vor der operativen Herausnahme daran herumdrückt, scheinen die histologischen Befunde nicht beweiskräftig.

Auf jeden Fall ist es Tatsache, daß schmerzende Körperstellen mitunter durch intensives Durchkneten schmerzlos werden. Das gilt sogar von der Ischialgie, bei der die an sich unschuldige Peripherie massiert wird.

Etwas völlig anderes als alle bisher besprochenen Massagearten ist die **„Bindegewebsmassage"**, die die Krankengymnastin *Dicke* erfunden und die *Teirich-Leube* u. *Kohlrausch* weiter entwickelt haben. Durch Verziehungen im Bindegewebe werden in entfernten Körpergegenden vegetative Reflexe bewirkt. So läßt sich die Durchblutung der Füße durch solche Griffe in der Hüftgegend bessern. Die Striche werden von distal nach proximal geführt. Es empfiehlt sich, mit dem sogenannten „Kleinen Aufbau" zu beginnen, den man jeder Bindegewebsmassage vorauszuschicken pflegt. Das ist eine Bindegewebsmassage im Kreuz. Jeder orthopädisch tätige Arzt sollte diese Behandlungsmethode kennen. Da die Technik recht verschieden ausgeübt wird, tut er gut, sie sich an verschiedenen Orten von erfahrenen Krankengymnastinnen oder Masseuren vorführen zu lassen. In der Orthopädie hat sich die Bindegewebsmassage besonders gut bewährt bei zentralnervös bedingten Sensibilitätsstörungen, Turgorveränderungen der Haut und des subcutanen Gewebes, rheumatischen Infiltraten und örtlichen Stoffwechselstörungen. Die praktische Erfahrung hat gezeigt, daß es mit der Reflexzonenmassage, also mit der Bindegewebsmassage, möglich ist, auch nicht reflektorische hartnäckige lokale Zustandsveränderungen der einzelnen Schichten der Körperdecke mit Erfolg zu therapieren. Die praktische Ausführung der Bindegewebsmassage ist als flächige Technik oder als Strichtechnik möglich.

Zur Vorbereitung und Unterstützung der Übungsbehandlung hat sich in vielen Fällen und bei sachgemäßer guter Anwendung auch die **Unterwasserdruckstrahlmassage** bewährt. Sie wird häufig kurz als Unterwassermassage bezeichnet. Dabei kommt eine Kombination von thermischen und mechanischen Reizen zur Anwendung. Die angewendeten Drucke des ausströmenden Wassers liegen bei 2–4 atü, man hat aber gemessen, daß auf der Haut bei einem Düsenabstand von 5 cm nur etwa 20 Prozent des im Aggregat herrschenden Druckes zur Auswirkung kommen. Bei der Unterwasserdruckstrahlmassage wird im Gebiet der Druckdelle das Blut aus dem Gewebe ausgepreßt, im Bereich des Soges der Unterdruckzone wird dagegen eine vermehrte Blutfüllung erreicht. Dadurch werden Stoffwechsel und Resorptionsvorgänge unterstützt und beschleunigt.

Es ist wichtig zu wissen, daß durch Massage allein ein schwacher Muskel nicht gestärkt werden kann. Sie kann aber die trainierende Wirkung der Gymnastik verbessern.

5.1.2 Mobilisationen

Im Rahmen der Chirotherapie haben sich in den letzten Jahren Gelenkmobilisationen an den Extremitäten einen festen Platz in der physikalischen Therapie erobert. Die Deutsche Gesellschaft für manuelle Medizin vermittelt die Grundkenntnisse und praktischen Übungen dafür in Spezialkursen sowohl für Ärzte als auch für Krankengymnastinnen. Ziel der Mobilisationstherapie ist es, eine gehemmte Gelenkbeweglichkeit in vollem Umfang zu befreien, Voraussetzung dafür ist die Wiederherstellung des Gelenkspiels. Dabei dürfen die Grenzen des normalen Bewegungsumfanges nicht überschritten werden. Bei der praktischen Ausführung der Gelenkmobilisation wird der proximale Gelenkpartner fixiert und der distale mobilisiert. Die Behandlung erfolgt aus der Mittelstel-

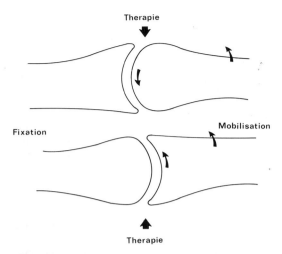

Abb. 33 Gelenkmobilisation im Sinne der manuellen Medizin.

lung heraus, also bei entspannter Gelenkkapsel. Die Behandlungsrichtung hängt nach *Kaltenborn* davon ab, ob sich die Konkavität des Gelenkes am proximalen Gelenkpartner befindet, oder ob der Gelenkkopf proximal und die konkave Gelenkpfanne distal ist. Im ersten Fall verläuft die Gleitbewegung des distalen Gelenkpartners in einer der Funktionsbewegung entgegengesetzten Richtung, im zweiten Fall verläuft sie in der gleichen Richtung (Abb. 33). Voraussetzung für jede Gelenkmobilisation ist eine leichte Vorspannung, die auch als **Piccolo-Traction** bezeichnet wird. Unter dieser Vorspannung werden rhythmische weiche Mobilisationsbewegungen etwa 10- bis 20mal durchgeführt. Solche Gelenkmobilisierungen sind an allen Gelenken auch der unteren Extremitäten möglich. Der Geübte wird selbst in den Gelenken zwischen den einzelnen Fußwurzelknochen leichte Gleitbewegungen unter Zug ausführen können. Bei richtiger Anwendung der Technik werden von den Patienten keine Schmerzen angegeben, da die Gelenkflächen durch die Piccolo-Traction sanft etwas voneinander entfernt werden. Eine ausführliche Beschreibung der Techniken für die einzelnen Gelenke haben *Lewit* und *Kaltenborn* gegeben.

5.1.3 Wärme- und Kälteanwendungen

Bei gesunden Schlagadern und gut funktionierenden Gefäßnerven beschleunigen alle Wärmeanwendungen den Umlauf des Blutes, der dann wie ein Kühlstrom wirkt.

Die Haut verträgt warmes Wasser nur bis 44,5 °C. Bei höherer Temperatur wird sie geschädigt. **Heiße Luft** wird hingegen ohne weiteres und langfristig vom Fuß oder Knie bei etwas mehr als 100° ausgehalten. Voraussetzung ist allerdings, daß die Blutgefäße in Ordnung sind. Sind sie das nicht, wie das bei alten Leuten nicht selten vorkommt (am schlimmsten bei Zuckerkrankheit), so ist die Wärmeanwendung schädlich. Sie steigert den Stoffumsatz im behandelten Körperteil. Ohne genügende Zufuhr von Sauerstoff und Nahrung für die lebenden Gewebe kann das zum Absterben mehr oder weniger großer Teile des Fußes führen. Manche Therapeuten haben bei arteriellen Durchblutungsstörungen negative Erfahrungen auch mit **Wechselfußbädern** gemacht und warnen dringend davor. Indessen ist diese Art der Behandlung seit alten Zeiten sehr bewährt. Man muß nur den Patienten auf die Möglichkeit ungünstiger Reaktionen aufmerksam machen. Bei Risikopatienten ist oft ein einfach warmes Fußbad nützlich. Der Patient soll sich beobachten, und danach ist zu verfahren. Wechselfußbäder werden so ausgeführt:

Im allgemeinen bleibt der zu behandelnde Fuß 15 Sekunden im warmen Wasser und wird dann wenige Sekunden lang im kalten abgeschreckt. Das wird 5 bis 8 Minuten fortgesetzt. Am Schluß soll auch im kalten Wasser noch etwa 15 Sekunden lang ein angenehm warmes Gefühl bleiben. Es sei aber nochmals betont, daß wenige Behandlungsarten eine so starke Individualisierung erfordern. Darauf muß man vor allem jene Patienten hinweisen, die allzu genau den Weisungen des Arztes folgen.

In Heißluftkästen, die auch heute noch keineswegs zu verwerfen sind, wird die Haut hellrot. Das beweist eine rasche Durchströmung vor allem der oberflächlichen Kapillaren. Selbstverständlich hat das auch reflektorische Wirkungen in der Tiefe. Im warmen Wasser nimmt die Haut ein dunkleres Rot an.

Eine Wärmewirkung läßt sich auch durch Anwendungen mit **elektrischen Geräten** erzielen. Während die normale Glühlampe z. B. im Lichtbogen, die Rotlichtbestrahlung, das Infrarotlicht und die ultraviolette Bestrahlung oberflächliche Erwärmungen bewirken, gibt es andere Geräte mit Wärmewirkung in der Tiefe des Gewebes. Dazu zählen Kurzwellen und Ultrakurzwellen, die sogenannten Meterwellen, Mikrowellen als Dezimeterwellen und Zentimeterwellen und der Ultraschall.

Weniger als 6 bis 8 Sitzungen, auf einen Zeitraum von höchstens 10 Tagen zusammengedrängt, haben selten einen ausreichenden Nutzen. Allerdings ist zu große Ausdehnung, etwa auf mehr als 15- bis 20mal, auch nicht zu verantworten. Schon wenn sich nach 5 Sitzungen keinerlei Besserung zeigt, soll man auf andere Behandlungsarten übergehen.

Eine sehr beliebte Anwendung trockener Wärme sind **heiße Sandbäder** für die Füße – an sich wirksam, nur für die heutigen Ansprüche etwas umständlich und unsauber. Sie haben aber auch heute noch ihre volle Berechtigung, besonders bei der Behandlung der Sudeckschen Krankheit als aufsteigende Sandbäder.

Wichtig, gerade in der Sprunggelenksgegend, ist die **Anwendung von hyperämisierenden Salben.** Es gibt weit mehr als 100 Fabrikate. Sie unterscheiden sich untereinander vorwiegend durch die Intensität ihrer Wirkung. Manche rufen eine starke Hautrötung und Wärmegefühl hervor. Das ist bei vielen Menschen Vorbedingung des Erfolgs; bei anderen entzündet sich die Haut zu sehr. Mitunter ist eine subjektiv kühlende Wirkung nützlich, wie sie Menthol mit sich bringt. Objektiv wird dadurch die Hauttemperatur nicht herabgesetzt. Unerfreulich sind allergische Reaktionen, die bei der einen oder anderen Person mit diesem oder jenem Mittel entstehen können, sogar, wenn vor Jahren dasselbe Mittel anstandslos vertragen wurde. Darum soll der Patient erst auf einem kleinen Hautbezirk die Verträglichkeit ausprobieren. Unter Gummistrümpfen sind fettfreie Salben („Gele") anzuwenden.

Ganz anders als die sonstigen Einreibemittel wirkt das **Dimethylsulfat,** das unter verschiedenen Namen hergestellt wird, z. B. als Dolobene. Vor allem in sehr akuten Fällen hilft es oft erstaunlich gut, auch bei Krankheiten, die sonst schwer zu beeinflussen sind. Man soll Vorsichtsmaßregeln beachten: Kunststoffe (Nylon usw.) werden davon angegriffen, daher Watte auflegen. Dimethylsulfat darf der Apotheker nur auf ärztliche Verordnung abgeben. Auf größere Körpergegenden soll es nicht gebracht werden, nur auf kleine Bezirke. Nach *Goymann* stellt bei oberflächlichen Prozessen, wie Periostosen, Myotendinosen und Bursitiden, die Kombination von Rubriment und Triamcinoloncreme eine optimale Behandlung dar.

Eine besondere Art von Anwendung feuchter Wärme sind die **Moorpackungen.** Sie sind vor allem gut bei hartnäckigen chronischen Entzündungen, besonders wenn Infiltrate zur Aufsaugung gebracht werden sollen. Die Folgezustände von Venenentzündungen an den Unterschenkeln sind die häufigste Anzeige für diese Therapie. Sie spielt daher in der Fußorthopädie eine große Rolle. Als Mittel zur Einschmelzung von entzündlichen Infiltraten gelten **feuchte Umschläge unter wasserdichter Umhüllung.** Für wenige Tage sind sie nützlich, aber auf die Dauer greifen sie die Haut zu sehr an. Auch erreicht man mit einer warmen Moorpackung in einer Stunde mehr als mit anderen Umschlägen während der ganzen normalen Schlafenszeit. Moorpackungen kommen als Fangoerde oder als organisches, aus Pflanzenresten hervorgegangenes Moor zur Anwendung. Während reines Wasser von der Haut nur bis 44,5 °C ohne Schaden vertragen wird, kann man bei Moor noch höher gehen. Es ist ein schlechter Wärmeleiter. Es kommt daher nicht wie bei einem heißen Fußbad immer von neuem Hitze auf die Haut. Bei dieser Überlegung leuchtet ohne weiteres ein, daß wäßrige Extrakte sich mit echtem Moor in ihrer Wirkung nicht vergleichen lassen. Im Privathaus sind freilich Mooranwendungen wegen ihrer schmutzigen Farbe unbeliebt. Auch mit fertigen Packungen (etwa Fapak oder Fangotherm) läßt sich dieser Nachteil nicht ganz überwinden. Manche Ärzte und Krankenhäuser haben sich auf die Durchführung solcher Kuren gut eingerichtet. Trotzdem fragt man sich mitunter bei Krankheitsfällen, für die diese Anwendung eigentlich gut wäre, ob man sie wirklich verordnen soll. Um Reize solcher Art verarbeiten zu können, muß der Organismus Ruhe haben. Man darf ihm nicht zuviel zumuten. Wenn die Krankenversicherungen die Kosten übernehmen, ist es besser, die Patienten gehen in einen für solche Kuren spezialisierten Badeort. Dort ist noch ein besonderer Vorteil, daß Präparationen von pflanzlichen Mooren zur Verfügung stehen, die an Ort und Stelle gewonnen werden.

Der **Kneipp-Therapie** liegen das von *Sebastian Kneipp* empfohlene Barfußgehen auf Gras und das Waten in kalten Wassertretbecken zugrunde. Dies erstaunt auf den ersten Blick. Naßkalte Füße führen zu Erkältungskrankheiten, Fußkälte beeinträchtigt das Wohlbefinden, und hier sind sie ein Heilfaktor. Der wesentliche Unterschied ist, daß sofort nach diesen Anwendungen die Füße durch lebhaftes Gehen oder durch Liegen im Bett wieder warm werden. Es darf gar nicht erst die Empfindung einer anhaltenden Abkühlung entstehen. Und überdies muß der Organismus gut ausgeruht sein, um solche Reize verarbeiten zu können.

Man kann die Behandlung mit Temperatureinwirkungen auch nach anderen Gesichtspunkten einteilen. Es ist in gewisser Hinsicht zweckmäßiger, trockene und feuchte Kälte und trockene und feuchte Wärme zu unterscheiden. **Trockene Kälte** wendet man am Fuß in Form des Eisbeutels an. Er wirkt gut bei frischen Verzerrungen, wenn eine rasch zunehmende Schwellung auf einen beginnenden Bluterguß in der Tiefe hinweist. Die Gefäße ziehen sich auf den Kältereiz zusammen und die Blutung läßt nach. Ist kein geeigneter Eisbeutel zur Hand, so verwendet man als (allerdings nicht ganz vollwertigen) Ersatz naßkalte Umschläge. Sie werden schnell warm, und man muß oft wechseln. Nicht selten wird der Fehler gemacht, naßkalte Umschläge nach einer Verzerrung immer weiter anzuwenden, wenn der Bluterguß bereits zum Stehen gekommen ist. Der Patient wundert sich, daß die Schmerzen mit der Zeit nicht ab-, sondern zunehmen. Der Umschlag muß also mit der Zeit immer wärmer gehalten werden. Dazu ist es gut, wenn man ihn morgens abnimmt, den Fuß mit einer hyperämisierenden Salbe einzureiben und einen aufsteigenden Kornährenverband mit einer elastischen, aber nicht allzu nachgiebigen Binde anzulegen. Ferse nicht freilassen!

Feuchte Kälte bei täglich mehrmaligem Wechsel des Umschlags ist gut zur Beruhigung infektiöser Entzündungen. Hat man also Aussicht, ohne operative Öffnung auszukommen, ist diese Therapie sinnvoll. Es scheint paradox, daß Kurzwellendurchwärmung gleichsinnig wirkt.

Bei fast allen feuchten Umschlägen ist es nützlich (wenn auch nicht immer dringend nötig) **Alkohol zuzusetzen**.

Die Auswirkungen der **kurzfristigen Kälteeinwirkung** nutzt die Krankengymnastik zusätzlich zu ihren aktiven Anwendungen. Bekanntermaßen führt der Kältereiz zu einer vorübergehenden Einengung der Blutgefäße und auch zu einer Heraufsetzung der Schmerzreizschwelle. Aus diesem Grunde werden krankengymnastische Behandlungen insbesondere für die Gelenke häufig nach kurzfristiger Eisbeutelanwendung durchgeführt. Die Erfahrung hat gelehrt, daß die Bewegungsübungen danach nicht so schmerzhaft sind, was häufig zu einer schnelleren und besseren Gelenkmobilisierung führt.

Häufigere und länger anhaltende Kühlungen mit Eisbeuteln werden bei Gelenkreizzuständen mit Gelenkschwellungen und eventuell auch leichten Ergüssen angewandt, neben der Schmerzlinderung bewirkt diese Behandlung eine Beschleunigung der Abschwellung.

In neuerer Zeit werden zur Kältebehandlung Geräte mit Stickstoffanwendung angeboten. Damit ist die Kältetherapie sicher exakter zu dosieren und zu lokalisieren, andererseits sind diese Geräte sehr viel teurer als der allgemein bewährte Eisbeutel.

5.2 Aktive Anwendungen

Die aktiven Anwendungen im Rahmen der physikalischen Behandlung erfordern eine Mitwirkung seitens des Patienten, der Physiotherapeut (in diesem Falle meist Krankengymnastin oder Krankengymnast) muß die Patienten anleiten und zumindest auch in der jeweiligen Anfangsphase der Therapie mehr oder weniger unterstützen. Die aktiven Anwendungen sind mehr als die passiven durchblutungs- und somit stoffwechselfördernd, hinzu kommt eine muskelkräftigende Wirkung durch die eigene Mitarbeit.

5.2.1 Krankengymnastik

Die Krankengymnastik hat stets den ganzen Patienten einzubeziehen, auch wenn, wie bei der hier zu erörternden Problematik, die Beine und Füße im Vordergrund stehen.

Die vom Patienten geforderte Mitarbeit beansprucht nicht nur die jeweiligen Muskelgruppen, entscheidend ist auch ein leistungsfähiges Herz-Kreislaufsystem. Dafür muß insbesondere bei älteren oder länger immobilisierten Patienten eine Stoffwechselgymnastik und ein Herz-Kreislauftraining durchgeführt werden, um die diesbezüglichen Voraussetzungen für eine mögliche eigene Mitarbeit zu schaffen. Ob dies im Rahmen einer Gruppengymnastik oder zumindest zunächst in einer Einzelgymnastik erfolgt, muß im Einzelfalle entschieden werden.

Grundlage für die aktive Mitarbeit ist die Möglichkeit zur Lockerung, zur Entspannung, um unwillkürliche Vorspannungen und Verkrampfungen auszuschalten. Andernfalls besteht die Gefahr, daß alle geführten, unterstützten oder auch selbständig ausgeführten Bewegungen durch die angespannte Muskulatur behindert werden.

Die Bewegungstherapie hat grundsätzlich das Ziel, an den Gelenken das physiologische Bewegungsausmaß wiederherzustellen oder die Beweglichkeit zumindest zu verbessern, die gelenkführende Muskulatur muß gekräftigt werden. Wichtig ist die Koordination der jeweiligen Muskelgruppen, die im Sinne von Agonisten und Antagonisten auf ein Gelenk einwirken. Zumindest in der Anfangsphase werden die Bewegungsabläufe nach der Beseitigung eventueller echter Hemmnisse unterstützt und geführt, soweit erforderlich unter völliger oder teilweiser Abnahme der Eigenschwere. Mit der fortschreitenden eigentätigen Bewegungsmöglichkeit seitens des Patienten kann sich der Therapeut mehr und mehr darauf konzentrieren, Anleitungen für die Bewegungsabläufe zu geben und die Dosierung der Behandlungen festzulegen, um die Patienten nicht zu überfordern. Da die angeleiteten krankengymnastischen Übungsbehandlungen zeitlich immer nur recht eng begrenzt durchgeführt werden können, werden die erreichten Bewegungsumfänge häufig durch exakt einstellbare motorgetriebene Bewegungsschienen gehalten (Abb. 34), was am Fuß insbesondere für das obere Sprunggelenk gut möglich ist. Durch solche **Bewegungsschienen** wird die aktive Krankengymnastik mit passiven Anwendungen kombiniert. Außerdem erhalten die Patienten Anweisungen, im Rahmen der gegebenen Möglichkeiten und ihrer bereits erarbeiteten Fähigkeiten die Übungen auch in Abwesenheit der Therapeuten durchzuführen. Selbstverständlich sind die Patienten auf mögliche Gefahren bei derartigen eigentätigen Übungen hinzuweisen, selbstverständlich sollen sie bei eventuell auftretenden Beschwerden oder irgendwelchen Auffälligkeiten bei der nächstmöglichen Gelegenheit sofort darüber berichten.

Die aktive physikalische Therapie im Sinne der Krankengymnastik steigert die Mitarbeit der Patienten von der geführten Bewegung unter Abnahme der Eigenschwere über die unterstützte Bewegung zur freien eigentätigen überwachten Bewegung bis hin zu Bewegungsübungen gegen Widerstand. Letztere erfordern eine ausreichende Koordinationsfähigkeit der Muskelgruppen. Die Muskelkräftigung erfolgt einmal über die freie Bewegung und durch Bewegungen gegen Widerstand, zum anderen aber auch durch isometrische Anspannübungen, das sind bewußte Muskelkontraktionen ohne Bewegungsabläufe.

Komplexe Bewegungsabläufe werden auf neurophysiologischer Basis vermittelt bzw. erlernt, das sind krankengymnastische Techniken, die jeweils motorische Gesamtleistungen erarbeiten. Durch diese als PNF (Propriozeptive neuromuskuläre Faszilitation) bezeichneten Bewegungsmuster wird die neuromuskuläre Leistungsfähigkeit insgesamt gebessert. Gelenkeinsteifungen und ihre Beseitigung werden bei dieser Behandlungsmethode nicht mehr isoliert betrachtet, sondern in die Gliederkette einer Gesamtbehandlung einbezogen. Für den Patienten bedeutet das eine koordinative Leistungssteigerung insgesamt.

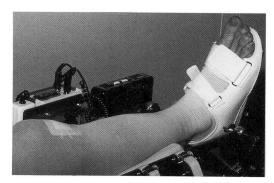

Abb. 34 Automatische Bewegungsschiene für den Fuß.

Für die krankengymnastische Behandlung in der Fußorthopädie ist das nächste Ziel die Wiederherstellung eines möglichst unbehinderten Gangbildes. Dieser als „**Gehschule**" bezeichnete Teil der Krankengymnastik erfolgt zunächst fast immer über Gehhilfen (Abb. 35). Das kann je nach der allgemeinen Belastbarkeit des Patienten zunächst ein Gehwagen mit Achselstützen oder auch ein Gehwagen mit Handabstützung (Rollator) sein, weitere Gehhilfen sind sogenannte Gehbänkchen oder Achselstützen, in den meisten Fällen reichen Unterarmstützen aus. Alle diese Gehhilfen bewirken zumindest in der Anfangsphase eine völlige oder teilweise Entlastung des betroffenen Fußes oder Beines, sie unterstützen das Erlernen der Koordinationsmöglichkeiten beim Gehen. Das Gehen kann im 3-Punktegang mit völliger oder teilweiser Entlastung eines Beines erlernt werden oder auch im 4-Punktegang mit gekreuztem Vorsetzen der Gehhilfe und eines Beines mit teilweiser Entlastung. Der Durchschwunggang mit Vorsetzen von 2 Gehhilfen und Nachschwingen des ganzen Körpers muß nur in Ausnahmefällen er-

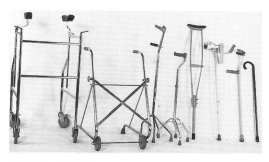

Abb. 35 Gehhilfen.

lernt werden, bei der völligen oder weitgehenden Lähmung beider unterer Extremitäten. Im Rahmen der Gehschule werden Körperhaltung, Aufsetzen der Füße, Teilbelastungen oder Belastungen der Beine und die Abrollfunktionen der Füße erlernt bzw. verbessert, den Patienten wird ein Gleichgewicht und Sicherheitsgefühl gewissermaßen antrainiert.

Ist das Gangbild hinreichend sicher und selbständig, muß bedacht werden, daß eine ständig gleichbleibende Belastung wie längeres Stehen oder langsames Gehen auf glattem Boden keinen Anreiz für die Stärkung der natürlichen Gehwerkzeuge bedeutet, derartige Belastungen ermüden eher, als daß sie anregen. Darüberhinaus hat sich langsames Hin- und Hergehen nicht als vorteilhaft für die venöse Durchblutung erwiesen. Diese wird nur durch längeres flottes Gehen gebessert, möglichst auf gewachsenem, also etwas unebenem Boden. Für ältere Menschen ist zu bedenken, daß ein ausgewogener Wechsel von Gehen und Ruhepausen erfolgen soll, um Überlastungen zu vermeiden. Bei degenerativen Gelenkveränderungen ist **Bewegung mit Entlastung** von Vorteil. Das können Pendelbewegungen sein, Fußrollübungen oder sogenanntes Radfahren im Bett. Durch derartige Übungen werden die Stoffwechselvorgänge in den Gelenken aktiviert, arthrotischer Gelenkknorpel kann sich bis zu einem Grade regenerieren und auch die Bildung von ersatzweisem Faserknorpel kann dadurch angeregt werden.

Zur Verbesserung der Geschicklichkeit im Einsatz der Füße und zur Kräftigung der Fußmuskeln ist zu speziellen Fußübungen zu raten, wie etwa Greifübungen mit den Zehen (Abb. 36), Fußrollen, kurzfristiges Gehen auf den Fußrändern, Hüpfen auf den Fußspitzen, Greifen und Werfen eines Balles mit nackten Füßen oder ähnliche Übungen. Derartige Übungen trainieren die Fußmuskeln etwa gleichmäßig, sie beugen insbesondere den Gewebeerschlaffungen mit Absinken der Fußgewölbe vor.

5.2.2 Bewegungsbäder

Die Bewegungstherapie im Wasser ist eine zusätzliche Behandlung der aktiven Krankengymnastik. Das Wasser bietet für den menschlichen Körper ganz andere Voraussetzungen als die Luft; mechanische, thermische und zum Teil auch chemische Faktoren wirken auf den Organismus ein. Die **mechanische Wirkungsweise** besteht im Auftrieb des Wassers, der Mensch hat im Wasser nur noch etwa ein Zehntel seines Körpergewichts zu tragen. Durch Hinzufügen von Mineralien läßt sich der Auftrieb noch verstärken. Besonders in der entlastenden Gehschule macht sich das bemerkbar, durch die Tiefe des Wassers läßt sich eine genaue Dosierung der Belastung erreichen. Alle Bewegungen müssen aber langsamer durchgeführt werden, da das Wasser einen größeren Reibungswiderstand hat als die Luft. Eine wesentliche Rolle spielt die **thermische Wirkung** des Wassers bei den aktiven Übungen. Im warmen Wasser wird die arterielle Durchblutung besonders in der Peripherie angeregt, die Hyperämie wird größer bei der aktiven Übungstherapie. Der Indifferenzpunkt für aktive Bewegungsbäder wird mit 34 Grad Celsius angegeben. Wichtig ist die Überwachung des Kreislaufs, da zumindest anfangs eine Blutdrucksteigerung zu erwarten ist. Durch die Wärmewirkung des Wassers wird eine Tonusverminderung der Muskulatur bewirkt, das bedeutet – zusammen mit dem Auftrieb – eine erhebliche Bewegungserleichterung. Von geringerer Bedeutung ist die **chemische Wirkung** des Wassers. Durch natürliche Heilwässer oder Badezusätze soll in gewissem Umfange ein Ionenaustausch stattfinden. In der Orthopädie liegen die Indikationen für die Bewegungstherapie im Wasser bei Kontrakturen, Arthrosen, der Sudeckschen Dystrophie und Haltungsschwächen sowie Haltungsfehlern. Häufig ist es von Nutzen, daß die behandelnde Krankengymnastin mit in das Bewegungsbad geht, um die erforderlichen Anleitungen direkt geben zu können und die Bewegungen zu führen. Erwähnt seien noch die Gegenindikationen der Bewegungstherapie im Wasser. Sie bestehen in Herz- und Kreislaufschäden, Asthmaerkrankungen, Infektionskrankheiten, Anfallsleiden, Ekzemen und Störungen der Blasen- und Darmfunktion.

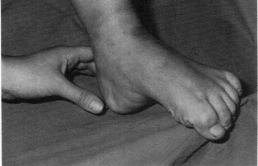

Abb. 36 Eine der typischen Greifübungen für den Fuß.

5.3 Elektrotherapie

Mit der Bezeichnung Elektrotherapie werden alle diejenigen Behandlungen zusammengefaßt, bei denen die Elektrizität unmittelbar zur Anwendung kommt. Wir unterscheiden die Niederfrequenztherapie von der Hochfrequenztherapie. Bei der **Niederfrequenztherapie** kommen galvanische Gleichströme zur Anwendung, wie etwa im Vierzellenbad, dem hydroelektrischen Vollbad und dem Stangerbad, außerdem Schwellstrom, Dreieckstrom sowie diadynamische Ströme. Die galvanischen Ströme erzeugen eine aktive Hyperämie mit einer augenfälligen hellroten Verfärbung unter den Elektroden. Durch die verbesserte Durchblutung werden Temperaturerhöhungen der Haut um 2–3 Grad gemessen, was eine Intensivierung des Stoffwechsels zur Folge hat. Außerdem erreicht man durch galvanische Ströme auch eine gewisse Analgesie durch verminderte Schmerzleitung. Das Anwendungsgebiet galvanischer Ströme liegt bei Durchblutungsstörungen, aber auch bei Arthrosen, Arthritiden und Myalgien. Eine besondere Anwendungsform des galvanischen Stromes ist die **Jontophorese**. Mit ihr können auf elektrolytischem Wege Medikamente durch die Haut in den Körper eingebracht werden. **Diadynamische Ströme** sind frequenzmodulierte niederfrequente Impulsströme, die eine stark analgetische Wirkung haben. Das Indikationsgebiet dafür liegt besonders in der Behandlung von Verstauchungen, Prellungen, Zerrungen und Neuralgien. Erwähnt sei noch die **Reizstromtherapie** durch Einführung des Exponentialstromes in die Therapie. Ihr entscheidender Vorteil liegt in der Möglichkeit einer quasi-selektiven Reizung denervierter Muskeln, so daß damit eine zusätzliche Behandlungsmöglichkeit von Lähmungen gegeben ist.

In den Bereichen der **Hochfrequenztherapie** fallen die Kurz- und Mikrowellenbehandlungen. Dabei handelt es sich um Wechselströme mit sehr hohen Schwingungen (1–3 Millionen/Sekunde). Die entscheidende therapeutische Wirkung der Hochfrequenzbestrahlungen liegt in der Erzeugung von Wärme im Körper. In Abhängigkeit von der Wellenlänge wird die Wärme mehr an der Körperoberfläche oder in der Tiefe des Gewebes bewirkt. Klassische Anwendungsgebiete für die Hochfrequenztherapie sind rheumatische Erkrankungen, Arthrosen, Myalgien, Myogelosen und Tendovaginitiden.

Von der Industrie sind zahlreiche Geräte auf den Markt gebracht worden, die eine ziemlich genaue Einstellung der Wirkungsweise ermöglichen (Kurzwellengeräte, Dezimeterwellengeräte, diadynamische Ströme kombiniert mit Ultraschall usw.).

5.4 Magnetfeldtherapie

Bei der Magnetfeldtherapie läßt man elektromagnetische Felder in einem Frequenzbereich von 0,2 bis 20 Hz auf den Körper einwirken. Die magnetischen Felder werden in besonderen Stromspulen erzeugt, sie durchdringen Weichteilgewebe und auch die Knochen, wirken stimulierend auf die Stoffwechselvorgänge und verbessern bzw. beschleunigen somit eventuell verzögerte Heilungsvorgänge. Von Vorteil ist dabei, daß einliegende Osteosynthesematerialien und auch Endoprothesen durch die Magnetfeldeinwirkung nicht erwärmt werden. Empfohlen wird die Magnetfeldtherapie insbesondere bei der verzögerten Knochenheilung, bei Pseudarthrosen, Knochennekrosen, bei der Sudeckschen Dystrophie und auch zur Wiederverfestigung von gelockerten Gelenkendoprothesen. Im letzteren Falle sind aber die Behandlungsergebnisse entsprechend eigenen Erfahrungen nicht überzeugend. An den Magnetfeldtherapiegeräten sind vorgegebene Therapieprogramme einstellbar, die Geräte können den Patienten leihweise überlassen werden, so daß damit auch eine ambulante Behandlung durch die Patienten selbst vorgenommen werden kann. Die Behandlungsergebnisse werden in Abständen jeweils ärztlich kontrolliert.

In der Fußorthopädie empfiehlt sich die Magnetfeldtherapie bei knöchernen Heilungsstörungen, bei aseptischen Knochennekrosen am Fuß und insbesondere zur Behandlung der Sudeckschen Dystrophie.

5.5 Reflexzonenmassagen am Fuß

Bei den Reflexzonenmassagen an den Füßen handelt es sich nicht um eine Therapie für die Füße, sondern um eine Behandlung an den Füßen, die sich je nach der Lokalisation an den Füßen auf bestimmte Körperorgane auswirken soll. Die Befürworter dieser Therapie gehen davon aus, daß unter den Organen in der gleichen Körperzone ein Zusammenhang bestehen soll und daß die Körperzonen im verkleinerten Maßstab an den Extremitäten als reflektierende Energiebilder ablesbar seien. So wurden Bilder erstellt, nach denen bestimm-

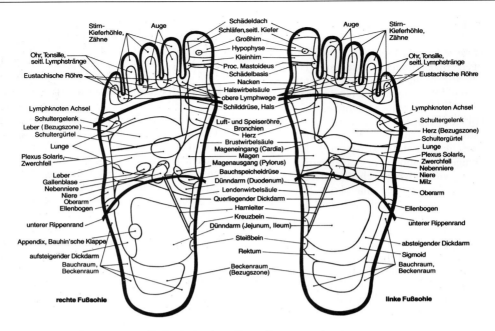

Abb. 37 Sog. Reflexzonen am Fuß mit den jeweiligen Organzuordnungen.

te Areale an den Füßen bestimmten Körperorganen zugeordnet wurden (Abb. 37). Von den Zehen bis zu den Fersen ergeben sich danach an den Fußsohlen Reflexzonen, die einer Organaufteilung vom Kopf bis zu den unteren Extremitäten entsprechen sollen. Mit einem präzisen Sicht- und Tastbefund soll sich bei einer Reflexzonenmassage am Fuß lokalisieren lassen, in welchem Körperbereich Beschwerden, Organschwächen und Krankheiten beim Patienten zu suchen sind. Dabei wird eingeräumt, daß eine druckempfindliche Zone noch nichts über Ursache, Art und Dauer der Krankheit aussagt, dies zu klären, bleibe Sache des Arztes. Durch die Massage der Reflexzonen soll eine bessere Durchblutung der jeweiligen Fußsohlenpartien und damit der zugeordneten Organe erreicht werden. In neuerer Zeit sollen nicht nur die Reflexzonen der Organe, sondern auch Reflexzonen des motorischen und vegetativen Nervensystems entdeckt worden sein. Als spezielle **Indikationen** für die Reflexzonentherapie am Fuß werden genannt:

- Erkrankungen am Bewegungssystem, Funktionsveränderungen im Atmungs- und Urogenitaltrakt, Störungen im Verdauungssystem und Kopfbelastungen verschiedener Ursache.

Als eindeutige **Kontraindikationen** sind angeführt:

- Operativ zu behandelnde Krankheiten, infektiöse und hoch fieberhafte Erkrankungen, akute Entzündungen im Venen- und Lymphsystem, Sudeck-Erkrankung am Fuß, generalisierter Pilzbefall am Fuß, Fußgangrän, Risikoschwangerschaft sowie bestimmte psychische Leiden.

Obwohl zur Reflexzonenmassage der Füße keine eigenen Erfahrungen vorliegen, kann wohl davon ausgegangen werden, daß bei psychosomatischen Beschwerden in vielen Fällen eine subjektive Besserung zu erwarten ist. Diese Methode darf aber keinesfalls dazu verleiten, bei einer eventuell zunächst subjektiven Beschwerdebesserung eine Abklärung hinsichtlich eines eventuell echten Organschadens zu versäumen. Dadurch könnte wichtige Zeit vergehen und ein sogar irreparabler Schaden entstehen.

5.6 Medizinische Fußpflege

Die hygienische, aber auch medizinische Pflege des Fußes ist zur Erhaltung der Form, Ästhetik, der Kraft und auch der Leistung des Fußes erforderlich. Einmal gilt es, die Füße sauber und im eigentlichen Sinne des Wortes gepflegt zu halten, zum anderen können im Rahmen der medizinischen Fußpflege teilweise auch sogenannte kleine Fußübel beseitigt werden. Die eigentliche **hygienische Fußpflege** bereitet in jungen Jahren und bei ausreichender allgemeiner Gelenkigkeit keine Schwierigkeiten. Mit zunehmendem Alter, zunehmender Gelenkeinsteifung oder gar völliger Versteifung von Hüft- und Kniegelenken kommt es aber bekanntermaßen zu immer größeren Schwierigkeiten dadurch, daß die Betroffenen ihre Füße einfach nicht mehr erreichen können, um sie ausreichend sauber zu halten und sich die Nägel zu schneiden. Hilfsmittel im Sinne eines verlängerten Armes sind dazu nicht immer ausreichend. Auch schon in jüngeren Jahren können die sogenannten kleinen Fußübel erhebliche Schwierigkeiten machen, wie etwa Schwielenbildungen, Hühneraugen, Fußwarzen, eingewachsene Zehennägel o. ä. Für alle diese Veränderungen, soweit sie noch nicht der ärztlichen Behandlung bedürfen, gibt es den Beruf zur medizinischen Fußpflege, die von speziell ausgebildeten Fußpflegern ausgeführt wird. Im Rahmen dieser Behandlung werden die Füße gewaschen und gebadet, eventuell gepudert oder eingerieben, Zehennägel werden geschnitten oder abgeschliffen, Hornhautbildungen, Warzen oder Hühneraugen können entfernt werden. Bis zu einem gewissen Grade können auch gymnastische und Kräftigungsübungen im Rahmen der medizinischen Fußpflege durchgeführt werden. Häufig sind es auch die Fußpfleger, die ihre Patienten auf eine ärztliche Behandlungsbedürftigkeit hinweisen, was insbesondere bei behandlungsbedürftigen Fußfehlstellungen, Durchblutungsstörungen oder entzündlichen Veränderungen der Fall ist.

Es ist wichtig zu wissen, daß die Behandlungen der medizinischen Fußpflege nur in begründeten Ausnahmefällen zu Lasten der Krankenkasse durchgeführt werden können, meist müssen diese Behandlungen privat bezahlt werden. Für ältere und behinderte Patienten kann dies eine doch recht erhebliche finanzielle Belastung und somit auch eine gewisse Härte bedeuten, andererseits dürfte aber auch die Abgrenzung hinsichtlich der Notwendigkeit in vielen Fällen recht schwierig sein. Eine Möglichkeit zur Kostenübernahme der medizinischen Fußpflege durch die Krankenkasse besteht beispielsweise zur Spangenbehandlung bei eingewachsenen Zehennägeln.

6 Konfektionsschuhe – Spezialschuhe

Schuhe, die nicht die anatomischen Gegebenheiten der Füße und ihre eigentliche Funktion berücksichtigen, sondern mehr nach modischen Gesichtspunkten hergestellt werden, können bei den Trägern immer wieder zu Schmerzen oder auch zu Schädigungen der Füße führen. Das hängt zu einem großen Teil von den jeweils modischen Gegebenheiten ab mit eventuell vorn sehr spitz zulaufender Form, unzureichender Fassung und somit Führung des Fußes und überhöhten Absätzen mit sehr kleiner Auftrittsfläche wie etwa bei den sogenannten Pfennigabsätzen oder Bleistiftabsätzen. Der Wechsel in der Schuhmode wird sicher bleiben, man kann nur versuchen zu verhindern, daß überspitzten Modetorheiten nachgekommen wird.

In unserer zivilisierten Gesellschaft mit den sich daraus ergebenden Konsequenzen wird niemand mehr verlangen können, daß die Menschen auch nur überwiegend barfuß gehen. Andererseits ist von orthopädischer Seite dazu zu raten, die Möglichkeit zum Barfußgehen so oft wie möglich zu nutzen, weil die Füße dadurch gekräftigt und abgehärtet werden. Immer wieder wird dazu geraten, auf gewachsenem Boden (Sand, Wiese, Wald) barfuß zu gehen, dort haben die Zehen die Möglichkeit zum freien Spiel, die Sohlenmuskulatur wird gestärkt und die Fußsohlenhaut widerstandsfähiger. Auf präpariertem glattem Untergrund ist das Barfußgehen weniger effektvoll, weil dann zwangsläufig die Greiffunktion der Zehen und die Ausgleichfunktion der Füße insgesamt beeinträchtigt sind. Auf gepflasterten und asphaltierten Wegen und insgesamt auch zum Schutz der Füße kann auf die Fußbekleidung somit gar nicht mehr verzichtet werden. Dazu kommt für die kälteren Jahreszeiten die Notwendigkeit des Wärmeschutzes.

Aus der Preisgestaltung ergibt sich die Notwendigkeit, wie andere Kleidungsstücke, so auch die Schuhe konfektionsmäßig herzustellen. Das muß für die Mehrzahl der Menschen durchaus kein Nachteil sein, wenn gewisse Grundregeln dabei beachtet werden und nicht überwiegend modischen Diktaten der Vorrang gegeben wird.

6.1 Allgemeines über Form und Sitz von Schuhen

Obwohl auch konfektionsmäßig gefertigte Schuhe die Füße ausreichend umfassen müssen, um sie zu führen und zu schützen, muß doch ein gewisses Spiel für die Füße in den Schuhen möglich sein, sie dürfen nicht eingezwängt werden. Das gilt insbesondere für die Zehen, die sonst in ihrer Funktion weitgehend lahmgelegt werden, zu enge Schuhe führen häufig zu Fehlstellungen der Zehen. Es reicht aber nicht aus, daß in den Schuhen vorn genügend Platz für das Zehenspiel vorhanden ist, der Aufbau und somit die Führung der Schuhe muß verhindern, daß die Füße bei der Schrittabwicklung besonders in der Stemmphase nach vorn gleiten. Die Folge wäre ein Anstoßen der Zehen, dadurch können Hornschwielen, Hühneraugen und Zehenfehlstellungen entstehen. Um das zu verhindern, müssen die Bettungen auch bei Konfektionsschuhen den Fußformen weitgehend angeglichen sein. Verständlicherweise kann man bei der konfektionsmäßigen Herstellung von Schuhen nur von der normalen und somit durchschnittlichen Fußform ausgehen. Schon von der Ferse her muß das Vorgleiten im Schuh durch eine geringe Tieferlagerung verhindert werden, allerdings kann auch wiederum eine zu tiefe Fersenlagerung zu Beschwerden führen. Etwa in der Gegend des Sustentaculum tali des Fersenbeins muß die Brandsohle etwas ansteigen, im Bereich des Chopartschen Gelenkes muß der Fuß im Schuh ausreichend festgehalten werden, so daß er schon dort in den Phasen der Schrittabwicklung nicht nach vorn gleiten kann. Eine weitere Lagerung erfolgt in der Ballengegend, so daß am Übergang vom Mittelfuß zum Vorfuß nochmals ein Hin- und Hergleiten vermieden wird. Eine weitere Unterstützung gegen Verschiebungen im Schuh erfährt der Fuß durch eine mögliche Schnürung, diese kann sowohl im hohen Schuh als auch im Halbschuh angebracht sein.

Selbst wenn der Mittelfuß so gut im Schuh gehalten wird, daß dadurch das Vor- und Rückgleiten und somit auch das Anstoßen der Zehen verhindert wird, ist darauf zu achten, daß zusätzlich noch eine „Überlänge" vorhanden ist. Bekanntlich kommt es beim Gehen neben der eigentlichen Abwicklung des Fußes auch zu geringen Verschiebungen der knöchernen Anteile in den Weichteilen. Als einer der führenden Theoretiker und Praktiker für die Herstellung von orthopädischen und anderen Maßschuhen hat *E. Kraus* eine Überlänge von 15 mm als keineswegs zu reichlich bemessen bezeichnet.

Der Anatom *H. v. Meyer* hat schon im vorigen Jahrhundert darauf hingewiesen, daß bei dem normal geformten Fuß eine gerade Linie anzunehmen ist, die von der Mitte der Ferse durch die Mitte des 1. Metatarsalköpfchens bis etwa zur Mitte der Großzehe verläuft. Diese **Meyersche Linie** (Abb. 38) ist bei der Herstellung von Maßschuhen und auch von konfektionsmäßig gefertigten Schuhen zu beachten, um dem Fuß eine richtige Bettung mit ausreichendem Halt im Schuh zu geben. Sie kann jedoch nur für die Herstellung von Schuhen berücksichtigt werden, die im Zehenbereich ausreichend breit sind, in vorn spitz zulaufenden Schuhen wird die Großzehe zwangsläufig zur Mittellinie des Fußes gedrückt.

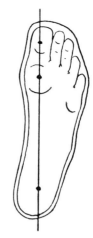

Abb. 38 Die *Meyer*sche Linie.

Den grundlegenden Aufbau eines Schuhs zeigt die Abb. 39. Der Absatz-und Sohlenaufbau wird durch das sogenannte **Schuhgelenk** verbunden, bekanntlich ist aber der Schuh in diesem Bereich meist nur wenig flexibel, die größte Flexibilität liegt vielmehr am Übergang vom sogenannten Schuhgelenk zur Sohle. Die innere untere Festigkeit erhält der Schuh durch die **Brandsohle**, darauf ist im Schuh das mehr oder weniger stark ausgearbeitete „Fußbett" angebracht. Der obere Schuhaufbau besteht aus der **Vorderkappe** und der **Hinterkappe** mit dem etwas nach vorn gezogenen Futter. Vorder- und Hinterkappe werden durch den Schaft verbunden. Der **Schaft** sorgt für die mehr oder weniger feste Fassung des Mittelfußbereiches (Abb. 40 a und b), er kann in Slipperform oder zum Schnüren ausgelegt sein.

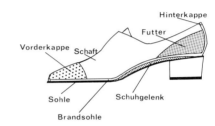

Abb. 39 Der Aufbau eines normalen Halbschuhs.

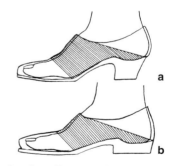

Abb. 40 a,b Gute Fassung des Fußes: **a** im Damenschuh; **b** im Herrenschuh.

Von besonderer Bedeutung für die Schuhform und damit auch für die Abwicklung des Fußes beim Gehen sind die Spitzensprengung oder der Spitzenhub und die Absatzsprengung.

Unter **Spitzensprengung** oder **Spitzenhub** versteht man den Abstand der Schuhspitze vom Erdboden, wenn der Schuh auf einer ebenen Fläche steht. **Die Absatzsprengung** ist die rückwärtige Kurve der Fersenkappe mitsamt Absatz. Das Wort Absatzsprengung ist weniger gebräuchlich.

Für unbehinderte Abwicklung des Fußes vom Erdboden beim Gehen hat die Spitzensprengung einige Bedeutung (Abb. 41 und 42). Ein Vergleich der Abb. 41 und 42 zeigt ohne weiteres, daß der Leisten, nach dem der Schuh zu bauen ist, einen um so höheren Spitzenhub haben muß, je höher der Absatz werden soll.

In Abb. 43 und 44 sind zwei Extreme einander gegenübergestellt. Ein Schuh mit sehr flacher Spitzensprengung (Abb. 44) bleibt leichter am Erdboden hängen. Als Durchschnittsnorm pflegt man an-

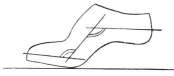

Abb. 41 Der Leisten für einen hohen Absatz erfordert eine hohe Spitzensprengung (Spitzenhub).

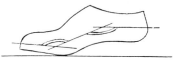

Abb. 42 Beim weniger hohen Absatz kann die Spitzensprengung geringer sein.

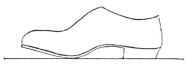

Abb. 43 Schuh mit sehr starker Spitzensprengung.

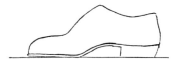

Abb. 44 Schuh ohne Spitzensprengung.

zunehmen, daß nach Anbringung des Absatzes ein Bleistift bequem unter die Schuhspitze zu legen ist.

Modischen Damenschuhen gibt die Industrie gern eine etwas stärkere Spitzensprengung. Das hat mehrere Gründe. Erstens würde die vorn angesetzte Spitze zu leicht am Boden hängen bleiben. Zweitens verringert der Spitzenhub das Vorgleiten des Fußes. Drittens gibt es weniger leicht Gehfalten über der Ballenlinie. Aber der Nachteil ist, daß die Zehen noch mehr zur Untätigkeit verurteilt werden, als dies ohnehin schon im engen Schuh geschieht.

Je biegsamer die **Ballengegend,** um so weniger dringlich ist ein hoher Spitzenhub. Bei sehr massiven Stiefeln, wie sie etwa für die Feldarbeit gebraucht werden, ist ein starker Spitzenhub zweckmäßig. **Biegsamkeit der Ballengegend verhindert das Schlüpfen der Ferse.**

Das rückwärtige Ende (Fersenkappe bzw. beim Leisten der Leistenabschluß) hat seine besonderen Probleme. Die **Fersenkappe** muß das Schlüpfen des Fußes aus dem Schuh beim Gehen verhindern; sie muß also hoch genug hinaufreichen. Ihr oberstes Ende darf aber nicht zu scharf der Ferse anliegen, denn das führt zu Reizungen der Haut und der darunter liegenden Gewebe (sog. „Haglund-Ferse"). Die Schwierigkeiten werden beim Konfektionsschuh noch vermehrt durch die große Variationsbreite der Fersenform.

Der **Absatz** ist eine Erfindung der Neuzeit. Die alten Griechen und Römer kannten ihn noch nicht. Er hat verschiedene Vorteile. Erstens hebt er den größeren Teil des Fußes und Schuhes über den Straßenschmutz hinaus und gibt auf schlüpfrigem Boden mehr Halt, zumal beim Bergabgehen. Zweitens bedingt er eine gewisse Gewölbestützung, denn zwischen dem waagerechten, einige Zentimeter über dem Erdboden aufgebauten Lager für die Ferse und dem ebenfalls waagerechten Vorfußteil liegt das mehr oder weniger gebogene Stück für den Mittelfuß. Dadurch wird der Halt an dieser Stelle verbessert. Drittens wird das Längsgewölbe des Fußes durch die Körperlast um so weniger gedrückt, je schräger bzw. steiler es steht. Die Zugbeanspruchung der Bänder, die das aus Tarsus und Metatarsus bestehende Gewölbe halten, fällt fast ganz fort. Viertens verringert der Absatz die Spannung der Achillessehne, was beim Stehen und langsamen Gehen zweifellos angenehm ist. Und noch ein fünfter, weniger sachlicher Grund kommt hinzu: Bei kleinen Damen ist ein hoher Absatz beliebt, weil er sie größer erscheinen läßt.

Günstig ist es, wenn der Absatz in der richtigen Weise „unterstellt" ist. Seine Vorderkante soll unter dem Vorderende des Fersenbeins liegen, seine Hinterkante einer Tangente entsprechen, die man an das Hinterende der Ferse legt.

Ein zu hoher Absatz bewirkt eine vermehrte Beugung im Knie- und Hüftgelenk, verstärkt die Beckenkippung und die Lendenlordose. Dadurch richtet sich kompensatorisch die Brustwirbelsäule auf. Die Schrittlänge wird verkürzt und der Vorfuß durch die schiefe Ebene, die zwangsläufig entsteht, vermehrt belastet. Die Beweglichkeit im unteren Sprunggelenk wird eingeschränkt, da der Fuß ausreichende Pro- und Supinationsbewegungen nur bei relativ niedrigem Fersenstand auszuführen vermag. Auf Grund der dauernden Spitzfußstellung führt die unzureichende Abwicklung des Fußes beim Gehen zur Atrophie der kurzen Fußmuskulatur und einem Muskelungleichgewicht zwischen Flexoren und Extensoren.

Eine gute **Durchlüftung** des Schuhs ist vor allem bei feuchten Füßen erforderlich, also bei der Neigung zu Schweißfüßen. Die hygienischen Eigenschaften eines Schuhs werden nicht ausschließlich durch die Art der verwendeten Werkstoffe bestimmt, sondern gleichermaßen durch die mechanischen Eigenschaften. So ermöglicht ein flexibler Schuh eine optimale Wärme- und Feuchtigkeitsregulierung, da durch die Fußbewegungen ein Austausch der warmen und feuchten Luft im Schuh gegen frische Außenluft erfolgen kann. Günstig ist ein ausreichend durchlässiges Oberleder, das zumindest für das Tragen in trockenen Bereichen eine Lochstanzung erhalten kann. Zusätzlich können dünne durchlüftende Einlegesohlen verwendet werden, die bei jedem Schritt etwas zusammengedrückt werden und den Luftaustausch damit begünstigen. Fußhygienisch ungünstige Schuhe vermehren die Schweißabsonderung (Hyperhidrosis), dadurch kommt es zur Verschiebung des pH-Wertes an der Haut mit der Möglichkeit von Hautmazerationen und zur Begünstigung der Fußpilzausbildung.

An form- und funktionsgerechte Schuhe sind somit folgende **Mindestanforderungen** zu stellen:

1. Ausreichende Vorfußfreiheit
2. Flexibilität des Schuhbodens
3. Stabilität des Schuhgelenkes
4. Fersengerechte Ausbildung der Hinterkappe mit dem Futter
5. Begrenzung der Absatzhöhe auf maximal 4 cm für häufig getragene Schuhe
6. Optimale fußhygienische Eigenschaften

6.2 Sandalen und Pantoffeln

Für die wärmeren Jahreszeiten sind Sandalen aus fußhygienischer Sicht besonders günstig, da sie eine optimale Durchlüftung zwischen Fuß und Fußbekleidung ermöglichen. Ob Sandalen direkt an den Füßen oder zusammen mit Strümpfen getragen werden, mag vom persönlichen Empfinden des Einzelnen abhängen. Ohne Strümpfe ist die Durchlüftung zweifellos besser, andererseits fehlt dann aber die schweißaufsaugende Wirkung der Strümpfe, so daß das Material der Sandalen mehr durchfeuchtet und unansehnlich wird, auch verhärten kann. *Timm* hat 1976 darauf hingewiesen, daß die meisten Sandalen nicht richtig passen. Oft rutscht der Fuß zu weit nach vorn, der vorderste Querriemen engt insbesondere die 5. Zehe ein, er dürfte eigentlich nicht vor dem Grundgelenk liegen. Hinzu kommt bei Sandalen oft ein nicht genügender Halt durch das Oberleder, so daß der Fuß nicht ausreichend auf der Sohle gehalten wird. Zweckmäßig sind verstellbare Sandalenriemchen, um einen zu lockeren oder auch zu engen Sitz korrigieren zu können. Die Brandsohle und die Bettung sollen plastisch gestaltet sein und sich der Fußform anpassen, dann bedarf es keiner zusätzlichen Versteifung. Für den seitlichen Halt ist es wichtig, daß der Vorfuß dicht hinter den Köpfchen der Mittelfußknochen gefaßt wird, ohne dabei den Fußrücken zusammenzupressen. Der Fersenriemen soll verstellbar sein, um dem Fuß im ganzen einen ausreichenden Halt zu geben und auch bei eventuellen Fußschwellungen eine Anpassungsmöglichkeit zu bieten.

Besonders trainiert und gestärkt werden die Füße und insbesondere die Fußmuskeln durch **Holzsandalen**, die nur von einem Riemen in der Ballengegend gehalten werden. Sie zwingen den Fuß, beim Gehen mit den Zehen Haltebewegungen auszuführen. Diese Sandalen werden als sogenannte „Gesundheitsschuhe" von verschiedenen Firmen angeboten. Ihre Form wurde in den letzten Jahren erheblich verbessert, die Bettung paßt sich der durchschnittlichen Fußform recht gut an. Oft haben diese Sandalen eine zusätzliche Ballen- und Zehenbettung.

Ähnlich wie das bei Schuhen möglich ist, können auch Sandalen mit orthopädischen Einlagen versehen werden, diese werden in die Sandalen eingeklebt, so daß ein Verrutschen verhindert wird.

Eine Sonderform sind **Pantoffeln** oder Latschen, sie ermöglichen insbesondere in der häuslichen Umgebung ein schnelles Hineinschlüpfen und geben einen gewissen Wärmeschutz. In Pantoffeln haben die Füße ausgiebige und manchmal sogar übermäßige Bewegungsfreiheit, das Spiel der Zehen und auch ihre Haltefunktion wird gefördert. Somit ist gegen ein überwiegendes Umhergehen in Pantoffeln nichts einzuwenden, auch nichts gegen den wärmenden Schutz beim Sitzen. Ungünstig sind sie dagegen für längeres weitgehend unbewegliches Stehen, da sie den Füßen dafür keine Unterstützung bieten.

6.3 Kinderschuhe

Kleine Kinder beschweren sich bekanntermaßen nur sehr selten über eventuell schlechten Sitz der Schuhe, Kleinstkinder haben dazu schon wegen der noch bestehenden sprachlichen Schwierigkeiten kaum die Möglichkeit. Von Eltern wird sehr häufig an Orthopäden die Frage gestellt, worauf beim Kauf von Kinderschuhen zu achten ist. Modische Aspekte sollten nur soweit akzeptiert werden, wie sie die Paßform und Stützfunktion nicht beeinträchtigen. Das verwendete Material darf nicht zu weich, aber auch nicht zu fest sein, der Schuh muß insgesamt flexibel sein und insbesondere eine dynamische Verformung von Fuß und Schuh beim Gehen ermöglichen. Zur orientierenden Information über die erforderliche Schuhgröße hält man die Sohle des umgekehrt gehaltenen rechten Schuhs unter die Sohle des linken Fußes oder umgekehrt. Die Länge des Schuhs ist dabei reichlich zu bemessen, schon unter dem Gesichtspunkt des recht schnellen Wachstums. Etwaige spitze Schuhformen sind für Kinder in jedem Falle abzulehnen. Beim Anziehen wird mit dem Finger nachgetastet, ob der Halt im Mittelfuß ausreichend fest ist, neben der erforderlichen Länge ist auf die Weite zu achten. In jedem Falle muß das Anstoßen der Zehen an der Schuhkappe vermieden werden, die Vorderkappe darf zur Gewährleistung eines ausreichenden Zehenspiels nicht zu flach ausgebildet sein.

Der Arbeitskreis „Leisten und Schuhe" der Deutschen Gesellschaft für Orthopädie und Traumatologie hat zur grundlegenden Orientierung Richtlinien für fußgerechte Kinderschuhe erarbeitet. An das Material für Kinderschuhe wird die Forderung gestellt, daß aus fußhygienischen Gründen das Obermaterial, Futter und die Deckbrandsohle aus Leder sein müssen. Es wurde festgestellt, daß der Kinderfuß in 8 Stunden etwa 20 Gramm Feuchtigkeit abgibt, diese Menge muß vom Schuhmaterial aufgenommen und nach außen abgegeben werden können. Synthetisches Material kann nur etwa 1/5 dieser Menge aufnehmen. Bekannt ist, daß viele Kinder besonders im Alter von 2 bis 6 Jahren zu Schweißfüßen neigen, was in diesem Alter als physiologisch anzusehen ist. Eine weitere Forderung ist der **ausreichende Halt** im Schuh und mit dem Schuh. Der Halt im Schuh darf nicht fälschlich als eine übermäßige Einschränkung der Bewegung des Fußes im Schuh angesehen werden. E. Maier hat darauf hingewiesen, daß insbesondere die Torsionsbewegung des Fußes zur Aufrichtung auf den 1. Strahl nicht behindert werden darf. Ein genügender Halt im Schuh wird erreicht durch einen fußgerechten Leisten, ein festes „Schuhgelenk" und eine Schnürung im Winkel von 40 Grad zur Ferse. Der Arbeitskreis „Leisten und Schuhe" hat bei seinen Richtlinien berücksichtigt, daß zwischen **hochgesprengten Füßen** mit hohem Rist, kurzer und breiter Gesamtform und Großzehe als längster Zehe sowie Flachfüßen mit eher schmaler längerer Form und zweiter Zehe als längster Zehe zu unterscheiden ist. Beide Kinderfußtypen gelten als gesund und voll leistungsfähig. Aus der Fußform ergibt sich eine etwas unterschiedliche Absatzhöhe, um einen leicht bogenförmigen Übergang vom Fersenauftritt zum Ballenauftritt zu erreichen. Für die richtige Paßform ist zu bedenken, daß zur gemessenen Länge des belasteten Fußes 12 mm hinzugerechnet werden müssen, um ein ausreichendes Bewegungsspiel zu gewährleisten und das in kürzerer Zeit zu erwartende Wachstum zu berücksichtigen. Untersuchungen des Arbeitskreises hatten ergeben, daß 38% der Kinder Schuhe trugen, die mehr als 2 Schuhnummern zu klein waren und somit insbesondere zu Stauchungen der Zehen führten. Mit Recht gefordert wird eine genormte Brandsohlenlänge, die Möglichkeit mehrerer Weiten bei gleicher Fußlänge, eine Mindesthöhe für den Zehenbereich, eine Vorschrift über maximale Zuspitzung im Groß- und Kleinzehenbereich und eine modische Form nur als Zugabe zur notwendigen Grundform. Beim Kauf von Kinderschuhen ist eine Messung der Füße und ihre Beachtung bei der Schuhgröße unumgänglich, zu berücksichtigen ist die Längenzugabe vom 12 mm, davon 6 mm für das zu erwartende Wachstum und 6 mm für den sogenannten Schub im Schuh. Bei diesem Schub handelt es sich um die funktionelle Verlängerung des Fußes unter der Belastung, verständlicherweise kann dabei nur von einem Mittelwert ausgegangen werden. Zu berücksichtigen ist für einen paßgerechten Kinderschuh der **Sohlenbiegungspunkt**, dieser muß im Ballenbereich des Fußes liegen. Stimmt der Sohlenbiegungspunkt nicht mit dem anatomischen Ballenpunkt überein, nimmt die Relativbewegung zwischen Fuß und Schuh über den Schub von 6 mm hinaus zu, das bedeutet trotz ausreichender Gesamtlänge des Schuhs eine schlechte Paßform. Am fertigen Schuh ergibt sich als Mittelwert der Sohlenbiegungspunkt durch Übertragung von 2/3 der gesamten Schuhlänge von der Ferse zum inneren Rand des Schuhs.

Immer wieder kann festgestellt werden, daß Kinderschuhe aus Sparsamkeitsgründen von einem Kind an ein anderes weitergegeben werden. Dagegen bestehen keine grundsätzlichen Bedenken, wenn gewisse Prinzipien dabei beachtet werden. Die weitergegebenen Schuhe dürfen keinesfalls verformt oder durch Fußschweiß verhärtet sein, sie müssen in jeder Hinsicht den Anforderungen an die Paßform genügen.

6.4 Konfektionsschuhe für besondere Zwecke

Auch wenn man davon ausgeht, daß alle Schuhe letztlich eine Fußbekleidung zum Stehen und Gehen darstellen, kann man doch nicht übersehen, daß dieses Stehen und Gehen unter sehr unterschiedlichen Bedingungen erfolgt. Demzufolge hat sich auch die konfektionelle Schuhindustrie den wichtigsten besonderen Erfordernissen angepaßt. Wir kennen konfektionelle Spezialschuhe für verschiedene Verwendungen. Zu denken ist in diesem Zusammenhang an Schuhe für lose Einlagen, an Schuhe für besonders lange Gehstrecken wie etwa Wanderungen, an alle Variationen der Sportschuhe, an Badeschuhe und besonders an Sicherheitsschuhe, wie sie von den Berufsgenossenschaften für bestimmte Tätigkeiten vorgeschrieben werden (Abb. 45 a – f)

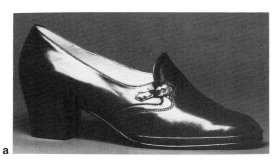
a

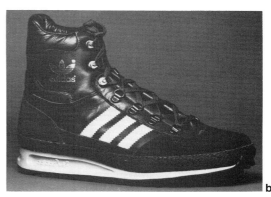
b

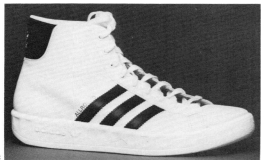
c

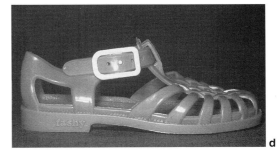
d

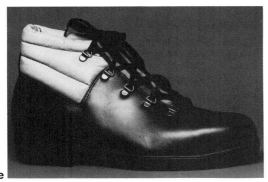
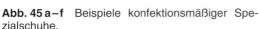
e

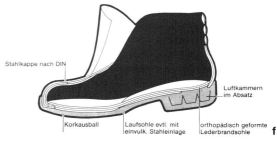
f

Abb. 45 a–f Beispiele konfektionsmäßiger Spezialschuhe.
a Damenschuh für lose Einlagen (ohne Fußbett).
b Wander- und Bergschuh (gut abgepolstert, etwas elastische Sohle).
c Hoher Mehrzwecksportschuh mit rutschfester Sohle und verstärktem gepolstertem Schaft.
d Badesandale zur Vermeidung von Verletzungen am Strand.
e Sicherheits-Arbeitsschuh nach DIN der Berufsgenossenschaften (Stahlkappe, Stahlsohle, gepolsterter Schaft).
f Schematisch dargestellter Querschnitt durch einen Sicherheits-Arbeitsschuh.

Bei der Herstellung von **Schuhen für lose Einlagen** ist zu berücksichtigen, daß die Einlagen verschieden stark sein können und eventuell eine leichte Beinlängendifferenz auszugleichen haben. Solche Schuhe für lose Einlagen dürfen keine fest eingebaute konfektionelle Bettung haben, sie müssen genügend Platz für die losen Einlagen bieten und die Ferse dann trotzdem noch ausreichend fest umfassen. Die Absatzhöhe für solche Schuhe wird als am günstigsten mit 35 bis 45 mm angegeben.

Wander- und Bergschuhe müssen aus einem besonders leichten Material gefertigt sein, das zusätzlich geeignet ist, relativ viel Feuchtigkeit aufzunehmen und nach außen abzugeben. Die Sohle muß elastisch sein, insbesondere für Bergtouren auch rutschfest. Wander- und Bergschuhe müssen in der Schnürung gut verstellbar sein und trotzdem ausreichenden Halt bieten, wichtig sind Abpolsterungen am oberen Rand und insbesondere auch in der Knöchelregion.

Sportschuhe nehmen einen besonders breiten Raum unter den Spezialschuhen ein. Entsprechend den einzelnen Sportarten müssen sie besondere Eigenschaften aufweisen. Sie sollen einmal die Füße stützen und schützen, zum anderen aber auch, soweit als möglich, die sportlichen Leistungen verbessern helfen. Auf alle Besonderheiten der Sportschuhe kann in diesem Rahmen nicht eingegangen werden, einige stichwortartige Beispiele sollen auf die Vielfalt hinweisen. Fußballschuhe haben Stollen unter den Sohlen gegen das Wegrutschen, Hallenschuhe müssen besonders rutschfeste Sohlen haben. Sprinterschuhe sind mit Spikes versehen, Skiabfahrtschuhe müssen insbesondere die stark gefährdeten Sprunggelenke schützen. Durch ihre Führungs- und Schutzfunktion können für spezielle Sportarten gefertigte Sportschuhe die Leistungsfähigkeit ganz erheblich steigern. Man kann davon ausgehen, daß es Sportschuhe schlechthin heute kaum noch gibt, die Sportschuhe sind auf bestimmte Sportarten ausgerichtet, was insbesondere für Spitzensportler unumgänglich ist.

Eine weitere Art von Spezialschuhen sind **Badeschuhe,** sie sollen die Füße beim Freibaden an solchen Stränden schützen, wo vermehrte Verletzungsgefahren durch Klippen, Steine oder auch Umweltverunreinigungen bestehen. Daß sie aus einem wasserfesten Material hergestellt sind, versteht sich von selbst.

Sicherheitsschuhe schließlich sollen insbesondere daran mitwirken, daß die Zahl der Arbeits- oder Hobbyunfälle vermindert wird. Zu ihren Ausrüstungen gehören Zehenkappen, Knöchel- oder Mittelfußschutz, erhöhte und verstärkte Schäfte, durchtrittssichere Sohlen und rutschfeste Sohlen. Für besondere Zwecke müssen sie eine elektrostatische Leitfähigkeit besitzen.

Berufsgenossenschaften haben für die Sicherheitsschuhe bestimmte DIN-Normen erarbeitet, die eingehalten werden müssen. So muß die Zehenschutzkappe aus 2 mm starkem gehärtetem Stahl bestehen. Die durchtrittssichere Sohle muß aus mindestens 0,4 mm starkem flexiblem nicht rostendem Stahl bestehen, so daß Nägel oder feste Drähte nicht durchdringen können. Der Knöchelschutz muß eine bestimmte Größe und Stärke aus elastischem Material haben und abgepolstert sein. Die Sohlen müssen je nach Verwendungsart beständig sein gegen Fett, heißes Wasser oder bestimmte Chemikalien. Für andere Berufszweige werden Gummistiefel verlangt. Alle diese genannten Spezialschuhe können im Bedarfsfall noch mit orthopädischen Zurichtungen versehen werden (s. Kap. 7.4).

7 Orthopädische Hilfsmittel für den Fuß

Zur Erhaltung oder auch zur Wiederherstellung der Leistungsfähigkeit der Füße sind neben operativen Behandlungsmaßnahmen, medikamentöser Unterstützung und physikalischen Anwendungen häufig technische Hilfsmittel erforderlich, welche die Füße unterstützen, schienen, korrigieren und auch zumindest teilweise entlasten. Die Palette dafür reicht von vorübergehenden einfachen stützenden Verbänden bis hin zur ständigen Versorgung mit individuell angepaßten Schuhen oder Stützapparaten. Dafür ist eine enge Zusammenarbeit des Arztes mit dem orthopädischen Handwerker erforderlich, dem Orthopädie-Schuhtechniker oder Orthopädie-Mechaniker. Der orthopädisch tätige Handwerker braucht dazu ein fundiertes Wissen über die anatomischen Gegebenheiten, die normalen Funktionen der Füße und auch über die verschiedenen Fehlstellungen und Erkrankungen. Der orthopädisch tätige Arzt muß sich im Rahmen seiner Tätigkeit mit den technischen Möglichkeiten befassen, er muß die Materialien und ihre Verarbeitungsmöglichkeiten kennen, über Leistungsfähigkeit und auch Grenzen der orthopädietechnischen Versorgung informiert sein.

Aus diesen Notwendigkeiten ergibt sich zwangsläufig eine enge Zusammenarbeit zwischen dem orthopädisch tätigen Handwerker und dem orthopädisch tätigen Arzt. Wichtigste Voraussetzung für eine orthopädietechnische Versorgung ist die exakte ärztliche Verordnung unter Berücksichtigung der technischen Möglichkeiten. Wünschenswert und häufig auch praktiziert ist die Besprechung der Versorgung mit orthopädischen Hilfsmitteln direkt am Patienten und mit dem Patienten. Aus diesem Grunde haben einige orthopädische Kliniken häufig eigene technische Werkstätten, in anderen ist die Werkstatt eines freiberuflichen Orthopädie-Technikers direkt in der Klinik angesiedelt. In vielen Fällen kommen die Orthopädiehandwerker in die orthopädischen Arztpraxen zu festgelegten oder vereinbarten Terminen, insbesondere um Problemfälle gemeinsam mit dem Arzt in Gegenwart des Patienten zu erörtern. Eine solche Zusammenarbeit ist in jedem Falle vorbehaltlos zu begrüßen, sie erspart Mißverständnisse, vermeidet unnötige spätere Korrekturen und gewährleistet eine optimale Versorgung zum Wohle der Patienten.

7.1 Fixierende Verbände

Fixierende Verbände dienen der Gewebestützung beispielsweise bei Krampfadern oder Schwellungszuständen, finden aber auch Anwendung zur meist vorübergehenden teilweisen oder kompletten Immobilisation von Skelettabschnitten. Die einfachste und wohl auch älteste Form ist die Wickelung mit **elastischen Binden**. Diese Art der Fixierung kann allein vom Material her nur unterstützend sein. Nachteile sind die Möglichkeit des Verrutschens der Bindentouren gegeneinander sowie der Verlust der Elastizität dieser Binden durch mehrmaligen Gebrauch. Der Vorteil liegt in der Möglichkeit, daß diese Verbände immer wieder nachgewickelt werden können und somit der jeweiligen Situation ohne Aufwand anzupassen sind.

Eine weitere Möglichkeit zur Gewebestützung und teilweisen Fixierung bietet der **Zinkleimverband**. Seine Hauptindikationen sind oberflächliche Venenerkrankungen und Stauungen, Gewebestützung zur Ergänzung eines Gipsverbandes z. B. beim Gipstutor oder auch die abklingende Weichteilstützung nach einem Gipsverband. Bekanntermaßen kommt es nach der Gipsabnahme häufig zur Anschwellung des betroffenen Beines, die Ursachen dafür liegen teilweise in einem vorübergehenden Elastizitätsverlust des Weichteilgewebes oder auch in der Ausbildung von Thromben kleinerer oder größerer Ausdehnung. Die Thromben haften zwar meistens so fest an der Gefäßwand, daß die gefährlichen Embolien selten sind, die Gefahr dafür ist aber in jedem Falle gegeben. Durch einen Zinkleimverband in richtiger Verbandstechnik läßt sich dieses Risiko zumindest reduzieren. Zum Anlegen eines Zinkleimverbandes hat man früher einen Zinkleimbrei mit einem breiten Pinsel direkt auf die Haut aufgetragen. Dieser Zinkleimbrei setzte sich nach Angaben von Böhler wie folgt zusammen:

1 Teil Zinkoxyd auf 2 Teile Gelatine, 3 Teile Wasser und 4 Teile Glycerin.

Über diesen Zinkleim wurden Mullbinden möglichst faltenfrei gewickelt. Heute bietet die Industrie fertige Zinkleimbinden an, die sich dank ihrer Elastizität ohne größere Schwierigkeiten faltenfrei anwickeln lassen und vom Arbeitsaufwand her eine deutliche Erleichterung bringen. Trotzdem ist nach wie vor darauf zu achten, daß die Zinkleimbinden insbesondere im Bereich der Gelenke faltenfrei angelegt werden und auch bei den noch möglichen Bewegungsausschlägen keine stärkeren Falten werfen. Der Zinkleimverband am Fuß muß in sich geschlossen sein (Ferse!), andernfalls müßte mit einem Fensterödem gerechnet werden. Über den eigentlichen Zinkleimverband wird eine Schlauchbinde gezogen, etwa Stülpa oder TG-Schlauchverband. Da diese Schlauchbinde überall gleich weit ist, das Bein aber an der Wade, der Fessel und dem Sprunggelenk unterschiedliche Weiten aufweist, ist ein Ausgleich erforderlich, den man dadurch erreicht, daß der Schlauchverband an den schlankeren Körperteilen mehr oder weniger stark um die Längsachse gedreht wird. Dadurch ist ein faltenfreier Sitz zu erreichen. Den distalen und proximalen Abschluß des Zinkleimverbandes bilden Pflasterstreifen (Abb. 46). Dem Patienten muß gesagt werden, daß er im Falle des Einschnürens die Kante des Verbandes nicht kürzen, sondern in Längsrichtung einschneiden und die Zipfel mit Heftpflaster festkleben soll.

Eine weitere und stabilere Fixierungsmöglichkeit bietet der **Tape-Verband**. Er ist gewissermaßen eine Wiederentdeckung und technische Verbesserung des den älteren Orthopäden wohlbekannten **Gibney-Verbandes** (Abb. 47). Dieser wurde aus ca. 2,5 cm breiten Pflasterstreifen etwa dachziegelartig angelegt, um insbesondere die Sprunggelenke bei einer Kapselbandinsuffizienz oder bei einer Kapselbandverletzung zu stützen. Der Gibney-Verband wurde etwa alle 14 Tage erneuert, bei Abschwellung nach einer Verletzung verständlicherweise öfter.

Der Tape-Verband wird aus einem fest elastischen Material ebenfalls dachziegelartig angelegt, er dient insbesondere der weitgehenden Fixierung nach Bänder- und Kapselverletzungen an den Sprunggelenken. Ein Tape-Verband wird grundsätzlich dann angelegt, wenn eine absolute Ruhigstellung eines Gelenkes nicht erforderlich oder nicht gewünscht ist, übermäßige oder pathologische Bewegungen aber ausgeschaltet werden sollen. Die in unterschiedlichen Breiten erhältlichen

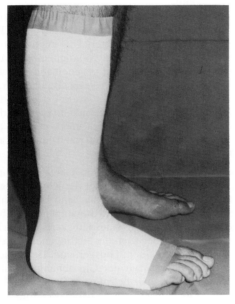

Abb. 46 Unterschenkel-Zinkleimverband.

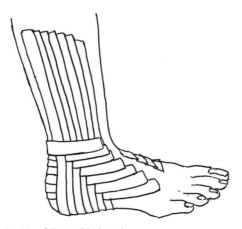

Abb. 47 Gibney-Verband.

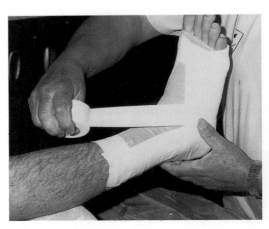

Abb. 48 Anlegen eines Tape-Verbandes.

Tape-Streifen werden von distal nach proximal faltenfrei über das zu stabilisierende Gelenk gewickelt, wobei die Streifen je nach Erfordernis immer wieder abgeschnitten und neu angesetzt werden müssen. Ein Einschnüren am distalen oder proximalen Rand ist bisher nicht beobachtet worden, allerdings muß bei der recht straffen Anordnung der einzelnen Wickelungen auf eventuelle Hautmazerationen geachtet werden.

Trotz neuer Verbandtechniken und neuer Werkstoffe ist der **Gipsverband** aus der orthopädischen Behandlung nicht wegzudenken. Gips ist ein sehr gut formbares und somit leicht zu verarbeitendes Material. Neben seiner Verwendung zum Abdruck von Körperteilen benutzt man den Gips für schienende oder ruhigstellende Gipsschalen und auch für zirkuläre ruhigstellende Verbände. Mit Gipsverbänden können Fehlstellungen beispielsweise der Füße in der redressiert korrigierten Haltung fixiert und somit die Füße in die richtige Wachstumsrichtung gelenkt werden. Dazu werden die Gipsverbände in Abständen erneuert, um eine Nachkorrektur bis zur gewünschten bzw. erforderlichen Stellung zu ermöglichen. Eine weitere Verwendungsmöglichkeit liegt in der Ruhigstellung nach Traumatisierungen oder auch in der Fixierung und somit Entlastung von Gelenken bei Weichteilverletzungen. Trotz zahlreicher stabilisierender Operationsverfahren (stabile Osteosynthese) werden auch heute noch unmittelbar postoperativ Gipsverbände angelegt, um Gelenke in Entlastungshaltung vorübergehend ruhigzustellen, Sehnen- oder Kapselnähte zu schützen, frakturgefährdete Bereiche zu unterstützen oder auch ganz einfach eine Schmerzausschaltung zu bewirken. Postoperativ angelegte Gipsverbände werden immer bis auf die Haut gespalten, um Abschnürungen durch ein mögliches postoperatives Ödem zu vermeiden (Abb. 49). Bei Säuglingen und Kleinkindern hat sich die postoperative Gipsruhigstellung auch dann bewährt, wenn sie nur aus pflegerischen Gründen von Vorteil ist, um schmerz- oder angstbedingte Abwehrreaktionen zu vermeiden.

Grundsätzlich gibt es die Möglichkeit des **gepolsterten** oder **ungepolsterten Gipsverbandes**, letzterer wurde insbesondere durch die Böhler-Schule Wien ausnahmslos praktiziert. Wir bevorzugen den sparsam gepolsterten Gipsverband mit dünner Wattewickelung und zusätzlicher Abpolsterung der druckgefährdeten Regionen durch Filz oder dünnen Schaumstoff. Als gefürchtete Komplikationsmöglichkeiten nach dem Anlegen von Gipsverbänden gelten Durchblutungsstörun-

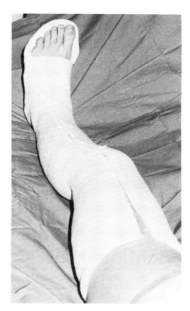

Abb. 49 Gespaltener Oberschenkelliegegipsverband.

gen mit Beeinträchtigung des venösen Rückflusses, druckbedingte Nervenschäden und umschriebene Hautdruckstellen bis hin zu Hautnekrosen. Das Anlegen eines Gipsverbandes ist grundsätzlich eine ärztliche Tätigkeit. Überläßt der Arzt diese Tätigkeit einem erfahrenen Gipspfleger, muß er sich unbedingt unmittelbar nach dem Anlegen des Gipsverbandes von der ordnungsgemäßen Ausführung überzeugen, der Arzt trägt in jedem Falle die Verantwortung für den von ihm veranlaßten Gipsverband. Nach Möglichkeit soll der Gipsverband am Tage nach dem Anlegen noch einmal ärztlich kontrolliert werden. Ist dies aus organisatorischen Gründen nicht möglich (weite Entfernung, schlechte oder sehr teure Transportmöglichkeit), sollen die Patienten veranlaßt werden, den Gipsverband am Tage nach dem Anlegen durch den Hausarzt kontrollieren zu lassen. Zusätzlich geben wir in solchen Fällen den Patienten ein Informationsblatt mit (Abb. 50), aus dem sie ersehen können, worauf im Einzelfall zu achten ist. Aus forensischen Gründen lassen wir uns den Erhalt dieses Informationsblattes schriftlich bestätigen.

In den letzten Jahren haben verschiedene von der Industrie angebotene **Kunststoffe** den Gipsverband zumindest teilweise ersetzt. Diese Kunststoffe härten unter Wasserzugabe in kurzer Zeit aus, trocknen sehr schnell und sind schon nach weniger als einer Stunde belastungsfähig. Vorteile sol-

Georg-August-Universität Göttingen
Zentrum Chirurgie I

Klinik- und Poliklinik für Orthopädie
Abteilung Orthopädie
Abteilungsvorsteher: Prof. Dr. H. G. Willert

Orthopädie, Postfach 3742/43, 3400 Göttingen

Robert-Koch-Straße 40
3400 Göttingen
Telefon: 0551/39-
Zentrale: 39-1
Telex: 96703

Aktenzeichen

Datum

Patientenaufkleber

Wichtige Hinweise für unsere Patienten !!!

Der Gips-/Kunststoffverband den Sie tragen, dient der Heilung, er muß Ihnen gut passen, Sie dürfen keinerlei zusätzliche Beschwerden haben.

Beachten Sie bitte die folgenden Hinweise:

1. Ihr Gips-/Kunststoffverband erreicht im allgemeinen seine Endfestigkeit nach 24 Stunden bzw. 1 Stunde. Belasten Sie Ihren Gips-/Kunststoffverband deshalb nicht früher als angeordnet und behandeln Sie ihn besonders in den ersten 24 Stunden äußerst schonend. Legen Sie ihn nicht auf Kanten und Ecken (immer ein Kissen unterlegen).

2. Tragen Sie bei Arm- und Handgipsen bzw. Kunststoffverbänden keine Ringe, da diese sich schon bei leichter Schwellung nicht abnehmen lassen und es dann zu Durchblutungsstörungen kommen kann. Leichte Schwellungen verschwinden durch Hochlagern nach kurzer Zeit.

3. Gipsverbände verlieren durch Wassereinwirkung ihre Stabilität, halten Sie deshalb Ihren Gipsverband immer trocken.

4. Wenn Ihr Gips-/Kunststoffverband scheuert oder Bruchstellen aufweist, kommen Sie bitte in die nächste Sprechstunde.

Auch bei einem richtig angelegten Gips-/Kunststoffverband können unter Umständen Komplikationen auftreten.

Alarmzeichen, **die das sofortige Aufsuchen eines Krankenhauses oder Arztes** erforderlich machen:

a) starke zunehmende **SCHMERZEN**

b) **starkes ANSCHWELLEN und/oder blaue oder weiße VERFÄRBUNG von Zehen oder Fingern**

c) **TAUBHEITSGEFÜHL**, „Kribbeln, Ameisenlaufen"

d) **plötzlich auftretende BEWEGUNGSEINSCHRÄNKUNGEN**

Über obige Komplikationen wurde ich informiert.

Göttingen, ...

(Unterschrift Krankenpfleger)   (Unterschrift Patient)

Abb. 50 Informationsblatt für Patienten mit Gipsverband.

cher Kunststoffverbände sind ein sehr geringes Eigengewicht, die oben schon erwähnte sehr schnelle Aushärtung und im Vergleich zu Gipsverbänden eine bessere Strahlendurchlässigkeit für eventuelle Röntgenkontrollen. Die Nachteile liegen darin, daß diese Verbände deutlich teurer sind als Gipsverbände, und daß sich die Materialien nicht so gut modellieren lassen wie Gips. Bei sinnvoller Abwägung der Vor- und Nachteile und somit richtigem Einsetzen solcher Kunststoffverbände stellen sie unbedingt eine wertvolle Bereicherung für die fixierenden Verbände dar.

7.2 Orthopädische Einlagen

Orthopädische Einlagen sind korrigierende, stützende oder entlastende technische Hilfsmittel zur Beseitigung oder zumindest zur Besserung von Fußbeschwerden oder Fußfehlstellungen. Man verwendet sie als alleinige orthopädische Maßnahme im Sinne einer mehr passiven Therapie, in Verbindung mit aktiven krankengymnastischen Übungsbehandlungen oder auch zur Stützung bzw. zur Unterstützung nach durchgeführten Fußoperationen. Aus der Zielsetzung der Einlagenversorgung ergibt sich die Notwendigkeit einer exakten Indikationsstellung einmal für die Einlagenversorgung überhaupt, zum anderen aber auch für die Art der Einlagen in Abhängigkeit von den jeweiligen Fußveränderungen. Verständlicherweise können nicht alle Fußveränderungen durch Einlagen beseitigt oder wesentlich gebessert werden. Der Erfolg einer Einlagenversorgung ist abhängig von der richtigen Indikationsstellung, vom fachgerechten Abdruck des Fußes zur Einlagenversorgung, von der Wahl des geeigneten Materials und der exakten technischen Ausführung. Einlagen können fest in einen Schuh eingearbeitet werden, sie können aber auch als lose Einlagen verordnet werden. Sie müssen bis in die Schuhspitze reichen, damit die Zehen ihre Bewegungsmöglichkeit behalten. Feste Einlagen sollen zum Schutz der Brandsohlen vorn ein Stoßleder (Vorsatzleder) haben, das aber nur wenige Millimeter über das Vorderende hinausreichen darf und zugeschärft sein muß, damit keine drückende Lederkante bleibt. Bei losen Einlagen kann ggf. gegen das Vorgleiten in den Schuhen bodenseitig ein Punktgummi aufgeklebt werden.

7.2.1 Trittspur und Gipsabdruck

Während der Einlagenabdruck früher noch sehr häufig vom Arzt angefertigt wurde, überläßt man diese Tätigkeit heute meistens dem Orthopädiehandwerker. Dennoch ist der verordnende Arzt für den fachgerechten Abdruck und die Paßform der Einlagen verantwortlich. Der Abdruck erfolgt nach einer Trittspur mit Umrißzeichnung des belasteten Fußes, nach einem Gipsabdruck mit Modellierung der Fußform oder auch nach einem Tretschaum-Abdruck (Abb. 51 a – c).

Abb. 51 a – c Fußabdruck für Einlagen.
a Trittspur.
b Gipsabdruck und Abguß.
c Tretschaum-Abdruck.

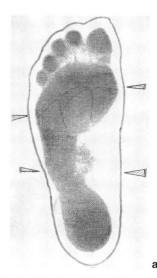

a

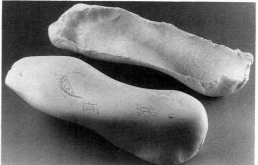

b

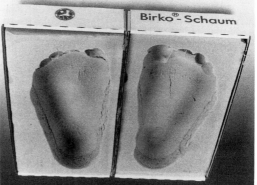

c

Die **Trittspur** ist ein zweidimensionaler Fußabdruck im belasteten Zustand. Sie hat den Vorteil, daß der Fußabdruck in der Belastungsfunktion beurteilt werden kann, man erkennt an der Intensität der Färbung mehr oder weniger starke Druckbelastungen. Somit ergibt sich nach der Trittspur zum Beispiel die Möglichkeit von Aussparungen stark belasteter Stellen. Dagegen kann man Höhenunterschiede beispielsweise an den Fußwölbungen nicht exakt erkennen oder messen.

Der **Gipsabdruck** ermöglicht die Herstellung eines Negativabdruck-Modells vom Fuß, der ausgegossene Gipsabdruck ergibt dann ein Positiv-Modell des Fußes. Vorteil dieser Abdrucktechnik ist die Herstellung eines individuellen Fußmodells, das bei der Abdrucknahme auch zur gewünschten Form hin modelliert werden kann, Nachteil ist die kaum mögliche Belastung und das Fehlen deutlicher Markierungen von Druckstellen.

Eine weitere Möglichkeit für paßgerechte Einlagen bietet der **Tretschaum-Abdruck**. Im Stand auf beiden Beinen tritt der Patient auf einen industriemäßig vorgefertigten Tretschaumblock, der sich unter dieser Belastung im Sinne eines belasteten Negativ-Abdruckes verformt. Dieser Negativ-Abdruck wird mit Gips ausgegossen, man erhält somit ein Modell des belasteten Fußes, an den die Einlagen mit eventuell gewünschten Korrektureffekten angepaßt werden können.

7.2.2 Materialauswahl für Einlagen

Material und Technik der Verarbeitung von Stützeinlagen müssen bekannt sein, wenn man mit ihnen erfolgreich behandeln will. Es gibt Indikationen, für die sie härter, und andere, für die sie weicher sein sollen. Es ist bekannt, daß einzelne Fachärzte der Orthopädie grundsätzlich nur in weicherem Material (Kork-Leder), andere nur in hartem Material (Plexidur, vereinzelt noch Duraluminium) arbeiten lassen.

Dieser Einseitigkeit begegnen wir oft bei Orthopädiehandwerkern: Die meisten Schuhmacher bevorzugen die Kork-Leder-Technik, die Orthopädiemechaniker ein härteres Material. Hinsichtlich der Festigkeit des Materials gibt es aber auch Mittelwege, in diesem Zusammenhang sei auf die Holz-Leder-Technik hingewiesen.

Der Arzt sollte die Wirkung auf das jeweilige Leiden kennen und danach entscheiden, welches Material zu verwenden ist.

Im ganzen spielt das Material eine untergeordnete Rolle. Als zu hart werden meist die Stellen empfunden, die unzweckmäßig gestaltet sind.

Die bisher für die Einlagenherstellung verwendeten Materialien wie Metall, Plexidur, Holz oder Kork-Leder haben in den letzten Jahren durch eine Vielzahl von Kunststoffen eine Bereicherung erfahren. Dadurch konnten die Verarbeitungsmöglichkeiten erleichtert und die Trageeigenschaften verbessert werden. Es ist verständlich, daß auch die Auswahl des richtigen Werkstoffes nicht alle Probleme der Einlagenversorgung lösen kann, allgemein ist aber eine bessere Anpassung an die Gegebenheiten möglich wie etwa Platzprobleme im Schuh oder auch Berücksichtigung der beruflichen Tätigkeit (Arbeitsschuhe, Feuchtigkeit, Hitzeeinwirkung usw.).

Ein häufig benutzter Werkstoff war früher das Metall, am meisten wurde Duraluminium verwandt, später auch rostfreier Stahl. Kupfer ist als Werkstoff in der medizinischen Literatur zwar erwähnt, wurde aber offensichtlich nur wenig benutzt.

Duraluminium und **rostfreier Stahl** haben die Vorteile, daß die Einlagen sehr dünn und damit wenig auftragend angefertigt werden können, günstig ist auch die Formbeständigkeit. Die früher als nachteilig bekannte Korrosionsgefahr des Duraluminium wurde durch Sintern und Eloxieren des Materials weitgehend beseitigt. Rostfreier Stahl ist von der Materialeigenschaft ohnehin unproblematisch und selbst bei Neigung zu stärkeren Schweißfüßen zu verwenden. Metalleinlagen haben sich wegen ihrer hohen Formbeständigkeit insbesondere für stützende und korrigierende Einlagenversorgung bewährt. Weniger geeignet sind Metalleinlagen dann, wenn der Einlagenrand beispielsweise zur Führung des Fersenbeins hochgezogen werden muß. Ein weiterer Nachteil liegt darin, daß der Schuh für die ganze Länge der Einlage im Sohlenbereich völlig starr ist, was die Abrollung beim Gehen beeinträchtigen kann.

Holz findet für die Anfertigung von Einlagen nur wenig Verwendung, da es nur durch Schnitzen oder Schleifen geformt werden kann und ein Nachformen nicht möglich ist.

Kork und **Leder** finden auch heute noch sehr häufig Verwendung für die Einlagenanfertigung, meist als Korkformteil mit einem Lederbezug. Der Kork hat den Vorteil des sehr geringen Eigengewichts und einer gewissen Flexibilität, das Leder wird beim Tragen der Einlagen als angenehm empfunden. Dadurch wird das Gefühl eines nahtlosen Überganges vom Schuh über die lederbezogene Einlage zum Fuß hergestellt. Am Kork sind Korrekturen durch Abschleifen oder auch Aufkleben möglich, zusätzlich können Verstärkungen durch Gießharz angebracht werden, um beispielsweise das Längsgewölbe ausreichend sicher abzustützen. Bei der Schrittabwicklung bzw. der Schuhabrollung ist die Kork-Leder-Einlage ausreichend flexibel, eventuelle Druckstellen können freigelegt oder abgepolstert werden. Ein Nachteil der Kork-Leder-Einlagen liegt darin, daß sie viel Fußschweiß aufnehmen, dadurch unansehnlich werden und auch hart und brüchig werden können.

Bei den für die Einlagenherstellung verwendeten Kunststoffen unterscheidet man die festen Materialien und die Schaumstoffmaterialien. Die **festen Kunststoffe** wie Plexidur O (heute ersetzt durch Europlex, Erkoflex, Ortholen), Durelon oder Noval sind unter Hitzeeinwirkung verformbar, so das Plexidur bzw. seine Nachfolger bei 140 Grad, das Durelon bei 135 Grad und das Noval bei 100 Grad Celsius. Die entsprechenden Einlagen werden von der Industrie als sogenannte Rohlinge in vorgeformten Stücken geliefert, sie lassen sich über ein Gipsmodell unter der obengenannten Temperatur mühelos formen. Nachschleifen und auch Nachformen durch erneute Erwärmung sind ohne Schwierigkeiten möglich. Die Kanten solcher Einlagen müssen geschliffen werden, sonst können von dort Risse ausgehen. Einlagen aus solchem thermoplastischen Material haben den Vorteil, daß sie lange haltbar und leicht sauberzuhalten sind, sie haben ein geringes Eigengewicht, sind raumsparend im Schuh und besitzen eine gewisse Belastungselastizität.

Da das Angebot an solchen Kunststoffen immer reichhaltiger wird, können verständlicherweise hier nicht alle Materialien angeführt werden.

Schaumstoffmaterialien gibt es für die Einlagenfertigung in festerer und weicherer Konsistenz, der Arzt und Orthopädiehandwerker muß sie jeweils nach den therapeutischen Zielen auswählen. Schaumstoffeinlagen haben eine mehr oder weniger stark stoßdämpfende Wirkung, sie lassen eine elastische Bettung zu und geben je nach der Festigkeit des Materials trotzdem eine ausreichende Stabilität bzw. Abstützung. Auch solche Einlagen können relativ dünn ausgeschliffen werden und behalten dabei eine erstaunliche Formstabilität. Schaumstoffe werden somit für Fußweichbettungen benutzt, finden weiterhin auch gern Verwendung für Patienten, die viel auf harten Böden gehen müssen (Pflaster, Asphalt usw.). In der Regel werden Schaumstoffeinlagen langsohlig gearbeitet, weil dadurch eine insgesamt bessere Fußbettung erreicht wird. Die Kombination von härterem und weichem Schaumstoffmaterial ist grundsätzlich möglich, in der Verarbeitung dann aber verständlicherweise aufwendiger.

7.2.3 Einlagenversorgung zur individuellen Therapie

Grundsätzlich ist davon auszugehen, daß orthopädische Einlagen immer individuell angefertigt werden müssen, von konfektionsmäßig hergestellten Einlagen ist abzuraten. Da orthopädische Einlagen immer eine individuelle Therapie für einen Patienten bedeuten, sind sie ärztlich zu überwachen. Diese ärztliche Überwachung beginnt mit der Verordnung, sie geht weiter über die Beurteilung bei der „Abnahme" nach der Fertigstellung und beinhaltet Kontrollen in größeren Abständen hinsichtlich weiterer Paßform, Notwendigkeit von Änderungen und Erneuerung bei Verschleiß.

Ein besonderes Augenmerk ist der Einlagenversorgung bei **Kindern** zu widmen, hier muß die Indikation besonders streng gestellt werden. *Baumgartner* sieht die Indikation zur Einlagenversorgung bei Kindern gegeben

1. zur Korrektur von Fehlstellungen,
2. zum Halten korrigierter Fehlstellungen,
3. zur Entlastung,
4. zur axialen Stoßdämpfung,
5. zum Verkürzungsausgleich an Bein und Fuß,
6. zur Ruhigstellung von Gelenken.

Besondere Sorgfalt erfordert die Einlagenversorgung nach **Verletzungen** oder **Operationen**, je nach Erfordernis müssen die Füße dann gestützt oder teilentlastet werden, schmerzhafte Regionen müssen weich gebettet oder ausgespart werden. Narben im Fußsohlenbereich erfordern eine weiche Bettung oder sogar vollständige Entlastung, da sie besonders empfindlich sind.

Eine spezielle Problematik stellt die Einlagenversorgung bei **Sportlern** dar. Sie erwarten nicht nur eine Beseitigung eventueller Fußbeschwerden, sondern darüberhinaus die Erhaltung ihrer Leistung, eventuell sogar die Möglichkeit einer Leistungssteigerung. Bei der Einlagenversorgung von Sportlern ist zu berücksichtigen, daß im Rahmen der sportlichen Betätigung nicht nur Spitzenbelastungen allgemein auftreten, die Einlagen müssen auch Verwringbewegungen, Starten, abruptes Stoppen u.ä. aufnehmen. Einlagen für Sportler benötigen somit ein flexibles, aber doch ausreichend festes Material insbesondere mit der Gewährleistung der Formstabilität. Trotz der stützenden Wirkung muß eine genügende Bewegungsfreiheit im Sportschuh gewährleistet sein. *Grifka* warnt eindringlich vor konfektionsmäßiger Einlagenversorgung besonders bei Sportlern, für sie müssen die Einlagen individuell angefertigt werden unter Berücksichtigung der jeweils sportlichen Hauptbelastungen. Er weist allerdings auch darauf hin, daß die Erwartung einer Leistungssteigerung durch Einlagenversorgung nicht immer erfüllt werden kann.

7.3 Fußbettungen für Konfektionsschuhe

Fußbettungen sind gewissermaßen eine Erweiterung der Einlagenversorgung, sie werden verordnet, wenn Einlagen nicht mehr ausreichen, orthopädische Schuhe aber noch nicht erforderlich sind. Die Bettung erfaßt jeweils den ganzen Fuß, also von den Zehen bis zur Ferse. Sie ermöglicht damit eine noch exaktere Abstützung oder Entlastung, Korrektur oder Stabilisierung, als dies mit orthopädischen Einlagen möglich ist. Ein Beispiel dafür ist die Fußbettung nach *Berlakovits* (Abb. 52 a u. b). Diese Bettung verhindert ein Vorgleiten des Fußes im Schuh, wie es etwa bei einer Spitzfußeinstellung möglich ist.

Fußbettungen sind zum einen für Konfektionsschuhe gedacht, wie sie als Schuhe für lose Einlagen im Schuhgeschäft zu bekommen sind. Zum anderen sind orthopädische Schuhe in jedem Falle mit individuellen Fußbettungen versehen.

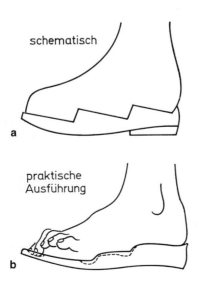

Abb. 52 a,b Stufenbettung nach *Berlakovits*.
a Prinzip – schematisch.
b Ausführung – praktisch.

7.3.1 Materialauswahl

Bei Korkbetten gibt es die Wahl, entweder Naturkork zu verwenden, der sehr leicht, aber brüchig und von ungleichmäßiger Beschaffenheit ist, oder Preßkork, der zwar gleichmäßig und widerstandsfähiger ist; aber bei nennenswerter Dicke stört sein Gewicht. Ein Material, das die Vorteile beider vereint, ist **Nora-Micro-Cork,** das spezifische Gewicht ist 0.35.

Es werden Stärken von 4, 6, 8, 10, 14 und 20 mm geliefert. Wasserbindung und -abgabe sind etwa wie bei Naturkork. Beim Erhitzen paßt sich das Material dem Leisten an. Bis zum Erkalten bleibt es zusammen mit dem Leisten in der Presse. Verkleben läßt es sich mit jedem Neoprenkleber. Die Weiterverarbeitung sollte möglichst nicht mit der Raspel, sondern am Schleifband der Ausputzmaschine erfolgen.

In neuerer Zeit sind auch noch andere Werkstoffe für das Korkbett entwickelt worden. Naturkork kann weiterhin verwendet werden, Preßkork eigentlich nur als platzhaltendes Modell zum Vorprobieren. Zu verschwinden hat Moosgummi, weil es dafür durchweg Besseres gibt. Elastra ist weiterhin brauchbar. Es ist zäh, haltbar, ausreichend weich, aber schwer! Das schränkt seine Verwendbarkeit ein.

Leicht sind die mit Luft durchsetzten Substanzen. Bei ihnen ist zu unterscheiden, ob die Luft durchtreten kann wie bei einem Badeschwamm, oder ob sie in kleinen Kammern eingeschlossen ist: „offenporige" und „geschlossene" Polsterstoffe. Die Grundsubstanz, aus der sie hergestellt werden, kann dabei durchaus hart sein, wie Vulkolan, woraus das weiche Zellvulkolan hergestellt wird. Rein geschlossenzellig sind HB-Schaumstoff, Plastazote oder Galaxon; offenzellig ist Zellvulkolan. Auch die geschlossenzelligen Materialien federn nicht so schnell zurück, wie man vermuten könnte. Nimmt man das Material zum ersten Mal in die Hand, erscheint es für vorstehende Metatarsalknochen ideal. Und doch hat es auch Nachteile: 1. Die Grundstoffe sind auf die Dauer nicht ganz vollkommen undurchlässig für Luft. Aus den geschlossenen Zellen wird also allmählich doch die Luft herausgepreßt, wenn der Mensch ständig steht oder geht. Diese Fußbettungen müssen auf 3 Stunden Belastung wenigstens 21 Stunden Erholung haben, sonst werden sie im Laufe einiger Wochen hart. Sie eignen sich für Menschen mit überwiegend sitzender Lebensweise. 2. Die Ausdünstungen können bodenwärts nicht entweichen. Man wendet ein, das spiele bei der heutigen Technik der Schuhböden (Klebarbeit und gummiähnliche Sohlen) ohnedies keine Rolle. Das ist aber nicht ganz richtig. Schon eine dünne Brandsohle wird bei jedem Schritt abwechselnd zusammengedrückt und entlastet, wodurch sie die Ausdünstungen von der Mitte nach den Rändern weiterleitet. Diese Funktion fällt hier fort. Immerhin ist für Menschen mit trockenen Füßen, die nur wenig gehen und stehen, dieses Material zu empfehlen. Das offenzellige Zellvulkolan ist für den Schweißfuß besser. Es wird in 3 Sorten (weich, mittel und hart) in Tafeln hergestellt. Wo das Gewicht keine Rolle spielt, ist nach wie vor Elastra als besonders haltbar und fast allen Lederhändlern bekannt zu empfehlen. Es läßt sich mit Naturkork kombinieren. Der unter Ballen und Zehen liegende Teil wird mit etlichen Löchern perforiert (Abb. 53).

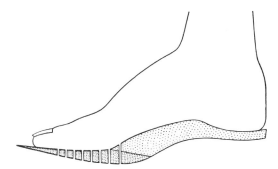

Abb. 53 Korkbett mit perforiertem Elastrakork unter dem Ballen.

7.4 Orthopädische Zurichtungsarbeiten am Konfektionsschuh

Die Versorgung von Konfektionsschuhen mit orthopädischen Schuhzurichtungen ist nicht als eine Ersatzversorgung gegenüber dem orthopädischen Maßschuh anzusehen, sondern hat einen festen Platz als wirksames Hilfsmittel bei konservativer und postoperativer Behandlung. Durch orthopädische Schuhzurichtungen können Bewegungsabläufe und Bewegungsrichtungen beeinflußt werden, die Stellung des Fußes im Schuh kann zu einem gewissen Grade verändert werden, der Schuh kann dem Fuß insgesamt besser angepaßt werden. Abstützungen oder Entlastungen, wie sie mit Einlagen oder Fußbettungen erreicht werden, können durch Schuhzurichtungen noch zusätzlich unterstützt werden.

Für die Versorgung mit Schuhzurichtungen sind nicht nur hohe Schnürschuhe geeignet, es kann sich dabei durchaus auch um Halbschuhe handeln. Wegen der besseren Anpassungsfähigkeit sind Schnürschuhe grundsätzlich besser geeignet, die meisten gängigen Schuhzurichtungen erfordern das aber nicht zwangsläufig. Als wichtigste Voraussetzung müssen die Schuhe, an denen Zurichtungen anzubringen sind, vom Patienten akzeptiert werden, damit diese Schuhe auch regelmäßig getragen werden. Somit können modische Gesichtspunkte bis zu einem nach medizinischen und technischen Gesichtspunkten zu akzeptierenden Grade durchaus berücksichtigt werden. Sicher spielt auch die Qualität und die dadurch bedingt zu erwartende Gebrauchsdauer eine wesentliche Rolle, damit aufwendige orthopädische Schuhzurichtungen nicht nur für kurze Tragezeiten durchgeführt werden.

7.4.1 Zurichtungen am Absatz

Die Form und Höhe des Absatzes am Schuh beeinflußt zum einen die Sicherheit beim Aufsetzen und die Standfestigkeit während der Schrittabwicklung, zum anderen bewirkt sie je nach der Höhe eine Verlagerung des Körperschwerpunktes in die Bewegungsrichtung. Mit zunehmender Verkleinerung der Absatzauftrittsfläche und mit zunehmender Höhe des Absatzes wird die gesamte Standfläche verkleinert und verkürzt. Weitere Bedeutung hat der Absatz für die Stoßdämpfung beim Aufsetzen des Fußes und für die Abrollung im Rahmen der Schrittabwicklung. Durch diese Funktionen ergeben sich je nach der Beschwerdesymptomatik Notwendigkeiten zu Veränderungen am Absatz.

Pufferabsatz: Wie im Kapitel 3 über die Physiologie des Gehens ausgeführt, gibt es in dem Augenblick, in dem der vorgeschwungene Fuß auf das Straßenpflaster aufgesetzt wird, eine Stoßerschütterung. Es kann nützlich sein, sie zu mildern, indem man in den Absatz weiteres Material einbaut. Je nach dem Grad der gewünschten Wirkung wird viel oder wenig in dieser Weise geändert. Soweit der Schuh nicht schon von der Fabrik her einen weichen Absatz hat, sondern aus aufeinandergesetzten Lederscheibchen aufgebaut ist, wird das alte Material ganz oder teilweise durch weicheres ersetzt.

Zwischen vollständigem Neuaufbau aus weichem Material und Einfügung eines kleinen Stückchens entsprechend Abb. 54a u. b sind alle Übergänge technisch möglich.

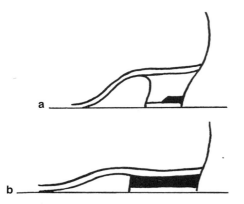

Abb. 54 a,b Pufferabsatz (Puffermaterial schwarz dargestellt):
a für Damenschuh;
b für Herrenschuh.

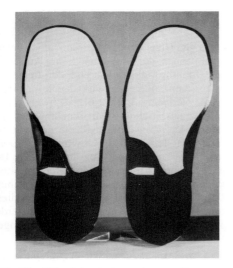

Abb. 55 Flügelabsatz innen bzw. außen vorgezogen.

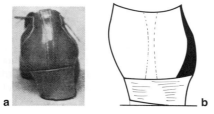

Abb. 56 a,b Nach außen gestellter Absatz:
a am Schuh;
b in der Wirkungsweise – hier außen erhöht gegen Kippfuß.

Früher nahm man Porogummi. Gut ist das moderne Airolux.

Airolux wird in verschiedenen Farben und in Tafeln von 14 und 24 mm Stärke geliefert. Es ist leichter als Leder.

Zur Befestigung wird Neoprenkleber verwendet. Zum Schutz gegen Abnutzung kommt eine harte Gummidecke darauf, wie sie alle normalen Straßenschuhe haben.

Bei der Anfertigung von Schuhen sollte man bedenken, wie verschieden die Pufferwirkung der Absätze ist. Ein Damenabsatz von 4 cm Höhe und 4 cm Breite puffert anders als ein Herrenabsatz von 2,5 cm Höhe und 6 cm Breite. Die Kompressionsmöglichkeit ist in beiden Fällen verschieden. Wollen wir (etwa wegen einer Knie- oder Hüftarthrose) die Stoßwirkung beim Auftreten gründlich mildern, so ist ein möglichst weiches Material zu empfehlen, also weiches Airolux. Wichtig ist das seitliche Schaukeln beim allzu weichen Auftreten. Es erfordert eine größere Leistung, das Gleichgewicht zu halten.

Für das Abpuffern der Stoßerschütterungen beim Gehen auf Straßenpflaster ist es gleichgültig, ob man den ganzen Absatz oder nur seine rückwärtige Hälfte aus weichem Material aufbaut; denn einen Stoß gibt es ja nur in dem sehr kurzen Augenblick des ersten Auftretens. In Anbetracht des Ermüdens durch seitliches Schaukeln ist es besser, vorn festeres Material zu belassen.

Flügelabsatz (Abb. 55): Der Absatz wird in der Weise neu aufgebaut, daß er innen oder außen weiter nach vorn reicht. Dies kommt in der Regel an der Innenseite in Frage und wird nur nötig, wenn das „Schuhgelenk" zu nachgiebig war und die Stützeinlage keine ausreichende Längsfederung hatte, dient also eigentlich zur Korrektur zweier Fehler, die aber nicht selten vorkommen.

Absatzkeil innen oder außen: Es ist etwas Ähnliches wie der Flügelabsatz. Auch die Indikation ist dieselbe. Je nach Bauart des Schuhes ist das eine oder andere praktischer.

Nach außen gestellter Absatz (Abb. 56 a und b): Der Absatz muß auch hier ganz neu aufgebaut werden. Es ist erstaunlich, wie weit er nach außen stehen kann, ohne daß er kosmetisch zu stark auffällt. Die beabsichtigte Wirkung, daß nämlich der Fuß wegen Schwäche der lateralen Bänder nicht in Supination umkippt, wird nur erreicht, wenn die Fersenkappe eng anschließt. Ein Schuh mit weicher Kappe ist nicht geeignet. Bei fester, aber weiter Kappe muß außen neben der Ferse Filz eingeklebt werden, wodurch der Schuhboden gegen den Fuß nach außen verlagert und damit eine günstigere Hebelwirkung erreicht wird. Den Absatz nach innen vorzubauen kommt kaum je in Frage.

Absatzerhöhung innen oder außen: Es ist in Millimetern anzugeben, wie groß der Unterschied von Schienbein- und Wadenbeinseite der Ferse sein soll. Außenerhöhung kann in ganz leichten Fällen den nach außen gestellten Absatz ersetzen. Innenerhöhung kommt bei kindlichen Knickfüßen in Frage.

Es ist übrigens nicht ganz gleichgültig, ob man den Absatz außen erhöht, nach außen stellt oder einen Keil innen im Schuh einlegt. Der Keil im Schuh fällt am wenigsten auf. Aber wenn die Hinterkappe nicht eng anliegt, weicht der Fuß aus. Man muß also nötigenfalls die Kappe mit Filz nachpolstern.

Schleppenabsatz: Das ist ein deutlich nach hinten ausgezogener Absatz. Der gesamte Auftritt wird damit weiter nach hinten verlegt. Man erreicht so eine verstärkte Hebelwirkung zur Unterstützung der Wadenmuskulatur, der Dorsalflexion des Fußes und der Steilstellung der Ferse wird damit entgegengewirkt (Abb. 57). Das ist besonders wichtig bei einem Hackenfuß als Folge einer Lähmung des Tibialisnerven. Der Materialaufbau des Schleppenabsatzes erfolgt aus Porengummi, während der Lauffleck aus Hartgummit bestehen sollte.

Stegabsatz: Er wird nur in seltenen Fällen gebraucht, nämlich dann, wenn das Schuhgelenk zu stark belastet wird (Abb. 58). Die Tragfähigkeit des ganzen Schuhes wird dann durch einen Steg erhöht, der vom Absatz weit ins Gelenk nach vorn führt. Äußerlich ist er praktisch nicht auffällig.

Keilabsatz: Er ist eine mechanisch wie kosmetisch gute Lösung bei Überlastung des Schuhgelenkes durch Wiegeplattfuß, kontrakten Knickplattfuß und Klumpfuß (Abb. 59). Durch diese Absatzform wird das ganze Schuhgelenk bis nach vorn zum Ballenauftritt stabil unterbaut. Zum Zwecke der Gewichtsersparnis sollte man leichtes Material verwenden wie zum Beispiel Porokrepp oder Airolux. Bei lockeren Knickplattfüßen empfiehlt *F. Henkel* eine wiegenförmige durchgehende Sohle aus Porokrepp (Abb. 60). Das Längsgewölbe des Fußes kann dabei leicht angehoben werden.

Kugelabsatz: Er wurde von *Breidbach* entwickelt und ist ein ausgesprochener Übungsabsatz, um die lange Fußmuskulatur zu kräftigen (Abb. 61). Er verursacht eine gewisse Labilität, so daß eine Stabilisierung durch das Kräftespiel der Mus-

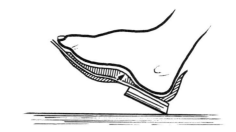

Abb. 57 Schleppenabsatz.

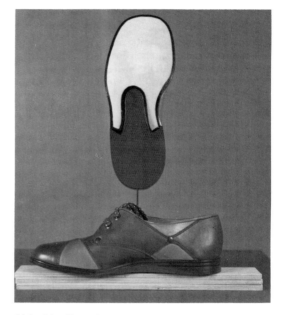

Abb. 58 Stegabsatz von unten und von der Seite.

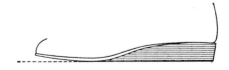

Abb. 59 Keilabsatz.

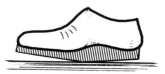

Abb. 60 Wiegenförmiger Poroboden (nach *F. Henkel*).

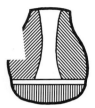

Abb. 61   Kugelabsatz.

kulatur erfolgen muß, besonders durch die Peronaeusmuskeln einerseits und Tibialismuskeln andererseits. Man kann den Kugelabsatz nur bei flacher Gelenksprengung und gut eingebetteter Ferse anwenden.

Derotationsabsätze: Besonders bei Kleinkindern sehen wir in der ärztlichen Praxis oft eine Drehfehlstellung der Füße, meist nach innen, weniger nach außen. Die Eltern berichten dann, sie hätten schon länger bemerkt, daß das Kind „über den großen Onkel" gehe. Eine leichte Innendrehhaltung der Füße ist bei Kleinkindern physiologisch, sie bedarf keiner Korrektur. Bei einer stärkeren Fehlhaltung muß zunächst ausgeschlossen werden, ob ein anatomisch bedingter Drehfehler vorliegt (Schenkelhälse!). Ist dieser Ausschluß möglich, haben sich zur Korrektur der meist nach innen, seltener nach außen gerichteten Drehfehlstellung der Füße die Derotationsabsätze gut bewährt. Bekannt sind davon bisher drei Modelle: Torqheel quer, Torqheel rund und der Derotationsabsatz nach Eichler von der Firma Caroli (Abb. 62a–d).

Beim Torqheelabsatz (Heel ist das englische Wort für Ferse – der Fuß soll von der Ferse her torquiert, gedreht werden) sind Gummistollen in zwei Reihen gegensinnig oder rund umlaufend angeordnet, die sich jeweils in der Belastung umlegen. Dadurch erhält der Fuß bei der Belastung jeweils einen Drehimpuls. Die Torqheelabsätze dürfen nicht in gleicher Höhe wie die Sohle angebracht sein, der Absatz muß hinten ca. 15–20 Grad ansteigen, um einen ausreichenden Derotationseffekt zu erreichen. Im Rahmen einer klinischen Verlaufsbeobachtung wurde festgestellt, daß der Absatz Torqheel rund dem Torqheel quer in der Derotationswirkung deutlich überlegen ist. Eine noch leicht bessere Derotationswirkung zeigt der von *Eichler* entwickelte Absatz. Er ist allerdings eindeutig teurer, schwieriger in der Anbringung und auffälliger am Schuh. Demzufolge wird man sich im Einzelfall überlegen müssen, ob man sich für den Absatz Torqheel rund oder den Absatz nach Eichler entscheidet.

Abrollabsatz: Bei allen Abrollschwierigkeiten des Fußes kann es nützlich sein, dem Schuh im Sohlen- und Absatzbereich angedeutet die Form eines Tintenlöschers zu geben. Der Fersenauftritt und die gesamte Abwicklung des Fußes werden damit erleichtert. Den Abrollabsatz allein verwendet man zur Minderung der Stauchwirkung beim Aufsetzen der Ferse (Abb. 63). Die Lauffläche der Ferse wird dazu hinten hochgezogen.

Absatzerhöhung zwecks Ausgleichs einer geringen Verkürzung. Am besten gibt man dazu eine Mittelrolle. In Kombination mit einer Korkeinlage von bis zu 15 mm (unter der Fersenmitte) kann dieser Notbehelf zum Ausgleich von Beinverkürzungen bis 2,5 cm in Frage kommen; denn die Be-

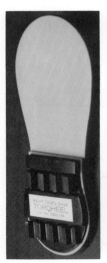
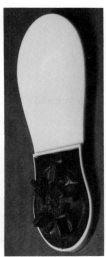
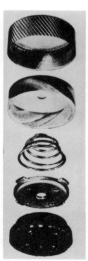
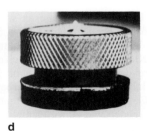

Abb. 62 a–d   Derotationsabsatz:
a Torqheel mit querer Stollenanordnung;
b Torqhell mit runder Stollenanordnung;
c nach *Eichler* (Einzelteile);
d nach *Eichler* (zusammengesetzt).

a   b   c

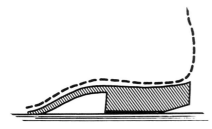

Abb. 63 Abrollabsatz.

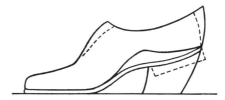

Abb. 64 Absatz-Höherstellung an Konfektionsschuhen zur vorübergehenden Achillessehnenentlastung.

stimmungen des Bundesarbeitsministeriums sehen erst ab 3 cm Beinverkürzung orthopädische Schuhe vor.

Absatzänderung zwecks Spitzfußeinstellung (Abb. 64): oft ist er beiderseits nötig.

Meistens handelt es sich um sehr akute Schäden oder Krankheiten im Bereich der Achillessehne.

Der Orthopädieschuhmacher muß die grundverschiedene Anzeigestellung kennen, sonst versucht er eine Kompromißlösung. Dazu ist nicht nur ein völlig neuer Aufbau des Absatzes nötig. Es muß außerdem eine Gewölbestütze oder Stützeinlage mit bodenseitigem Gleitschutz und starker Wölbung eingesetzt (evtl. eingeklebt) werden. Außerdem müssen Hinterkappe und Schnürung verändert werden. Es ist also eine ziemlich große Arbeit, die sofort ausgeführt werden muß, damit nicht noch ernstere Schäden entstehen. Eine mäßig angerissene Achillessehne heilt oft mit dieser orthopädischen Versorgung. Für Menschen, die weiter arbeiten wollen, ist das besser als ein Gehgips.

7.4.2 Zurichtungen an der Laufsohle

Für orthopädische Schuhzurichtungen an der Laufsohle kommen Innen-oder Außenranderhöhungen und Sohlenrollen in verschiedenen Ausführungen in Frage. Durch Erhöhungen an der Innen- oder Außenseite erhalten die Schuhe eine jeweils leichte Kippung zur Gegenseite. Durch das Anbringen von Sohlenrollen kann der Abwicklungsvorgang beim Gehen verbessert und in der Richtung beeinflußt werden, außerdem ist in gewissem Grade eine Entlastung möglich.

Eine **Innen-** oder **Außenranderhöhung** muß die Sohle und den Absatz erfassen, andernfalls käme es zu Verwringungen des Schuhs in sich. Die Innenranderhöhung gibt dem Schuh und damit auch dem Fuß eine leichte Veränderung im Sinne der Supination, die Außenranderhöhung im Sinne der

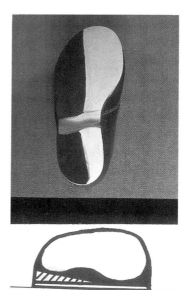

Abb. 65 Schuhaußenranderhöhung – von unten und im Schnitt.

Pronation. Solche Randerhöhung kann aus Poro, Leder oder Hartzell vorgenommen werden, die Erhöhung muß jeweils zur Schuhmitte hin auslaufen und wird mit der Laufsohle abgedeckt. Einerseits dient eine solche Randerhöhung der Entlastung des Bandapparates im Sprunggelenk, andererseits wird eine Stellungskorrektur des Fußes dadurch unterstützt. In einem gewissen Grade kann durch eine Innenranderhöhung eine leichte Knickstellung des Fußes und durch eine Außenranderhöhung eine leichte Klumphaltung des Fußes korrigierend mit beeinflußt werden. Die Abb. 65 zeigt eine Schuhaußenranderhöhung, die dann noch mit der Laufsohle abzudecken ist.

Durch eine **Mittelrolle** oder zurückgelegte Rolle wird der Scheitelpunkt der Schuhsohle zum

Schuhgelenk hin versetzt (Abb. 66). Dadurch wird zwar die Standfläche des Schuhs verkleinert, die Abrollung wird aber unterstützt und begünstigt, was eine Entlastung für die Sprunggelenke bei Bewegungsschmerzen oder Bewegungseinschränkungen bedeutet. Zusätzlich ist damit auch eine Entlastung für die Wadenmuskulatur und insbesondere für die Achillessehne verbunden. Um den Schuh nach Anbringung einer solchen Rolle nicht nach hinten abfallen zu lassen, muß der Absatz bis zur Höhe der Rolle mit erhöht werden. Der orthopädische Arzt hat darauf zu achten, daß bei der Verordnung einer Mittelrolle nicht einfach die leichter anzubringende Ballenrolle aufgesetzt wird, die Entlastung für die Sprunggelenke wäre dann unzureichend.

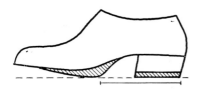

Abb. 66 Mittelrolle = zurückgelegte Rolle.

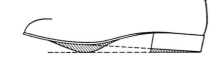

Abb. 67 Ballenrolle.

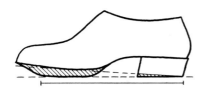

Abb. 68 Zehenrolle = rückhebelnde Rolle.

Die **Ballenrolle** liegt mit ihrem Scheitel etwa in Höhe der Linie vom Großzehenballen zum Kleinzehenballen. Die Standfläche des Schuhs ist damit etwas größer als bei der Mittelrolle, allerdings gegenüber einem nicht veränderten Schuh auch noch kleiner. Durch die Ballenrolle erfolgt die Unterstützung des Abrollvorganges in einer etwas späteren Phase der Schrittabwicklung, entlastet wird der Fuß im Ballenbereich, also in den Zehengrundgelenken. Die Bewegungen in den Zehengrundgelenken selbst werden durch die Ballenrolle vermindert, was der Entlastung, Schonung und somit Schmerzlinderung insbesondere bei Einsteifungen und Entzündungen dieser Gelenke dient. Erfahrungsgemäß wirkt sich das am stärksten auf das Großzehengrundgelenk aus. Wie für die Mittelrolle muß auch für die Ballenrolle eine Absatzerhöhung durchgeführt werden, um den Fuß nicht nach hinten abfallen zu lassen.

Während die Mittelfußrolle und die Ballenrolle die Standfläche des Schuhs verkleinern und den Abrollvorgang erleichtern, ist bei der **Zehenrolle** der Rollenscheitel weit nach vorn bis unter die Zehen gezogen. Der Scheitel der Zehenrolle liegt ca. 2 cm hinter der Schuhspitze (Abb. 68). Diese von *Kraus* eingeführte Konstruktion bewirkt beim Gehen eine stärkere Spannung der Achillessehne und drückt das Knie durch. Diese Rolle wird daher auch als **rückhebelnde Rolle** bezeichnet. Der Fuß wird länger in der Aufliegephase gehalten, die Abwicklung erfolgt etwas verspätet. Bewährt hat sich diese Rollenart insbesondere zur Stabilisierung des Kniegelenkes bei einer Schwäche des Musculus quadriceps. Die Sohle des Schuhs muß vom Absatz bis zur Zehenrolle insgesamt starr gehalten werden, damit bei der Schrittabwicklung der Schuh nicht zwischen der Rolle und dem Absatz durchgebogen wird.

Neben einer Unterstützung der Schrittabwicklung oder einer rückhebelnden Wirkung können Sohlenrollen auch die Richtung der Schrittabwicklung beeinflussen, man spricht dann von einer Richtungsrolle (Abb. 69 a – c).

Die **Richtungsrolle** wird aus Poro oder Leder unter der Laufsohle angebracht. Durch die Lage der Scheitellinie läßt sich die Abwicklungsrichtung des Fußes beeinflussen. Wie aus der Abb. 69 a zu erkennen ist, wird die Fußabwicklung direkt nach

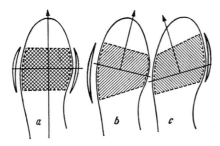

Abb. 69 a–c Führungsrollen:
a geradeaus gerichtet;
b Richtungsänderung nach innen durch Verlängerung der Rolle an der Außenseite;
c Richtungsänderung nach außen durch Verlängerung der Rolle an der Innenseite.

vorn gerichtet, wenn die Rolle an der Innen-und Außenseite gleich lang ist und die Scheitellinie quer zur Schuhlängsrichtung liegt. Wird die Richtungsrolle an der Schuhaußenseite stärker nach vorn und hinten gezogen als an der Innenseite, so liegt die Scheitellinie schräg, wie in Abb. 69b dargestellt, und der Fuß erhält bei der Abwicklung eine Richtungsänderung nach innen. Wird die Richtungsrolle dagegen an der Schuhinnenseite stärker nach vorn und hinten gezogen, so liegt die Scheitellinie gerade gegensinnig (Abb. 69c) und der Fuß erhält eine Richtungsänderung nach außen.

Winkelrolle. Sie ist eine weitere Variante der aufgesetzten Ballenrolle (Abb. 70). Durch den auf der Außenseite vorgezogenen Flügel und die an der Innenseite kurz gehaltene Rolle werden einerseits die Mittelfußköpfchen 1–3 entlastet, zum anderen erreicht man damit gleichzeitig eine Detorsionskorrektur des Fußes. Man verwendet sie bei bestimmten Hohlfußtypen, bei Reizzuständen der Zehengrundgelenke 1–3 und bei Entzündung der Sesambeine.

Schmetterlingsrolle nach Marquardt (Abb. 71): Durch diese Art der Rollentechnik werden die Mittelfußköpfchen 2 und 3 entlastet. Sie sind am weitesten nach vorn gelagert und so dem Bodendruck am stärksten ausgesetzt. Das kann man vermeiden, wenn diese Mittelfußköpfchen durch die Aussparung der Rolle in der Mitte von der unmittelbaren Bodenberührung befreit werden. Allerdings müssen die Mittelfußköpfchen 1 und 5 voll belastbar sein. Die Schmetterlingsrolle muß durch eine Abstützung der Mittelfußköpfchen innen im Schuh ergänzt werden. Klassische Anwendung sind Spreizfußbeschwerden und der Morbus Köhler II. Manche Orthopädieschuhmacher haben bessere Erfahrungen gemacht, wenn sie die Rolle nicht abschrägen, sondern ihre Kanten roh lassen. Indessen bleibt dann der Fuß leicht am Boden hängen.

Bei Rollen aller Art mit abgeschrägten Rändern gab es nie derartige Klagen.

Erwähnt sei, daß etwas Ähnliches wie die Schmetterlingsrolle von *W. Fischer* 1929 unter dem Namen „Ponoped" patentiert wurde. Die Kanten waren damals so eckig, daß die Gefahr des Hängenbleibens erheblich gewesen sein dürfte. Auch die einfache quere Rolle wurde vor 50 Jahren in Form der „Leitersprosse" auf die Sohle aufgesetzt, was ebenfalls Anlaß zu Stürzen gab.

Wenn der Gang durch Lähmungen usw. besonders unsicher ist, mag die verdeckte Rolle besser sein (vgl. nächste Position).

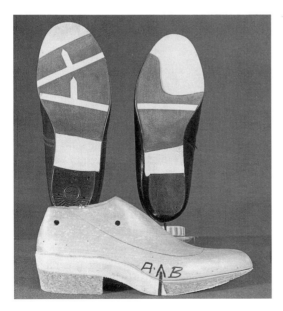

Abb. 70 Richtungsrolle (nach innen) und Winkelrolle am Schuh ohne Abdecksohle.

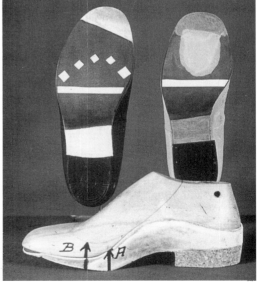

Abb. 71 Richtungsrolle (links) und Schmetterlingsrolle (rechts) zur Entlastung der Mittelfußknochenköpfchen 2 und 3, ohne Abdecksohle.

Verdeckte Schmetterlingsrolle (Abb. 72): a: Brandsohle, b: Zellvulkolan, c: Zwischensohle, d: Laufsohle. Falls keine Zwischensohle vorhanden ist, nur in die Außenballenmasse setzen, die in der Zeichnung vollständig durch Zellvulkolan ersetzt ist. Diese Art bedeutet eine Kombination einer queren Weichbettung mit der Schmetterlingsrolle. Sie dient der optimalen Entlastung beim schmerzhaften Spreizfuß mit Schwielen und entzündlichen Metatarsalköpfchen.

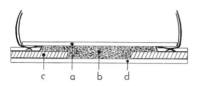

Abb. 72 Verdeckte Schmetterlingsrolle im Querschnitt.

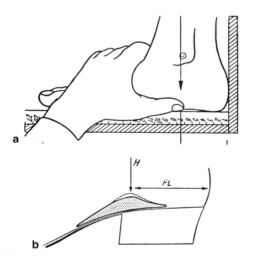

Abb. 73 a, b Längsgewölbestützung.
a Abtasten für die Plazierung.
b Anbringung im Schuh. (FL = Fersenlänge, H = Höhe der Gewölbestütze).

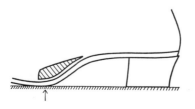

Abb. 74 Plazierung der Quergewölbestützung im Schuh.

Wenn insbesondere bei Damen an weit offenen Schuhen Sohlenrollen angebracht werden, darf die Biegsamkeit der Sohlen nicht verringert werden, sonst schlappt der Schuh, was das Gangbild erschwert und beim Gehen ermüden läßt. Im übrigen hat die Praxis gezeigt, daß eine leichte Ballenrolle geeignet ist, das Schlappen des Schuhs zu verringern. Insgesamt dürften die Sohlenrollen nicht zu dick angefertigt werden, die Zeichnungen in den Abbildungen 66-72 übertreiben die Dicke bewußt, um die Wirkung zu veranschaulichen.

A. Meyer (ehemals Orthopädie-Schuhmacher-Forschungsstelle im Annastift Hannover) empfahl die Anfertigung einer Serie von **Probierrollen** in allen bekannten Formen und in verschiedenen Stärken, um am Patienten die für ihn jeweils günstigste Rolle zu ermitteln.

7.4.3 Zurichtungen an der Brandsohle

Sohlenversteifung: Nach Ablösung von Sohle und Absatz wird die Ausballmasse durch Gießharz mit Glasfasern oder ähnlichem Material ersetzt. Das macht unverhältnismäßig viel Arbeit. Einfacher ist es, eine lange Einlage aus Plexidur in den Schuh einzulegen.

Fußwärts wird auf der Brandsohle eine Auflage aus glasfaserverstärktem Gießharz befestigt, bis nahe an die Ballenlinie oder bis zur Schuhspitze. Auch hier sind zur Erreichung desselben Zwecks Einlagen aus Europlex, Durolon o. dgl. praktischer.

Längsgewölbestütze (Abb. 73 a u. b): Sie hat ungefähr die Form einer Senkfußeinlage, wird aber fest auf den Schuhboden aufgeklebt. Sollte nur bei zuverlässig festem Schuhgelenk angewandt werden. Andernfalls ist eine Senkfußeinlage besser.

Quergewölbestütze (Abb. 74): Sie wird im allgemeinen „Metatarsalbuckel" genannt, liegt ganz nahe hinter dem 2. und 3. Vorfußköpfchen. Es gibt seit langer Zeit Fertigfabrikate, die an der richtigen Stelle einzukleben sind. In Verbindung mit der Rolle sind sie ein gutes Mittel zur Beseitigung der sogenannten Spreizfußschmerzen.

Einbau eines **Greifwulstes** unter den Zehen: Voraussetzung ist ein vorn genügend geräumiger Schuh. Bei empfindlichen Füßen läßt sich damit das Gehen verbessern und erleichtern.

Fersenbettung: Die Ferse kommt in eine Mulde. Besser ist auch hier eine Stützeinlage mit hohl gearbeitetem Fersenteil.

Fersenkeil: Das Wort ist in verschiedenem Sinne in Gebrauch. Einmal bedeutet es soviel wie eine Auflage bzw. Einlage in den rückwärtigen drei Fünfteln des Schuhes, wodurch man den Fuß etwas höher stellt. In Verbindung mit Absatzerhöhung kann man so ohne Schwierigkeit 2 cm Beinverkürzung ausgleichen. Das Wort „Fersenkeil" wird aber auch für keilförmige Gummiunterlagen gebraucht, die fertig zu kaufen sind. Teilweise sind es solche, die den rückwärtigen Teil des Fußes eine Kleinigkeit höher stellen. Andererseits werden Fersenkeile zur seitlichen Erhöhung geliefert, die die Ferse je nach Bedarf mehr supinieren oder pronieren.

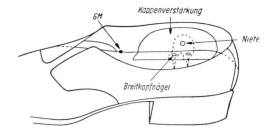

Abb. 75 Verstärkung des inneren und äußeren Kappenflügels.

7.4.4 Zurichtungen an der Hinterkappe

Verstärkung des inneren oder äußeren Kappenflügels: Bei zu nachgiebiger Fersenkappe kann es nützlich sein, diese mit einem Fersenhalter nach *Sahm* oder von *Berkemann* zu verstärken (Abb. 75).

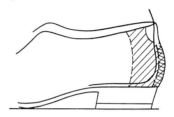

Abb. 76 Hinteres Fersenpolster bei der Haglund-Ferse.

Auskleidung des inneren oder äußeren Kappenflügels: In Betracht kommt praktisch die häufig nötige Polsterung des äußeren Kappenflügels, die im Zusammenhang mit dem nach außen gestellten Absatz bereits erwähnt wurde. Sie genügt manchmal, ohne daß der Absatz nach außen gestellt wird, um der Ferse Halt zu geben.

Umpolsterung der Haglund-Ferse (Abb. 76): Beim Vorliegen einer Haglundferse ist es mitunter das Beste, die Naht an der Hinterkappe wird geöffnet, das Material hier mit Ledererweicher und Kugelzange bearbeitet und entsprechend etwas weiter wieder zugenäht. Andernfalls wird eine weiche Polsterung eingeklebt.

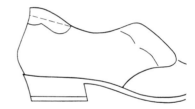

Abb. 77 Fersenfänger.

7.4.5 Zurichtungen am Schaft

Mitunter sind Schafterhöhungen an Halbschuhen im Fersenbereich erforderlich, sogenannte **Fersenfänger** (Abb. 77). Diese Änderung kann insbesondere bei der Achillodynie erforderlich sein, also der Achillessehnenreizung. Durch diese Veränderung wird das Schlupfen des Halbschuhs beim Gehen und damit ein Reiben des Fersenrandes verhindert. Bewährt hat sich das Einsetzen eines weichen Innenschaftes zwischen Kappe und Lederfutter, dieser überragt die Hinterkappe um etwa 1 cm.

Beim Fußrückenhöcker kann es erforderlich sein, **Entlastungspolster** an der Innenseite der Zunge (auch Lasche) anzubringen. Dazu wird ein gefenstertes Polster aus Filz, Moltopren oder auch Schaumgummi entsprechend dem Tastbefund gegen die Innenseite der Zunge geklebt. Die Druckstelle wird damit ausgespart. Das Polster kann mit einem weichen Leder überzogen werden, dies ist aber nicht unbedingt erforderlich, da das Polster außen ohnehin nicht zu sehen ist.

Bei einer vermehrten Zehenballenbildung, wie etwa beim Hallux valgus oder Digitis V varus, können im Schaftbereich Entlastungspolster eingeklebt werden. Die Abb. 78 a und b zeigt solche Entlastungspolster in loser Form für den Großzehenballen. Nach entsprechender Aufweitung des Schaftes an der vorgesehenen Stelle ist das Einkleben dieser Polster ohne Schwierigkeiten möglich, es erleichtert das Tragen der Polster für den Patienten.

Eine weitere Schaftanpassung kann in der Schnürpartie erforderlich sein, die vorhandene **Schuhschnürung** muß dann durch eine andere ersetzt

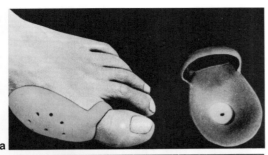
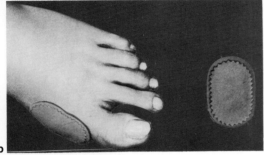

Abb. 78 a,b Entlastungspolster für den Großzehenballen (Fa. Berkemann):
a mit Zehenschlaufe;
b ohne Zehenschlaufe.

werden. Diese mitunter etwas schwierige Arbeit ermöglicht es beispielsweise, orthopädisch gefertigte Innenschuhe in Konfektionsschuhen zu tragen. Ist dies nach medizinischer Indikation nur einseitig erforderlich, empfiehlt sich aus kosmetischen Gründen eine gleiche Änderung der Schnürpartie auch auf der anderen Seite.

Weiten des Schaftes: Bevor man drückende Stellen des Oberleders ausweitet, soll man prüfen, ob man nicht auf andere Weise besser helfen kann. So werden Hühneraugen manchmal schmerzfrei, wenn man den Rückfuß verankert, so daß die Zehen nicht vorgleiten können.

Nachdem das Oberleder mit weichmachenden Flüssigkeiten vorbereitet ist, kommt der Schuh auf einen Spannapparat, der die betreffenden Stellen dehnt. Er muß darauf trocknen, am besten einen ganzen Tag. Es gibt verschiedene Fabrikate von Lederweichmachern, z. B. als „Shoe-Stretch" in Mini-Aerosoldosen oder unter dem Namen Dehnfix.

Sodann werden mit der Schaftweichzange die Druckstellen ausgeweitet.

Synthetischer Lederersatz läßt sich nur mangelhaft dehnen, am ehesten noch das Xylee.

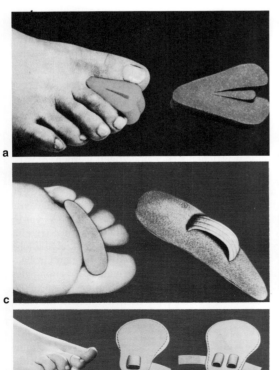
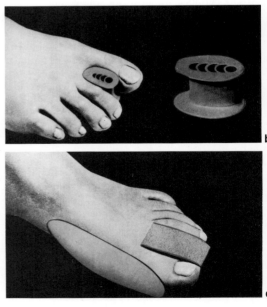

Abb. 79 a–e Zehenkissen und Zehenrichter (Fa. Berkemann).

7.4.6 Gleitschutz für Schuhe

Zum Schutz gegen das Ausgleiten auf rutschigen Böden, wie etwa bei Nässe, bei nassem Laub, Eis oder Schnee, können rutschfeste Hilfsmittel an den Schuhsohlen angebracht werden. Diese empfehlen sich insbesondere für Patienten, die ohnehin etwas unsicher auf den Beinen sind. Das Ausgleiten geschieht am häufigsten beim Aufsetzen mit dem Absatz. Zum Schutz dagegen gibt es **Schneeketten**, **Gleitschutz mit Spikes** in Form von Überschuhen, außerdem auch **Wabenmusterabsätze** und **Wabenmustersohlen**. Einen gewissen Gleitschutz erreicht man auch dadurch, daß der Absatz in der Mitte tiefer gestaltet wird, so daß seine Ränder mehr Halt geben. Bei der Verwendung von beispielsweise Airolux ist eine solche Absatzveränderung gut möglich und ergibt gewissermaßen einen „Saugabsatz". Verständlicherweise läßt es sich durch solche Hilfen oder Änderungen nicht immer vermeiden, daß etwas vermehrt Straßenschmutz ins Haus gebracht wird.

7.4.7 Sonstige Hilfen

Außer diesen Zusätzen an Konfektionsschuhen kommen noch andere kleine Schutzmittel für die Füße in Frage wie Kissen, Bandagen, Zehenrichter usw. Diese werden von verschiedenen Firmen in unterschiedlichen Größen fertig geliefert (Abb. 79 a – e). Allerdings ist in diesem Zusammenhang darauf hinzuweisen, daß diese sogenannten kleinen Hilfsmittel zusätzlich Platz im Schuh fordern, so daß ausreichend weite und bequeme Schuhe zu tragen sind. Operativ korrigierende Maßnahmen lassen sich dadurch nicht immer vermeiden. Sehr hilfreich können solche Zehenkissen oder Zehenrichter aber durchaus sein, wenn operative Behandlungen aus irgendwelchen Gründen verschoben werden müssen oder wegen irgendwelcher Risiken überhaupt nicht möglich sind.

7.5 Indikation und Herstellung orthopädischer Schuhe

Zur Definition des orthopädischen Schuhs hat *Marquardt* 1980 ausgeführt: „Der orthopädische Schuh ist ein Behandlungsmittel des Facharztes für Orthopädie. Er ist für den einzelnen kranken oder fehlerhaften Fuß nach besonderen Maß- und Modellverfahren handwerklich angefertigt. Er bringt mit der Fußbekleidung die im Einzelfall erforderlichen Maßnahmen wie Bettung, Entlastung, Stützung, Defektausgleichung, Korrektur, Feststellungs- und Abwicklungshilfen zur Wirkung."

Die Indikationsstellung für orthopädische Schuhe erfolgt durch den Arzt, nur er kann darüber entscheiden, ob andere orthopädische Versorgungen wie Einlagen, Fußbettungen und orthopädische Schuhzurichtungen ausreichend sind oder eine orthopädische Schuhversorgung erfolgen muß. Jede Art von serienmäßig hergestellten Schuhen, auch die mit einem sogenannten Fußbett, können nicht als orthopädische Schuhe bezeichnet werden, auch wenn sie eine gewisse Stützung und vielleicht auch Korrektur bewirken. Orthopädische Schuhe sind in jedem Falle individuell anzufertigen. Orthopädische Schuhe sind zwangsläufig eine Kombination eines orthopädietechnischen Behandlungsmittels mit einem Bekleidungsstück. Da eine klare Aufteilung des orthopädietechnischen Anteils gegenüber dem Bekleidungsanteil nicht möglich ist, fordern die Kostenträger eine pauschale Beteiligung seitens der Patienten an den Herstellungskosten. Die Indikation für die Verordnung orthopädischer Schuhe ergibt sich selbstverständlich nach medizinischen Gesichtspunkten, allerdings müssen aus Kostengründen wirtschaftliche Fragen in die Überlegung dahingehend einbezogen werden, ob evtl. mit einfacheren Mitteln der gleiche Behandlungserfolg erreicht werden kann.

Marquardt hat 1952 eine **Indikationsliste** für die orthopädische Schuhversorgung erstellt, die in das medizinische Versorgungswesen übernommen wurde.

In dieser Indikationsliste aufgeführt sind:

1. Knick-Plattfüße mit völligem Verlust des Längsgewölbes und so erheblicher Einsteifung, daß dieses nicht mehr korrigiert werden kann.
2. Klumpfüße mit Varusdeformität, die eine vermehrte Belastung der Fußaußenkante bewirkt. Der Fuß muß aber in der Belastungsfläche noch ausreichend stabil sein, andernfalls ist unbedingt zur Operation zu raten.
3. Versteifungen des oberen Sprunggelenkes ohne Rücksicht auf die Gelenkstellung.
4. Beinverkürzungen von 3 cm und mehr.
5. Hängefüße mit oder ohne Spitzfußkontraktur.
6. Hackenfüße und funktionelle Hackenfüße.
7. Differenzen in der Fußlänge von mindestens 3 Stich (1 Stich = 6,6 mm) sowie Breitendifferenzen der Füße.
8. Hohlfüße, wenn das Verhältnis Länge/Breite, die Risthöhe oder auch Krallenzehen das Tra-

gen von Konfektionsschuhen unmöglich machen.
9. Großzehenverlust oder auch Kurzstumpf der Großzehe.
10. Fußteilamputationen und Exartikulationen.
11. Spreizfüße mit Zehendeformitäten und Mittelfußschmerzen, auch Vorfußdeformitäten bei primär chronischer Polyarthritis.
12. Beugekontrakturen in den Zehengrundgelenken mit Behinderung der Schrittabwicklung.
13. Grobe Veränderungen der Fußform mit Belastungsstörungen.
14. Schuhe über Orthesen.
15. Andauernde Schwellungszustände im Sinne einer Elephantiasis.

Der Arzt, der die Notwendigkeit von orthopädischen Schuhen bescheinigt, sollte sich auch selbst um den Fortgang der technischen Ausführung kümmern. Das kann im Einzelfall bedeuten, daß er sich den fertiggestellten Leisten, nach dem der Schuh gearbeitet wird, selbst ansieht. In jedem Falle sollte er das fertiggestellte Korkbett am Patienten selbst überprüfen, ehe der orthopädische Schuh vom Orthopädie-Schuhtechniker zusammengefügt wird. Eventuelle Korrekturen werden am Leisten und an der Bettung angezeichnet oder, wenn möglich, mit dem Handwerker direkt besprochen. Voraussetzung dafür ist selbstverständlich, daß der orthopädisch tätige Arzt selbst etwas von diesen handwerklichen Dingen versteht.

Grundsätzlich sollen orthopädische Schuhe nach ihrer Fertigstellung am Patienten selbst überprüft – abgenommen – werden. Nach einigen Wochen ist dann nochmals eine Kontrolle sinnvoll, da eventuelle Mängel in der Paßform und Korrekturmöglichkeit mitunter erst nach einiger Tragezeit beurteilt werden können. Zweckmäßigerweise soll das Korkbett des orthopädischen Schuhs immer herausnehmbar sein, es läßt sich so besser beurteilen und ggf. auch korrigieren. Alle Besonderheiten über die Schuhanfertigung oder spätere Korrekturen sind im Krankenblatt des Patienten zu vermerken, das erleichtert die Arbeit bei weiteren technischen Kontrollen und späteren Neuanfertigungen.

7.5.1 Das Maßnehmen

Voraussetzung für richtige Gestalt und Größe des Leistens ist ein genaues Maßnehmen. Je gründlicher der Orthopädieschuhmachermeister dabei zu Werke geht, um so sicherer ist der Erfolg. Es gliedert sich in 3 Teilaufgaben: Das Festlegen der **„Trittspurkopie"**, das Zeichnen der **Profile** und das Messen der **Umfänge**. Meist kommt dazu noch ein Gipsabdruck.

Trittspurkopie (Abb. 80):

Mit Hilfe von Trittspurkopieblättern oder eines Kopierapparates wird ein Bild von der Fußsohle gewonnen. Da die belasteten Stellen sich dunkler abzeichnen, erhalten wir ein plastisches Bild, das Vorstellungen von den Druckverhältnissen vermittelt, insbesondere beim Vergleich mit Bildern vom hochgehobenen oder lose aufgesetzten Fuß. Aus der Trittspurkopie kann man ablesen, ob der Patient mehr pronatorisch oder mehr supinatorisch belastet, und wo anatomische Fehler versteckt sind, die sich nicht ohne weiteres offen zu erkennen geben. Das Ganze wird vervollständigt durch die Fußumrißzeichnung. Die Längen- und Breitenverhältnisse sind damit festgelegt, und man erkennt auch, ob die vorderen Abschnitte gegenüber den rückwärtigen im Sinne der Adduktion oder Abduktion abweichen.

Profile

War die Trittspurkopie der Grundriß, so sind die Profile der Seitenriß und der Aufriß des Fußes. Der Schuhmacher spricht von „Bein"stellungsprofilen, weil auch ein Teil des Unterschenkels mitberücksichtigt wird. Die Profile werden durch Umfahren mit dem Bleistift gewonnen (Abb. 81). Es ist leicht verständlich, daß hierbei kleine Ungenauigkeiten vorkommen können. Es kommt aber beim Seitenprofil nicht auf maßstabgerechte Zeichnung an; der genauen Ermittlung von Zahlenwerten dienen andere Meßverfahren. Vielmehr gewinnt man durch diese Skizze ein Bild von der Stellung des Fußes zum Unterschenkel. Das hat Bedeutung bei Beinverkürzungen, Spitz-, Hohl-, Klump- und Hackenfüßen, bei Versteifungen und

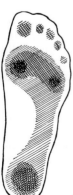

Abb. 80 Trittspurkopie.

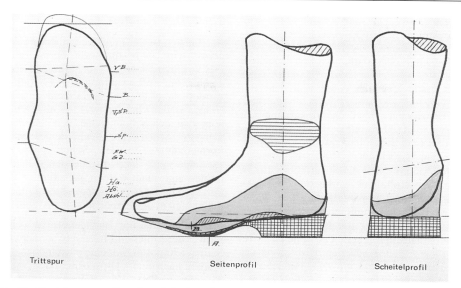

Abb. 81 Profilzeichnungen für orthopädischen Schuh.

überhaupt bei allen Fehlern im Bereich der Sprunggelenke. Oft tut der Arzt gut, selbst den Winkel zwischen Schaft und Sohle vorzuschreiben. In das Beinstellungsprofil in der Stirnebene, das auf ein hinten angelegtes Zeichenblatt skizziert wird, werden noch die genauen Maße der Durchmesser von Hacke, Knöchel und Bein eingetragen, die mit einem Kalibermeßgerät ermittelt werden.

Umfangsmaße:

Um den Leisten richtig arbeiten zu können, sind noch die Umfangsmaße nötig. Es sind verschiedene Meßverfahren üblich. Nicht einmal darüber herrscht Einigkeit, ob man nach Zentimeter oder nach „Stich" messen soll (3 Pariser Stich = 2 cm; die im Handel üblichen Schuhnummern richten sich nach Stich: Ein Schuh der Größe 45 ist 30 cm lang). Die Praxis hat gelehrt, daß sich für die Umfangmaße am besten diejenigen Stellen eignen, an denen die Knochen gelenkig miteinander verbunden sind. Die Abb. 82 gibt einen Überblick; auch die Namen der einzelnen Maße sind darunter angegeben. Bezüglich des „Knöchelmaßes" ist zu bemerken, daß der Name schlecht ist: gemeint ist die Fessel, also die schwächste Stelle des Unterschenkels oberhalb der Sprunggelenke. Besonders wichtig für den einwandfreien Sitz des Schuhes ist der schraffierte Teil zwischen Fußwurzelmaß und Vorspann. Andere Namen für „Hochspann" sind „Rist" oder „Reihe". Wenn im Bereich von Vor-

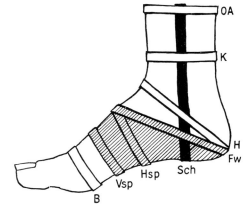

Abb. 82 Bezeichnung der Umfangmaße.
OA = oberer Schaftabschluß, K = Knöchelmaß, H = Hackenmaß, Fw = Fußwurzelmaß, Hsp = Hochspann, Vsp = Vorspann, B = Ballenmaß, Sch = Schafthöhe.

spann-, Hochspann und Fußwurzelmaß der Schuh nicht einwandfrei sitzt, dann rutscht der Fuß nach vorn in jenen Raum, in dem die Zehen freies Spiel haben sollen. Das ist besonders zu beachten in jenen Fällen, bei denen die Ferse ein wesentliches Stück höher liegt als die Ballen (Spitzfuß usw.). Zwar kann eine hohe Sprengung des Schuhbodens zum Teil das Vorgleiten des Fußes hintanhalten, aber grundsätzlich soll allein schon durch guten Sitz in dem Teil, der in Abb. 82 schraffiert gezeichnet ist, ein genügender Halt vorhanden sein.

Die **Schafthöhe** soll bei Stiefeln vom Arzt vorgeschrieben werden. In der Orthopädieschuhmacherei bestehen manchmal Zweifel, ob hinten über die Achillessehne oder seitlich an den Knöcheln zu messen ist. An sich ist beides denkbar. Aber mehrere Gründe sprechen dafür, daß der Arzt grundsätzlich nur das zweite Verfahren anerkennen soll. Erstens hat einmal das Versorgungsamt festgesetzt, daß die Messung an der Spitze des inneren Knöchels zu gelten hat. Zweitens entspricht dies auch den tatsächlichen Höhenverhältnissen am besten. Drittens spielt die Schafthöhe oftmals eine besondere Rolle bei Korkbetten, die man zum Ausgleich einer Beinverkürzung gibt. Wenn dann deren Dicke am hinteren Ende gemessen wird statt unter der Mitte der Ferse, so ergeben sich unfehlbar Unstimmigkeiten zwischen den Berechnungen des Arztes und der Ausführung des Schuhes. Festzulegen und mit dem Patienten zu besprechen ist die Frage, ob Halbschuh, Stiefel oder (im Fall ernster Sprunggelenkschäden) ein erhöhter Stiefel. Die normale Höhe des Stiefels beträgt 14 cm über dem Korkbettauftritt.

Eine unangenehme Komplikation sind Neigungen des Fußes zum Schwellen. Der Schuhmacher kann sie bei einmaliger Untersuchung nicht sicher beurteilen. Die Angaben des Patienten sind oft unzuverlässig. Falls der Arzt Gelegenheit hatte, in dieser Hinsicht etwas zu beobachten, ist es gut, wenn er dies dem Schuhmacher mitteilt. Beim Maßnehmen ist auch zu vereinbaren, ob der Schuh über dicken oder dünnen Strümpfen passen soll. Grundsätzlich ist zu fordern, daß im Sommer und Winter nicht die gleichen Schuhe getragen werden.

Statt des gewöhnlichen Maßnehmens fertigen manche Meister grundsätzlich ein Gipsmodell an. Das bedeutet für den, der ständig viel mit Gips arbeitet, eine Arbeitserleichterung. So notwendig, daß dafür eine besondere Bezahlung gerechtfertigt ist, ist der Gipsabdruck nur, wenn für schwere Deformierungen oder Stiefel mit hohem, steifem Schaft ein Hartschaumgußleisten nötig ist. Dann allerdings sollten Gipsabdruck und Fertigstellung des Gußleistens eine einheitliche Position der Preisliste bilden. Auf welche Weise der Meister zu einem einwandfrei verwendbaren Leisten gelangt, sollte ihm überlassen bleiben. Hartschaum ist noch haltbarer als Buchenholz, d. h. es können darüber noch mehr Schuhe angefertigt werden.

7.5.2 Der Leisten

Der Leisten ist der Prägstock, über den der Schuh gebaut wird. Er bestimmt die Form des Schuhes. Das Wort wird auch gebraucht für jene Vorrichtungen, die bei Aufbewahrung in den Schuh gesteckt werden, damit er seine Form nicht verliert. *Bauer* (Baden-Baden) hat treffend gesagt: Den Leisten, über den der Schuhmacher den Schuh arbeitet, nennt er „Arbeitsleisten", und denjenigen, der zur Formerhaltung in den Schuh gesteckt wird, „Spannleisten". Der Spannleisten soll möglichst immer angewandt werden, sobald der Schuh vom Fuß kommt. Ist vom Leisten schlechthin die Rede, meint man in der Orthopädie den Arbeitsleisten.

Früher hat man nur Buchenholz verwendet. Bei schwer deformierten Füßen, etwa einem nicht geheilten Klumpfuß, war eine umständliche Bildhauerarbeit nach einem Gipspositiv nötig. Heute kann in solchen Fällen das Gipsnegativ mit einem schnell erhärtenden Kunststoff ausgegossen werden, wonach dann nur noch geringere Zusatzarbeiten nötig sind.

Als Zusatzarbeiten an einem solchen Gußleisten sind jene Formabänderungen nötig, die normalerweise den Leisten vom Fuß unterscheiden: Rist und Kanten müssen zugeschärft sein, und vorn wird eine leichte Überlänge und kosmetische Spitze angebaut. Zu warnen ist übrigens davor, die Schuhspitze zu flach zu halten. Dadurch werden die Zehen geschädigt.

Ein Gipspositiv ist für die Schuhherstellung ungeeignet, es sei denn, man habe dem Gipsbrei feine Holzfasern beigemengt. Aber dann ist es nur einmal als Leisten verwendbar, während man doch jahrelang immer wieder nach derselben Form zu arbeiten pflegt – selbstverständlich jedesmal mit etwa nötig werdenden Änderungen.

Wenn die Gestalt des Fußes nicht allzusehr von der normalen abweicht, nimmt der Schuhmacher aus seinem Vorrat von Buchenholzleisten, die er fertig in verschiedenen Größen von der Fabrik bezogen hat, ein geeignetes Stück und macht es durch Wegraspeln und Aufmodellieren passend.

Über ein Paar Leisten können 6–10 Paar Schuhe gearbeitet werden. **Darum ist möglichst zu vermeiden, daß der Kunde seinen Lieferanten wechselt.**

Auf einige Bezeichnungen sei hier noch hingewiesen. Die Unterfläche des Leistens heißt **„Leistensohle"**. Sie muß plastisch gestaltet werden. Sie bildet das Negativ des Bettes, auf dem der Fuß später ruht. Unter **„Sprengung"** versteht man die Konkavität der Unterfläche des Leistens. Es gibt Schuhe mit flacher und mit hoher Sprengung.

In besonderer Bedeutung wird das Wort „Gelenk" angewandt. Man versteht darunter denjenigen Teil des Schuhes, der vor dem Absatz liegt, d. h. zwischen ihm und der eigentlichen Sohle. Man spricht demgemäß auch vom „Gelenk" des Leistens. Am Leisten versteht der Schuhmacher unter **Gelenk den Ort der Konkavität** auf der Sohlenseite, unter **Sprengung den Grad der Konkavität** (Abb. 83).

Stellt man einen Leisten auf eine ebene Unterlage, z. B. auf den Tisch, so dürfen nicht etwa Ferse, Ballen und Spitze gleichzeitig aufruhen. Unter der Ferse muß der Absatz Platz haben, die Ballen liegen in der Auftrittsebene und die Zehen ruhen entweder in gleicher Höhe oder aber man hebt sie noch ein wenig. Infolgedessen muß also die Spitze des Leistens etwas nach oben aufgebogen werden. Diese Aufbiegung nennt man „Spitzenhub", „Hub", oder „Spitzensprengung".

Es hat sich als zweckmäßig erwiesen, bei der Konstruktion des Leistens von den Ballen auszugehen. Sodann ist besonders auf den Spitzenteil zu achten. Günstig ist es, dem Leisten eine größere Länge zu geben als der Fuß sie im Stehen hat. Erstens ist in gewissen Phasen des Schrittes die Belastung und damit die Verlängerung des Fußes größer als im Stand. Zweitens läßt sich der Fuß nicht über ein gewisses Maß hinaus fest packen. Das Skelett kann sich innerhalb des Weichteilmantels verschieben. Da die Haut dehnbar ist, können also die Zehen sehr wohl ein Stück nach vorn rutschen, wenn der Fuß in seinen rückwärtigen und mittleren Teilen vom Schuh festgehalten wird. **Kein Fehler im Sitz von Maßschuhen kommt so häufig vor wie der, daß die Zehen gedrückt werden.**

Die Form des Leistens soll nach oben etwas von der des Fußrückens abweichen. Hier entsteht der „**Leistenkamm**"; dadurch wird der Schuh im Bereich des Mittelfußes etwas schmaler und höher, als es den natürlichen Verhältnissen entspricht. Es gelingt auf diese Weise, von den Seiten her wie mit einer Bandage dem Fuß Halt zu geben.

Gewöhnlich hat der Leisten auch für den Stiefel nur die Höhe etwa eines Halbschuhs. Zum Herausnehmen nach der Fertigstellung ist er aus zwei Teilen zusammengesetzt. Wenn aber die Anfertigung des Schaftes wegen der anatomischen Gegebenheiten besondere Schwierigkeiten bereitet, muß ein Modell angefertigt werden, das erheblich über die Knöchel hinaufragt. Wenn der Schaft versteift werden muß, empfindliche Vorsprünge aber

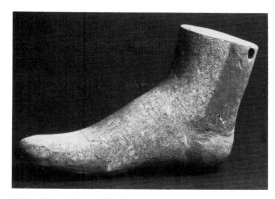

Abb. 83 Leisten für einen orthopädischen Schuh.

gleichzeitig freizulegen sind, ist vom verordnenden Arzt ausdrücklich darauf hinzuweisen, daß ein dreiteiliger **hoher Leisten** angefertigt werden muß. Auch hohe Leisten werden von der Industrie vorgefertigt geliefert und können vom Orthopädie-Schuhtechniker je nach der Notwendigkeit geformt werden.

7.5.3 Anfertigung der Schuhe

Seit frühester Kindheit ist jedem der Schuh als ein Gebrauchsgegenstand bekannt. Kaum wird darüber nachgedacht, auf welche Weise das geschmeidige Oberleder mit der deutlich festeren Sohle so verbunden ist, daß beides nicht auseinanderreißt, wenn die Kraft der unteren Gliedmaßen beim Stehen und insbesondere beim Gehen darauf einwirkt.

Der Teil, der gemeinhin als Sohle bezeichnet wird, heißt beim Orthopädieschuhtechniker der Boden; er ist recht kompliziert und kunstvoll zusammengesetzt. Alles übrige, was als eigentlicher Schuh erscheint, wird vom Fachmann als Schaft bezeichnet. Auch dieser Aufbau ist ziemlich kompliziert, es gibt dafür verschiedene grundlegende Modelle. Ob ein nicht versteifter Schaft als Halbschuh nur etwa 5 cm oder als Stiefel 14 cm hoch ist, hat ziemlich geringe Bedeutung. Auch beim sogenannten Halbschuh spricht man vom Schaft.

In der Abb. 84 sind die wesentlichen Teile für einen orthopädischen Schuh dargestellt – der Leisten, die Bettung und der eigentliche Schuh, bestehend aus dem Schuhboden und dem Schaft.

Der **Schaft** kann verschieden gebaut sein. Als die wesentlichsten Konstruktionsformen kennt man den Derby-Schnitt und den Blatt-Schnitt. Aufschluß über die Unterschiede geben die Skizzen in der Abb. 85 a – d. Die wichtigsten Bestandteile,

7 Orthopädische Hilfsmittel für den Fuß

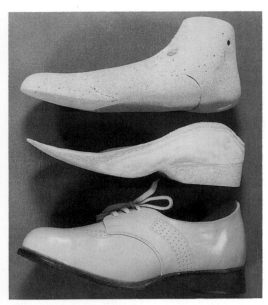

Abb. 84 Leisten, Bettung, orthopädischer Schuh.

die bei jeder Bauart der Schuhe wiederkehren, sind der vordere Teil, der als **Blatt** oder Vorderblatt bezeichnet wird und der rückwärtige Teil, der als **Quartier** oder Hinterteil bezeichnet wird. Über das vordere Ende des Blattes wird oft noch eine **Vorderkappe** gesetzt, sie dient einer Verstärkung und ist nicht immer zwingend notwendig. Beim **Derby-Schnitt** greift das Quartier vorn am Fußrücken lose über das Blatt oder Vorderblatt, so

daß die Schnürstreifen wie Türflügel aufgeklappt werden können. Das ist bei orthopädischen Schuhen zweckmäßig, weil die Schnürung dem jeweiligen Zustand des Fußes besser angepaßt werden kann, und etwaige Schwellungen, Verbände, zusätzliche Einlagen berücksichtigt werden können. Beim **Blatt-Schnitt** ist das Quartier oder Hinterteil einschließlich der Schnürstreifen bis vorn hin am Blatt festgenäht. Diese Form wirkt etwas eleganter, ist aber in der Schnürung mitunter nachteiliger.

Orthopädische Halbschuhe sind nach den eben genannten Prinzipien in der gleichen Weise gebaut, lediglich das Quartier und die Schnürstreifen sind dann nicht so hochgezogen, sie enden unterhalb der Knöchelregion bzw. am Fußrist.

Auf die Vorderkappe wurde oben schon hingewiesen, sie wird häufig mehr aus Schönheits- als auch Zweckmäßigkeitsgründen aufgesetzt, bei empfindlichen Zehen kann sogar besser darauf verzichtet werden. Nicht zu verwechseln mit dieser außen auf dem Blatt sitzenden Vorderkappe ist die durchaus wichtige **vordere Steifkappe**, diese sitzt unter dem Oberleder und gibt der Schuhspitze ihre Form. Die Steifkappe ist für bestimmte orthopädische Arbeitsschuhe besonders fest gearbeitet und kann eine Stahlkappe aufweisen, wenn Zehenverletzungen vorzubeugen ist. Als **Hinterkappe** bezeichnet man ein Stück von steifem Leder, das im Fersenteil des orthopädischen Schuhs zwischen Futter und Oberleder des Quartiers eingeklebt wird. Dementsprechend sind die einander entsprechenden Schuhteile nicht die Vorder- und Hinterkappe, sondern die vordere Steifkappe und die

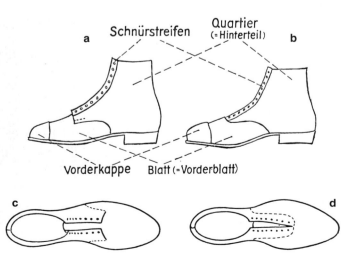

Abb. 85 a–d Schaftschnitt für Schuhe (allgemein).
a, c Derbyschnitt;
b, d Blattschnitt.

Hinterkappe. Diese Teile geben dem Schuh einen wesentlichen Halt, sie werden miteinander verbunden durch ein besonders Lederstück, die **Überstemme** (Abb. 86). Dafür verwendet man das gleiche Material wie für das Oberleder.

Innen erhält der Schuh ein **Futter**, es besteht aus Drell oder Leder. Das Futter wird in der gleichen Größe wie Quartier und Blatt zugeschnitten, mit diesen Teilen zum Schaft zusammengesteppt und über den Leisten verarbeitet. Steifkappe und Hinterkappe kommen zwischen Futter und Oberleder, werden dort angeklebt.

Das **Oberleder** besteht in den hauptsächlichen Ausführungen aus Rind- oder Rindboxleder, Boxkalfleder oder Chevreauxleder. Das deutlich schwerere Rindbox wird heute im wesentlichen nur noch für Arbeitsschuhe genommen. Üblicherweise verwendet man für die orthopädische Schuhversorgung Boxkalf, Chevreaux gibt man nur bei besonders empfindlichen Füßen und auch nur dann, wenn die Schuhe bekanntermaßen nicht zu sehr strapaziert werden. Als eine besonders derbe Ledersorte für sehr feste Arbeitsschuhe wird Rindfohlleder verwendet, Waterproof für wasserfeste orthopädische Stiefel und Wildleder für besonders weiche dabei aber auch strapazierfähige Schuhe. Bei nicht zu dicken Sorten hat Chromleder die noch größere Strapazierfähigkeit.

In neuerer Zeit wurden auch **Ersatzstoffe für Oberleder** hergestellt, die vom Naturprodukt nur schwer zu unterscheiden sind. Obwohl auch sie die Ausdünstungen des Fußes gut durchdringen lassen, haben sie gegenüber dem echten Leder zwei wesentliche Nachteile. Zum einen ist ihr Wasserbindungsvermögen geringer, echtes Leder kann bekanntlich, ohne daß es sich selbst feucht anfühlt, beträchtliche Feuchtigkeitsmengen in seinen gegerbten kollagenen Fasern speichern. Das vermögen Kunststoffe nur in wesentlich geringerem Umfange. Zum anderen treten sich die aus synthetischem Material gefertigten Schuhe nur in geringem Maße aus, so daß die nachträglich eventuell erforderliche Anpassung an die Fußform nur sehr viel weniger möglich ist als bei Leder. Bei Leder kann man mit einem Ledererweicher ggf. etwas nachhelfen, was bei synthetischen Materialien nur in unzulänglicher Weise möglich ist.

Unter **Bodenarbeit** versteht man die Befestigung des Schaftes am Schuhboden. Die dem Nichtfachmann bekannten Teile des Bodens sind die **Brandsohle**, **Laufsohle** und der **Absatz**. Zwischen Brand- und Laufsohle kommt noch bei einer seltener angewandten Technik eine **Zwischensohle**

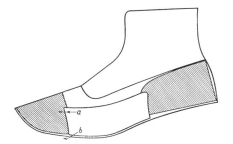

Abb. 86 Stiefelschaft beim Blattschnitt, bevor er mit dem Schuhboden verbunden wird.
a Schraffiert vordere Steifkappe und Hinterkappe;
b dazwischen die Überstemme.

oder üblicher ein sogenannter **Rahmen**, das ist ein rund um den Rand des Schuhs herumgehender starker Lederstreifen. Erst auf die Zwischensohle oder den Rahmen wird die Laufsohle gesetzt (Abb. 87 a u. b).

Anstelle der klassischen Methoden, also der **holzgenagelten** und der **genähten Arbeit**, die im folgenden beschrieben werden, hat sich immer mehr das Klebeverfahren durchgesetzt.

Zunächst muß die **Brandsohle** hergerichtet, oder wie der Fachausdruck heißt, „rangiert" werden. Sie bekommt dort, wo Nähte durchzulegen sind, ein besonderes Profil. Das erleichtert wesentlich das Durchführen der Ahle, wobei zusätzlich das

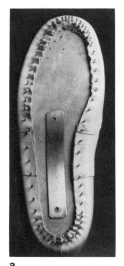
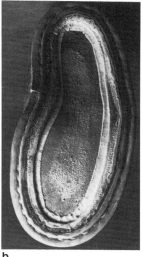

a b

Abb. 87 Schuh bodenseitig:
a aufgezwickt;
b eingestochen, mit "Rahmen".

Stechen dadurch erleichtert wird, daß alle harten Ledersorten für die Verarbeitung einen gewissen Feuchtigkeitsgrad erhalten („dampfer" Zustand). Wie die Profilierung auszusehen hat richtet sich danach, wie man den Schaft am Boden zu befestigen gedenkt. Neben dem schon erwähnten Kleben kommen in Frage die rahmengenähte und die holzgenagelte Bodenausführung. Holzgenagelte Schuhe sind etwas steif und schwerfällig. Um allerdings mit diesem Arbeitsgang beginnen zu können, muß ein anderer erst vollendet sein: das „Zwicken". Dieses geht folgendermaßen vor sich: Der Schaft kommt über dem Leisten auf seinen Platz. Steif- und Hinterkappe sowie Überstemme werden eingeklebt, was übrigens noch wieder besondere Techniken erfordert, damit ein einwandfreier Schluß am Leisten entsteht. Darauf einzugehen, würde zu weit führen. Die bereits „rangierte" Brandsohle wird aufgelegt. Die Ränder des Schaftes, die über die Leistenkante allseitig etwa 1 – 1/2 cm weit überstehen, werden mit der „Zwickzange" gefaßt, an den richtigen Platz gezogen und mit feinen Stahlstiften angenagelt. Diese werden nicht zu tief eingeschlagen, damit sie wieder zu entfernen sind. Man wird leicht begreifen, daß hierbei viel von der Geschicklichkeit des Schuhmachers abhängt, weil es bei verkehrtem Zug leicht Falten im Oberleder gibt.

Auf das Zwicken folgt die eigentliche Befestigung des Schaftes am Boden. Bei Schuhen, deren Laufsohle und Rahmen durch Holznagelung an der Brandsohle Halt bekommen sollen, wird **„eingebunden"**. Wenn dagegen die Laufsohle an den Rahmen genäht werden soll, wird **„eingestochen"**.

Die Brandsohle wird nur oberflächlich durchstochen. Die Technik beim „Einbinden" gleicht der fortlaufenden chirurgischen Naht, die beim „Einstechen" einer Matratzennaht, bei der allerdings durch jeden Stichkanal immer 2 Drähte in entgegengesetzter Richtung geführt werden.

Danach hat der Schuh in der Einstechtechnik bereits seinen Rahmen (Abb. 87b); dem in der Einbindetechnik fehlt er noch. Hier wird er mit Holznägeln festgeschlagen (gepinnt). In gleicher Weise wird dann die Laufsohle befestigt. Wer es zum ersten Mal hört, der glaubt kaum, daß sich auf diese Weise ein so fester Halt zwischen Brand-, Laufsohle und Schaft herstellen ließe. Und doch ist er bei sauberer Arbeit unverrückbar. Die Holznägel werden jedesmal nach dem Vorschlagen eines Loches mit dem „Pinnort" eingeklopft („Ort" ist ein althochdeutsches Wort für Lanzenspitze). Sie stehen etwas gegen den Leisten vor. Bevor man den Schuh zum Gebrauch hergibt, werden sie durch Ausraspeln mit einem besonderen Werkzeug entfernt – die Brandsohle innen geglättet.

Würde ein nach den bisher beschriebenen Methoden hergestellter Schuh – allenfalls noch mit Absatz versehen – in Gebrauch genommen, so würde er erstens schnell auseinandergetreten werden, und zweitens würde der Rahmen wie eine Umfassungsmauer wirken, auf der sich der Fuß nicht wohlfühlen könnte. Er muß also ausgefüllt werden. Hierzu dient die **„Ausballmasse"**. Man nimmt dazu Stücke von Sohlenleder oder Preßkork. Dieser Arbeitsgang vereinfacht sich allerdings, wenn man vorher anstelle eines Rahmens eine **„Zwischensohle"** verwendet hatte. Die Zwischensohle hat dieselbe Aufgabe wie der Rahmen. Nur umschließt sie nicht in Form eines Hufeisens einen zunächst leeren Hof, sondern sie ist von vornherein massiv.

Den Halt gegen das Durchtreten (insbesondere im Fall eines Senkfußes!) bekommt der Schuh durch das sogenannte **„Gelenkstück"**. Daß der Name nicht korrekt ist, wurde schon erwähnt: Während die deutsche Sprache unter „Gelenk" sonst eine Stelle besonderer Beweglichkeit zwischen zwei steifen Gebilden versteht, dient das Schuhgelenk der Versteifung! Es wird aus Stahl und Leder gebaut, reicht von der Ferse bis zur Mitte der Metatarsalknochen oder etwas weiter nach vorn und wird zwischen Brand- und Laufsohle eingebaut.

Wenn der Schuh einen Senkfuß zu stützen hat, dann ist ganz besonders auf beste Sorte Stahl zu achten.

Bei holzgenagelten (= gepinnten) Schuhen wird die **Laufsohle** mit Holzstiften befestigt. Bei rahmengenähter Arbeit wird sie mit einem besonderen maschinellen Verfahren festgenäht. Dafür ist der Ausdruck „Doppeln" üblich, was aber mit den früher oft verwendeten Doppelsohlen nichts zu tun hat. Wenn nach dem Klebverfahren gearbeitet wird, so wird selbstverständlich auch die Laufsohle aufgeklebt. Das Kleben der Laufsohle ist immer dann nötig, wenn anstelle von Ledersohlen Kunststoffe genommen werden. Da man ja orthopädische Schuhe durchweg für kranke Füße anfertigt, ist dieses relativ weichelastische Material vor allem für Absätze zu empfehlen. Man sollte heute die Absätze nicht mehr wie früher aus Lederblättchen zusammennageln.

Durch die Weiterentwicklung der Klebstoffe wurde das Klebeverfahren, das die beiden klassischen Verfahren vielfach verdrängt hat, wesentlich erleichtert und rationalisiert. Für jede Arbeitsmethode, ob Serien- oder Stückarbeit, Anklopfen oder

Indikation und Herstellung orthopädischer Schuhe

Anpressen, Warm- oder Kaltverklebung, gibt es passende Klebstoffe. Entscheidend für die zu verwendende Art des Klebstoffes ist das Material am Schuh, also der Schuhboden. Schnellkleber kleben alle üblichen Materialien, aus denen Schuhböden gefertigt sind, außer PVC. Beim Verkleben von Leder gibt es keine Probleme, Boden und Oberleber lassen sich mit jedem handelsüblichen Schuhklebstoff einwandfrei verkleben. Hierzu müssen die meisten Klebstoffe zweimal aufgetragen werden, weil der erste Einstrich weitgehend in das Material eindringt und erst der zweite Einstrich einen geschlossenen Film an der Oberfläche bildet.

In der Abb. 88 a u. b sind die Einzelteile für einen orthopädischen Schuh (hier Feststellabrollschuh) dargestellt, ausgenommen das Korkbett.

Das **Korkbett** ist der wohl wesentlichste Teil jedes orthopädischen Schuhs. Es ist eine Art Einlage, die bei Fehlformen, Beinverkürzungen und auch sonst in gewissen Fällen einen Ausgleich schafft. Häufig hat man keine andere Wahl, als den Fuß in seiner Fehlform zu betten. Der Gipsabguß muß dann in der Fehlstellung genommen werden. Was als Unterschied zwischen der Unterseite des Gipsabgusses und der Brandsohle eines orthopädischen Schuhs bleibt, muß durch ein Korkbett ausgefüllt werden. Teilweise wird das Korkbett durch Kunststoffe ersetzt (s. Kap. 7.3.1), Kork bleibt aber dominierend, weil dieses Material leicht und angenehm zu tragen ist. Viele Orthopäden und auch Orthopädie-Schuhtechniker vertreten den berechtigten Standpunkt, daß ein orthopädischer Schuh ohne Korkbett seinen eigentlichen Zweck verfehlt oder zumindest nur unvollkom-

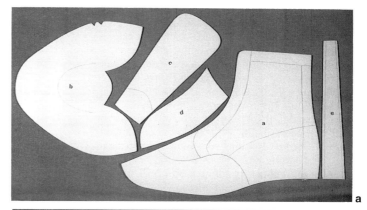

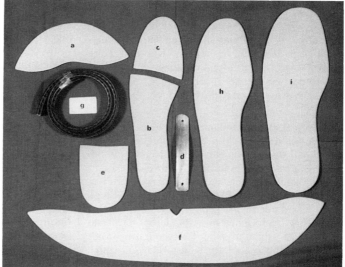

Abb. 88 a,b Einzelteile für einen orthopädischen Schuh.
a Schaftteile (a Grundmodell, b vorderes Blatt, c Lasche ohne Zunge, d Überstemme, e Rutschriemen).
b Bodenteile (a Vorderkappe, b Schuhgelenk, c Ausballung, d Stahlfeder des Schuhgelenks, e Absatzfleck, f Hinterkappe, g Zierrahmen, h Brandsohle, i Laufsohle).

men erfüllt. *E. Krauss* empfahl, die Außenkante immer mit EV-Versteifungsstoff hochzuziehen. Dabei muß die Basis des 5. Mittelfußknochens freigelegt werden. Der Halt wird durch einen Greifwulst an der Bodenseite vor den Vorderenden der Metatarsalia verbessert. Wenn der Fuß im orthopädischen Schuh – meist wegen Spitzfußeinstellung – die Neigung zeigt, nach vorn zu gleiten und somit die Gefahr besteht, daß die Zehen vorn anstoßen, empfiehlt sich die bereits erwähnte Stufenbettung nach *Berlakowitz*. Mitunter kann es Mißverständnisse über die Orientierung am Korkbett dahin geben, was als „oben" und „unten" zu bezeichnen ist. Der Orthopädie-Schuhtechniker hält bei allen wesentlichen Arbeitsgängen das Werkstück so, daß die Sohle oben liegt. Das bedeutet dann, daß die Sohle oben und der Schaft des Schuhs unten ist. Um derartige Mißverständnisse von vornherein zu vermeiden, gebraucht man besser die Bezeichnungen „bodenwärts" und „fußwärts".

Über weichen Korkbetten läßt sich der Schuh schlecht „zwicken", wenn nicht einige Kunstgriffe angewandt werden. Am einfachsten legt der Schuhmacher bei diesem Arbeitsgang auf das weiche Material eine dünne, harte Pappe, oder er nimmt zunächst harten Kork und ersetzt ihn nach Fertigstellung des Schuhes, wo nötig, durch weiches Material. Diese zweite Technik empfiehlt sich besonders dann, wenn in größerer Längen- oder Breitenausdehnung eine gleichmäßig dicke Weichpolsterung nötig ist, z. B. wenn man unter dem ganzen Fußbett von hinten bis vorn eine solche anbringen will. Dann nimmt man zunächst eine Preßkorkplatte und ersetzt sie nachträglich durch eine ebensolche aus Zellvulkolan.

Zur besseren Ausdünstung der Sohlenhaut über einem ungenügend luftdurchlässigen Korkbett empfiehlt *E. Kraus,* fußwärts auf das Korkbett 2 mm Zellvulkolan zu setzen und mit einer dünnen lohgegerbten Lederdecke zu überziehen. Als Klebstoff ist in diesem Fall Kunstharzkleber zu verwenden.

Preßkork ist zu hart und auch zu schwer. Bei Bettungen von mehr als 5 cm Dicke müssen wir uns manchmal um noch mehr Gewichtsersparnis bemühen, als sie mit Naturkork oder Nora-Micro-Cork möglich ist. Ganz leichtes Material ist zu wenig haltbar, wenn der Fuß unmittelbar daraufliegt. Auch eine Lederdecke genügt nicht, um baldige Zerstörung beim Gehen zu verhindern. Das älteste Material ist Abaschi- oder Balsaholz, ein tropisches Sumpfholz, auch für Kunstarme verwendet. Abnorm leicht ist das Styropor, aber auch wenig strapazierfähig. Dasselbe ist von Cumulus zu sagen, ebenso von Conticell. *E. Meyer* gab folgende spezifischen Gewichte an: Leder durchschnittlich 1,0, Rotbuche 0,68, Abaschileichtholz 0,38, Naturkork 0,20, Conticell 0,08. Verwiesen sei auch auf *Meyers* Arbeiten wie man solche leichten Werkstoffe unmittelbar an dem Leisten modelliert, wenn man Fuß- und Beinverkürzungen ausgleicht.

Manche Schuhmacher benutzen beim Befestigen des Rahmens bzw. der Sohle besonders lange Holznägel, damit diese das Korkbett unverrückbar mit dem Schuh verbinden. Das ist sehr unzweckmäßig. Das Korkbett soll herausnehmbar bleiben, damit man jederzeit etwas daran verändern kann. Ist man gezwungen, das vordere Ende ganz dünn zu machen, so rutscht es leicht vor. Die meisten Schuhmacher suchen das durch eine harte Lederdecke zu verhindern. Besser ist ein Gleitschutz bodenseitig am Fersenteil des Korkbettes. Man klebt ein Stück einer reibeisenartig beschaffenen Gummiplatte unter („Punktgummi"). Feste Verankerung des Korkbettes wird vor allem dann nötig, wenn sich nachträglich zeigt, daß die Schuhspitze zu knapp gearbeitet war. Dann muß man das Vorderende des Korkbettes ganz abschneiden. Zwar ist das eine Notlösung, aber sie hilft doch oft, wenn der Schaft vorn zu eng war.

Durch das Korkbett überträgt sich das Körpergewicht des Menschen auf das sogenannte Schuhgelenk. Auf dieses ist bei schweren Menschen kein Verlaß. Darum ist es gut, wenn nach der übrigen Fertigstellung des Schuhes bodenseitig auf das Korkbett noch eine Verstärkung mit Europlex kommt, ganz wie das bei Stützeinlagen erörtert wurde. Man muß von Zeit zu Zeit kontrollieren, ob es nicht zerbrochen ist. Geschieht das häufig, so ist Stahl zu verwenden; dieser jedoch nur in der fabrikmäßigen Spezialherstellung, denn in handwerklichen Betrieben besteht kaum die Möglichkeit, den Stahl in solcher Qualität zu bearbeiten.

7.5.4 Das Solor-Verfahren

Solor steht für solide Orthopädie – wieweit diese Bezeichnung glücklich gewählt ist, mag dahingestellt bleiben, da technische Orthopädie immer solide Verarbeitung garantieren sollte. Unabhängig davon hat sich das Solor-Verfahren in den letzten Jahren eindeutig bewährt und damit auch durchgesetzt. Es handelt sich um eine **modulartige Anfertigung** von orthopädischen Schuhen, das System ist patentiert. Deutlich verbessert wurde bei diesem System die Innenausstattung. Durch ein besonderes Klebeverfahren kann die Brandsohle teilweise oder ganz entfernt werden, um sie gegen ein weicheres Material oder auch gegen individuell angefertigte orthopädische Elemente auszutauschen. Oberleder und Sohle werden also nicht mehr fest mit der Brandsohle verbunden. Durch verwendete neue Materialien wurde das Gewicht dieser Schuhe deutlich reduziert, angegeben ist eine Gewichtsdifferenz bis zu 30% gegenüber Konfektionsschuhen. Durch die modulartige Vorfertigung der Schuhteile, durch den Volumengewinn im Schuh und die Gewichtsreduzierung des ganzen Schuhs ergab sich zusätzlich die Möglichkeit einer besseren modischen Gestaltung, so daß diese orthopädischen Schuhe von den Patienten auch deutlich problemloser akzeptiert werden. Als **Indikationen** für orthopädische Schuhe nach dem Solor-Verfahren werden sowohl von der Herstellungsfirma als auch in der medizinischen Literatur genannt:

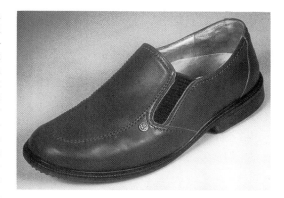

Abb. 89 Orthopädischer Herrenschuh in Solor-Technik.

- Belastungsempfindlichkeiten durch Ulcera
- Narben oder Verschwielungen
- Spreizfüße mit Zehenfehlstellungen
- kombinierte Deformierungen bei chronischer Polyarthritis
- Lähmungsfolgen
- Fußfehlstellungen bis hin zum umgekippten und kontrakten Klumpfuß
- Zehen- und Sprunggelenksversteifungen.

Selbst Abrollschuhe, Feststellabrollschuhe oder Längenausgleichsschuhe können nach der Solor-Technik angefertigt werden. Grenzen sind bei der Anfertigung orthopädischer Sicherheitsschuhe gegeben, wenn beispielsweise Stahlkappen, Stahlsohlen, antistatische Elemente o. ä. eingebaut werden müssen.

Abb. 89 zeigt einen orthopädischen Herrenschuh, der nach dem Solor-Verfahren hergestellt wurde.

7.6 Orthopädische Innenschuhe

Die orthopädietechnisch wirksamen Bauelemente sind beim Innenschuh und auch beim orthopädischen Maßschuh gleich. Der wesentliche Unterschied besteht darin, daß diese Bauelemente beim Innenschuh vom eigentlichen Schuh getrennt sind, während sie beim orthopädischen Maßschuh direkt fest eingebaut sind bis auf ein nach Möglichkeit herausnehmbares Korkbett. Innenschuhe sind somit immer dann angezeigt, wenn trotz dieser orthopädietechnischen Versorgung die Möglichkeit besteht, darüber normale Konfektionsschuhe zu tragen. Die Idee, orthopädische Innenschuhe herzustellen, hatte Heinrich Meyer aus Magdeburg in den zwanziger Jahren. Die damals zur Verfügung stehenden Materialien wie Holz, Leder, Kork und Metall hatten nach ihren Verarbeitungsmöglichkeiten zur Folge, daß die Innenschuhe zunächst schwer und recht voluminös waren. Eine deutliche Verbesserung ergab sich durch die Entwicklung moderner Kunststoffe, dadurch konnten Innenschuhe deutlich leichter und auch schlanker hergestellt werden. In neuerer Zeit bestehen die formbeständigen Elemente eines Innenschuhs aus Carbonfasern, druckempfindliche Partien werden aus gewalktem Leder gearbeitet oder mit Schaumstoff abgepolstert. Es kann durchaus erforderlich sein, daß Innenschuhe nur dann in Konfektionsschuhen getragen werden können, wenn zusätzliche Schuhzurichtungen angebracht werden, wie etwa geänderte Schnürungen, Pufferabsätze und Abrollhilfen.

Bei der orthopädietechnischen Versorgung mit Innenschuhen ergeben sich mehrere Vorteile. Die Patienten können – ggf. orthopädisch zugerichtete – Konfektionsschuhe tragen, die sowohl der Mode als auch den jeweiligen Witterungsverhältnissen angepaßt sein können. Die Materialien des Innenschuhs sind leicht, darüber können ggf. normale Konfektions-Halbschuhe getragen werden. Allerdings läßt sich das gewichtmäßig in neuerer Zeit mit dem oben bereits beschriebenen Solor-Verfahren ebenfalls weitgehend erreichen. Ein weiterer Vorteil für die Innenschuhversorgung liegt darin, daß diese in verschiedene Konfektionsschuhe gewechselt werden können. Die Abb. 90 a bis c zeigt einen orthopädischen Innenschuh in der Entstehung und nach der Fertigstellung.

Für die orthopädische Innenschuhversorgung ergeben sich vielfältige **Anwendungsmöglichkei-**

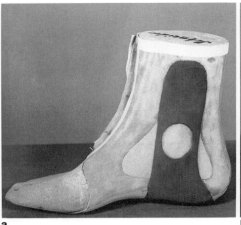 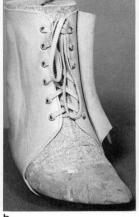 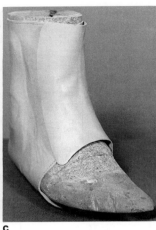

Abb. 90 a–c Orthopädischer Innenschuh:
a in der Rohherstellung mit Knöchelkappe; **b** in der Fertigstellung; **c** mit verdeckter Schnürung.

ten. So können Beinlängendifferenzen damit ausgeglichen werden, je nach der Seitendifferenz muß der verkürzte Fuß dazu in Spitzfußstellung eingestellt werden. Bei instabilen Gelenken, Pseudarthrosen, schlaffen Lähmungen oder auch arthrotischen Veränderungen kann mit der Innenschuhversorgung eine Ruhigstellung bzw. Fixierung der betroffenen Gelenke erreicht werden. Bei Zerebralparesen kann die Spastizität durch Innenschuhversorgung mehr oder weniger stark gemindert werden, was das Gangbild verbessert. Chronische venöse oder lymphatische Stauungen, die sich mit Stützstrümpfen nicht ausreichend beherrschen lassen, können durch Innenschuhe wesentlich besser beeinflußt werden. Eine weitere Indikation besteht in der Versorgung nach Teilamputationen, dabei sollen erhaltene Gelenke nach Möglichkeit funktionstüchtig bleiben. Besonders gut eignen sich Innenschuhe für die gleichzeitige Versorgung von angeborenen Fehlbildungen in Verbindung mit Beinverkürzungen. Dadurch, daß über die Innenschuhversorgung normale Konfektionsschuhe getragen werden können, ergibt sich in vielen Fällen für die Patienten eine deutlich verminderte psychische Belastung.

Verständlicherweise ergeben sich auch für die Innenschuhversorgung therapeutische Grenzen, diese sind immer dann gegeben, wenn der Innenschuh wegen seiner erforderlichen Form in einem normalen Konfektionsschuh nicht mehr untergebracht werden kann. Sicher gibt es auch zahlreiche Patienten, die orthopädische Schuhe bevorzugen, zumal diese in den letzten Jahren durch leichte Materialien und ansprechendere Formen erheblich verbessert wurden.

7.7 Schuhe für Stützapparate

Je nach Erfordernis kann es sich dabei um orthopädische Maßschuhe oder auch um Konfektionsschuhe mit entsprechenden Änderungen bzw. Er-

Abb. 91 Konfektionsschuh mit Peronaeusfeder.

gänzungen handelt. An orthopädischen Schuhen und auch an Konfektionsschuhen können Einsteckvorrichtungen für Schienenschellenapparate oder auch Schienenhülsenapparate angebracht werden, um genügend Halt und Sicherheit zu bieten. Erforderlichenfalls müssen Schuhe so umgestaltet oder speziell angefertigt werden, daß von schienenden oder entlastenden Apparaten die Fußteile in den Schuhen mit untergebracht werden können. Eine weitere Möglichkeit ist das Einbringen oder Anbringen von hebelnden Federn gegen den Fallfuß bei Lähmungserscheinungen. In der Abb. 91 ist als Beispiel ein Schuh mit einer Peronaeusfeder dargestellt.

8 Rechtsfragen zur Fußorthopädie

8.1 Zur Klärung des Begriffes „orthopädischer Schuh"

Der Begriff „orthopädischer Schuh" weckt bei Laien häufig andere Vorstellungen als bei Fachleuten. So meinen Laien mitunter, sie hätten orthopädische Schuhe, wenn sie konfektionsmäßig hergestellte Schuhe mit einer eingebauten Stütze tragen. Das ebenfalls konfektionsmäßig hergestellte Fußbett wird von medizinischen Laien häufig als eine orthopädische Einlage angesehen, hat aber mit der individuell angepaßten Fußbettung meist nur wenig zu tun. Das orthopädisch und insbesondere orthopädietechnisch geschulte Personal versteht unter orthopädischen Schuhen eine individuelle Maßanfertigung zum Ausgleich von meist erheblichen krankhaften Veränderungen. In diesem Sinne ist der Name in den amtlichen Ausführungsbestimmungen zum Bundesversorgungsgesetz verankert.

Um Patienten mit Entwicklungsfehlern, mit Verletzungsfolgen, Lähmungen, Schäden bei Stoffwechselstörungen oder nach Infektionen der Bewegungsorgane usw. zu einem schmerzlosen und möglichst unauffälligen Gehen zu verhelfen, bedarf es einer Gemeinschaftsarbeit, in der sich ärztliches und handwerkliches Können vereinen.

Allein nach der Wortwahl ist der Name „orthopädischer Schuh" nicht optimal gewählt worden, denn eine Orthopaideia, d. h. eine als körperliche Erziehung wirksame Umformung, ist oft nicht das wesentliche der orthopädischen Schuhversorgung, in vielen Fällen wird darauf überhaupt und auch bewußt verzichtet. Die eigentliche körperliche Umformung erfolgt nur zu einem Teil und zu einem gewissen Grade durch die orthopädische Schuhversorgung. In den meisten Fällen bedient man sich dazu der redressierenden Gipsbehandlung sowie mehr und mehr auch der operativen Korrektur. Der orthopädische Schuh sorgt dann für einen möglichen Ausgleich bei verbliebenen Veränderungen, Abstützungen, Entlastungen und Unterstützung bei der Schrittabwicklung.

Orthopädische Schuhe können Halbschuhe oder auch hohe Schuhe (orthopädische Stiefel) sein, es kann sich dabei um Hausschuhe, Arbeitsschuhe und auch Badeschuhe handeln. Wie oben schon ausgeführt, müssen orthopädische Schuhe durchaus nicht plump und unförmig aussehen, durch neue Materialien und Fertigungstechniken ist es häufig auf den ersten Blick kaum möglich, orthopädische Schuhe von Konfektionsschuhen zu unterscheiden. Allerdings lassen sich je nach der Fußform guter Sitz und ansprechendes Aussehen nicht in jedem Falle vereinigen.

8.2 Der Beruf des Fußpflegers

Angehörige dieses Berufes behandeln einmal die sogenannten kleinen Fußübel, die einer ärztlichen Behandlung noch nicht bedürfen, zum anderen aber gilt diese Berufsausübung auch der Fußpflege im eigentlichen Sinne des Wortes bei Patienten, die aus verschiedenen Gründen selbst dazu nicht mehr in der Lage sind. Voraussetzung ist eine abgeschlossene spezielle Ausbildung sowie die erforderliche technische Ausstattung in einem eigens dafür zur Verfügung stehenden Raum. Ein Fußpfleger muß in der Lage sein, einfache Massagen an den Füßen selbständig auszuführen, dazu gehört auch die Kenntnis darüber, wann sie indiziert oder kontraindiziert sind wie etwa bei einem Erysipel, einer Venenentzündung, Thrombose o. ä. Erkrankungen. Fußpfleger und Fußpflegerinnen sind eine wertvolle Entlastung bzw. auch Ergänzung für den orthopädisch tätigen Arzt.

Zu den Aufgaben der medizinischen Fußpflege gehört die Fußhygiene, die Behandlung von Schwielen, Warzen, Hühneraugen und insbesondere auch die Behandlung eingewachsener oder verformter Fußnägel – um hier nur die wichtigsten Indikationen zu nennen.

Nur in begründeten Ausnahmefällen werden die Kosten für fußpflegerische Maßnahmen auf Antrag von den Krankenkassen übernommen. In den meisten Fällen gelten solche Behandlungen als hygienische und pflegerische Maßnahmen, die Patienten haben dann selbst für die Kosten aufzukommen.

8.3 Der Beruf des Physiotherapeuten

In Deutschland gibt es noch die Unterscheidung der Berufe des Masseurs, des Masseurs und medizinischen Bademeisters sowie des Krankengymnasten. Die gesetzliche Grundlage dafür gibt das Gesetz über die Ausübung der Berufe des Masseurs, des Masseurs und medizinischen Bademeisters und des Krankengymnasten, dieses Gesetz ist am 1. Juli 1959 in Kraft getreten. In diesem Gesetz ist ausgeführt, daß es für die Ausübung dieser Berufe einer Erlaubnis bedarf. Diese Erlaubnis wird erteilt nach der Teilnahme an einer entsprechenden Ausbildung, bestandener Prüfung und Ableistung einer jeweils vorgeschriebenen praktischen Tätigkeit. Die vorgeschriebene Ausbildung erfolgt in Lehranstalten für Massage oder für Krankengymnastik, die zur Ausbildung staatlich anerkannt sind oder die zur Ausbildung ermächtigt sind. Die Ausbildungszeit in der Massage dauert mindestens 1 Jahr, die in der Krankengymnastik mindestens 2 Jahre. Danach ist die erfolgreiche Teilnahme durch eine Prüfung vor staatlichen Prüfungsausschüssen nachzuweisen. Die praktische Tätigkeit im Anschluß an die bestandene staatliche Prüfung dauert in der Massage und in der Krankengymnastik jeweils 1 Jahr, sie ist in dazu ermächtigten Krankenanstalten unter Aufsicht abzuleisten. Als Voraussetzung für die Anerkennung als Masseur und medizinischer Bademeister ist eine halbjährige Tätigkeit in der Massage und eine einjährige praktische Tätigkeit in einer dafür anerkannten medizinischen Badeanstalt abzuleisten.

In dem obengenannten Gesetz ist ausgeführt, daß die Bestimmungen dieses Gesetzes auch für Masseurinnen, Masseurinnen und medizinische Bademeisterinnen sowie für Krankengymnastinnen gelten.

Für Masseure, Masseure und medizinische Bademeister und auch für Krankengymnasten gibt es grundsätzlich die Möglichkeit der Berufsausübung in Krankenhäusern, Kliniken, Sanatorien, ärztlichen Praxen, eigenen Praxen, Kinderheimen und auch in Industriebetrieben mit entsprechenden Einrichtungen. Aus den Merkmalen dieser beruflichen Tätigkeiten ergibt sich zwangsläufig die Notwendigkeit einer engen Zusammenarbeit mit dem Arzt und mit anderen Heilhilfsberufen wie Krankenpflegepersonal, Beschäftigungs- und Sprachtherapeuten, Orthopädietechnikern, Sozialarbeitern und Heilpädagogen.

Ganz wichtig ist ein Hinweis darauf, daß die Tätigkeit als Masseur, als Masseur und medizinischer Bademeister und auch als Krankengymnast der Anordnung und der Aufsicht eines Arztes bedarf.

8.4 Der Beruf des Orthopädie-Schuhtechnikers

Orthopädisch tätige Ärzte und Orthopädie-Schuhtechniker – früher Orthopädie-Schuhmacher – sind auf eine enge Zusammenarbeit zum Wohle der Patienten angewiesen. Das erfordert ein gegenseitiges Verständnis und für beide Berufe anatomische, medizinische und auch technische Kenntnisse, wobei für den Arzt die medizinischen und für den Orthopädie-Schuhtechniker die technischen Belange im Vordergrund stehen. Das Diplom, das das Führen der Standesbezeichnung des Orthopädie-Schuhtechnikers erlaubt, kann nur durch ein Examen erworben werden, in dem neben besonders gutem handwerklichem Können auch ausreichend medizinische Kenntnisse verlangt werden. Nur wer das Diplom besitzt, darf orthopädische Schuhe anfertigen.

Im Jahre 1917 schlossen sich zahlreiche Maßschuhmachermeister zum „Bund orthopädischer Schuhmachermeister Deutschlands e.V." zusammen, um eine Auslese unter den damals zahlreich andrängenden Anwärtern zur Lieferung orthopädischen Schuhwerks zu gewährleisten. Im Jahre 1934 konnte Max Sahm den Professor für Orthopädie Georg Hohmann für eine wissenschaftlich fundierte Ausbildung der Orthopädie-Schuhmacher gewinnen, 1937 war dann in die damalige Gewerbeordnung eingefügt worden, daß das Recht zur Herstellung orthopädischer Schuhe an eine Orthopädie-Zusatzprüfung gebunden war. Jeder, der orthopädische Schuhe herstellen wollte, mußte den offiziellen Nachweis erbringen, daß er die handwerklichen und fachwissenschaftlichen Grundlagen beherrschte. Seitdem führt in jedem Meisterprüfungsausschuß des Orthopädie-Schuhmacherhandwerks bzw. Orthopädie-Schuhtechnikerhandwerks ein Facharzt für Orthopädie den Vorsitz. Im Jahre 1949 erschien dann das erste Heft der Fachzeitschrift „Der Orthopädie-Schuhmachermeister", diese Zeitschrift erscheint in neuester Zeit unter dem Namen „Orthopädie-Schuhtechnik".

Um das Diplom des Orthopädie-Schuhtechnikers zu erlangen, ist ein spezielles Examen erforderlich. Neben guten technischen Kenntnissen und Fähigkeiten werden auch umfangreiche medizinische Kenntnisse verlangt. In einem Ministererlaß aus dem Jahre 1962 finden sich die fachlichen Vorschriften zur Regelung des Lehrlingswesens und der Gesellenprüfung im Orthopädieschuhmacher-Handwerk. Darin ist ausgeführt, daß während der Lehrzeit im Orthopädieschuhmacher-Handwerk an Fertigkeiten zu vermitteln sind:

Alle Teilarbeiten des Bodenbaues in genagelter, genähter und geklebter Arbeit.

Alle Reparaturarbeiten an Schaft und Boden.

Anwendung aller Formen der orthopädischen Rolle am orthopädischen Schuh und als orthopädische Zurichtung am Normalschuh.

Anwendung aller Absatzformen am orthopädischen Schuh und als orthopädische Zurichtung am Normalschuh.

Anwendung aller Kappenformen (Vorder- und Hinterkappen, Walkkappen).

An Kenntnissen zu vermitteln sind anatomische Grundbegriffe der Knochen, Muskeln, Sehnen, Bänder, Nerven und der Haut, die Knochen von Fuß und Bein, äußere Unterscheidungsmerkmale des Knick-, Senk- Platt-, Hohl- und Klumpfußes, elementare Grundlagen der Mechanik, Schwerkraft, Hebelgesetz und Lotlinie, mechanische Wirkung des Absatzes und der Rolle, Entwurf der Brandsohle nach dem Leisten, Entwurf des normalen Schaftmodelles und Unfallverhütungsvorschriften. Der Abschluß der dreieinhalbjährigen Lehrzeit erfolgt durch eine praktische und eine fachtheoretische Gesellenprüfung.

Für die Ausbildung zum Orthopädie-Schuhmachermeister (O.S.M.) gibt es in der Bundesrepublik Deutschland Bundesfachschulen für Orthopädieschuhmacherei bzw. Orthopädieschuhtechnik in Hannover, Frankfurt/Main und München. Schon für die dortige Aufnahmeprüfung werden theoretische Kenntnisse und praktische Fähigkeiten verlangt. Nach der Eignungsprüfung kommt der Lehrgang selbst, er umfaßt 900 Stunden, von denen 400 Stunden theoretischer Unterricht sind. Die orthopädische Ausbildung im Rahmen dieses Lehrgangs wird von einem Facharzt für Orthopädie übernommen. Grundlage für die in der Meisterprüfung zu stellenden Anforderungen ist das vom Bundesministerium für Wirtschaft am 20. Oktober 1959 anerkannte Berufsbild für das Orthopädie-Schuhmacherhandwerk. Im praktischen Teil dieser Meisterprüfung ist ein Meisterstück anzufertigen, ein Paar orthopädische Schuhe in rahmengenähter Ausführung für einen dem Kandidaten vom Meisterprüfungsausschuß zugewiesenen Fall. Diese orthopädischen Schuhe müssen mindestens eine Bettungs- oder Korrekturaufgabe erfüllen und nach Möglichkeit die Fähigkeit des Prüflings nachweisen, die Schuhe im Lot aufzubauen.

Die Leisten sind aus dem Rohklotz oder aus Rohleisten anzufertigen, die Schäfte sind vom Prüfling vollständig und ohne fremde Hilfe herzustellen. Im theoretischen Hauptteil der Meisterprüfung sind Kenntnisse der allgemeinen Körperlehre und Hygiene nachzuweisen, soweit sie zur Berufsausübung für den Orthopädie-Schuhmachermeister notwendig sind. Weitere Kenntnisse sind erforderlich über Bau und Funktion von Fuß und Bein, orthopädische Krankheiten und Fehlformen des Fußes sowie Haut- und Nagelschäden. Darüberhinaus muß der Prüfling Kenntnisse besitzen über Grundbegriffe der Mechanik, orthopädische Leisten und Schuhtechnik, Werkstoffkunde sowie Werkzeug-und Maschinenkunde.

Die Einzelheiten dazu finden sich in den fachlichen Vorschriften für die Meisterprüfung im Orthopädieschuhmacherhandwerk – Handwerksordnung in der Fassung vom 28. 12. 1965.

8.5 Der Arzt für Orthopädie

Nach einem abgeschlossenen Medizinstudium und der erfolgreich abgelegten ärztlichen Prüfung hat der Arzt die Möglichkeit, sich nach der Weiterbildungsordnung in einem Fachgebiet der Medizin weiterzubilden. Für das Gebiet der Orthopädie umfaßt das die Erkennung, Behandlung, Prävention und Rehabilitation von angeborenen und erworbenen Formveränderungen und Funktionsstörungen, Erkrankungen und Verletzungen der Stütz- und Bewegungsorgane. Die Weiterbildungszeit für das Gebiet Orthopädie beträgt insgesamt 5 Jahre, davon ist ein Jahr in der Chirurgie in einem Akutkrankenhaus abzuleisten, 4 Jahre in der Orthopädie, davon mindestens 3 Jahre im Stationsdienst. Die Weiterbildung erfolgt in dafür zugelassenen Kliniken von dafür ermächtigten Ärzten. Das letzte Jahr der Weiterbildungszeit muß im Fach Orthopädie selbst geleistet werden. Inhalt und Ziel der Weiterbildung auf dem Gebiet der Orthopädie sind Vermittlung, Erwerb und Nachweis eingehender Kenntnisse und Erfahrungen in der Diagnostik und Therapie orthopädischer Krankheiten und Verletzungen der Stütz- und Bewegungsorgane sowie ihrer Verlaufsformen, einschließlich der Biomechanik, spezieller Untersuchungsverfahren, der Röntgendiagnostik und Sonographie des Gebietes, einschließlich des Strahlenschutzes, der konservativen Behandlungsmethoden, der physikalischen Therapie, der technischen Orthopädie, der gebietsbezogenen Rehabilitation und der selbständigen Durchführung der gebietsbezogenen Operationen.

Die Weiterbildung für das Gebiet Orthopädie umfaßt im chirurgischen Teil die Vermittlung und den Erwerb von operativen Kenntnissen in der Chirurgie, insbesondere der Unfallchirurgie und der Intensivbehandlung.

Für den orthopädischen Teil der Weiterbildung für das Gebiet Orthopädie ist erforderlich die Vermittlung und der Erwerb eingehender Kenntnisse und Erfahrungen

1. in angeborenen und erworbenen Formveränderungen und Formfunktionsstörungen, Erkrankungen und Verletzungen der Stütz und Bewegungsorgane,
2. in einschlägigen speziellen Untersuchungstechniken und der Dokumentation,
3. in der Röntgendiagnostik der Stütz- und Bewegungsorgane einschließlich des Strahlenschutzes,
4. in den präventiven konservativen und operativen Maßnahmen des Gebietes und seiner Indikationsstellung, dazu gehört die selbständige Durchführung der im Operationsverzeichnis aufgeführten operativen Eingriffe und die Mitwirkung bei Eingriffen höherer Schwierigkeitsgrade,
5. in den konservativen Behandlungsmethoden wie Ruhigstellung, Lagerung, Stützung, Extension, Verband- und Gipstechnik, Redression, Reposition, Mobilisation und spezielle Injektionstechniken,
6. in der physikalischen Therapie, Krankengymnastik, einschließlich der funktionellen und sensomotorischen Entwicklungs- und Übungsbehandlung, Beschäftigungstherapie, Schulung des Gebrauchs orthopädischer und anderer Hilfsmittel sowie Anwendung orthopädischer Spezialgeräte,
7. in der technischen Orthopädie mit Indikationsstellung, Konstruktionsprinzipien und Konstruktionsplänen, Herstellungsmethoden von Prothesen, Orthesen, Einlagen und orthopädischen Schuhen, Verordnung und Herstellung von Gipsabdrücken, Anwendung anderer orthopädischer Heil- und Hilfsmittel – wobei diese Kenntnisse und Erfahrungen in Verbindung mit einer klinikeigenen oder angeschlossenen orthopädischen Werkstatt oder während einer dreimonatigen Tätigkeit in einer orthopädischen Versorgungsstelle vermittelt werden sollen,
8. in der orthopädischen Rehabilitation,
9. in der Begutachtung mit der Anfertigung von mindestens 10 wissenschaftlich begründeten Gutachten.

In einem Operationsverzeichnis der Weiterbildungsordnung sind Art und Mindestzahl der nachzuweisenden selbständig durchgeführten operativen Eingriffe und Mitwirkung bei Eingriffen höherer Schwierigkeitsgrade aufgelistet.

Die Weiterbildung wird mit einer Abschlußprüfung durch einen Prüfungsausschuß beendet, nach erfolgreich abgelegter Abschlußprüfung spricht die jeweils zuständige Landesärztekammer die Genehmigung zum Führen der Gebietsbezeichnung aus. Für die Orthopädie gilt derzeit die Gebietsbezeichnung „Facharzt für Orthopädie" oder „Orthopäde".

In der praktischen Berufsausübung werden orthopädische Erkrankungen nicht ausschließlich von orthopädischen Ärzten behandelt, einfachere oder fachübergreifende Erkrankungen behandeln auch Allgemeinärzte, Chirurgen, Kinderärzte oder Neurologen. In schwierigeren Fällen werden die Patienten erfahrungsgemäß aber den speziell ausgebildeten Arzt für Orthopädie aufsuchen oder ärztliche Berufskollegen ihre Patienten an den Facharzt für Orthopädie überweisen.

8.6 Gesetzliche Grundlagen für die orthopädische Versorgung

Ein Mensch mit Schäden und Fehlern der unteren Gliedmaßen, die sich mit orthopädischen Schuhen ausgleichen lassen, hat in vielen Fällen Anspruch auf Kostendeckung durch den Staat, durch Versicherung oder sonstige Behörden. Es würde zu weit führen, die Zuständigkeiten zu erörtern. Hingegen müssen hier die Bestimmungen abgedruckt werden, die das Bundesarbeitsministerium herausgegeben hat. Sie gelten zwar unmittelbar nur für die Kriegsversehrten, aber fast alle anderen Dienststellen, die mit der Bezahlung orthopädischer Schuhe zu tun haben, richten sich danach.

In der „Verordnung zur Durchführung des § 13 des **Bundesversorgungsgesetzes**" vom 6. 6. 61 (BGBl. Teil I, 1961, Seite 669) ist die Begriffsbestimmung des orthopädischen Schuhes nunmehr gesetzlich verankert. Der § 4 Abs. 2 dieser Verordnung lautet:

1. Die Gewährung orthopädischen Schuhwerks für den Straßengebrauch (§ 1 Nr. 6) setzt voraus, daß an einem Fuß oder an beiden Füßen Abweichungen vom regelrechten Zustand vorliegen. Es ist für den einzelnen kranken oder fehlerhaften Fuß nach besonderem Maß- und

Modellverfahren anzufertigen. Durch die damit im Einzelfall zur Wirkung gebrachten Maßnahmen, wie Bettung, Entlastung, Stützung, Defektausgleich, Korrektur, Feststellungs- und Abrollungshilfen sollen die Beschwerden vermindert oder das Gehvermögen gebessert werden. Die Verordnung orthopädischen Schuhwerks kann daher in Betracht kommen

a) als funktioneller oder kosmetischer Ersatz verlorener Fußteile,
b) zum Ausgleich von Beinverkürzungen von 3 cm und mehr,
c) zum Ausgleich von Beinverkürzungen von 2 cm im Wachstumsalter oder in besonderen Fällen, wie bei gleichzeitigen Veränderungen an der Lendenwirbelsäule oder Abspreizbehinderungen der Hüftgelenke,
d) zur Teilentlastung einzelner Sohlenpartien im Stand und Gang,
e) zur Kompensation von Bewegungsausfällen am Fuß oder zur Anwendung von Abrollhilfen,
f) zur schonenden und funktionsfördernden Einwirkung auf die Fußwurzelgelenke durch mechanische Verkürzung der Fußlänge,
g) zur Begrenzung der Bewegungen in den Fuß- und Zehengelenken sowie z. T. auch im Knie- und Hüftgelenk,
h) zur Erzielung einer bestimmten Abwicklungsrichtung des Fußes,
i) zur Gewölbestützung sämtlicher Fußgewölbe,
k) zur mechanischen Ergänzung von orthopädischen Schienen und Apparaten.

2. Serienmäßig oder über Serienleisten angefertigte Schuhe sind, auch wenn sie einzelne Merkmale von Fußdeformationen berücksichtigen, nicht als orthopädisches Schuhwerk im Sinne des § 1 Nr. 6 anzusehen, insbesondere nicht

a) Schuhe mit erhöhten Sohlen und Absätzen bei Verkürzung von weniger als 3 cm, ausgenommen in Fällen nach Nummer 1 Satz 4 Buchstabe c,
b) Schuhe für Kunstbeine (Prothesenschuhe) sowie Schlüpfschuhe für Ohnhänder und diesen hinsichtlich des hilflosen Zustandes gleichzuachtende Beschädigte,
c) gewöhnliche Schuhe (Konfektionsschuhe), an denen Schienen und dergleichen in einfacher Weise befestigt werden können,
d) gewöhnliche Schuhe (Konfektionsschuhe mit losen Einlagen).

Eine solche Begriffsbestimmung hat rechtliche Bedeutung. Dies betrifft nicht nur das Recht zur Herstellung orthopädischer Schuhe nach § 30 b der Gewerbeordnung, es wird auch eine deutliche Grenze gegenüber serienmäßig hergestellten Schuhen gezogen, die nicht als orthopädisch bezeichnet werden dürfen. Nicht zuletzt hängt von dieser Begriffsbestimmung ab, in welchen Fällen eine Kostenbeteiligung durch Sozialversicherungsträger in Frage kommt.

Die früheren amtlichen bzw. gesetzlichen Bestimmungen sind dadurch überholt. Lediglich der § 30 b der Gewerbeordnung besteht weiter (erneuert am 3. 12. 1959) (Bundesgesetzblatt I, 5. 2. 1960): „Orthopädische Maßschuhe dürfen nur in einem Handwerkbetrieb oder einem handwerklichen Nebenbetrieb angefertigt werden, dessen Leiter die Voraussetzungen für den selbständigen Betrieb des Orthopädieschuhmacherhandwerks nach der Handwerksordnung erfüllt."

Die Bezahlung orthopädischer Schuhe für Kriegsbeschädigte und Wehrdienstversehrte und der Auftrag zu ihrer Anfertigung ist Sache der „Orthopädischen Versorgungsstellen" (= O.V.St.), deren es in der Bundesrepublik durchschnittlich auf eine Million Einwohner eine gibt. Da die Kriegsbeschädigten nicht immer dahin reisen können, halten die leitenden Ärzte an verschiedenen Orten Sprechtage ab. Die Termine werden in den Zeitungen und in der von den meisten Orthopädieschuhmachermeistern gelesenen Zeitschrift „Orthopädieschuhtechnik" bekanntgegeben.

Es ist leider eine Tatsache, daß diese Behörde stark überfordert ist. Sie hat zu wenig orthopädische Fachärzte.

Die Überlastung der Orthopädischen Versorgungsstellen wird noch dadurch verschlimmert, daß auch Berufsgenossenschaften und ähnliche Behörden die Verordnung orthopädischer Schuhe und deren Abnahme den Amtsärzten der O.V.St. übertragen. Stattdessen sollten Orthopäden freier Praxis dafür herangezogen werden. Ihnen müßten die Verordnungslisten an die Hand gegeben werden. Die Preise zu kontrollieren, sollten allerdings die Ärzte ablehnen. Das machen auch bei den O.V.St. nicht die Ärzte, sondern die Verwaltungsbeamten und -angestellten. Kleine Hilfen für Kriegsbeschädigte, wie Stützeinlagen, werden nicht von der O.V.St. bezahlt, wohl aber orthopädische Zurichtungen am Konfektionsschuh, soweit es sich um ein **ausdrücklich** vom Versorgungsamt anerkanntes Kriegsleiden handelt. Für Stützeinlagen sind die gesetzlichen Krankenkassen zuständig und nicht die O.V.St. Die Krankenkasse rechnet später mit dem Versorgungsamt ab. Ersatz schadhafter Korkbetten orthopädischer Schuhe, die die

O.V.St. geliefert hatte, werden auch von dieser bezahlt.

Es ist aus verschiedenen Gründen für den orthopädischen Facharzt nützlich, ein Exemplar des Bundesversorgungsgesetzes zur Verfügung zu haben. Dort ist im § 18 c sowohl die orthopädische Versorgung wie auch die übrige Heilbehandlung geregelt.

Vielfach ist es üblich, daß der Kostenträger jedes Paar orthopädische Schuhe bewilligt. Selbstverständlich gibt es dabei Ungerechtigkeiten, weil auch bei bester Pflege die Abnutzung je nach Beruf und Gangstörung verschieden ist. Man wird aber kaum eine individuelle Regelung durchführen können. Wichtig ist es, daß etwa 6 Wochen nach der ersten Lieferung die zweite in Auftrag gegeben wird. Denn nun lassen sich etwaige Konstruktionsfehler leicht berücksichtigen. Wenn die Lieferung des zweiten Paares wiederum 6 Wochen dauert, dann steht dieses für die etwa nötige Reparatur des ersten zur Verfügung.

Neuerdings haben Kriegsversehrte unter Umständen auch Anspruch auf orthopädische **Badeschuhe.** Die Herstellung ist nicht einfach. Sie erfordert besondere Materialien. Um die Entwicklung hat sich *Meyer* verdient gemacht.

Der Versehrte bekommt ein Paar, also auch ein Stück für den gesunden Fuß. Ebenso können durch das Versorgungsamt orthopädische Haus-, Turn- und Skischuhe geliefert werden, was für Durchführung des Versehrtensports wichtig ist. Für orthopädische Hausschuhe beträgt die Mindesttragezeit 4 Jahre.

Am 1. Juni 1962 ist das **Bundessozialhilfegesetz** (BSHG) in Kraft getreten. Zu den Grundsätzen dieses Gesetzes gehört, daß die Sozialhilfe eine Hilfe zur Selbsthilfe darstellt. Die Hilfe soll dem Hilfeempfänger die Führung eines Lebens ermöglichen, das der Würde des Menschen entspricht –dafür gilt das Individualprinzip.

Im § 40 BSHG heißt es zu (1) 2.: Maßnahmen der Eingliederungshilfe sind Versorgung mit Körperersatzstücken, sowie mit orthopädischen und anderen Hilfsmitteln. Im § 49 (2) 7. ist ausgeführt: Die Heilbehandlung umfaßt je nach den Erfordernissen des Einzelfalles die Versorgung mit Körperersatzstücken sowie mit orthopädischen und anderen Hilfsmitteln im Zusammenhang mit den übrigen Maßnahmen der Heilbehandlung.

Die Versorgung mit Heil- und Hilfsmitteln durch die **gesetzliche Krankenversicherung** ist im V. Sozialgesetzbuch (SGB) geregelt. Dort heißt es im § 92 Satz 2 Nr. 6: Die Bundesausschüsse sollen Richtlinien beschließen über die Verordnung von Arznei-, Verband-, Heil- und Hilfsmitteln, Krankenhausbehandlung und häusliche Pflege. Im § 139 über die Qualitätssicherung bei Hilfsmitteln heißt es: Die Spitzenverbände der Krankenkassen gemeinsam und einheitlich sollen zur Sicherung einer ausreichenden, zweckmäßigen, funktionsgerechten und wirtschaftlichen Versorgung der Versicherten mit Hilfsmitteln für bestimmte Hilfsmittel Qualitätsstandards entwickeln. Die Qualitätsstandards sind im Hilfsmittelverzeichnis zu veröffentlichen.

Der Bundesausschuß der Ärzte und Krankenkassen hat mit Wirkung vom 1.10.1992 **Änderungen der Heilmittel- und Hilfsmittelrichtlinien** in der kassenärztlichen und vertragsärztlichen Versorgung beschlossen. Dort heißt es: Die vom Bundesausschuß der Ärzte und Krankenkassen gemäß § 92 Abs. 1 Satz 2 Nr. 6 in Verbindung mit § 138 des 5. Buches Sozialgesetzbuch (SGB V) beschlossenen Richtlinien dienen der Sicherung einer nach den Regeln der ärztlichen Kunst und unter Berücksichtigung des allgemein anerkannten Standes der medizinischen Erkenntnisse ausreichenden, zweckmäßigen und wirtschaftlichen Versorgung der Versicherten mit Heilmitteln und Hilfsmitteln.

In den Richtlinien ist zur Versorgung mit Hilfsmitteln ausgeführt: Hilfsmittel können zu Lasten der Krankenkasse nur verordnet werden, wenn sie notwendig sind, den Erfolg der Krankenbehandlung zu sichern oder eine Behinderung auszugleichen, eine Schwächung der Gesundheit, die in absehbarer Zeit voraussichtlich zu einer Krankheit führen würde, zu beseitigen, einer Gefährdung der gesundheitlichen Entwicklung eines Kindes entgegenzuwirken oder Pflegebedürftigkeit zu vermeiden oder zu mindern.

Nach diesen Richtlinien können Hilfsmittel zu Lasten der Krankenkassen nur verordnet werden, sofern sie von der Leistungspflicht der gesetzlichen Krankenversicherung erfaßt und im Hilfsmittelverzeichnis der Spitzenverbände der Krankenkassen aufgeführt sind. Die Krankenkassen stellen in den Verträgen sicher, daß bei der Abgabe von Hilfsmitteln das Hilfsmittelverzeichnis nach dem V. Sozialgesetzbuch beachtet wird. Hilfsmittel können durch die Krankenkassen auch leihweise überlassen werden. Die Krankenkasse kann die Kostenübernahme davon abhängig machen, daß sich der Versicherte das Hilfsmittel anpassen und/oder sich in seinem Gebrauch ausbilden läßt. Bei der Verordnung von Heilmitteln und Hilfsmitteln sind die Grundsätze von Notwendigkeit und Wirtschaftlichkeit zu beachten. Die Entwicklung und

Erprobung von Heilmitteln und Hilfsmitteln zu Lasten der Krankenversicherung ist unzulässig.

Alle Einzelheiten dieser Änderung können hier nicht angeführt werden, sie sind ggf. in der einschlägigen Literatur nachzulesen.

8.7 Verordnungsweisen

In den schon erwähnten Richtlinien über die Verordnung von Heilmitteln und Hilfsmitteln in der kassenärztlichen und vertragsärztlichen Versorgung finden sich unter IV Hinweise zur Verordnung. Dort heißt es: Die Kassenärzte sind gehalten, die Verordnung von Heilmitteln und Hilfsmitteln sorgfältig und leserlich auszustellen. Die Verordnungen sind auf den vereinbarten Vordruckmustern vorzunehmen. Die Verwendung von Stempeln ist nicht zulässig. In der Verordnung ist das Heilmittel oder das Hilfsmittel so eindeutig wie möglich zu bezeichnen, ferner sind alle für die individuelle Versorgung oder Therapie erforderlichen Einzelangaben zu machen. Der Kassenarzt soll deshalb unter Nennung der Diagnose und des Datums insbesondere bei Hilfsmitteln die Anzahl, Bezeichnung des Hilfsmittels nach Maßgabe der Arztinformation, die Art der Herstellung und Hinweise, die eine funktionsgerechte Anfertigung, Zurichtung oder Abänderung durch den Lieferanten gewährleisten, angeben.

Da nach den Hilfsmittelrichtlinien die Verordnung verschiedener Produkte als präventive Maßnahme zu Lasten der Krankenversicherung ausgeschlossen ist, empfiehlt es sich, ggf. das Verzeichnis der Produktengruppe einzusehen oder im Zweifelsfalle bei der zuständigen Krankenkasse nachzufragen.

Die Verordnung eines orthopädischen Hilfsmittels erfolgt über ein normales Rezeptformular. Dieses Rezept muß die Verordnung selbst, die gewünschte Ausführung mit evtl. Detailangaben, die Diagnose und den therapeutischen Zweck der Verordnung beinhalten. Bei der ärztlichen Verordnung sind die Grundsätze der Notwendigkeit und Wirtschaftlichkeit zu beachten, das verordnete Hilfsmittel muß hinsichtlich seines therapeutischen Nutzens in seiner Eignung ausreichend gesichert sein. Die Verordnung darf nur erfolgen, wenn sich der Arzt von dem Zustand des Kranken überzeugt hat und sich erforderlichenfalls über die persönlichen Lebensumstände informiert hat oder wenn ihm diese aus der Behandlung bekannt sind.

Eine Wiederverordnung ist nur zulässig, wenn das bisher verwendete Hilfsmittel durch Änderung oder Instandsetzung nicht mehr erhalten werden kann. Allerdings ist es für die orthopädische Schuhversorgung üblich, daß sogenannte Wechselpaare zur Verfügung gestellt werden.

Für die orthopädieschuhtechnische Versorgung gilt als Preisliste die „Schuhliste", die aber für die einzelnen Bundesländer bisher noch unterschiedlich ist. Die Orthopädiemechaniker richten sich dagegen nach der Bundesprothesenliste. Es ist sicher für jeden orthopädisch tätigen Arzt von Nutzen, in diese Preislisten einmal Einblick zu nehmen, um eine Vorstellung von den Kosten der orthopädietechnischen Verordnungen zu haben.

9 Systemerkrankungen mit Auswirkungen auf die Füße

Es gibt einige Grunderkrankungen, die sich nach ihrer Art besonders auf den Stütz- und Bewegungsapparat und damit auch auf die Füße auswirken. Das können Erkrankungen des Bindegewebes sein, wobei an den Füßen insbesondere die Sehnen, Gelenkkapseln und Bänder betroffen sind; es kann sich aber auch um Grundkrankheiten des Knochengewebes handeln, das dann in seiner Festigkeit und daraus resultierend in seiner Belastbarkeit beeinträchtigt ist.

Nachstehend wird auf einige dieser Grunderkrankungen eingegangen, andere werden wegen ihrer besonderen Auswirkungen auf die Füße in nachfolgenden Kapiteln ausführlich beschrieben.

9.1 Festigkeit von Bindegewebe und Knochen

9.1.1 Allgemeine Bindegewebs- und Bänderschwäche

Das Bindegewebe besteht aus einer Grundsubstanz mit darin eingelagerten Bindegewebszellen und Bindegewebsfasern. Die Grundsubstanz wiederum setzt sich aus drei Komponenten zusammen, einer Vorstufe des Kollagens, einem nicht kollagenen Protein und aus Mucopolysacchariden. Die wichtigsten zelligen Anteile im Bindegewebe sind die Fibroblasten die aktiven Bindegewebszellen und die Fibrozyten, das sind die Bindegewebszellen in der Ruhephase. Bei den Bindegewebsfasern unterscheidet man drei Anteile: die kollagenen, elastischen und argyrophilen Fasern. Die kollagenen Fasern überwiegen und geben dem Gewebe die eigentliche Festigkeit. Normal ist eine straffe Elastizität des Bindegewebes, die Knochen mit ihren gelenkigen Anteilen werden durch die Gelenkkapseln und die Bänder in ihrer normalen anatomischen Form zueinander gehalten und durch die zu den Knochen führenden und in die Knochenhaut einstrahlenden Sehnen fest und doch elastisch geführt. Bei Erkrankungen des Bindegewebes entfällt dieses Gleichgewicht, so daß es insbesondere unter Belastungen und bei Bewegungen zu anatomischen und physiologischen Veränderungen beispielsweise auch an den Füßen kommt. Die Bindegewebsschwäche spielt in der klinischen Pathologie eine wesentliche Rolle, die wohl bekannteste Auswirkung auf die Füße ist der Senkfuß. Grundsätzlich kennt man als allgemeine pathologische Veränderungen des Bindegewebes die Quellung durch vermehrte Wasseraufnahme sowohl in der Grundsubstanz als auch in den kollagenen Fasern und die Schrumpfung als Folge einer Wasserverarmung des Bindegewebes. Die Wasserverarmung ist eine charakteristische Eigenschaft des alternden Bindegewebes, das Gewebe verliert durch Entquellung an Zugfestigkeit und Elastizität.

Durch ständiges Training von kleinauf können die bindegewebigen Anteile des Stütz- und Bewegungsapparates (Bänder, Gelenkkapseln und Sehnen) über ihr physiologisches Maß hinaus dehnbar gemacht werden und über lange Zeit so bleiben. Man kennt das von den Kontorsionisten, Zirkusmenschen, die auf abnorm übersteigerte Bewegungen trainiert wurden. Selbst bei Erwachsenen ist durch intensives Training noch eine deutliche Vergrößerung des Bewegungsumfanges möglich, man kennt dies nach jahrelangem Üben der Yogatechnik, so daß Körperstellungen erreicht und längere Zeit beibehalten werden können, die vorher unmöglich waren.

Abgesehen von Alterungsprozessen und Trainingserfolgen gibt es typische systemische Bindegewebskrankheiten. Dazu gehören einmal Erkrankungen der **Sehnen** und des **Sehnengleitgewebes** mit Reizungen und Entzündungen ausgelöst durch Überlastung und Überanstrengung oder auch durch infektiöse Prozesse. Es gibt auch Sehnenerkrankungen, bei denen es durch dystrophische Stoffwechselstörungen zu Verkalkungen und Verknöcherungen kommt. Zum anderen kann es zu entzündlichen Veränderungen und auch zu Verknöcherungen an den **Faszien** kommen, das sind flächenhafte bindegewebige Umhüllungen ganzer Muskelgruppen oder auch einzelner Muskeln.

Die **Sklerodermie** ist eine fortschreitende generalisierte Bindegewebserkrankung, bei der es zu erheblichen Schrumpfungsprozessen kommt. Daraus resultieren Gelenkfehlstellungen, Versteifungen und Kontrakturen besonders an den Händen und Füßen.

Unter den angeborenen Störungen des Bindegewebes sind das Ehlers-Danlos-Syndrom und das Marfan-Syndrom bekannt. Bei dem **Ehlers-Danlos-Syndrom** handelt es sich um eine anlagemäßige abnorme Überdehnungsmöglichkeit des Bindegewebes durch eine Verminderung der Festigkeit des Bindegewebes auf 1/5 seines normalen Zustandes. Die kollagenen Fasern, die bekanntlich im wesentlichen die Festigkeit des Bindegewebes bedingen, sind bei diesem Krankheitsbild vermindert. Es kommt zu abnormen Überstreckbarkeiten der Gelenke, zu ausgesprochenen Belastungsdeformitäten an den unteren Extremitäten und auch zu einer Überdehnbarkeit der Haut. Das **Marfan-Syndrom** ist gekennzeichnet durch eine sogenannte Spinnengliedrigkeit, es finden sich abnorm lange Extremitäten mit Überstreckbarkeit der Gelenke, eine Folge von schwachen Bändern, Faszien, Sehnen und Gelenkkapseln. Auffällig sind lange dünne Finger und auch Zehen. Man hat festgestellt, daß bei diesem Krankheitsbild die elastischen Fasern im Bindegewebe vermindert sind und daß die Bildung der Kollagensubstanz gestört ist. Die Abb. 92 zeigt ein für das Marfan-Syndrom typisches Fußskelett.

9.1.2 Rachitis

Bei der Rachitis werden je nach der Ursache und dem klinischen Erscheinungsbild drei Formen unterschieden:
1. Die Vitamin-D-Mangelrachitis,
2. die Vitamin-D-resistente Rachitis und
3. die Phosphatasemangelrachitis.

Die **Vitamin-D-Mangelrachitis** beruht auf einer ungenügenden Zufuhr von Vitamin D oder auch auf einer ungenügenden Umwandlung des Provitamins in das Vitamin D, wozu ausreichende Einwirkung ultravioletten Lichtes erforderlich ist.

Die **Vitamin-D-resistente** Rachitis ist ein Erbleiden, dabei liegt die Ursache in einer Störung der Nierentubuli dahingehend, daß Phosphate in nur ungenügender Menge rückresorbiert werden können. Dieses Krankheitsbild wird erst nach dem Säuglingsalter manifest, zur Behandlung sind hohe Dosen an Vitamin D erforderlich, bis zu 400000 Einheiten pro Tag.

Die **Phosphatasemangelrachitis** ist dadurch gekennzeichnet, daß ein Mangel an alkalischer Phosphatase besteht, dieser kann bedingt sein durch eine ungenügende Zufuhr mit der Nahrung oder auch durch einen erhöhten Verlust bei Magen- und Darmerkrankungen.

Alle drei Formen der Rachitis lassen vermehrt nicht mineralisiertes Osteoid (Knochengrundsubstanz) erkennen. Die enchondrale Knochenbildung ist gestört, daraus resultiert eine ungenügende Verkalkung des Wachstumsknorpels jeweils in den Wachstumsfugen. Im histologischen Bild zeigen sich die Knorpelzellen nicht in den typischen Säulenformen angeordnet, zum Knochenschaft (Diaphyse) hin findet sich eine Zellunordnung mit verzögerter Reifung der Knorpelzellen. Das führt zu einer Vermehrung von Knorpelgewebe in den Wachstumsbereichen mit einer röntgenologisch erkennbaren deutlichen Auftreibung in den metaphysären und epiphysären Anteilen. Das Knochengewebe zeigt sich unzureichend und unregelmäßig mineralisiert. An den vermehrt belasteten Stellen zeigen die Röhrenknochen häufig streifenförmige Zonen im Knochengewebe, die aus einem Osteoid-Callus bestehen, es handelt sich dabei um sogenannte **Loosersche Umbauzonen**. Neben den allgemein bekannten Skelettveränderungen wie Knochenweichheit am Schädel (Craniotabes), Glockenthorax, sog. rachitischer Rosenkranz (Auftreibungen an der Knorpel-Knochengrenze der Rippen), Wirbelsäulenverkrümmung und Beckendeformierung (Kartenherzbecken) kommt es an den Wachstumsfugen der Röhrenkno-

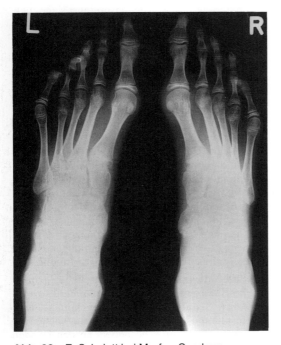

Abb. 92 Fußskelett bei Marfan-Syndrom.

Festigkeit von Bindegewebe und Knochen

chen zu Auftreibungen, Verbreiterungen und röntgenologisch erkennbaren Unregelmäßigkeiten. Belastungsbedingt entstehen Fehlstellungen der Beinachsen mit Coxa vara, X-Beinfehlstellung oder häufiger O-Beinfehlstellung. Am Fuß kommt es im Rahmen des rachitischen Syndroms fast immer zu einem schwer ausgeprägten Knick-Plattfuß. Neben der allgemeinen antirachitischen Therapie mit Vitamin-D-Gaben und Ultraviolettbestrahlungen sind für die Füße und Beine Einlagenversorgung und häufig auch stützende Schienen erforderlich. Andernfalls muß mit schweren und auch bleibenden Schäden an den Fußwurzeln, den Sprunggelenken und den Kniegelenken gerechnet werden. Die Abb. 93 a und b zeigt die für eine Rachitis typische Coxa vara auf beiden Seiten sowie eine Unterschenkelverbiegung hier im O-Sinne mit dadurch bedingter Schrägstellung der Achsen des Knie- und Sprunggelenkes. Bei beiden Abbildungen handelt es sich um eine Spätfolge, so daß die becherförmigen Metaphysenauftreibungen hier nicht mehr zu erkennen sind.

9.1.3 Osteomalazie

Die Osteomalazie (deutsch: Knochenweichheit) ist ein Krankheitsbild bei Erwachsenen. Im Gegensatz zur Rachitis, die das kindliche und somit wachsende Skelett betrifft, sind die Epiphysenfugen bereits verknöchert. Gemeinsam ist beiden Krankheitsbildern vermehrt unverkalktes Osteoid, also eine mangelhafte Mineralisierung der Knochengrundsubstanz. Beim Erwachsenen ist die Erneuerung des Knochengewebes gestört, daraus resultiert eine zunehmende Erweichung des Knochengewebes mit einer statischen Insuffizienz der knöchernen Anteile des Stütz- und Bewegungsapparates. Die Verdachtsdiagnose der Osteomalazie ergibt sich aus dem Röntgenbild, die Absicherung erfolgt durch histologische Untersuchung einer **Knochenbiopsie** (Gewebeentnahme).

Die klinischen Zeichen der Osteomalazie sind uncharakteristisch, sie bestehen in belastungsabhängigen Glieder- und Gelenkschmerzen. Im Röntgenbild erkennt man eine fortschreitende Abnah-

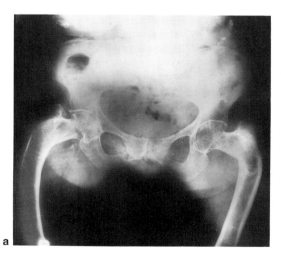

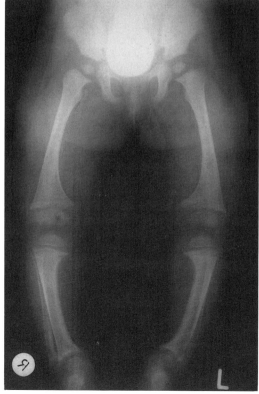

Abb. 93 a,b Rachitis mit
a Coxa vara beiderseits;
b O-Bein beiderseits – Becherförmige Auftreibung der Epiphysen.

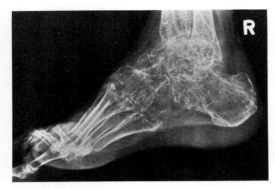

Abb. 94   Fußskelett bei Osteomalazie.

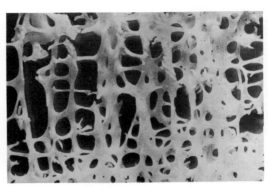

Abb. 95   Knochenstruktur bei der Osteoporose.

me der Knochendichte (Abb. 94), die Knochenstruktur erhält ein unscharfes verwaschenes Aussehen. An den Stellen der stärkeren mechanischen Belastung können sich wie auch bei der Rachitis Loosersche Umbauzonen entwickeln. An den Füßen kann es zu belastungsbedingten knöchernen Deformierungen kommen, es besteht eine Minderbelastbarkeit der Fußskelette mit belastungsabhängigen Schmerzen. Loosersche Umbauzonen entwickeln sich an den Füßen vermehrt am 2. und 3. Mittelfußstrahl. Kurzgefaßt kann man die Osteomalazie als die **Rachitis des Erwachsenen** ansehen. Die Behandlung der Grundkrankheit besteht in Gaben von Vitamin D und Kalzium. Zusätzlich können Anabolika zweckmäßig sein, da bei diesem Krankheitsbild vielfach die Aufnahme von Eiweißen unzureichend ist. Die orthopädietechnische Versorgung besteht in einer elastischen Weichbettung zur Stützung der Fußwölbungen und damit zur Schmerzlinderung, eventuell können auch Pufferabsätze und Rollen an den Sohlen zur Unterstützung der Schrittabwicklung erforderlich werden.

9.1.4 Osteoporose

Im Knochen des erwachsenen Menschen finden ständig Umbauvorgänge statt, dabei halten sich Ab- und Anbauvorgänge bis ins 5. Lebensjahrzehnt die Waage. Danach überwiegt mehr oder weniger stark der Knochenabbau, so daß es zu einem Substanzverlust der eigentlich knöchernen Anteile kommt. Physiologischerweise sind nach 90 Lebensjahren etwa 2/3 der spongiösen Knochensubstanz (Gerüstwerk der Knochenbälkchen) ersatzlos abgebaut, bei der Kompakta (feste Rindenschicht) ist es etwa die Hälfte. Bei der Osteoporose (Knochenschwund) ist der Verlust an knöcherner Substanz noch größer. Die eigentliche Ursache der Osteoporose (abgesehen von der Inaktivitätsosteoporose) ist bisher nicht bekannt. Bei der Osteoporose ist die Kompakta dünn, die Spongiosa ist rarefiziert (Abb. 95), so daß die Knochen vermehrt brüchig werden.

Das eigentliche Erscheinungsbild der Osteoporose ist schmerzlos und somit zunächst ohne klinische Symptome. Schmerzen treten erst auf, wenn es zu Knochenbrüchen kommt, auch im Sinne von sogenannten Mikrofrakturen. Neben Schmerzen in der Wirbelsäule treten dann insbesondere auch Belastungsbeschwerden in den Füßen auf. Es würde in diesem Rahmen zu weit führen, auf alle Einzelheiten der Osteoporosekrankheit mit ihrer Abgrenzung gegen die sekundäre Osteoporose und alle diagnostischen Möglichkeiten einzugehen. Erwähnt sei aber noch, daß es röntgenologische und computertomographische Verfahren gibt, die Knochendichte zu bestimmen. Man kann damit feststellen, in welchem Ausmaß die Knochendichte geschlechts- und altersabhängig von einem definierten Normalwert abweicht.

Zur **medikamentösen Therapie** der Osteoporose hat sich ein **Viererschema** bewährt, bestehend aus Fluoriden, Vitamin D, Kalzium und Östrogenen. Sinnvoll sind zusätzlich krankengymnastische Maßnahmen, um den Knochenstoffwechsel zu verbessern.

Da die Belastbarkeit der Füße bei der Osteoporose vermindert ist, und da Stoßkräfte Osteoporosefrakturen begünstigen können, ist orthopädietechnisch einmal eine entlastende Einlagenversorgung und zum anderen eine Stoßdämpfung durch Schuhzurichtungen sinnvoll. Für die Einlagenversorgung empfiehlt sich Schaumstoffmaterial, das sich nicht wesentlich bleibend verformt. Die orthopädische Schuhzurichtung besteht für solche Fälle in Pufferabsätzen, die insbesondere beim Gehen auf hartem Boden eine Dämpfung der Auftrittsstöße bewirken. Sind bereits wesentliche Verformungen des Fußskeletts eingetreten, bleibt die Versorgung mit orthopädischen Maßschuhen, die dann im Bereich der Bettung und der Auftrittsflächen ebenfalls elastisch sein müssen.

9.1.5 Osteopathia mutilans

Wörtlich übersetzt bedeutet der Begriff „verstümmelnde Knochenerkrankung". Es kommt zu einer auf gewisse Bezirke beschränkten totalen Auflösung von Teilen des Skeletts. Diese Osteolyse kommt am Fuß relativ oft vor, sie kann systematisiert von den Zehenspitzen (Akroosteolyse) ausgehen, sie kann alleinige Krankheitserscheinung sein, aber auch bei Lepra und gewissen Formen der Psoriasis (Schuppenflechte) vorkommen. Die Ursache der Osteopathia mutilans ist bisher nicht geklärt, die Behandlung kann somit nur symptomatisch orthopädietechnisch erfolgen.

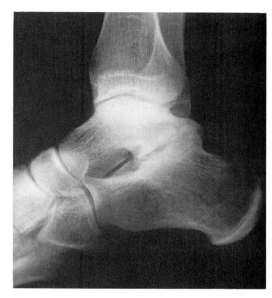

Abb. 96 Gelenkzerstörungen bei der Hämophilie.

9.2 Die Hämophilie – Bluterkrankheit

Ursache für die Bluterkrankheit ist eine Gerinnungsstörung durch einen Mangel an unterschiedlichen Gerinnungsfaktoren. Man kennt die **Hämophilie A** mit einem Faktor-VIII-Mangel, die **Hämophilie B** mit einem Faktor-IX-Mangel und die **Hämophilie C** mit einem Faktor-XI-Mangel. Die Hämophilie A und B tritt geschlechtsgebunden nur bei Männern klinisch in Erscheinung, diese rezessive Erbkrankheit kann von Frauen, die selbst nicht erkranken, vererbt werden. Bei der Hämophilie A und B kommt es in 80 bis 90% der Fälle zu Gelenkblutungen. Bei der Hämophilie C, die relativ selten auftritt, sind Gelenkblutungen selten, eher treten hier Schleimhautblutungen auf. Es gibt noch weitere Formen der Hämophilie, diese führen aber kaum zu Gelenkeinblutungen und sind somit orthopädisch von nicht so wesentlicher Bedeutung. Für die Orthopädie stellen **die hämophilen Gelenkerkrankungen** das Hauptproblem der Bluterkrankheit dar, man unterscheidet die akute, subakute und chronische Hämarthrose. Neben anderen Körpergelenken sind am Fuß die Sprunggelenke betroffen, dort kommt es zu einblutungsbedingten Schwellungen mit starken Schmerzen und zunehmender Bewegungseinschränkung. Die Gelenkkapseln sind gespannt, die Gelenke überwärmt. Würde man die Grundkrankheit nicht kennen, könnte das Krankheitsbild an eine infektiöse Gelenkentzündung erinnern. Durch wiederholte Gelenkeinblutungen kommt es durch Stoffwechselstörungen und Enzymwirkung zu einer Zerstörung des Knorpels und schließlich zu einer zunehmenden Zerstörung des ganzen Gelenkes mit Neigung zur fibrösen oder knöchernen Ankylose (Abb. 96).

Die Behandlung besteht in einer Beherrschung der Blutung durch Substitution des jeweils fehlenden Faktors, das betroffene Gelenk wird ruhiggestellt und antiphlogistisch behandelt. Zumindest bei rezidivierenden Einblutungen ist die Indikation zur **Synovektomie** (Entfernung der Gelenkinnenhaut) gegeben. Durch die Synovektomie erreicht man einen Rückgang der Gelenkeinblutungen dadurch, daß das Gelenk mit einem ersatzweisen Bindegewebe ausgekleidet wird, welches nicht so gefäßreich ist wie die Gelenkschleimhaut.

Eine eventuelle orthopädietechnische Versorgung richtet sich nach den Beschwerden und Funktionsbehinderungen. Sie kann somit in einer Einlagenabstützung und in einer Unterstützung des Schrittabwicklungsvorganges durch Rollentechnik an den Schuhsohlen bestehen.

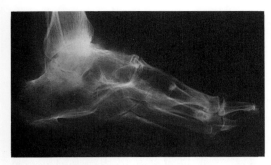

Abb. 97 Mittelfuß-Ankylose bei Morbus *Bechterew*.

9.3 Fersenschmerz bei der Bechterew-Krankheit

Die Bechterew-Krankheit **Spondylarthritis ankylopoetica** ist eine entzündlich rheumatische Erkrankung mit bevorzugtem Befall der Wirbelsäule und der Kreuz-Darmbeingelenke. Ursächlich dafür kennt man eine genetische und vermehrt geschlechtsbezogene (männlich) Disposition mit Assoziation zu einem nahezu krankheitstypischen **Blutfaktor (HLA B 27)**. Hinzu kommen häufig exogene Faktoren, die das Krankheitsbild auslösen oder begünstigen. Erstes Auftreten der Krankheitserscheinungen beobachtet man meist im 3. Lebensjahrzehnt, das Krankheitsbild verläuft dann chronisch progredient in Schüben. Es kommt zu einer zunehmenden **Ankylosierung** der Kreuz-Darmbeingelenke und der kleinen Wirbelgelenke mit fortschreitender Einsteifung der Wirbelsäule durch Verknöcherung auch aller Bandstrukturen. Daraus resultiert röntgenologisch das Bild einer sogenannten **Bambusstab-Wirbelsäule**.

Für die Fußorthopädie ist bei diesem Krankheitsbild wichtig, daß bei etwa 1/5 der Krankheitsfälle schon im Anfangsstadium ein typischer Fersenschmerz in Erscheinung tritt, der dann Fersenweichbettungen und ggf. die Versorgung mit Pufferabsätzen erforderlich macht. Nur in seltenen Fällen kommt es zu schweren arthritischen und fortschreitend ankylosierenden Veränderungen auch der Sprunggelenke und Fußwurzelbereiche (Abb. 97). Die Behandlung dieser Fußveränderungen kann von der Einlagenabstützung und Rollenversorgung bis zur Gelenkruhigstellung im Arthrodesenschuh oder auch zur operativen Sprunggelenksarthrodese erforderlich werden.

Die eigentliche Behandlung der Bechterew-Erkrankung erfolgt durch möglichst nicht-steroidale Antiphlogistika (entzündungshemmende Medikamente) und ein langzeitiges intensives krankengymnastisches Übungsprogramm.

10 Wachstumsvarianten am Fuß

Wie das Skelett insgesamt, kann auch das Fußskelett in seinem Wachstum gewissen Schwankungsbreiten unterliegen, diese reichen von harmlosen Varianten über störende Skelettveränderungen bis hin zu echten Mißbildungen besser Fehlbildungen. Man unterscheidet zusätzliche Knochen (inkonstante Fußknochen oder Ossa accessoria), Verschmelzungen von Fußknochen miteinander und andere Varianten wie etwa geteilte Fußknochen oder auch Knochenvorsprünge. Je nach ihrer Lage und Ausbildung können solche Fußskelettveränderungen klinisch stumm bleiben, sie können aber auch zu Druckbeschwerden oder Funktionseinschränkungen führen.

10.1 Zusätzliche Fußknochen (Ossa accessoria)

Es gibt am Fußskelett zahlreiche solcher accessorischen Knochen (accessorius lat. = hinzutretend), die Abb. 98 gibt dazu eine Übersicht. Diese kleinen überzähligen Knochen sind nicht immer vorhanden, sie sind insbesondere nicht alle zugleich

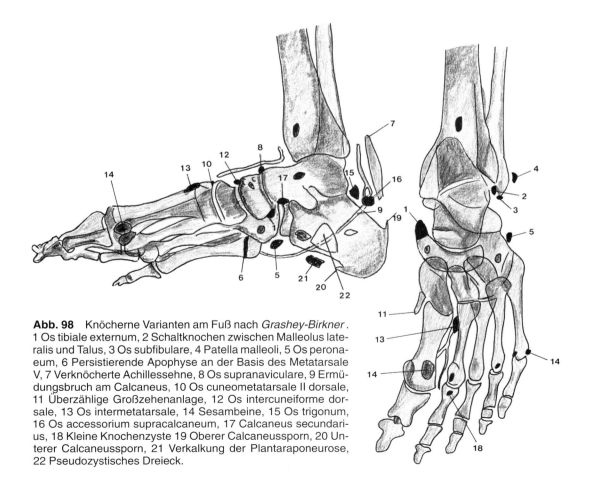

Abb. 98 Knöcherne Varianten am Fuß nach *Grashey-Birkner*. 1 Os tibiale externum, 2 Schaltknochen zwischen Malleolus lateralis und Talus, 3 Os subfibulare, 4 Patella malleoli, 5 Os peronaeum, 6 Persistierende Apophyse an der Basis des Metatarsale V, 7 Verknöcherte Achillessehne, 8 Os supranaviculare, 9 Ermüdungsbruch am Calcaneus, 10 Os cuneometatarsale II dorsale, 11 Überzählige Großzehenanlage, 12 Os intercuneiforme dorsale, 13 Os intermetatarsale, 14 Sesambeine, 15 Os trigonum, 16 Os accessorium supracalcaneum, 17 Calcaneus secundarius, 18 Kleine Knochenzyste 19 Oberer Calcaneussporn, 20 Unterer Calcaneussporn, 21 Verkalkung der Plantaraponeurose, 22 Pseudozystisches Dreieck.

vorhanden. Es kann aber durchaus vorkommen, daß an einem Fußskelett mehrere accessorische Knochen vorliegen. Sie sind bereits embryonal angelegt und unterscheiden sich in ihrer Struktur von den anderen Skelettanteilen nicht.

An den Zehengrundgelenken kennt man **Sesambeine**, von denen am Großzehengrundgelenk fast immer zwei vorhanden sind. Sie liegen plantar in die Beugesehnen eingebettet und dienen als knorpelig-knöcherne Verstärkungen der besseren Druckverteilung auf das Gelenk, wie dies auch bei der Kniescheibe als dem größten Sesambein des Körpers bekannt ist. Die Bezeichnung „Sesambein" stammt von den alten Anatomen, die im Größenvergleich zu den Früchten der Sesampflanze kleine Knochenstückchen so nannten. In der Häufigkeit an zweiter Stelle findet man Sesambeine am Kleinzehengrundgelenk, an den übrigen Zehengrundgelenken sind sie sehr selten vorhanden.

Das **Os tibiale externum** ist entwicklungsgeschichtlich gesehen ein Überbleibsel aus dem Praehallux (Anlage zur 3-gliedrigen Großzehe). Es ist an der Innenseite des Fußes dem Kahnbein aufgelagert, dort teilweise in die Sehne des Musculus tibialis posterior eingebettet. Eine Funktion hat dieser accessorische Knochen, der in Europa bei etwa 10 % der Menschen vorhanden ist, nicht. Bei Kindern kann man das Os tibiale externum ziemlich locker hin- und herschieben, ohne daß dadurch Schmerzen verursacht werden. Bei Jugendlichen und vermehrt bei Erwachsenen kann es dann zu Beschwerden insbesondere durch Schuhdruck kommen. Mitunter sind diese Beschwerden mit guten Stützeinlagen, die das vorspringende Knöchelchen vom Druck des Schuhs befreien und das Kahnbein von unten her unterfangen, sofort zu beseitigen. Die Einlagen sind etwas schwieriger zu formen als bei einem einfachen Senkfuß, da die Wölbung langgestreckt sein muß und die schmerzende Stelle selbst nicht drücken darf. Einspritzungen von Corticoiden und Lokalanaesthetika bringen meist nur eine zeitlich begrenzte Beschwerdefreiheit. Letzter Ausweg ist meist die operative Entfernung dieses dem Kahnbein anliegenden Knöchelchens (Abb. 99). Es handelt sich dabei um einen kleinen und einfachen operativen Eingriff, erfahrungsgemäß muß aber bis zu 3 Monaten mit Schmerzen bzw. Empfindlichkeit an der Operationsstelle gerechnet werden.

Das **Os supranaviculare** ist ein relativ seltener accessorischer Knochen, er liegt am Fußrücken dem Talo-Naviculargelenk angelagert, ist in der Seitaufnahme meist dreieckig geformt und relativ scharf begrenzt (Abb. 100). Beschrieben ist ein anlagemäßiges Auftreten mit vermutlicher Vererbung sowie auch eine Entstehung erst bei älteren Menschen als eine zur Arthrosis deformans gehörige Neubildung. Selten ist dagegen eine traumatische Absprengung von der obersten Ecke des Os naviculare. Bei Beschwerden kann die Schnürung am Schuh verändert werden, das Os supranaviculare läßt sich auch durch einen kleinen Eingriff operativ entfernen.

Das **Os peronaeum** ist nur selten knorpelig vorgebildet, meist handelt es sich um eine Verkalkung und Verknöcherung in der langen Peronaeussehne. Bei der Entstehung dieses accessorischen Knochens werden Druck- und Zugeinwirkungen als Auslöser angenommen. Die Form ist längsoval mit meist glatter Begrenzung, mitunter besteht eine Synostose zum Os cuboideum. Beschwerden werden durch das Os peronaeum nicht verursacht, so daß Behandlungsmaßnahmen nicht notwendig sind.

Hinter dem hinteren Ende des Talus findet man recht häufig das **Os trigonum**, das seinen Namen von der meist dreieckigen Form hat (Abb. 101). Die Gestalt des rückwärtigen Endes des Talus gehört zu den variabelsten Formen des menschlichen Skeletts. Das Os trigonum kann hier mit oder auch ohne bindegewebig-knorpelige Verbindung als selbständiger Knochen vorhanden sein. Eine etwa gelenkige Verbindung ist auch zum Calcaneus hin möglich. Ob es sich um einen eigenständigen accessorischen Knochen handelt, läßt sich nicht in jedem Einzelfalle festlegen, da auch ein Abbruch vom hinteren Processus tali vorkommen

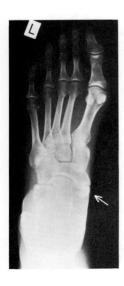

Abb. 99 Os tibiale externum.

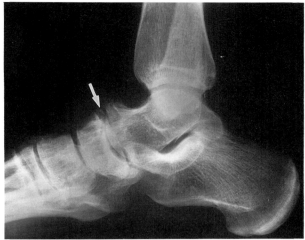

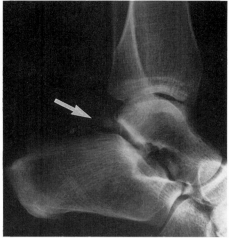

Abb. 100 Os supranaviculare bei Arthrose im Talo-Navikulargelenk.

Abb. 101 Os trigonum.

kann. Für einen eigenständigen Knochen spricht, wenn vorhanden, eine glatte Abgrenzung gegen den Talus und das doppelseitige Vorkommen. Sowohl ein echtes Os trigonum als auch ein abgebrochenes Knochenstück können zu Beschwerden beim Gehen führen, so daß dann wegen meist unzureichender konservativer Behandlungserfolge die operative Entfernung erforderlich wird.

Die weiteren in der Abb. 98 dargestellten accessorischen Knochen am Fuß sind klinisch unbedeutend, so daß sie nicht gesondert und einzeln zu besprechen sind.

10.2 Verschmelzung von Fußknochen

Diese als **Synostosen** oder auch knöcherne Fusionen bezeichneten Veränderungen können sowohl die Zehen und Mittelfußknochen (seltener) als auch die Fußwurzel betreffen. Mitunter kann die Unterscheidung schwierig sein, ob diese knöchernen Verschmelzungen angeboren oder nach Verletzungen bzw. Entzündungen erworben sind. Das betrifft insbesondere die Basisanteile der Mittelfußknochen und den Fußwurzelbereich. Bei beiderseitigen Veränderungen ist die Ursache eindeutig anlagebedingt zu sehen, insbesondere dann, wenn auf beiden Seiten die gleichen Knochen verschmolzen sind. In der Abb. 102 sind die von *Mestern* angegebenen Möglichkeiten von knöchernen Verschmelzungen dargestellt. Zum Teil können diese Verschmelzungen mit **Hypoplasien** oder auch **Defektbildungen** einhergehen. Die Abb. 103 zeigt die knöcherne Verschmelzung von Talus, Calcaneus, Cuboid und Naviculare bei der Anlage von nur drei Mittelfuß-Zehenstrahlen.

Da im frühen Kindesalter zunächst nur Knochenkerne angelegt sind, läßt sich röntgenologisch

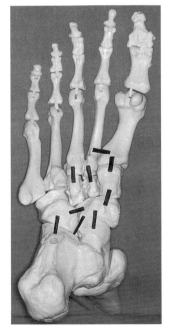

Abb. 102 Verschmelzungsmöglichkeiten der Fußwurzelknochen (nach *Mestern*).

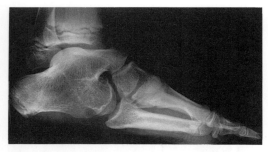

Abb. 103 Verschmelzung von Talus-Kalkaneus-Kuboid-Navukulare.

eine mögliche Fusion nicht immer vorhersehen. *Imhäuser* hat die endgültige Verschmelzung der Knochenkerne zu möglichen knöchernen Fusionen für das Spielalter und das frühe Schulalter angegeben. Die Verschmelzung der Fußwurzelknochen bedeutet zwar eine gewisse Funktionseinschränkung für die Bewegungen des Fußes in sich, dies wird aber häufig dadurch ausgeglichen, daß mit den Fußwurzelverschmelzungen eine kugelähnliche Verformung des Talus im oberen Sprunggelenk einhergeht, so daß die seitlichen Kippbewegungen insgesamt recht gut kompensiert werden können. Wesentliche Fußbeschwerden oder vorzeitige Aufbraucherscheinungen im oberen Sprunggelenk sind die Ausnahme, demzufolge auch ein operatives Vorgehen. Bei Bestehen einer Beschwerdesymptomatik reichen die Empfehlungen zur operativen Behandlung je nach der Art der Verschmelzung von einer Resektion der Knochenbrücke über Teilversteifungen bis hin zur Triple-Arthrodese, also der Versteifung des vorderen und hinteren unteren sowie des oberen Sprunggelenkes. In letzterem Falle ist immer die orthopädietechnische Versorgung mit einer Unterstützung der Abrollmöglichkeit am Schuh erforderlich.

10.3 Kugeltalus

Oben wurde schon ausgeführt, daß der Kugeltalus sehr häufig mit Verschmelzungen von Fußwurzelknochen vergesellschaftet ist. Die Talusrolle ist bei dieser Wachstumsvariante zu einer Kugelform umgestaltet, die Knöchelgabel paßt sich dieser Veränderung zu einem gewissen Grade an. Während normalerweise die Talusrolle durch den Innen- und Außenknöchel seitlich umfaßt wird und das obere Sprunggelenk weitestgehend als ein Scharniergelenk im Sinne von Fußhebung und Fußsenkung funktioniert, läßt die Kugelform der Talusrolle und die angepaßte Knöchelgabel vermehrte seitliche Bewegungen zu, also Kippbewegungen im Sinne der Pro- und Supination des Fußes. Die Abb. 104 zeigt die oberen Sprunggelenke eines Kindes, bei dem auf der rechten Seite das obere Sprunggelenk durch die Ausbildung eines Kugeltalus gewissermaßen zu einem Kugelgelenk umfunktioniert wurde, während auf der linken Seite altersentsprechend normale Gelenkverhältnisse mit der sich entwickelnden Knöchelgabel vorhanden sind. Bei der Kugelform des oberen Sprunggelenkes gleichen sich zwar der Innen- und Außenknöchel dieser Form an, die Unterschenkelknochen müssen aber keinesfalls insgesamt hypoplastisch oder verkürzt sein. Diese Sprunggelenksveränderung bedarf keiner operativen Behandlung. Bei seitlicher Bänderschwäche und damit verbundenen übermäßigen Kippbewegungen kann schuhtechnisch eine seitliche Abstützung erforderlich werden, die dann evtl. bis hin zum Innenschuh nötig ist.

10.4 Geteilte Fußknochen

In der medizinischen Literatur wird nur über wenige Fälle berichtet, bei denen Spaltbildungen in den Fußwurzelknochen vorliegen. So hat *de Scuveland* über einen Fall einer sagittalen Spaltbildung in der Talusrolle berichtet, die allerdings den Talus nicht voll geteilt hat. Wenige Fälle sind von einem **Naviculare pedis bipartitum** bekannt, also einem anlagemäßig gespaltenen Kahnbein des Fußes. Spaltbildungen kennt man in seltenen Fällen auch an den Keilbeinen im Sinne eines **Cuneiforme bipartitum**. An den Mittelfußknochen

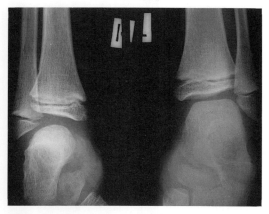

Abb. 104 Kugeltalus rechter Fuß.

können gelegentlich, wenn auch sehr selten, die Köpfchen eine Zweiteilung aufweisen. Eine Abgrenzung all dieser Spaltbildungen gegenüber Knochenabsprengungen bzw. Frakturen ist nicht immer ganz einfach. Einer operativen Behandlung bedürfen diese Veränderungen nicht.

10.5 Os naviculare cornutum

Man geht davon aus, daß es sich bei dem Os naviculare cornutum (zu deutsch: „gehörntes Kahnbein") um eine knöcherne Verschmelzung eines Os tibiale externum (s. Kap. 10.1) mit dem Kahnbein handelt. Das Os naviculare erfährt dadurch eine hakenförmige Vergrößerung zur Innenseite des Fußes (Abb. 105), die Folge davon sind häufig Druckbeschwerden im Schuh. Zur Behandlung empfiehlt sich konservativ eine Druckentlastung durch Abpolsterung im Schuh oder operativ die Abtragung und Ausmuldung des Knochenvorsprungs, wobei der dort einstrahlende Teil der Ansatzsehne des Musculus tibialis posterior sorgfältig abgeschoben werden muß.

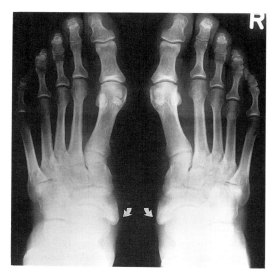

Abb. 105 Os naviculare cornutum beiderseits.

11 Zehenfehlstellungen und -erkrankungen

11.1 Angeborene Zehenfehlstellungen

Unter den angeborenen Fußfehlstellungen spielen die der Zehen sowohl nach der Häufigkeit als auch nach dem Schweregrad eine relativ geringe Rolle. Je nach dem Ausmaß dieser Veränderungen handelt es sich um kosmetisch mehr oder weniger störende Formabweichungen, seltener um behandlungsbedürftige Zehendeformitäten. Im Rahmen der heute üblichen Neugeborenen- und Säuglingsuntersuchungen werden solche Veränderungen fast ausnahmslos frühzeitig festgestellt. Sie können somit engmaschig kontrolliert und ggf. einer zunächst konservativen Behandlung zugeführt werden. Operative Maßnahmen kommen ohnehin nur bei stärkeren Fehlstellungen oder Beschwerden erst zu einem späteren Zeitpunkt in Frage, selten wesentlich vor dem Erreichen des Schulalters.

11.1.1 Hallux valgus congenitus

In der wörtlichen Übersetzung aus dem Lateinischen wird damit eine angeborene krumme Großzehe beschrieben. Man versteht darunter eine Formabweichung im X-Sinne. Hält man zwei valgusdeformierte Großzehen seitlich gegeneinander, so ergeben sie zusammen die Form des Buchstaben X.

Der angeborene isolierte Hallux valgus ist eine Seltenheit, die Ursache liegt in einer einseitigen Wachtumsstörung der Epiphyse des Grundgliedes oder auch des Endgliedes. Im Säuglingsalter sind Behandlungsmaßnahmen zunächst nicht erforderlich, im Kleinkindalter können bei Zunahme dieser Formabweichung korrigierende Schienen angepaßt werden. Eine operative Behandlung kommt nur in Frage, wenn durch den Schuh Druckstellen entstehen oder durch die Zehenfehlstellung die Abrollung des Fußes beeinträchtigt ist. Für die operative Behandlung hat sich eine Keilosteotomie des deformierten Großzehengliedes bewährt, die aber bei noch offener Wachstumsfuge diese nicht verletzen darf, besser erst nach dem Schluß der Wachstumsfuge durchgeführt wird.

11.1.2 Hallux varus congenitus

Bei dieser angeborenen Zehenfehlstellung weicht die Großzehe einseitig oder meist beidseitig jeweils zur Innenseite des Fußes ab. Die Bezeichnung kommt aus dem Lateinischen und bedeutet in der Übersetzung eine angeborene auseinandergewachsene Großzehe. Herkömmlich bezeichnet man diese Formabweichung als O-Zehe, da zwei solche Großzehen seitlich aneinandergelegt die Form des Buchstaben O ergeben. Die isolierte Varusstellung der Großzehen ist eine Seltenheit, etwas häufiger sieht man sie im Zusammenhang mit anderen Wachstumsstörungen wie Syndaktylie (zusammengewachsene Zehen) oder Doppelung der Großzehe. Die isolierte angeborene O-Fehlstellung der Großzehen (Abb. 106) bedarf kaum einer Behandlung, die Korrektur erfolgt fast immer durch das Tragen von Schuhen. Eine operative Behandlung ist nur bei sehr starken Fehlstellungen erforderlich, wenn Schuhe immer wieder zu Druckstellen führen. Dann muß ein korrigierender Knochenkeil aus dem Zehengrundglied entnommen werden.

11.1.3 Angeborene Hammer- und Krallenzehen

Diese sind als die häufigsten angeborenen Zehenfehlstellungen bekannt. Meist betrifft die Deformität die 2. Zehe, seltener die 5. Zehe und kaum einmal die 3. oder 4. Zehe, nie angeboren die Großzehe. Bei der **Hammerzehe** besteht eine etwa recht-

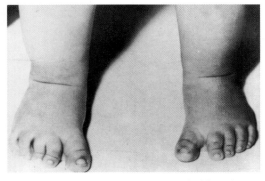

Abb. 106 Hallux varus congenitus beiderseits.

winkelige Beugestellung im Mittelgelenk der Zehe, seltener im Endgelenk. Geht die Veränderung mit einer zusätzlichen deutlichen Überstreckung im Grundgelenk einher, bezeichnet man die Fehlstellung als **Krallenzehe** oder **Klauenzehe**.

Durch Schuhdruck entsteht an dem hochstehenden Mittelgelenk der Zehe zunächst eine Druckstelle, langzeitig bildet sich dort ein **Clavus** (Hühnerauge) aus, letzterer führt – allgemein bekannt – zu sehr starken Schmerzen. Konservative Behandlungen müßten über sehr lange Zeit mit zügelnden Verbänden und Nachtschienen durchgeführt werden, die schmerzende Stelle wäre gegen Schuhdruck mit einem Schutzkissen abzupolstern. Da solche Maßnahmen wegen der Notwendigkeit einer konsequenten und langzeitigen Durchführung sehr aufwendig sind, ist besser zur operativen Korrektur zu raten. Diese besteht in einer kleinen von *Hohmann* angegebenen Operation: Das Grundgliedköpfchen der betroffenen Zehe (selten das Endgliedköpfchen) wird bis zu 1/3 des ganzen Grundgliedes reseziert. Die Zehe läßt sich durch dieses Platzschaffen geradestellen, die Strecksehne wird über der Resektionsstelle gerafft. Die Abb. 107 zeigt eine Hammer- bzw. Krallenzehe mit der möglichen Druckstelle, die Resektion des Grundgliedköpfchens ist markiert.

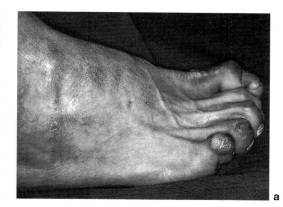

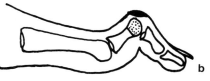

Abb. 107 a,b
a Hammerzehen im Bild.
b Krallenzehe in der Skizze.

11.1.4 Digitus superductus

Diese Fehlstellung einer übergelagerten Zehe verursacht meist, abgesehen von der 5. Zehe, keine Schmerzen und wird nur als kosmetisch störend empfunden. Zur Beseitigung der Fehlstellung können Zehenrichter verwendet werden (Abb. 108), die es in verschiedenen Größen im Handel gibt. Operative Maßnahmen kommen, wiederum abgesehen von der 5. Zehe, nur sehr selten in Frage.

Eine Sonderstellung nimmt bei diesen Veränderungen die 5. Zehe ein – **Digitus minimus superductus**. Die 5. Zehe ist der 4. aufgelagert, sie zeigt eine Abweichung im O-Sinne, häufig eine Außendrehung um ihre Längsachse und eine fußrückenwärtige Luxation oder zumindest Subluxation im Grundgelenk (Abb. 109). Die Veränderung wird als familiär gehäuft und wahrscheinlich erblich bedingt beschrieben. Durch Schuhdruck kommt es zur Ausbildung eines Clavus oder auch zu Druckstellen mit lang anhaltenden Hautreizungen bis hin zur Ulkusbildung.

Wenn man schon im Kindesalter korrigierende Heftpflasterzügel oder Nachtschienen konsequent anlegt, ist es manchmal möglich, diese Fehlstellung ausreichend und nachhaltig zu korrigieren. In schwierigeren Fällen ist eine operative Korrektur nicht zu vermeiden, um eine problemlose Schuh-

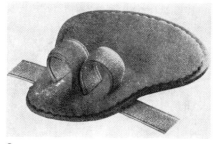
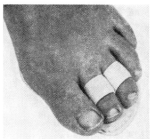

Abb. 108 a,b Zehenrichter (Fa. Berkemann):
a in der Ansicht;
b angelegt.

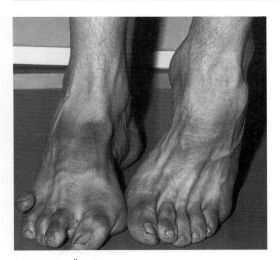

Abb. 109 Übergelagerte 5. Zehe rechts.

versorgung zu gewährleisten. Als Operationsverfahren beschrieben wurden eine Anheftung der 5. Zehe in Korrekturstellung an die 4. im Sinne einer künstlichen Syndaktylie, die Resektion der Basis des Zehengrundgliedes mit Verlängerung der Strecksehne und Drehung der Zehe um ihre Längsachse oder korrigierende subkapitale Osteotomie des 5. Mittelfußknochens. Wenn sich die Haut nach der Korrektur stark anspannt, ist manchmal eine Z-förmige plastische Hautverlängerung erforderlich. Eine Amputation der 5. Zehe ist nach Möglichkeit zu vermeiden, weil dann mit stärkeren Schuhdruckbeschwerden auf das Köpfchen des 5. Mittelfußknochens gerechnet werden muß.

11.2 Erworbene Zehenfehlstellungen

Im Gegensatz zu den angeborenen Zehenfehlstellungen spielen die erworbenen in der Fußorthopädie von der Häufigkeit und auch vom Schweregrad her eine ganz erhebliche Rolle. Betroffen können alle Zehen sein, an erster Stelle stehen aber ganz eindeutig die Großzehen. Die Veränderungen reichen von geringen nicht behandlungsbedürftigen Fehlstellungen bis hin zu schwersten Deformierungen, von der geringen Funktionseinschränkung bis zur fast völligen schmerzhaften Bewegungsaufhebung, vom leichten Gelenkreizzustand bis zu schwersten entzündlichen und destruierenden Gelenkveränderungen.

11.2.1 Hallux valgus (Ballenwinkel)

11.2.1.1 Allgemeines und Ursachen

Der Hallux valgus – X-Stellung der Großzehe – ist die wohl häufigste und bedeutsamste Zehenveränderung, man findet sie meist beidseitig ausgeprägt und dann auch nahezu in seitengleichem Ausmaß. *Hohmann* sah als die eigentliche Ursache dafür eine **Bindegewebsschwäche**, die familiär gehäuft auftritt und konstitutionell bedingt das weibliche Geschlecht deutlich bevorzugt. Es gibt keinen Hallux valgus ohne Fußdeformierung insgesamt, meist handelt es sich um kombinierte Knick-Senk-Spreizfüße, bei denen dann die Spreizfußkomponente eindeutig dominiert. Zu dieser Verbreiterung des Vorfußes kommt es durch ein Erschlaffen der Bandverbindungen, der Gelenkkapseln insbesondere an der 1. und 5. Zehe, sowie der Sehnen. Dadurch weichen die Mittelfußknochen zu ihren Köpfchen hin auseinander, die Zehen werden durch die vorn enger werdenden Schuhe zusammengedrückt, was nach der Fußform am stärksten die Großzehe im X-Sinne und weniger die 5. Zehe im O-Sinne betrifft. Man hat festgestellt, daß selbst Strümpfe durch ihren dauerelastischen Druck seitlich auf die Fußspitze den Hallux valgus begünstigen. Die **Schuhmode** hat einen zusätzlich erheblichen Einfluß auf diese Fehlstellungen, je spitzer die Vorderkappen gestaltet sind, umso mehr werden die Zehen vorn zusammengepreßt. Durch häufig ungenügenden Halt des ganzen Fußes im konfektionsmäßig hergestellten Fußbett gleiten die Füße beim Stehen und Gehen begünstigt durch höhere Absätze in den Schuhen nach vorn, so daß die Zehen vorn anstoßen und dort noch mehr zusammengepreßt werden. In den Ballenbereichen kommt es durch die kräftige seitliche Druckwirkung zum sichtbaren Ausbeulen des Schuhleders besonders am Großzehenballen, weniger am Kleinzehenballen. Andererseits entstehen an den Ballen durch den Gegendruck des Leders Weichteilentzündungen bis hin zu entzündeten Schleimbeuteln und Ulzerationen. Körpergewicht, Lebensgewohnheiten und berufliche Tätigkeit etwa mit übermäßigem Stehen und Gehen können das Krankheitsbild zusätzlich ungünstig beeinflussen.

Man kennt weitere Teilursachen, die den Hallux valgus begünstigen. So kann es zu einem **funktionellen Ungleichgewicht** zwischen dem M. abductor hallucis und dem M. adductor hallucis kommen. Der M. abductor hallucis, der medial an der Kapsel des Großzehengrundgelenkes ansetzt, kann durch vermehrte Anspannung und durch

Überdehnung der Gelenkkapsel zur Fußsohle hin wandern und wird dann zu einem Zehenbeuger. Dadurch erhält der M. adductor hallucis, der an der fibularen Seite des Großzehengrundgliedes und am fibularen Sesambein ansetzt, ein Übergewicht und kann die Großzehe vermehrt zur Fußmitte ziehen. Zehenstrecker und Zehenbeuger verlagern sich dann mehr in Richtung zur 2. Zehe und bewirken dadurch einen zusätzlichen Zug in die Valgusstellung.

Eine weitere Teilursache für einen Hallux valgus ist in einem nicht oder unzureichend behandelten **Sichelfuß** zu sehen. Bei dieser Fußdeformität weicht der Metatarsus im Varussinne ab, am stärksten betrifft das den 1. Mittelfußknochen. Würde auf diesem die große Zehe in geradliniger Fortsetzung stehen, hätte der Fuß in keinem normalen Schuh Platz. Die Folge muß sein, daß die Großzehe im Valgussinne weggedrückt wird. Eine weitere ungünstige Voraussetzung sind **lang ausgebildete Großzehen**. Sie sind der schädlichen Einwirkung der Schuhe, besonders wenn diese vorn spitz zulaufen, vermehrt ausgesetzt.

11.2.1.2 Klinische und röntgenologische Befunde

Die häufigste Fehlstellung des Fußes, aus der sich ein Hallux valgus entwickelt, ist der **Pes transverso-planus** – Spreizfuß. Die Köpfchen der Mittelfußknochen spreizen sich dabei unter Abflachung oder meist sogar völliger Aufhebung des Fußquergewölbes auseinander. Durch zusätzliche Abflachung bis Knickung auch des Fußlängsgewölbes kommt es zu einer Anhebung des 1. und 5. Mittelfußstrahls. Durch diese aufgespreizte Fehlstellung des Mittelfußes treten der Kleinzehenballen und deutlich stärker der Großzehenballen zur Außen- bzw. Innenseite des Fußes hervor. Die Folgen sind, am Großzehenballen stärker als am Kleinzehenballen, die Ausbildung von Weichteilreizungen, entzündeten Schleimbeuteln bis hin zu Ulzerationen. Das verursacht Schmerzen durch Schuhdruck, so daß engere oder gar feste Schuhe kaum mehr getragen werden können. Gar nicht so selten werden die Schuhe, insbesondere Hausschuhe, von den Patienten in der Region des Großzehenballens aufgeschlitzt, um so Platz und Druckentlastung zu schaffen. Durch Bänder- und Kapselschwäche, Sehnenverlagerung, Strumpfkompression und Schuhdruck – wie oben bereits ausgeführt – wird die 5. Zehe in Varusstellung, mehr aber die Großzehe in Valgusstellung gezogen bzw. gedrückt.

An der Großzehe ist die X-Fehlstellung häufig mit einer mehr oder weniger starken **Drehung um die Längsachse** im pronatorischen Sinne kombiniert. Durch Platzmangel werden die 2. Zehe und weniger auch die 3. Zehe ebenfalls zur Außenseite weggedrückt, bei starker Ausprägung der Großzehenfehlstellung kann die 2. Zehe unter und häufiger über der Großzehe liegen. Zwischen den Zehen und insbesondere an der Fußrückseite können sich unter dem ständigen Druck der Zehen gegenseitig oder durch Druck des Schuhs Hühneraugen ausbilden, die das Schmerzgeschehen erheblich verstärken. Durch die Fehlstellung der Großzehe in ihrem Grundgelenk (Abb. 110) ist eine normale Schrittabwicklung über das Großzehengrundgelenk nicht mehr möglich, der Fuß kippt dabei zur

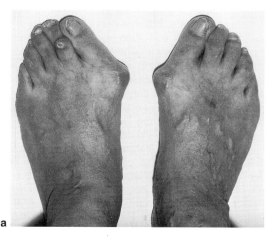 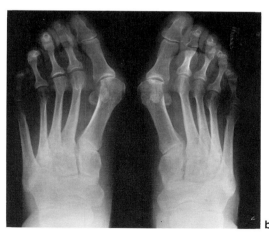

Abb. 110 a,b Hallux valgus beiderseits.

Innenseite ab, was die Zehenverdrängung verstärkt und Schmerzen im **Großzehengrundgelenk** verursacht. Die Patienten versuchen dem entgegenzuwirken, indem sie die Fußabrollung über die Außenkante vornehmen.

Im **Röntgenbild** erkennt man neben dem aufgespreizten Vorfußbereich die Fehlstellung der Zehen mit Betonung einer fortschreitenden Subluxationsstellung im Großzehengrundgelenk. In diesem Gelenk bildet sich im Laufe der Zeit eine Arthrose aus, das erklärt eine klinisch zunehmende Einsteifung dieses Gelenkes. Am Köpfchen des 1. Mittelfußstrahls entwickelt sich als Reaktion auf den ständigen Schuhdruck eine **Exostose,** wodurch die Ballenbildung zusätzlich verstärkt wird. Man erkennt im Röntgenbild auch häufig die Verlagerung der Sesambeine. Spätfolge kann eine zunehmende Arthrose im Tarso-Metatarsalgelenk des 1. Fußstrahls sein.

Erstaunlicherweise kann bei etwa gleich starker Ausprägung ein Hallux valgus sehr verschieden starke Beschwerden machen. Nicht selten sieht man bei Untersuchung der Füße aus anderen Gründen als Zufallsbefund einen hochgradigen Hallux valgus, der glaubhaft nie Beschwerden verursacht hat.

11.2.1.3 Konservative Behandlung des Hallux valgus

Der Hallux valgus stört nicht nur wegen der Schmerzen, die durch Druck und Reibung des Schuhes am vorspringenden ersten Vorfußköpfchen hervorgerufen werden. Er hat überdies den Nachteil, daß er beim Gehen das Abtreten vom Erdboden schwächt. Um flott gehen und springen zu können, muß der Mensch Zehen haben, die sich mit Kraft abstemmen. Selbstverständlich hat der dreiköpfige Wadenmuskel noch mehr zu leisten. Indem er die Ferse hebt, drückt er zugleich die Ballengegend kraftvoll gegen den Erdboden. Aber die zusätzliche Wirkung der Zehen ist keineswegs Nebensache. Normal hat dabei die große Zehe am meisten zu arbeiten. Wenn sie schräg steht, ist ihre Funktion beeinträchtigt.

Eine Besserung bei Erhaltung der vollen Kraft der Zehen ist nur auf konservativem Wege möglich. Obwohl in nicht zu weit fortgeschrittenen Fällen diese Möglichkeit immer besteht, machen die Patienten oder Patientinnen selbst dann nur selten davon Gebrauch, wenn ihnen die Durchführung der konservativen Behandlung dringend nahegelegt wird und sie anfangs die Absicht haben, sie gründlich durchzuführen. Dazu ist der Fuß täglich zweimal zu massieren und zurechtzubiegen, was die Patienten nach unseren Anweisungen selbst machen müssen. Vor allem aber muß während der Bettruhe eine korrigierende Schiene angelegt werden. Sie ist in Abb. 111 dargestellt. Auf dem Orthopädenkongreß 1923 hat sie *Schede* empfohlen. Nachher hat sie vor allem *Thomsen* propagiert, unter dessen Namen sie bekannt wurde. Noch wirksamer als die **Hallux valgus-Nachtschiene** nach *Schede* und *Thomsen* ist ein **Verband,** wie er in der Abb. 112 dargestellt ist. Er hilft bei guter Technik oft so schnell und gut, daß schon so mancher Entschluß zur operativen Behandlung wieder fallengelassen wurde. Der Erfolg hängt neben der exakten technischen Durchführung dieses Verbandes auch vom Ausmaß der Zehenfehlstellung ab.

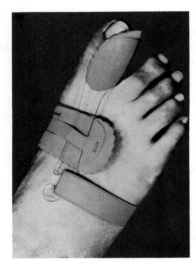

Abb. 111 Hallux valgus-Nachtschiene (Fa. Berkemann).

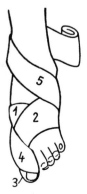

Abb. 112 Bindengänge eines Verbandes zur Zehenkorrektur.

Je nach Schwere der Verunstaltung des Fußes kommen verschiedene Schuhe in Frage. Für leichteste Fälle genügen fabrikmäßig hergestellte mit extra tief ausgearbeiteten Ballen. Mehrere Firmen bringen geeignete Modelle auf den Markt. Gegebenenfalls muß der Schuhhändler sie im richtigen Format von der Fabrik bestellen, was allerdings mitunter lange dauert. Solche Schuhe werden aber nicht mit Recht als „orthopädische" bezeichnet, denn dieser Name ist nur für handwerkliche Maßanfertigung zulässig.

Zunächst der Bauplan echt orthopädischer Schuhe: Hauptsache ist, daß der Fuß nicht vorgleitet. Die Ballen dürfen nicht über die Ballenlinie hinausrutschen, und hier muß der Leisten die Breite des Fußes bekommen, also entsprechend aufmodelliert werden. In der Gegend des Lisfranc- und des Chopartschen Gelenks ist auf besonders festen Sitz des Schuhes zu achten. Hier ist seitlich von unten mit einer zuverlässigen Gewölbestütze der Fuß zu fassen. Auch von außen muß der Rückfuß etwas gehalten werden, wobei allerdings die Basis der 5. Metatarsale nicht zu viel Druck bekommen darf. Der Arzt, der orthopädische Schuhe für Hallux valgus verordnet, ist gehalten, sich um die Leistenform und auch sonst um richtige Ausführung zu kümmern. Daß die Überlänge im Zehenbereich besonders groß genommen werden muß, versteht sich eigentlich von selbst. Bei nicht zu großen Füßen ist das auch aus kosmetischen Gründen nützlich, weil so trotz der breiten Ballenlinie eine leidlich kleidsame Schuhspitze möglich wird.

Bei keinem typischen Fußfehler ist die Verhinderung des Vorgleitens so wichtig wie beim Hallux valgus. Trotz der Bedenken, die von verschiedenen Ärzten und Schuhmachern erhoben werden, wird man daher nicht nur die Ballen etwas vertieft lagern, sondern auch noch die Ferse verankern, d. h. so hohl legen, wie das eben vertragen wird. Wenn dadurch Beschwerden entstehen, ist es eine Kleinigkeit, die Fersenhöhlung des Schuhes aufzufüllen. Je nach der individuellen Beschaffenheit der Gegend des Sustentaculum tali muß der Schuh hier kräftig stützen.

Zu bedenken ist, daß ein in der Ballenlinie sehr breiter Schuh gern Falten im Oberleder schlägt. Darum gibt man dem Korkbett eine Rolle. Diese ist auch wegen der beim Hallux valgus häufigen Metatarsalschmerzen nützlich.

Es gibt zahlreiche Arten von **Schutzkissen** für den so häufigen Hallux valgus. Alle großen Fabriken für orthopädische Hilfsmittel in Schuhen stellen sie her (Berkemann, Rathgeber, Scholl usw.). Meistens bestehen sie aus einer Gummipolsterung, in deren Mitte eine Grube dem Ballenwinkel Platz läßt. Der Kautschuk mach sie halt- und waschbar; aber er hemmt die Ausdünstung der Haut. Besser ist die Kombination eines seitlichen Schutzkissens mit einer Spreizfußbandage (Abb. 113).

Sonst ist aber unter den Notbehelfen der primitivste zugleich der wirksamste: Ein Stück von 5 bis 7 mm dickem Filz (wie ihn der Orthopäde für die Knochenbruchbehandlung vorrätig haben soll) erhält ein Loch mit ausgeschärften Rändern in der Größe des Ballenvorsprungs und wird durch ein Gummiband von 4 mm Breite (sog. Durchziehgummi für Unterwäsche) zwischen der 1. und 2. Zehe festgehalten. Die Patienten erneuern sich selbst dieses primitive Stück. Filz ist in Lederhandlungen zu kaufen. Ist eine genügend dünne Sorte nicht zu haben, spaltet man ihn.

Als vorübergehende Augenblickshilfe kann man ein Stück Mullbinde, zu einer ringförmigen Wurst gedreht und mit Heftpflaster befestigt, um den Ballenwinkel legen. Von der Industrie werden verschiedene Hilfsmittel zur Druckentlastung des Zehenballens und auch Kissen zur Zehenkorrektur angeboten (Abb. 114), die Linderung der Beschwerden bringen können.

Gelegentliche **Schleimbeutelentzündungen** beruhigen sich zwar, wenn man bei Nacht feuchte Umschläge mit etwas Alkoholzusatz anlegt und wenn man tagsüber eine der vielen Salben einreibt. Aber diese Entzündungen beweisen (soweit

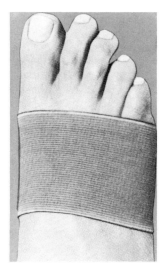

Abb. 113 Spreizfußbandage (Fa. Berkemann).

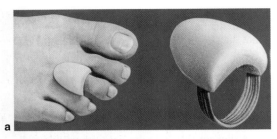

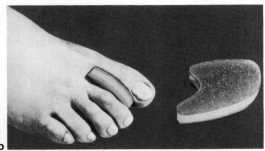

Abb. 114 a,b
a Ballenbett beim Hallux valgus (Fa. Berkemann).
b Zehenspreizer beim Hallux valgus (Fa. Berkemann).

nicht Gicht die Ursache ist!), daß der Druck des Oberleders ungenügend abgefangen wurde und daß bessere Abhilfe geboten ist.

11.2.1.4 Operative Behandlung des Hallux valgus

In nicht zu schweren Fällen lassen sich die Schmerzen mit den schon besprochenen Hilfsmitteln auf konservativem Weg eine Weile in Schach halten. Sie kehren aber wieder. Im ganzen hat das Leiden Neigung zuzunehmen. Man soll darum lieber gleich zur Operation raten. Immer wieder erlebt man, daß Patienten es später bereuen, den Entschluß zur Operation nicht rechtzeitig gefaßt zu haben.

Wieweit Gesundheitsschäden und höheres Alter es klüger erscheinen lassen, von der Operation abzuraten, hängt von mancherlei Umständen ab.

Selbstverständlich muß man vor ernstlicher Empfehlung des Eingriffs den Allgemeinzustand prüfen und insbesondere an **Diabetes mellitus** denken. Ein über dem Ballenwinkel weit aufgegangener Schleimbeutel spricht von vornherein für diesen, und es ist nötigenfalls der Blutzucker zu prüfen. Die Operation kann dann gerade geboten sein, aber nur unter gleichzeitiger internistischer Behandlung. Man muß unter Umständen mehr vom Knochen wegnehmen, als man es sonst tun würde; denn primäre Hautdeckung (selbstverständlich unter Anwendung einer kurzfristigen Drainage) ist in einem solchen Fall wichtig.

Ein entzündeter Schleimbeutel, auch wenn er fistelt, ist kein Gegengrund zur Operation. Wir haben in solchen Fällen bei Anwendung eines Drains nie unangenehme Komplikationen erlebt. Nicht einmal vor Erfindung der Antibiotika sah man in einem eiternden Schleimbeutel einen Gegengrund zum Eingriff.

Da die Patienten nicht selten auch den Orthopädiehandwerker um seine Meinung befragen, muß er auch über Erfolgsaussichten und Risiko etwas unterrichtet sein.

Welche **Nachteile** müssen in Kauf genommen werden? Die Operation läßt sich im Notfall ambulant in örtlicher Betäubung ausführen. Das ist mit einigen Umständen verbunden. Bei Ausführung in Narkose, zu der sich der Arzt wohl nur im Krankenhaus entschließt, sind die Nachschmerzen geringer, d. h. praktisch so gering, daß sie kaum ins Gewicht fallen.

Der bei anderweitigen Operationen am meisten zu fürchtende Embolietod beträgt beim Hallux valgus gemeinhin sicher noch nicht 1 : 1000; er läßt sich durch Thromboseprophylaxe, stündliche Atemgymnastik und „Radfahren im Bett" auf nahezu Null herabdrücken. Infektionen nach der Operation sollten bekanntlich nie vorkommen. Sie kommen hin und wieder doch einmal vor. Aber sie lassen sich so in Schach halten, daß kaum endgültige Schäden zu fürchten sind.

Zu den Fehlern, die eigentlich nie vorkommen sollten, aber doch gelegentlich vorkommen, gehören die Verletzungen der Nerven. Sie regenerieren sich übrigens an Fingern und Zehen meistens im Laufe einiger Jahre, im Gegensatz zu anderen Körperstellen.

In der medizinischen Literatur wird über zahlreiche operative Verfahren zur Beseitigung des Hallux valgus berichtet, angegeben sind über hundert Operationsmethoden. Teilweise handelt es sich dabei um nur geringe Modifizierungen bereits vorher beschriebener operativer Verfahren. Man kann die Operationsverfahren einmal danach einteilen, ob es sich um gelenkerhaltende, gelenkresezierende oder gelenkersetzende Operationen handelt, zum anderen ist eine Einteilung auch nach der Lokalisation des korrigierenden Eingriffs möglich.

11.2.1.4.1 Gelenkerhaltende Operationen

Für die Funktion und Kosmetik ist eine korrigierende Operation beim Hallux valgus mit Erhalt des Großzehengrundgelenkes dann als die günstigste Methode anzusehen, wenn dieses Gelenk noch keine stärkeren arthrotischen Veränderungen aufweist und keine wesentliche Subluxationsstellung in diesem Gelenk vorliegt. Würde man bei einem bereits arthrotisch veränderten Großzehengrundgelenk nur eine Korrektur der Achsenstellung am 1. Fußstrahl vornehmen, müßten zwangsläufig Bewegungs- und Belastungsbeschwerden in dem veränderten Gelenk bestehen bleiben. Besteht beim Hallux valgus zusätzlich eine Subluxationsstellung im Großzehengrundgelenk, so erfolgt diese immer zur 2. Zehe hin. Würde man in einem solchen Falle die Achsenfehlstellung des 1. Fußstrahls insgesamt korrigieren, müßte man für das Großzehengrundgelenk eine Überkorrektur vornehmen, es bliebe trotzdem bei der Subluxationsstellung im Gelenk selbst mit der Überdehnung des Kapselbandapparates. Eine fortbestehende Beschwerdesymptomatik und sehr baldiges Herausbilden einer Grundgelenksarthrose wenn nicht schon vorhanden wäre die Folge. **Gelenkerhaltende Operationen** kommen grundsätzlich in Frage, wenn die Fehlstellung im Großzehengrundgelenk noch nicht übermäßig stark ausgeprägt ist, so daß keine oder zumindest keine nennenswerte Subluxationsstellung besteht und wenn die Gelenkflächen nach dem Röntgenbild noch ausreichend gut erhalten sind, was meist bei jüngeren Patienten oder noch nicht sehr lange bestehender Valgusstellung der Fall ist.

Eine der wohl bekanntesten gelenkerhaltenden Operationsmethoden ist die **subkapitale Teilresektion nach** *Hohmann*. Bei dieser Operation wird dicht unterhalb des Köpfchens des 1. Metatarsale ein vorher nach dem Röntgenbild festgelegter Knochenkeil mit medialer Basis entnommen. Bei einem sehr langen Mittelfußknochen kann das resezierte Knochenstück zur Verkürzung auch trapezförmig sein. Das Köpfchen des 1. Mittelfußstrahls mit der ganzen Großzehe wird bis zum festen knöchernen Kontakt der Resektionsflächen zur Medialseite hin herumgeklappt, die Fixierung erfolgt durch einen schräg verlaufenden Bohrdraht, der sowohl das Köpfchen als auch den Schaft des Metatarsale erfaßt (Abb. 115). Der Hautschnitt wird für diese Operation dorsomedial gelegt. Das Großzehengrundgelenk wird nicht eröffnet. Mit einer kleinen oszillierenden Säge kann von der Medialseite her der Knochenkeil bzw. das Knochentrapez exakt entnommen werden. Wird ein Keil entnommen, ist es durchaus möglich, die gegenüberliegende Corticalis nicht vollständig zu durchtrennen, sie nur zu schwächen. Sie wird dann bei der Korrekturstellung der Großzehe mit dem Metatarsalköpfchen eingeknickt und sorgt für einen gewissen Halt zusätzlich zum Bohrdraht, der von der Medialseite durch den unteren Bereich des Metatarsalköpfchens in die Corticalis an der gegenüberliegenden Seite des Schaftes eingebohrt wird (Abb. 115). Der Bohrdraht sollte nach der Kürzung etwas umgebogen werden, damit er nicht durch den Knochen „durchgearbeitet" wird. Postoperativ erfolgt Gipsruhigstellung für 2 Wochen im Liegegips und danach nochmal für etwa weitere 4 Wochen im Gehgips mit ausreichend stabiler Fußsohlenlasche, so daß jegliche Abrollung des Fußes in sich vermieden wird. Der Bohrdraht kann nach erfolgter knöcherner Ausheilung durch einen kleinen Eingriff meist in örtlicher Betäubung wieder entfernt werden. Grundsätzlich ist davon auszugehen, daß die Operation nach *Hohmann* bei einer X-Abweichung bis maximal 45 Grad geeignet ist, darüberhinaus müßte eine zu starke Kippung des Metatarsalköpfchens durchgeführt werden.

Eine Weiterentwicklung und wohl auch Verbesserung wurde von *Kramer* erstmals 1972 angewandt. Er empfiehlt ebenfalls eine subkapitale Osteotomie am 1. Metatarsale mit Entnahme eines devalgisierenden Knochenkeils. Auch nach seiner Operationsmethode wird das Köpfchen des 1. Mittelfußstrahls mit der gesamten Großzehe aus der Valgusstellung herausgekippt. Der wesentliche Unterschied zur *Hohmann*-Operation liegt darin, daß neben der Kippung gleichzeitig eine Verschiebung auf der schrägen Osteotomiefläche zum 2. Mittelfußstrahl hin erfolgt, so daß der Spreizfuß dadurch insgesamt verschmälert wird (Abb. 116). *Kramer* hat dazu angegeben, daß ggf. im gleichen Eingriff auch eine Verkürzung des 1. Mittelfußknochens durchgeführt werden kann, dann also nicht durch Entnahme eines dreieckigen sondern wiederum trapezförmigen Knochenkeils. Die Fixierung erfolgt wiederum durch einen Kirschner-Draht, der aber nur in den proximalen Anteil des 1. Os metatarsale eingebohrt wird. Das Metatarsalköpfchen und die Großzehe werden durch diesen Draht gewissermaßen nur geschient. *Kramer* sieht die Vorteile dieser Operation darin, daß keine Eröffnung des Großzehengrundgelenkes erforderlich ist, keine Resektion von Gelenkanteilen und kein Eingriff am Weichteilapparat erfolgt, der Vorfuß durch die Verschiebung des Metatarsalköpfchens verschmälert wird und eine Stel-

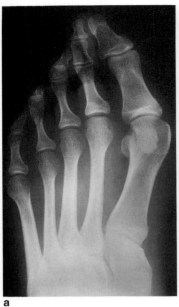 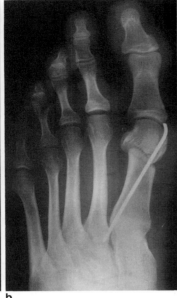 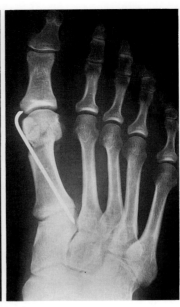

Abb. 115 Hallux valgus:
a vor der Korrekturoperation nach *Hohmann*;
b nach der Korrekturoperation nach *Hohmann*.

Abb. 116 Hallux valgus-Operation nach *Kramer*.

lungskorrektur ggf. in allen drei Richtungen des Raumes möglich ist. Er weist auf die Nachteile dieser Operation bei Arthrose und Regidität im Großzehengrundgelenk hin. Außerdem räumt er ein, daß die knöcherne Konsolidierung angesichts der kleinen verbleibenden knöchernen Kontaktflächen relativ lange Zeit in Anspruch nimmt.

Als eine weitere gelenkerhaltende Operation ist die von *Loison* 1901 erstmalig angegebene Keilosteotomie an der Basis des 1. Mittelfußstrahls anzusehen. Diese Korrektur ist dann angezeigt, wenn der 1. Mittelfußknochen in einer zu starken Varusstellung steht. Man kann dann durch einen basisnahen valgisierenden Knochenkeil den Spreizfuß vom 1. Mittelfußstrahl her verschmälern. Die dadurch entstehende Knickbildung in der Achse des 1. Mittelfußknochens ist unerheblich.

Als Weichteiloperation wurde von *McBride* die Verlagerung des M. adductor hallucis auf das Os metatarsale I angegeben, um dadurch eine Zugwirkung gegen die Varusstellung des 1. Mittelfußstrahls zu erreichen.

Lapidus empfahl, die beim Hallux valgus zu weit plantar gelegene Sehne des M. abduktor hallucis in ihrem Ansatz am Großzehengrundglied teilweise zu lösen, von plantar nach tibial hochzuziehen und in dieser rückverlagerten Position fest zu vernähen. Der Muskel gewinnt dann seine ursprüngliche Funktion zurück. Man kann diese Operation durchaus auch mit der *Hohmann*-Osteotomie oder der *Kramer*-Osteotomie kombinieren.

11.2.1.4.2 Operation nach Brandes

In Deutschland wird, wie aus der Literatur eindeutig hervorgeht, beim Hallux valgus am häufigsten nach Brandes operiert. *Brandes* hat diese Operation in den zwanziger Jahren dieses Jahrhunderts zunächst beim Hallux rigidus (Einsteifung des Großzehengrundgelenkes) angewandt und sie dann für den Hallux valgus übernommen. In Amerika wird diese Operationsmethode als die Kellersche Operation bezeichnet, in der neueren Literatur wird sie als die Operation nach *Keller-Brandes* beschrieben.

Zu dieser Operation erfolgt der Hautschnitt auf der Fußrückenseite tibial neben der Sehne des Großzehenstreckers, die Gelenkkapsel des Großzehengrundgelenkes wird freipräpariert, unter Durchtrennung der Seitenbänder eröffnet und reseziert. *Brandes* hat dann nach seiner Original-Operationsmethode die proximalen 2/3 des Großzehengrundgliedes reseziert, um der Gefahr einer postoperativen Versteifung zu entgehen. Nach langjähriger Erfahrung hat sich aber gezeigt, daß eine so ausgiebige Resektion nicht erforderlich ist, es genügt die Hälfte des Großzehengrundgliedes. Die Knochenresektion wurde früher mit der Knochenschere von *Bär* oder mit der *Sauerbruch*schen Rippenschere durchgeführt. Besser verwendet man dazu eine feine oszillierende Säge, die Knochenschnittflächen bleiben dabei glatter, es kommt nicht zur Aufsplitterung. Zur Teilresektion des Großzehengrundgliedes ist es erforderlich, die Beugesehne sorgfältig aus Verklebungen zu lösen. Nicht selten wurde sie bei der Knochenresektion durchtrennt, was dann eine sofortige Sehnennaht erforderlich macht. Mit der Lösung der verklebten Sehne erfolgt auch eine Mobilisation evtl. verklebter Sesambeine, die Beugesehne erhält dann insgesamt wieder eine bessere Zugrichtung. Zur *Brandes*-Operation gehört noch die Abtragung der Exostose bzw. Pseudoexostose am Metatarsalköpfchen, so daß dieses zur Fußinnenseite hin schlanker wird. Der Schleimbeutel läßt sich ggf. als Polstermaterial in den Resektionsbereich legen, wenn er nicht infiziert war. Für die **postoperative Behandlung** gibt es verschiedene Möglichkeiten. Einmal kann ein fixierender Verband in korrigierter Stellung der Großzehe angelegt werden, dann fehlt allerdings eine Extension, die das Einwachsen von Bindegewebe erleichtern würde. Zum anderen kann der Fuß postoperativ für etwa 10 bis 14 Tage in einem Gipsstiefel ruhiggestellt werden. Dabei empfiehlt es sich, an der operierten Großzehe eine leichte Extension anzubringen (Abb. 117). Diese bewirkt eine Ruhigstellung der Zehe in der Korrekturstellung und sorgt für eine ausreichende Distanz im neugebildeten Zehengrundgelenk, so daß Bindegewebe einwachsen kann. Weiter besteht die Möglichkeit, die Korrekturstellung und Distanz mit einem Kirschner-Draht zu halten, der durch die Großzehe in den Mittelfußknochen eingebohrt wird. Dieser Draht wird für etwa 14 Tage belassen, er kann dann ohne Narkose gezogen werden, was erfahrungsgemäß keine nennenswerten Schmerzen verursacht. Infektionen wurden nach eigener Erfahrung dabei bisher nicht gesehen. In der Abb. 118 ist eine solche Fixierung mit dem Beginn der postoperativen Nachbehandlung dargestellt.

Wegen ihrer einfachen Durchführung wird die *Brandes*-Operation häufig auch in der chirurgischen oder orthopädischen Praxis ambulant durchgeführt. Meist ist dieser Eingriff dann nur ohne

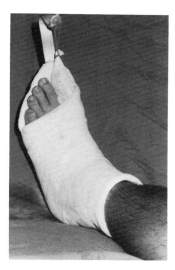

Abb. 117 Gipsstiefel mit Gummiextension nach Hallux valgus-Operation.

Blutleere und in örtlicher Betäubung möglich, was gewisse Nachteile für das sorgfältige Präparieren und bezüglich der postoperativen Schmerzen bedeutet.

Postoperativ kommt es durch Sehnenzug und Schrumpfung des zwischengelagerten Bindegewebes zu einer **Verkürzung der Großzehe**, das ist aber nur vom kosmetischen Gesichtspunkt aus ein negativer Effekt, für die Funktion der Großzehe ist er bedeutungslos. Wer nur nach der Röntgenkosmetik urteilt, wird verhältnismäßig oft mit dem Endergebnis nicht ganz zufrieden sein. Man sollte aber nicht danach, sondern nach der Leistungsfähigkeit, nach der Beschwerdefreiheit und dem äußeren Aussehen urteilen. Nach 3 bis spätestens 6 Monaten hat die große Zehe wieder eine bemerkenswerte Kraft, diese ist in der Regel dann wesentlich stärker als vor der Operation.

Nach keiner Operation des Hallux valgus dürfen die zweite und dritte Zehe mehr als wenige Millimeter länger sein als die erste, das führt mit großer Wahrscheinlichkeit allmählich zur Hammerstellung. Man tut gut daran, erforderlichenfalls von vornherein die *Hohnmann*sche Resektion der Grundgliedköpfchen an diesen Zehen durchzuführen, verständlicherweise muß das vorher mit dem Patienten abgesprochen werden.

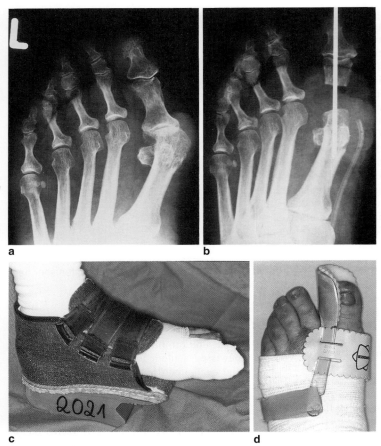

Abb. 118 a–d   Hallux valgus:
a vor der Operation;
b nach der Operation nach *Brandes*;
c postoperativ mit halbem Schuh;
d postoperativ mit der Hallux-Nachtschiene.

11.2.1.4.3 Andere Resektions-Operationen

Als die kleinste und einfachste Resektions-Operation beim Hallux valgus gilt die Abtragung der Exostose vom Köpfchen des 1. Mittelfußknochens. Diese Operation wurde von *Scheede* angegeben, in Amerika ist sie als *Stiller*scher Eingriff bekannt. Die alleinige Abtragung der Exostose wird als ein Palliativeingriff oder weitgehend kosmetischer Eingriff angesehen, bei dem die Fehlstellung des 1. Fußstrahls nicht korrigiert wird. Aus diesem Grunde wird diese Operationsmethode verbreitet kritisiert. Sie hat dennoch ihre Berechtigung in ausgewählten Fällen, wenn beispielsweise bei schon recht alten Patienten nur die starke Ballenbildung stört. Eine in gewissem Sinne korrigierende Erweiterung kann diese Operation dadurch erfahren, daß der nach plantar abgewichene M. abduktor hallucis zur tibialen Seite zurückverlagert wird.

Eine weitere Resektions-Operation ist die nach *Hüter-Mayo*. Dabei wird das Köpfchen des 1. Os metatarsale abgetragen. *Hüter* hat diese Operationsmethode bereits 1877 angegeben, er führte ausschließlich die Abtragung des Mittelfußknochenköpfchens durch. 1903 wurde die Operation von *Mayo* dadurch modifiziert, daß er die Bursa als Interponat dazwischenlegte. Zu empfehlen ist diese Operation nur dann, wenn das Os metatarsale I ungewöhnlich lang ist. Andernfalls kommt es nach der Köpfchenresektion zu einem Mißverhältnis in der Länge der Metatarsalknochen zueinander. Als Folge davon werden der 2. und 3. Mittelfußknochen überlastet, es resultieren dann etwa die gleichen Beschwerden wie bei schweren Spreizfüßen. Wegen dieser Beschwerden hat die Operation nach *Hüter-Mayo* zugunsten anderer Operationsverfahren erheblich an Bedeutung verloren.

Erworbene Zehenfehlstellungen 113

Ein weiteres Verfahren ist die Operation des Hallux valgus nach Lelièvre:

Er empfiehlt, zunächst die Proportion der Zehenlängen zu beachten, von denen er 6 Typen nennt. Man sollte von diesen auf jeden Fall zwei von ihm geprägte Namen behalten: Griechische Proportion: Die zweite Zehe ist ein wenig länger als die erste, die dritte etwas kürzer als beide. Ägyptische Proportion: Die erste Zehe ist die längste. Die vier anderen Typen sind dann nur Übersteigerungen der zwei genannten.

Bei der Operation möge man, wie er schreibt, auf den griechischen Typ hinarbeiten. Im übrigen sehen seine Richtlinien vor, das erste Metatarsale nicht zu kürzen, einen einigermaßen beachtenswerten Metatarsus varus geradezustellen und die Verlaufsrichtung der Sehnen normal zu gestalten. Der Eingriff soll einfach sein, und der Patient soll nach einigen Tagen aufstehen können.

Das sind einleuchtende Grundsätze. Wir befolgen sie ja auch bei der Operation nach *Brandes*. Nur eines konnte man nicht: Eine Korrektur des Metatarsus varus so ausführen, daß schon nach wenigen Tagen der Patient aufstehen und herumgehen konnte, ohne daß das Ergebnis sich verschlechterte. *Lelièvre* hat ausführliche Skizzen gezeichnet, die in Abb. 119 reproduziert sind. Außerdem machte er auf eine im Nachtrag seines Buches enthaltene Skizze aufmerksam, die in Abb. 119 nachgezeichnet ist. *Lelièvre* nimmt zunächst ein Stückchen von der Basis der Grundphalanx weg, aber nicht so viel als *Brandes* empfahl. Davon verwendet er die Gelenkfläche weiter, indem er sie wieder einpflanzt (Abb. 119 a rechts). Diese Art der Wiedereinpflanzung hat *Regnauld* erfunden. Sie hat sich bewährt. Nun aber kommt ein sehr wichtiger Punkt: Von der tibialen Seite her führt er ein Tenotom entlang der Plantarseite des ersten Vorfußköpfchens ein und durchtrennt die derben Ver-

wachsungen, die sich zwischen ihm und den Sesambeinen der großen Zehe gebildet hatten. Es sei erstaunlich, wie gut sich danach der Metatarsus varus zurechtstellen lasse. Um diesen wichtigen Teil der Operation mit dem ersten gut vereinigen zu können, legt *Lelièvre* den Hautschnitt an die tibiale Seite des Fußes, also nicht dorsal, wie beim „Brandes". Die Kapsel wird mit starkem, aber resorbierbarem Material gerafft (Reconstruction du „surtout-capsulo-fibreux" physiologique; „Surtout" heißt zu deutsch Umhängemantel). Wenn man den Eindruck hat, das erste Metatarsale bliebe nicht von selbst in der korrigierten Stellung, wird um die Hälse des ersten und zweiten Mittelfußknochens ein starker Faden von Chromcatgut geschlungen, mit dem man sie näher aneinanderbindet.

Lelièvre hat noch einige kleine Abwandlungen angegeben, die mitunter in Frage kommen. So kann die Verlängerung der Beuge- und Strecksehne der großen Zehe sich als nötig erweisen. Aber ihre zu geringe Länge kann vorgetäuscht sein durch eine vorübergehende Kontraktur infolge der Blutleere. Diese muß vorher abgenommen werden, damit man sicher urteilen kann.

In der Abb. 120 sind die gängigen Eingriffe an den knöchernen Anteilen skizzenmäßig zusammengefaßt dargestellt.

11.2.1.4.4 Postoperative Nachbehandlung

Nach der Hallux valgus-Operation, egal für welches Verfahren man sich entschieden hat, ist **Ruhigstellung der Großzehe** zumindest bis zur abgeschlossenen Wundheilung anzuraten, um Wundheilungsstörungen oder stärkere Schwellungszustände zu vermeiden. Geeignet dafür sind ein fixierender Verband, Bohrdrahtfixierung oder ein Gipsverband. Das bedeutet aber keinesfalls Ruhigstel-

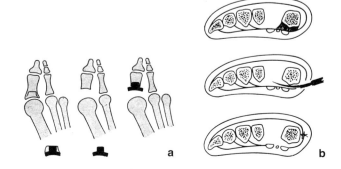

Abb. 119 a,b Hallux valgus-Operation nach Lelièvre.

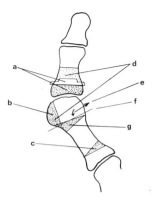

Abb. 120 Zusammenstellung der bekanntesten Hallux valgus-Operationen nach
a *Lelièvre*;
b *Schede-Stiller*;
c *Loiron*;
d *Keller-Brandes*;
e *Kramer*;
f *Hüter-Mayo*;
g *Hohmann*.

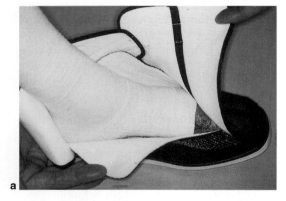

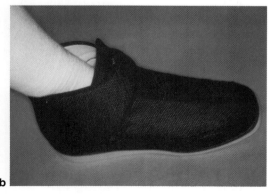

Abb. 121 a,b Hallux-Übungsschuh nach der Operation:
a Einschlupf;
b verschlossen.

lung des ganzen Beines, an dem die Operation durchgeführt worden war. Sofern das Sprunggelenk frei bleibt, kann dieses mit Unterstützung der Krankengymnastik durchbewegt werden, Bewegungsübungen der weiteren Beingelenke sind fast immer möglich. Hochlagerungen, Ausstreichmassagen und isometrische Anspannübungen wirken Durchblutungsstörungen entgegen, insbesondere einer stärkeren Schwellneigung oder Thrombose. Wenn kein postoperativer Gipsverband erforderlich ist, empfiehlt sich die Versorgung mit Stützstrümpfen. Zur **Thromboseprophylaxe** können die Patienten nach anfänglich krankengymnastischer Anleitung dann selbständig Atemgymnastik und sogenanntes „Radfahren im Bett" durchführen. Durch alle diese physikalischen Maßnahmen läßt sich die allgemein gefürchtete Thrombose und danach mögliche Embolie auf ein Minimum reduzieren. Zur medikamentös unterstützten Thromboseprophylaxe erhalten die Patienten drei- bis viermal täglich eine subcutane Injektion von Calciparin oder zweimal täglich Heparin-Dihydergot.

Durch diese Maßnahmen, insbesondere die physikalischen Anwendungen, die nicht zu Schmerzen führen dürfen, läßt sich das Auftreten einer Sudeckschen Dystrophie (in neuerer Zeit häufiger als Algodystrophie bezeichnet) weitgehend vermeiden.

Etwa 14 Tage nach der Operation werden die Hautfäden entfernt, zu diesem Zeitpunkt wird auch eine evtl. Extension (Abb. 117) abgenommen oder ein fixierender Kirschner-Draht (Abb. 118) gezogen. Die Patienten werden grundsätzlich mit **orthopädischen Einlagen** versorgt, die das Längsgewölbe und insbesondere das Quergewölbe abstützen. Für die Zeiten der Nichtbelastung erfolgt Versorgung mit einer **Hallux valgus-Nachtschiene**, um der evtl. Neigung zur Revalgisierung entgegenzuwirken. Zum Aufstehen hat sich ein weicher weit zu öffnender Hausschuh mit Klettverschluß als günstig erwiesen, dieser Schuh kann dem anfänglichen Schwellungszustand angepaßt werden (Abb. 121 a u. b). Selbstverständlich wird in diesem Schuh die Einlage getragen. Etwa 3 bis 4 Wochen nach der Operation (sofern keine längere Gipsruhigstellung erforderlich ist) empfiehlt sich die **Versorgung mit Schuhen**, die bis nach vorn offen sind und durch Schnürung dem jeweiligen Schwellungszustand angepaßt werden können (Abb. 122). Allmählich, zunächst erst stundenweise, kann auf Straßenschuhe für lose Einlagen übergegangen werden, wobei darauf zu achten ist, daß die Zehen nicht erneut eingeengt werden. Bewährt haben sich **Hallux valgus-Strümpfe** mit einem gesonderten Fach für die Großzehe – analog den Fausthandschuhen.

Es versteht sich von selbst, daß sich der postoperative Behandlungsablauf verzögern muß, wenn je nach der Art der durchgeführten Operation zur knöchernen Heilung ein Gipsverband angelegt werden muß. Für die Dauer der Gipsruhigstellung (auch Gehgipsverband) ist die Thromboseprophylaxe mit Calciparin oder Heparin anzuraten, die nach Entlassung aus der stationären Behandlung vom Hausarzt ambulant fortgeführt werden kann.

11.2.2 Hallux rigidus

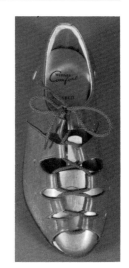

Abb. 122 Praktische Schuhe für die erste Zeit nach der Hallux-valgus-Operation.

Dieses Krankheitsbild ist gekennzeichnet durch eine Einsteifung der Großzehe meist im Grundgelenk. Der pathologisch anatomische Befund besteht in einer **Arthrosis deformans** des Gelenkes mit Verschleißerscheinungen an den Knorpelgelenkflächen, knöchernen Randzackenbildungen (Abb. 123) und Veränderungen an der Gelenkkapsel mit der Ausbildung einer Kontraktur. Als Ursachen für dieses Krankheitsbild werden eine anlagemäßige Disposition, übermäßige Länge des 1. Mittelfußknochens, längere Schonhaltung aber auch funktionelle Überbeanspruchung sowie statisch ungünstige Verhältnisse angegeben. *Hackenbroch* sah erste Veränderungen im Sinne eines Hallux rigidus bereits bei Patienten zwischen dem 1o. und 17.Lebensjahr. Das klinische Bild wird durch eine Einschränkung der Dorsalextension im Großzehengrundgelenk bestimmt, die ganz allmählich aber unaufhaltsam fortschreitet. Trotz der gegensinnigen Beanspruchung durch Bodendruck und Schrittabwicklung kann die Großzehe sogar in einer Beugestellung des Grundgelenkes einsteifen. Das verursacht zunehmende Schmerzen bei der Fußabrollung, die schließlich kaum mehr möglich ist, das Gangbild wird staksig. Ein gewisser aber letztlich doch völlig unzureichender Ausgleich erfolgt dadurch, daß Kapsel und Bänder des Endgelenkes überdehnt werden und eine Überstreckmöglichkeit zulassen.

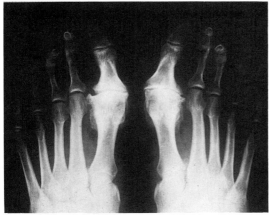
123

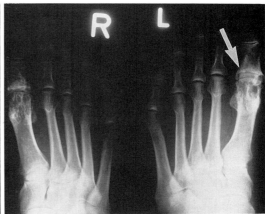
124

Abb. 123 Hallux rigidus beiderseits im Röntgenbild.
Abb. 124 Endoprothetischer Ersatz der Gelenkflächen an der Basis der Großzehengrundglieder (Silastik).

11.2.2.1 Konservative Behandlung des Hallux rigidus

Da die Beschwerdesymptomatik beim Hallux rigidus schleichend fortschreitend ist, wird man zumindest im **frühen Stadium** versuchen, Beweglichkeit und Schmerzsymptomatik durch konservative Maßnahmen zu bessern. Dazu gehören häufige warme Umschläge und Einreibungen mit hyperämisierenden und schmerzlindernden Salben, zusätzlich krankengymnastische Bewegungsübungen mit einer Piccolotraktion entsprechend den Richtlinien der manuellen Medizin (s. Kap. 5.1.2). Hat der Patient diese Übungen unter krankengymnastischer Anleitung erlernt, kann er sie selbst fortsetzen. Zur Schmerzlinderung sind Einspritzungen eines Lokalanaesthetikums in das Gelenk möglich, bei einem akuten Gelenkreizzustand kann auch einmal ein Corticoid-Zusatz verwendet werden. Häufige Cortisoneinspritzungen sind zu vermeiden, da sie das Gelenk zerstören.

In **fortgeschrittenen Fällen** mit schon erheblicher Bewegungseinschränkung des Grundgelenkes ist zur Schmerzlinderung bei der Schrittabwicklung zur **orthopädietechnischen** Versorgung zu raten. Die Ruhigstellung des eingesteiften und schmerzenden Gelenkes erfolgt durch eine Einlage mit starrer vorgezogener Großzehenlasche, der Abrollvorgang beim Gehen muß allerdings durch eine Ballenrolle am Schuh unterstützt werden.

11.2.2.2 Operative Möglichkeiten

Die wohl am häufigsten angewandte Operation zur Behandlung des Hallux rigidus ist die **Teilresektion des Großzehengrundgliedes**, wie sie *Brandes* auch für die Behandlung des Hallux valgus angegeben hat. Dadurch erfolgt Wiederherstellung der Beweglichkeit im Großzehengrundgelenk und nachhaltige Schmerzausschaltung. Wegen der meist fehlenden X-Stellung und der dann auch fehlenden Exostose am Köpfchen des 1. Os metatarsale entfällt eine diesbezügliche Knochenabmeißelung.

Eine alleinige Knorpel- und Knochenglättung im Gelenk bringt keine nachhaltige Schmerzbesserung und insbesondere keine Zunahme der Beweglichkeit, da trotz begleitender Mobilisierung in Narkose das Gelenk sehr schnell wieder einsteift.

Für jüngere Patienten mit einem schon ausgebildeten Hallux rigidus hat *Breitenfelder* sen. die **Verlagerung der Sehne des M. tibialis anterior auf das Os naviculare** empfohlen, um dadurch die dorsal-supinatorische Aufbiegung des 1. Fußstrahles zu beseitigen, die er als Ursache für den juvenilen Hallux rigidus ansah.

In neuerer Zeit (seit nahezu 20 Jahren) gibt es die endoprothetische Versorgung auch für das Großzehengrundgelenk sowohl beim Hallux valgus als vermehrt auch beim Hallux rigidus. *Weigert* und *Klems* haben 1976 über **Silikon-Interpositionsarthroplastiken** berichtet. Bei einer solchen Operation, die technisch nicht besonders schwierig ist, wird die Gelenkfläche des Großzehengrundgliedes reseziert und durch ein Silikon-Interponat ersetzt. Die Abb. 124 zeigt den Gelenkflächenersatz auf beiden Seiten. Beschwerdefreiheit nach dieser Operation konnte über einen Zeitraum von 7 Jahren verfolgt werden.

Für das Großzehengrundgelenk wurden auch **Totalendoprothesen** entwickelt. Dabei wird die Gelenkfläche des Zehengrundgliedes wiederum durch ein Silikon-Interponat ersetzt, auf das Köpfchen des 1. Mittelfußknochens wird eine Metallkappe mit Knochenzement aufzementiert (Abb. 125). Die kurzzeitigen Verlaufsbeobachtungen waren nur teilweise befriedigend, besonders bei Rezidiv-Operationen kam es zu einer periartikulären Fibrose mit Einmauerung des Implantates. Längerfristig muß mit einer Implantatlockerung insbesondere der aufzementierten Metallkappe gerechnet werden, da gerade das Großzehengrundgelenk stark durch Scherkräfte beansprucht wird.

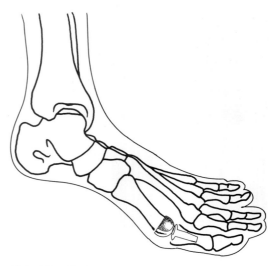

Abb. 125 Endoprothese für das Großzehengrundgelenk.

Eine gewissermaßen letzte Möglichkeit zur operativen Behandlung des Hallux rigidus bietet die **Arthrodese**, die Versteifung des Großzehengrundgelenkes. Während in Europa beweglichkeitserhaltende Operationen bevorzugt werden, wird die operative Versteifung in Amerika vermehrt durchgeführt. Zur Versteifung wird die Großzehe in ihrem Grundgelenk in eine Dorsalextension von 20 Grad gebracht, um den Abrollvorgang des Fußes insgesamt zu unterstützen. Eine leichte Valgusstellung soll späteren stärkeren Schuhdruck vermeiden. Nach der Entknorpelung des Gelenkes kann die Fixierung bis zum knöchernen Durchbau durch gekreuzte Drähte, eine Zugschraube oder auch durch Kleinfragmentinstrumentarium erfolgen. Die postoperative orthopädietechnische Versorgung besteht in einer Einlage mit stabiler vorgezogener Großzehenlasche und Unterstützung durch eine Ballenrolle.

11.2.3 Hammer- und Krallenzehen

Wie schon bei den angeborenen Zehenfehlstellungen wird auch bei den erworbenen zwischen Hammerzehen und Krallen- bzw. Klauenzehen unterschieden. Die Krallen- oder Klauenzehen werden als eine Weiterentwicklung der Hammerzehen mit zusätzlicher Fehlstellung im Grundgelenk angesehen. Während es eine angeborene Hammer- oder Krallenfehlstellung der Großzehe nicht gibt, ist sie in die erworbenen Zehenfehlstellungen mit einzubeziehen.

11.2.3.1 Ursachen und Befunde

Für die **Großzehe** ist die Ursache dieser Fehlstellung meist in einem angeborenen Hohlfuß zu sehen, weiterhin führen spastische Lähmungen und schlaffe Teillähmungen (z. B. Poliomyelitis) zu solchen Veränderungen. Beim **Hohlfuß** werden durch die starke Ausbildung des Fußlängsgewölbes die Strecksehnen stark gedehnt, so daß sie die Zehe im Grundgelenk in eine Überstreckung ziehen. Die Beugesehne zieht das Endglied im Endlenk in eine Beugestellung, so daß daraus die Hammerstellung und bei stärkerer Fehlstellung im Grundgelenk die Krallenstellung resultiert. In der Abb. 126 ist dieser Befund in einer Skizze im klinischen Befund und im Röntgenbild dargestellt. Bei der Krallenstellung erreicht die Zehenkuppe nicht mehr den Fußboden. Bei **spastischen** oder **schlaffen Lähmungen** kommt es zu den gleichen Veränderungen durch lang anhaltende übermäßige Sehnenanspannungen oder ein Muskelungleichgewicht.

Die Hammer- oder Krallenstellung der **Zehen 2 bis 5** hat ihre Ursache häufig ebenfalls in einer Fußdeformität oder einer neurologischen Grundkrankheit, eine weitere Ursache ist dafür aber auch in einer **schlechten Paßform der Schuhe** zu sehen. Während die Großzehe in die Valgusstellung gedrückt wird, werden die übrigen Zehen vorn gestaucht, dadurch vermehrt in eine Überstreckung der Grundgelenke und Beugung der Mittel- und Endgelenke gedrückt. Bei der Hammerstellung der Zehen 2 bis 5 sind die Grundglieder in

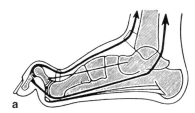
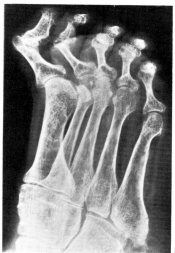

Abb. 126 a,b Krallenzehen im:
a klinischen Befund (Skizze);
b Röntgenbefund.

den Grundgelenken gestreckt oder nur wenig überstreckt, in den Mittelgelenken besteht eine Beugestellung und in den Endgelenken Geradstellung oder auch leichte Überstreckung. Die Zehenkuppen erreichen dabei den Fußboden. Bei der Krallenstellung der Zehen 2 bis 5 besteht eine starke Überstreckung in den Zehengrundgelenken mit Subluxation oder sogar Luxation, in den Mittel- und Endgelenken sind die Zehen gebeugt, die Zehenkuppen erreichen nicht mehr den Fußboden.

Hammer- und Krallenfehlstellungen können an den Zehen 1 bis 5 nach einer **Sudeckschen Erkrankung** oder auch im Rahmen einer **chronischen Polyarthritis** in Erscheinung treten. Man kennt derartige Veränderungen auch nach durchgemachten **Unterschenkel- oder Sprunggelenksverletzungen**, wenn die langen Zehenbeugesehnen mit dem Knochen verlöten. Dann gehen die Zehen bei der Dorsalextension des Sprunggelenkes jeweils in Beugestellung. Man kann einen solchen Befund im Anfangsstadium, wenn noch keine bleibenden Zehenkontrakturen vorliegen, sehr leicht diagnostizieren. Wird der Fuß in maximaler Plantarflexion gehalten, können die Zehen gut gestreckt werden. Wird der Fuß im oberen Sprunggelenk dorsal extendiert, entsteht eine zunehmende Beugestellung der Zehen.

Bei allen diesen Zehenfehlstellungen kommt es zu einem vermehrten Schuhdruck auf die angebeugten Gelenke und beim Abrollen des Fußes auch auf die Zehenkuppen. Dadurch können sich Druckstellen mit Entzündungen entwickeln, über den angebeugten Gelenken auch Schleimbeutel, Schwielen oder Hühneraugen.

11.2.3.2 Vorbemerkungen zur Behandlung

Bei Hammer- und Krallenzehen gestaltet sich die konservative Behandlung auf alle Fälle langwieriger, meist aber auch deutlich schwieriger als ein operativer Eingriff. Trotzdem versuchen viele Patienten zunächst, konservative Maßnahmen auszuprobieren, ehe sie sich zu einer Operation entschließen. Dringend zu warnen ist vor der Amputation einer Zehe auch dann, wenn es sich nur um eine der Zehen 2 bis 5 handelt. Sobald eine Zehe fehlt, legen sich die Nachbarn in die entstandene Lücke und es gibt schlimmere Fehlstellungen als vorher. Durch evtl. Entfernung der 2. Zehe muß zwangsläufig ein Hallux valgus entstehen. Wird die 5. Zehe exartikuliert, so entsteht ein schmerzhafter Vorsprung am zugehörigen Mittelfußknochen. Nach diesen Überlegungen ist zwar einer operativen Behandlung vor der konservativen der Vorzug zu geben, allerdings im Sinne einer grundsätzlich zehenerhaltenden Operation.

11.2.3.3 Konservative Behandlung der Fehlstellungen

Wenn die Fehlstellung einer Zehe in ihrer ersten Entstehung behandelt wird, gelingt es oft, sie „richtunggebend" zu bessern oder ganz zu heilen. Das spricht dafür, daß die Ursache ein unzweckmäßiger Reflex auf den äußeren Reiz war. Wenn die Zehe jedoch schon Monate verkehrt gestanden hat, ändert man daran mit konservativen Mitteln nichts mehr. Aber man kann in nicht zu schweren Fällen die Schmerzen beseitigen, indem der Druck des Oberleders anders verteilt wird.

Grundsätzlich zu unterscheiden ist von jenen Beschwerden, die durch den Druck einer verkehrt stehenden Zehe gegen das Oberleder bedingt sind, der Schmerz, der durch schlechte Paßform der Schuhe bei an sich normal geformten Zehen entsteht. Das Richtige in der Konfektion zu finden, ist vor allem für Menschen mit sehr langen schmalen Füßen schwierig. In diesen Fällen ist es das Einfachste, von der Sohlenseite her mit einer gut geformten Stützeinlage und vom Schaft her durch Polsterung der Lasche (= Zunge) das Vorgleiten des Fußes und damit das Anstoßen der Zehen zu verhindern.

Ein wichtiger Sonderfall ist jene Gangart, bei der der Fuß zu sehr über den Außenrand abgewickelt wird. Wenn dann noch Schuhe getragen werden, die entsprechend der *von Meyer*schen Linie gebaut sind, drängen die äußeren Zehen gegen das Oberleder. Abhilfe bringt äußere Sohlenerhöhung: Bei der Schrittabwicklung rutscht der Fuß in der Ballenlinie mehr nach der Großzehenseite herüber.

Wer in Konfektionsschuhen oft Schwierigkeiten hat, tut gut, sich den Einkauf so einzurichten, daß er vorher eine Stunde lang oder länger flott gegangen ist; womöglich dieses noch bei bevorstehendem Wetterwechsel, der die Empfindlichkeit steigert. Dann kann er am besten ausprobieren, welche Schuhe ihm Schmerzen machen werden, wenn er sie dauernd trägt.

Bei Druck auf einzelnen Stellen, also besonders auf einer Hammerzehe, ist in stärker ausgeprägten Fällen die Operation das Beste. Aber immerhin ist auch konservativ einigermaßen zu helfen. Zunächst seien Mittel besprochen, die der Orthopädieschuhmacher anwenden kann. Es sei gleich gesagt, daß ein sehr häufig angewandtes Verfahren in der Regel nur kurzfristig hilft: Wenn der Schuh einige Tage auf einen Spannapparat gebracht wird, der die drückende Stelle ausbeult, zieht sich das Leder doch alsbald wieder zusammen. Man muß schon dafür sorgen, daß das Leder sich wirklich gut dehnt. Man nimmt also Ledererweicher. Besser dürfte das von Orthopädieschuhmachermeister *Kraus* empfohlene Verfahren sein: In den Schuh wird ein mit Azeton getränkter Klumpen Seidenpapier gesteckt, und er kommt für eine halbe Stunde in eine Plastiktüte. Nun werden die vorher angezeichneten Stellen gedehnt. Dafür ist zweckmäßig die „Schaftweichzange". Sie ähnelt einer großen Lochzange, nur daß sie wegen abgerundeter Ränder nicht ausstanzt, sondern nur ausbeult.

Das Aufweichen der Hornschicht auf dem **Hühnerauge** (s. Kap. 11.4) hat eine derart vorübergehende Wirkung, daß man es besser lassen sollte. Hingegen sind die in Apotheken käuflichen Filzringe, die man um die Schmerzstelle herum klebt, schon eher nützlich. Zu verwerfen sind nur jene, die auf Hornerweichung hinzielen, indem sie Salicylkollodium o. dgl. enthalten. Das Wegschleifen durch den Fußpfleger ist selbstverständlich auch nur eine vorübergehende Maßnahme. Aber wer mit den gleich zu beschreibenden Umpolsterungen nicht zurechtkommt und zur Operation nicht bereit ist, für den sind die Techniken des Fußpflegers ein Ausweg. Das Ausschneiden und Abschleifen der Hühneraugen darf man selbstverständlich nicht „Operation" nennen.

Einige Maßnahmen kann der Patient nach Anweisung selbst anwenden. Da ist zunächst ein allerdings erst nach Monaten wirksames Mittel zu nennen: Der **Spannleisten,** der ohnedies zur Erhaltung des Leders jede Nacht in den Schuh gesteckt werden soll, bekommt dort, wo eine Ausbeulung nötig ist, ein aufgeschraubtes Korkstück (Abb. 127). Diese Arbeit erfordert einige Geschicklichkeit. Außerdem paßt ein für den einen Schuh vorgerichteter Spannleisten nicht ohne weiteres auch in andere. Und wenn man glaubt, man habe die richtige Stelle getroffen, zeigt sich doch, daß nach dem Einschieben in den Schuh der Punkt um einige Millimeter verschoben werden muß. Dieses Mittel gehört bei Geschicklichkeit des Patienten zu den altbewährten.

Eine weitere konservative Möglichkeit zur Druckentlastung besteht darin, daß beim Strumpfanziehen ein **Kissen aus Schaumstoff** über die Grundgelenke der Zehen gelegt wird (Abb. 128), so daß der Druck von den hochstehenden Zehen genommen wird. Voraussetzung ist, daß das Grundglied

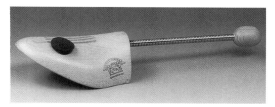

Abb. 127 Schuhspanner mit aufgesetztem Kork oder Gummi.

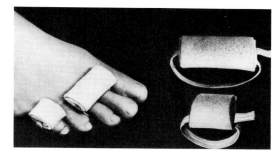

Abb. 128 Zehenkissen zur Druckentlastung (Fa. Berkemann).

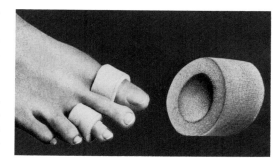

Abb. 129 Zehenmuff bei Hammerzehen (Fa. Berkemann).

nicht schon mehr als 60 Grad kontrakt fußrückenwärts steht. Eine Abpolsterung der hochstehenden Zehenanteile selbst (Mittelgelenke) ist zu vermeiden, der Druck des Oberleders muß durch die beschriebene Polsterung abgefangen werden. Bei Krallenzehen kann ein Kissen plantar unter das Mittelglied, ein zweites dorsal auf das Grundgelenk gelegt werden, außerdem ist die Metatarsalabstützung durch Einlage nicht zu vergessen. Bestehen zwischen den Zehen Druckstellen oder Hühneraugen, ist Abhilfe der Schmerzen möglich durch Zehenmuffs (Abb. 129), wie sie im Handel in verschiedenen Größen zu erhalten sind.

Aus all diesen dargelegten „Konstruktionen" ist schon zu ersehen, daß es sich ingesamt um doch recht aufwendige Maßnahmen handelt, zumal diese jeden Tag neu angelegt werden müssen und sich evtl. auch im Laufe des Tages verschieben können. Der orthopädische Alltag zeigt aber, daß solche Hilfsmittel von den Patienten gar nicht so selten benutzt werden.

11.2.3.4 Operative Behandlung der Fehlstellungen

Da einerseits die Fortführung der konservativen Maßnahmen auf Dauer äußerst lästig ist und andererseits bei Kontrakturen der Zehen wenig Aussicht auf eine Besserung der Fehlstellungen besteht, soll man den Patienten zur Operation raten, sofern keine Gegenindikationen bestehen. Häufig kommen die Patienten nach einiger Zeit auch selbst zu dieser Einsicht.

Wenn die **Hammergroßzehe** oder **Krallengroßzehe** ihre Ursache in einem vermehrten Hohlfuß hat, ist diese Fehlstellung mit Beseitigung des Hohlfußes (evtl. operativ durch Keilosteotomie aus der Fußwurzel) mit zu beheben, wenn noch keine Schrumpfung von Kapseln, Bändern und Sehnen vorliegt. Andernfalls kann eine dorsale Kapselspaltung am Großzehengrundgelenk und eine Verlängerung der angespannten Extensorensehnen eine recht gute Korrekturstellung bringen. Es ist allerdings schwierig, das Muskelgleichgewicht dabei wieder etwa normal herzustellen, ein Rezidiv oder ungenügende aktive Zehenhebung können die Folge sein. Als weitere operative Möglichkeit wurde die Verlagerung der Sehne des M. flexor hallucis longus auf das Grundglied der Zehe angegeben, evtl. auch in Verbindung mit einer platzschaffenden Knochenresektion. *Dickson* und *Diveley* haben eine weitere Operationsmethode zur Behandlung dieser Zehenfehlstellung angegeben. Dabei wird die Sehne des M.extensor hallucis longus in Höhe des Großzehenendgelenkes durchtrennt, zwischen der 1. und 2. Zehe nach plantar durchgezogen, durch einen Schlitz in der Sehne des M. flexor plantaris longus geführt und in Höhe des Großzehengrundgelenkes mit dieser Sehne vernäht. Mit dieser Sehnenverlagerung wird die Anhebung des Großzehengrundgliedes im Grundgelenk geschwächt. Zur Beseitigung der Fehlstellung im Endgelenk erfolgt dort Versteifung in Mittelstellung.

Für die operative Korrektur der **Zehen 2 bis 5** haben sich unter vielen angegebenen Operationsverfahren zwei als überlegen herauskristallisiert, das ist für die Hammerzehenstellung die Resektion nach *Hohmann* und für die Krallenzehenstellung die Resektion nach *Gocht*.

Bei der **Hammerzehe** besteht die wesentliche Fehlstellung bekanntlich im Endgelenk oder häufiger im Mittelgelenk, das Grundgelenk weist annähernd eine Normalstellung oder nur leichte Überstreckung auf. Deswegen wird bei der von *Hohmann* angegebenen Operation der distale Anteil des Zehenmittelgliedes oder häufiger der distale Anteil des Zehengrundgliedes reseziert. Dadurch schafft man Platz zur Streckung der Zehe, zur weichteilmäßigen Fixierung der Korrekturstellung wird die Strecksehne über der Resektionsstelle gerafft. Eine evtl. Schwiele oder ein Hühnerauge kann beim Hautschnitt mit exzidiert werden, andernfalls verschwindet es durch die Druckentlastung auch von selbst. Ob es postoperativ im End- bzw. Mittelgelenk zur Versteifung oder Ausbildung einer Pseudarthrose kommt, spielt für den weiteren Verlauf hinsichtlich Funktion und Beschwerden keine Rolle.

Bei der **Krallenzehe** besteht die wesentliche Fehlstellung im Zehengrundgelenk, die Basis des Zehengrundgliedes ist dort nach dorsal subluxiert oder luxiert. Verbunden ist diese Fehlstellung mit einer Kapsel-und Bänderkontraktur im Grundgelenk. Zur Beseitigung dieser Fehlstellung wird nach der von *Gocht* angegebenen Operation der proximale Anteil des Zehengrundgliedes unter Re-

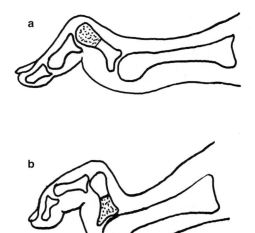

Abb. 130 a,b Krallenzehenoperation nach
a *Hohmann*;
b *Gocht*.

sektion der Gelenkkapsel und Bänder entfernt, danach gibt es genügend Platz zur Streckung der Zehe. Durch die mit der Grundgliedteilresektion verbundene Verkürzung der ganzen Zehe läßt die meist deutliche Anspannung der Strecksehne deutlich nach. Im Zehengrundgelenk soll sich eine Pseudarthrose mit Weichteilinterponat ausbilden, aus diesem Grunde darf nicht zu sparsam knöchern reseziert werden.

Bei beiden Operationsmethoden kann die intraoperativ erhaltene Korrekturstellung der Zehen dadurch temporär fixiert werden, daß ein Kirschner-Draht jeweils durch die ganze Zehe längs bis in den Mittelfußknochen eingebohrt wird. Die Abb. 130 zeigt die knöchernen Resektionen bei der Operation nach *Hohmann* bzw. *Gocht*.

11.2.4 Spontanluxationen der Zehen

Die ganz von selbst erfolgende Ausrenkung der zweiten (seltener der dritten) Zehe nach oben ist ein sonderbares Leiden. Käme sie nur bei Hammerzehen vor (wo wir sie allerdings am häufigsten sehen), so läge die Erklärung durch abnormen Zug der Strecksehne nahe. Aber es kann auch unabhängig davon zu dieser Veränderung kommen. Sie ist übrigens in der Mehrzahl der Fälle mit Hallux valgus kombiniert.

Versuche operativer Einrenkung ohne Eingriff am Knochen haben sich nicht bewährt. Wohl aber alle operierenden Orthopäden sind zur Einsicht gekommen, daß man nur etwas erreicht, wenn man die Basis der Zehe wegnimmt („Debasierung"). Gute Ergebnisse erhält man nach folgendem Vorgehen: Zwei Fünftel der Grundphalanx der betreffenden Zehe werden an der Basis reseziert. Die Strecksehne wird „Z-förmig" verlängert, ohne Naht. Die lange Beugesehne wird möglichst weit proximal mit einem doppelt umschlungenen Catgutfaden gefaßt. Dieser wird durch die Lücke geführt, die durch die Knochenresektion geschaffen war und dorsal am distalen Stumpf der Streckersehne vernäht. Die seitlichen Retinacula der Strecksehne verhindern, daß bei der Heilung die Strecksehne ganz außer Funktion kommt. Etwas anders geht *von Torklus* vor. Er legt den Schnitt plantar und führt den Faden durch die lange Beugesehne, die Periostreste am Stumpf des Grundglieds und die Kapselreste, die noch am Metatarsalköpfchen sitzen.

11.3 Krankheiten der Zehennägel

Zehennägel sind Gebilde aus Epithelzellen, sie sind gefäß- und nervenlos und daher selbst unempfindlich. Ausgesprochen empfindlich ist dagegen das Nagelbett. Ihre ursprüngliche Funktion als Krallen haben die Zehennägel verloren, sie leiten aber Gefühl und Druck weiter, geben einen gewissen Schutz für die Zehen. Solange Zehennägel keine Beschwerden verursachen, wird ihnen wenig Beachtung geschenkt, abgesehen von der Reinhaltung und dem Schneiden.

11.3.1 Der eingewachsene Zehennagel

Nägel wachsen von hinten her aus der von Haut überdeckten Nagelwurzel. Sie schieben sich im Laufe von etwa 3 Monaten bis zur Zehenspitze, werden dabei stärker und heben sich vorn von der Unterlage ab, wo sie mehr oder weniger regelmäßig abgeschnitten werden. Wenn im Schuh die Zehen gedrückt werden, kommt es am Nagelfalz leicht zu unangenehmen Empfindungen. Die Patienten versuchen dann, seitlich möglichst viel wegzuschneiden, das gelingt aber nur dann restlos, wenn der Nagel seitlich nicht eingefalzt ist. Andernfalls bleibt eine seitliche Spitze, die von der Schere nicht erfaßt wird. Diese bohrt sich unter die Haut, es kommt zu Schmerzen im Nagelfalz und evtl. auch zu örtlichen Infektionen mit begleitendem Entzündungsschmerz. Man bezeichnet den eingewachsenen Nagel als **Unguis incarnatus**, eine nicht ganz richtige Bezeichnung, da es sich in der Hauptsache nicht um ein Einwachsen des Nagels in das Fleisch handelt, sondern um das Andrücken und Anpressen der seitlichen Weichteile gegen den Rand des Nagels, der sich dann in den Nagelfalz einbohren muß. Man kennt diese Veränderung sowohl an der Innenseite als auch an der Außenseite des Nagels, häufig an beiden Seiten zugleich, bevorzugt ist die Großzehe betroffen. Auf Druck gegen den Nagelfalz, der dann immer schmerzhaft ist, tritt etwas dünnflüssige, weißliche bis eitrige Flüssigkeit aus. Hebt man den Nagel etwas an, erkennt man darunter teils granulierendes und teils eitrig entzündliches Gewebe. Nicht richtig behandelte oder unbehandelte Fälle können jahrelang eitern, bis sich der Zehennagel schließlich ganz abhebt.

Vermeiden kann man solche Veränderungen einmal durch **Schuhdruckentlastung**, zum anderen auch durch **richtiges Schneiden der Nägel**, so daß keine seitlichen Spitzen stehen bleiben. Gegebenenfalls kann hier der Fußpfleger weiterhelfen.

11.3.1.1 Rollennagel – Spangentechnik

Durch ständigen seitlichen Druck können sich die Zehennägel nach innen regelrecht einrollen. Sie liegen dann dem Zehenendglied zumindest im vorderen Bereich nicht mehr flach auf, sondern drücken das Nagelbett innen und außen mit zusammen. So entsteht ein **Rollennagel**, der sich in der Mitte hochwölbt, an den Seiten zusammen mit dem Nagelbett immer tiefer in den Falz einbohrt. Die Folge sind Schmerzen, selbst ohne zusätzlichen Schuhdruck.

Schon *Hohmann* hat in seinem Buch „Fuß und Bein" darauf hingewiesen, daß man den eingerollten Zehennagel mit einer anatomischen Pinzette etwas anheben und unter den Rand Watte oder Gaze schieben kann. Als weitere Möglichkeit empfahl er eine Methode von *Voelcker*, nach der ein U-förmiges Silberschienchen unter die Nagelkante geschoben wird. Diese Behandlung wird heutzutage überwiegend von Fußpflegern ausgeübt. Eine Ergänzung bzw. Weiterentwicklung ist die **Spangentechnik**. Diese Methode, vom schottischen Fußpfleger Fraser erfunden, wurde in Deutschland von *Greppmayr* eingeführt. Eine Spange aus 0,6 mm Chromstahldraht wird so zurechtgebogen, daß sie mit mäßiger Spannkraft den Nagel seitlich umgreift und hebt, in der Mitte niederdrückt. Die Spange wird etwa alle drei Wochen über einen Zeitraum von 4 bis 6 Monaten erneuert, wobei jedesmal die Nagelränder etwas mehr in die Höhe kommen (Abb. 131). Es ist zweckmäßig, einen Abdruck des Nagels zu nehmen, um die Spange besser anpassen zu können. Auf mykotische Nägel sollten keine Spangen gesetzt werden. Für vollständig verunstaltete Zehennägel hat *Greppmayr* wohl mehr für Damen gedacht eine kosmetische

Prothese entwickelt, die die Natur so täuschend nachahmt, daß man dem nur mit einer Sandale bekleideten Fuß kaum etwas anmerkt.

11.3.1.2 Operative Korrekturen

Diese sind ausnahmslos von Ärzten auszuführen. Wegen der Notwendigkeit der Sterilität, der meist erforderlichen örtlichen Betäubung und insbesondere auch aus forensischen Gründen sollten Fußpfleger solche Eingriffe nicht durchführen.

Eine Möglichkeit besteht darin, den Zehennagel in der Mitte zu **verdünnen**, indem ein etwa 1,5 cm breiter Streifen der ganzen Länge nach mit einem scharfen Messer abgeschnitzt wird, bis er ganz dünn ist. Das Nagelbett soll dabei nicht verletzt werden. Durch dieses Verdünnen wird der Druck der gekrümmten Ränder des Nagels auf das Nagelbett geringer, so daß Schmerzen und Entzündungen beseitigt werden können. Es handelt sich dabei übrigens um eine alte, lange bekannte Methode.

Eine Druckentlastung auf die Nagelränder kann man auch dadurch erreichen, daß der Zehennagel in der Mitte von distal her soweit als möglich zur Nagelwurzel hin **keilförmig ausgeschnitten** wird. Auch dabei soll das Nagelbett selbst nicht verletzt werden. Der Zehennagel kann dann je nach der Tiefe der Keilausschneidung elastisch nachgeben.

Die wohl häufigste operative Behandlung ist die *Emmet*-Plastik bzw. *Emmert*-Plastik zur Beseitigung des eingewachsenen Zehennagels. *Strube* hat kürzlich darauf hingewiesen, daß es sich bei der *Emmet*-Plastik um eine keilförmige Exzision aus dem Muttermund der Gebärmutter handelt, dieser Name war für die Zehennageloperation übernommen worden. Die operative Teilentfernung des Zehennagels war aber erstmals von *Emmert* 1984 angegeben worden. Diese kleine Operation wird in örtlicher Betäubung und in Blutsperre mit einem kleinen Gummischlauch, der von einer kleinen Klemme gehalten wird, ausgeführt. Bei dieser Operation wird das erkrankte randständige Zehennagelviertel ausgeschnitten, dann erfolgt Keilexzision des Nagelfalzes und Nagelbettes mit vollständiger Entfernung auch der Nagelmatrix bis auf den knöchernen Anteil des Endgliedes.

11.3.1.3 Entfernung von Zehennägeln

Von der vorschnellen Entfernung des ganzen Zehennagels ist abzuraten. Das ist zwar in örtlicher Betäubung ein kleiner Eingriff, kann aber nach-

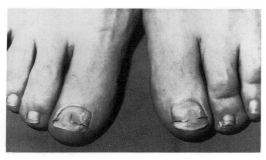

Abb. 131 Rollennägel in der Behandlung mit Nagelspangen.

teilige Folgen haben. Nicht selten wächst der Zehennagel nicht einwandfrei nach, sondern er wird schmaler und wölbt sich in der Mitte hoch. Die Ränder drücken dann vermehrt in den Nagelfalz. Wird der Eingriff mehrmals wiederholt, kann ein Rollennagel entstehen. Wenn man wegen Vereiterung oder Pilzbefalls den Nagel vollständig entfernen muß, sollte gleichzeitig die Entfernung des Nagelfalzes und des Nagelbettes auf beiden Seiten vorgenommen werden, gleichgültig, ob diese schon erkrankt sind oder nicht. Das Nachwachsen eines deformierten Zehennagels kann nur dann einigermaßen sicher verhindert werden, wenn die meist sehr erheblichen Wulstungen an den Seiten mit beseitigt werden, so daß der neue Nagel ganz der Oberfläche aufliegt.

11.3.2 Vogelkrallenzehe (Onychogryposis)

Ein häufigeres kleineres orthopädisches Leiden, das meist erst nach dem 3o. bis 40. Lebensjahr beginnt, ist die übermäßige Wucherung der Zehennägel, vermehrt an der großen Zehe. Die Zehennägel ähneln Vogelkrallen (Abb. 132). Die Patienten meinen, daß die Ursache der Druck eines Schuhs sei, denn sie spüren die ersten Beschwerden, wenn die Nägel an der Zehensteifkappe reiben. In Wirklichkeit ist innere Veranlagung (meist erblich) dafür verantwortlich. Wenn man den veränderten Nagel zunächst entfernt, was in örtlicher Betäubung ein kleiner Eingriff ist, und später beim Nachwachsen mit einer Zwickzange dafür sorgt, daß der Nagel immer klein bleibt, dann ergibt sich ein durchaus erträglicher Zustand. Bleibt eine gewisse Empfindlichkeit zurück, kann der Patient zumindest zeitweilig eine Zehenschutzbandage tragen. Orthopädische Schuhe wird man dafür nicht verordnen, denn die beschriebene Behandlung ist im wesentlichen problemlos. Bei häufiger Wegnahme des Nagels kann auch hier wiederum ein Rollennagel entstehen. Die häufigere Nagelentfernung erübrigt sich auch, wenn der Patient den ärztlichen Rat befolgt, vom nachwachsenden Nagel mit einer Zwickzange oder Feile immer wieder so viel wie möglich abzutragen. Das kosmetische Ergebnis ist nicht optimal, man erreicht mit dieser einfachen Behandlung aber fast immer Schmerzfreiheit.

11.3.3 Pilzkrankheiten, Psoriasis und Ekzem der Nägel

Diese drei Krankheiten können zwar vom Orthopäden mitbehandelt werden, gehören aber grundsätzlich in die Hand des **Hautarztes**. Das übliche

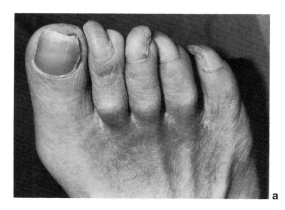

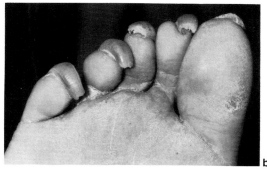

Abb. 132 a,b Vogelkrallenzehen in der Ansicht von
a dorsal;
b plantar.

Vorgehen erfolgt meist dahingehend, den kranken Nagel zu entfernen, weil ihn die darauf gebrachten Medikamente nicht durchdringen. Das ist insofern nicht ganz unbedenklich, als bei wiederholter Entfernung Nageldeformierungen bis hin zum Rollennagel entstehen können. Besser ist es, den Zehennagel dünn zu hobeln. Das Abhobeln muß sorgfältig geschehen, damit die Medikamente durchdringen können und nicht an einzelnen dick gebliebenen Stellen die Erreger resistent werden. Mehr noch als beim Pilzbefall wird der Orthopäde den Patienten bei einer hartnäckigen Psoriasis oder einem Ekzem besser gleich zum Dermatologen überweisen. Wichtig ist nur, daß der Orthopäde in weniger deutlich ausgeprägten Fällen an diese Diagnosen denkt.

11.3.4 Schwarze Nagelflecke

Dunkle Flecken, die durch den Nagel durchschimmern, sind weitaus am häufigsten durch nicht resorbierte **Blutergüsse** verursacht. Manchmal kann sich der Patient an eine erlittene Quetschung nicht mehr erinnern. Es kommen aber auch Geschwülste von dunkler Farbe vor (**Melanosis circumscripta praeblastomatosa**). Meistens sind die Dunkelfärbungen unter den Nägeln gutartig. Von großen Hautkliniken kommen aber immer wieder Warnungen, weil es auch bösartige Melanome unter den Nägeln gibt. Die Vorsicht gebietet also, daß nur an einer Klinik, an der sofort mikroskopisch eine sichere Schnelldiagnose gestellt werden kann, der Nagel entfernt und histologisch untersucht wird. Bei gutartigem Befund kann der Patient mit einem Schutzverband und Mullkissen auf dem Grundglied gleich wieder gehen. Wenn aber ein bösartiges Melanom festgestellt wurde, muß sofort die Zehe amputiert werden. Andernfalls erhöht sich die Gefahr der Metastasierung.

11.4 Hühneraugen (Clavi)

Hühneraugen (mancherorts auch Krähenaugen genannt) können Menschen ebenso quälen wie andere schmerzhafte Leiden, auch wenn sie nicht eigentlich gefährlich sind. Hühneraugen sind **Schwielen verhornter Haut**, sie entstehen immer nur durch Druck und Reibung. Werden diese äußeren Ursachen ausgeschaltet, verschwinden die Hühneraugen von selbst. Morphologisch besteht das Hühnerauge als Gebilde der Haut aus einem in die Tiefe reichenden Dorn, der von hyperkeratotischem Gewebe umgeben ist. Der über diesen Hautdorn in die Tiefe geleitete Druck löst über die Nervenendigungen erhebliche Schmerzen aus, so daß schon der leichteste Schuhdruck nicht ertragen werden kann. Man findet Hühneraugen überwiegend dorsal auf fehlgestellten Zehen (Hammer- und Krallenzehen), zum Teil auch zwischen den Zehen, wenn seitliche Druckausübung erfolgt.

Die Behandlung allein mit einem Hühneraugenpflaster, mit Salicylsalbenverbänden oder Abtragung durch den Fußpfleger kann jeweils nur eine vorübergehende Besserung bringen. Abpolsterung im Schuh durch ein Hühneraugenkissen (Abb. 133) ist zwar möglich, bringt aber nur eine gewisse Beschwerdelinderung und ist auf Dauer auch recht umständlich. Wird die äußere Ursache, nämlich die ständige Druckausübung, nicht beseitigt, werden Hühneraugen immer wieder entstehen.

11.5 Zehenverletzungen

Verletzungen der Zehen reichen von der Quetschung bis hin zur traumatischen Amputation. Am häufigsten sieht man Weichteilquetschungen gedeckt oder mit offenen Wunden und Zehenfrakturen. Alle Zehenverletzungen sind zumindest anfangs sehr schmerzhaft. **Offene Weichteilwunden** erfordern chirurgische Behandlung, die meist als sogenannte offene Behandlung durchgeführt wird. Schwerwiegende Infekte, die dann evtl. auch auf den Knochen übergreifen, sind eher die Seltenheit. Sehr schmerzhaft ist das subunguale Hämatom, die Blutung unter den Zehennagel. Je nach Ausmaß kann sich der Zehennagel danach vollständig ablösen. Bei einem frischen subungualen Hämatom kann man den Zehennagel mit einem glühenden Draht (Büroklammer o. ä.) durchschmelzen und das Hämatom ausdrücken, der Schmerz wird augenblicklich deutlich geringer, der Nagel kann meist erhalten bleiben.

Zehenfrakturen sind von wesentlicher Bedeutung eigentlich nur für die Großzehe. Bei Frakturen der 2. bis 5. Zehe ist eine absolute Ruhigstellung nicht notwendig, Abpolsterung und Bandagierung evtl. mit **Heftpflasterverbänden** sorgt für rasche Schmerzfreiheit und ausreichende Gehfähigkeit. Störende Fehlstellungen sind danach kaum bekannt. Bei einer Fraktur der Großzehe wird je nach dem Befund und der Frakturstellung eine Schienung im festen Verband oder kurzen

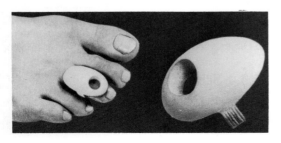

Abb. 133 Hühneraugen-Schutzkissen (Fa. Berkemann).

Gipsstiefel durchgeführt. Evtl. vorliegende Luxationen werden reponiert und können mit einem Kirschner-Draht vorübergehend fixiert werden. Begleitende Bandausrisse heilen bei exakter und entlastender Ruhigstellung über 3 bis 4 Wochen schmerzfrei und ohne wesentliche Funktionseinbuße aus. Zurückhaltung ist mit vorschnellen Amputationen oder Teilamputationen geboten. Zunächst soll man das Ausheilungsergebnis abwarten, wenn nötig, kann man später immer noch so sparsam wie möglich amputieren.

Traumatische **Zehenamputationen** sind relativ häufige Rasenmäherverletzungen. Die Behandlung gehört in die Hand des Chirurgen bzw. Traumatologen, der je nach den Wundverhältnissen evtl. knöchern etwas nachresezieren muß und meist eine halboffene Wundbehandlung durchführen wird.

12 Fehler der Fußwölbungen

Hinsichtlich der Einteilung mag man unterschiedlicher Meinung darüber sein, was unter diesem übergeordneten Begriff abzuhandeln ist, was einer anderweitigen Zuordnung bedarf und was evtl. völlig separat zu beschreiben wäre (z. B. Klumpfuß). Unabhängig davon, ob es sich um angeborene, erworbene oder degenerative Erkrankungen handelt, wurde hier bewußt alles zusammengefaßt, was sich letztlich auf die Fußwölbungen auswirkt. In diesem Zusammenhang sei darauf hingewiesen, daß es zusätzlich zu den einfachen Fehlern der Fußwölbungen wie Spreizfuß, Senkfuß, Knickfuß, Hohlfuß auch **kombinierte Fehlformen** gibt, wie z. B. Senk-Spreizfuß, Knick-Senkfuß, Knick-Senk-Spreizfuß. Die schwerwiegendste Fußfehlstellung mit ihren mehrfachen Auswirkungen auf die Fußwölbungen ist der Klumpfuß.

12.1 Allgemeine Vorbemerkungen

Nicht nur unter Laien, sondern auch unter Ärzten ist die Meinung verbreitet, die häufigste Ursache von Fußbeschwerden sei der Senkfuß. Ihn zu verhüten sei eine wichtige Aufgabe der Vorsorge. Die Überschätzung des Senkfußes war in der ersten Hälfte unseres Jahrhunderts sogar bis in die orthopädische Fachliteratur vorgedrungen. Sie kommt daher, daß alle möglichen andersartigen Leiden dieser falschen Diagnose untergeordnet wurden. Zu ihr glaubte man berechtigt zu sein, wenn die Fußwölbung niedriger ist als man sie für „normal" hält, und wenn die Abstützung eine gewisse, wenn auch nicht ausreichende Erleichterung bringt.

Ein wirklich recht unangenehmes Leiden ist die schmerzhafte (sog. „entzündliche") Kontraktur. Man hat sie zu Unrecht zum Senk- oder Plattfuß gerechnet. In Wahrheit entsteht der Formfehler als Folge der Kontraktur und nicht die Kontraktur als Folge der Abflachung.

Insbesondere setzt man gern gewisse Normen als naturgegeben voraus, ohne ihre Richtigkeit beweisen zu können. Ganz falsch ist es, Durchschnittswerte als Norm anzunehmen. Norm und Durchschnitt sind nicht dasselbe.

Auch beim Fuß darf man die Norm nicht nach dem Durchschnitt beurteilen. Das ist weder richtig, wenn der Mensch zeitlebens barfuß noch wenn er immer in Schuhen gegangen ist.

Schon vor langer Zeit haben *A. Blencke* und *Deutschländer* in Reihenuntersuchungen festgestellt, daß Fußform und Leistungsfähigkeit relativ wenig miteinander zu tun haben. Selbstverständlich sind ganz grobe Formabweichungen von Nachteil.

Zu beachten ist der Wechsel der Gestalt in verschiedenen **Lebensaltern.** Wenn das Kleinkind seine ersten Schritte macht, ist der Fuß meistens noch flach. Dies kommt teilweise von der stärkeren Durchbiegung des zunächst noch weitgehend knorpeligen Skeletts, teilweise auch von der stärkeren Fettpolsterung der Sohle. Die Wölbung entsteht erst später.

Außerdem ist nicht für alle **Beanspruchungen** die gleiche Beschaffenheit des Fußes günstig.

Virchow unterscheidet harte und weiche Füße, beide für verschiedene Zwecke verschieden gut geeignet.

Er schreibt: „Der Tänzerfuß ist weich, flacht sich beim Treten stark ab; es bereitet kein ästhetisches Vergnügen, den stehenden Fuß einer Ballettänzerin zu betrachten". *Branik* hat in Nordwestdeutschland eine genügend große Zahl von Stadt-, Land- und Zigeunerkindern untersucht und bei den Stadtkindern die meisten, bei Landkindern weniger und bei Zigeunerkindern am wenigsten „Senkfüße" gefunden. Im Sinne der *Virchow*schen Untersuchungen dürfte sich das aus der von der Funktion abhängigen Härte des Fußes erklären.

Untereiner kommt mit Recht zu dem Schluß, daß der Normalfuß des Menschen ein leichter Knickfuß ist.

Sehr wichtig waren Untersuchungen von *H. Wunderlich* an deutschen Sportlern. Ausgesprochene Senkfüße sind beim Springen von Nachteil, aber bei anderen Sportarten waren verhältnismäßig viele Menschen mit Plattfüßen vertreten. Auch hohlfüßige gab es unter den Siegern, obwohl der Hohlfuß wegen seiner noch zu besprechenden Neigung zur Supinationskippung Nachteile hat. Eine Fußform, die für alle Sportarten gleich günstig ist, konnte nicht ermittelt werden.

Die individuellen Schwankungsbreiten sind groß. Über die Faktoren, die für die Formung des Fußgewölbes Bedeutung haben, und über die Möglichkeit ihrer mechanischen Beeinflussung muß jeder Bescheid wissen, der sich mit Fußorthopädie beschäftigt, sei er Arzt oder Handwerker.

Selbstverständlich gibt es nicht für sämtliche Fußformen besondere Namen. Der individuellen Variationsbreite soll man keine zu engen Grenzen setzen. In Zweifelsfällen wird man oft als krankhaft erst das gelten lassen, was Beschwerden macht. Immerhin ist es richtig, für gewisse typische Abweichungen von der normalen Gestalt bestimmte Namen und Begriffe anzuwenden.

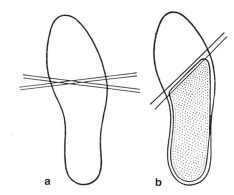

Abb. 134 a,b Abwicklungsachse des Fußes
a im normalen Schuh (während des Abtretens etwas wechselnd);
b mit Detorsionskorrektur durch *Hohmann*-Einlage.

12.2 Sogenannte Torsionsfehler und ihre Behandlung

An sich heißt Torsion jede Verdrehung um die Längsachse. Man spricht mit Recht von der Einwärts- und Auswärtstorsion des Ober- oder Unterschenkels, wenn die Längsachse in sich nach innen oder außen gedreht ist. Bis in die zwanziger Jahre unseres Jahrhunderts wurden auch Verdrehungen der Längsachse des Fußes ausschließlich so genannt. Die Bezeichnungen Pronation und Supination wurden zunächst nur für den Unterarm und die Hand gebraucht, sie wurden dann auch auf den Fuß übertragen. Was man früher als Torsion des Fußes bezeichnete, ist heute die **Pronation**, für den früheren Begriff Detorsion des Fußes steht heute die **Supination**. Während Ärzte heutzutage fast ausschließlich die Begriffe Pronation und Supination des Fußes gebrauchen, sind für orthopädische Handwerker die Begriffe **Torsion** und **Detorsion** meist noch zumindest genauso geläufig. Das hat insofern eine praktische Bedeutung auch für den orthopädischen Arzt, als der Handwerker nach wie vor auch von Torsionseinlagen und Detorsionseinlagen spricht. Um hier wiederum Verwechslungen dahingehend zu vermeiden, ob die Einlage eine Torsion bzw. Detorsion beseitigen oder herbeiführen soll, empfiehlt sich die exakte Bezeichnung: Einlage zur Korrektur einer Torsion oder Einlage zur Korrektur einer Detorsion.

G. *Hohmann* hat 1936 gezeigt, daß man die fehlerhafte Detorsion (= Supination) des Vorfußes dadurch bekämpfen kann, daß man das Vorderende der Einlage außen bis über die Abwicklungsstelle des Fußes hinaus verlängert. Dadurch werden die äußeren Metatarsalknochen hochgehebelt, während die inneren auf dem Erdboden bleiben (Abb. 134 a u. b). Dieses Prinzip der **Detorsionskorrektur** ist eine außerordentlich wichtige Erkenntnis für die Fußorthopädie. Man kann es an losen Einlagen und in orthopädischen Schuhen verwenden. Man hat damit die Möglichkeit, den vorderen Teil des Fußes je nach Bedarf in Pronation oder Supination zu bringen. Allerdings gelingt das allein mit Einlagen nur dann, wenn die Füße in sich noch nicht zu sehr verhärtet, also kontrakt sind. Dann kann man beispielsweise bei einem Plattfuß durch eine innen vorgezogene Einlage den Vorfußbereich bei der Schrittabwicklung innen etwas anheben; bei einem Hohlfuß, der die Neigung hat, in Supination umzukippen, kann man das durch eine außen verlängerte Einlage verhindern. Die Einlage zieht den Fuß im Augenblick des Abtretens in eine leichte Torsion bzw. Pronation.

Bei Anfertigung orthopädischer Maßschuhe erreicht man eine Detorsionskorrektur des ganzen Fußes am besten durch ein Stahlband, das bodenwärts außen am Korkbett befestigt wird (Abb. 135).

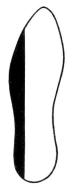

Abb. 135 Detorsionskorrektur durch Stahl- oder Europlexband bodenwärts am Korkbett.

Das Wesentliche dabei ist die Festigkeit des Stahlbandes, die den Fuß bei der Abwicklung in die gewünschte Korrektur zwingt. Eine alleinige Anhebung des Korkbetts an der Außenseite ist weniger günstig, da sie den ganzen Fuß schief lagert, statt ihm im Augenblick der Abwicklung den Korrekturimpuls zu geben.

Wichtig ist zu beachten, daß zur Korrektur der Torsionsfehler nur das Stück der Einlage oder Bettung den Fuß in die gewünschte Richtung hebelt, das über die Abwicklungsstelle des Fußes innen oder außen hinausragt.

Bei Einführung dieser Einlagen hatte man festgestellt, daß die außen vorgezogene Einlage nicht nur den äußeren Fußrand bei der Abwicklung etwas anhob, sondern zugleich eine leichte Auswärtsdrehung bewirkte. Danach lag der Gedanke nahe, auch bei kleinen Kindern diese Form der Einlage anzuwenden, um den Gang mit einwärtsgedrehten Füßen zu korrigieren. Dabei zeigte die Erfahrung, daß genau das Umgekehrte erfolgte. Der Einwärtsgang wurde noch schlimmer, was sich schließlich auch erklären ließ. Beim Erwachsenen ist die Pronation (= Torsion) des Fußes aus gelenkmechanischen Gründen mit einer Abduktion des Vorfußes gekoppelt. Darum bewirkt eine außen verlängerte Einlage nicht nur die Pronation, sondern gleichzeitig eine Auswärtsdrehung des Fußes zum Unterschenkel. Letzteres ist beim Kleinkind umgekehrt. Die Abb. 136 verdeutlicht die mechanischen Verhältnisse beim Kind.

Diese unterschiedliche Wirkung ist wie folgt zu erklären:

Beim Erwachsenen hat die außen verlängerte Einlage zwei Wirkungen, die einander entgegenlaufen. In dynamischer Hinsicht dreht sie beim Aufsetzen den Fuß nach einwärts, in gelenkmechanischer Hinsicht bei der Abrollung nach auswärts. Beim Kleinkind ist das anders, da das Fußskelett noch nicht so fest verknöchert ist wie beim Erwachsenen. Daher kommt nur die dynamische Wirkung zur Geltung, die Gelenkmechanik spielt noch keine wesentliche Rolle.

12.3 Der Spreizfuß

12.3.1 Pathologisch anatomische Befunde

Die lateinische Bezeichnung für den Spreizfuß ist **„Pes transversoplanus"**, sie besagt, daß das Quergewölbe des Fußes zumindest abgeflacht ist. Die Mittelfußknochen spreizen nach vorn auseinander, die stärksten Abweichungen erfolgen mit dem 1. Mittelfußstrahl zur tibialen (inneren) Seite und mit dem 5. Mittelfußstrahl zur fibularen (äußeren) Seite. Die Mittelfußknochen 2, 3 und 4 spreizen weniger stark auseinander, sinken aber mit ihren Köpfchen zur Fußsohle hin ab, so daß das Quergewölbe des Fußes abgeflacht bis völlig aufgehoben ist (Abb. 137). Der Spreizfuß ist als eine statische Deformität anzusehen, infolge einer zunächst anlagemäßigen Bindegewebsschwäche des Kapsel-und Bandapparates kommt es zur Aufspreizung des Vorfußbereiches. Im Rahmen der allgemeinen Bindegewebsschwäche vermindert sich der physiologische Spannungszustand u. a. der Sehnen des M. fibularis longus und des M. adductor hallucis, die sonst einer Aufspreizung des Vorfußes entgegenwirken. Übergewicht, langes Stehen ohne Fußbewegungen und unzweckmäßige Schuhe begünstigen die Spreizfußbildung.

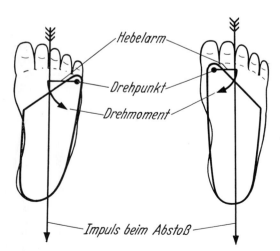

Abb. 136 Einseitig verlängerte Stützeinlagen mit der nur bei Kindern auftretenden paradoxen Nebenwirkung.

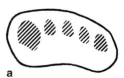 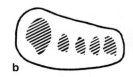

Abb. 137 a,b Querschnitt durch den Mittelfuß bei
a normalem Quergewölbe;
b eingesunkenem Quergewölbe (Spreizfuß).

Klinisch fällt zunächst die **Aufspreizung des Vorfußes** auf. Wenn man sich die Fußsohle betrachtet, erkennt man mehr oder weniger ausgeprägte Schwielenbildungen besonders unter dem 2. und 3. Mittelfußköpfchen. Mitunter können auch unter allen Mittelfußköpfchen solche Schwielen ausgeprägt sein (Abb. 138).

Zu Anfang ist nicht selten das Fettpolster leicht entzündlich geschwollen; später schwindet es, wodurch die Vorfußknochen noch härter auftreten.

Neben der Valgusstellung der Großzehe und Varusstellung der 5. Zehe gehören auch **Hammerzehen** zum typischen Bild des Spreizfußes. Wenn man mit dem Daumen plantar auf die Region des 2. und 3. Mittelfußköpfchens (leicht nach proximal) drückt, so kann man das Quergewölbe des Fußes gut anheben. Die Patienten empfinden diesen Druck meist als angenehm. Wenn Hammer- oder Krallenzehen vorliegen, so kann man unter dem Druck erkennen, daß diese sich zumindest teilweise in den Grund- und Mittelgelenken wieder strecken.

Die von den Patienten angegebenen **Beschwerden** sind sehr unterschiedlich, sie können besonders in leichter ausgeprägten Fällen ganz fehlen. Sonst wird meist über Schmerzen in den Vorfußballen geklagt oder quer im Bereich der ganzen Mittelfußköpfchenreihe. Teilweise versuchen die Patienten dem unangenehmen Belastungsdruck auszuweichen, indem sie mehr über den Fußaußenrand abrollen. Das führt dann zu Schmerzen besonders in den Sprunggelenken. In der Region der Zehengrundgelenke kann es zu sehr heftigen Schmerzzuständen kommen, die als **Metatarsalgien** bezeichnet werden. Durch die ständige Überstreckung in den Zehengrundgelenken werden die Gelenkkapseln plantar überdehnt, das führt zu Reizzuständen in den Grundgelenken. Wir kennen das klinische Bild des sehr schmerzhaften entzündlichen Spreizfußes.

Verwechslungen mit anderen Leiden sind nicht selten. Vor allem an folgende Differentialdiagnosen muß gedacht werden: Infektiöse Entzündungen (Schwielenabszesse!), Köhlersche Krankheit II, rheumatische Entzündung der Beugesehnenscheiden. Die beim Spreizfuß häufigen Druckschwielen dürfen insbesondere nicht mit Sohlenwarzen verwechselt werden.

12.3.2 Behandlung des Spreizfußes

Eine erfolgreiche Behandlung dieses weit verbreiteten und oft recht schmerzhaften Leidens ist immer möglich. Abgesehen von der Korrektur be-

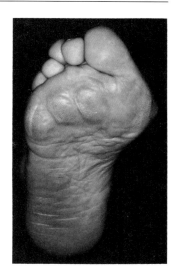

Abb. 138 Fußsohlenschwielen beim Spreizfuß.

gleitender Zehenfehlstellungen werden operative Maßnahmen zur Fußverschmälerung nur selten angewandt. Im Vordergrund des Behandlungskonzeptes stehen intensive und langfristige physikalische Anwendungen in Kombination mit orthopädietechnischen Abstützungen bzw. Korrekturen.

12.3.2.1 Physiotherapeutische Anwendungen

Neben allgemeinen fußhygienischen Maßnahmen und durchwärmenden, auflockernden, entspannenden Bädern stehen im Vordergrund der physiotherapeutischen Maßnahmen **aktive krankengymnastisch geführte Übungen** zur Kräftigung der Fußmuskulatur. Die beim Spreizfuß vorliegende Spannungsminderung der Sehnen des M. adductor hallucis und des M. fibularis longus läßt sich durch gezielte Übungen isoliert nicht beeinflussen, das Behandlungskonzept muß die gesamte Fußmuskulatur erfassen. Bei begleitenden Zehenfehlstellungen müssen strangförmige Verhärtungen und vermehrte Sehnenanspannungen gedehnt werden, ehe korrigierende und kräftigende Greifübungen durchgeführt werden können. Da sich beim Spreizfuß häufig Myogelosen in der Wadenmuskulatur ausbilden, müssen diese durch Dehnungen und gezielte Massagen gelöst werden. Im Rahmen der Krankengymnastik werden unbelastete, halb belastete und voll belastete Übungen unterschieden. **Unbelastete Übungen** können anfänglich passiv und ggf. auch mit manueller Unterstützung durchgeführt werden, aktive Muskelkräftigungsübungen sollen aber möglichst bald zugeschaltet werden. **Halb belastete Übungen** werden im Sitzen mit aufgestellten Füßen durchgeführt, dabei werden die Zehen soweit als möglich abwechselnd gespreizt und geschlossen mit Betonung der Schließübungen. Das soll die Anhebung des Quergewölbes unterstützen und den Vorfußbereich schmaler gestalten. **Voll belastete Übungen** erfolgen im Stehen, sonst aber etwa gleichsinnig wie die halb belasteten. Der hohe Zehenstand ist zu vermeiden, er würde die erneute Aufspreizung des Vorfußes unterstützen. Nützlich sind Übungen, die den Fuß in Richtung zur normalen Verwringung beanspruchen, also den Rückfuß supinieren und den Vorfuß pronieren, so daß das Fußgewölbe soweit als möglich wieder aufgebaut wird. Die Übungen sind möglichst häufig und insgesamt über einen langen Zeitraum durchzuführen, da sie im Rahmen der Belastungen des täglichen Lebens nicht trainiert werden.

12.3.2.2 Orthopädietechnische Maßnahmen

Es ist ein weit verbreiteter Fehler, sich auf die sogenannten Spreizfußeinlagen zu beschränken. Diese können nur mangelhaft helfen, auch wenn sie hinter den Vorfußköpfchen einen stark hebenden Wulst haben. Man bedenke: Die stärkste Belastung des Vorfußes findet während des Abtretens vom Boden statt. In diesem Augenblick ruht der Fuß nicht mehr auf der Einlage.

Zur Verteilung des Druckes setzt man zusätzlich eine **Rolle** unter die Sohle, wie in Abb. 66 dargestellt. Die Rolle bewirkt, daß beim Abtreten der Druck nicht plötzlich auf die schmerzenden Stellen kommt, sondern sich auf einen größeren Abschnitt verteilt. Je plötzlicher das Körpergewicht auf eine Stelle am Fuß trifft, um so größer ist die einwirkende Kraft. Ganz allgemein hängt in der Orthopädie eine mechanische Schädigung nicht so sehr von der Dauer der einwirkenden Kraft ab, sondern von ihrer Größe.

Die **Form und Lage der Rolle** wandelt man je nach der Stelle der stärksten Schmerzen ab; nicht nur, daß man sie mehr als Mittel- oder als Ballenrolle anwenden kann, auch die Form ist wichtig: Bei konzentrierter Empfindlichkeit am 2. und 3. Vorfußköpfchen gibt man die **„Schmetterlingsrolle" nach Marquardt** (Abb. 71). Ist zugleich ein Kippfuß zu bekämpfen, so hilft die **äußere Winkelrolle** (Abb. 70). Die Fachleute sind geteilter Meinung, ob für Sohlenrollen Leder oder Porogummi besser ist. Beides hat Vor- und Nachteile.

Wenn man befürchten muß, daß der Schuh schlappt, darf nur weiches Material verwendet werden, denn je steifer die Sohle wird, um so schlimmer schlappt er.

Wenn man orthopädische Maßschuhe mit einer Rolle baut, soll eine Bodenversteifung bis zu den Grundgliedern der Zehen nicht vergessen werden.

Der Einlage müßte man theoretisch bei genug Platz im Schuh anstelle des Vorsatzleders eine Weichpolsterung geben. Aber Menschen, die zur Verkrampfung der Zehen neigen, klagen bei Anwendung weicher Materialien innerhalb des vorderen und mittleren Teils des Schuhes noch mehr über dieses Leiden. Wenn einzelne Metatarsalschwielen besonders druckempfindlich sind, kann man das Vorsatzleder durch 4 mm Blankleder (Wecoleder) ersetzen und darin die Stellen, die sich durch stärkere Belastung abzeichnen, nachträglich ausfräsen. Auch gute Filzsorten sind dafür brauchbar. Nur muß von Zeit zu Zeit dieser Teil der Einlage erneuert werden.

Nicht vergessen sei ein Mittel, mit dem der Arzt ganz gut helfen kann. *Schanz* hat es empfohlen. Es ist im wahrsten Sinne des Wortes eine Spreizfußbehandlung. Der Vorfuß wird mit einer Bindentour von 6 bis 8 cm breitem elastischem Heftpflaster zusammengehalten. Der Druck darf nicht zu stark sein, er muß aber immerhin ausreichend sein. So wird die Querwölbung wiederhergestellt. Um das noch sicherer zu erreichen, kann man ein Mullkissen unter die mittleren Mittelfußknochen legen. Der Verband bleibt 2 bis 3 Wochen. Es gibt auch allerlei ähnlich wirkende Fertigbandagen (Abb. 139). Der Klebeverband hilft stärker.

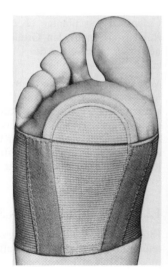

Abb. 139 Spreizfußbandage mit Pelotte (Fa. Berkemann).

Höchstgradige Metatarsalschmerzen lassen sich aber mit diesem Mittel nicht beheben. Hier steht man vor der Wahl, entweder den Patienten zu operieren, oder aber ihm mit ganz besonders konstruierten orthopädischen Schuhen zu helfen, die äußerlich kaum anders aussehen müssen als Schnürhalbschuhe sonst. Diese konservative Methode sauber durchzuführen, ist schwieriger als die Operationen. Selbst wenn der Arzt einen sehr tüchtigen Handwerksmeister zur Seite hat, kostet es noch Mühe, die angegebene Konstruktion ganz exakt in die Tat umzusetzen. Trotzdem hat das konservative Vorgehen Vorteile: Der Fuß kann mit der Zeit mehr oder weniger normale Form annehmen, so daß das Gehen mit einfachen Hilfsmitteln wieder möglich wird.

Bei Anfertigung und Anwendung solcher Schuhe sind Sorgfalt und Intelligenz nötig, nicht nur des Orthopädieschuhmachers und des Arztes, sondern auch des Patienten. Nicht zu vergessen ist, daß dieses Korkbett besonderer Art immer nur zeitweilig in den Schuh kommt und dann wieder gegen ein anderes ausgetauscht werden muß. Beide sind wechselweise einzulegen. Das Prinzip ist folgendes: Der Druck des Erdbodens unter den Metatarsalien und Zehen wird von einer Platte oder langen Gabel aus Stahl oder einem der modernen Kunstharze, die nicht zu biegsam sein dürfen, abgefangen und auf den Rückfuß übertragen. Dieser muß darauf sehr zuverlässig verankert sein (Abb. 140). Sehr zu warnen ist vor halben Maßnahmen: Die Sohlenplatte darf keinesfalls etwa in der Mitte des Metatarsalauftritts aufhören, sondern sie muß bis vor die Zehengrundgelenke reichen, etwa bis zu den Mittelgelenken. Die Skizzen zeigen, wie gearbeitet werden muß. Je nach Lage der empfindlichsten Stellen kann individualisiert werden.

In der Mehrzahl der Fälle gibt man eine solche Abstützung nur für einige Wochen. Sobald die Schmerzen aufgehört haben, stört die Steifheit der Sohle. Man legt dann wieder ein Korkbett ein, das den Spreizfuß nach herkömmlicher Weise versorgt, und das andere wird so lange aufgehoben, bis neuerliche Metatarsalschmerzen zu einer abermaligen Anwendung zwingen.

Da der Patient, wenn er die Schmerzen mit der in Abb. 140 skizzierten Konstruktion mehr oder weniger losgeworden ist, den Austausch gegen ein gewöhnliches Korkbett mit Metatarsalpolsterung als wohltuend empfindet, meinen sowohl er wie auch der Schuhmacher, dieses sei das Richtige, und die bodenseitige, lange Versteifung sei eine überflüssige Komplikation gewesen. Meistens

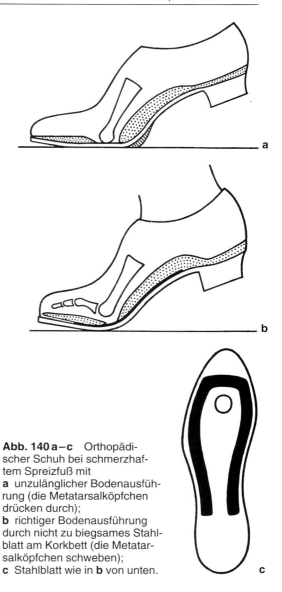

Abb. 140 a–c Orthopädischer Schuh bei schmerzhaftem Spreizfuß mit
a unzulänglicher Bodenausführung (die Metatarsalköpfchen drücken durch);
b richtiger Bodenausführung durch nicht zu biegsames Stahlblatt am Korkbett (die Metatarsalköpfchen schweben);
c Stahlblatt wie in **b** von unten.

kommen aber die Schmerzen an den Ballen doch in absehbarer Zeit wieder. Man soll als Arzt und als Orthopädieschuhmacher dringend darauf hinweisen, daß für den Rückfall das versteifte Korkbett bereitliegen muß. Es ist dann oft nur für wenige Tage nötig, bis der Reizzustand sich wieder beruhigt hat.

12.3.2.3 Operative Spreizfußbehandlung

Wenn Patienten die langzeitigen konservativen Behandlungsmaßnahmen nicht tolerieren, oder wenn diese trotz längerer Anwendung nicht zur ausreichenden Beschwerdelinderung führen, bleibt die Möglichkeit zu operativen Maßnahmen. Dazu wird man sich leichter entschließen, wenn organisch keine Kontraindikationen bestehen und auch das Lebensalter einen operativen Eingriff günstig erscheinen läßt. Eine Reihe operativer Verfahren zur Beseitigung der Spreizfußbeschwerden sind angegeben worden, diese reichen vom Herausschneiden von Hornhautschwielen über Einspritzungen von Silastikkissen, Verpflanzungen oder Kürzungen von Sehnen bis hin zu knöchernen Korrekturen.

Als wirkungsvoll herauskristallisiert haben sich die Korrekturosteotomien nach *C. Mau* und *Helal*, die zum Teil auch wieder etwas modifiziert wurden. *Mau* war davon ausgegangen, daß es günstiger sei, eine operative Behandlung nicht in unmittelbarer Nähe des stärksten Schmerzgeschehens vorzunehmen, also nicht an den Mittelfußknochenköpfchen, sondern im Bereich der Basisanteile der Mittelfußknochen. Dort empfiehlt er Keilosteotomien mit **Anhebung der Mittelfußknochen** 2, 3 und 4 unter Verschmälerung des Fußskeletts. Die Mittelfußknochen 1 und 5 können durch weichteilmäßige Fesselung herangezogen werden, allerdings sind dort auch Keilosteotomien und am 1. Strahl evtl. eine Doppelosteotomie proximal und distal möglich.

Helal empfahl dagegen die Korrekturosteotomie unterhalb der Mittelfußknochenköpfchen im Sinne einer **Schrägosteotomie** mit dann vorzunehmender Aufrichtung des Fußquergewölbes.

Bei beiden Verfahren ist ggf. eine Verkürzung möglich, die Fixierung erfolgt durch temporär eingebrachte Kirschner-Drähte. Die Abb. 141 läßt die Behandlungsprinzipien nach *Mau* bzw. *Helal* erkennen. Nach postoperativer Gipsruhigstellung bis zur jeweiligen knöchernen Konsolidierung ist in jedem Falle Versorgung mit orthopädischen Spreizfußeinlagen sowie eine muskel- und bänderkräftigende Krankengymnastik erforderlich.

12.4 Der Senk- oder Plattfuß

Der Plattfuß ist im wesentlichen durch eine Abflachung bis Aufhebung des Fußlängsgewölbes gekennzeichnet. Im Rückfuß und bis hin zum Mittelfußbereich ist die Fußstellung pronatorisch, der Vorfuß läßt dann in Bezug auf den Rück- und Mittelfuß eine leicht supinatorische Abweichung erkennen. Senkt sich der Fuß beim Auftreten durch, spricht man vom **Senkfuß** oder **lockeren Plattfuß**. Ist auch ohne Belastung keine Wölbung vorhanden, handelt es sich um den eigentlichen oder **fixierten Plattfuß**. Hinsichtlich der Äthiologie kann der Plattfuß angeboren sein, darf aber dann nicht mit dem physiologischen kindlichen Plattfuß verwechselt werden. Nach der Entstehungsursache gibt es weiter den traumatischen Plattfuß und den Lähmungs-Plattfuß. Am häufigsten tritt der Plattfuß im Rahmen einer **Bindegewebsschwäche** und auch im Rahmen **degenerativer** und **Alterungsprozesse** in Erscheinung. Nicht selten kommt es zu kombinierten Fehlstellungen als Senk-Spreizfuß, Knick-Plattfuß oder auch Knick-Senk-Spreizfuß. Bei der häufigsten Form des bindegewebsschwachen und degenerativen Plattfußes geht man von einer zunehmenden Bänderschwäche und Erschlaffung der Fußmuskulatur aus. Die Einflußnahme stärkerer statischer Beanspruchung ist zumindest fraglich. Selbst nach einseitigen Amputationen im Wachstumsalter waren am verbliebenen und damit mehr belasteten Bein keine gehäuften Plattfußveränderungen festzustellen.

12.4.1 Pathologisch-anatomische Befunde des Senkfußes

Beim Senk- und Plattfuß erkennt man neben der Pronation des Rück- und Mittelfußes und der leichten Supination des Vorfußes eine leichte Abduktion im Vorfußbereich. Die Fußstrahlen, besonders der 1. Fußstrahl, zeigen distal gegenüber dem Normalbefund vermehrt fußrückenwärts, das Sprungbein und der Innenknöchel treten vermehrt zur Fußinnenseite vor (Abb. 142). Aus der Form bzw. dem Schweregrad des Senk- und Plattfußes

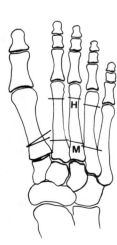

Abb. 141 Lokalisation der Osteotomien beim Spreizfuß nach *Helal* (H); *Mau* (M) (Einzelheiten s. Text).

Der Senk- oder Plattfuß 133

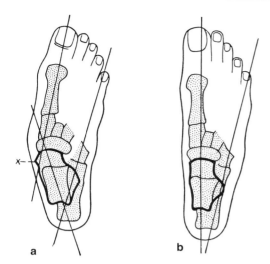

Abb. 142 a,b
a Abduktionstyp des Plattfußes, oft Folge zu starker Einwärtstorsion der Beine. Das Sprungbein tritt an der mit x bezeichneten Stelle stark vor.
b Zum Vergleich normaler Fuß.

sind Rückschlüsse auf eine zu erwartende Schmerzsymptomatik kaum möglich, da entgegen der Erwartung ein ausgeprägter Plattfuß beschwerdefrei ertragen werden kann und eine nur geringe Abweichung erhebliche Schmerzen verursachen kann. Einen eigentlichen Krankheitswert hat der Senk- und Plattfuß erst dann, wenn er zu subjektiven Beschwerden und einer verminderten Funktion geführt hat.

Bei der klinischen Betrachtung fällt die Abflachung des ganzen Fußes auf. Nicht selten geht der Plattfuß im Rahmen der allgemeinen Bindegewebsschwäche besonders bei älteren Patienten mit einem Krampfaderleiden einher (Abb. 143). Zur Abklärung, ob es sich um einen lockeren oder fixierten Plattfuß handelt, empfiehlt *Henßge* zu prüfen, ob sich im Spitzfußgang das mediale Längsgewölbe aufrichtet, was beim lockeren Plattfuß der Fall sein müßte. Er empfiehlt weiter zu prüfen, ob beim Gang auf dem äußeren Fußrand die Supination behindert ist, was für einen fixierten Plattfuß sprechen würde. Er prüft weiter auch die passive Verformbarkeit des Fußes.

12.4.2 Behandlung des Senkfußes

Theoretisch pflegt man in Deutschland **krankengymnastische Maßnahmen** zur Behandlung des Senkfußes an die oberste Stelle zu setzen. Es gibt in Amerika führende Orthopäden, die sehr wenig davon halten. Wenn man auch nicht gerade einen Kult aus der gymnastischen Fußpflege machen wird, so sollte man sie doch nicht vernachlässigen.

Das normale **Schuhwerk** muß so beschaffen sein, daß die Zehen freies Spiel haben. Bei der innigen Verflechtung der Sohlenmuskeln mit dem Bindegewebe besteht kein Zweifel, daß auf dieses ein günstiger trophischer Reiz ausgeübt wird, wenn die Zehen bewegt werden.

Daß durch Inaktivität Muskeln, Bänder und Knochen atrophieren, ist bekannt. Zu wenig wird aber beachtet, daß auch Schmerzen zu einer reflektorischen Atrophie führen. Ein durch mechanische Überlastung schmerzender Körperteil bedarf also der Stützung. Es ist eine falsche Vorstellung, jede Atrophie auf Inaktivität zurückzuführen. Jedenfalls ist es unbedenklich, im Zweifelsfall **Einlagen zu geben.** Selbstverständlich muß man diesbezügliche Wünsche des Publikums, wenn sie sinnlos sind, ablehnen und die Eltern richtig aufklären.

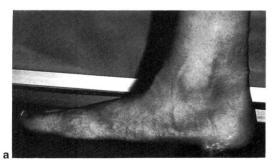
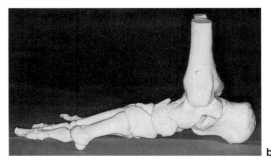

Abb. 143 a,b
a Plattfuß im klinischen Bild; **b** Skelett-Modell.

12.4.2.1 Physiotherapeutische Anwendungen

Beim **angeborenen Plattfuß** sind im Säuglings- und Kleinkindesalter passive Mobilisationen und Redressionen möglich, die in schwer ausgeprägten Fällen in bestmöglicher und schrittweise verbesserter Redression durch Gipsverbände fixiert werden. Wichtig sind dabei im Rahmen der Gipswechsel vorzunehmende Mobilisationsübungen im Sinne der Fersen- und Mittelfußsupination sowie der Vorfußpronation. Angestrebtes Ziel dieser Therapie ist es, mit Abschluß des 1. Lebensjahres die Fußfehlform normalisiert zu haben.

Beim **erworbenen Plattfuß** stehen aktive Übungen im Vordergrund, die eine Verkürzung und Spannung des Fußlängsgewölbes mit dessen Anhebung zum Ziel haben. Günstig ist dafür die Kombination von passiven Mobilisierungen mit aktiven Kräftigungsübungen. Passiv wird der Rückfuß in Supination und der Vorfuß in Pronation gedehnt, aktiv werden die kurzen Fußmuskeln, aber insbesondere auch die Unterschenkelmuskeln, mit ihren Ansätzen am Fußskelett gekräftigt. Zur Anhebung des Fußlängsgewölbes ist von besonderer Bedeutung die Kräftigung der sogenannten „Muskelschlinge" des M. tibialis anterior und des M. fibularis longus. Geübt wird das Gehen unter Anspannung der Längsgewölbe auf ebenem Boden und auf der schiefen Ebene, sowie auch der „Raupengang" vorwärts und rückwärts. Beim Raupengang vorwärts werden die Fersen angehoben, den Zehen genähert und vorn unter Anbeugung der Zehen wieder aufgesetzt. Danach werden die Zehen wieder weit vorgestreckt und der Bewegungsablauf beginnt erneut. Beim Raupengang rückwärts werden die Fersen nach hinten geschoben, die Vorfußbereiche angehoben, die Zehen gebeugt und mit möglichst kurzer Entfernung zur Ferse wieder aufgesetzt. Der Rückfuß gleitet dann unter Zehenstreckung wieder weiter nach hinten.

Weitere Übungen bestehen darin, daß der Rückfuß und die Zehen wechselnd über den Rand einer Stuhlfläche o. ä. aktiv und passiv kräftig gebeugt werden, um so das Fußlängsgewölbe anzuheben.

12.4.2.2 Orthopädietechnische Maßnahmen

Ein Problem, bei dem es sehr entgegengesetzte Meinungen erster Fachleute gibt, ist die Frage, von welchem Alter und von welchem Grad der Bänder- und Muskelschwäche ab man stützen soll. Für gewöhnlich soll man vor Ende des 2. Lebensjahres keine Einlagen geben. Eine weitere Frage ist es, ob man einer abnorm starken Pronationskippung der Ferse des Kleinkindes mit jenen Schuhen entgegenwirken soll, bei denen die Sohle hinten umgebogen bis an die Achillessehne hinaufsteigt. Dadurch wird das seitliche Umknicken weitgehend verhindert, aber zugleich auch die Schrittabwicklung gestört. *Thomsen* ist radikaler Gegner dieser Schuhe. Sie sind zweifellos für Spaziergänge ungeeignet. Aber wenn Kinder mit einer stark in Valgus abknickenden Ferse daheim viel stehen, sind sie nicht unbedingt abzulehnen. Wenn der Fuß gegen Ende des 2. Lebensjahres noch platt und breit auf den Boden auftritt und auch bei der barfüßigen Schrittabwicklung keinerlei Anstalten macht, sich etwas zu wölben, so ist neben der gymnastischen Behandlung das Abstützen mit Einlagen doch gut. Selbstverständlich entwickeln sich manche Füße auch ohne das normal, aber es kommt vor, daß sie sich zu richtigen Plattfüßen entwickeln.

Theoretisch ist es gleichgültig, ob man mit orthopädischen Maßschuhen oder mit Stützeinlagen behandelt. Die Stützeinlagen haben nicht nur den Vorzug billiger zu sein, sondern auch den, daß sich an ihnen mehr nachträglich ändern läßt.

Bei Erwachsenen mit geringfügiger Ermüdung der Füße, die kaum die Grenze des Krankhaften erreicht, genügt mitunter ein sehr bescheidenes Mittel: Die **„Fußstütze"** (vgl. Abb. 144). Im Gegensatz zur eigentlichen „Stützeinlage" ist die Fußstütze im Schuhgeschäft zu kaufen. Der Begriff ist halbamtlich festgelegt.

Etwas besser sind die von verschiedenen Fabriken serienmäßig hergestellten **Schuhe mit eingebauten Fußstützen.** Sie genügen in leichten Fällen, die noch nicht eigentlich als krankhaft anzusehen sind, sowohl bei Erwachsenen wie bei Kindern. Nach den im Kap. 8 angeführten Bestimmungen des Bundesarbeitsministeriums ist es unzulässig, sie als „orthopädische Schuhe" zu bezeichnen. Hiergegen wird oft verstoßen.

Bei Senkfüßen der Kinder von 2 bis 4 Jahren legen die meisten Orthopäden Wert darauf, im Sinne der *Strasser-Hohmann-Böhler*schen Theorie eine

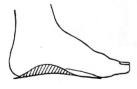

Abb. 144 Skizze einer konfektionsmäßigen Fußstütze.

stark pronierte Ferse aufzurichten. Ein wenig geschieht das schon durch einfache Unterstützung der inneren Längswölbung (Abb. 145), vorausgesetzt, daß der Rückfuß vom Schuh festgehalten wird. Manche Kollegen suchen diese Aufrichtung mit einem sehr einfachen Mittel zu erreichen: *Timm* setzt medial unter die Ferse einen im Schuh festzuklebenden Gummikeil, wie ihn Berkemann liefert. Die Auslieferung erfolgt durch den Fachhandel. Wichtig ist auch hier, ein Ausweichen der Ferse nach außen zu verhindern: Feste Fersenkappe im Schuh und Einkleben von Filz an der Wadenbeinseite der Ferse, falls der tastende Finger einen zu großen Spielraum findet.

Aber meistens arbeitet man mit wirksameren Mitteln. Allgemein üblich ist es, der von innen unten her stützenden Einlage einen sog. **Außenlappen** hinzufügen. Das Wort „Lappen" erweckt die falsche Vorstellung, es handele sich um etwas Weiches. Er ist der umgebogene Teil der einheitlich aus hartem Material zu fertigenden Einlage. Der Ferse liegt er außen an und reicht bis nahe an den Wadenbeinknöchel.

An diesen darf er allerdings bei keiner Bewegung des belasteten Fußes anstoßen. Indem die Längswölbung von innen her aufgehoben wird, wird der Fuß gegen den Außenlappen gedrückt. Dadurch arbeitet man der Pronation der Ferse entgegen. In milderer Form, wie man sie gern bei älteren Kindern und Erwachsenen verwendet, wird das mit der von *W. Elsner* angegebenen Form erreicht (Abb. 146).

Wo die Aufrichtung einer stark pronierten Ferse beim kindlichen Knicksenkfuß als Hauptaufgabe erscheint, verzichten manche Orthopäden ganz auf die Unterstützung des Längsgewölbes und geben **„Fersenschalen"** (Abb. 147): Nur die Ferse wird fest gefaßt. Scheinbar einfach, sind diese Fersenschalen gar nicht leicht genau zu verpassen. Manche Kollegen ziehen es vor, dafür einen Gipsabdruck zu machen.

Als Kombination dieser Fersenschalen mit der Längsabstützung kann man die **„umfassende Stützeinlage"** ansehen. Sie muß sehr genau gearbeitet sein (Abb. 148). Weil sie eng anliegt, dürfen vorspringende Stellen, wie das rückwärtige und das vordere Ende des 5. Mittelfußknochens, nicht gedrückt werden. Das ist in Abb. 148 besonders hervorgehoben. Der Umfassungsrand reicht innen nicht bis nach vorn. Wohl muß die Längswölbung innen gut gestützt werden, aber neben dem ersten Vorfußknochen läßt man den Umfassungsrand allmählich aufhören.

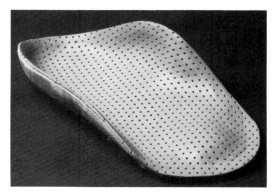

Abb. 145 Senkfußeinlage, nach Trittspur und Gipsabdruck gearbeitet.

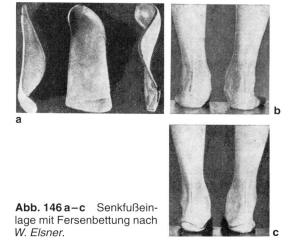

Abb. 146 a–c Senkfußeinlage mit Fersenbettung nach *W. Elsner*.

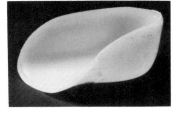

Abb. 147 Fersenschale nach *Helfet*.

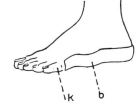

Abb. 148 Umfassende Stützeinlage. Die Basis (b) und das Köpfchen (k) des 5. Metatarsale dürfen nicht weggedrückt werden.

Der erste, der diese Form der Einlage ausgiebig anwandte, war *F. Lange*. Seine Technik in Gurtband-Zelluloid, das in Azeton aufgeweicht wurde, und mit eingefügten Federn aus Klaviersaitenstahldraht würde bei den heutigen Arbeitslöhnen unerschwinglich sein. Wir haben verschiedene Materialien, die ein wesentlich rascheres Arbeiten möglich machen.

Bei Kindern von 3 bis 6 Jahren gibt es eine Möglichkeit, den Knicksenkfuß noch stärker aufzurichten. Dazu hat *R. von Volkmann* die **Flügeleinlage** konstruiert (Abb. 149). Sie muß sehr exakt verpaßt werden, dann hat sie eine stärkere Wirkung als alle anderen Modelle. Wichtig ist, daß der Bodenteil hinten innen einen Vorsprung behält. Ohne diesen kippt die Einlage mit dem Fuß doch noch in Pronation. Selbstverständlich ist es besser, sie in hohen als in Halbschuhen anzuwenden.

Wie aus allen voranstehenden Ausführungen ersichtlich ist, führen verschiedene Wege zum Ziel. Bei Kindern bis anderthalb oder zwei Jahren gibt man meistens keine Einlagen, sondern beschränkt sich auf Fußgymnastik und Sorge für zehenfreie Schuhe, die auch sonst den schon dargelegten Gesichtspunkten entsprechen müssen. Allenfalls werden Schuhe mit eingebauten Gewölbestützen eingesetzt. In ganz leichten Fällen genügen diese auch später. Bei stark ausgeprägten Senkfüßen im Alter von 2 bis 4 Jahren sind umfassende Stützeinlagen anzupassen. In schweren Fällen sind diese auch noch bis gegen das Pubertätsalter anzuwenden. Sonst genügen einfache Stützeinlagen, die genau verpaßt sein müssen. Hierfür ist ein Gipsabguß nicht nötig.

Ein weniger harmloses Vorkommnis bei Kindern ist die zunehmende **Abduktion des Vorfußes,** wie sie in Abb. 142a skizziert ist. Sie kann Folge der entzündlichen Kontraktur sein, die wir als Leiden besonderer Art auffassen. Wenn es gelungen war, sie zuverlässig zu lockern, oder wenn es sich von vornherein um einen weichen Senkfuß handelt, in beiden Fällen muß die Einlage folgendermaßen beschaffen sein: Der Außenrand wird ebenso gearbeitet wie bei den umfassenden Einlagen (Abb. 148). Aber die innere Umfassung reicht höher hinauf. Der Orthopädiehandwerker muß berücksichtigen, daß hier ein Ausnahmefall vorliegt. Obwohl der Innenrand wesentlich höher hinaufreicht als sonst, darf er auf das vorspringende Kahnbein nicht punktförmig drücken, was eine gegenteilige Reaktion auslösen würde, sondern der Vorsprung muß sorgfältig umfaßt werden. Besonders unangenehm wird dieser Druck bei Kombination mit einem Os tibiale externum.

Alle stärkeren Einlagen sind in Normalschuhen schwer unterzubringen. Überhaupt ist es besser, bei jeglicher Anwendung von Stützeinlagen nur Schuhe zu verwenden, wie sie von verschiedenen Firmen eigens für lose Einlagen hergestellt werden. Pumps mit Stützeinlagen versehen zu wollen, ist von vornherein ein gewagter Versuch.

Es ist ein wesentlicher Unterschied, ob man es mit Kindern oder alten Patienten zu tun hat. Bei alten Patienten wird man vorsichtig stützen und nur selten Aufrichtungsversuche machen. Oft ist das Lisfrancsche Gelenk besonders empfindlich. Es muß ausgespart werden. Im übrigen sind oft Arthrosen, Osteoporose oder malazische Knochenveränderungen im Spiel, deren Behandlung nicht vernachlässigt werden darf. Weiches Auftreten der Ferse ist wichtig, was allerdings auch mit besonderen Problemen verbunden ist.

Die Frage der Beeinflussung von **Pro- und Supination** ist beim Senk- und Plattfuß des Erwachsenen ein individuell zu behandelndes Problem. Soweit es bei einem veralteten Fall noch möglich ist, wird man versuchen, eine Supination der Ferse mit Pronation des Vorfußes zu vereinen.

Aber manchmal ist ein anderes Vorgehen angezeigt. Unabhängig von aller Theorie haben bedeutende Orthopäden Senkfüße wenigstens bei Erwachsenen nicht nur mit Supination des Rückfußes und mit Hebung des inneren Längsgewölbes im Bereich des Chopart behandelt.

Stoffel empfahl, auch außen das Längsgewölbe etwas zu heben. Man darf beides selbstverständlich nicht übertreiben. Sowohl gegen die Hebung des

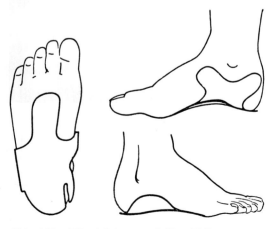

Abb. 149   Flügeleinlage nach *R. v. Volkmann.*

äußeren Fußrandes wie gegen die pronatorische Unterstützung der Ferse sind Einwände erhoben worden. Sie waren vorwiegend theoretisch und nicht genügend in der praktischen Erfahrung begründet. Wichtig ist es auf jeden Fall, den Erwachsenen nach der Art seiner objektiven Deformierung und seiner subjektiven Beschwerden individuell zu behandeln. Man findet bei der Untersuchung schnell heraus, welche Bewegungen schmerzen.

Oft wird noch im mittleren Alter ein starker Druck unter dem Chopartschen Gelenk vertragen. Das hat mehrere Vorteile. Der Rückfuß wird fest verankert, und ein Senkfuß wird von da aus besonders tatkräftig bekämpft.

Manche Orthopädieschuhmacher haben zu viel Respekt vor dem von der Fabrik gelieferten Leisten und wagen daran bodenseitig nicht genug wegzunehmen. In Abb. 150 ist dargestellt, wie das von der Fabrik gelieferte Stück abzuändern ist. Aber man muß auf die große Variabilität gerade der Fersen des Menschen Rücksicht nehmen. Sehr oft muß die Eindellung noch weiter zurückgenommen werden. Grundsätzlich ist die Form die gleiche wie bei den Stützeinlagen. Darum ist zum Vergleich eine Stützeinlage dargestellt (Abb. 151). Als Faustregel nennen erfahrene Schuhmacher als höchsten Punkt der Abstützung das Vorderende des rückwärtigen Viertels der Fußlänge. Zu beachten ist dabei, daß Fußlänge nicht dasselbe ist wie Leistenlänge. Der Leisten muß vorn durchschnittlich 15 mm Überlänge haben; bei spitzen Schuhen wesentlich mehr. Es ist aber dabei zu bedenken, daß die Fersenbeine der verschiedenen Menschen individuell sehr verschieden sind. Man taste genau ab. Weiter vorn als in Abb. 150 gezeichnet, liegt der hauptsächliche Stützpunkt so gut wie nie: weiter zurück liegt er oft.

Bei Frauen müssen wir uns oft auf Kompromisse einlassen. Aber diese dürfen nicht in halben Maßnahmen bestehen, sondern für den Alltag muß zweckmäßiges Schuhwerk getragen werden. Für besondere Gelegenheiten sind dann Pumps erlaubt. Mitunter ist das Umgewöhnen von hohen auf flache Absätze unbequem und das selbstverständlich erst recht bei kranken Füßen. Wenn aber ernsthafte Beschwerden behoben werden müssen, kommen wir oft nicht um diese Notwendigkeit herum.

Ein nicht unwichtiger **Ersatz für Stützeinlagen in Turnschuhen** sind die mit Filzkissen versehenen Fußbandagen nach *Hilgers*.

Früher wurden solche Bandagen nach Maß angefertigt. Sie sind aber nicht so gut wie das Original-

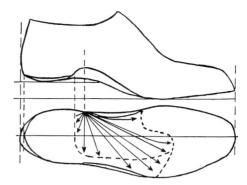

Abb. 150 Leisten nach *v. Liebermann*.

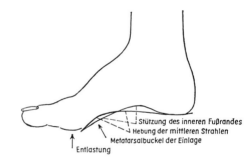

Abb. 151 Stützeinlage bei Senk-Spreizfuß.

modell von *Hilgers*. Nötigenfalls ist daran eine noch stärkere Senkfußabstützung aus weich-elastischem Material anzubauen.

Ganz abwegig wäre es, wegen Senkfüßen Kinder vom Turnunterricht zu befreien. Es ist lediglich der Turnlehrer darauf aufmerksam zu machen, daß bei schlechten Leistungen niedrigere Ansprüche anzusetzen sind.

Mitunter werden in der Sprechstunde Kinder vorgeführt, die eigentlich ganz normale Füße haben, die aber in kürzester Zeit ihre Schuhe völlig schief treten. Merkwürdigerweise ist dieses kleine Übel meistens mit Stützeinlagen zu beseitigen. Sie brauchen noch nicht einmal umfassend gearbeitet zu sein. Allenfalls kann vom Orthopädieschuhmacher eine Fersenklammer nach *Sahm* eingebaut werden (Abb. 75).

Nur noch historisches Interesse verdient der Versuch von *Spitzy* mit einer kleinen Kugel, die auf einem Lederblatt befestigt wurde. Sie sollte die Kinder veranlassen, dem schmerzhaften Druck der Kugel auszuweichen und ihre Fußwölbung zu heben. Kinder lassen sich zwar viel Unbequemlichkeiten im Schuh gefallen, aber das war doch schon eher eine Quälerei.

12.4.2.3 Operative Senkfußbehandlung

Auch an dieser Stelle sei zunächst die Warnung vor Knochenoperationen am wachsenden Fuß wiederholt. Sie ist nur mit ganz geringen Einschränkungen im Rahmen anderer Verfahren erlaubt. Sonst ist sie ein Kunstfehler, denn nach vorübergehenden Erfolgen entwickeln sich schwere Verkrüppelungen. Grundsätzlich sind am Kinderfuß nur Weichteiloperationen erlaubt.

Durchmustert man die in der Literatur veröffentlichten Nachuntersuchungen genügend großer Zahlen von Patienten, so ist man bei kritischer Prüfung von keiner Methode restlos befriedigt. Immerhin sind auch die Erfolge der konservativen Behandlung nicht immer so glänzend, daß man von vornherein das Operieren ablehnen müßte.

Im voraus sei bemerkt, daß es nicht so sehr auf Verbesserung der Form ankommen sollte (also auf das, was dem jeweiligen Arzt als Schönheitsideal vorschwebt), sondern auf Erreichung möglichst guter Leistungsfähigkeit. Die Wölbung eines flachen Fußes wird zwar besser durch Schwächung der Achillessehne (sei sie gewollt oder durch Unfall entstanden), aber die Kraft und Ausdauer manchmal schlechter. Eine Supinationsstellung der Ferse operativ herbeizuführen, wie das nach der *Strasser-Hohmann-Böhler*schen Theorie erwünscht wäre, scheint sehr bedenklich. Das kann später zum Kippfuß führen, er ist ein weit schlimmeres Übel als der Senkfuß. In der Literatur wird mancher Fall als Erfolg verbucht, bei dem man auf diese Gesichtspunkte keine Rücksicht genommen hatte.

Wenn beim **angeborenen Plattfuß** redressierende und in der Redression fixierende Behandlungsmaßnahmen keinen Erfolg erkennen lassen oder wenn ein Rezidiv droht, empfiehlt *Zichner* begleitend zur Gipsredression frühzeitige operative Weichteileingriffe, spätestens um den 6. Lebensmonat. Nach Achillessehnenverlängerung und hinterer Kapsulotomie wird der Calcaneus dorsal heruntergezogen, ggf. werden zur Supinationsmöglichkeit des Calcaneus die Mm. peronaei verlängert, und ebenfalls durch Verlängerung der Extensoren kann der Vorfuß plantarwärts geführt werden. Im etwas fortgeschritteneren Lebensalter, bis zum 4. Lebensjahr, empfiehlt er die pantalare Arthrolyse mit Entwicklung des Rückfußes, Reposition des Talus, Reposition des Naviculare und mit Sehnenanpassung. Selbstverständlich erfolgt postoperative Gipsruhigstellung in der Korrektur und anschließende orthopädische Hilfsmittelversorgung. Bei älteren Kindern mit Bevorzugung des Lebensalters von 10 bis 12 Jahren sieht er die Arthrodese des Talo-Navicular-Gelenkes für angezeigt, um das Fußlängsgewölbe knöchern zu stützen.

Für die operative Behandlung des kontrakten Senkfußes bzw. Plattfußes beim weitgehend ausgewachsenen Fuß hat sich die **Operation nach** *Niederecker* sehr gut bewährt, die teilweise auch mit geringen Änderungen durchgeführt wird.

Zunächst war der Plan von *Niederecker* ähnlich wie der von *E. Müller,* der die Sehne des M. tibialis anterior an ihrem Ansatz löste und innen auf das Kahnbein setzte. Der Gedanke, daß man die Fußwölbung heben könnte, indem man den Muskelzug an ihrer höchsten Stelle wirken läßt, ist allerdings in mehrfacher Hinsicht ein Trugschluß. *Thomsen* weist darauf hin, daß im ruhigen Stand der M. tibialis anterior entspannt ist. Dieser theoretische Einwand gab allen jenen recht, die aufgrund ihrer Mißerfolge mit der Niedereckerschen Operation dieses Vorgehen verurteilten.

Aber die von *Niederecker* selbst erzielten Operationsergebnisse waren größtenteils gut.

Caro bildete einerseits die Skizzen von *Niederecker* ab und andererseits das Röntgenbild eines erfolgreich operierten Fußes in dorsoplantarer Einstellung. Nach der Zeichnung von *Niederecker* ist die Sehne des M. tibialis anterior im Kahnbein verankert. Auf dem Röntgenbild hingegen sieht man in diesem einen weiten Kanal, der von verdichtetem Knochen ummauert ist. Dieser Befund beweist, daß die Sehne im Kahnbein nicht verankert ist, sondern in ihm freies Spiel hat. Sie wird in den plantaren Bandmassen vernäht. Dadurch ergibt sich eine völlig andere Funktion. Beim Gehen spannt sich periodisch der M. tibialis anterior an. Durch seinen neuen Ansatz werden die plantaren Bänder periodisch gestrafft. Sie verbessern die Fußwölbung, und zugleich werden durch Reizwirkung die zu schwachen Bindegewebszüge gestärkt (Abb. 152).

Niederecker hat zur Verstärkung des Operationserfolges die Wegnahme des M. peronaeus tertius empfohlen. Dieser ist zwar nicht konstant bei allen Menschen vorhanden, aber er ist kein überflüssiges Gebilde. Er wirkt der Entstehung des Kippfußes entgegen. Die gewohnheitsmäßige Supinationskippung ist ein schlimmeres Leiden als der Senkfuß, den man mit wirklich guten Stützeinlagen in Schach halten kann. Vor diesem Zusatz zur *Niederecker*schen Operation ist zu warnen.

Wichtig bei der *Niederecker*schen Operation ist noch die Beachtung des Lebensalters. Nach den statistischen Auswertungen hat sich am günstigsten das 8. bis 12. Jahr erwiesen. Nachher sind die Ergebnisse weniger gut. Das ist besonders bei der Eversionskontraktur zu beachten (dem sog. entzündlich kontrakten Plattfuß). Zwar hat *Niederecker* für dieses Leiden seine Operation besonders empfohlen, zu bedenken ist jedoch der oben genannte Widerspruch zwischen der theoretischen Darstellung und seiner praktischen Durchführung (die offenkundig besser ist). Zweitens dürfte das Operationsalter eine Rolle spielen.

Als Variante der eben genannten Operation kann man die von *Breitenfelder sen.* gelobte Translokation der Sehne des M. tibialis anterior hinter einen stark vorstehenden rückwärtigen Fortsatz des Kahnbeins (Os naviculare cornutum) auffassen. Auch hierbei müssen am Fußrücken einige Sehnenstränge weggenommen werden, und man legt Verbindungsnähte zu den Ausstrahlungen des M. tibialis posterior. Der Vorteil gegenüber dem Vorgehen von *Niederecker* ist das geringere Risiko im Falle einer Eiterung, die zwar nie vorkommen soll, aber doch einmal vorkommen könnte. Der Nachteil ist die Verkürung des vorderen Hebelarmes. Sie übertrifft darin noch die *Niederecker*sche Operation. Aber zuverlässigen Mitteilungen zufolge soll das nichts weiter ausmachen.

Sehr beachtenswert ist eine von *Imhäuser* und *Schöberlein* veröffentlichte Arbeit über eine andere Plattfußoperation (Abb. 153). Bei lockeren Füßen wird, wenn in Korrekturstellung die Dorsalextension nicht über den rechten Winkel gelingt, erst die Achillessehne verlängert. Bei Eversionskontraktur läßt sich die Notwendigkeit erst beurteilen, wenn sie operativ beseitigt ist. Dieses erfordert eine Osteotomie aus dem Talonaviculargelenk mit medial unterem Keil, wobei die Knochen fugenlos aufeinander kommen müssen. Das Prinzip ist nun, einen vorher gebildeten Kapsel-Periostlappen innen unten so aufzusteppen, daß die Korrektur hält. (Früher wurde Catgut verwendet, neuerdings Blount-Klammern.) Außerdem wird die Sehne des Tibialis posterior etwas vor- und die des Tibialis anterior etwas zurückverlegt.

Die Fußwölbung war bei der Nachuntersuchung durchweg gut, die Leistungsfähigkeit zufriedenstellend.

Eine weitere Möglichkeit der operativen Behandlung ist die Verriegelung des Gelenkes zwischen dem Os naviculare und dem Os cuneiforme mediale nach vorheriger Auffrischung des Fußgewölbes. Diese Operation wurde von *Hoke* angegeben.

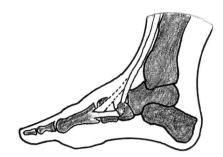

Abb. 152 Plattfußoperation mit Navikulareumschlingung nach *Niederecker*.

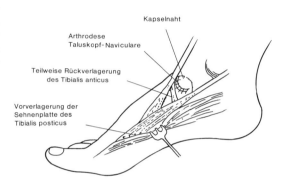

Abb. 153 Plattfußoperation nach *Schede* und *Imhäuser*.

Der Eingriff ist indiziert beim lockeren Plattfuß und bei ausgeprägter Subluxation zwischen dem Naviculare und Cuneiforme mediale. In schwerwiegenden Fällen mit nicht zu beherrschenden Schmerzen kann am ausgewachsenen Fuß die Arthrodese im talo-calcanearen Gelenk und im Chopartschen Gelenk durchgeführt werden, so daß der gesamte Rückfuß zu einem festen Block arthrodesiert wird. Nach Gipsruhigstellung bis zur knöchernen Ausheilung ist zur Einlagenabstützung zu raten.

Ganz kurz muß noch auf einen Gesichtspunkt eingegangen werden. Es gibt Menschen, bei denen die Beine eine von oben her bereits ungünstige Einwärtstorsion haben. Die Folge ist, daß die Füße nur durch Eversion in die normale Gangrichtung zu bringen sind. Diese Patienten sind gezwungen, senkfüßig zu gehen. Der logisch richtige Eingriff in diesen Fällen ist die Drehosteotomie am Unter- oder Oberschenkel. Man kann sie im metaphysären Bereich ausführen, wo die Heilung bei einwandfreier Asepsis ziemlich rasch erfolgt.

12.5 Der sogenannte entzündliche kontrakte Plattfuß

Ein Leiden, das manche Ärzte zu Unrecht als einfache Steigerung des Senkfußes ansehen, ist die **reflektorische Kontraktur**. Am Anfang ist kein Plattfuß vorhanden und auch ein Senkfuß kaum häufiger als durchschnittlich. Eines Tages beginnt eine leichte Schmerzhaftigkeit der unter und vor dem Sprungbein liegenden Gelenke, und es kommt zu einer Dauerverkrampfung der lateralen Muskeln, vor allem des M. peroneus brevis. Es ist das eine offenkundig unzweckmäßige Reaktion, wie ja überhaupt unzweckmäßige Reaktionen die Ursache vieler Krankheiten sind. Versucht man fremdtätig entgegen der Muskelverspannung den Fuß zu supinieren oder zu adduzieren, so kommt es unter vermehrten Schmerzen zu noch stärkerer Muskelverspannung.

Die fixierte Stellung kann sich auf das untere oder auf das vordere Sprunggelenk beschränken oder sogar auf die Verbindung zwischen Kahn- und Keilbeinen; häufiger betrifft sie alle unter und vor dem Sprungbein gelegenen Gelenke. Bleibt das untere Sprunggelenk allein frei davon, so wird die Diagnose oft nicht gestellt. Darauf hat besonders *G. Hohmann* hingewiesen, der für dieses vorwiegend das Chopartsche Gelenk betreffende Leiden den Namen „Pes antice contractus" geprägt hat. Mehrfach hat man beobachtet, daß in diesem Fall die örtliche Betäubung des Gelenks zwischen Sprung- und Kahnbein die Kontraktur beseitigt, wenigstens solange die Betäubung vorhält. Also ein Beweis, daß der Reizzustand vom Gelenk ausgeht, wenn auch das eigentlich krankhafte Geschehen eine verkehrte Reaktion darauf ist.

Dies ist etwas Abnormes, denn andere Menschen bekommen durch Überanstrengung Schmerzen in diesen Gelenken, ohne daß es zur Kontraktur kommt.

12.5.1 Pathologie und Klinik des kontrakten Plattfußes

Die Pronationskontraktur kommt in jedem Lebensalter vor. Am häufigsten ist sie vor der Pubertät und vor dem eigentlichen Greisenalter. Auch bei einem Säugling wurde sie gesehen, wobei man selbstverständlich zunächst Verdacht auf einen zerebralen Schaden hat, was aber in dem betreffenden Fall unwahrscheinlich war; sie heilte aus. Jahresweise ist die Pronationskontraktur häufig, dann wieder selten. Diesen Wechsel der Frequenz gibt es auch bei anderen orthopädischen Leiden (Köhlersche Krankheit, Trommlerlähmung, um nur die auffälligsten zu nennen).

Auslösende Ursache kann ein Ober- oder Unterschenkelbruch, eine Quetschung des Beines oder eine Fußdistorsion sein. Im Verlauf von Wochen oder Monaten kann dann das Bild des kontrakten Plattfußes entstehen. *Huwyler* geht sogar so weit, das Leiden „posttraumatische Eversionskontraktur" zu nennen. Eine passive Supination des Fußes oder das Gehen auf unebenem Gelände verstärken die Kontraktur des Fußes in Fehlstellung, führen zu Schmerzen und zu erheblicher Gehbehinderung.

Besondere Ursache ist nicht ganz selten ein Zusammenstoßen von Kahn- und Fersenbein. Das Fersenbein hat einen längeren Fortsatz und es bildet sich zwischen diesem und dem Kahnbein eine Arthrose. Die operative Beseitigung ist aber keineswegs ein sicheres Mittel zur Heilung.

12.5.2 Behandlung des kontrakten Plattfußes

In verhältnismäßig frischen Fällen hört die Verkrampfung unter feuchtwarmer Einpackung auf, solange der Patient den Fuß nicht belastet. Tritt er auf, so ist sofort der Rückfall wieder da. Der Arzt darf also den Patienten nicht zur Behandlung in die Sprechstunde bestellen, sondern muß ihn in der Wohnung oder im Krankenhaus besuchen. Allenfalls läßt er ihn an Stützstöcken kommen, die ja ohnedies zur Benutzung der Toilette nötig sind.

Wie lange der Patient liegen muß, läßt sich nicht vorhersehen. In ganz frischen Fällen genügt eine Nacht, in älteren ist wesentlich längere Zeit nötig. Nachhilfe mit Antirheumatika kann wegen der Schmerzausschaltung nützlich sein. Mitunter wird der Fuß dadurch nicht weich, aber der Versuch sollte gemacht werden. Ihn über mehr als 10 bis 12 Tage auszudehnen hat wenig Aussicht auf Erreichung des Ziels.

12.5.2.1 Physiotherapie bei der Plattfußkontraktur

Zur konservativen physikalischen Behandlung werden entweder ambulant oder während einer stationären Liegekur die kontrahierten Muskeln manuell gedehnt. Der Fuß muß möglichst in starke Supination gebracht werden, um den vom Talonaviculargelenk ausgehenden Schmerz auszuschalten.

Die krankengymnastischen Behandlungen müssen sich auf passive Übungen bei bestmöglicher Entspannung beschränken.

12.5.2.2 Orthopädietechnische Behandlung der Plattfußkontraktur

Wenn die Kontraktur nur das vordere Sprunggelenk betroffen hat, kann man meist eine manuelle Lösung in Narkose oder auch in Lokalanaesthesie des Talo-Navicular-Gelenkes erreichen. Beim unteren Sprunggelenk kommt man damit seltener zum Ziel. Nach der Mobilisierung wird in nach Möglichkeit überkorrigierter Stellung ein Gipsverband angelegt. Dieser muß straff sitzen, darf also nicht mit Watte gepolstert werden, leichte Abpolsterung mit Filz oder eng anliegendem Zellstoff ist möglich. Andernfalls würde ein Teil des Mobilisationsergebnisses im Gipsverband wieder verlorengehen. Diese Gipsbehandlung erfolgt über 4 bis 6 Wochen mit zwischenzeitlichen Kontrollen. Hat man den Eindruck, daß die Überkorrektur nicht mehr ausreichend besteht, empfiehlt sich der Gipswechsel.

Unmittelbar nach Beendigung der Gipsbehandlung muß eine kräftig hebelnde **Stützeinlage** zur Verfügung stehen, diese muß eine Supination des Vor- und Rückfußes bewirken, also insgesamt eine Überkorrektur. Ohne die Einlage darf der Fuß zur Belastung nicht freigegeben werden. Anfänglich muß die Supinationsstellung von Woche zu Woche noch etwas verstärkt werden, so wie sich die Kontraktur lockern läßt. Die Einlagen werden dazu am besten aus Metall hergestellt, diese lassen sich durch „Treiben" am besten nachformen. Aus diesem Behandlungsverlauf ergibt sich zwingend die enge und ausdauernde Zusammenarbeit des Arztes mit dem Orthopädie-Techniker. Zur Unterstützung der Fußabrollung empfiehlt sich eine zurückgelegte Rolle am Schuh, damit soll besonders das Chopartsche Gelenk entlastet werden. Nach der Empfehlung von *Huwyler* muß diese Einlagen- und Rollenbehandlung bei schwer kontrakten Plattfüßen über Jahre fortgesetzt werden, da sonst auch nach einem Jahr und später Rezidive auftreten können.

Wenn auf diese Weise kein zufriedenstellendes Ergebnis zu erreichen ist, ist für Kinder die Versorgung mit der *Hohmann*schen **Spiralschiene** (Abb. 154) zu empfehlen. Diese Schiene hebt den Fuß durch ihren Einlagenteil in die Supinationskorrektur, die dadurch bedingte Korrektur der gesamten Beinachse wird durch die spiralförmig an-

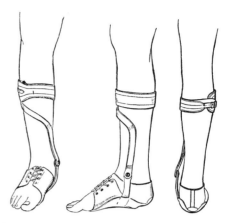

Abb. 154 *Hohmann*sche Spiralschieneneinlage (*G. Hohmann*, Orthopädische Technik, 4. Auflage, Ferdinand Enke, Stuttgart 1958).

geordnete Unterschenkelschiene gehalten. Ein eingebautes Gelenk in Höhe der Achse des oberen Sprunggelenkes ermöglicht die Dorsalextension und die Plantarflexion des Fußes. Über diese Schiene können Konfektionsschuhe getragen werden, wie man sie auch für lose Einlagen benutzt. In schweren Fällen mit hartnäckiger Kontraktur und entsprechender Beschwerdesymptomatik ist die Versorgung mit orthopädischen Schuhen erforderlich, nötigenfalls bis hin zum Feststellabrollschuh.

12.5.2.3 Operative Behandlung der Plattfußkontraktur

Im ganzen ist für die Behandlung des kontrakten Plattfußes hinsichtlich operativer Maßnahmen Zurückhaltung zu empfehlen, da die Erfolge in Bezug auf die Schmerzfreiheit keinesfalls immer sicher sind. Bei **Kindern** sind **Weichteiloperationen** bis hin zur pantalaren Arthrolyse möglich, wie sie bei der operativen Senkfußbehandlung des kindlichen Plattfußes bereits erörtert wurden. Auch hierfür gilt, daß alle konservativen Maßnahmen einschließlich längerer Gipsredressionen vorher versucht wurden. Als knöcherne Operation käme am noch wachsenden Fuß die von *Grice* angegebene Methode in Frage, dabei werden zwei körpereigene Knochenspäne im Bereich des Sinus tarsi schräg als Knochenbrücke eingepflanzt. Sicherer, allerdings nur am **ausgewachsenen Fuß** durchzuführen, sind Resektionsarthrodesen im unteren Sprunggelenksbereich. Die **untere Sprung-**

gelenksarthrodese wurde zuerst von *M. Lange* empfohlen. Dazu wird das untere Sprunggelenk von lateral eröffnet und sparsam entknorpelt, die Resektion der Gelenkflächenanteile reicht bis zur medialen Seite hinüber. Dazu muß das Gelenk zur ausreichenden Einsicht supinatorisch aufgeklappt werden, was man mit einem AO-Spreizer erreichen kann. Bei genügender Entknorpelung auch der medialen Seite des Gelenkes stellen sich die Knochenflächen gut aufeinander, so daß ein knöcherner Durchbau zu erwarten ist. Man kann die Stellung temporär durch Kirschner-Drähte oder Steinmann-Nägel sichern, in jedem Falle ist für einige Wochen bis zum röntgenologisch erkennbaren knöchernen Durchbau zunächst Liegegips- und nach etwa 4 Wochen Gehgipsfixierung erforderlich. Vorteil dieser Operation ist ein ausreichend sicheres Abstoppen der immer weiter fortschreitenden Eversion, die den Fuß sonst schwer verunstaltet.

Selten ist bei der Supinationskontraktur des Fußes eine **Keilosteotomie aus dem Taluskopf** erforderlich, die man bei der Notwendigkeit einer solchen Operation mit der Arthrodese zwischen dem Taluskopf und dem Os naviculare verbindet. In jedem Falle wird man postoperativ und nach Abschluß der Gipsfixierung abstützende orthopädische Einlagen verordnen.

12.6 Der Schaukelfuß

Bei dieser schweren Deformierung des Plattfußes ist das Fußlängsgewölbe regelrecht umgekehrt, so daß die Plantarfläche des Fußes konvex erscheint. Man bezeichnet diese Form auch als **Tintenlöscherfuß** und wegen der Steilstellung des Talus als **Talus verticalis**. Meist ist diese Fehlform angeboren, bekannt sind solche Fehlstellungen aber auch nach einer fehlerhaften Behandlung des Spitzfußes. Bekanntlich geht der Spitzfuß (auch als Teil der Klumpfußdeformität) mit einem hinteren Fersenhochstand einher. Wenn dann der Vorfußbereich zur Spitzfußredression passiv angehoben wird, ohne daß die Ferse wegen der kontrakten Achillessehne und der kontrakten hinteren Sprunggelenkskapsel heruntergezogen werden kann, bleibt der Rückfuß in seiner Spitzfußstellung und der Mittel- und Vorfußbereich wird vor dem Talus nach oben gehebelt. Die normalerweise höchste Stelle der Fußsohle liegt dann am tiefsten (Abb. 155).

12.6.1 Pathologisch-anatomische Befunde des Schaukelfußes

Man findet den Schaukelfuß häufig in Verbindung mit Anomalien des Rückenmarks, am meisten mit der Spina bifida. Dem paralytischen Schaukelfuß liegt ein Muskel-Ungleichgewicht zwischen dem Tibialis posterior und den Außenrandhebern zugrunde. Eine weitere Ursache für den Schaukelfuß liegt in multiplen angeborenen Kontrakturen oder Luxationen bei der Arthrogryposis multiplex. Seltener ist ein angeborener Schaukelfuß ohne weitere Veränderungen am Skelettsystem. Drei wichtige anatomische Faktoren sind es, die den Schaukelfuß kennzeichnen: Der Talus steht sehr steil und ist oft zwischen dem Calcaneus und dem Naviculare eingekeilt, das Naviculare ist oft abgeplattet und deformiert, dabei aus seiner normalen Lokalisation verdrängt und der Vorfuß ist proniert und zur Dorsalseite des Fußes aufgebogen. Es werden sowohl Schaukelfußbefunde mit einem vergrößerten Winkel zwischen Talus und Calcaneus als auch mit einer Parallelstellung von Talus und Calcaneus beschrieben. Der Talus kann auch nach medial neben dem Calcaneus vorbeigeglitten sein, so daß dann eine Subluxation im Talocalcanealgelenk besteht. Die Diagnose des Schaukelfußes wird nach dem klinischen Befund und nach dem Röntgenbild gestellt. Ein echter Schaukelfuß liegt nur vor, wenn bei der Plantarflexion des Fußes die Steilstellung des Talus und die Luxation des Naviculare bestehen bleiben. Nach *Erlacher* besteht die häufigste Fehldiagnose in einer Verwechslung mit dem Hackenfuß. Bei schon etwas älteren Kindern ist die Unterscheidung des Schaukelfußes vom mobilen Knickplattfuß manchmal schwierig, da dieser auch eine erhebliche Steilstellung des Talus aufweist.

Die **plantar-konvexe Walzenform** des Fußes ist beim echten Schaukelfuß kontrakt, tiefster Pol des Fußes ist nach dem Röntgenbild der Taluskopf.

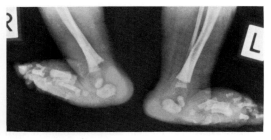

Abb. 155 Schaukelfuß beiderseits beim Kleinkind.

Der Rückfuß steht dazu in einer Spitz-Knickstellung. Die klinischen und röntgenologischen Befunde sind beim angeborenen Schaufelfuß stärker ausgeprägt als beim erworbenen, wie etwa bei der unsachgemäßen Behandlung des Spitzfußes durch Anhebung nur des Vorfußbereiches. Dieser Unterschied betrifft insbesondere auch die Kontraktilität.

12.6.2 Behandlung des Schaukelfußes

In der medizinischen Literatur wird von den einzelnen Autoren immer nur über wenige Behandlungsfälle berichtet, allerdings ist man sich darin einig, daß die Behandlung frühestmöglich beginnen muß. Während man beim erworbenen Schaukelfuß mit meist nur bestehender Subluxation im Talo-Navicular-Gelenk durch konservative Maßnahmen Erfolge erreichen kann, lassen sich beim angeborenen Schaukelfuß zufriedenstellende Ergebnisse fast ausschließlich nur durch operative Maßnahmen erreichen.

12.6.2.1 Physiotherapeutische Anwendungen

Zur Korrektur bzw. Beseitigung des Schaukelfußes sind Mobilisierungen, Massagen und krankengymnastische Übungen sowie auch durchwärmende und damit entspannende Bäder allein unzureichend. Man kann damit eine wesentliche Korrektur der Fußfehlstellung nicht erreichen. Der Krankengymnastik sind schon dadurch Grenzen gesetzt, daß die Patienten fast ausnahmslos zumindest zu Beginn der Behandlung Kleinkinder sind, von denen eine gezielte aktive Mitarbeit nicht erwartet werden kann. Die physikalischen Behandlungen müssen sich somit fast ausnahmslos auf die **Nachbehandlung** erstrecken, wenn Redressionsbehandlungen oder meist operative Behandlungen vorausgegangen sind. Dann soll das Behandlungsergebnis durch physiotherapeutische Maßnahmen gehalten und nach Möglichkeit noch verbessert werden. Insgesamt hat die Physiotherapie dann durchaus ihre volle Berechtigung, da es sich in der Gesamtheit um eine Langzeitbehandlung handeln muß.

12.6.2.2 Gipsbehandlung beim Schaukelfuß

Beim erworbenen Schaukelfuß mit meist nur bestehender Subluxation im Talo-Navicular-Gelenk kann durch manuelle Redressionen mit anschließender Gipsfixierung in der Redressionsstellung eine ausreichende Korrektur erreicht werden, wenn die Behandlung unmittelbar nach Feststellung dieser Fehlform einsetzt und konsequent mit wiederholten Nachredressionen über mehrere Wochen durchgeführt wird. Beim angeborenen Schaukelfuß mit Luxation im Talo-Navicular-Gelenk führten solche Maßnahmen wegen der erheblichen Rigidität des Schaukelfußes nur selten zum gewünschten Erfolg. Selbst über sehr lange Zeit durchgeführte Gipsredressionen zeigen meist schlechte Spätergebnisse. Trotzdem wird man zunächst solche Redressionen besonders beim Säugling und beim Kleinkind versuchen. Während *Imhäuser* berichtete, daß ihm die konservative Redression des Schaukelfußes im Säuglingsalter nie gelungen sei, haben *Henßge*, *Allmeling* und *Stören* in einigen Fällen mit der konservativen Behandlung eine Dauerkorrektur erreichen können.

12.6.2.3 Orthopädietechnische Maßnahmen

Wenn man durch konservative Behandlungsmaßnahmen eine Normalisierung der Fußform oder zumindest eine ausreichende Korrektur erreichen kann, besteht orthopädietechnisch die Möglichkeit, das Fußgewölbe durch eine Einlage oder meist besser durch eine Fußbettung zu stützen und damit insgesamt die Auftrittsfläche zu verbessern. Je nach dem Einzelfall können Konfektionsschuhe mit Fußbettung ausreichend sein oder auch orthopädische Schuhe erforderlich werden. Mit dieser mehr passiven Abstützung müssen aktive krankengymnastische Behandlungen einhergehen. Wenn aus irgendwelchen Gründen operative Behandlungsmaßnahmen nicht möglich sind oder wenn diese nicht zum ausreichenden Korrekturerfolg geführt haben, bleibt ohnehin nur die Möglichkeit, den Fuß in seiner Fehlstellung orthopädietechnisch zu betten, wozu dann immer orthopädische Schuhe erforderlich sein werden.

12.6.2.4 Operative Behandlung des Schaukelfußes

Da die konservative Behandlung des Schaukelfußes in der weit überwiegenden Mehrzahl der Fälle schlechte Dauerergebnisse zeigt, ist in Übereinstimmung mit *Imhäuser*, sowie mit *Schulitz* und Mitarbeitern, die operative Behandlung – eventuell nach vorherigen Gipsredressionsversuchen – frühzeitig anzuraten. Dabei muß der Rückfuß entwickelt werden und das Talo-Navicular-Gelenk muß reponiert und in der korrigierten Stellung fixiert werden.

Schulitz empfiehlt ein operatives Vorgehen in vier Schritten. Erstens wird die Achillessehne verlängert und der Rückfuß entwickelt, d. h., die Ferse wird heruntergeholt, die Valgusstellung des Rückfußes beseitigt. Zweitens wird das Naviculare reponiert. Dieses muß aus seinen Bandverbindungen zum Talus gelöst werden. Mitunter ist auch eine Lösung der Bandverbindungen zwischen dem Calcaneus und dem Cuboid nötig, um das Naviculare aus seiner Fehlstellung zu befreien und auf den Taluskopf zu setzen. Drittens wird der Talus neu eingestellt. Das ist immer notwendig, wenn der Talus nach innen unten am Calcaneus vorbeigeglitten ist. Die Bänder zwischen dem Talus und Calcaneus müssen dazu an der Innen- und Außenseite durchtrennt werden. Viertens wird eine Stabilisierung vorgenommen. Diese erfolgt bei Kindern unter 4 Jahren durch eine Transposition des Peronaeus brevis, Vorverlagerung des Tibialis posterior und Rückverlagerung des Tibialis anterior auf das Naviculare. Bei Kindern über 4 Jahren wird eine extraartikuläre Arthrodese nach *Grice* durchgeführt wie im Kapl. 12.5.2.3 beschrieben. Auch *Imhäuser* empfiehlt zur Stabilisierung des korrigierten Fußes die extraartikuläre Arthrodese nach *Grice,* bei älteren Kindern kann aber auch eine Arthrodese im Talo-Navicular-Gelenk durchgeführt werden. Die operativ gut reponierten Füße müssen über einen Zeitraum von 4 Monaten im Gipsverband fixiert werden, danach muß das Fußgewölbe aber noch durch eine Einlage oder eine Fußbettung abgestützt werden. Oft ist aber auch dann noch eine spätere operative Versteifung des Rückfußes erforderlich, wenn das Fußgewölbe wieder durchzusinken droht.

higkeit des Fußes überfordert werden. Beim vermehrten X-Bein wird der Fuß seitlich weggespreizt, das Körpergewicht verlagert sich mehr auf den Fußinnenrand, so daß der Fuß im ganzen zur Innenseite hin durchgedrückt wird. Auch bei einer vermehrten O-Stellung der Beine kann es zu Knickfüßen kommen. Das geschieht dadurch, daß sich trotz der O-Stellung der Beinachsen die Füße der Auftrittsfläche, also dem Fußboden, anpassen und somit die Ferse gegenüber dem Unterschenkel in eine vermehrte Valgusstellung gedrückt wird. In der Zeit des Laufenlernens ist eine mäßige Knickfußstellung beim Kind ein häufiger und fast normaler Befund. Die bisher noch wenig entwickelte Muskulatur muß sich erst unter der Belastung kräftigen, die physiologische X-Stellung der Beinachse zwischen dem 2. und 5. Lebensjahr und das anfänglich breitbeinige Laufen begünstigen die Knickstellung des Fußes, die aber zunächst nur als ein Haltungsfehler und nicht als ein Stellungsfehler anzusehen ist. Während der kindliche Knick- oder Knickplattfuß in der Regel noch lokker ist, kann sich beim **Jugendlichen** ein kontrakter Knickplattfuß ausbilden. Das besonders dann, wenn der Jugendliche in seiner Berufsausbildung viel stehen und gehen muß. Der Fuß ist dann in der Pronationsstellung mit Valgusstellung der Ferse muskulär fixiert. Differentialdiagnostisch müssen spastische Erkrankungen und chronische Entzündungen ausgeschlossen werden. Der Knick- und Knickplattfuß des **Erwachsenen** kann eine Folge der kindlichen Fußveränderung sein, kann aber auch erst im späteren Lebensalter auftreten. An dem schon ausgereiften Skelett werden stärkere Verschiebungen der Fußwurzelknochen gegeneinander erst möglich, wenn der Bandapparat entsprechend nachgibt.

12.7 Der Knickfuß und Knickplattfuß

Der reine Knickfuß (Pes valgus) und der Knickplattfuß (Pes planovalgus) sind in ihrer Entstehung häufig eng miteinander verknüpft, häufig lassen sie sich nicht exakt trennen. Trotzdem gibt es aber auch reine Knickfüße, also ohne Plattfußkomponente, das Längsgewölbe des Fußes kann sogar besonders kräftig ausgebildet sein. Der **kindliche Knick- und Knickplattfuß** wird als eine Belastungsdeformität angesehen. Es herrscht ein Mißverhältnis zwischen der Belastung und der Belastbarkeit des Fußes. Durch zu starke Gewichtszunahme, aber auch durch eine statische Fehlbelastung zum Beispiel bei X-Beinen, kann die Tragfä-

12.7.1 Pathologisch-anatomische Befunde des Knickfußes

Beim **Knickfuß** findet sich, wahrscheinlich durch die Fehlbelastung, eine Einwärtsdrehung der Knöchelgabel mit entsprechender Drehung der Gelenkachse. Der in der Knöchelgabel fixierte Talus dreht sich mit und gleitet auf der Gelenkfläche des Calcaneus nach medial. Es kommt dadurch zu einer Subluxation zwischen dem Talus und Calcaneus, der Talushals senkt sich weiter nach unten und drückt den Calcaneus in die für den Knickfuß typische Valgusstellung. Der Vorfuß gerät dabei gegenüber dem pronierten Rückfuß in eine Supinationsstellung. Bei der Ausbildung zum **Knickplattfuß** flacht sich unter dem ständigen Belastungsdruck auch das Längsgewölbe des Fußes ab. Der Rückfuß gerät in Pronation, der Vorfuß in Supination, es kommt zu einer Fehlstellung besonders im Talo-Naviculargelenk. Allerdings bleibt für den Knickfuß wie für den Knickplattfuß die Verschiebung des Talus gegen den Calcaneus entscheidend. Kommt es zu einem Schrumpfungsprozeß am Kapsel- und Bandapparat des Fußes, so resultiert daraus der **kontrakte Knickplattfuß.** In diesem Stadium läßt sich die Fehlstellung auch bei erschlaffter Muskulatur nicht mehr ohne weiteres beseitigen. Besteht der kontrakte Knickplattfuß über längere Zeit, kommt es auch zu Verformungen der einzelnen Fußknochen, die sich der Fehlbelastung durch Fehlform anpassen.

Der ausgeprägte **kindliche Knickfuß** ist einfach zu erkennen. Man betrachtet zur klinischen Diagnosestellung die kleinen Patienten am besten im Stand von hinten. Dabei fällt dann unverkennbar die Abknickung der Ferse gegen den Unterschenkel im X-Sinne (= Valgusstellung) auf. Man kann sich auch am liegenden Patienten die Achse des distalen Unterschenkels und der Ferse mit einem Fettstift markieren. Im unbelasteten Zustand gibt das beim lockeren Knickfuß fast eine gerade Linie. Stellt man den Patienten dann auf eine feste Unterlage, so wird daraus ein Bogen, der die X-Stellung der Ferse je nach Ausprägung mehr oder weniger stark deutlich macht (Abb. 156).

In schwereren Fällen kann der Fuß fast ganz nach innen umkippen. Der Vorfuß steht gegenüber dem Rückfuß abduziert. Wenn man sich schon etwas länger getragene Schuhe solcher Patienten ansieht, dann ist die Innenseite der Absätze stärker abgelaufen. Auch bei stärker ausgeprägten kindlichen Knick- oder Knickplattfüßen wird kaum über Schmerzen geklagt, diese treten erst im späteren Alter auf. Die Kinder ermüden dann nach längerem Gehen schneller und geben uncharakteristische Schmerzen in den Beinen bis hoch zu den Hüften an.

Beim **kontrakten Knickplattfuß** ist der Fuß im unteren Sprunggelenk weitgehend fixiert, oft klinisch fast völlig steif. Bei der bestehenden Fußfehlstellung und den kontrakten Muskeln springen die Sehnen der Wadenmuskeln aber auch die der Zehenstrecker wie derbe Stränge deutlich vor. Auftreten und versuchte Abwicklung des Fußes sind dann stark schmerzhaft behindert. Der Versuch, den Fuß passiv in seine richtige Form zu bringen, mißlingt und verursacht Schmerzen. Als eine besondere Variante hat *Hohmann* eine isolierte Kontraktur im Talonaviculargelenk beschrieben. Der Vorfuß steht dann gegen den Rückfuß su-

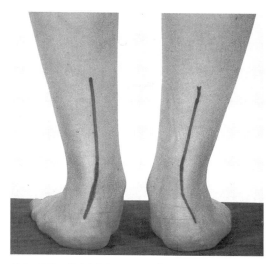

Abb. 156 Knickfüße mit X-Stellung der belasteten Fersen.

piniert und ist in dieser Stellung fixiert, während das Talo-Calcaneargelenk gut beweglich ist.

Im **Erwachsenenalter** findet man mehr den Knickplattfuß als den reinen Knickfuß. Bei der fast immer vorhandenen Insuffizienz der Fußmuskulatur bei solchen Patienten flacht der Fuß auch bei seinem Längsgewölbe ab (Abb. 157). Beim Erwachsenen steht besonders der Schmerz im Vordergrund. Er wird als ziehend angegeben und auf die Fußsohle und in die innere und äußere Knöchelregion lokalisiert. Oft können die Schmerzen bis zu den Hüften, sogar bis zur Kreuz-Lenden-Region ausstrahlen. Die Patienten klagen über müde Beine und brennende Fußsohlen. Das Röntgenbild zeigt neben der Abflachung des Fußlängsgewölbes, wie man es auch beim reinen Plattfuß findet, eine Einmuldung zwischen dem Kahnbein und den Keilbeinen sowie eine Aufbiegung des medialen Fußstrahls. Wichtig ist auch die im Röntgenbild erkennbare Abduktion des ganzen Vorfußes gegenüber dem Rückfluß.

12.7.2 Behandlung des Knickfußes

Die Behandlung des sich eventuell abzeichnenden Knickfußes oder Knickplattfußes beim **Kind** sollte nach Möglichkeit **vorbeugend** sein.

Matzen bezeichnet die vorbeugenden Maßnahmen zusammengefaßt als „Hygiene des Fußes", mit der dem weitgehend als Zivilisationsschaden anzusehenden Knick- und Knickplattfuß entge-

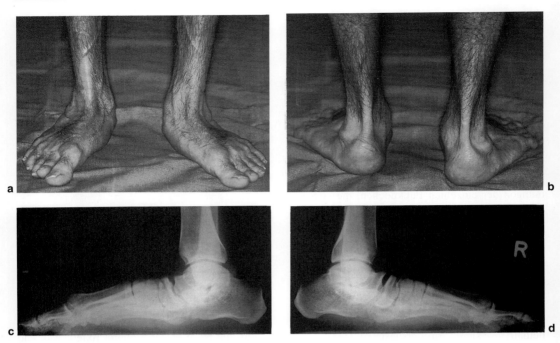

Abb. 157 a–d Knick-Plattfüße beim Erwachsenen
a von vorn; **b** von hinten; **c, d** im seitlichen Röntgenbild.

gengewirkt werden soll. Das beginnt schon mit der Rachitisprophylaxe. Weiter gehört zur Fußhygiene des Kindes viel Bewegung der Füße im Freien, der Barfußgang auf weichem, sogenanntem gewachsenem Boden, so daß die Zehen greifen, die Fußmuskeln arbeiten können. Den Eltern, oft besonders auch den Großeltern, muß man einprägen, daß sie die Kinder nicht etwa aus falschem Ehrgeiz zu früh zum Laufen veranlassen sollen. Ein normal entwickeltes Kind beginnt von selbst zu stehen und zu gehen, es braucht dazu nicht zusätzlich gedrängt zu werden.

Wenn der kindliche Knickfuß ein gewisses und somit leichtgradiges Ausmaß nicht überschreitet, muß er nicht behandelt werden. Wenn sich die Fußform zum Pathologischen hin verstärkt und insbesondere eine Abduktion des Vorfußes hinzukommt, müssen Behandlungsmaßnahmen eingeleitet werden, die selbstverständlich zunächst konservativ sind. Die Übergänge zur Behandlungsnotwendigkeit sind durchaus fließend.

Beim **Erwachsenen** sind beim Sichtbarwerden der Knickfuß-bzw. Knick-Plattfußkomponente zunächst mindestens abstützende Maßnahmen erforderlich, um einem Fortschreiten der Fehlform vorzubeugen. Eine Selbstkorrektur, wie beim Kleinkind möglich, ist im Erwachsenenalter nicht mehr zu erwarten.

12.7.2.1 Physiotherapeutische Anwendungen

Sowohl prophylaktische als auch therapeutische Maßnahmen für Knick-und Knick-Plattfüße sind Zehengreifübungen, Zehenstand und Zehengang sowie auch Hüpfübungen. Sie dienen der Muskelkräftigung und sind auch bei unterstützenden passiven Maßnahmen die Grundlage jeder Knickfußbehandlung. Für Kinder müssen diese Übungen zunächst mit einer Krankengymnastin in Gegenwart auch der Eltern erlernt und durchgeführt werden, sie müssen dann – gewissermaßen als Hausaufgaben – jeden Tag konsequent zu Hause fortgesetzt werden. Die Krankengymnastik wird mit Übungen durchgeführt, die die Ferse in Supinationsstellung bringen. Übungen im unbelasteten Zustand sind dahingehend möglich, daß ein Ball mit den Füßen umgriffen wird oder abwechselnd die Ferse und der äußere Fußrand des einen Beines auf den Oberschenkel des anderen Beines gelegt wird. Halbbelastete Übungen, also im Sitzen, sind möglich durch Anheben der Fersen und anschließendes Absetzen in Supinationsstellung. Für krankengymnastische Übungen unter voller Belastung ist der hohe Zehengang zu empfehlen.

Zusätzlich zu diesen krankengymnastischen Übungen ist **Kies-oder Sandtreten** zu empfehlen, das auch zu Hause durchgeführt werden kann. Dazu wird eine große Schüssel mit einer dicken Kies- oder Sandschicht beschickt, darin werden die Greifübungen mit supinierten Rückfüßen durchgeführt. Als angenehm wird es empfunden, wenn die Kies- oder Sandschicht mit warmem Wasser übergossen wird, so daß die Übungen im warmen Schlamm erfolgen.

12.7.2.2 Orthopädietechnische Abstützung

Der **lockere Knick- und Knick-Plattfuß** braucht beim Kind nur ausnahmsweise passiv gestützt und korrigiert zu werden, eine Einlagenversorgung ist nur selten erforderlich. Allerdings kommen immer wieder besorgte Eltern in die orthopädische Sprechstunde, die eine Einlagenversorgung haben wollen, um ihrerseits alles getan zu haben, nichts zu versäumen. Kann man solche Eltern davon überzeugen, daß Fußgymnastik angezeigt und Einlagenversorgung nicht erforderlich ist, werden sie sich zufrieden geben. Andernfalls kann man aber auch zumindest vorübergehend Einlagen rezeptieren, wenn gleichzeitig eine Fußgymnastik durchgeführt wird. Man kann sonst ziemlich sicher sein, daß diese Eltern mit ihrem Kind zu einem anderen Orthopäden gehen, bis sie die gewünschten Einlagen doch erhalten.

Der **aktiv nicht mehr korrigierbare Knick- und Knick-Plattfuß** beim Kind bedarf dagegen neben der aktiven Kräftigungsübung einer passiven Korrektur durch Einlagenversorgung. Die Aufrichtung erfolgt dann vom Rückfuß her. Die Einlage muß die Ferse aus ihrer Valgusstellung herausbringen und ggf. den nach plantar abgewichenen Teil des Calcaneus heben. Die Ferse darf dabei keinesfalls in eine zu starke Supination gedreht werden, sonst könnte daraus ein Kippfuß resultieren. Für die Korrektur vom Rückfuß her hat sich bei Kindern besonders gut die **Fersenschale nach** *Helfet* bewährt, wie sie auch für die Behandlung des Senkfußes empfohlen wurde. Eine weitere Möglichkeit bietet die **Schrägeinlage**. Sie hebt die Ferse medial durch Unterstützung mit einem Filzkeil oder einem Korkkeil leicht an, an der Außenseite kann zur Abstützung des Fersenbeins eine hochgezogene Lasche angebracht sein (Abb. 158).

Eine stärkere Korrektur ist durch die **Flügeleinlage nach** *R.v.Volkmann* zu erreichen (siehe Abb. 149), diese wird auch zur Behandlung des Plattfußes verwandt. Die aus Duraluminium hergestellte Einlage hat am Innenrand zwei hochgezogene Halteflügel zur korrigierenden Abstützung des Fersenbeins und des Kahnbeins, den Gegenhalt bietet eine breite hoch gezogene Lasche an der Außenseite. Fersenbein- und Kahnbeinflügel müssen soweit hochgezogen werden, daß der Knickfuß vollständig aufgerichtet wird. Andernfalls ist mit stärkeren Druckbeschwerden zu rechnen. Die Richtungszunge unter dem Mittelfuß muß schmal gehalten werden, so daß sie nur die drei mittleren Strahlen unterstützt, sie reicht bis zu den Zehengrundgelenken. Die Randstrahlen bleiben frei und können unmittelbar an der Fußabwicklung teilnehmen. Diese Konstruktionsmerkmale sind aus den Skizzen in der Abb. 149 zu ersehen.

Grundsätzlich darf beim kontrakten Knick-Plattfuß die Korrektur nicht gleich zu stark erfolgen, sonst wären Reizzustände und Schmerzen zu erwarten. Häufig muß man die Einlagen in mehreren Etappen nacharbeiten. Die Einlagen sind aus einem festen Material anzufertigen, wie Alumini-

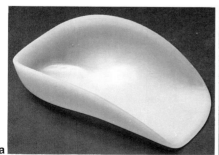
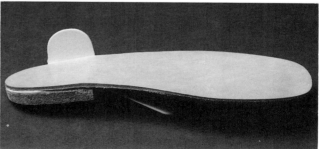

Abb. 158 a,b Knick-Plattfußabstützung durch **a** Fersenschale für Kinder nach *Helfet*; **b** Schrägeinlage.

um oder Kunststoff, sie sollen beim kontrakten Knick-Plattfuß den Rückfuß umfassen. Wegen der häufigen Rezidivneigung sind wiederholte Kontrolluntersuchungen erforderlich.

Die konservative Behandlung des **erwachsenen Knick-Plattfußes** entspricht im wesentlichen der des Senk- und Plattfußes, wichtigstes Ziel ist die Beseitigung der Schmerzen. Eine gewisse Schmerzlinderung erreicht man schon durch eine Änderung am Schuh, indem der harte Auftritt durch eine weiche puffernde Sohle gemildert wird. Bei akuter Schmerzsymptomatik werden temporäre elastische Klebe- und Stützverbände als schmerzlindernd und wohltuend empfunden. Der Fuß wird mit einer gut modellierten Einlage unterstützt, die ein weiteres Durchknicken verhindert. Soll die Einlage den Fuß in die Supinationsstellung bringen, empfiehlt sich beim Knick-Plattfuß die *Homann*sche **Torsionseinlage**. Diese geht lateral bis über das Köpfchen des 5. Metatarsalknochens hinaus, medial ist sie kürzer und reicht nicht ganz bis an das Köpfchen des 1. Metatarsalknochens. Man erreicht so eine leichte Supination des Rückfußes und Pronation des Vorfußes. Die Einlagen werden grundsätzlich nach Gipsabdruck angefertigt, häufig ist zusätzlich zu einer Trittspur zu raten, weil diese die Belastungspunkte des Fußes besser erkennen läßt.

In besonders schweren Fällen muß auf eine einlagenbedingte Korrektur ganz verzichtet werden, man kann den Fuß dann nur noch mit einer **Fußbettung** unterstützen, um Schmerzfreiheit zu erreichen und ein weiteres Abknicken und Durchsinken zu verhindern. Die charakteristische Abstützung im Kork-Leder-Bett ist in solchen Fällen als das Mittel der Wahl anzusehen.

12.7.2.3 Operative Behandlung des Knickfußes

Obwohl die Behandlung des Knickfußes und des Knick-Plattfußes besonders im Kindesalter nach Möglichkeit konservativ sein soll, kann nach ergebnisloser Behandlung ein operatives Vorgehen erforderlich werden. Beim Kind, insbesondere beim Kleinkind, sollen grundsätzlich nur Weichteiloperationen durchgeführt werden, also Muskel- und Sehnenplastiken oder Bandplastiken. Die zur Behandlung des Plattfußes beschriebene **Operation nach** *Niederecker* ist auch zur operativen Behandlung des Knickfußes geeignet. Dabei wird die Sehne des M. tibialis anterior auf das Kahnbein verpflanzt, so daß das Fußlängsgewölbe angehoben und aus seiner Knickstellung gezogen wird. Bei einer stärkeren Überdehnung der medialen Bänder des Fußes hat *Hohmann* empfohlen, die Bandverbindungen zwischen dem Innenknöchel und dem Calcaneus sowie zwischen dem Innenknöchel und dem Os naviculare durch kräftige Nähte zu verstärken, um dadurch den Rückfuß in der Supination zu halten. In manchen Fällen kann die zusätzlich Z-förmige Verlängerung der verkürzten Sehne des M. fibularis brevis ein Rezidiv verhindern helfen.

Beim kontrakten Knick-Plattfuß des Jugendlichen und beim Knick-Plattfuß des Erwachsenen reichen die Weichteiloperationen oft nicht aus. Dann gibt es die Möglichkeit einer **Talushalsosteotomie** in Verbindung mit der Rückverlagerung der

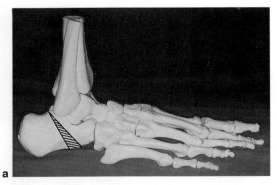
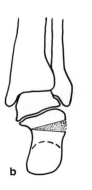
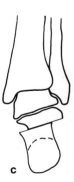

Abb. 159 a–c Operative Knick-Plattfußkorrektur durch
a plantare Keilentnahme aus dem Kalkaneus;
b laterale Aufrichtungsosteotomie des Kalkaneus mit Knochenunterfütterung;
c Verschiebeosteotomie des Kalkaneus zur Unterstellung medial.

Sehne des M. tibialis anterior oder bei stärkeren Veränderungen auch in Kombination mit einer subtalaren Arthrodese (Versteifung des unteren Sprunggelenkes). Eine weitere knöcherne Korrekturmöglichkeit liegt in der **Osteotomie des Calcaneus**. Dazu kann ein plantar offener Knochenkeil aus dem Calcaneus entnommen werden, so daß das Fußlängsgewölbe insgesamt aufgerichtet wird. Zum anderen kann nach einer schrägen Osteotomie der distale Calcaneusanteil supinatorisch korrigiert werden, an der Außenseite wird mit Knochen unterfüttert. Eine bessere Abstützung der Knickstellung bietet die Verschiebeosteotomie des Calcaneus. Nach der Schrägosteotomie wird das distale Fragment nach medial verschoben, um den Fuß insgesamt medial besser abzustützen. Diese Osteotomien sind in der Abb. 159 skizziert.

12.8 Der Hohlfuß

Kennzeichnend für den Hohlfuß oder Pes cavus (auch Pes excavatus) ist eine verstärkte Ausbildung des Fußlängsgewölbes. Der klassische Hohlfuß wird auch als Spiegelbild des Plattfußes bezeichnet, das trifft in gewisser Weise auch bei einem Vergleich mit dem Schaukelfuß zu. Neben der Hohlfußbildung, die durch eine Muskellähmung bedingt ist, gibt es den **idiopathischen Hohlfuß**. Selten beobachtet man den Hohlfuß von Geburt an, häufiger entwickelt er sich im frühen Schulalter. Dann ist der Hohlfuß noch locker, so daß sich Fuß- und Zehenfehlstellungen noch relativ leicht passiv ausgleichen lassen. Auffällig wird die Veränderung dadurch, daß in Schuhen Schmerzen am Spann angegeben werden. Diesen Beschwerden wird häufig zunächst wenig Beachtung geschenkt, so daß die Patienten erst dann zur Untersuchung und Behandlung kommen, wenn der Fuß in seiner Deformität schon ziemlich kontrakt und somit auch passiv nicht mehr ausgleichbar ist.

Abgesehen vom lähmungsbedingten Hohlfuß ist die Ursache bisher unklar. Pathogenetisch kommt ein Muskelungleichgewicht in Frage, es überwiegen die Muskeln, die das Fußgewölbe anheben, gegenüber den Kräften, die es abflachen. Zu den gewölbeerhaltenden Kräften zählen die Gewölbekonstruktion selbst, die plantaren Gelenkbänder und die Plantarfaszie, Kräfte und Tonus der plantaren Muskeln. Gewölbeabflachende Kräfte sind die Wadenmuskeln und die kurzen Wadenbeinmuskeln sowie auch ein vermehrtes Körpergewicht. Die Muskelmechanik dieses Leidens ist vor allem von *Daubenspeck* geklärt worden, nachdem schon *Pauwels* auf die Bedeutung der kleinen Vorfußmuskeln für die richtige Zehenstellung hingewiesen hatte. Wenn die Mm. interossei und die Mm. lumbricales nicht mehr ausreichend kräftig wirken, kommt es nicht nur zu Klauenzehen, sondern darüberhinaus zum Hohlfuß. Angenommen wird auch eine vermehrte Anspannung des M. fibularis longus bei Schwäche des M. tibialis anterior oder des M. fibularis brevis. Vermehrte Anspannung der langen Zehenbeuger und auch der langen Zehenstrecker tragen zur Verkürzung des Fußes unter Anhebung des Längsgewölbes bei. Offensichtlich handelt es sich um ein Zusammenspiel mehrerer Faktoren, *Peic* hat dazu ganz richtig ausgeführt, den „Hohlfußmuskel" habe man bisher vergeblich gesucht.

12.8.1 Pathologisch-anatomische Befunde des Hohlfußes

Der als klassisch zu bezeichnende Hohlfuß ist eine Normvariante mit einer starken Ausprägung des Fußlängsgewölbes (Abb. 160). Es gibt aber weitere Formen des Hohlfußes.

Der **hochgesprengte Fuß** und der Pes cavus zeigen fließende Übergänge mit einem betont ver-

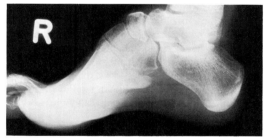

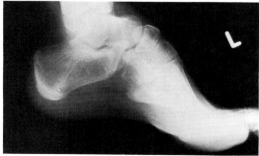

Abb. 160 Hohlfuß beiderseits im seitlichen Röntgenbild.

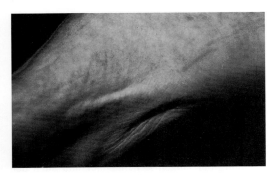

Abb. 161 Angespannte Plantarfaszie beim Hohlfuß.

mehrten Längsgewölbe, die Mittelfußknochen stehen bei dieser Form in etwa gleichem Niveau.

Beim **Ballen-Hohlfuß** oder Pes cavo-varus kommt zum vermehrt ausgebildeten Fußlängsgewölbe eine Supinationsstellung des Rückfußes und eine Vorfußpronation mit stark ausgeprägtem Großzehenballen. Besteht zusätzlich zum Hohlfuß eine Krallenstellung der Zehen, evtl. mit Subluxation in den Grundgelenken, spricht man vom **Klauen-Hohlfuß** (s. Kap. 12.8.3).

Der **Hacken-Hohlfuß**, auch Pes calcaneo-varus oder Pes cavus posterior genannt, ist durch die Supinationsstellung und insbesondere durch die Steilstellung des Fersenbeines gekennzeichnet.

Mit der Ausbildung des kontrakten Hohlfußes passen sich die einzelnen Fußknochen, insbesondere die Fußwurzelknochen, dieser Fehlstellung an und zeigen auch in sich entsprechende Deformierungen, wie aus der Abb. 160 zu ersehen ist. Eine Aufspreizung des Hohlfußes ist dann nicht mehr möglich, beim Versuch spannen sich die verkürzten Sehnen und auch die Plantaraponeurose vermehrt an (Abb. 161).

12.8.2 Behandlung des Hohlfußes

Bei der Behandlung des Hohlfußes muß man zwischen dem noch lockeren kindlichen Hohlfuß und dem kontrakten Hohlfuß des Jugendlichen und Erwachsenen grundsätzlich trennen. Der **kindliche Hohlfuß** soll einer konservativen Behandlung zugeführt werden, noch ehe es zu stärkeren Fehlstellungen mit zunehmender Fixierung kommt. Beim **Jugendlichen** und **Erwachsenen** ist eine Behandlung erforderlich, wenn erhebliche Beschwerden beim Tragen von Schuhen auftreten und das Gangbild somit behindert wird. Die Beschwerdesymptomatik wird in den Schuhen durch die verkürzte Fußform und den stark prominenten Fußrücken verursacht. Die Behandlung richtet sich nach dem Schweregrad der Hohlfußausbildung und dem Alter des Patienten. Über die Wirksamkeit konservativer Behandlungsmaßnahmen gibt es unterschiedliche Meinungen, einige Autoren sehen eine Beseitigung aller Komponenten des schweren Hohlfußes nur in einer großzügigen Resektionsoperation.

12.8.2.1 Physiotherapeutische Anwendungen

Im Anfangsstadium des Hohlfußes, also wenn die Verkürzung der plantaren Weichteile noch nicht fortgeschritten bzw. wesentlich fixiert ist, besteht durchaus die Möglichkeit, den Fuß manuell aufzudehnen. Der manuelle Zug muß gleichzeitig am Vorfuß und an der Ferse ansetzen, verständlicherweise jeweils in entgegengesetzter Richtung, um das überhöhte Längsgewölbe abzuflachen. Diese passiven Dehnungen erfolgen am günstigsten in Bauchlage des Patienten mit rechtwinkelig angebeugtem Knie. Aktive krankengymnastische Übungen können zur Korrektur des Hohlfußes nicht beitragen.

12.8.2.2 Orthopädietechnische Versorgung

Grundsätzlich ist zwischen dem gewöhnlichen Hohlfuß und dem Klauen-Hohlfuß zu unterscheiden.

Der gewöhnliche Hohlfuß ist der konservativen Behandlung nicht so unzugänglich wie häufig angenommen wird. Bei mittelschwerer Ausprägung kann man sogar bei Erwachsenen eine Besserung erzielen, die annähernd an eine vollständige Heilung herankommt. Wichtig ist die richtige **Abstützung nach** *Marquardt* (Abb. 162). Man darf bei der Einlagenabstützung nicht durch Hebung des Fußgewölbes die schmerzhaften Vorfußschwielen entlasten wollen. Das bringt zwar im Augenblick eine Erleichterung, verschlimmert aber letztlich die Fehlstellung insgesamt. Im Gegensatz zur Senkfußbehandlung muß die Fußlängswölbung insgesamt gedehnt werden, indem der vorderste und hinterste Teil auf eine schiefe Ebene kommt. Die Einlage darf dabei verständlicherweise nicht eckig sein, sie muß vielmehr gerundet werden, damit der Fuß in die Aufspreizung gleiten kann. Die Aufdehnung erfolgt mit jedem Schritt durch die Belastung des Körpers. Die ganze Einlage darf nicht zu kurz gearbeitet werden. Häufig bereitet

Der Hohlfuß 151

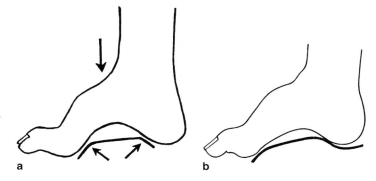

Abb. 162 a, b Hohlfußkorrektur durch Einlage.
a Prinzip der Korrektur;
b Profil der Hohlfußeinlage.

die Unterbringung der Hohlfußeinlage im Konfektionsschuh wegen des ohnehin erhöhten Fußspanns Schwierigkeiten. Bei vermehrtem Druck der Schuhschnürung auf den Fußrist kann das Einsetzen eines Lederzwickels am Rist oder auch eine Abpolsterung helfen. Falls eine Neigung zum Umkippen des Fußes in Supination besteht, wird durch ein Kissen neben der Ferse der Schuhboden mehr nach außen verlagert, das Umkippen in die Supination hört damit auf (Abb. 163).

Hohlfüße können auch so schwer ausgeprägt sein, daß von vornherein **orthopädische Maßschuhe**

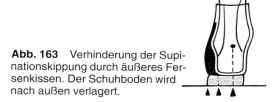

Abb. 163 Verhinderung der Supinationskippung durch äußeres Fersenkissen. Der Schuhboden wird nach außen verlagert.

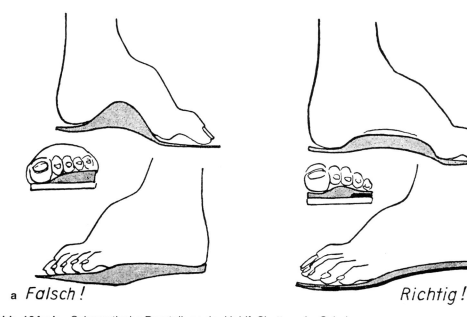

Abb. 164 a, b Schematische Darstellung der Hohlfußbettung im Schuh:
a links falsch;
b rechts richtig.

erforderlich sind. Dann muß die Bettung in den Schuhen von einem Paar zum nächsten millimeterweise in die Länge gezogen werden. Dieses Vorgehen erfordert Ausdauer und Mitarbeit des Arztes, des Orthopädieschuhtechnikers und insbesondere auch seitens des Patienten. Letzterer möchte verständlicherweise am liebsten bei Schuhen bleiben, die ihm eine schon ausreichende Linderung seiner Beschwerden gebracht haben. Man darf sich aber damit keinesfalls zufrieden geben, die Behandlung muß mit immer weiterer Aufdehnung soweit fortgesetzt werden, bis eine zufriedenstellende Fußform erreicht ist, die dann auch gehalten werden muß. Bei einer so langzeitigen Behandlung ist es durchaus kein Wunder, daß es die Beteiligten für unmöglich halten, Hohlfüße bei Erwachsenen ohne eine Operation ausreichend zu bessern. Das Prinzip der Bettung in orthopädischen Schuhen ist in der Abb. 164 dargestellt. Werden die Schuhe so gebaut, wie in der als falsch gekennzeichneten Skizze angedeutet, so sind die Schmerzen zunächst zwar behoben, der Hohlfuß wird aber noch verstärkt. Die Bettung darf den Hohlfuß nicht unterstützen, sie muß ihn vielmehr ganz allmählich strecken. Eine Stabilisierung durch Anbringung eines Stahlbandes oder einer Kunstharzverstärkung außen am Korkbett unterstützt die Form der Einlage (in der Abb. 164 schwarz gezeichnet).

Da die Versorgung mit orthopädischen Schuhen über lange Zeit sehr kostspielig ist und sich alle Behandlungsmaßnahmen über einen sehr langen Zeitraum erstrecken müssen, wird man sich häufig doch zur operativen Behandlung entschließen.

12.8.2.3 Operative Behandlung des Hohlfußes

Grundsätzlich unterscheidet man Operationen an den Weichteilen, knöcherne Operationen und die Kombination beider Verfahren. Eine der am häufigsten ausgeführten Weichteiloperationen ist die **Plantotomie**, die Durchtrennung der Plantaraponeurose vor dem Calcaneus. Diese Operation allein gibt keine zufriedenstellenden Ergebnisse, auch dann nicht, wenn in bestmöglicher Aufbiegung des Fußlängsgewölbes eine längere Fixierung im Gipsverband angeschlossen wird. Deutlich besser ist die Kombination der Plantotomie mit der Vorverlagerung der Sehnen des M. peronaeus longus und des M. tibialis anterior auf den Fußrücken.

Eine knöcherne Operation zur Behandlung des Hohlfußes wurde von *Dwyer* und *C. Mau* angegeben. Dabei wird ein hinterer oben offener Knochenkeil aus dem Fersenbein herausgenommen. Die Operation ist bei Hohlfüßen älterer Kinder geeignet, da keine Knorpel-Knochengrenzen verletzt werden und somit das Knochenwachstum nicht nennenswert beeinträchtigt wird. Zweck dieser Keilosteotomie ist eine hintere Abflachung des Fersenbeins mit gleichzeitig möglicher Valgisierung. Betrachtet man das Schema der Abb. 165, dann leuchtet die Wirksamkeit dieser Operation bei starker Varusstellung der Ferse ohne weiteres ein.

Für die operative Korrektur des Hohlfußes beim Erwachsenen hat sich die **dorsale Keilexzision aus der Fußwurzel** wohl am besten bewährt. Dabei wird das Chopartsche Gelenk versteift und am günstigsten auch eine Arthrodese zwischen dem Talus und Calcaneus durchgeführt. *Imhäuser* sichert das Ergebnis mit dorsalen Klammern (Abb. 166), diese müssen durchaus nicht zwingend wieder entfernt werden. Während *Hipp* beim Ballen-Hohlfuß die Osteotomie des 1. Mittelfußknochens empfiehlt, verzichtet *Imhäuser* darauf. *Imhäuser* empfiehlt bei schwerer Hohlfußausbildung eine großzügige Keilentfernung aus dem Mittelfuß mit Entfernung des ganzen Os naviculare, Anteilen der Ossa cuneiformia und des Kuboids sowie eines Teils des Taluskopfes und auch des vorderen

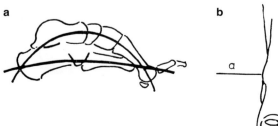

Abb. 165 a,b Mediale Gewölbeüberhöhung beim Hohlfuß. Im Stand Supination der Ferse, Pronation des Vorfußes.
a Achse des oberen Sprunggelenkes
b Ballenauftritt

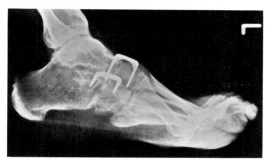

Abb. 166 Zustand nach Fußwurzel-Keilosteotomie beim Hohlfuß, Fixierung mit Metallklammern.

Fersenbeinanteils. Er versetzt dann noch die Sehne des M. fibularis longus auf die Basis des 5. Mittelfußstrahls. Durch die kombinierte Knochen-Weichteiloperation wird eine Abflachung des Fußlängsgewölbes, pronatorische Vorfußdrehung und Korrektur der Varusfehlstellung der Ferse erreicht.

12.8.3 Der Klauen-Hohlfuß und seine Behandlung

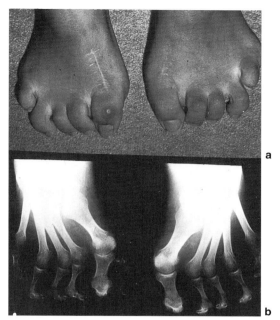

Abb. 167 a,b Klauen-Hohlfuß im
a klinischen
b Röntgenbild.

Es wurde bereits darauf hingewiesen, daß beim Hohlfuß eine zusätzliche Fehlstellung der Zehen im Sinne einer Krallenstellung vorliegen kann. Man spricht dann vom Klauen-Hohlfuß. Die Zehen sind in den Grundgelenken überstreckt bis subluxiert, die Mittel- bzw. Endgelenke sind vermehrt angebeugt (Abb. 167). Die **Klauenstellung der Zehen** wird zu einem großen Teil durch eine Schwäche der kleinen Fußmuskeln bedingt. Diese beugen die Zehen in den Grundgelenken und strecken zugleich in den Endgelenken. Ihre Sehnen verlaufen so, daß sie zunächst an der Unterseite liegen und dann auf die Zehenrücken übergehen. Wenn diese kleinen Fußmuskeln (Mm. interossei und Mm. lumbricales) ausgefallen oder geschwächt sind, bekommen die langen Fußmuskeln das Übergewicht und führen zu den Zehenfehlstellungen.

Der Klauen-Hohlfuß läßt sich meistens, auch in ziemlich schweren Fällen, erfolgreich **konservativ** behandeln. In den Strumpf kommt auf die Grundglieder der Zehen eine elastische Druckpolsterung, etwa von der Dicke eines Fingers. Dabei kann es sich um eine Rolle Verbandmull oder auch um Schaumstoff handeln. Selbst wenn die Zehen schon so steif sind, daß man sie nicht mehr ohne Gewalt strecken kann, geben sie im Laufe der Zeit nach. Unter keinen Umständen darf Watte verwandt werden, sie wird schon nach kurzer Zeit hart und unelastisch. Bei starkem Einkrallen der Zehen kann von unten her ein kleineres Gegenpolster unter die Mittelgelenke gelegt werden. Haben sich an den Klauenzehen Schleimbeutel oder Schwielen ausgebildet, so gehen diese von selbst weg, wenn man den Druck der Schuhe durch die Polsterung abfängt.

Zur **operativen Behandlung** des Klauen-Hohlfußes hat *Scherb* empfohlen, die langen Zehenstrecker auf die Metatarsalköpfchen zu verpflanzen. Dadurch soll eine Anhebung der Metatarsalia mit Begradigung der Zehen und Abflachung des Fußlängsgewölbes erreicht werden. Voraussetzung dafür ist eine noch lockere Zehenfehlstellung. Die Langzeitergebnisse waren nicht überzeugend, es bildeten sich häufig Hammerzehen aus, und die Fußlängswölbung konnte nicht wesentlich verringert werden.

Görres empfiehlt, die Sehnen der langen Zehenbeuger abzutrennen und auf die jeweiligen Grundphalangen zu versetzen, um die Überstreckstellung der Grundphalangen damit zu verbessern. Er hatte dabei nur die Korrektur der Zehenstellung im Auge. Erst *Daubenspeck* erkannte die Wirkung auf den Hohlfuß. Er hat die von *Görres* angegebene Methode abgeändert. Die Fäden zur Fixierung der Beugesehnen an den Grundphalangen werden über die Streckseiten der Grundglieder herausgeführt und über Bleiplatten geknotet. Nach 4 bis 6 Wochen werden die Fäden bei Entfernung des Gipsverbandes zur Streckseite herausgezogen. Die dadurch erreichten Korrekturen der Klauenzehen werden als sehr gut bezeichnet.

12.9 Der Sichelfuß

Unter der Bezeichnung „Contractur des Metatarsus" wurde der Sichelfuß erstmalig 1863 von *Henke* beschrieben. Spätere Bezeichnungen dafür sind **Pes adductus** und **Pes metatarsus varus congenitus**. Es handelt sich um eine angeborene Deformität, dessen Ursache bis heute noch ungeklärt ist. Erblichkeit dieser Fußfehlstellung konnte bisher nicht festgestellt werden. Nicht selten sieht man den Sichelfuß zusammen mit anderen Skelettmißbildungen. Endogene und exogene Faktoren werden für die Entstehung des Sichelfußes diskutiert. *Tönnis* berichtet über Hinweise auf Fruchtwassermangel, ein Myom, Steißbeinlagen und die Kombination mit Hüftdysplasien und Hüftluxationen. Er vertritt daher die Meinung, daß Sichelfüße durch eine stärkere Anfaltung des Fußes in Adduktion und des Unterschenkels in Innenrotation mechanisch durch Raummangel im Uterus entstehen.

12.9.1 Pathologisch-anatomische Befunde des Sichelfußes

Der echte Sichelfuß ist etwas anderes als nur das Einwärtsschlagen des Vorfußes ohne Kontraktur. Man muß zwischen dem **funktionellen Metatarsus varus** und dem echten Sichelfuß unterscheiden. Beim funktionellen Metatarsus varus halten die Kinder ihre Vorfüße mehr oder weniger stark beigezogen, anscheinend fühlen sie sich unbewußt damit beim Gehen sicherer. Diese Fehlhaltung bedarf nur bei ungewöhnlich starker Ausprägung einer Behandlung, sie gibt sich meist von selbst. Beim **echten Sichelfuß** besteht auf der medialen Fußseite eine echte Kontraktur. Der Sichelfuß fällt bereits nach der Geburt als Fehlstellung auf, der ganze Fuß erscheint C-förmig gekrümmt mit Adduktion der Mittelfußknochen gegenüber der Fußwurzel. Die stärkste Abweichung zeigt der 1. Fußstrahl. Zur Fußaußenseite hin nimmt die Fehlstellung ab, am 5. Fußstrahl kann man manchmal überhaupt keine Abweichung mehr erkennen. Eine im Röntgenbild gelegentlich erkennbare Varusstellung der Metatarsalbasen wird als projektionsbedingt angesehen. Am Rückfuß erkennt man eine vermehrte und somit unphysiologische Valgusstellung, die knöcherne Entwicklung des Os naviculare ist verzögert, das Naviculare kann gegenüber dem Taluskopf nach lateral verlagert sein. Durch diese beschriebenen Fehlstellungen kommt es zu einer insgesamt als serpentinenartig beschriebenen Schlängelung oder auch **Bajonettstellung** des ganzen Fußes, wie sie für schwere Sichelfüße typisch ist. Aus der Abb. 168 sind die klinischen und röntgenologischen Fehlstellungen eines angeborenen hier beidseitigen Sichelfußes zu erkennen.

Tönnis hat über die Muskelverhältnisse beim Sichelfuß berichtet. So zeigt der M. abductor hallucis eine Verkürzung, der M. tibialis anterior wurde weiter nach vorn verlagert gefunden und war für die supinatorische Komponente mit verantwort-

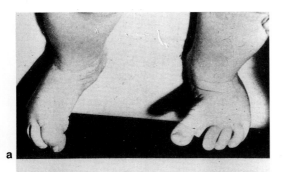

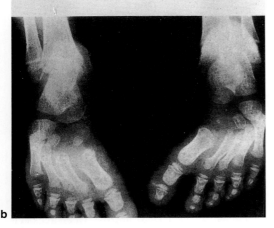

Abb. 168 a,b Sichelfuß im
a klinischen
b Röntgenbild.

lich. Der M. tibialis posterior verlief in mehreren Fällen am Os naviculare vorbei und setzte vorwiegend am Os cuneiforme I an, bewirkte damit eine Adduktion im Tarso-Metatarsalgelenk. Die Mm. peronaei zeigten sich überdehnt und geschwächt, wahrscheinlich als Folge einer längeren Fehlstellung.

12.9.2 Behandlung des Sichelfußes

Der angeborene Sichelfuß ist unmittelbar nach der Geburt zu erkennen, seine Behandlung soll sofort beginnen, also schon in den ersten Lebenstagen. Die angeborene kontrakte Deformität läßt sich durch die Frühbehandlung leichter korrigieren, als wenn man einige Zeit zuwarten würde. Arzt und Eltern des Kindes müssen sich von vornherein auf eine längerfristige Behandlung einstellen. Bei frühzeitiger und konsequenter Behandlung wird man in den meisten Fällen mit konservativen Maßnahmen auskommen.

12.9.2.1 Physiotherapeutische Anwendungen

Die Frühbehandlung des Sichelfußes erfolgt durch eine **manuelle Korrektur** des Vorfußes gegenüber dem Rückfuß, der Rückfuß wird mit der einen Hand fixiert und der Vorfuß mit der anderen in Abduktionsstellung gedrückt. Dabei dient das Kuboid als Hypomochlion. Bei nur leichter Sichelfußstellung kann es schon mal möglich sein, die manuelle Korrektur durch kräftigen Druck einzeitig zu erreichen, meist ist die Korrektur aber nur schrittweise durch wiederholte Redressionen möglich. Durch die Fixierung des Rückfußes bei den Redressionen besteht durchaus die Möglichkeit, daß der Rückfuß in eine Valgusstellung gedrückt wird, dies sollte vermieden werden. Bei den Redressionen besteht durchaus die Gefahr, daß an den Mittelfußknochen Frakturen gesetzt werden. Die Redressionsbewegungen müssen streng in die Abduktion des Vorfußes erfolgen. Weichen die Mittelfußköpfchen nach plantar aus, kommt es zu einer Verstärkung des Fußgewölbes im Sinne eines Hohlfußes, weichen sie zum Fußrücken hin aus, besteht die Gefahr eines Plattfußes.

12.9.2.2 Gipsbehandlung beim Sichelfuß

Die schon bald nach der Geburt einsetzenden **Redressionsbehandlungen**, wie oben beschrieben, können verständlicherweise immer nur für relativ kurze Zeiträume erfolgen. Um zwischen den Redressionsbehandlungen einen Korrekturverlust zu vermeiden, muß das jeweilige Redressionsergebnis im fixierenden Gipsverband gehalten werden. Dazu wird jeweils ein Oberschenkelgips mit Beugung im Kniegelenk und leichter Spitzfußstellung anmodelliert, selbstverständlich mit bestmöglicher Redression des Vorfußes aus der Adduktionsstellung heraus. Soweit möglich, kann vorübergehend durchaus eine leichte Überkorrektur des Vorfußes erfolgen. Beim Neugeborenen werden die nur wenig gepolsterten Gipsverbände für 2 bis 3 Tage belassen, man kann dann auf wöchentliche Gipswechsel übergehen. Insgesamt erfolgt die Gipsbehandlung über mehrere Monate, die zeitliche Festlegung muß vom Schweregrad des Sichelfußes und der Korrekturmöglichkeit abhängig gemacht werden. Nach Abschluß der Gipsperiode mit zirkulären Gipsverbänden ist weitere Versorgung mit einer anmodellierten Gipsschale zu empfehlen. Das Bein wird darin zumindest noch zeitweise mit einer elastischen Binde fixiert. Um ein Rezidiv zu vermeiden, werden unter Abnahme der Gipsschale immer wieder Dehnübungen für die Fußinnenseite durchgeführt. Diese erfolgen im Rahmen einer krankengymnastischen Behandlung, können aber nach entsprechender Einweisung zwischenzeitlich auch von den Eltern vorgenommen werden. Selbstverständlich ist eine ärztliche Überwachung in ziemlich kurzen Intervallen erforderlich.

12.9.2.3 Orthopädietechnische Maßnahmen

Nach Abschluß der Gipsbehandlung und auch der Gipsschalenbehandlung bei Säuglingen erfolgt orthopädietechnische Versorgung mit sogenannten **Nachtschienen** aus einem formbaren Kunststoff. Bewährt haben sich Nachtschienen mit einem verstellbaren Vorfußteil, sie müssen mit Metallschienen verstärkt sein und eine gelenkige Verbindung haben (Abb. 169). Damit ist eine stufenlose Nachkorrektur des Vorfußes gegenüber dem Rückfuß möglich.

Kinder im gehfähigen Alter erhalten neben den Nachtschienen orthopädische Einlagen, die als **Dreibackeneinlagen** die Ferse innen und außen umfassen und zusätzlich einen vorgezogenen Innenrand zur Korrekturhaltung des Vorfußes haben. Die Behandlung mit Detorsions- oder Spiralfedern nach *Scheuer* bzw. *Denis-Browne* wird heute überwiegend abgelehnt. Das Behandlungsprinzip besteht darin, daß von einem Hüftgürtel außen am Bein eine feine Spiralfeder herunter zum Fuß verläuft, die in einem Schuhbügel befestigt wird.

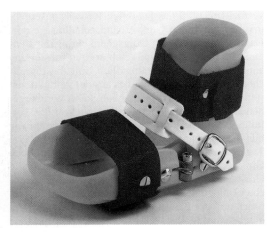

Abb. 169 Verstellbare Sichelfußschiene (Fa. Kraemer).

Die Spannung der Feder läßt sich regulieren, durch die Spiral- bzw. Schraubenwirkung wird der Fuß auswärts gedreht. *Mau* hat darauf hingewiesen, daß durch diese Auswärtsdrehung die Ferse valgisiert wird und eine Knickfußstellung entsteht. Aus dem gleichem Grunde werden auch die sogenannten „Antivarusschuhe" abgelehnt.

12.9.2.4 Operative Behandlung des Sichelfußes

Bei sogenannten veralteten Sichelfüßen oder Sichelfußrezidiven kommen operative Maßnahmen in Betracht, die nach dem 1. bis zum 8. Lebensjahr als Weichteiloperationen durchgeführt werden, danach sind knöcherne Korrekturen möglich.

Zu den **Weichteiloperationen** gehört die Durchtrennung der Band- und Kapselverbindungen am Tarso-Metatarsalgelenk und am Intertarsalgelenk jeweils medial, bekannt ist diese Operation als mediale Auffächerung. *Lange* und *Rütt* haben zusätzlich eine schräge Sehnendurchtrennung des M. abductor hallucis angegeben. *Imhäuser* empfiehlt ab dem 2. Lebensjahr die Inzision der Bänder und Gelenkkapseln an allen Tarso-Metatarsalgelenken und auch zwischen den Metatarsalbasen, um die Geraderichtung des Vorfußes gegenüber dem Rückfuß zu ermöglichen. Die Band- und Kapselverbindungen dürfen dabei nur so weit eingeschnitten werden, daß eine Korrektur möglich ist. Bei vollständiger Durchtrennung aller Kapsel- und Bandverbindungen kann es zu Subluxationen in den Tarso-Metatarsalgelenken kommen. Auf die Gefahr der Verletzung von Gelenkflächen und von Gefäßen wurde hingewiesen. Postoperative Gipsruhigstellung ist in der korrigierten Fußform erforderlich, auch unter dem zusätzlichen Gesichtspunkt, daß Subluxationen zwischen dem Mittelfuß und der Fußwurzel vermieden werden.

Beim weitgehend **ausgewachsenen Fußskelett**, also etwa nach dem 8. Lebensjahr, werden zur Sichelfußkorrektur Keilosteotomien aus den Basisanteilen der Mittelfußknochen empfohlen. Die Operationsverfahren sind mehrfach modifiziert, haben aber letztlich alle das gemeinsame Ziel der Geradstellung der Mittelfußknochen zum Rückfuß. Temporäre postoperative Fixierung durch Kirschner-Drähte ist möglich, eine postoperative Gipsruhigstellung immer erforderlich für die Dauer von etwa 3 Monaten. Als eine weitere zusätzliche operative Maßnahme ist die Osteotomie des Os cuneiforme I mit medialer Aufspreizung und Knochenausfütterung angegeben.

Postoperativ ist in jedem Falle für längere Zeit orthopädische Einlagenversorgung im Sinne von Dreibackeneinlagen erforderlich.

12.10 Der Hackenfuß

Bei dieser häufigen angeborenen Fehlform ist der Fuß nach oben, also fußrückenwärts gestellt. Die Ferse ist dabei sehr steilgestellt und prominent, man bezeichnet diese Fußstellung als **Pes calcaneus**. Als Ursache für den angeborenen Hackenfuß wird ein Mißverhältnis zwischen dem Druck der Gebärmutter einerseits und der Widerstandskraft des Fußes andererseits diskutiert. Von der Form her ist er das Gegenstück des Spitzfußes. Nach der Ätiologie unterscheidet man den angeborenen Hackenfuß, den Lähmungs-Hackenfuß, den traumatisch bedingten Hackenfuß durch Schädigung der Wadenmuskeln oder Achillessehne und den Hackenfuß durch übermäßige Verlängerung der Achillessehne.

Der am häufigsten auftretende angeborene Hakkenfuß kann einseitig oder auch beidseitig sein. Nicht selten findet man ihn zusammen mit einer Hüftdysplasie, beschrieben ist auch ein gleichzeitiges Vorkommen einer Spina bifida occulta. Nach diesen Beobachtungen wird der Hackenfuß auch als eine Hemmungsmißbildung gedeutet.

12.10.1 Pathologisch-anatomische Befunde des Hackenfußes

Auffällig ist bei einem angeborenen Hackenfuß der nach oben geschlagene ganze Fuß, der Fußrükken kann bis an die Vorderseite des Unterschenkels reichen. Bei nicht ganz so stark ausgeprägter Fehlform kann man aber den ganzen Fuß mit nur geringem Fingerdruck in Kontakt mit der Vorderseite des Unterschenkels bringen. Die Plantarflexion des Fußes ist eingeschränkt, die Mittelstellung wird zunächst häufig nicht erreicht. Während die Achillessehne zart und mit herabgesetztem Tonus zu tasten ist, sind die Sehnen der Extensoren angespannt und erscheinen verhärtet. Beim Versuch der Plantarflexion nimmt die Anspannung der Extensorensehnen zwangsläufig zu. Tiefster Punkt des Fußes ist die Ferse. Pathologische Veränderungen im Röntgenbild sind nicht zu erkennen, nicht selten beobachtet man aber eine begleitende Knickfußkomponente im Sinne eines **Knick-Hackenfußes**. In der Abb. 170 sind typische beidseitige Hackenfüße im klinischen Bild dargestellt, wobei sichtbar wird, daß sich die Fußrücken mühelos gegen die Unterschenkel drücken lassen.

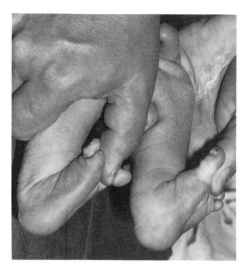

Abb. 170 Hackenfüße.

12.10.2 Behandlung des Hackenfußes

Bei leichten Formen neigt der angeborene Hackenfuß zur spontanen Rückbildung, die Fußform kann sich innerhalb weniger Wochen völlig normalisieren. Ist die Fehlstellung stärker ausgeprägt, soll die redressierende Behandlung bis zur vorübergehenden Überkorrektur möglichst bald nach der Geburt erfolgen. Beim angeborenen Hakkenfuß kommt man in den meisten Fällen mit konservativen Maßnahmen aus.

12.10.2.1 Physiotherapeutische Anwendungen

Die **passiven physiotherapeutischen Behandlungen** beginnen beim angeborenen Hackenfuß möglichst bald nach der Geburt dahingehend, daß der Fuß aus seiner Hackenstellung redressiert wird. Angestrebt wird zunächst eine leichte Überkorrektur in eine Spitzfußstellung hinein. Diese ist häufig bei den ersten Redressionsversuchen noch nicht zu erreichen, muß somit etappenweise durchgeführt werden. Aktive Übungen sind in diesem Alter verständlicherweise nicht möglich.

Im späteren Lebensalter muß zur Verbesserung einer fortbestehenden Hackenfußstellung die **Wadenmuskulatur** trainiert werden. Unbelastete Übungsformen sind dafür Widerstandsübungen für den M. gastrocnemius und den M. soleus. Beispielsweise wird dazu die Fußsohle gegen eine senkrechte Wand gestützt, die Ferse wird davon gelöst, ohne daß das Knie angebeugt wird. Eine andere Übung besteht darin, daß bei angebeugtem Knie die Ferse gegen einen Widerstand hochgezogen und so gehalten wird. Belastete Übungen sind möglich durch Gehversuche mit angehobenen Fersen, Fußspitzenstand oder auch Gehübungen auf einer schiefen Ebene.

12.10.2.2 Redressierende und orthopädietechnische Maßnahmen

Da insbesondere im Neugeborenen- und Kleinkindsalter die passiven Redressionen immer nur relativ kurze Zeit durchgeführt werden können, ist zwischenzeitliche Fixierung in der bestmöglichen Redression erforderlich. Dazu können **Gipsschalen** an die Vorderseite des Unterschenkels und den Fußrücken in Redressionsstellung anmodelliert werden, sie werden dann mit einer schmalen elastischen Binde angewickelt und zu den manuellen Redressionen jeweils angenommen. Wenn häufige Redressionen nicht durchgeführt werden, empfiehlt sich die Korrekturhaltung mit **zirkulären Gipsverbänden** in Spitzfußstellung (Abb. 171). Diese Gipsverbände werden in den ersten 2 bis 3 Lebenswochen alle 2 bis 3 Tage gewechselt, danach erfolgen die Wechsel in wöchentlichen Abständen. Die Gipswechsel werden jeweils zu weiteren stufenweisen Redressionen genutzt. Ist eine ausreichende Korrekturstellung erreicht, können **Kunststoffschienchen** in leichter Spitzfußstel-

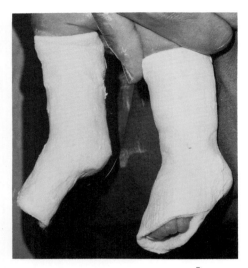

Abb. 171 Hackenfüße mit temporärer Überkorrektur in Gipsverbänden.

12.10.2.3 Operative Behandlung des Hackenfußes

Bei einer fortbestehenden Schwäche der Wadenmuskulatur kann diese durch eine **Sehnentranslokation** verstärkt werden. Dazu besteht einmal die Möglichkeit, daß die Sehne des M. tibialis posterior auf die Achillessehne genäht wird. Eine andere Möglichkeit besteht in der Verlagerung der Peronaeussehne. Diese Operationsmethode hat von *Baeyer* schon 1931 angegeben. In das Fersenbein wird hinten leicht lateral eine knöcherne Rinne gemeißelt, in diese wird die Peronaeussehne eingelagert. Dadurch unterstützt wird das Fersenbein hinten angehoben. Vorteil dieser Operation ist, daß die Peronaeusgruppe ohnehin eine Plantarflexion ausübt, der Kraftverlust durch diese Sehnenverpflanzung ist gering.

Als **knöcherne Operation** zur Korrektur des Hackenfußes hat sich die von *M. Lange* angegebene Methode bewährt. Dazu wird ein rückwärtiger Keil aus dem Talus und dem Calcaneus herausgenommen, es ergibt sich eine Arthrodese im hinteren unteren Sprunggelenk. Zusätzlich muß vorn die Verbindung zwischen dem Fersenbein und dem Sprungbein gelöst werden. Dies ist erforderlich, damit das Fersenbein weiter nach hinten kommt im Sinne einer Verlängerung des hinteren Hebelarmes (Abb. 173). Schließlich wird das Sprungbein vorn eingemeißelt, wodurch eine vordere Anschlagsperre geschaffen wird. In den in Abb. 173 b schwarz gezeichneten Spalt wird ein Knochentransplantat eingesetzt. Ein von der Fußsohle durch den Calcaneus in den Talus temporär eingeschlagener Nagel sichert die Stellung. Nach Gipsruhigstellung bis zur knöchernen Ausheilung genügt dann weitere Einlagenabstützung.

lung anmodelliert werden, die über längere Zeit immer wieder angewickelt werden. Die Behandlung erfolgt normalerweise über mehrere Monate, nur bei sehr kontrakten Hackenfüßen auch über mehrere Jahre. Bei einem kontrakt bleibenden Hackenfuß, der aus irgendwelchen Gründen nicht der operativen Korrektur zugeführt werden kann, muß eine Bettung in **orthopädischen Schuhen** erfolgen. Entsprechend der Abb. 172 darf sich die Auftrittsfläche nicht an der Fußsohle orientieren, sie muß vielmehr nach der Beinachse ausgerichtet werden.

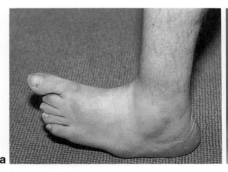
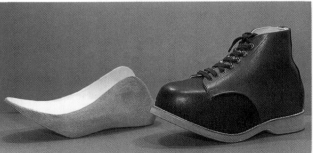

Abb. 172 a,b Veralteter Hackenfuß.
a Klinischer Befund.
b Hackenfuß-Schuh mit Bettung – Die Auftrittsfläche des Schuhs orientiert sich nicht nach der Fußsohle, sondern nach der Beinachse.

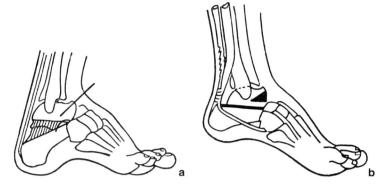

Abb. 173 a,b Hackenfuß-Operation nach *M. Lange*.

12.11 Der Spitzfuß

Beim Spitzfuß besteht eine ständige Plantarflexion des ganzen Fußes, er ist somit das Gegenstück zum Hackenfuß. Wegen dieser Fußstellung mit zwangsläufigem Zehengang hat man eine Beziehung zum Pferdefuß hergestellt und bezeichnet den Spitzfuß als **Pes equinus**. Von der Entstehungsursache her unterscheidet man zwischen dem angeborenen und dem erworbenen Spitzfuß. Der angeborene Spitzfuß kann durch eine muskuläre Dauerkontraktur oder auch eine knöcherne Fehlbildung bedingt sein. Der erworbene Spitzfuß ist auf Lähmungserscheinungen verschiedener Ursachen, Muskel- oder Sehnenerkrankungen, mechanische Ursachen oder auch Systemkrankheiten zurückzuführen. Als mechanische Ursachen gelten ständige Bauchlage bei Säuglingen oder später das ständige Tragen höherer Absätze. Als Systemkrankheiten zur Ausbildung eines Spitzfußes kommen im wesentlichen die Arthrogryposis multiplex sowie progressive Polyarthritis in Frage. Grundsätzlich unterscheidet man zwischen dem **kontrakten Spitzfuß** und dem **schlaffen Spitzfuß**, letzterer wird auch als **Hängefuß** bezeichnet. Der angeborene Spitzfuß ist als eine alleinige Fehlform ausgesprochen selten, häufiger findet man Kombinationen mit Defektbildungen oder auch Hypoplasien am Fuß oder Unterschenkel.

12.11.1 Pathologisch-anatomische Befunde des Spitzfußes

Auffällig ist zunächst die nach unten gerichtete Form des ganzen Fußes. Bei einer Verkürzung der Achillessehne ist ein Fersenhochstand zu erkennen, das Fersenbein steht zusätzlich häufig in Varusstellung. Das Fußlängsgewölbe kann leicht verstärkt werden. Auffällig ist beim kontrakten Spitzfuß das Unvermögen, den Fuß in die Mittelstellung oder gar darüber in eine Dorsalextension zu bringen. Beim späteren Stehen und Gehen erhält die Ferse keinen Bodenkontakt, der Fuß wird lediglich mit den Zehen und Zehenballen aufgesetzt, was häufig zur Aufspreizung und Schwielenbildung führt. Beim einseitigen Spitzfuß resultiert aus dieser Fehlstellung eine funktionelle Beinlängendifferenz. Daraus resultiert später ein Becken- und Wirbelsäulenschiefstand, wenn beim nicht korrigierten Spitzfuß kein Längenausgleich erfolgt. Je nach der Fußfehlstellung im einzelnen kann man den Vorfuß-Spitzfuß (Abb. 174) und den totalen Spitzfuß unterscheiden.

12.11.2 Behandlung des Spitzfußes

Die Behandlung des Spitzfußes muß verständlicherweise daran ausgerichtet werden, welche Ursache dieser Fehlform zugrundeliegt. Bei reinen Weichteilkontrakturen müssen diese gedehnt oder operativ korrigiert werden. Der knöchern bedingte Spitzfuß bedarf einer operativen Behandlung mit korrigierender Osteotomie, ggf. unter Teilversteifung im Fußwurzelbereich. Beim Lähmungsspitzfuß wird man versuchen, soweit als möglich wieder ein Muskelgleichgewicht herzustellen. Beim Spitzfuß im Rahmen einer Systemkrankheit muß sich die Behandlung konservativ oder operativ an der Grundkrankheit orientieren.

12.11.2.1 Physiotherapeutische Anwendungen

Beim angeborenen Spitzfuß besteht bereits bei der Geburt ein Fersenhochstand mit Verkürzung der Achillessehne. Beim erworbenen Spitzfuß entsteht ebenfalls sehr schnell eine Achillessehnen-

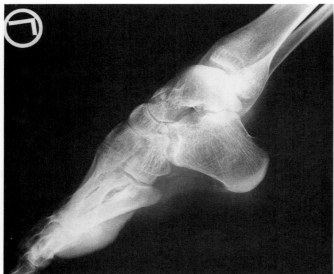

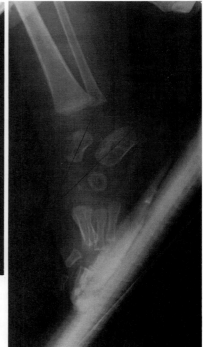

Abb. 174 Spitzfuß überwiegend im Vorfußbereich.

Abb. 175 Spitzfuß mit Versuch der Rückfußdehnung durch ▶ Brettchen.

verkürzung durch ein Übergewicht der Wadenmuskulatur gegenüber den anderen Muskelgruppen oder chronische Fehlhaltung. Erfahrungsgemäß setzt die verkürzte Achillessehne der konservativen Dehnung einen erheblichen Widerstand entgegen. Passive Dehnungen sind nur dann sinnvoll, wenn dabei sicher die Ferse heruntergezogen werden kann. Andernfalls kommt es zur Ausbildung des gefürchteten Schaukelfußes dadurch, daß das Fersenbein hinten weiter hochsteht und nur der Vorfußbereich nach oben gedrückt wird. Beim Spitzfuß des **Kleinkindes** wird man um eine operative Korrektur nicht umhinkommen, weil sich die Ferse durch unzureichende Ansatzmöglichkeiten kaum herunterziehen läßt. Bei schon **älteren Patienten** kann man eine Gamaschenextension mit Betonung des Fersenzuges anbringen und die Patienten mit dem Vorfuß- und Mittelfußbereich gegen eine Kiste o. ä. treten lassen. Passive Aufdehnung ist möglich, indem ein Brettchen unter die ganze Fußsohle gehalten wird, so daß der Fuß im ganzen dorsalwärts extendiert wird (Abb. 175). Eine ähnliche Dehnübung für den Fersenbereich und somit die Achillessehne besteht darin, daß bei voll aufgesetzter Fußsohle das Körpergewicht soweit als möglich nach vorn ver-

lagert wird. Einen ähnlichen Effekt erreicht man durch Bergaufgehen auf einer schiefen Ebene. Bei allen diesen Übungen muß immer wieder kontrolliert werden – ggf. in größeren Abständen auch durch eine seitliche Röntgenaufnahme -, ob die Ferse auch wirklich mit herunterkommt. Wenn das durch starke Weichteilkontrakturen oder knöcherne Fehlform nicht der Fall ist, muß rechtzeitig zur operativen Korrektur übergegangen werden.

12.11.2.2 Gipsbehandlung beim Spitzfuß

Beim **angeborenen Spitzfuß** wird das Redressionsergebnis durch Oberschenkelgipsverbände gehalten, neben der Spitzfußstellung des ganzen Fußes wird auch die Varusstellung der Ferse soweit als möglich korrigiert. Die Gipsverbände müssen zu den Nachredressionen jeweils nach wenigen Tagen gewechselt werden. In diesem Zusammenhang sei nochmals auf die Gefahr des anredressierten Schaukelfußes hingewiesen. Beim Säugling und Kleinkind ist die Gipsbehandlung meist eine Vorbereitung für die notwendige operative Behandlung mit Beseitigung von Weichteilkontrakturen bzw. Sehnenverlängerung. Das postoperative Behandlungsergebnis wird dann wiederum zunächst für ca. 4 bis 6 Wochen im zirkulären Gipsverband gehalten. Danach empfiehlt sich weitere Korrekturhaltung in einer Gipsschale, aus der das Bein bzw. der Fuß für krankengymnastische Behandlungen herausgenommen wird.

Bei schon etwas **älteren Patienten** mit ausreichend sicherem eigenem Gehvermögen lohnt sich der Behandlungsversuch mit dem nach *Pitzen* benannten **Lochgipsverband** (Abb. 176). Durch die Körperbelastung beim Stehen und Gehen wird in diesem Verband die Ferse heruntergedrückt und die Achillessehne gedehnt, so daß eine Korrektur oder zumindest Besserung der Spitzfußstellung zu erwarten ist. Ggf. kann der Lochgipsverband auch zur Operationsvorbereitung dienen. *F. Baumann* hat einen orthopädischen Apparat empfohlen, der über den Strumpf zu tragen ist und grundsätzlich das gleiche leistet.

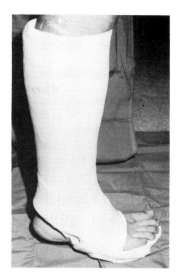

Abb. 176 Lochgipsverband zur konservativen Behandlung des Spitzfußes.

12.11.2.3 Operative Behandlung des Spitzfußes

Der **angeborene Spitzfuß** bedarf fast immer der operativen Behandlung. Nach bestmöglicher Vordehnung wird die Achillessehne Z-förmig verlängert, meist ist zusätzlich eine quere Durchtrennung der hinteren Kapselanteile des oberen Sprunggelenkes erforderlich (Abb. 177). Durch das Tuber calcanei wird querverlaufend ein Bohrdraht eingebracht, damit kann die ganze Ferse zur erforderlichen Korrekturstellung heruntergezogen werden. Dieser Bohrdraht wird für etwa 4 Wochen bei Gipsfixierung des ganzen Fußes in der Korrekturstellung belassen.

Zur operativen Behandlung des **veralteten Spitzfußes** oder bei **knöchern fixierten Fehlformen** sind operative Eingriffe am Fußskelett erforderlich. Dazu werden meist Keilosteotomien mit Teilarthrodesen kombiniert. Die Arthrodese des oberen Sprunggelenkes ist kaum einmal erforderlich, häufiger wird das untere Sprunggelenk und auch das Chopartsche Gelenk nach dorsaler Knochenkeilentnahme aus der Fußwurzel oder nach Knochenkeilentnahme aus dem Talus und Calcaneus versteift. Bewährt hat sich die von *Lambrinudi* angegebene Operation (Abb. 178). Bei dieser Operation wird ein korrigierender Knochenkeil aus dem Talus und Calcaneus entnommen, das Tuber calcanei wird dadurch heruntergebracht. Ggf. ist gleichzeitige Verlängerung der Achillessehne erforderlich. Gleichzeitig erfolgt die Arthrodese im Chopartschen Gelenk unter Anhebung des Vor- und Mittelfußes, das Os naviculare wird am verbliebenen Teil des Taluskopfes gewissermaßen aufge-

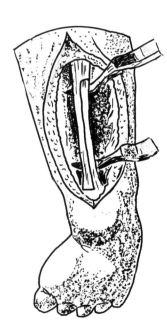

Abb. 177 Z-förmige Verlängerung der Achillessehne zur Beseitigung der Spitzfußstellung.

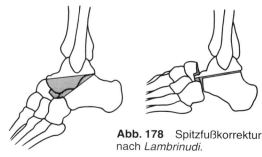

Abb. 178 Spitzfußkorrektur nach *Lambrinudi*.

hängt. Eine vorübergehende Fixierung durch Metallteile (Schrauben, Drähte, Krampen) ist möglich, bei der postoperativen Ruhigstellung im Gipsverband aber nicht zwingend erforderlich. In den meisten Fällen können später normale Schuhe getragen werden. Bei einer evtl. verbliebenen Beinlängendifferenz ist zur Vermeidung einer Fehlstatik selbstverständlich Längenausgleich am Schuh erforderlich.

Auf die Behandlung des neurogen bedingten Spitzfußes wird im Kapitel 20 eingegangen.

12.12 Der angeborene Klumpfuß

Diese Fehlform des Fußes besteht aus vier ineinandergreifenden Komponenten: Dem Spitzfuß, der Supinationsstellung des Rückfußes, dem Sichelfuß und Hohlfuß. Folgerichtig bezeichnet man den angeborenen Klumpfuß auch als **Pes equinovarus adductus et excavatus**. Man bezeichnet den angeborenen Klumpfuß auch als idiopathischen Klumpfuß oder als muskulären Klumpfuß.

Der Klumpfuß ist seit ca. 3000 Jahren bekannt, schon Hippokrates hat über die Formen und Behandlungsmöglichkeiten des Klumpfußes berichtet. *Imhäuser* hat in neuerer Zeit darauf hingewiesen, daß der idiopathische Klumpfuß immer die gleichen Fehlstellungen aufweist, er unterscheidet 5 Teilkomponenten: Adduktion des Vorfußes, supinatorische Aufdrehung des Vorfußes, Varusstellung der Ferse, meistens Verkürzung der Achillessehne und gelegentlich Vertiefung des Längsgewölbes. Der idiopathische Klumpfuß zeigt in seiner Gesamtheit immer die gleiche Form, kann aber in seiner Ausprägung unterschiedlich kontrakt sein. Unter Hinweis darauf, daß beim idiopathischen Klumpfuß grundlegende Veränderungen am Skelettsystem und an den Weichteilen fehlen und daß selbst an der Muskulatur keine irreparablen Störungen vorliegen, hat *Imhäuser* den Satz geprägt: Dieser muskuläre Klumpfuß ist eine Kontraktur und heilbar.

12.12.1 Ursachen des Klumpfußes

Die Ursachen für den angeborenen Klumpfuß sind letztlich nicht bekannt. Fehlhaltungen durch Druck der Gebärmutter sind auch dann nicht zum echten Klumpfuß zu rechnen, wenn sie ihm äußerlich gleichen. Sie sind sehr viel nachgiebiger und haben nach dem Zurechtstellen mit Gipsverband oder Schienen keine Neigung, rückfällig zu werden. Fruchtwassermangel kann dazu führen, daß auf der einen Seite ein Klumpfuß und auf der anderen Seite ein Plattfuß entsteht – beide sind leicht durch vorübergehende Schienung zu korrigieren. **Erblichkeit** des Klumpfußes wurde diskutiert und insbesondere von *Idelberger* angenommen, der den Klumpfuß als ein rezessiv vererbliches Leiden bezeichnete. *Imhäuser* fand dagegen nur gelegentlich eine familiäre Häufung bei Geschwistern oder Eltern und Kindern. Grundsätzlich wird der angeborene Klumpfuß als eine Kontraktur bei Schwäche der Pronatoren und Dorsalextensoren angesehen. *Rabl* hat den angeborenen Klumpfuß zwar nicht als Erbkrankheit bezeichnet, nahm aber als Hauptursache eine erbliche Veranlagung an. Er führte aus, bei genauen Sippenuntersuchungen, die sich selbstverständlich auf sorgfältige Prüfung der entkleideten, durch Behandlung womöglich weitgehend geheilten Füße erstrecken muß, habe man überwiegend noch weitere Fälle gefunden. **Exogene Ursachen** können vorkommen, wie man unter anderem an Kindern mit Vielfachmißbildungen festgestellt hat, die ihrer Art nach auf äußere Ursachen deuten. Man hat versucht, den Klumpfuß als „Hemmungsmißbildung" zu deuten, weil im 2. und 3. Schwangerschaftsmonat eine Equinovarusstellung besteht. Diese bei oberflächlicher Betrachtung zunächst einleuchtende Auffassung kann aus zwei Gründen nicht richtig sein.

1. Die Adduktionsstellung des Vorfußes ist beim echten Klumpfuß wesentlich stärker als sie physiologisch beim Fetus ist.
2. Beim echten Klumpfuß besteht auch schon fetal ein auffallender Gegensatz zwischen den normal geformten Skelettstücken und den in hochgradiger Fehlstellung kontrakten Weichteilen, was beim gesunden Fetus längst nicht in diesem Maße der Fall ist.

Der angeborene Klumpfuß tritt sehr häufig doppelseitig auf. Gar nicht selten ist beim Klumpfuß eine gleichzeitige angeborene Hüftverrenkung oder zumindest Hüftpfannendysplasie zu finden. Der früher berechtigte Hinweis darauf, daß bei einem angeborenen Klumpfuß immer auf eine mögliche gleichzeitige Hüftdysplasie geachtet werden sollte, ist heute fast überflüssig, da bei allen Neugeborenen routinemäßig eine sonographische Untersuchung der Hüftgelenke erfolgt.

12.12.2 Pathologisch-anatomische Befunde des Klumpfußes

Die wesentlichen äußerlich erkennbaren Teile der Fußfehlstellung zeigen, daß die Ferse zu hoch

Der angeborene Klumpfuß 163

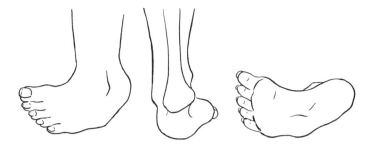

Abb. 179 Die drei wichtigsten Komponenten des Klumpfußes: Supination des Rückfußes, Fersenhochstand, Vorfußadduktion.

steht, der Fuß insgesamt supiniert ist und der Vorfußbereich nach innen beigezogen ist (Abb. 179 u. 180). Diese drei Bestandteile der Fehlbildung können verschieden stark ausgeprägt sein. An der Supination nimmt das Sprungbein in der Regel nicht teil, auch in veralteten Fällen kippt es aus der Knöchelgabel kaum seitlich ab. Die Supination betrifft vor allem das untere Sprunggelenk. Wegen der sehr komplizierten Mechanik aller unter dem Sprungbein liegenden Teile des Fußes ist es zweckmäßig, von einer „**Kompromißachse des unteren Sprunggelenkes**" auszugehen (Abb. 181). Zwar ist die Gelenkmechanik beim Säugling insofern unvollkommen, als der nachgiebige Knorpel auch Bewegungen erlaubt, die theoretisch ohne Verletzung nicht möglich sein sollten, aber am unbelasteten Fuß vollzieht sich die Supination doch in der Hauptsache um die Kompromißachse. Die Teile, die der Achse am nächsten liegen, wandern bei der Gelenkbewegung kaum zur Seite, sie vollführen nur eine Drehung. Die von der Achse entfernter liegenden Teile wandern dagegen sehr viel mehr. Die markanteste Fehlstellung findet sich somit in den Teilen des unteren Sprunggelenkes. Das kommt beim unbehandelten Klumpfuß des Erwachsenen klinisch viel stärker zum Ausdruck als beim Neugeborenen.

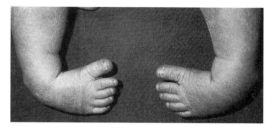

Abb. 180 Klumpfüße beim Neugeborenen.

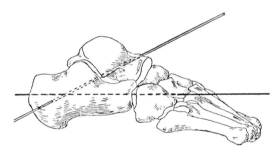

Abb. 181 Kompromißachse des unteren Sprunggelenkes (Doppelstrich) und Achse des *Chopart*schen Gelenkes (schwarze Linie) – (aus Handbuch der Gelenke, Fischer, Jena 1904)

12.12.2.1 Die Stellung der Ferse

Mit der Supination des Fußes geht die Ferse zwangsläufig in eine Varusstellung. Das gilt für die Fußstellung allgemein und somit auch für die Klumpfußstellung. *Imhäuser* hat 1977 darauf hingewiesen, daß der Talus beim Klumpfuß in der Knöchelgabel in Spitzfußstellung gekippt ist, die markanteste Fehlstellung findet sich in den unteren Sprunggelenken (Abb. 182). Durch den hinteren **Fersenhochstand**, die Adduktionsstellung des Mittelfußes und der Fußwurzel und durch die **Varusstellung der Ferse** kommt es zu einer Verkleinerung des Winkels, den der Talus und der Cal-

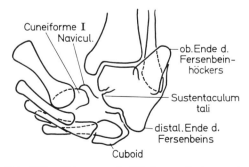

Abb. 182 Skizze nach Röntgenaufnahme eines veralteten Klumpfußes.

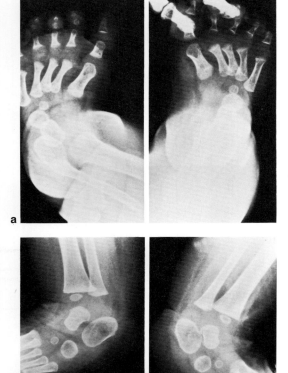

Abb. 183 a, b Röntgenaufnahmen kindlicher Klumpfüße. Parallelität der gedachten Achsen durch den Talus und Kalkaneus.

caneus normalerweise bilden. Dieser Winkel kann bis zur völligen Parallelität der gedachten Achsen durch den Talus und Calcaneus gehen. In der Abb. 183 sind die Röntgenaufnahmen beidseitiger Klumpfüße eines Säuglings in beiden Ebenen dargestellt. Die Parallelität von Talus und Calcaneus kommt hier auf beiden Seiten gut zu Darstellung. So lange die Winkel zwischen Talus und Calcaneus verkleinert sind, ist der Klumpfuß in den unteren Sprunggelenken nicht exakt korrigiert. Man kann die Korrektur der Achsenstellung zwischen Talus und Calcaneus nicht allein dadurch erreichen, daß das Fersenbein hinten heruntergezogen wird. Die Supination im unteren Sprunggelenk und damit die Varusfehlstellung der Ferse muß durch manuelle Redressionen beseitigt werden,

erst danach kann die Korrektur des Spitzfußes in Angriff genommen werden. Die normale Winkelstellung zwischen dem Talus und dem Calcaneus beträgt in der seitlichen und in der dorsoplantaren Projektion jeweils 30 Grad. Ist dieser Winkel nicht erreicht, muß man die Korrektur als unzureichend ansehen, ist er wesentlich überschritten, handelt es sich um eine Überkorrektur.

12.12.2.2 Torsion der Malleolengabel

Es ist bekannt, daß unter physiologischen Bedingungen die Achse der Knöchelgabel in Bezug auf die quere Kniegelenksachse eine leichte Außendrehung aufweist. In der medizinischen Literatur war wiederholt behauptet worden, daß die Achse der Knöchelgabel beim Klumpfuß nach innen gedreht sei. Das ist nicht richtig, auch beim Klumpfuß besteht eine **Außenrotation der Knöchelgabel** zur Kniegelenksachse. Das ist klinisch zu erkennen und röntgenologisch zu belegen, denn bei einer streng seitlichen Aufnahme des Unterschenkels mit dem oberen Sprunggelenk erkennt man die Dorsalverlagerung des Außenknöchels gegenüber dem Innenknöchel. *Imhäuser* hat darauf hingewiesen, daß bei fortbestehender Klumpfußdeformität die Außenrotation der Knöchelgabel umso stärker wird, je älter der Patient ist. Das hat praktische Bedeutung für die exakte Darstellung des oberen Sprunggelenkes und somit der Talusrolle im Röntgenbild. In der a.p.-Aufnahme und auch in der Seitaufnahme muß der Unterschenkel jeweils um den Grad der Außenrotation nach innen gedreht werden, um die Knöchelgabel und auch die Talusrolle ohne Verprojizierung darstellen zu können. Für die Behandlung ergibt sich aus dieser Achsenstellung die Konsequenz, daß eine Drehosteotomie des Unterschenkels beim Klumpfuß kaum einmal erforderlich ist, falsch wäre eine Drehung des unteren Fragmentes nach außen.

12.12.2.3 Die Stellung von Fußwurzel und Mittelfuß

Der hintere Fersenhochstand, die Varusstellung der Ferse sowie die Supinations- und Adduktionsstellung des Vorfußes beruhen nicht auf primären knöchernen Veränderungen, die einzelnen Skeletteile sind zunächst normal gestaltet und verändern sich bei fortbestehendem Klumpfuß erst später. Die Fehlstellungen sind weichteilmäßig bedingt und bewirken durch ihre Kontrakturen eine Verschiebung der Skelettstücke gegeneinander. Obwohl histologische Untersuchungen keine qualitativen Veränderungen des Bindegewebes und der

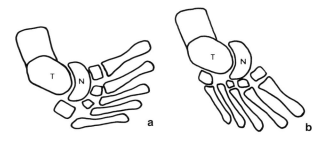

Abb. 184 a, b
a Klumpfuß mit Fehlstellung des Navikulare (N) zum Taluskopf (T).
b Bajonettstellung des Fußes bei unvollständiger Navikulare-Reposition.

Sehnen ergeben haben, beweist der Tastbefund, daß innen hinten am Fuß das Bindegewebe der Muskel- und Sehneneinscheidungen, der Faszien und der Gelenkkapseln nicht normal sein kann. Seine Fasern sind zu kurz angelegt. Obwohl beim Klumpfuß die Fehlstellung schon intrauterin vollständig ausgeprägt ist, zeigt sich doch die Härte der Kontraktur bei der Geburt zunächst verhältnismäßig gering, dann aber wird von Woche zu Woche der Widerstand gegen passives Dehnen immer größer, falls nicht behandelt wird. Die Weichteilverkürzung betrifft im wesentlichen die Achillessehne, die Sehnen des M. tibialis posterior und M. tibialis anterior, den hinteren Kapselanteil des Sprunggelenkes, das Ligamentum calcaneo-naviculare (Pfannenband), das Ligamentum tibio-naviculare, die Kapsel des Talo-Navicularlgelenkes und das Ligamentum fibulo-calcaneare. Die Schlüsselrolle spielt das Os naviculare in seiner Stellung zum Taluskopf. Die Behandlung muß darauf ausgerichtet sein, im Talo-Navicularlgelenk die Normalstellung zu erreichen, andernfalls würde zwischen dem Mittelfuß und der Fußwurzel eine Bajonettstellung resultieren. Die Abb. 184 zeigt in einer Skizze die Fehlstellung des Os naviculare zum Taluskopf sowie die Bajonettstellung bei unvollständiger Naviculare-Reposition.

12.12.2.4 Röntgenbefund des Klumpfußes

Obwohl die Klumpfußstellung klinisch eindeutig zu erkennen ist, bleiben bei dieser Veränderung Röntgenaufnahmen unverzichtbar. Nur im Röntgenbild kann man die Achsenstellung zwischen Talus und Calcaneus eindeutig erkennen (Abb. 183), das gleiche gilt für die Stellung des Mittelfußes zur Fußwurzel. Der Knochenkern des Os naviculare wird im Röntgenbild erst im 3. Lebensjahr sichtbar, somit kann man röntgenologisch vorher nur aus der gesamten Fußstellung Rückschlüsse auf die Stellung des Os naviculare ziehen. Während der Winkel zwischen der Talus- und Calcaneusachse, wie schon erwähnt, 30 Grad betragen soll, sollen die Längsachsen durch den Talus und das Metatarsale I einen Winkel von 0 bis maximal 15 Grad bilden. Ist das Metatarsale I stärker zur Fußinnenseite abgewichen, ist die Adduktionsstellung noch nicht ausreichend beseitigt. Für die Röntgenaufnahmen ist es zu Vergleichszwecken immer die gleiche Aufnahmetechnik zu empfehlen. Für die dorso-plantaren Aufnahmen werden die Füße bei gebeugten Hüft- und Kniegelenken so auf die Röntgenkassette gestellt, daß sich die Fußinnenseiten soweit als möglich berühren. Der Zentralstrahl wird auf den Talus gerichtet, die Röhre um 30 Grad gekippt. Für die Seitaufnahme wird der Rückfuß in maximaler Dorsalextension parallel zur Kassette gelegt, die Unterschenkeltorsion wird ausgeglichen.

12.12.3 Behandlung des angeborenen Klumpfußes

12.12.3.1 Allgemeine Vorbemerkungen

Die Behandlung des angeborenen Klumpfußes gehört sicher zu den schwierigsten orthopädischen Aufgaben, das gilt sowohl für die Behandlungstechnik seitens des Arztes als auch für die Ausdauer seitens der Eltern. Für die Therapie des Klumpfußes muß sich der orthopädische Arzt sehr viel Zeit nehmen, die einzelnen Behandlungen sind zeitaufwendig und die gesamte Behandlungsdauer muß sich über viele Jahre erstrecken. Kontrolluntersuchungen und evtl. auch Nachbehandlungen müssen mindestens bis in das Pubertätsalter erfolgen.

Grundsätzlich gibt es die zum Beispiel von *Rabl* vertretene **konservativ betonte Klumpfußbehandlung** und die zum Beispiel von *Imhäuser* vertretene **operativ betonte Klumpfußbehandlung**.

Rabl hat in früheren Auflagen seines Buches darauf hingewiesen, daß es eine schwierige Aufgabe ist, angeborene Klumpfüße dauerhaft gut zu heilen. Der echte, hartnäckig kontrakte, nicht durch Lähmungen komplizierte Klumpfuß lasse sich ohne Gelenkschädigung unblutig heilen, wenn man geduldig und geschickt genug vorgeht, und wenn alle vermeidbaren Fehler auch vermieden werden. Dabei ist es ausgesprochen wichtig, die Eltern in den Gesamtbehandlungsplan mit einzubeziehen. Da das Wesen des angeborenen Klumpfußes in einem Zurückbleiben des Wachstums der kollagenen Fasern an Muskeln, Sehen, Faszien und Gelenkkapseln medial und hinten am Fuß besteht, kommt man den natürlichen Verhältnissen am nächsten, wenn diese durch ständiges Dehnen auf normale Länge gebracht werden. Die Notwendigkeit einer genügenden Abduktion des Vorfußes unter zunehmender Aufdehnung der Fußinnenseite muß sich der behandelnde Orthopäde immer wieder vor Augen führen. Die Gefahr der Überkorrektur in Abduktion ist gering. Man kann zwar nie ganz sicher vorher wissen, wie die Entwicklungstendenz in den Pubertätsjahren sein wird, aber nach der Erfahrung gibt es Fälle, die im Alter von 3 Jahren hochgradig abduziert und hacken-plattfüßig sind, die sich in den Pubertätsjahren wieder so stark adduzieren, daß eine Operation erforderlich wird. Ganz falsch ist es, vor den Pubertätsjahren einen in Abduktion überkorrigierten Klumpfuß in eine kosmetische gute Form zu bringen. Der in der Klumpfußbehandlung Unerfahrene meint, wenn der Klumpfuß beim Säugling gut zurechtgeformt worden ist und auch ohne Festhalten mit den Händen einwandfrei aussieht, würde er so bleiben. Das ist die Ausnahme! Er bleibt nur, wenn man ständig mit Nachtschienen und aktiver und passiver Gymnastik, mit etwa nötigen Gipsverbänden oder auch Operationen weiterbehandelt. Es bezweifelt wohl kein erfahrener Orthopäde, daß bis zum 3. Lebensjahr so gut wie alle echten Klumpfüße (d. h. alle mit hartnäckiger Kontraktur), wenn sie nach Anfangsbehandlung noch so gut aussehen, bei Vernachlässigung rückfällig werden. Wer seine Patienten bis zum Abschluß des Wachstums weiter im Auge behält, findet manchmal die Neigung zum Rezidiv noch nach Abschluß des Wachstums. *Rabl* betont, es sei weniger wichtig, ob man die Neigung zum Rückfall mit operativen oder mit konservativen Methoden oder auch kombiniert bekämpft, als daß man überhaupt lange genug daran arbeitet. Das langfristige Durchhalten ist auf 2 Wegen zu erreichen. Entweder muß das Verantwortungsbewußtsein der Eltern gründlich geweckt und von Zeit zu Zeit erneut belebt werden, oder der Arzt, die Klinik oder die Fürsorgestelle müssen den Patienten unter ständiger Aufsicht halten, damit die weiterhin notwendig werdenden Maßnahmen rechtzeitig durchgeführt werden. Leider werden in der Praxis beide Wege nicht gründlich genug eingehalten, das ist einer der wesentlichen Gründe für die doch recht häufigen unzureichenden Behandlungsergebnisse. Allgemeine Übereinstimmung herrscht darin, daß die Behandlung so früh wie möglich beginnen soll, vorausgesetzt, daß der Allgemeinzustand des Kindes dies erlaubt. *Rabl* hat den Eltern von Kindern mit Klumpfüßen ein Merkblatt mitgegeben, in dem er auf die Notwendigkeit der konsequenten Überwachung und Behandlung hinwies. Danach sah er schwere Versäumnisse seitens der Eltern sehr viel seltener. Der Text dieses Merkblattes mag heutzutage in seiner Formulierung etwas veraltet erscheinen, wichtig ist aber der Hinweis auf die Notwendigkeit jahrelanger Kontrollen und auf die Möglichkeit, daß man vielleicht später einige Male mit Gipsverbänden oder einem operativen Eingriff nachhelfen muß. Ob man diesen Text so übernimmt oder ihn neu formuliert und strafft, ist von untergeordneter Bedeutung. Auch in der heutigen für solche Probleme aufgeschlossenen Zeit ist es wichtig, den Eltern nicht nur mündlich eindringliche Anweisungen zu geben, sie vielmehr schriftlich auf die Notwendigkeit der Klumpfußüberwachung hinzuweisen.

Als Anregung und mögliche Grundlage für eine eigene schriftliche Anleitung wird das von *Rabl* verfaßte Merkblatt nachstehend im Wortlaut zitiert:

Merkblatt

Bitte aufheben, bis das Kind 10 Jahre alt ist, jeden Monat wenigstens einmal lesen!

Der angeborene Klumpfuß muß ernst genommen werden! Während Senk-, Spreiz- und Knickfüße harmlose Dinge sind, macht der Klumpfuß **ohne ausreichende Behandlung** den Menschen zum Krüppel. **Er läßt sich immer schön heilen, daß er später von einem gesunden Fuß nicht zu unterscheiden ist.** Obwohl das in jedem Fall möglich ist, behalten viele Kinder später mehr oder weniger verkrüppelte Füße.

Woher kommt das? **Das liegt an der mangelhaften Ausdauer der Eltern.** Wenn in den ersten Lebensmonaten der Klumpfuß noch so schön geheilt zu sein scheint, wird er nach einiger Zeit doch immer wieder rückfällig. Man muß viele Jahre aufpassen und ihn schienen, anfangs bei Tag und Nacht, später nur nachts. Und wenn er wieder krumm wird, muß man ihn nochmals für mehrere Wochen in Gipsverbänden zurechtstellen.

Vor allem müssen die Mütter die krankengymnastische Behandlung lernen und bei jedem Trockenlegen des Kindes sorgfältig durchführen. Das Lernen fällt manchmal schwer. Aber mit der nötigen Ausdauer gelingt es bei einigermaßen normalen geistigen Fähigkeiten immer.

Aber die meisten Eltern werden spätestens nach 2 oder 3 Jahren nachlässig und verbummeln die Behandlung. Nötig ist es, daß sie auch ohne besondere Aufforderung spätestens alle 6–7 Wochen zum orthopädischen Facharzt gehen und nach dem Notwendigen sehen lassen. Anfangs tun sie das fast immer, später versäumen sie es, und der Fuß wird langsam aber sicher wieder so krumm, wie er bei der Geburt war. Zu Anfang kann man noch mit einer kleinen Operation helfen. Kleine Operationen können überhaupt die ganze Behandlung vereinfachen, sie sind daher nicht abzulehnen. Aber sie schützen nicht vor Rückfällen. Diese bleiben nur selten aus, wenn nicht mit der nötigen Sorgfalt die gymnastischen Übungen und die Nachtschienen weiterhin angewandt werden.

Bei schwerer Vernachlässigung ist nur mit einer mehr oder weniger verstümmelnden Operation zu erreichen, daß der Fuß einigermaßen unauffällig in einem normal aussehenden Schuh verschwindet. Und vergessen Sie nicht: Sofort vorstellen, wenn die Nachtschiene nicht richtig sitzt oder nicht vertragen wird, und erst wieder sich beruhigen, wenn es damit einwandfrei geht.

Dem Klumpfuß ist vor der Pubertät nie ganz zu trauen. Hat man während der Kindheit nichts versäumt, bleibt er dauernd zuverlässig geheilt.

Imhäuser hat eine eigene „**Strategie der Klumpfußbehandlung**" entwickelt. Er hat sein Behandlungskonzept in mehreren Punkten zusammengefaßt:

1. Vereinfachung und Typisierung der Normalisierung der Form des Säuglingsklumpfußes.
2. Behandlung der Zehenbeugekontraktur.
3. Vorziehen der Spitzfußoperation in den 4. Lebensmonat.
4. Schonung des Talo-Kalkanealgelenkes und des M. tibialis posterior.
5. Einführung eines Muskeltrainingsverfahrens.
6. Beendigung der Behandlung des Säuglingsklumpfußes im 1. Lebenshalbjahr.
7. Vereinfachung der operativen Formkorrektur mit Beschränkung auf die Fersenentwicklung und Innenrandentwicklung mit Normalisierung der Navikularestellung zum Taluskopf.
8. Die temporäre Verpflanzung der Sehne des M. tibialis anterior.
9. Einführung spezieller Orthesen und Einlagen in die Klumpfußbehandlung.

Imhäuser führt dazu aus, die Kombination formkorrigierender Maßnahmen und funktioneller Therapie mache den Kern seiner Strategie aus. Er weist darauf hin, daß alle noch so gut formkorrigierten Füße mit Sicherheit dem Rezidiv verfallen, wenn bei deren Behandlung dynamische Gesichtspunkte unberücksichtigt bleiben. Die Sehnenverpflanzung (meist des M. tibialis anterior) ist nicht als eine Korrekturmaßnahme anzusehen, sondern als ein Mittel zur Verbesserung der Muskelfunktion. Bei einem Klumpfußrezidiv ist immer die Notwendigkeit für eine erneute ärztliche Behandlung gegeben.

12.12.3.2 Sofort- und Frühbehandlung

Sofern keine bedrohlichen Geburtsschäden dagegensprechen, soll mit der Klumpfußbehandlung spätestens **am Tage nach der Geburt** begonnen werden. Jeder Tag der Verzögerung bedeutet eine weitere Verhärtung der Weichteilkontrakturen. Verschiedene Methoden der Klumpfußbehandlung sind bekannt, allerdings mit doch recht unterschiedlichen Erfolgsaussichten:

1. Redressionsgipsverbände für 6 bis 10 Wochen, danach abnehmbare Schienen und mehrmals täglich gymnastische Übungen.
2. Gipsverbände für das erste halbe oder ganze Jahr, danach erst Weiterbehandlung mit Schienen und Gymnastik.
3. Behandlung nach *Denis-Brown* – diese Methode hat sich weniger bewährt.
4. Redressionsgipsbehandlung mit belassener Spitzfußeinstellung, im 4. Lebensmonat offene Achillotenotomie mit hinterer Kapsulotomie – diese Methode nach *Imhäuser* hat sich wohl am besten bewährt.

W. Marquardt behandelte die Säuglinge fast ein ganzes Jahr lang mit Gipsverbänden. Er hielt es bei abnehmbaren Schienen nicht für sicher genug, daß die Eltern alles richtig machten. Außerdem mutete er den Müttern nicht zu, ihr Kind mit der Gymnastik zu „quälen".

M. Lange bot als Vorgehensweise an, die Füße zunächst nicht einzugipsen, sondern zweimal am Tage korrigierend durchzubewegen. Zwischen den Übungen wurden die Füße in Redressionsstellung gewickelt. Erst nach etwa 4 Wochen dieser Vorbehandlung erfolgte Gipsfixierung.

Denis-Brown hat eine von ihm entwickelte reine Schienenbehandlung empfohlen, diese hat sich aber nicht so gut bewährt wie die primäre Gipsbehandlung.

BüscheIberger führte eine Gipsumformung 24 Stunden nach der Geburt durch. Die Gipsbehandlungen erfolgten über längere Zeit, bis das Kind stehen konnte. Zwischendurch wurde im Alter von 5 bis 6 Monaten die offene Achillessehnenverlängerung und Eröffnung der hinteren Sprunggelenkkapsel durchgeführt. Das Fersenbein wurde mit einem langen doppelten Perlonfaden angeschlungen, die Fadenenden an der Fußsohle herausgeleitet. Der Perlonfaden wurde über der Gipssohle und einem schützenden Brettchen geknüpft. Dadurch wurde das Fersenbein hinten heruntergezogen.

Im Vergleich zur frühen Gipsbehandlung haben alle anderen Methoden den Nachteil, daß sie sich für eine ambulante Behandlung nicht so gut eignen.

12.12.3.2.1 Redressionen und Gipsbehandlung

Zunächst kann nicht dringend genug gefordert werden, daß der Anfänger unter Aufsicht eines erfahrenen Kollegen erst einmal die nötigen **Redres-** **sionsgriffe** übt, evtl. sogar an einem Modell. Auch der Geübte wird erst einmal nach einigen leichten Lockerungsübungen vorsichtig probieren, wieweit er gehen kann, ohne daß der Druck für den Knorpel zu stark wird. Vorübergehend kann man dann etwas kräftiger in die Korrektur gehen. Insgesamt wird der Fuß gelockert, man versucht, die verkürzten Sehnen, Bänder und Kapselanteile zu dehnen und damit den Fuß in eine bestmöglich normale Lage zu bringen. *Imhäuser* meint, daß kurz nach der Geburt ein einzelner nur Sekunden dauernder Repositionsgriff zur Korrektur genügt, um den Klumpfuß in einen achsengerechten Spitzfuß zu überführen. Nach eigener Erfahrung sind meist nur etappenweise Redressionen möglich, bei den Gipswechseln wird immer wieder nachkorrigiert. Dabei ist der Hauptwert auf die Abduktion und Pronation zu legen. Der Metatarsus soll nicht dorsalwärts aufgebogen werden, sondern eher plantar eingestellt bleiben. Eine wesentliche Verbesserung der Spitzfußstellung ist durch den Redressionsgriff selten möglich, soll auch keinesfalls erzwungen werden. Man würde dadurch mit großer Wahrscheinlichkeit einen Schaukelfuß anmodellieren. Die Angriffspunkte für die manuelle Klumpfußredression im Sinne eines Dreibackengriffes nach *Bösch* ergeben sich aus der Abb. 185.

Die so redressierte Fußstellung unter weitgehender Beibehaltung der Spitzfußeinstellung wird im **Gipsverband** fixiert, was bei den sehr kleinen Verhältnissen des Neugeborenen und bei dessen ständigen Bewegungsversuchen einiges an Geschick und Übung erfordert. Zum Anlegen des Gipsverbandes befindet sich das Kind in Rückenlage, das Bein wird im Kniegelenk rechtwinklig angebeugt und von einer Hilfskraft am Oberschenkel so gehalten. Der Gipsverband wird über einen Trikotschlauch angelegt, Fibulaköpfchen, Innen- und Außenknöchel sowie das Cuboid werden sparsam abgepolstert. Die Gipstouren werden zunächst vom Fuß über das Sprunggelenk und den Unterschenkel etwa bis zum Knie angelegt, der Gipsverband wird dann zum Oberschenkel hin verlängert. Die Zehen werden zunächst in den Gipsverband einbezogen, nach weitgehender Aushärtung des Gipses freigelegt. Beim Anlegen des Gipsverbandes und insbesondere bei der Aushärtung erfolgen immer wieder die Redressionsgriffe, ohne daß dadurch Druckstellen gesetzt werden dürfen, die die Weichteile schädigen könnten. Die Schwierigkeit der Redression ergibt sich wieder aus den sehr kleinen Verhältnissen und den Bewegungsversuchen des Kindes. Zusätzlich muß beim Anlegen des Gipsverbandes dem Gipspfleger die Möglichkeit

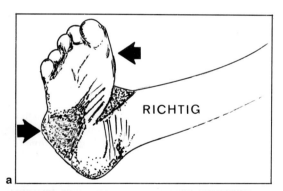

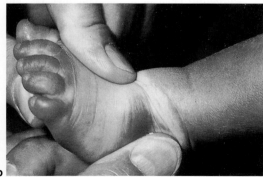

Abb. 185 a,b Manuelle Klumpfußredression.
a Angriffspunkte nach *Bösch*, Skizze;
b Klinisches Bild.

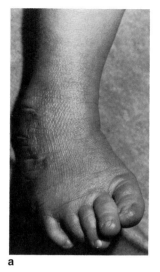 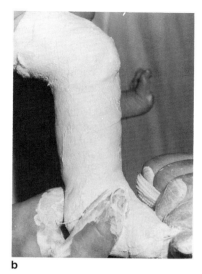 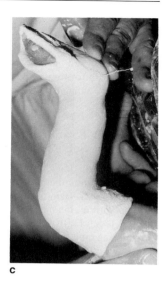

Abb. 186 a–c Klumpfuß-Redressionsgipsverband.
a Kindlicher Klumpfuß.
b Redression beim Gipsen.
c Fertiger Gipsverband.

gegeben werden, die Gipsbinden umlaufen zu lassen, die Korrekturstellung des Fußes darf dabei nicht wesentlich verringert werden. In der Abb. 186 ist das Anlegen eines Redressionsgipsverbandes dargestellt, was verständlicherweise in Einzelabbildungen nur sehr unvollständig möglich ist. Der Fußteil des Gipsverbandes, der zunächst bis über die Zehen reicht, wird an der Außenseite unter dorsaler Freilegung der Zehen bis zum Mittelfuß aufgeschnitten, so daß der Vorfuß- und Mittelfußbereich in die Abduktion ausweichen kann. Die Sohlenplatte des Gipsverbandes bleibt etwas länger als die Zehen, diese werden soweit als möglich aus ihrer Beugekontrakturstellung herausgebracht und insgesamt leicht dorsal extendiert. Unter die Zehen kann man ein kleines Mull- oder Filzkissen schieben, um die Zehen elastisch leicht zu überstrecken. Ist der Gipsverband fertig, greift man mit einem Finger umlaufend in den oberen Rand, um scharfe Kanten zu vermeiden. Gibt es in der Kniekehle scharfe Vorsprünge, was beim Aushärten des Gipsverbandes durch ungewollte Bewegungen schon einmal passieren kann, bleibt nichts anderes übrig, als den Gipsverband seitlich aufzuschneiden, was recht mühsam ist. Hat man (besonders als Anfänger) den Eindruck, daß der Gipsverband nicht zufriedenstellend sitzt und korrigiert, sollte man sich nicht scheuen, ihn am besten gleich zu wechseln.

Beim einseitigen Klumpfußgips darf man einen Schutz auf der gesunden Seite nicht vergessen, weil sich der Säugling durch Strampelbewegungen wund scheuern kann. Glasiges Aufquellen der Haut an den Zehen kommt unmittelbar nach Anlegen des Gipsverbandes nicht selten vor, das schadet nichts, wenn die Farbe der Zehen gut ist. Unmittelbar nach dem Gipsen darf sie wenige Minuten etwas bläulich sein, muß aber alsbald wieder rosig werden, so lange man das Kind noch in Augenschein hat. Günstig ist es, das eingegipste Bein zur Beschleunigung der Abschwellung vorübergehend durch Kissenunterlage etwas anzuheben. Soweit möglich, soll der Gipsverband gegen Nässe und insbesondere gegen Einnässen geschützt werden, um dadurch bedingte unnötige Hautreizungen soweit als möglich zu vermeiden.

Wenn man mit den Redressions-Gipsverbänden beim Neugeborenen begonnen hat und den Verband erst alle 2 bis 3 Tage und später etwa alle 6–8 Tage erneuert hat, ist der Fuß meistens in etwa 8 bis 12 Wochen bis auf die belassene Spitzfußstellung normal.

Rabl hat über in Einzelfällen aufgetretene **Komplikationen** berichtet. So kam es bei einem „Ekzemkind" nach dem Anlegen des Redressionsgipsverbandes zum plötzlichen Herztod. Ein anderes Kind, durch mehrere Mißbildungen als unnormal stigmatisiert, konnte durch sofortiges Abnehmen des Gipsverbandes noch gerettet werden. Er rät deswegen bei möglicherweise gefährdeten Kindern zu sanften etappenweisen Redressionen, nach der Umformung und Gipsfixierung sollen die Kinder zunächst sehr sorgfältig beobachtet werden.

12.12.3.2.2 Krankengymnastische und Schienenbehandlung

Sei es, daß man den Klumpfuß mit rein konservativen Maßnahmen in eine gute Form gebracht hatte, sei es, daß man (wie in den meisten Fällen nötig) eine operative „Fersenentwicklung" durchgeführt hat, auf jeden Fall ist danach neben der Schienenbehandlung eine intensive Gymnastik erforderlich.

Eine vor allem von *Imhäuser* angegebene Methode ist ähnlich, allerdings nicht ganz identisch zur Auslösung des beim Säugling physiologischen Babinski-Reflexes. Man kitzelt die Außenseite des Fußes und die äußeren Zehen, diese vor allem von oben, und erreicht so reaktive Bewegungen, auch im Sinne der Dorsalextension. Sowohl diese **reaktive Gymnastik** über den Reflexweg als auch die **passive Klumpfußgymnastik** muß der orthopädische Arzt einwandfrei beherrschen, um die Mutter darin unterrichten zu können. Die passive Klumpfußgymnastik sollte vorher an einem Modell geübt werden, um beim Kind keine falschen Griffe anzuwenden. Das Modell ist ein mit Schaumstoff prall ausgestopftes Kinderstrümpfchen der kleinsten Größe, eingebaut ist eine dem Knie entsprechende rechtwinklige Versteifung aus Draht. Dieses Modell kann sich jeder ohne Schwierigkeiten selbst herstellen. An diesem Modell kann der Anfänger in der Orthopädie die richtigen Redressionsgriffe bzw. die passiven gymnastischen Übungen für die Klumpfußbehandlung lernen, an einem solchen Modell können auch die Eltern die nötigen Handgriffe üben. Sie sollen diese bereits beherrschen, wenn die Gipsperiode beendet wird. Man beginnt mit der Grundhaltung der Finger, die das Füßchen umfassen. Wenn man vor dem auf dem Rücken liegenden Kind steht, umgreifen beim linken Fuß der rechte Zeige- und Mittelfinger die Ferse von hinten nach innen, der rechte Daumen gibt vom Cuboid her den Gegenhalt. Aus dieser Haltung heraus werden nacheinander die Klumpfußkomponenten in entgegengesetzter Richtung durchbewegt. Zeige- und Mittelfinger pronieren bei Gegenhalt durch den Daumen die Ferse, Zeigefinger und Daumen können zugleich den hinteren Fersenbereich nach unten ziehen. Die Finger der linken Hand umgreifen die Zehen und den Vorfußbereich und dehnen diesen in Abduktionsrichtung, wobei darauf zu achten ist, daß keine zu starke Dorsalextension des Vor- und Mittelfußes im Richtung zum Schaukelfuß erfolgt. Wichtig ist dabei, daß durch die Abduktion das Cuboid nicht zusammengequetscht wird, vielmehr der Innenrand des Fußes aufgedehnt wird. Diese Griffe müssen sehr sorgfältig geübt werden, bis sie der Therapeut einwandfrei beherrscht. Erfahrungsgemäß besteht immer wieder die Gefahr, daß der Anfänger jeweils bei der einen Bewegung die anderen in verkehrter Richtung ausführt. Für die Übungen der Eltern hat es sich bewährt, daß diese laut vor sich hersagen, welchen Handgriff sie ausführen:

1. Ferse in X-Stellung,
2. Ferse herunterziehen,
3. Vorfuß nach außen,
4. äußeren Fußrand heben.

Normalerweise sollte jede der Übungen bei jedem Trockenlegen mindestens 10 mal durchgeführt werden. Sobald die Eltern sicher genug sind, sollen sie die Dorsalaufbiegung in der Weise durchführen, daß sie dabei den Mittelfuß abwärts und die Zehen aufwärts drücken, soweit es ohne Schmerzäußerung des Kindes geht. Die Dorsalextension der Zehen ist dabei eine der ganz wichtigen Übungen.

So früh wie möglich soll man erreichen, daß das Kind aktiv mittübt, die Anfänge dazu erfolgen über den Reflexweg, dazu kommt später das Üben gegen Widerstand. Wenn das Kind stehen und gehen kann, können die **aktiven Übungen** ausgeweitet werden durch Gehen auf den Fersen mit hochgezogenen Vorfüßen, Hockstellung, Vorneigung des ganzen Körpers unter Verbleiben der Füße auf dem Fußboden. Es ist sinnvoll, die gymnastischen Übungen immer wieder durch eine Krankengymnastin (Krankengymnasten) aufzufrischen, damit sie im Laufe der Zeit nicht verflachen bzw. vernachlässigt werden.

Ist das Kind schon älter und verständig, dann ist das Vorneigen des Rumpfes beim Stehen auf dem Fußboden eine ausgezeichnete Übung zur Fersenkorrektur bzw. Erhaltung derselben (Abb. 187). Dabei ist auf folgendes zu achten:

1. Die Fersen müssen auf dem Boden bleiben.
2. Das Gesäß darf nicht hinter einem über den Fersen gedachten Lot heruntergesenkt werden, sondern muß nach vorn gebracht werden.
3. Die Knie dürfen nicht überstreckt werden, sonst entsteht ein Genu recurvatum, sie bleiben eher leicht gebeugt.

Imhäuser hat nachdrücklich darauf hingewiesen, daß die Muskulatur auch nach Wiederherstellung der normalen Form weiter intensiv trainiert werden muß, das gilt insbesondere für die Pronatoren und Dorsalextensoren. Die Behandlung durch elektrische Muskelreizungen hat sich letztlich nicht bewährt.

Für die **Schienenbehandlung** des Klumpfußes wurden zahlreiche sowohl starre als auch gelenkige Schienen entwickelt. Die ersten Schienenbehandlungen gehen bis ins Altertum zurück. Bei der Vielfalt der Modelle und ihrer Varianten ist es nicht möglich, auch nur annähernd einen Überblick darüber zu geben.

Rabl hat eine **starre Schiene** beschrieben, mit der es durch geschickte Bindenwicklung möglich ist, dynamisch-elastische Korrekturen vorzunehmen oder erreichte Korrekturen zu halten. In der Abb. 188 a-e ist dieses Modell dargestellt. Als Material wird nicht Plexidur o. ä. genommen, weil es zu glatt ist, und die Polsterung sich darauf zu sehr verschieben kann. Stattdessen wird deswegen Duraluminium empfohlen. Es hat überdies den Vorteil, daß der Arzt sofort mit einem schnellen Griff daran nötige Korrekturen vornehmen kann, wenn sie sich zu Anfang oder im Lauf der Behandlung als nötig erweisen. Zunächst wird entsprechend Abb. 188 a vom Orthopädietechniker ein Formstück aus Duraluminium ausgeschnitten, die Grundplatte soll dabei größer sein als die Fußsohle des zu behandelnden Fußes. Der nach dem Ausschneiden aufzubiegende äußere Seitenhebel hat die Länge des Unterschenkels einschließlich Fuß und Oberschenkelteil. Vorgesehen sind Vertiefungen für die Bindentouren, so daß diese nicht abrutschen können. Zurechtgebogen ergibt sich die Schiene wie in Abb. 188 a, man kann die Sohlenplatte auch etwas konvex zurechtbiegen. Vor dem Anlegen der Schiene ist die dem Fuß zugewandte Seite abzupolstern. Das Anlegen der Schiene beginnt mit einer Bindenschlinge, die entsprechend Abb. 188 b um die Fessel des kindlichen Füßchens herumgelegt wird. Diese Bindenschlinge hat bewußt ein kurzes und ein langes Ende, das lange Ende muß auf der inneren (tibialen) Seite zur Schiene heruntergeführt werden, um den Fuß in Pronation zu bringen (Abb. 188 c). Der Schienenteil am Unter- und Oberschenkel wird erst festgewickelt, wenn der Fuß an der Sohlenplatte befestigt ist, wie in den Abb. 188 d und e dargestellt. Mit dem Anwickeln des abgewinkelten Oberschenkelteils wird die Schiene etwas nach oben gezogen, der Oberschenkel selbst geht gleichzeitig nach unten und drückt die Ferse mittelbar auf die Sohlenplatte.

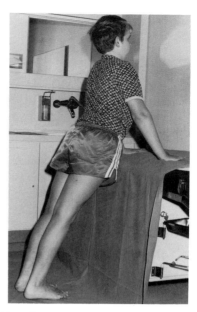

Abb. 187 Gymnastik bei älterem Klumpfuß (s. a. Text).

Den Abschluß bildet das Anwickeln der Außenschiene an den Ober- und Unterschenkel. Zunächst erscheint das Anlegen dieser Schiene etwas kompliziert, läßt sich aber durch einige Übungen doch recht schnell lernen. Wesentliche Vorteile dieser Schiene sind darin zu sehen, daß sie je nach dem Festziehen der Bindentouren individuell angepaßt werden kann, die Herstellung dürfte nach dem Material und Arbeitsaufwand recht preisgünstig sein. *Rabls* Schiene kann vom Arzt bei einigem technischem Geschick mit wenigen Griffen richtig eingestellt bzw. zurechtgebogen werden, während andere meist aufwendigere Schienen dazu meist der Mitarbeit eines Orthopädiemechanikers bedürfen.

Die Orthopädietechnik hat inzwischen sehr viel aufwendigere Klumpfußschienen entwickelt, die eine **individuelle Einstellung in drei Richtungen** erlauben. Vorteil aller dieser Schienen ist sicher die einfachere Handhabung durch die Eltern, Nachteile sind höhere Herstellungskosten und die Notwendigkeit, bei nahezu jeder Korrektur oder Reparatur einen Orthopädiemechaniker in Anspruch nehmen zu müssen. In der Abb. 189 sind solche Klumpfußschienen als Oberschenkelschienen und für etwas spätere Behandlung auch als Unterschenkelschienen in verschiedenen Modellen dargestellt. Diese Schienen sind dreigelenkig, mit

172   12 Fehlen der Fußwölbungen

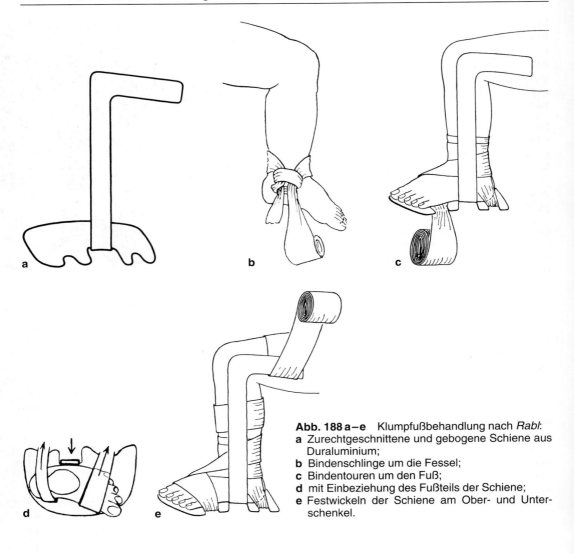

Abb. 188 a–e Klumpfußbehandlung nach *Rabl*:
a Zurechtgeschnittene und gebogene Schiene aus Duraluminium;
b Bindenschlinge um die Fessel;
c Bindentouren um den Fuß;
d mit Einbeziehung des Fußteils der Schiene;
e Festwickeln der Schiene am Ober- und Unterschenkel.

Gamaschen, Zügeln und Pelotten versehen. Die Schienengelenke erlauben eine Korrektur des Vorfußes aus der Adduktion in die Abduktion, eine Korrektur des ganzen Fußes aus der Supination in die Pronation und eine Anhebung des ganzen Fußes aus der Plantarflexion in die Dorsalextension. Man spricht von **Nachtschienen** unabhängig von der Tageszeit, zu der sie anzuwenden sind, also auch dann, wenn sie am Tage für die Bettruhe angelegt werden. Ausgesprochene Korrekturen der Fußkontraktur darf man von einer Klumpfußnachtschiene nicht verlangen, im wesentlichen soll sie halten, was vorher durch ärztliche Behandlung erreicht wurde. Schmerzen und Druckschäden können entstehen, wenn die notwendige Kraft nicht genügend verteilt wird. An die leichte Unbequemlichkeit gewöhnen sich die Kinder erfahrungsgemäß sehr schnell. Beim Umgewöhnen vom fest sitzenden Gipsverband auf die etwas elastischer sitzende Schiene gibt es bekanntermaßen keine Schwierigkeiten. Regelmäßige ärztliche Kontrollen auf Paßform und richtiges Anlegen sind erforderlich, bei Säuglingen etwa alle 2 bis 3 Wochen, bei älteren Kindern dann etwa alle 3 Monate. Der Arzt sollte sich die Winkelgrade der aktiven und passiven Bewegungsmöglichkeiten notieren, um eine genaue Kontrollmöglichkeit des ganzen Verlaufs zu haben. Zusätzlich ist zu empfehlen, in etwas größeren Abständen immer wieder eine Umrißzeichnung des Fußes anzufertigen, damit man

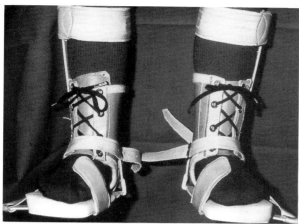 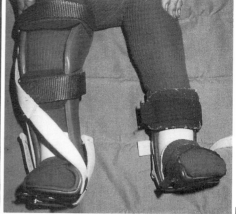

Abb. 189 a,b Klumpfußschienen in verschiedenen Modellen, jeweils dreidimensional verstellbar.

eine etwa schleichende Rückwärtsentwicklung rechtzeitig erkennt und ihr entgegenwirken kann.

In neuester Zeit (1991) wurde in der medizinischen Literatur eine **motorische Bewegungsschiene** vorgestellt, mit der über einen längeren Zeitraum zur Klumpfußbehandlung eine mobilisierende Therapie ausgeführt werden soll. Der Klumpfuß wird auf einer Sandale der Schiene befestigt, danach bewegt die Schiene nur den Fuß passiv dreidimensional in den gewünschten funktionellen Achsen. Das Anlegen und die Bedienung der Schiene sollen in der Klinik von den Eltern erlernt und zu Hause fortgesetzt werden. Die richtige Befestigung des Fußes auf der Sandale sei entscheidend für das Behandlungsergebnis, eine zu lockere Befestigung mache die Behandlung wertlos. Die Behandlung des Klumpfußes mit dieser Schiene wird als wirksam und risikoarm bezeichnet.

Ob und inwieweit die Behandlung des angeborenen Klumpfußes durch eine „Motorisierung" der Medizin sinnvoll und erfolgversprechend sein kann, wird kritisch beobachtet werden müssen.

12.12.3.2.3 Operative Spitzfußbeseitigung

Wohl unbestritten einer der erfahrensten Orthopäden auf dem Gebiet der Klumpfußbehandlung ist *Imhäuser*. Er hat 1974 in seiner Arbeit die Richtlinien für das operative Vorgehen zusammengefaßt. Ob man die Korrektur des Klumpfußes mit konservativen Mitteln durchführt, ist keine grundsätzliche Frage. Wesentlich ist, daß diese Korrektur schonend und vollständig erreicht wird. Beim Säuglingsklumpfuß lassen sich Vorfußadduktion und Rückfußsupination meist konservativ korrigieren, der operativen Behandlung bedarf aber fast immer die Spitzfußstellung. Sie wird nach der Empfehlung von *Imhäuser* am Ende des 4. Lebensmonats durchgeführt. Voraussetzung für die operative Rückfußkorrektur ist eine exakte Spitzfußstellung. Dann ist im dorso-plantaren Röntgenbild zu erkennen, daß die Patellarstellung der Achsen von Talus und Calcaneus oder die unzureichende Winkelstellung dieser Achsen beseitigt ist. Ist die normale Winkelstellung zwischen der Achse von Talus und Calcaneus noch nicht erreicht, so ist auch der Fuß noch nicht zur operativen Korrektur geeignet. Bei der operativen Entwicklung des Rückfußes wird die Achillessehne in der Weise Z-förmig verlängert, daß am Calcaneus die äußere Sehnenhälfte belassen wird (Abb. 190). Danach wird der hintere Kapselanteil des oberen Sprunggelenkes dargestellt und quer eingeschnitten. Das untere Sprunggelenk braucht nicht eröffnet zu werden. Der Fuß wird durch Zug an einem Kirschnerdraht, der quer durch den Calcaneus gebohrt wird, bis zur Rechtwinkelstellung in Dorsalextension gebracht. Die dadurch in der Längsrichtung verschobenen Achillessehnenhälften werden aneinandergenäht. Der durch das Fersenbein gebohrte Kirschnerdraht wird zur Stabilisierung der Fußstellung in den anschließenden Oberschenkelgipsverband mit einbezogen. Das Knie wird beim Anlegen des Gipsverbandes etwa rechtwinklig gebeugt. Die Gipsruhigstellung dauert 2mal vier Wochen. Dann schließt sich die immer notwendige Nachbe-

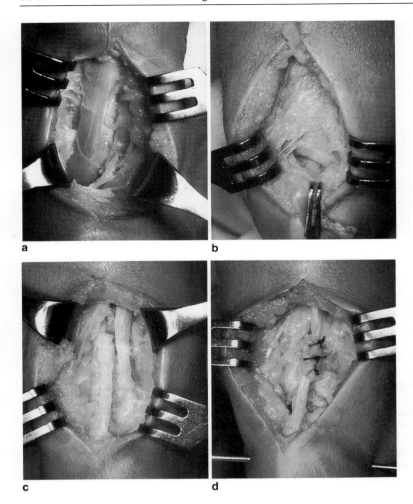

Abb. 190 a–d Achillotenotomie und hintere Kapsulotomie zur Beseitigung der Spitzfußkomponente beim Klumpfuß.
a Präparierte Achillessehne.
b Achillessehne Z-förmig durchtrennt, quere Kapsulotomie des Sprunggelenkes.
c Sehnenenden unter Verlängerung aneinandergelegt.
d Achillessehnennaht unter Verlängerung.

handlung an, die zumindest anfänglich stationär durchgeführt werden sollte. Eine operative Entwicklung des Rückfußes nur durch Verlängerung der Achillessehne ist erfahrungsgemäß unzureichend, die hintere Kapsulotomie des oberen Sprunggelenkes ist in jedem Falle erforderlich.

12.12.3.2.4 Tibialis anterior-Verlagerung

Beim Klumpfuß haben die Muskelgruppen das Übergewicht, die den Fuß in die Supinationsstellung und in die Plantarflexionsstellung ziehen. Demzufolge sind die Pronatoren und die Dorsalextensoren überdehnt. Nach der Geradestellung des Fußes aus der Supinations- und Adduktionsstellung heraus und nach der Verlängerung der Achillessehne soll sich das **Gleichgewicht der Muskelgruppen** wiederherstellen, die überdehnt gewesenen Muskeln sollen ihre normale Funktion erreichen. Schienenbehandlung und krankengymnastische Übungsbehandlungen, wie schon beschrieben, spielen dabei eine erhebliche Rolle. Bleibt es trotz dieser Maßnahmen bei einer Insuffizienz der Pronatoren und Dorsalextensoren, ist ein weiterer operativer Eingriff zur Unterstützung dieser Muskelgruppen erforderlich. Dazu wird die Sehne des M. tibialis anterior zur Außenseite des Fußes verpflanzt, sie wird dort entweder am Cuboid oder an der Basis des Os metatarsale V subperiostal befestigt (Abb. 191). Die Loslösung der Sehne des M. tibialis anterior von ihrem medialen Ansatz erfolgt so weit distal wie möglich. Sie wird dann nach einem Hautschnitt an der Vorderseite des Unterschenkels oberhalb des Sprunggelenkes dorthin proximal durchgezogen und subkutan zur Außenseite des Fußes geführt, mit einer Kornzange oder stumpfen Klemme dorthin durchgezogen. Postoperativ erfolgt zunächst Ruhigstellung im Gipsverband und später länger anhaltende Krankengymnastik. Durch die subkutane Verlagerung der Sehne des M. tibialis anterior zur Außenseite der Fußwurzel bzw. des Mittelfußes kommt es durch die Sehnenanspannung nicht selten zu einer pterygiumartigen Hautfalte (Abb. 192). *Weigand* hatte deshalb empfohlen, die Sehne nicht subkutan zu verlagern, sie vielmehr unter dem Retinakulum der Zehenstrecker hindurch zum Fußaußenrand zu führen. *Imhäuser* nimmt dagegen den kosmetischen Nachteil in Kauf, weil die Sehne, wenn sie nicht subkutan verlagert wird, ihre volle Wirkung nicht entfalten kann.

Nach der Tibialis anterior-Verlagerung besteht langfristig grundsätzlich die Gefahr einer Überkorrektur. Wird der Vorfuß in eine zu starke Abduktion und die Ferse in Knickstellung gezogen, muß die Sehne des M. tibialis anterior zurückverlagert werden. Der Zeitpunkt für die **Rückverlagerung** ist rechtzeitig zu wählen, damit es gar nicht erst zu einer wesentlichen Überkorrektur kommen kann. Die Rückverlagerung erfolgt auf die Basis des Os metatarsale I oder auf das Os cuneiforme I.

12.12.3.2.5 Postoperative Behandlung

Sowohl nach der operativen Fersenentwicklung als auch nach der Tibialis anterior-Verlagerung ist vorübergehende Ruhigstellung im Gipsverband erforderlich. Im Abschnitt über die **operative Spitzfußbeseitigung** ist bereits ausgeführt worden, daß während der Operation ein Kirschner-Draht quer durch das Fersenbein gebohrt wird. Es hat sich als günstig erwiesen, an diesem Kirschner-Draht zunächst einen Extensionsbügel anzubringen, damit kann man das Fersenbein hinten gut herunterziehen. Noch während der Narkose wird ein sparsam gepolsterter Oberschenkelgipsverband angelegt mit Rechtwinkelstellung im Kniegelenk und Ausgleich der Spitzfußstellung, hier ist eher eine geringe Überkorrektur angezeigt. Der Gipsverband wird in der gleichen Weise angelegt, wie schon im Abschnitt über die Redressionen und Gipsbehandlung beschrieben. Das Anlegen des unmittelbar postoperativen Gipsverbandes ist einfacher, weil die Redressionen des Rückfußes und auch des Vor- und Mittelfußes bereits vorangegangen waren und die Ferse sich nach der Operation ohne Schwierigkeiten bis zur Mittelstellung im Sprunggelenk herunterholen läßt. Außerdem entfallen durch die Narkose die aktiven Bewegungsversuche des Kin-

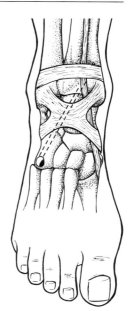

Abb. 191 Verpflanzung der Sehne des Musculus tibialis anterior auf die Außenseite des Fußes (verpflanzte Sehne gestrichelt).

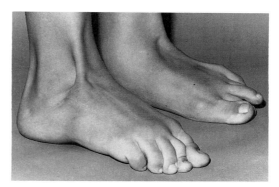

Abb. 192 Pterygiumartige Hautfalte durch Anspannung des verpflanzten Musculus tibialis anterior.

des. Der durch den Calcaneus gebohrte Kirschner-Draht wird mit eingegipst, danach wird der vorübergehend angebrachte Extensionsbügel entfernt und der Kirschner-Draht wird an der Innen- und Außenseite bis auf je etwa 3 cm Überstand gekürzt (Abb. 193). Die Drahtenden werden gegen Verletzungsgefahren gesichert. Der postoperative Gipsverband wird bis auf die Haut aufgeschnitten, um Schwellungen durch Schnürung zu vermeiden. Dieser erste postoperative Gipsverband wird für 4 Wochen belassen. Beim Gipswechsel wird der die Fersenstellung stabilisierende Kirschner-Draht gezogen. Der zweite postoperative Gipsverband wird in der gleichen Weise angelegt, braucht

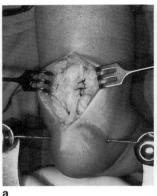
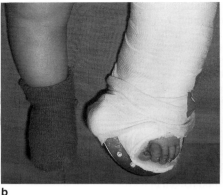

Abb. 193 a,b
a Achillessehnenverlängerung, Operationssitus.
b Postoperativer Klumpfußgips mit Extensionsbügel. Der Bügel kann auch nach Anlegung des Gipsverbandes entfernt werden.

aber nicht aufgeschnitten zu werden. Er bleibt nochmals für 4 Wochen. Anschließend erfolgt eine Schienenbehandlung für mehrere Monate mit gleichzeitiger krankengymnastischer Behandlung. Je nach dem Verhalten des Klumpfußes kann sich diese Behandlung auch über einige Jahre hinziehen.

Nach der **Tibialis anterior-Verlagerung** ist ebenfalls Ruhigstellung in einem Gipsverband erforderlich, dieser soll den Fuß in der gewünschten korrigierten Haltung fixieren und den auf die Außenseite des Fußes verlagerten Sehnenansatz bis zur Einheilung entlasten. Wenn nicht gleichzeitig eine Achillessehnenverlängerung durchgeführt worden war, reicht ein Unterschenkelgipsverband aus. Der erste postoperative Gipsverband muß auch hier wieder bis auf die Haut aufgeschnitten werden, um Durchblutungsstörungen zu vermeiden. Der sogenannte Operationsgips sollte für 2 Wochen belassen werden, danach empfiehlt sich Ruhigstellung in einem zweiten Gipsverband nochmals für 4 Wochen. Anschließend erfolgt eine langzeitige krankengymnastische Übungsbehandlung mit dem Ziel, ein **Muskelgleichgewicht** für die Füße herzustellen und auch auf Dauer zu halten. Eine lang andauernde orthopädietechnische Nachbehandlung ist erforderlich, um das Operationsergebnis nicht zu gefährden.

12.12.3.2.6 Orthopädietechnische Nachbehandlung

Mit den postoperativen Gipsverbänden ist die Klumpfußbehandlung keinesfalls abgeschlossen. Die durch die Vorbehandlung und operativen Maßnahmen erreichte Fußstellung (anzustreben ist die Normalstellung) muß über die Gipsfixierung hinaus noch für mindestens 2 Jahre gehalten bzw. unterstützt werden. Dafür gibt es sogenannte Nachtschienen zum Liegen und später Stiefelschienen zum Stehen und Gehen. Diese Schienen sollen den Fuß in der Mittelstellung halten, ihn nicht in eine Überkorrektur bringen. Die anfängliche Nachtschiene schließt beim gebeugten Kniegelenk den Oberschenkel mit ein, die spätere Stiefelschiene gibt das Kniegelenk zur Bewegung frei.

Die **Nachtschiene** ist so konstruiert, daß sie insbesondere ein Spitzfußrezidiv verhindert. Dazu wird die Ferse mit einer Knöchelmanschette gehalten, deren Zügel den Rückfuß gegen eine Sohlenplatte drücken. Durch eine Seitenführung der Sohlenplatte und eine verstellbare Schlaufe zur Fixierung des Vorfußes wird ein Rezidiv der Supination und der Vorfußadduktion vermieden.

Im steh- und gehfähigen Alter erfolgt die orthopädietechnische Versorgung des Klumpfußes durch einen **abnehmbaren Stiefel** aus Gießharz oder durch eine **Stiefelschiene** aus Walkleder mit seitlichen Metallschienen, die sich zur unterstützenden Führung des Fußes am Fußteil nach vorn aufgabeln. Sowohl der Gießharzstiefel als auch die Stiefelschiene ist jeweils im oberen Sprunggelenk fixiert, so daß eine ausreichende Abrollung des Fußes damit nicht möglich ist. Da über diese Schienenführung ein normaler Kaufschuh getragen wird, lassen sich an diesem Abrollhilfen im Sinne der orthopädischen Schuhzurichtung anbringen. Der Gießharzstiefel und auch die Stiefelschiene sind vergleichbar mit einem Innenschuh, wobei besonderer Wert auf die seitliche Führung und die ausreichend tiefe Fersenbettung zu legen ist (Abb. 194). Die von *Rabl* in früheren Auflagen eingehend beschriebene Stiefelschiene nach *Gocht* (Abb. 195) dürfte heute nur noch historische Bedeutung haben. Dank der verbesserten Materialien ist die orthopädietechnische Versorgung heutzutage einfacher und kosmetisch ansprechender möglich.

Die weitere orthopädietechnische Führung des vorbehandelten Klumpfußes erfolgt durch **orthopädische Einlagen**. Orthopädische Maßschuhe sind dafür nicht erforderlich, die Einlagen können in sogenannten Kaufschuhen getragen werden, was in kosmetischer Hinsicht keine Probleme aufwirft.

F. Lange hatte eine den Fuß innen, hinten und zur Hälfte außen umfassende Einlage angegeben, die an ihrem Sohlenteil medial vorgezogen und außen erhöht war (Abb. 196). Diese Einlage hatte den Fuß gegen die Adduktionsneigung abgestützt und in eine leichte Pronation gebracht.

F. Becker hat eine Klumpfußeinlage entwickelt, die dem Fuß nur eine innere Führung mit äußerer Gegenpelotte gab. Die Einzelheiten sind aus der Abb. 197 zu ersehen.

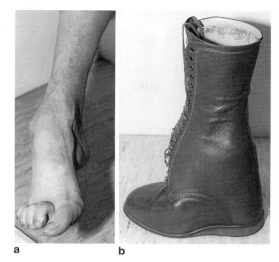

Abb. 194 a,b
a Veralteter Klumpfuß.
b Stiefelschiene mit Bettung.

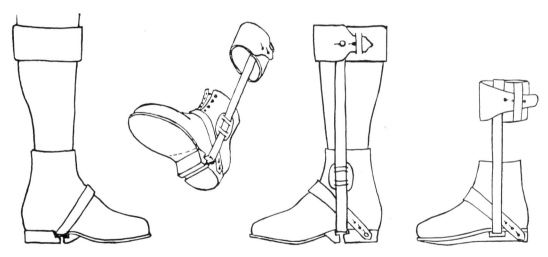

Abb. 195 Stiefelschiene nach *Gocht*.

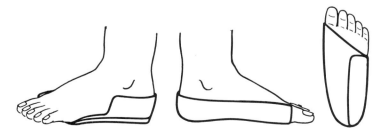

Abb. 196 Klumpfußeinlage nach *F. Lange*.

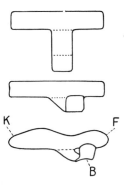

Abb. 197 Klumpfußeinlage nach *F. Becker*: oben – Rohling aus Duraluminium oder Plexidur (Europlex) Mitte – zurechtgebogene Form; unten – fertige Einlage. K = Pelotte für Köpfchen 1. Mittelfußknochen, F = Fersenstütze medial, B = Gegenhalt für das Kuboid

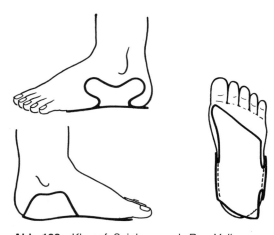

Abb. 198 Klumpfußeinlage nach *R. v. Volkmann*.

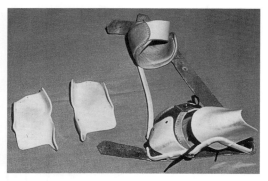

Abb. 199 Klumpfußbehandlung mit Dreibackeneinlagen für den Tag (links) und Redressionsschiene für die Nacht (rechts).

R. v. Volckmann hat eine Flügeleinlage entwickelt, wie sie in der Abb. 198 dargestellt ist. Diese faßt den Rückfuß an der Innen- und Außenseite flügelartig, ist allerdings in ihrem Fußteil wie bei *F. Lange* medial nach vorn gezogen, was den Vorfuß bei der Abrollung eher in eine leichte Supinationsstellung bringen kann.

Imhäuser hat in neuerer Zeit darauf hingewiesen, daß das Prinzip der Klumpfußeinlage darin besteht, den Großzehenballen tief zu legen und den Kleinzehenballen anzuheben. Eine Gewölbeunterstützung soll durch die Einlage nicht erfolgen.

Häufig wird zur Klumpfußnachbehandlung die Dreibackeneinlage verwendet. Diese hat neben der inneren und äußeren Führung des Rückfußes eine vorgezogene mediale Pelotte, um ein erneutes Abweichen in die Adduktionsstellung zu vermeiden (Abb. 199). Die Einlage kann aus Duraluminium oder besser aus Europlex angefertigt werden.

12.12.4 Störungen und Komplikationen nach der Sofort- und Frühbehandlung

Die Behandlung des Klumpfußes ergibt, auch nach der Sofort- und Frühbehandlung, nicht immer gute oder zufriedenstellende Ergebnisse. Ein ungünstiger Verlauf ergibt sich, wenn trotz guter Korrektur der Fußform in die Normalstellung ein **Muskelungleichgewicht** im Sinne einer Schwäche der Pronatoren und der Dorsalextensoren bleibt. Nach Abschluß der Gipsbehandlung kann der Fuß dann wieder in seine Fehlstellung zurückgehen. Nicht selten ist dies Folge einer Nachlässigkeit der Eltern hinsichtlich der Behandlungskonsequenz oder auch Folge zu langer Zeiträume in den ärztlichen Nachkontrollen. Wenn die Klumpfußschiene nicht sorgfältig genug und nicht konsequent genug angelegt wird und wenn die passiven und aktiven Übungsbehandlungen im Laufe der Zeit evtl. immer mehr vernachlässigt werden, verschlechtert sich das Funktionsgleichgewicht der Fußmuskeln sehr schnell wieder. Aus diesem Grunde ist ein genau festgelegter **Zeitplan** für die Behandlung und die ärztliche Überwachung erforderlich, so daß Schienen im Bedarfsfalle korrigiert werden können und die krankengymnastische Behandlung je nach Erfordernis intensiviert werden kann. Für den Laien und auch für den in der Klumpfußbehandlung Unerfahrenen ist eine Rezidivneigung zunächst nur schwer zu erkennen. Hat sich die Klumpfußkontraktur erst einmal wieder ausgebildet, gestaltet sich die erneute Behandlung verständlicherweise schwieriger und noch langwieriger als bei der Frühbehandlung.

Störungen in der Sofort- und Frühbehandlung des Klumpfußes können auch bei nicht sachgerechter oder zumindest nicht optimaler Durchführung der ärztlichen Behandlungsmaßnahmen auftreten.

12.12.4.1 Der induzierte Schaukelfuß

Im Rahmen der Sofort- und Frühbehandlung des Klumpfußes kann ein Schaukelfuß nur dann entstehen, wenn die klaren Richtlinien für die Klumpfußbehandlung nicht ausreichend beachtet werden. Bekannt ist als eine wesentliche Spitzfußkomponente der hintere Fersenhochstand, über dessen Ausmaß kann man sich letztlich nur durch eine seitliche Röntgenaufnahme genau informieren. Wenn man versucht, bei kontraktem Fersenhochstand den Fuß in eine rechtwinkelige Stellung zum Unterschenkel zu bringen, dann kommt es nahezu immer nur zu einer Anhebung des Vorfußbereiches, der Rückfuß bleibt in seiner Spitzfußstellung. Somit wird der Vor- und Mittelfuß um den Taluskopf nach oben herumgehebelt, der Talus bleibt bei hinterem Fersenhochstand in seiner vertikalen Position, nicht selten verläuft die Achse durch den Talus in Verlängerung zur Unterschenkelachse im Sinne eines **Talus verticalis**. Das Ergebnis einer solchen eindeutig falschen Redressionsbehandlung ist der Schaukelfuß mit hochgestellter Ferse und hochgestelltem Vorfußbereich.

Zur Behandlung eines induzierten Schaukelfußes muß zunächst der Vorfuß wieder heruntergezogen werden, Taluskopf und Naviculare müssen wieder in eine regelrechte Beziehung zueinander gebracht werden. Dadurch entsteht bei zunächst fortbestehendem Fersenhochstand wieder eine gewollte Spitzfußstellung, die zunächst in Gipsverbänden gehalten und evtl. wiederholt nachredressiert werden muß. Ist eine normale Stellung zwischen dem Rückfuß und dem Vorfuß wieder erreicht, muß in der üblichen Weise die operative Fersenentwicklung durchgeführt werden mit Achillessehnenverlängerung und Kapselspaltung des oberen Sprunggelenkes. Erst danach hat man die Möglichkeit, den Fuß in seiner Gesamtheit in die normale Position zum Unterschenkel zu bringen.

12.12.4.2 Varus- und Valgusabweichungen

Die beim Klumpfuß zunächst vorhandene Varus- bzw. Supinationsstellung des Rückfußes ist als eine Fehlstellung zwischen Talus und Calcaneus bekannt, sie liegt somit im unteren Sprunggelenk. Bei unzureichender Redression des Rückfußes verbleibt eine restliche Varusfehlstellung, andererseits kann der Rückfuß aber auch durch eine Überkorrektur in Valgusstellung gedrückt werden.

Bei der Dorsalextension des ganzen Fußes, sei es im Rahmen der konservativen Korrektur oder der operativen Fersenentwicklung, findet die Korrekturstellung zu einem erheblichen Teil im unteren Sprunggelenk statt, indem das Fersenbein gegenüber dem Talus hinten heruntergezogen wird. Dabei kann es, wenn man nicht sehr genau darauf achtet, zu einer Umlenkung im unteren Sprunggelenk im Sinne der Varus- oder häufiger Valgusabweichung kommen. Wird eine solche Fehlstellung belassen, resultiert aus der Varusstellung später ein Kippfuß mit vermehrter Umknickneigung nach außen und bei der Valgusfehlstellung ein Knickfuß.

12.12.4.3 Schädigung des Nervus fibularis

Eine Schädigung des N. fibularis (auch N. peronaeus) ist im Rahmen der Klumpfußbehandlung nahezu immer auf eine **Druckschädigung** zurückzuführen. Der N. fibularis verläuft bekanntlich dicht unterhalb des Kniegelenkes an der Außenseite unmittelbar hinter dem Wadenbeinköpfchen sehr oberflächlich und ist dort weichteilmäßig nur wenig geschützt. Der Nerv ist an dieser Stelle auf Druckeinwirkung ausgesprochen empfindlich und reagiert mit einer meist vorübergehenden Parese. Eine solche Nervenschädigung kann dann auftreten, wenn beim längeren Festhalten Fingerdruck auf den hinteren Teil des Wadenbeinköpfchens ausgeübt wird. Wesentlich häufiger erfolgt die Schädigung durch Druck des Gipsverbandes, wenn bei einem Oberschenkelgipsverband im Außenbereich des Kniegelenkes zu eng modelliert wird oder wenn beim Unterschenkelgipsverband der obere Gipsrand auf diesen Nerven drückt. In Höhe des Wadenbeinköpfchens handelt es sich noch um den N. fibularis communis, also den gemeinsamen Wadenbeinnerven (oberflächlicher und tiefer Ast). Von diesem Nerven werden die Wadenbeinmuskeln, der vordere Schienbeinmuskel und die Zehenheber versorgt. Durch Ausfall der Nervenversorgung kommt es zu einem schlaffen Spitzfuß mit einer Supinationsstellung.

Wenn man eine Druckschädigung des N. fibularis feststellt, muß sofortige Druckentlastung erfolgen. Der Fuß wird dann in einer Schiene oder in einer gepolsterten Gipsschale in Mittelstellung gelagert, um eine Kontraktur in der Lähmungs-Fehlstellung zu vermeiden. Zusätzlich erfolgt sofortige krankengymnastische Übungsbehandlung unter zusätzlicher Elektrotherapie.

12.12.4.4 Unerwünschte Folgen nach Sehnenoperationen

Wenn im Rahmen der operativen Fersenentwicklung die **Achillessehne** nicht ausreichend verlängert wird, ist das Muskelgleichgewicht für die postoperative Nachbehandlung nicht gewährleistet. Erfahrungsgemäß ist dieser Fehler durch krankengymnastische Behandlung nicht zu beseitigen, die Achillessehne muß erneut Z-förmig verlängert werden.

Andererseits kann es auch vorkommen, daß die Achillessehne zu ausgiebig verlängert wird, so daß beim normalen Muskeltonus die Extensoren überwiegen. Man muß dann die Achillessehne wieder etwas verkürzen, andernfalls kommt es zu einem Fersentiefstand mit Ausbildung eines Hakkenfußes, kompensatorisch entwickelt sich der Vorfußbereich zum Hohlfuß. Das Ergebnis einer solchen fehlerhaften Behandlung ist dann ein Hakken-Hohlfuß.

Um solche unerwünschten Folgen zu vermeiden, wird bei der operativen Fersenentwicklung die Spannung der Achillessehne nach zwei Heftnähten zunächst vorsichtig überprüft, ehe die Sehne fest vernäht wird.

Anders verhält es sich bei der **Tibialis anterior-Verlagerung**. Die Sehne darf nach der Fixierung an der Fußaußenseite schon etwas unter Spannung stehen, damit der Fuß bei der Muskelanspannung ausreichend proniert und dorsal extendiert wird. Die Gefahr liegt nach dieser Operation darin, daß die Intervalle zwischen den Kontrolluntersuchungen zu lang sein können und die Rückverlagerung der Sehne des M. tibialis anterior dadurch zu spät durchgeführt wird. Die Folge ist ein kontrakter Knick-Plattfuß. Man muß die Sehne dann trotzdem zurückverlagern, hat aber verständlicherweise größere Schwierigkeiten mit der Behandlung des Knick-Plattfußes.

12.12.5 Rückfälle nach der Klumpfußbehandlung

Für das Klumpfußrezidiv wurde früher häufig die Bezeichnung „**rebellischer Klumpfuß**" gebraucht. G.Hohmann nannte die Klumpfußfälle rebellisch, bei denen zugleich das Rückenmark mißgebildet und die Mm. peronaei gelähmt sind, wodurch die Wadenmuskeln und der M. tibialis posterior den Fuß in die Fehlstellung ziehen. Das sind dann aber Lähmungs-Klumpfüße und als solche wesensverschieden vom gewöhnlichen angeborenen Klumpfuß.

Grundsätzlich muß man davon ausgehen, daß bei unzulänglicher Behandlung die meisten Klumpfüße rebellisch werden. Das liegt aber entweder an einer primär unzureichenden Korrektur oder an einer mangelhaften Verlaufsbeobachtung bzw. Langzeitbehandlung. Bei einem ungestörten Verlauf nach der Klumpfußbehandlung bleibt die Fußform normal, und auch das Wachstum des betroffenen Fußes bleibt, wenn überhaupt, nur unwesentlich zurück. Die Kontrolluntersuchungen sollen zunächst engmaschig durchgeführt werden, können bei einem ungestörten weiteren Wachstum zeitlich allmählich erweitert werden. Eine grundsätzliche zeitliche Festlegung für die Kontrolluntersuchungen kann es verständlicherweise nicht schematisch geben, der behandelnde Arzt muß je nach dem Verlaufsbild und auch dem zunehmenden Alter des Kindes die Untersuchungstermine individuell ansetzen. Für den Fall, daß sich eine Verschlechterung der Form und daraus resultierend auch der Funktion erkennen läßt, muß sofort eingegriffen werden. Da heute, abgesehen von Entwicklungsländern, jeder Klumpfuß im Neugeborenen- bzw. Säuglingsalter behandelt wird, kann man davon ausgehen, daß es sich bei einem Klumpfuß im Kleinkindesalter, im Schulalter oder im Erwachsenenalter nahezu immer um einen vorbehandelten Klumpfuß handelt.

12.12.5.1 Klinische und röntgenologische Befunde

Neben der klinisch erkennbaren Deformierung des Fußes insgesamt erkennt man häufig mehr oder weniger ausgedehnte Narbenbildungen mit Verziehungen oder auch Keloidbildungen. Man erkennt Verformungen der einzelnen Fußknochen, Wachstumsverzögerungen und insbesondere Funktionseinschränkungen besonders im Bereich der Fußwurzel und des Mittelfußes. Je länger das Rezidiv besteht, umso mehr muß man davon ausgehen, daß die wiedereingetretene Deformität zunehmend kontrakt ist und daß sich die Fußknochen mit Verformungen der gesamten Fußfehlstellung angepaßt haben. Mitunter ist das Klumpfußrezidiv so stark ausgeprägt, daß die Fußsohle durch die Supinationsstellung des Fußes nicht mehr belastet werden kann und der Patient vielmehr auf dem Fußaußenrand geht. Das führt neben verständlichen Belastungsschmerzen zu einer starken Gehbehinderung und letztlich zur Ulkusbildung an der Außenseite des Fußes, wie in der Abb. 200 in einem besonders schwerwiegenden Fall dargestellt. Im Röntgenbild zeigen sich die einzelnen Fußwurzelknochen häufig so stark verformt und überlagert, daß die einzelnen Konturen kaum auszumachen sind.

12.12.5.2 Die Behandlung des „veralteten" Klumpfußes

Für das Ausmaß eines Klumpfußrezidivs und für die dann erforderliche weitere Behandlung ist es wesentlich, welche Behandlungsmaßnahmen vorausgegangen waren, wie lange die letzten erfolgreichen Behandlungen zurückliegen und wie alt der Patient ist. Grundsätzlich orientiert sich die Behandlung des veralteten Klumpfußes an der Schwere der wiedereingetretenen Deformität, allerdings auch am Alter des Patienten. Je jünger das Kind ist, und je weniger kontrakt die Weichteile sind, umso eher besteht die Möglichkeit, auch beim veralteten Klumpfuß mit konservativen Maßnahmen wieder eine Korrektur zu erreichen. Sind im Kindesalter und somit vor Abschluß des knöchernen Wachstums operative Maßnahmen erforderlich, müssen sich diese auf Weichteileingriffe beschränken. Andernfalls müßte operationsbedingt mit einer nachteiligen Beeinflussung des Knochenwachstums gerechnet werden. Nach Abschluß des Knochenwachstums oder zumindest unmittelbar davor, können neben evtl. notwendigen Weichteileingriffen dann auch knöcherne Korrekturen am Fußskelett durchgeführt werden.

12.12.5.2.1 Konservative Behandlungsmaßnahmen

Rabl empfahl bis gegen Ende des 2. Lebensjahres die konservative Behandlung mit ganz allmählicher **Gipsumformung** sowie mit langfristiger Erhaltung der guten Fußform durch Nachtschienen, Einlagen und Gymnastik. Sie allein schaffe durch Verlängerung der zu kurzen Bindegewebsfasern Verhältnisse, die der Norm entsprechen. Außerdem werden dadurch Narben vermieden, die gerade bei der Rezidivoperation am Fuß und Unterschenkel vorn zurückbleiben. Als Voraussetzung der konservativen Behandlung werden Geduld und spezielles Können genannt, eine unsanfte Umformung würde den Gelenkknorpel schädigen. Mag allenfalls bei Rezidiven, die man bei einjährigen Kindern zu behandeln bekommt, ein offener Eingriff hinten am Fuß wegen der Erleichterung,

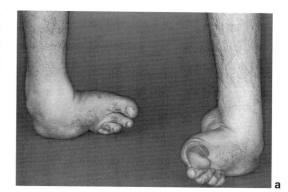
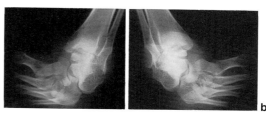
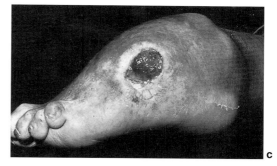

Abb. 200 a–c Spätbefunde bei Klumpfußrezidiv
a klinisch;
b röntgenologisch;
c Ulkus durch Fehlbelastung.

die er für Arzt, Patienten und die Eltern bringt, vorzuziehen sein, für die Behandlung des rückfälligen Pes varus adductus supinatus reicht er nicht aus. Dafür ist das sanfte **Quengeln** mit einem Gipsverband in diesem Alter besser, vorausgesetzt, daß mit der nötigen Sorgfalt und Geduld vorgegangen wird. Bezüglich der Achillotenotomie ist auch bei der Behandlung von Rezidiven – ebenso wie beim Klumpfuß des Neugeborenen – zu beachten, daß man sie erst ausführen soll, wenn die Adduktion des Vorfußes und die Supination des Rückfußes beseitigt ist.

Rabl empfiehlt ein Quengelverfahren, das dem von *Kite* ähnelt, in einem wesentlichen Punkt aber

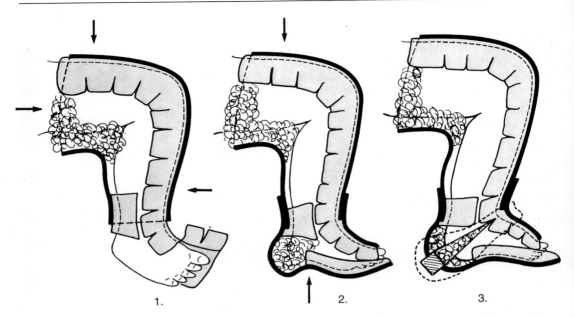

Abb. 201 Behandlung des Klumpfußrezidivs nach *Rabl* im Alter von 4 bis 24 Monaten. Im Gegensatz zu *Kite* nicht Zusammenpressen der konvexen, sondern Dehnen der konkaven Seite! Anlegen des Gipsverbandes in drei Etappen, aber in einer Sitzung.
1. Nur Ober- und Unterschenkel bei 80 Grad Kniebeugung. 2. Gips auch über den Fuß, der soweit umgestellt wird, daß es ohne Gewaltanwendung geht. 3. Erstes Aufkeilen innen und hinten schon in der ersten Sitzung, aber mit Vorsicht! Vorn auf der Haut in ganzer Ausdehnung Filz (mit seitlichen Einschnitten, damit er sich den Biegungen gut anpaßt). An der Ferse, in der Kniekehle und am oberen Ende, soweit kein Filz, Wattepolsterung. Außen am Fuß keine Lücken im Filz. Innen darf er noch dichter liegen, als hier gezeichnet.

davon abweicht: Die Weichteile werden auf der konkaven Seite des Fußes gedehnt, während *Kite* sie auf der konvexen zusammenstauchte. Das große Verdienst von *Kite* war die Betonung zweier Gesichtspunkte. Die Nachstellung soll alle 4 bis 6 Tage erfolgen und nicht etwa alle 2 bis 3 Wochen. Zwischen den Nachstellungen darf der Gipsverband nicht abgenommen werden, denn beim vollständigen Verbandwechsel spannt das Kind dagegen und man kommt mit der Korrektur nicht wesentlich weiter. Die von *Rabl* modifizierte *Kite*sche Gipstechnik sieht vor, daß an den Stellen, die einem gewissen Druck ausgesetzt werden könnten, die Polsterung mit Filz besonders sorgfältig sein muß. Zur Schonung der Haut wird eine Krepp-Papierbinde um den Fuß gewickelt, die Filzstücke werden genau angepaßt und dicht darüber festgewickelt. Da mit einem reflektorischen Gegenspannen des Kindes gerechnet werden muß, wird geraten, den Gipsverband zwar in einer Sitzung aber in drei Etappen anzulegen, wie in der Abb. 201 dargestellt. In der ersten Etappe wird der Gipsverband am Ober- und Unterschenkel bei ca. 80 Grad Beugung im Kniegelenk angelegt. In der zweiten Etappe, wenn der Fuß selbst mit eingegipst wird, muß zunächst die Filzpolsterung sorgfältig zurechtgerückt werden, da sie sich fast immer durch die Bewegungen des Kindes etwas verschiebt. Es ist sehr darauf zu achten, daß der Filz unter dem Gipsverband keine Falten schlägt. Bei dem folgendem Eingipsen des Fußes selbst stellt man so weit um, wie es ohne Gewalt geht. Dabei muß auf der Sohlenseite weit hinten gleich am Vorderende der Ferse etwas eingedrückt werden (unterer Pfeil im mittleren Teil der Abb. 201). Der Fuß muß bis zur Aushärtung des Gipses sorgfältig gehalten werden. Wenn der Gipsverband soweit fest und hart ist, daß er gesägt werden kann, folgt die dritte und letzte Etappe. Man zeichnet sich mit einem Filzstift die einzusägende Linie auf dem Gipsverband an, sie verläuft quer über die Fersenmitte und steigt medial über der Gegend des Sustentaculum tali (oder auch etwas weiter nach vorn, falls stärkere Abduktion nötig ist) bis fast auf den Fußrücken.

Lateral geht diese Linie nicht bis über den Außenknöchel hinaus. Auf dieser Linie wird der Gipsverband aufgesägt, bei guter Polsterung besteht bei der oszillierenden Gipssäge keine Gefahr einer Hautverletzung. Gibt der Gipsverband beim Aufkeilen nicht ausreichend genug nach, muß der Sägeschnitt etwas verlängert werden. Auf jeden Fall muß man sich davon überzeugen, daß keine schnürenden Fäden verblieben sind. Für das Aufkeilen selbst gibt es Gipsspreizer in verschiedenen Größen. Wieweit man in der ersten Sitzung aufkeilen kann, läßt sich nur nach Erfahrung und Gefühl beurteilen, der Anfänger sollte lieber zunächst bewußt zurückhaltend sein. In den Gipsspalt werden Holzklötzchen eingesetzt, nach Auspolsterung der Zwischenräume wird zirkulär übergegipst. Nach einigen Tagen kann die nächste Etappe des Aufkeilens erfolgen. Mehr als 3 Korrekturen (die beim Gipsanlegen mitgerechnet) sind mit einem Verband nicht zweckmäßig, weil der Sohlendruck sonst zu weit nach vorn kommt. Der Gipsverband ist dann ggf. ganz zu erneuern, das weitere Vorgehen geschieht in der gleichen Weise, bis die gewünschte Fußkorrektur erreicht ist.

Wurden durch diese Gipsquengelbehandlung die Weichteile an der Fußinnenseite soweit gedehnt, daß der Fuß aus seiner Supinations- und Adduktionsstellung herausgebracht werden konnte, wird ggf. die operative Fersenentwicklung angeschlossen. Dabei handelt es sich nicht selten um einen Zweiteingriff an der Achillessehne.

12.12.5.2.2 Operative Behandlungsmöglichkeiten

Zur Behandlung des veralteten Klumpfußes empfiehlt *Imhäuser* ausschließlich operative Maßnahmen, diese auch ohne konservative Vorbehandlung. Das gilt sowohl für das Schulalter als auch für das von *Imhäuser* so bezeichnete Spielalter. Redressierende und somit konservative Maßnahmen sind nach seiner Erfahrung unzureichend, auch wenn der Fuß redressiert eine Zeit lang fixiert wird.

12.12.5.2.2.1 Entwicklung der Ferse

Entgegen der Reihenfolge bei der Sofort- und Frühbehandlung des Klumpfußes, bei der die operative Fersenentwicklung zuletzt ausgeführt wird, beginnt die operative Behandlung des veralteten Klumpfußes mit der Fersenentwicklung. Die Achillessehne wird dargestellt und Z-förmig durchtrennt, die Sehnenenden werden zunächst nach oben und unten geschlagen. In jedem Falle muß die Sehne des M. flexor hallucis longus dargestellt werden, damit sie bei der nun folgenden queren Einkerbung der hinteren oberen Sprunggelenkskapsel nicht versehentlich mit durchtrennt wird. Danach wird das Fersenbein hinten heruntergezogen, als Zeichen einer ausreichenden Korrektur im oberen Sprunggelenk muß der Knorpelüberzug der Talusrolle sichtbar werden. *Imhäuser* empfiehlt für die Rückfußkorrektur das **Fersenzuginstrument nach** *Schede*, das aber wohl nicht in jeder Klinik vorhanden sein dürfte. Man kann auch einen Kirschner-Draht quer durch das Fersenbein bohren, daran einen Extensionsbügel anbringen und mit diesem die Ferse hinten herunterziehen. Gleichzeitig wird der Fuß mit einem sterilen kleinen geraden Brettchen (auch sterile Metallplatte) von der Fußsohle her im ganzen unterstützt, so daß der Vor- und Rückfuß in einer Linie bleibt. Die Achillessehne wird dann unter Verlängerung vernäht.

12.12.5.2.2.2 Entfaltung der Fußinnenseite

Die früher durchgeführte Durchtrennung oder Verlängerung der Sehne des M. tibialis posterior wird heute allgemein abgelehnt, da sie für die Klumpfußstellung nicht von wesentlicher Bedeutung ist. Man hat nach Durchtrennung dieser Sehne mehrfach die Ausbildung eines schweren Plattfußes beobachtet.

Von wesentlich korrigierender Bedeutung ist dagegen die Verpflanzung der Sehne des M. tibialis anterior zur Fußaußenseite, wie sie im Abschnitt 12.12.3.2.4 schon eingehend beschrieben wurde.

Zur Beseitigung der Adduktionsfehlstellung werden die Gelenkkapseln des Talo-Navicular-Gelenkes und evtl. auch die des Gelenkes zwischen dem Os naviculare und dem Os cuneiforme I gespalten. Danach wird der Vorfuß gegenüber dem Rückfuß kräftig abduziert, das nach medial abgewichene Os naviculare wird vor den Taluskopf reponiert. Dazu kann Hebelung mit einem gebogenen Instrument erforderlich sein. Dieses Repositionsergebnis des Vorfußes zum Rückfuß muß durch eingebohrte Kirschner-Drähte fixiert werden, andernfalls müßte man trotz postoperativer Gipsruhigstellung zumindest mit einem gewissen Korrekturverlust rechnen. Das Korrekturergebnis soll noch intraoperativ durch Röntgenaufnahmen in 2 Ebenen überprüft werden. Die fixierenden Kirschner-Drähte werden für etwa 3 bis 4 Wochen belassen.

12.12.5.2.2.3 Pantalare Arthrolyse

Wenn sich beim veralteten Klumpfuß die Fehlform des Fußes durch Weichteilkontrakturen als unüberwindbar erweist, empfiehlt *Henkel* zur Behandlung bei Kindern zwischen dem 2. und 6. Lebensjahr die pantalare Arthrolyse. Die Ausdehnung dieses operativen Eingriffes richtet sich nach der Schwere der Fehlform und nach der Rigidität der Weichteile. *Henkel* empfiehlt ein Vorgehen in drei Schritten:

1. Beseitigung des Spitzfußes.
2. Beseitigung der Adduktionsfehlstellung mit Reposition des Os naviculare,
3. Korrektur der Supination durch Entwickeln des Calcaneus aus seiner Fehlstellung.

Die Beseitigung des Spitzfußes erfolgt durch die Z-förmige Achillessehnenverlängerung und hintere Eröffnung des oberen Sprunggelenkes mit gleichzeitiger Durchtrennung der Peronaeussehnenlager.

Zur Beseitigung der Adduktionsfehlstellung empfiehlt er die Verlängerung oder Verpflanzung der Sehne des M. tibialis posterior, Durchtrennung kontrakter Bindegewebsklammern an der Medialseite, Eröffnung des Talo-Navicular-Gelenkes mit Inzision der verstärkenden Bänder dorsal und plantar, evtl. auch Eröffnung des Kalkaneo-Kuboid-Gelenkes bei Platzmangel für die Reposition des Os naviculare.

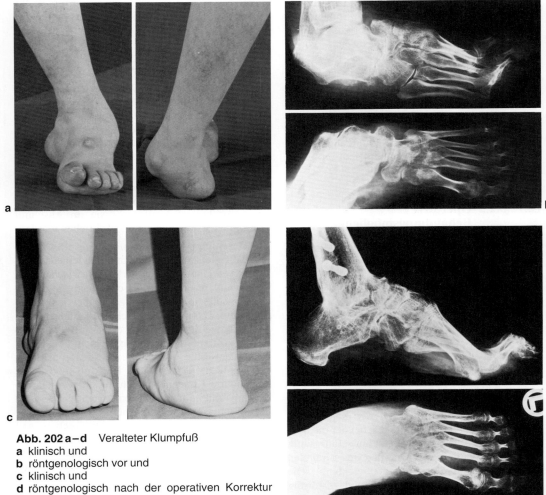

Abb. 202 a–d Veralteter Klumpfuß
a klinisch und
b röntgenologisch vor und
c klinisch und
d röntgenologisch nach der operativen Korrektur durch Triple-Arthrodese.

Die Korrektur der Supination erfolgt durch Abtrennung evtl. plantarwärts gerichteter Zügel der Sehne des M. tibialis anterior, ggf. Verlängerung der ganzen Sehne, Eröffnung des unteren Sprunggelenkes medial und dorsal sowie Durchtrennung des Ligamentum talo-calcaneare interosseum (Einzelheiten der Operationstechnik sind in der Originalschrift nachzulesen – siehe Literaturverzeichnis).

Die Korrekturstellung wird durch temporär eingebrachte Kirschner-Drähte gehalten und im Gipsverband fixiert.

Imhäuser hat gegen dieses Vorgehen gewisse Bedenken angemeldet und auf die blutungsbedingten Vernarbungen mit der Möglichkeit nachfolgender Steifen hingewiesen.

12.12.5.2.2.4 Arthrodesen

Nach Abschluß des Knochenwachstums und somit im Erwachsenenalter besteht die Möglichkeit, den Klumpfuß durch operative Eingriffe an den knöchernen Anteilen des Fußes zu beseitigen oder zumindest zu bessern. Nach dem klinischen Befund und dem Röntgenbild des Fußes wird der Operationsplan festgelegt. Dabei lassen sich Knochenkeilentnahmen und die Versteifung einzelner Gelenke in den Grundzügen vorausplanen, die Einzelheiten der erforderlichen Korrektur ergeben sich aber zwangsläufig erst während des operativen Eingriffs.

Die **Adduktionsstellung des Vorfußes** läßt sich durch eine Knochenkeilentnahme mit lateraler Basis aus dem Fußwurzelbereich etwa in Höhe des Chopart-Gelenkes korrigieren.

Die Korrektur der **Supinationsstellung** erfolgt durch eine dorsolaterale Keilentnahme im Bereich des Talus und Calcaneus bis vor zum Cuboid und evtl. zu den Cuneiformia. Das untere Sprunggelenk (zwischen Talus und Calcaneus) wird dabei reseziert.

Zur Beseitigung einer **Spitzfußkomponente** erfolgt eine Keilresektion aus dem dorsalen Fußwurzelbereich mit dorsal gelegener Basis, bei schwerwiegender Spitzfußfehlstellung kann sogar die Versteifung des oberen Sprunggelenkes erforderlich sein.

Nicht selten müssen diese Korrekturkomponenten kombiniert werden, wenn es gilt, mehrere gleichzeitig bestehende Fehlstellungen zu beseitigen. Versteifungen in den Fußgelenken, zumindest in wesentlichen Teilen, lassen sich dabei kaum vermeiden. Am häufigsten werden bei solchen knöchernen Korrekturoperationen das Chopart-Gelenk und das untere Sprunggelenk im Sinne einer **subtalaren Arthrodese** versteift. Durch derartige Korrekturoperationen kann man bis in ein relativ hohes Alter auch bei veralteten Klumpfüßen kosmetisch und funktionell gute Ergebnisse erreichen. Wenn sich auch die Talusrolle schon erheblich deformiert hat, kann man den ganzen Fuß durch eine **Triple-Arthrodese** kosmetisch und funktionell erheblich verbessern. Bei der Triple-Arthrodese werden das obere Sprunggelenk, die Gelenke zwischen dem Talus und Calcaneus, das Gelenk zwischen dem Taluskopf und dem Naviculare sowie das Gelenk zwischen dem Calcaneus und dem Cuboid in die Versteifung einbezogen. Man erhält damit einen festen und belastbaren Knochenblock, der bei gut korrigierter Gesamtstellung des Fußes mit einer Abrollsohle am Schuh ein weitgehend beschwerdefreies Gehen ermöglicht. Die Abb. 202 ad zeigen einen solchen veralteten Klumpfuß vor der Operation klinisch und im Röntgenbild, sowie nach der Korrektur durch Triple-Arthrodese wiederum klinisch und röntgenologisch. Wie hier dargestellt, läßt sich die gesamte Fußstellung meist zufriedenstellend korrigieren, so daß die Versorgung mit kosmetisch ansprechenden und technisch gut funktionierenden orthopädischen Schuhen möglich ist.

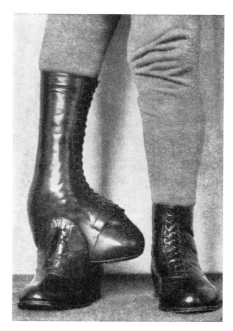

Abb. 203 Orthopädischer Schuh für schwer deformierten Klumpfuß mit Beinverkürzung.

12.12.5.2.3 Orthopädietechnische Versorgung

Die technische Versorgung des veralteten Klumpfußes muß sich daran orientieren, was sich an der Fußfehlstellung nicht mehr korrigieren läßt. Die Gründe für eine verbliebene Fehlstellung können in operationstechnischen Schwierigkeiten liegen, in einer Inoperabilität wegen des Allgemeinzustandes oder anderer Erkrankungen sowie auch in der Ablehnung seitens des Patienten. Bei nur geringen Formabweichungen kann die Versorgung mit orthopädischen Einlagen oder Fußbettungen für Kaufschuhe ausreichen, meist wird es sich aber um orthopädische Schuhe handeln müssen. Diese sind in Abhängigkeit von der Fußstellung und der Funktion möglich von der leicht formabweichenden Bettung über Arthrodesenschuhe, Feststellabrollschuhe bis hin zu kosmetisch grotesk anmutenden Konstruktionen, wie in der Abb. 203 wiedergegeben. In Einzelfällen muß man sich dann schon überlegen, ob nicht evtl. die Amputation nach Pirogoff in einer ihrer Modifikationen die bessere Lösung wäre.

13 Erkrankungen des Mittelfußes

13.1 Die Mortonsche Neuralgie

Dieses Krankheitsbild ist auch unter dem Namen **Interdigitalneuralgie** oder **Mortonsche Metatarsalgie** bekannt. Irrtümlich ist immer wieder angenommen worden, daß es sich bei diesem Krankheitsbild um ein primäres Neurinom der Interdigitalnerven handeln würde. Zur Ausbildung eines Neurinoms kommt es aber erst sekundär. Das Krankheitsbild darf nicht mit dem einfachen Überlastungsschmerz der Mittelfußknochen verwechselt werden. Die richtige Diagnose ergibt sich durch ein gründliches Erheben der Anamnese mit genauer Befragung über die Art und Lokalisation der Schmerzen. Bei der echten Mortonschen Neuralgie handelt es sich um plötzliche Einklemmungen der zwischen dem 4. und 5. oder auch zwischen dem 3. und 4. Mittelfußköpfchen verlaufenden Nerven für die Zehen. Wenn die Mittelfußköpfchen zusammengedrückt und zugleich gegeneinander bewegt werden, verklemmt sich der Nerv. Dies ist auch die Methode der Diagnostik, indem man bei der Untersuchung diese Bewegung nachvollzieht. Durch den Druck bzw. die Einklemmung zwischen den Mittelfußknochenköpfchen kommt es zur Läsion der Interdigitalnerven an ihrer Teilungsstelle. Als Reaktion auf die wiederholten Nervenläsionen entwickelt sich sekundär das Neurinom (Abb. 204). *Dick* hat zur Ursache für die Mortonsche Neuralgie ausgeführt, nach ausgedehnten histologischen und elektronenoptischen Untersuchungen darf angenommen werden, daß eine chronische Mikrotraumatisierung zu einem Ödem, zur Verdickung, Fibrosierung und zum reparativen überschießenden Wachstum des endoneuralen und perineuralen Bindegewebes führt sowie zu einer Schädigung vor allem der großen markhaltigen mechanisch empfindlichen Nervenfasern. Die Traumatisierung erfolgt auch durch Kompression des Nerven bei der Belastung gegen das Ligamentum metatarseum transversum und durch Dehnung bei der Dorsalextension der Zehen während des Abrollvorganges. Eine vergrößerte Bursa im Bereich der Zehengrundgelenke kann den Nerven zusätzlich einklemmen.

13.1.1 Klinische Befunde

Bei der Mortonschen Neuralgie kommt es zu immer wieder plötzlich auftretenden **unerträglichen Schmerzen**, die sich im Verlauf der Erkrankung über Monate und Jahre immer mehr steigern. Auffällig ist, daß die Beschwerden nicht beim Barfußgang oder beim Gehen in lockeren Schuhen auftreten, ausschließlich beim Gehen in engeren Schuhen, wenn die Mittelfußknochenköpfchen zusammengedrückt werden. Dann kann es beim Abtreten vom Boden zu unerwarteten blitzartigen Schmerzen im Bereich der 4. Zehe kommen, im Interdigitalraum zwischen der 3. und 4. oder auch zwischen der 4. und 5. Zehe. Der Schmerz wird wie ein plötzliches Elektrisieren empfunden. Die Patienten haben dann das Bedürfnis, unverzüglich ihre Schuhe auszuziehen, nach einigen massierenden Bewegungen und nach Zehenbewegungen läßt der Schmerz ziemlich schnell wieder nach. Man kann das Schmerzgeschehen aus diagnostischen Gründen dadurch auslösen, daß man die Mittelfußknochenköpfchen zusammendrückt und gleichzeitig gegeneinander bewegt, so daß sich der Interdigitalnerv verklemmt oder gedrückt wird. Zwischen den Köpfchen der Mittelfußknochen kann er sich nur verklemmen, wenn diese locker sehr weit auseinandergestellt sind, so daß der Nerv dazwischentreten kann. Ist dies nicht der Fall, erfolgt die Nervenkompression wahrscheinlich durch eine dem Druck ausweichende Bursa. Eine weitere diagnostische

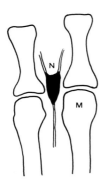

Abb. 204 *Morton*sche Neuralgie.
N = Neurinom, M = Mittelfußköpfchen.

Schmerzauslösung kann durch dorsoplantaren intermetatarsalen Druck mit dem Daumen und Zeigefinger erfolgen. Dadurch entsteht der gleiche Schmerz, wie er sonst bei spontanem Auftreten angegeben wird. Oft genügt zur Schmerzauslösung schon ein einfacher Fingerdruck von der Fußsohle her exakt zwischen die Zehengrundgelenke, sogenanntes **Klingelknopfzeichen**. Eine Schmerzauslösung kann auch durch eine extreme Überstreckung in den Zehengrundgelenken erfolgen, der Nerv wird dadurch kurzfristig überdehnt, **Lasegue-Zeichen der Zehe**. Zur Diagnostik mit dem **Hohmannschen Handgriff** werden zwei nebeneinanderliegende Metatarsalköpfchen jeweils mit dem Daumen und Zeigefinger dorsal und plantar gefaßt, gegeneinandergedrückt und gleichzeitig dorsoplantar bewegt. Es kommt dann ebenfalls zur Schmerzauslösung mit dem typischen Elektrisieren. In Einzelfällen wird eine **Schwellung** zwischen den Zehen beobachtet, diese ist auf das begleitende Ödem zurückzuführen. Bei schon fortgeschrittenem Krankheitsbild kommt es mitunter zu **Gefühlsstörungen** im Sinne einer Hypaesthesie.

Hat sich bereits ein interdigitales Neurinom ausgebildet, ließe sich dieses im bildgebenden Verfahren durch eine Kernspintomographie darstellen. Ob eine solche aufwendige Untersuchung erforderlich ist, mag aber in Anbetracht der klinischen Untersuchungsmöglichkeiten und deren ziemlich sicherer Aussagekraft dahingestellt bleiben.

13.1.2 Orthopädietechnische Maßnahmen

Eine entlastende Vorfußpelotte, die das Quergewölbe anhebt, kann die Beschwerden bessern und sogar auch beseitigen. Als die konservative Behandlung der Wahl gilt die **Detorsionseinlage nach** *Hohmann*. Der vorn außen vorstehende Teil der Einlage hebelt beim Anheben den 5. Mittelfußknochen hoch, und der Nerv verklemmt sich nicht mehr. Im Damenschuh hat man mit einer solchen Einlage mitunter Schwierigkeiten, weil sie den Schuh schlappen läßt. Der Versuch, die Einlage durch eine äußere Sohlenerhöhung zu ersetzen, führt erfahrungsgemäß meist nicht zum Ziel. *Rabl* hat über eine konservative Lösung des Schmerzproblems berichtet, bei der in einem vorn ausreichend weiten Schuh die betroffene Zehe durch ein kleines Schaumstoffkissen unten und an den Seiten umschlossen und dabei gleichzeitig angehoben wurde (Abb. 205). Dadurch erfolgt eine Druckentlastung für den Interdigitalnerven. Grundsätzlich muß bei allen konservativen Behandlungsmaßnahmen ein vorn ausreichend breiter Schuh getragen werden, so daß die Mittelfußknochen seitlich nicht mehr stark komprimiert werden.

Zur Unterstützung dieser orthopädietechnischen Maßnahmen sind **Nervenblockaden** mit einem Lokalanaesthesiemittel möglich. In geringer Dosierung kann in Einzelfällen etwas Cortison zugegeben werden, um das Ödem zu beeinflussen.

13.1.3 Operative Behandlung der Mortonschen Neuralgie

Läßt sich durch die konservativen Behandlungen das Beschwerdebild nicht wesentlich bessern, dann muß davon ausgegangen werden, daß sich schon ein größeres Neurinom ausgebildet hat. In solchen Fällen ist die operative Behandlung mit der **Entfernung des Neurinoms** anzuraten. Da der Nerv und somit auch das Neurinom fußsohlenwärts unter dem Ligamentum transversum liegt und somit von dorsal her schlecht erreicht werden kann, ist ein plantarer Zugangsweg zu empfehlen. Die beste Übersicht ergibt ein plantarer Längsschnitt. Dieser wird exakt zwischen den Mittelfußknochenköpfchen durchgeführt, damit die spätere Narbe nicht in der Hauptbelastung liegt. Der Nerv wird vom begleitenden Gefäß getrennt und mit dem Neurinom entfernt. Dabei bleibt das Ligamentum transversum erhalten. Bei subtiler Operationstechnik kommt es kaum zu einem Rezidiv oder Amputationsneurom. Nach der Neurom- und Nervenresektion wäre eigentlich ein Sensibilitätsausfall im Versorgungsbereich zu erwarten. Die Innervation der Zehen ist aber überlappend so ausreichend, daß postoperative Sensibilitätsstörungen nicht eintreten. Einige Autoren empfehlen, nur

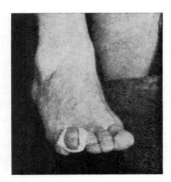

Abb. 205 Konservative Behandlung der *Morton*schen Neuralgie mit Anhebung der Zehe durch ein umgreifendes Schaumstoffkissen .

das Ligamentum metatarseum transversum zu spalten und damit den Nerven aus der Kompression zu befreien, der Nerv wird dabei nicht reseziert. In jedem Falle sollte auch postoperativ das Fußquergewölbe durch **Einlagenversorgung** angehoben werden.

13.2 Morbus Köhler II

Bei diesem von *Köhler* und *Freiberg* beschriebenen Krankheitsbild handelt es sich um eine **Osteonekrose** meist am 2. Metatarsalknochenköpfchen, seltener am 3. und 4. und sehr selten am 1. und 5. Metatarsalknochenköpfchen. Betroffen sind überwiegend Mädchen mit einem durchschnittlichen Alter von etwa 14 Jahren. Doppelseitiges Auftreten dieser Veränderung und auch familiäre Häufungen sind bekannt. Die Ursache dafür wird in einer Überlastung des Fußskelettes gesehen, allerdings dürfte in diesem Zusammenhang auch der Spreizfuß mit seinen ungünstigen Belastungsverhältnissen eine Rolle spielen. Meist beginnt das Krankheitsbild mit einer schleichend zunehmenden **Schmerzsymptomatik** im Bereich der veränderten Mittelfußköpfchen, vermehrt bei Druckbelastungen. Mitunter kann eine leichte begleitende Weichteilschwellung in Erscheinung treten. Die Schmerzhaftigkeit führt zum Hinken und zu einer fehlerhaften Belastung bei der Fußabwicklung mit Ausweichbewegungen. In besonders stark ausgeprägten Fällen können die Zehen in den Grundgelenken subluxieren und kontrakt werden. Man hat eine **Stadieneinteilung** nach dem Fortschreiten dieser Veränderungen versucht. Danach lassen sich im 1. Stadium röntgenologisch noch keine Veränderungen erkennen, im 2. Stadium kommt es zur Verdichtung, Fragmentation und schließlich Deformierung des Mittelfußknochenköpfchens, im 3. Stadium entwickelt sich eine Arthrose im betroffenen Zehengrundgelenk (Abb. 206).

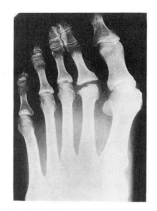

Abb. 206 Morbus *Köhler* II mit sekundärer Arthrose im Grundgelenk der 2. Zehe.

Die Behandlung soll so früh wie möglich einsetzen, um Deformierungen des Metatarsalköpfchens und damit Zerstörungen des Zehengrundgelenkes soweit wie möglich zu vermeiden. Die **konservative Behandlung** besteht in einer entlastenden Einlagenversorgung. Dazu hat die Einlage ein leicht gegabeltes Vorderende, die aussparende Gabelung wird nach der betroffenen Zehe orientiert (Abb. 207 a-c). Diese gegabelte Einlage ist nur

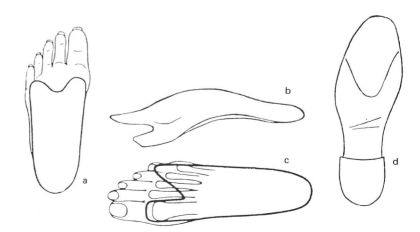

Abb. 207 a–d Entlastung beim Morbus *Köhler* II.
a Vorn gegabelte Einlage zur Druckentlastung.
b, c Gegabelte Einlage nach *Marquardt*.
d Schmetterlingsrolle zur Verstärkung der Entlastung.

sinnvoll bei Verwendung von festen Materialien wie etwa Europlex, Durlon o. ä., Kork-Leder-Einlagen oder Schaumstoffeinlagen sind meist wirkungslos. Zur Unterstützung der Entlastung wird an der Schuhsohle eine breite Schmetterlingsrolle im Sinne der orthopädischen Schuhzurichtung angebracht (Abb. 207 d). Meistens hören die Schmerzen mit solchen Maßnahmen sofort auf.

Operative Behandlungsmaßnahmen zur Verbesserung der Blutversorgung und somit zur Beschleunigung der Heilung haben sich nicht durchgesetzt. Bei **Spätfolgen** im Sinne einer Grundgelenksarthrose mit bleibender Beschwerdesymptomatik können störende Knochenauswüchse entfernt werden, bewährt hat sich auch die Resektion der Grundgliedbasis an der betroffenen Zehe.

Weickert hat über die Implantation von Silikonkautschukprothesen berichtet, umfangreichere Ergebnisse oder Langzeitbeobachtungen liegen aber offensichtlich noch nicht vor.

13.3 Apophysitis der Basis des V. Mittelfußknochens

Überwiegend bei Mädchen und dann im Alter von 11 bis 13 Jahren kann es zu einer vorübergehenden Wachstumsstörung an der Basis des 5. Mittelfußknochens kommen. Dabei handelt es sich um eine Verknöcherungsstörung der Apophyse in diesem Bereich, die Veränderung wird als Apophysitis der Basis des 5. Mittelfußknochens oder auch **Os tuberositas proprium** bezeichnet. Vorübergehend, bis zur knöchernen Verschmelzung, besteht im Röntgenbild der Eindruck eines isolierten kleinen Knochens. *Vesal* hat diese Veränderung zuerst beschrieben, aus diesem Grunde bezeichnet man dieses Knöchelchen auch als Os vesalianum. Beim Vorliegen einer solchen vorübergehenden Verknöcherungsstörung bestehen ebenfalls vorübergehende **Belastungsbeschwerden**, bis etwa im 16. Lebensjahr fast immer spontan eine knöcherne Verbindung mit der Basis des 5. Mittelfußknochens erfolgt.

Differentialdiagnostisch ist die Abgrenzung gegen einen Ausriß der hier ansetzenden Sehne des M. peronaeus brevis nicht ganz einfach. Für die weitere Behandlung hat diese Unterscheidung keine wesentliche Bedeutung, da in beiden Fällen fast immer **konservative Maßnahmen** nur vorübergehend erforderlich sind.

Rabl empfahl eine aussparende Abpolsterung dieser Region mit einem etwa 4 mm dicken Filz (Abb. 208), darüber einen elastischen Pflasterverband. Eine vorübergehend am Schuh angebrachte zurückgelegte Rolle kann die Abrollung des Fußes unterstützen und damit den Zug zur Basis des 5. Mittelfußknochens entlasten. Ein Gipsverband hat gegenüber diesem elastischen Verband keine Vorteile, beeinträchtigt vielmehr das Gehvermögen stärker.

Bei gelegentlich persistierender Apophyse oder pseudarthrotischer Heilung eines Sehnenausrisses kann die operative Entfernung des Os vesalianum oder die Osteosynthese der Abrißfraktur erforderlich werden.

13.4 Fußrückenhöcker

Eine teils knöcherne und teils weichteilmäßige Unregelmäßigkeit, die in Schuhen Beschwerden verursachen kann, ist der sogenannte Fußrückenhöcker. Bei Jugendlichen ist er meist noch nicht verknöchert, besteht teils aus Knorpel und teils aus Bindegewebe. Er ist somit nicht immer im Röntgenbild sichtbar, kann zeitweilig dicker oder dünner sein. Der knöchern ausgebildete Fußrückenhöcker kann am 1. aber auch am 2. Keilbein auftreten (Abb. 209). Klinisch kann der Fußrückenhöcker als echte Exostose ähnliche Beschwerden verursachen wie ein Schaltknöchelchen in dieser Region. Die Unterscheidung ergibt sich nach der röntgenologischen Abgrenzung eines evtl. isolierten kleinen Knöchelchens.

Die Veränderung stört manchmal nur kosmetisch, kann aber auch **Beschwerden durch Schuhdruck** verursachen, insbesondere bei Schuhen,

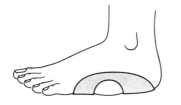

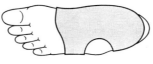

Abb. 208 Ausgesparte Polsterung zur Entlastung der Basis des Metatarsale V.

die am Rist eng geschnürt sind oder einen Gummizug haben. Nicht selten entstehen durch den Druck und das Reiben bei den Fußbewegungen umschrieben entzündliche Veränderungen.

Konservative Behandlung ist mit einer ausgesparten ringförmigen Polsterung möglich, die an der Schuhlasche oder sonst im Schuh angebracht werden kann. Damit erfolgt Druckentlastung des verdickten Bereiches. Wegen der Schmerzen vermeiden die Patienten schon selbst am Fußrücken eng anliegende Schuhe oder eine zu feste Schnürung.

Sind die Schmerzen trotz dieser konservativen Maßnahmen nicht zu beseitigen, oder ist diese äußere Druckentlastung auf Dauer zu umständlich, dann entschließen sich viele Patienten doch zu dem nur kleinen **operativen Eingriff**. Dabei wird die Exostose abgetragen, die knöchernen Anteile werden etwas ausgemuldet, um ein Rezidiv soweit als möglich zu vermeiden.

13.5 Schwellungen des Fußrückens

Das Unterhautzellgewebe ist am Fußrücken ziemlich locker aufgebaut, so daß sich mit entzündlichen Veränderungen einhergehende Schwellungen stärker zum Fußrücken hin herausdrücken können. Da man für diese Schwellungszustände früher keine rechte Erklärung hatte, wurde diese Veränderung „Fußgeschwulst" genannt.

Eine mögliche Ursache für solche Schwellungszustände kann eine **Entzündung im Gleitgewebe der Strecksehnen** sein. Die Diagnose ergibt sich aus der Schmerzhaftigkeit bei passiver Plantarflexion und Dorsalextension der Zehen. Zugrunde liegt meist eine Überlastung oder länger andauernder Schuhdruck am Fußrücken. Die Behandlung erfolgt mit abschwellenden Maßnahmen wie Alkoholumschläge, antiphlogistische Salben, später auch Kurzwellen- oder Mikrowellenbestrahlungen. Als begleitende Maßnahme ist Schonung mit Hochlagerung geboten.

Ferner können **rezidivierende Entzündungen zwischen den Zehen**, z. B. bei Pilzmischinfektion, zu einer länger anhaltenden Lymphangitis des Fußrückens führen. Die Behandlung besteht vornehmlich in der Bekämpfung der Pilzinfektion, begleitend abschwellende Maßnahmen sind wiederum erforderlich.

Wesensverschieden davon sind besonders **im Sommer auftretende Anschwellungen des Fuß-**

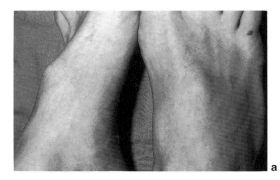
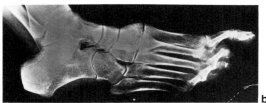

Abb. 209 a,b Fußrückenhöcker
a klinisch;
b röntgenologisch.

rückens vermehrt bei Mädchen und Frauen. Eine eigentliche Ursache hat man dafür bisher nicht gefunden, eine überzeugende Diagnose konnte bisher nicht gestellt werden. Möglich ist eine statisch bedingte ödematöse Weichteilschwellung, begünstigt durch klimatische Einflüsse. *Ernst* hat berichtet, daß er bei solchen Veränderungen regelmäßig einen erhöhten Streptolysintiter fand, sonst konnten serologische Besonderheiten nicht nachgewiesen werden. Kurzfristige Gabe von Penicillinpräparaten in Verbindung mit abschwellenden Verbänden sollen nach Berichten von *Ernst* geholfen haben. Die Gabe von Penicillinpräparaten erscheint bei derartigen harmlosen Veränderungen recht bedenklich, stützende und abschwellende Verbände sind zweifellos eine sinnvolle Therapie.

Im Zusammenhang mit den Schwellungen des Fußrückens ist noch das ohne offenkundige Ursache akut auftretende **Quinckesche Ödem** zu nennen, eine allergische Krankheit, auch als angioneurotisches Ödem bezeichnet.

13.6 Die sogenannte „Marschfraktur"

Bei Überanstrengung untrainierter Füße kommt es gelegentlich zu einem langsamen Durchbre-

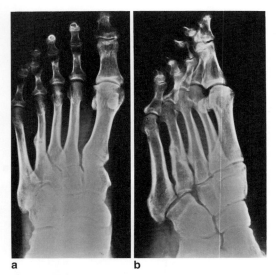

Abb. 210 a,b Schleichender Bruch (sog. Marschfraktur) am 4. Mittelfußknochen.

chen des 2. bis 4. Mittelfußknochens (Abb. 210). Dabei handelt es sich um einen sogenannten **Ermüdungsbruch**, der als Marschfraktur bezeichnet wird, da er nach längeren Fußmärschen vermehrt beobachtet wurde. Der schleichende Bruch beginnt an einer Stelle des Mittelfußknochenschaftes, er geht immer weiter quer oder schräg durch die Diaphyse. Gar nicht selten setzen an der Anfangsstelle dieses schleichenden Bruches schon reparative Knochenneubildungsprozesse ein, noch ehe der Bruch den ganzen Mittelfußknochen quer oder schräg durchwandert hat. Die Ausheilung erfolgt mit einer überschießenden Knochenneubildung im Sinne einer reaktiven Kallusbildung, weil zwischen den Fragmenten durch die Fußbelastung minimale federnde Bewegungen erfolgen. Häufig erkennt man eine schmerzhafte Anschwellung des Mittelfußes, noch ehe röntgenologische Veränderungen festgestellt wurden.

Die Behandlung erfolgt mit einem **Unterschenkelgehgips**, an dem die Sohle zur Stützung gut anmodelliert wird, allerdings ohne Druckausübung auf die Fraktur. Erfahrungsgemäß reicht die Versorgung mit einem Gipsverband für 4 bis 6 Wochen aus, während dieser Zeit kommt es zur ausreichenden Konsolidierung. Man gibt dann vorübergehend noch eine Stützeinlage, die den Fuß vor allem unter dem Chopartschen Gelenk etwas anhebt. Zur Unterstützung des Abrollvorganges wird an der Schuhsohle eine Mittelrolle angebracht.

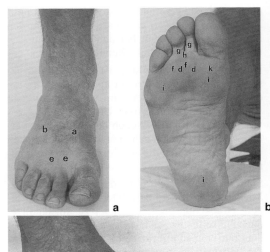

Abb. 211 a–c Schmerzlokalisation bei einigen Fußveränderungen.
a Fußrückenhöcker,
b Gelenksganglion an der Fußwurzel,
c Apophysitis an der Basis V. Mittelfußknochen,
d Morbus *Köhler* II
e "Marschfraktur" der Mittelfußknochen,
f *Morton*sche Neuralgie,
g Entzündung der Beugesehnenscheiden,
h Typischer Sitz einer Epithelzyste,
i Sohlenwarze,
k Sesamoiditis.

In der Abb. 211 sind die Schmerzlokalisationen bei verschiedenen Erkrankungen des Mittelfußbereiches in schematischer Übersicht dargestellt.

13.7 Traumatische Mittelfußfrakturen

Zu traumatischen, also unfallbedingten, Mittelfußfrakturen kommt es durch Gewalteinwirkungen verschiedener Art wie etwa schweres Umknicken bzw. maximales Überbeugen oder Überstrecken, aber auch durch Quetschungen beim Aufschlagen schwerer Gegenstände. Die Frakturformen sind mannigfaltig, es kann sich um glatte Querbrüche, Schrägbrüche oder auch Aufsplitterungen eines oder mehrerer Mittelfußknochen handeln (Abb. 212). Die Verletzung geht immer mit einem **Bluterguß** im Mittelfußbereich einher, man erkennt die sehr schmerzhafte Anschwellung, häufig mit einer Hämatomverfärbung, mitunter auch begleitet von offenen Weichteilverletzungen. Verständlicherweise treten starke **Schmerzen** auf mit der Unfähigkeit, den Mittel- und Vorfußbereich zu belasten, wenn überhaupt eine Fußbelastung erfolgt, dann nur mit der Ferse. Bei der klinischen Prüfung kann man ein sehr schmerzhaftes **Krepitieren** der betroffenen Mittelfußknochen auslösen, also ein Aneinanderreiben der Knochenfragmente. Letztlich gibt das **Röntgenbild** Aufschluß über die Lokalisation und das Ausmaß der Verletzung.

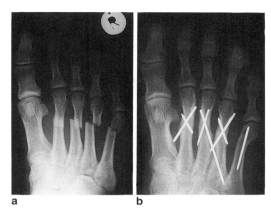

Abb. 212 a,b Mittelfußfrakturen vor und nach Korrekturstellung mit Fixierung.

Die Behandlung von Mittelfußfrakturen orientiert sich weitgehend am Röntgenbefund. Nicht oder kaum dislozierte Frakturen können durchaus konservativ behandelt werden mit Ruhigstellung im **Unterschenkelgipsverband**. Dieser sollte wegen der Weichteilschwellung zunächst gespalten sein. Nach Abschwellung ist ein zirkulärer Unterschenkelgips möglich, der etwa ab der 3. Woche nach dem Unfall Belastung mit einer untergeschnallten Sandale zuläßt. Erfahrungsgemäß erstreckt sich die Gipsbehandlung über etwa 6 Wochen, wobei den Ausschlag letztlich die Röntgenkontrolle zur Beurteilung der knöchernen Konsolidierung gibt.

Dislozierte Mittelfußfrakturen kann man auch häufig (ähnlich wie bei der Radiusfraktur des Handgelenkes) mit sogenannten „Mädchenfängern" unter Zug an den Zehen reponieren. Wenn das gelingt, erfolgt die Behandlung mit Ruhigstellung im Gipsverband wie vorstehend beschrieben.

Wenn die Reposition nicht gelingt oder nicht gehalten werden kann, oder wenn größere Fragmente ausgesprengt sind, wird man sich zur **operativen Reposition und Fixierung** entschließen müssen. Die Stabilisierung der Fragmente erfolgt je nach der Situation und somit je nach dem Erfordernis mit gekreuzten Kirschner-Drähten, Kleinfragmentschrauben oder auch Verplattungen mit dem Kleinfragmentinstrumentarium der AO (Arbeitsgemeinschaft für Osteosynthesefragen). Postoperativ sollte zumindest ein schützender schalenförmiger Gipsverband angelegt werden. Belastung des Fußes darf erst erfolgen, wenn das Röntgenbild die knöcherne Konsolidierung erkennen läßt, andernfalls müßte mit einem Materialbruch oder Materialausbruch gerechnet werden.

Zur **orthopädietechnischen Versorgung** nach Mittelfußfrakturen empfiehlt *Baumgartner* eine abstützende Einlagenversorgung für das Fußgewölbe mit Aussparung bei einem evtl. Frakturkallus. Andernfalls wäre mit stärkeren Druckbeschwerden zu rechnen, die sich durch ungünstige Einlagenversorgung noch verstärken könnten. Intakt gebliebene Mittelfußstrahlen werden retrokapital abgestützt, um sie vor Überbelastung zu schützen. Folgerichtig muß für die Einlagenversorgung ein Röntgenbild zur Verfügung stehen, der Tastbefund allein reicht dafür nicht aus. Während schon mal orthopädische Schuhzurichtungen mit Abrollhilfen erforderlich sein können, ist die Notwendigkeit der orthopädischen Schuhversorgung die Ausnahme.

14 Erkrankungen der Fußsohle

Die Haut der Fußsohle ist besonderen Belastungen ausgesetzt, über sie erfolgt die volle Kraftübertragung des Bodendruckes auf den Fuß und weiter auf den Körper. In der Fußsohle findet sich reichlich Fettgewebe, das von Bindegewebssepten unterteilt wird, diese reichen wiederum bis zu den knöchernen Anteilen des Fußes. Durch diese Konstruktion ist eine elastisch verformbare weichteilmäßige Verbindung zwischen der Sohlenhaut und den Skelettanteilen gewährleistet. Je nach dem Ausmaß der Belastungen entwickeln sich außen an der Fußsohle mehr oder weniger derbe Schwielen. Das sind ganz normale Befunde, sie lassen Rückschlüsse auf die Art und Form der Belastung zu. Erfolgt die Belastung überwiegend mit Schuhen, dann sind die Schwielen mehr glatt und gleichmäßig. Bei häufigem Barfußgang werden die Schwielen mehr grob und in der Verhornung rissig, was aber durchaus normalen Befunden entspricht.

Da die Kraftaufnahme beim Stehen und Gehen unmittelbar über die Fußsohle erfolgt, ist diese auch besonders empfindlich bei krankhaften Veränderungen oder Verletzungen.

14.1 Der Schweißfuß

Die Funktion der Schweißdrüsen, die überall an der Körperoberfläche vorhanden sind, wird durch das vegetative Nervensystem gesteuert. Eine gewisse Schweißabsonderung ist somit auch an den Füßen als absolut normal zu bezeichnen. Die Haut mit ihrer Oberflächenabsonderung hat normalerweise eine leicht saure Reaktion. Dieser **Säuremantel** hat merkwürdigerweise an einigen Stellen Lücken, dort ist die Hautreaktion leicht alkalisch. Das ist am Fuß zwischen der 4. und 5. Zehe der Fall, ein Grund dafür ist bisher nicht bekannt. Dort ist aber die Abwehrkraft gegen bakterielle Infektionen vermindert, es kann dort eher zu entzündlichen Veränderungen kommen. Erst bei einer übernormalen Schweißabsonderung, die als **Hyperhidrosis** bezeichnet wird, spricht man vom Schweißfuß. Viele Kinder neigen zwischen dem 2. bis 6. Lebensjahr zum Schweißfuß, vermehrt Jungen dann noch einmal in der Pubertätsphase. In diesen Altersgruppen kann man den Schweißfuß noch als physiologisch bezeichnen. In überwiegendem Maße und andauernd können Schweißfüße durch eine ständig feuchte Haut an den Füßen und durch den begleitenden lästigen Geruch recht unangenehm sein.

Zur Vermeidung oder Behandlung des Schweißfußes gibt es einmal pflegende und zum anderen behandelnde Maßnahmen. Damit soll die Schweißabsonderung keinesfalls ganz unterbunden, sondern nur vermindert werden.

Zu empfehlen sind tägliche **Fußbäder**, allerdings nicht als länger anhaltende heiße oder warme Bäder, vielmehr sind kühle Waschungen mit Wasser von etwa Zimmertemperatur günstig. Dazu wird eine milde Seife genommen, am günstigsten Kernseife. Günstig ist häufiges **Barfußgehen** auf gewachsenem Boden, wie beispielsweise Sand oder Gras. Tägliches **Wechseln der Strümpfe** ist eine der ganz wesentlichen Voraussetzungen zur Vermeidung von Schweißfüßen. Von Strümpfen aus Kunstfasermaterial oder Wolle ist abzuraten, da beide die Schweißabsonderung anregen; am günstigsten ist Baumwolle. Nach Möglichkeit sollen die **Schuhe** mehrmals am Tage gewechselt werden, wenn es die Witterung zuläßt, sollten Schuhe mit gelochten Schäften oder auch Sandalen getragen werden.

Zur eigentlichen Behandlung des Schweißfußes sind **Bäder mit Badezusätzen** zu empfehlen, geeignet sind Eichenrinden- und Tanninpräparate. Inzwischen gibt es zahlreiche Fertigpräparate als Sprays, Puder oder Badezusätze.

14.2 Dermatomykosen

Hautpilze gehören, wie auch Bakterien, zur normalen Hautflora auch an den Füßen. Zur eigentlichen Hautpilzerkrankung kommt es erst, wenn Hautschäden vorliegen und somit die **Abwehrfähigkeit** geschwächt ist. Begünstigt wird die Erkrankung durch enge Schuhe mit schlechter Durchlüftung, es entsteht gewissermaßen eine feuchtwarme Kammer bei eng aneinandergepreßten Zehen. Dadurch quellen die Hornschichten auf, die Mikroorganismen können in die Haut eindringen und führen dort zu entzündlichen Veränderungen. Bekannt ist bei der Hautpilzerkrankung ein unangenehmes Hautjucken, dieses veranlaßt zum Kratzen mit oberflächlichen Hautverletzungen, die dann wiederum das Eindringen begünstigen. Am häufigsten und am stärksten sind die **Interdigitalfalten** befallen, hier wiederum bevorzugt zwischen der 4. und 5. Zehe wegen des dort fehlenden Säuremantels und somit verminderter Abwehrkraft. Bei der Dermatomykose wird die Haut rissig, blättert teilweise ab und zeigt stark entzündliche Veränderungen bis hin zu kleinen Blutungen durch Reiben oder Kratzen.

Patienten mit einer Dermatomykose wird man zur Behandlung besser zu einem Hautarzt schicken oder zumindest mit diesem zusammenarbeiten. Neben allgemeinen hygienischen Maßnahmen sind pilzabtötende Medikamente angezeigt, sogenannte **Antimykotika**. Ähnlich wie bei Bakterien kann man auch die Pilzstämme bestimmen und züchten, auf ihre Empfindlichkeit bzw. Resistenz gegenüber verschiedenen Antimykotika prüfen. Eichenrinden- und Lohtanninpräparate können auch hier die Widerstandskraft der Fußhaut günstig beeinflussen. Man hat festgestellt, daß Ultraviolettbestrahlungen helfen, den Säuremantel der Haut zu verbessern.

Dem Orthopäden kommt in diesem Zusammenhang überwiegend die Aufgabe zu, den Patienten hinsichtlich der **Schuhversorgung** zusätzlich zu beraten. Die Schuhe sollen ausreichend weit sein und somit den Zehen genügende Bewegungsmöglichkeit geben, das fördert die Durchlüftung der Schuhe. Ähnlich wie beim Schweißfuß ist auch hier ggf. zu gelochten Schäften bzw. Sandalen zu raten, damit keine feuchtwarmen Kammern in den Schuhen entstehen.

14.3 Das „Brennen der Fußsohle"

Das sogenannte „Brennen der Sohlen" ist eine gar nicht so seltene recht unangenehme Erscheinung. Die Patienten führen solche Beschwerden meist auf zu enge Schuhe oder auf Überlastungen zurück, besonders nach langem Gehen auf hartem Boden, wie etwa Asphalt oder Pflaster. In vielen Fällen ist die Ursache aber ein **Mangel an Pantothensäure**, einem Stoff, der zum Vitamin-B-Komplex gehört und auch in den meisten Vitamin-B-Komplexpräparaten enthalten ist. Demzufolge reicht es auch nicht aus, wenn ein einzelnes B-Vitamin gegeben wird, es muß schon ein Komplex-präparat sein. Zunächst versucht man es mit oraler Einnahme (durch den Mund). Wenn das nicht hilft, was bei Resorptionsstörungen der Fall sein kann, wird das Medikament durch intramuskuläre Injektion verabfolgt. Zusätzlich kann ein Hautbalsam das Brennen der Sohlen lindern.

Selbstverständlich sind andere dafür in Frage kommende Ursachen auszuschließen, grundsätzlich muß an die Möglichkeit eines Diabetes mellitus gedacht werden.

14.4 Schwielenbildungen

Schwielen sind an den Fußsohlen, wie auch an den Handinnenflächen, eine ganz normale Hautreaktion. Sie entstehen in Abhängigkeit von der Belastung zum Schutz der Haut. Man findet sie demzufolge auch vermehrt in den Hauptbelastungszonen, wie Ferse, Großzehenballen und Kleinzehenballen. Treten sie an anderen Stellen der Fußsohle stärker in Erscheinung, muß zunächst an eine **Fehlbelastung** gedacht werden, wie etwa unter den Mittelfußknochenköpfchen 2 bis 4 beim ausgeprägten Spreizfuß.

Bei einer Schwiele handelt es sich um eine meist harmlose Hornhautverdickung, die selbst zunächst keiner besonderen Behandlung bedarf. Mit der Entlastung bildet sich auch die Schwiele zurück, die Hornhaut wird abgestoßen. Man kann die Normalisierung der Haut durch Salicylsalbenverbände unterstützen und beschleunigen.

Im Bereich der Schwielen kann es zu Einrissen kommen, die in die Tiefe reichen und dann zu Verletzungen der eigentlichen Haut führen. Hautverletzungen sind auch dadurch möglich, daß beim mechanischen Abtragen der Hornschicht mit einer Hautraspel oder einem Skalpell zu viel Gewebe weggenommen wird. Dann kann es zur infektiösen **Schwielenentzündung** bis hin zum **Schwielenabszeß** kommen. Bei der Entzündung erfolgt die Behandlung antiphlogistisch (entzündungshemmend) mit Entlastung, Hochlagerung und Kühlung. Hat sich ein Schwielenabszeß ausgebildet, muß dieser, wenn er sich nicht sehr schnell selbst öffnet, chirurgisch behandelt werden mit operativer Eröffnung und Einlegung einer Laschendrainage für den Abfluß von evtl. weiter gebildetem Eiter. In schwereren Fällen ist die zusätzliche Behandlung mit einem Antibiotikum erforderlich. Bei einer Erkrankung an Diabetes mellitus kann es wegen der begleitenden Durchblutungsstörungen erhebliche Komplikationen geben, deshalb sollte immer ein Internist zur medikamentösen Einstellung des Blutzuckers eingeschaltet werden.

14.5 Clavi (Hühneraugen)

Auf die Hühneraugen wurde bereits im Kapitel 11.4 eingegangen, da sie sich durch Druckeinwirkung überwiegend an den Zehen ausbilden. Zwar seltener, aber insgesamt doch nicht selten, entstehen sie auch an der Fußsohle. Während die Schwiele eine breitflächige Hyperkeratose (Verhornung) der Haut ist, reicht beim Hühnerauge ein ganz dünn auslaufender verhornter Dorn in die Tiefe und verursacht durch Druck auf die Nervenendigungen erhebliche Schmerzen. Die Schmerzauslösung ist an der Fußsohle besonders unangenehm, weil die Fußsohle beim Stehen und Gehen ständig einer Druckbelastung ausgesetzt ist. Die Ursache ist nahezu immer ein **Fehler beim Schuhkauf**. An der Fußsohle sind Hühneraugen vermehrt im vorderen Bereich an den Ballen, weil dort, insbesondere bei Frauen und häufig bedingt durch enge Schuhe und hohe Absätze, die stärkere Belastung erfolgt. Wenn Hühneraugen längere Zeit unbehandelt bleiben, kann es durch den ständigen Druckreiz zu **Entzündungserscheinungen** bis hin zur Vereiterung kommen. Eine weitere Ursache für eine Hühneraugenentzündung ist unsachgemäße Behandlung. Wenn Patienten selbst versuchen, ein Hühnerauge mit scharfen Instrumenten zu behandeln, besteht die Gefahr einer Hautverletzung, durch die dann Bakterien in die Hautschichten eintreten können. Um das zu vermeiden, ist Behandlung durch einen Fußpfleger anzuraten mit nachfolgender konsequenter Druckentlastung, evtl. durch Einlagenversorgung mit umschriebener entlastender Aussparung. Hat sich bereits eine Entzündung oder Vereiterung ausgebildet, muß zunächst diese zur Abheilung gebracht werden, ehe das Hühnerauge selbst weiterbehandelt werden kann.

14.6 Fußwarzen

An der Fußsohle heißen sie folgerichtig **Sohlenwarzen**, mit dem lateinischen Namen Verrucae plantares. Im Gegensatz zu Warzen an den Händen stören sie an der Fußsohle kosmetisch nicht, verursachen aber Schmerzen beim Stehen und Gehen, da sie nicht nur nach außen, sondern auch nach innen wachsen. Man weiß heute, daß es sich ursächlich um eine **Virusinfektion** handelt. Bei der makroskopischen Betrachtung handelt es sich um scharf umgrenzte, rundliche Gebilde der Haut mit einer verhornten rauhen Oberfläche, nochmals umgeben von einem verhornten nicht so rauhen Hautring. Die normalen Hautrillen machen um die Warze herum einen Bogen, die Warze selbst erscheint als ein feinkörniges verhorntes Gebilde. Histologisch (feingeweblich) handelt es sich um eine Verdickung aller Hautschichten mit außen vermehrter Verhornung. Bevorzugt entstehen Warzen an den vermehrt belasteten Regionen der Fußsohle, wo sich die knöchernen Anteile vermehrt gegen den Schuhboden anstemmen (Abb. 213). Häufig breiten sich die Fußsohlenwarzen flächenhaft aus, sie können dann gewissermaßen mosaikartig zusammenwachsen. In Einzelfällen wurde beobachtet, daß sich in der zweiten Lebenshälfte durch dauernde mechanische Reizung von Warzen bösartige Wucherungen entwickelt haben. Deswegen ist bei Warzen im fortgeschrittenen Patientenalter Vorsicht geboten. Wenn man eine Warze abträgt, erkennt man in der tieferen Schicht braunschwarze kleine Punkte, diese entsprechen abgestoßenen thrombosierten Kapillaren in der Hautschicht. Bei noch tieferer Freilegung kommt es zu stärkeren Blutungen aus diesen kleinen Gefäßen.

Zur Behandlung der Warzen, auch der Fußsohlenwarzen, wird man zunächst konservative Maßnahmen versuchen und nur beim Ausbleiben des Erfolges auf eine operative Behandlung übergehen. Obwohl man heute weiß, daß Warzen durch Viren verursacht werden, spielen bei der konservativen Behandlung **psychische Einwirkungen** im Sinne einer Suggestion eine nicht abzusprechende entscheidende Rolle. Zwar immer wieder belächelt, aber letztlich doch auch immer wieder beobach-

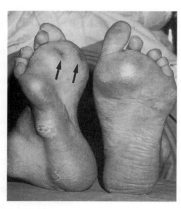

Abb. 213   Sohlenwarzen.

tet, ist ein Behandlungserfolg durch sogenanntes „Wegpusten" oder „Besprechen".

Eine weitere Möglichkeit der Warzenbehandlung gibt es mit **ätzenden Mitteln**, wobei Silbernitrat (bekannt als Höllenstein) wohl die wichtigste Rolle spielt. Es gibt Höllensteinstifte, damit wird die Warze immer wieder betupft, sie wird somit bis in die Tiefe verätzt. Weitere ätzende Mittel sind Salicylsäure, rauchende Salpetersäure oder Oxalsäure. Man muß bei Anwendung aller dieser Mittel die umgebende Haut vor einem Mitverätzen dadurch schützen, daß sie abgedeckt wird. Die Ätzbehandlung muß meist mehrfach wiederholt werden, wenn das verätzte abgestorbene Gewebe abgestoßen ist.

Eine weitere Möglichkeit der Warzenbehandlung besteht in der **Vereisung** mit flüssigem Stickstoff. Dazu wurde eine Vereisungspistole entwickelt, *Ruck* hat darüber berichtet. Die Methode wird als meist schmerzlos angegeben, Narben bleiben selten zurück. Die Gefahr eines Rezidivs wird als gering angesehen, da die Zellen, in denen sich die Viren befinden, nach der Vereisung absterben.

Schließlich bleibt die Möglichkeit der **operativen Warzenentfernung**. Die Warze kann in örtlicher Betäubung mit einem scharfen Löffel ausgekratzt werden. Wenn man dabei nicht ganz durch die Cutis geht, blutet es nicht erheblich. Mitunter wird Wert darauf gelegt, die kleine ernährende Arterie in der Tiefe aufzufinden und diese mit der Diathermienadel zu verkochen. In neuerer Zeit können Warzen auch mit dem Laserstrahl ausgebrannt werden, das Verfahren ist nahezu schmerzlos. Ein großflächiges Ausschneiden der Warzen sollte nur im äußersten Falle in Erwägung gezogen werden, es kommt zu Narbenbildungen, die gerade an der Fußsohle störend wirken.

14.7 Störungen an den Sesambeinen

Die Sesambeine in den beiden Sehnenzipfeln des kurzen Beugers der großen Zehe, zwischen denen die lange Beugesehne durchläuft, sind beim Erwachsenen immer verknöchert. In den Sehnen der kurzen Muskeln der übrigen Zehen lassen sich mitunter ebenfalls verknöcherte Sesambeine nachweisen. Zur **röntgenologischen Darstellung** der Sesambeine empfahl *Günz* neben der dorsoplantaren und der seitlichen Aufnahme des Fußes zusätzlich eine Tangentialaufnahme. Dazu werden die Zehen fremdtätig überstreckt und gegen die Röntgenkassette gedrückt, die Röntgenstrahlen sind annähernd parallel zur Fußsohle eingestellt.

Der Verdacht auf Krankheiten oder Schäden der Sesambeine ergibt sich aus der örtlichen **Belastungs-** und **Druckempfindlichkeit**. Schmerzen lassen sich auch durch Dorsalextension der Zehen unter Gegenspannung durch den Patienten auslösen.

Die Sesambeine können besonders im Bereich des 1. Strahls manchmal **mehrteilig angelegt** sein, seltener handelt es sich um eine Fraktur eines Sesambeins. Ein anlagemäßig geteiltes Sesambein muß

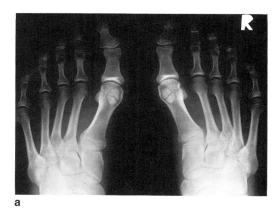

a

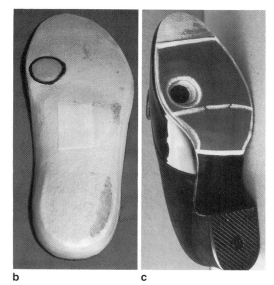

b c

Abb. 214 a–c
a Geteilte Sesambeine (mit Sesamoiditis).
b Sesamoiditis-Einlage mit Abpolsterung.
c Zusätzliche Druckentlastung im Schuh.

nicht zwangsläufig zu Beschwerden führen, nicht selten stellt sich diese Veränderung als Zufallsbefund dar.

Bekannt ist eine gelegentlich vorkommende **Osteochondrose der Sesambeine**, die Diagnose ergibt sich aus der örtlichen Druckempfindlichkeit. Röntgenologische Veränderungen müssen dabei nicht immer erkennbar sein.

An den Sesambeinen und in dem umgebenden Sehnengewebe kann es zu Reizerscheinungen kommen, daraus resultieren belastungsabhängige Schmerzen unter dem Zehengrundgelenk, meist dem Großzehengrundgelenk. Man bezeichnet dies als **Sesamoiditis**. Die Behandlung erfolgt konservativ durch eine Sesamoiditiseinlage, diese enthält eine abgepolsterte Aussparung zur Entlastung bei jeglicher Art von Beschwerden durch die Sesambeine (Abb. 214).

Eine operative Entfernung eines Sesambeins wird kaum durchgeführt und ist auch nur im Ausnahmefall bei sehr starken und sehr lang anhaltenden Beschwerden erforderlich. Falls die operative Entfernung nötig ist, wird der Hautschnitt keinesfalls in den Bereich des Ballenauftritts gelegt, vielmehr quer proximal der Gehfalte der Zehen.

14.8 Morbus Ledderhose

Es handelt sich dabei um eine Bindegewebskontraktur der Plantaraponeurose, vergleichbar mit der Dupuytrenschen Kontraktur an der Hand. *Ledderhose* hatte 1897 ausführlich über diese Veränderungen berichtet, demzufolge wurde das Krankheitsbild nach ihm benannt. Das Krankheitsbild ist gekennzeichnet durch **fibroplastische** (bindegewebsbildende) **knotenförmige Verdickungen der Plantaraponeurose**. Im Gegensatz zur Dupuytrenschen Kontraktur an der Hand ist am Fuß die Haut nicht in das Geschehen einbezogen. Es kommt also nicht zu einer gleichzeitigen Schrumpfung der Haut. In der medizinischen Literatur wird darüber berichtet, daß häufig die Kombination eines Morbus Ledderhose mit einer Dupuytrenschen Kontraktur beobachtet wurde, bei Männern noch zusätzlich eine Verhärtung der Penishaut (Induratio penis plastica).

Differentialdiagnostisch ist die Unterscheidung des Morbus Ledderhose von einem Fibrosarkom (bösartige Bindegewebsgeschwulst) nicht immer ganz einfach.

Die **Beschwerdesymptomatik** hängt beim Morbus Ledderhose davon ab, wie stark die Veränderungen ausgeprägt sind, bzw. wie groß die Bindegewebsknoten sind. So gibt es Patienten, die wegen nur leichter Verhärtungen und Verdickungen der Plantaraponeurose keine bis wenig Beschwerden haben, andere haben bei starken Veränderungen belastungsbedingte Schmerzen, verbunden mit Schwierigkeiten, normale Schuhe zu tragen.

Therapeutisch wird man versuchen, durch **Entlastungen** bzw. **Weichbettungen** die Beschwerden zu beseitigen oder zumindest zu lindern. Die operative Entfernung einzelner knotenförmiger Verhärtungen bringt keine Erfolge, es kommt sehr bald zu Rezidiven. Wenn man sich wegen der Ausdehnung der Veränderungen zur Operation entschließt, muß eine radikale Entfernung der ganzen Plantaraponeurose vorgenommen werden.

14.9 Malum perforans pedis

In der wörtlichen Übersetzung handelt es sich um ein „durchbohrendes Übel" bzw. eine „durchbohrende Krankheit" des Fußes. Gemeint ist das bis auf den Knochen reichende Geschwür an der Fußsohle, das sich besonders an der Ferse und den Zehenballen häufiger ausbildet. Zu dieser Veränderung kommt es bei einer **aufgehobenen** oder **gestörten Sensibilität** mit **Durchblutungsstörungen**, man nimmt eine Fehlsteuerung der die Ernährung und Durchblutung des Gewebes steuernden Nerven an. Zunächst bildet sich in dem umschriebenen Bezirk der Fußsohle, offensichtlich begünstigt durch den Belastungsdruck, ein kleines oberflächliches Geschwür, das im Laufe von Monaten immer größer wird und immer mehr in die Tiefe reicht. Wegen der Nervenstörung ist das Krankheitsbild durch **Schmerzlosigkeit** gekennzeichnet, entzündliche Veränderungen fehlen. Das Ulkus stellt eine Eingangspforte für Bakterien dar, so daß sich eine **Infektion** ausbildet, die immer weiter in die Tiefe vordringt und schließlich auch die knöchernen Anteile befällt. Vermehrt beobachtet man das Malum perforans als eine Begleiterscheinung von **Grundkrankheiten** wie Diabetes mellitus, Lepra, Tabes dorsalis (Syphilis) oder Syringomyelie (Rückenmarkserkrankung), um hier nur einige wesentliche zu nennen. Auf dem Grund des Geschwürs und an den Randzonen finden sich Gewebsnekrosen, das Geschwür selbst wirkt wie ein ausgestanzter Weichteildefekt mit einem in die Tiefe reichenden Krater (Abb. 215). Das immer mehr in die Tiefe gehende Geschwür breitet sich weiter auf Sehnen, Bänder und Gelenkkapseln aus, führt schließlich zur Osteomyelitis der

Fußknochen. Wegen seiner Schmerzlosigkeit kommen Patienten häufig erst mit schon ziemlich fortgeschrittenem Malum perforans, nicht selten schon mit einer beginnenden Knocheneiterung.

Bei der Therapie des Malum perforans wird zunächst versucht, das **Grundleiden** soweit als möglich zu behandeln, was insbesondere beim Diabetes mellitus angezeigt ist. Darüberhinaus erfolgt eine **antibiotische Abdeckung**, zunächst mit einem Breitbandantibiotikum, später gezielt nach Austestung hinsichtlich Empfindlichkeit der Bakterien.

Die **orthopädietechnische Behandlung** besteht in einer absoluten Entlastung der betroffenen Stelle an der Fußsohle. Ob dazu eine Bettung im Kaufschuh ausreicht oder orthopädische Schuhversorgung erfolgen muß, läßt sich nur nach dem Einzelfall entscheiden. Bei schon deutlich deformierten Füßen und völlig durchgetretenem querem Fußgewölbe wird man ohne die orthopädische Schuhversorgung nicht auskommen.

Häufig führen konservative Maßnahmen nicht zum Erfolg, weil es sich eben um eine neurotrophische Durchblutungsstörung handelt. Dann muß versucht werden, das Ulkus zur Ausheilung zu bringen, indem es ausgeschnitten und mit gut durchbluteter Haut gedeckt wird. Wenn es bereits zur Osteomyelitis gekommen ist, müssen die davon befallenen knöchernen Anteile reseziert werden. *Baumgartner* hat über Teilresektionen und auch vollständige Resektionen von Mittelfußknochen unter Erhalt der Zehen berichtet, womit er den Fuß als Ganzes erhalten konnte. In schwerwiegenden Fällen kann aber die Teilamputation oder letztlich die totale Fußamputation erforderlich werden.

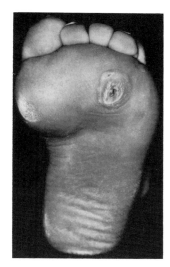

Abb. 215 Malum perforans = durchbohrendes Geschwür.

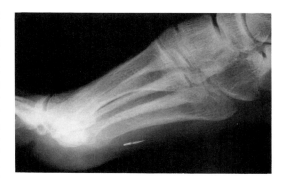

Abb. 216 Fremdkörper (Nadel) in der Fußsohle.

14.10 Fremdkörper

Mit Recht wird von Orthopäden immer wieder dazu geraten, zumindest auf gewachsenem Boden wie Sand oder Wiese möglichst viel barfuß zu gehen, um die Fußmuskeln zu aktivieren, die Bandanteile zu straffen und die Fußsohlenhaut abzuhärten. Verständlicherweise birgt ein solches Verhalten aber die Gefahr in sich, daß es zu Verletzungen kommen kann, sei es durch stärkeres Anstoßen, Schneiden an scharfen Gegenständen oder aber durch Eintreten von Fremdkörpern. Fußsohlenverletzungen sind recht schmerzhaft, bergen außerdem die vermehrte Gefahr eines Infektes. Auf die Selbstverständlichkeit einer Tetanus-Immunisierung braucht wohl heutzutage nur noch am Rande hingewiesen zu werden. Häufig in die Fußsohle eingetretene Fremdkörper sind Dorne, Holzsplitter, Glassplitter, Nägel (auch rostige), oder auch Nadeln bzw. Nadelspitzen, wie hier in der Abb. 216 als ein Beispiel dargestellt. Wenn es sich um kleine und spitze Gegenstände handelt, muß es durchaus nicht zu einer erkennbaren Blutung kommen. Manchmal können sich die Patienten an eine solche Verletzung nicht erinnern, haben sie gar nicht wahrgenommen. Der anhaltende **Schmerz**, insbesondere bei Belastung, führt zu einer solchen Verdachtsdiagnose. Wenn es sich um Fremdkörper handelt, die keinen Röntgenschatten geben, kann der Nachweis einer Fremdkörperverletzung ausgesprochen schwierig sein. Wesentlich einfacher ist es, wenn man einen metalldichten Fremdkörper im Röntgenbild erkennt. Das Ziel der Behandlung muß die **völlige Entfernung** sein, andernfalls bleibt der Schmerz in Abhängigkeit von der Belastung, außerdem kann sich auch eine Entzündung bis hin zur Eiterung ausbilden. Die Wunde darf nicht primär verschlossen werden, wie das allgemein bei Stichwunden geboten ist, andernfalls wäre eine Entzündungs- bzw. Eiterverhaltung möglich.

Um kleine Fremdkörper, wie etwa Dorne oder Holzsplitter, kann sich, wenn diese nicht entfernt wurden, ein **Fremdkörpergranulom** ausbilden, so daß dann langfristig ebenfalls Beschwerdefreiheit möglich ist. Wenn irgend möglich, muß aber das Ziel der Behandlung die Entfernung des Fremdkörpers und Wundsäuberung sein.

15 Erkrankungen der Fußwurzel und des Rückfußes

Bewußt sollen in diesem Kapitel nur die Krankheitsbilder erörtert werden, die sich ausschließlich auf die Fußwurzel und den Rückfuß beziehen. Es handelt sich somit nicht um Allgemeinerkrankungen mit Auswirkungen auf die Füße, wie etwa beim Diabetes mellitus, bei der Gichterkrankung, der chronischen Polyarthritis, allgemeine Durchblutungsstörungen o. ä. Veränderungen. Diese Erkrankungen mit Auswirkung auf die Füße werden gesondert erörtert. Wenn nachfolgend eine Unterscheidung zwischen Erkrankungen der Weichteilgewebe und Knochenerkrankungen vorgenommen wird, dann kann sich diese verständlicherweise nur an den jeweils stärker in Erscheinung tretenden Veränderungen und Beschwerden orientieren, da bekanntlich fast immer eine gewisse Wechselwirkung besteht.

15.1 Erkrankungen der Weichteilgewebe

Gar nicht so selten werden Fußschmerzen, für die eine Ursache nicht gefunden werden konnte, als belastungsbedingt interpretiert. Diese „Verlegenheitsdiagnose" wird sowohl von Allgemeinärzten als auch von orthopädisch tätigen Ärzten immer wieder gestellt. Andere Patienten berichten, bei ihnen sei Rheuma in den Füßen festgestellt worden, obwohl sich dafür bei eingehender Untersuchung keine Anhaltspunkte finden lassen. Wenn man eine solche „Arbeitsdiagnose" vorübergehend stellt, um dem Patienten zunächst eine Antwort auf seine Fragen zu geben, muß in jedem Falle mit allen erforderlichen diagnostischen Möglichkeiten nach den wirklichen Ursachen der Fußbeschwerden geforscht werden. Besser sollte man sich nicht scheuen, einem Patienten mitzuteilen, daß nach der eigentlichen Ursache seiner Beschwerden erst gesucht werden muß und die Behandlung zunächst symptomatisch erfolgt, bis nach exakter Diagnosestellung eine gezielte Therapie eingeleitet werden kann.

Neben Allgemeinerkrankungen, die sich auf die knöchernen Anteile und auch auf die Weichteile der Füße mit krankhaften Veränderungen und daraus resultierenden Beschwerden auswirken, gibt es auch Weichteil- und Knochenerkrankungen, die sich direkt auf die Füße beziehen, allerdings nicht immer mit klarer Abgrenzung gegen die Unterschenkel.

15.1.1 Das Tarsaltunnel-Syndrom

Der Tarsaltunnel ist eine muldenförmige Durchtrittsstelle für Sehnen, Gefäße und Nerven hinter dem Innenknöchel. Seine Begrenzung zur Oberfläche hin erfolgt durch das Ligamentum laciniatum (lat. lacinia = Zipfel), es verläuft vom hinteren Innenknöchelbereich schräg nach unten zum Fersenbein. Durch diesen Tarsaltunnel verlaufen die Sehnen des M. tibialis posterior, des M. flexor digitorum longus und des M. flexor hallucis longus. Weiter verlaufen durch den Tarsaltunnel die A. tibialis posterior und Teile des N. tibialis, nämlich der N. plantaris medialis und der N. plantaris lateralis (Abb. 217).

In dem anatomisch schon eingeengten Tarsaltunnel kann es zu einem **Kompressionssyndrom** kommen, das man als Tarsaltunnel-Syndrom bezeichnet, dieses kann verschiedene Ursachen haben. In der Mehrzahl der Fälle wird ein Tarsaltunnel-Syndrom durch **Verletzungen** ausgelöst, wie Sprunggelenksverstauchungen und Malleolarfrakturen. Durch die begleitende Schwellung werden insbesondere die durch den Tarsaltunnel ziehende

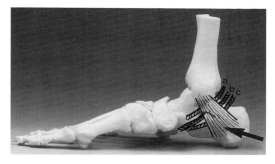

Abb. 217 Tarsaltunnel mit Ligamentum Laciniatum (Pfeil).
Sehne des a = M. tibialis posterior,
b = M. flexor digitorum longus,
c = M. flexor hallucis longus.

Arterie und die Nerven komprimiert, was eine Schmerzsymptomatik auslöst. Eine anhaltende Beschwerdesymptomatik kann nach Verletzungen durch Narbenbildung und spätere Narbenschrumpfung hervorgerufen werden. Eine weitere Ursache für das Tarsaltunnel-Syndrom wird in einengenden **arthrotischen Veränderungen** gesehen, auch dabei handelt es sich um einen Dauerschmerz. Die durch den Tarsaltunnel laufenden Sehnen sind von Sehnenscheiden umgeben. Dort kann es durch Überbeanspruchung der Füße zu **Sehnenscheidenentzündungen** kommen, die sich wiederum einengend auf das Gefäßnervenbündel auswirken und die typischen Beschwerden des Tarsaltunnel-Syndroms vorübergehend auslösen.

Beim Vorliegen eines Tarsaltunnel-Syndroms klagen die Patienten über **Schmerzen** am inneren Fußrand mit Ausstrahlung sowohl zur Fußsohle, als auch zur Wade und zur Ferse hin. Wegen der Nerveneinengungen werden **Gefühlsstörungen** an der Außenseite des Fußes und auch an der Fußsohle bis zur Großzehe ziehend angegeben. Die Untersuchung ergibt einen **umschriebenen Druckschmerz** über dem Tarsaltunnel, also hinter dem Innenknöchel. Dieser verstärkt sich bei der Dorsalextension des Fußes durch vermehrte Anspannung des Ligamentum laciniatum und somit zusätzliche Einengung.

Bei länger anhaltender Nervenkompression kann es zu sensiblen Störungen und zu motorischen Störungen der kurzen Fußmuskeln kommen.

Die Behandlung des Tarsaltunnel-Syndroms besteht zunächst in **abschwellenden Maßnahmen** mit Hochlagerung, entzündungshemmenden Mitteln und Eisanwendung. Außerdem kann der Versuch zur Schmerzausschaltung durch Einspritzung von Lokalanaesthesiemitteln unternommen werden.

Führen diese Maßnahmen nicht zur Abschwellung im Tarsaltunnelbereich und somit zur Schmerzfreiheit, muß man sich zur **operativen Behandlung** entschließen, ehe nachhaltige Nervenstörungen oder Durchblutungsstörungen eintreten. Die operative Behandlung besteht in einer Spaltung des Ligamentum laciniatum, evtl. Vernarbungen oder komprimierende Knochenvorsprünge werden entfernt, bei einer chronischen Entzündung der Sehnenscheide wird diese ausgeräumt. Das Ligamentum laciniatum vernarbt unter leichter Erweiterung.

15.1.2 Das Tibialis anterior-Syndrom

Bei dieser Erkrankung handelt es sich um eine Enge im Gleitgewebe mit Kompression der Fuß- und Zehenstrecker (Abb. 218A). Obwohl das Krankheitsbild seinen Namen nach dem Befall des Hauptmuskels erhalten hat, nämlich nach dem M. tibialis anterior, sind der M. extensor hallucis longus und der M. digitorum longus mit betroffen. Das Tibialis anterior-Syndrom ist Folge einer **andauernden Überlastung**, wie etwa nach länger anhaltenden Märschen. Aus diesem Grunde wird das Syndrom auch als **Marschgangrän** bezeichnet, wenn es infolge Durchblutungsstörung zum Absterben von Gewebe kommt. Andere bezeichnen das Geschehen als **Kompartment-Syndrom**, da sich die Veränderungen in einem eng abgeschlossenen Raum abspielen, nämlich der Muskel- und Sehnenloge für die – in diesem Falle – Streckmuskulatur.

Durch die länger anhaltende Überanstrengung, ganz besonders beim längeren Bergabgehen, kommt es zur bretthartan Verspannung der Muskulatur mit einem stark erhöhten Gewebedruck. Dadurch wird die **Durchblutung** abgeschnürt, es setzt ein plötzlicher Schmerz ein, der insbesondere an der Vorderkante der Tibia als Periostschmerz empfunden wird, da hier die gedehnten Faszienfasern in das Periost einstrahlen. Bei länger anhaltender Muskelverkrampfung mit Kompression der A. tibialis anterior kann die dadurch bedingte Durchblutungsstörung zu bleibenden Schäden am M. tibialis anterior und den Zehenstreckern führen. Die Folge ist ein Muskelungleichgewicht zu ungunsten der Fußheber und Zehenstrecker mit einem daraus resultierenden **Spitzfuß**. Durch die Abschnürung der Arterie ist der Puls der A. dorsalis pedis abgeschwächt oder gar nicht zu tasten, durch die Nervenkompression entstehen Sensibilitätsstörungen im 1. Interdigitalraum.

Die Therapie besteht in einer sofortigen **Entlastung** und **Hochlagerung**. Abschwellende Einreibungen und feucht-warme Umschläge unterstützen die Lösung der Muskelverkrampfung. Wenn unter diesen konservativen Maßnahmen das Tibialis anterior-Syndrom nach 24 bis maximal 48 Stunden nicht abklingt, ist **operative Intervention** angezeigt, um bleibende Schäden mit einer Muskelfibrose zu vermeiden. In diesem Falle muß die Muskelfaszie des vorderen Unterschenkel-Kompartments großzügig gespalten werden, um eine Druckentlastung für Nerven und Gefäße zu erreichen.

15.1.3 Das Tibialis posterior-Syndrom

Bei diesem Krankheitsbild handelt es sich um eine Durchblutungsstörung des tiefen hinteren Unterschenkel-Kompartments (Abb. 218B). Darin befinden sich der M. tibialis posterior, M. flexor digitorum longus, M. flexor hallucis longus, die Arteria und Vena tibialis posterior und peronaea sowie der N. tibialis. Ursache dafür ist meist ein durchgemachter **Unterschenkelbruch** mit nachfolgenden Vernarbungen durch das Hämatom. Das Tibialis posterior-Syndrom verläuft nicht so dramatisch wie das Tibialis anterior-Syndrom. Folgen dieser Durchblutungsstörung sind ziehende Schmerzen um den Innen- und Außenknöchel, Anlaufschwierigkeiten und mitunter auch Krallenzehen durch eine fibröse Dauerkontraktur der Zehenbeuger. Eine Kontraktur auch des M. tibialis posterior kann zu einer Erhöhung des Fußlängsgewölbes führen, also zum **Hohlfuß**.

Die Behandlung erfolgt wiederum mit **Ruhigstellung** und abschwellenden Maßnahmen, operative Maßnahmen im Sinne einer Faszienspaltung sind meist nicht erforderlich. Wenn es zu bleibenden Zehenbeugekontrakturen kommt, kann eine **orthopädietechnische Versorgung** mit Fußbettung und Abrollsohle das Gangbild verbessern. Ggf. ist in Abhängigkeit vom klinischen Befund eine Sehnenverlängerung angezeigt.

15.1.4 Das Peronaeal-Syndrom

Betroffen ist in diesem Falle das laterale Unterschenkel-Kompartment (Abb. 218C), darin befinden sich der M. peronaeus longus, M. peronaeus brevis und der N. peronaeus superficialis. Durch stärkere Überlastung oder auch durch chronische Überlastungen kommt es auch hier zu einer schmerzhaften Anschwellung mit Muskelverhärtungen. Begleitend treten Druckschmerzhaftigkeit und eine Rötung des betroffenen Bereiches an der **Außenseite des Unterschenkels** auf. Durch die anhaltende Schwellung mit Kompression des N. peronaeus superficialis treten Gefühlsstörungen im Versorgungsbereich dieses Nerven auf. Bei längerem Anhalten dieses Kompartment-Syndroms werden die Mm. peronaei geschädigt, daraus resultiert eine **Anspreiz-** und **Supinationsstellung** des Fußes. Das Peronaeal-Syndrom kommt ziemlich selten vor.

Die Behandlung erfolgt auch hier mit Ruhigstellung und abschwellenden Maßnahmen. Wenn nach einigen Tagen keine Besserung zu erkennen

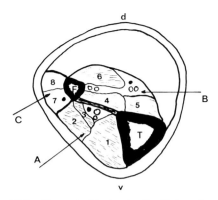

Abb. 218 Querschnitt durch die Unterschenkel-Kompartments etwa in Unterschenkelmitte.
A Ventrales Kompartment:
1 M. tibialis anterior
2 M. extensor digitorum communis
3 M. extensor hallucis longus
B Dorsales tiefes Kompartment:
4 M. tibialis posterior
5 M. flexor digitorum longus
6 M. flexor hallucis longus
C Laterales Kompartment:
7 M. peronaeus brevis
8 M. peronaeus longus
F = Fibula, T = Tibia, v = ventral, d = dorsal.

ist, wird die großzügige Längsspaltung der Faszie empfohlen, wodurch die Einengung beseitigt wird. Nach Berichten in der Literatur kommt es danach zu einer weitgehenden Wiederherstellung der Muskelfunktionen.

15.1.5 Das Sinus tarsi-Syndrom

Der Sinus tarsi ist eine Vertiefung an der Außenseite der Fußwurzel zwischen dem Talushals und dem Calcaneus. Dort befindet sich in der Tiefe vor dem Außenknöchel ein kleiner Schleimbeutel. Dieser kann sich durch länger anhaltenden Druck, wie beispielsweise bei der Abflachung des Fußlängsgewölbes, **entzünden** und somit vergrößern. Die Folge ist eine Schmerzsymptomatik unmittelbar vor dem Außenknöchel. Gleiche Beschwerden können auch posttraumatisch durch **Narbengewebe** entstehen. Histologische Untersuchungen haben eine Verödung des Sinus tarsi mit Narbengewebe, Knorpelerweichungen und arthrotischen Veränderungen der angrenzenden Teile des unteren Sprunggelenkes ergeben. Die Behandlung besteht in einer **Einlagenversorgung**, wenn es sich ursächlich um ein Absinken des Fußgewölbes handelt. Gegen die entzündlichen Reizerscheinungen können Einspritzungen mit **Cortison** durchgeführt werden. Erreicht man dadurch keine Beschwerdefreiheit, sollte der Sinus tarsi **operativ ausgeräumt** werden. Dabei wird ein evtl. vorliegender entzündlich veränderter Schleimbeutel entfernt, arthrotische Knochenvorsprünge werden abgetragen. *Rabl* hat über mehr als 50 Fälle mit operativer Ausräumung des Sinus tarsi berichtet, die Erfolge wurden als durchweg gut beschrieben.

15.1.6 Peronaeussehnenluxation

Die Sehnen der beiden Wadenmuskeln (Mm. peronaei oder fibulares) verlaufen durch teilweise getrennte Sehnenscheiden hinter dem Wadenbeinknöchel und außen am Fersenbein. Zur Führung dieser Sehnen besteht am Außenknöchel dorsal medial eine **knöcherne Gleitrinne**. Diese wird nach hinten außen durch ein Retinakulum verschlossen, so daß dort gewissermaßen ein Tunnel für diese beiden Sehnen besteht. Der hintere knöcherne Wulst am Außenknöchel kann unterschiedlich stark ausgeprägt sein, das Retinaculum musculorum peronaeorum proximale, das vom Fersenbein zum Außenknöchel verläuft, kann in seiner Strukturfestigkeit unterschiedlich sein. Daraus ergibt sich eine unterschiedlich tiefe und auch eine unterschiedlich feste Führung für die Peronaeussehnen. In Abhängigkeit von der Sehnenführung besteht die Möglichkeit, daß die Peronaeussehnen aus dieser Führung herausdrängen oder auch ganz herausspringen, das ergibt dann das Krankheitsbild der Peronaeussehnensubluxation oder -luxation. Die Verlagerung der Peronaeussehnen ist anlagemäßig möglich, also ohne jede äußere Gewalteinwirkung. Meist wird sie aber durch ein **Trauma** erstmalig ausgelöst. Bei dem Trauma kommt es zu Einrissen und damit zu einer Schwächung des Retinakulums, häufig auch zu knöchernen Ausrissen aus dem Außenknöchelbereich. Durch die Schwächung des Retinakulum verlagern sich die Peronaeussehnen nach außen vorn, begünstigt wird diese Luxationsneigung durch eine anlagemäßig zu flache Knochenrinne. Meist bildet sich eine **habituelle Sehnenluxation** aus, so daß die Sehnen bei nur geringer Anspannung aus ihrer Führung herausspringen.

15.1.6.1 Klinische Befunde

In der medizinischen Literatur werden im wesentlichen drei Luxationstypen beschrieben. Beim **Typ I** ist das Retinakulum superius vom Außenknöchel hinten abgerissen, so daß der bandmäßige Halt nicht mehr gegeben ist und die Sehnen über die Außenkante des Außenknöchels springen können. Beim **Typ II** kommt es zu einer Überdehnung des Retinakulum, dadurch bildet sich im Außenknöchelbereich lateral eine Weichteiltasche, in die die Sehnen hineinrutschen. Der **Typ III** ist dadurch gekennzeichnet, daß das Retinakulum mit einer Knochenlamelle vom Außenknöchel abreißt, so daß die Peronaeussehnen keinen Halt mehr haben und luxieren können. Mitunter wird auch noch ein **Typ IV** angegeben, dieser ist dadurch gekennzeichnet, daß eine Interposition des Retinakulum erfolgt.

Die **Diagnostik** einer Peronaeussehnenluxation kann Schwierigkeiten bereiten, wenn durch ein begleitendes Hämatom eine starke Schwellung besteht. Ansonsten ist die Diagnose nach den klinischen Befunden einfach zu stellen. Die Patienten berichten über ein anfänglich schmerzhaftes Schnappen im Außenknöchelbereich bei Sehnenanspannung. Bei der habituell gewordenen Peronaeussehnenluxation mit Insuffizienz der Bandführung kann das Luxieren der Sehnen auch

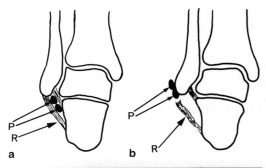

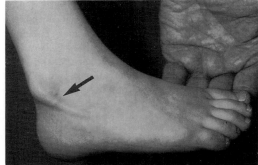

Abb. 219 a–c Peronaeussehnenluxation.
a Normale Lage der Peronaeussehnen (P) bei intaktem Retinaculum (R).
b Luxation der Peronaeussehnen (P) bei rupturiertem Retinaculum (R).
c Klinischer Befund der Sehnenluxation.

schmerzlos sein, so daß nur noch das Schnappen als störend empfunden wird.

Die luxierten Peronaeussehnen sind lateral des Außenknöchels zu sehen und auch zu tasten. Ggf. kann die Sehnenluxation durch einen **Provokationstest** ausgelöst werden, das geschieht durch Dorsalextension, Eversion (Hebung des Fußaußenrandes) und Abduktion des Fußes. Dadurch kontrahieren sich die Mm. peronaeales, die Sehnen springen über die Hinterkante des Außenknöchels (Abb. 219).

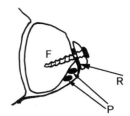

Abb. 220 Operation der Peronaeussehnenluxation nach *Viernstein-Kelly*.
F = Fibula, P = Peronaeussehnen, R = Retinaculum (refixiert).

15.1.6.2 Behandlung der Peronaeussehnenluxation

Die frische Luxation wird zunächst **konservativ** behandelt, dazu erfolgt Ruhigstellung im Unterschenkelgipsverband für 3 bis 4 Wochen, anschließend wird eine stabilisierende Bandage gegeben. Diese Bandage stützt das Sprunggelenk insgesamt, komprimiert elastisch den Bereich unmittelbar hinter dem Außenknöchel und hat eine leicht ovale Aussparung für den Außenknöchel selbst. Mit diesen Maßnahmen soll erreicht werden, daß ein überdehntes oder eingerissenes Retinakulum wieder ausreichend narbig fest werden kann.

Erreicht man damit keine ausreichende Festigkeit, so daß es immer wieder zur Sehnenluxation kommt, wird allgemein **operative Behandlung** empfohlen. Dafür sind zahlreiche Operationsmethoden angegeben worden. *Orthner* hat 1991 in einer Monographie (siehe Literaturverzeichnis) über 34 angegebene Operationsverfahren berichtet.

Eine der wohl bewährtesten Operationsmethoden zur Behandlung der Peronaeussehnenluxation ist die **Peronaealsehnenfesselung** nach *Viernstein/Kelly*. Bei dieser Operationsmethode handelt es sich um einen kombinierten knöchernen und weichteilmäßigen Eingriff. Vom Außenknöchel wird eine Knochenlamelle abgetragen und nach hinten verschoben. Vor der Verschraubung dieser nach dorsal verlagerten Knochenlamelle wird das äußere Blatt der Luxationstasche unter Straffung dazwischengelegt (Abb. 220). Durch dieses Verfahren erreicht man eine Verbesserung der knöchernen Rinne am Außenknöchel als Widerlager für die Sehnen und gleichzeitig eine Straffung des Retinakulum. Postoperativ erfolgt Ruhigstellung im Unterschenkelgipsverband bis zur Anheilung der Knochenlamelle. Danach kann, wie auch bei der rein konservativen Behandlung, noch für einige Zeit eine für den Außenknöchel ausgesparte Knöchelstützbandage gegeben werden.

15.1.7 Erkrankungen und Verletzungen der Achillessehne

Die Achillessehne hat ihren Namen daher, daß ihre Zerreißung dem griechischen Helden Achilles zum Verhängnis wurde. Im Zeitalter Homers konnte man sich das nicht anders erklären, als daß ein feindseliger Gott diese Verletzung herbeigeführt haben müßte.

Die Achillessehne ist bekanntlich die kräftigste Sehne des Körpers, sie besteht aus den distalen Sehnenanteilen des M. soleus (Schollenmuskel) und des zweiköpfigen M. gastrocnemius (Zwillingswadenmuskel). Diese gemeinsame Sehne zieht zur Hinterfläche des Calcaneus und setzt kappenförmig am unteren Rand des Fersenbeinhöckers an. Im oberen Bereich des Achillessehnenansatzes befindet sich ein Schleimbeutel, die Sehne selbst ist von einem Gleitgewebe umgeben. Beim Gehen, Laufen und insbesondere beim Springen ist die Achillessehne erheblichen bis extremen Belastungen ausgesetzt. An der Achillessehne kommt es relativ früh zu regressiven Veränderungen und damit auch zur vermehrten mechanischen Anfälligkeit. Schon im 3. Lebensjahrzehnt wurde ein Rückgang der Gefäßdichte festgestellt. Abgesehen von den relativ frühzeitigen degenerativen Sehnenveränderungen sind Überlastungsbeschwerden und relativ häufige Sehnenrisse bekannt.

15.1.7.1 Die Achillodynie

Man bezeichnet damit einen **Schmerzzustand** im Bereich der Achillessehne, hervorgerufen durch Überlastungen oder Fehlbelastungen jeglicher Art. Vermehrt kennt man diese Beschwerdesymptomatik bei Sportlern und Bergsteigern. Sie tritt allerdings auch bei Stoffwechselstörungen wie Hypertriglyceridämie, Hypercholesterinämie und Gicht in Erscheinung.

Das Krankheitsbild ist gekennzeichnet durch **entzündliche Veränderungen im Sehnengleitgewebe**. Es kommt zu einer spindelförmigen Auftrei-

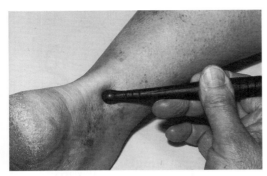

Abb. 221 Stäbchenmassage bei Achillodynie.

bung des Achillessehnenbereiches mit Schmerzen bei Druck auf die Achillessehne und auch durch Bewegungen der Achillessehne bei der Fußhebung und Fußsenkung. Über der Achillessehne kann man ein feines Krepitieren tasten – Paratenonitis crepitans –, ein Zeichen dafür, daß die Sehne in ihrem umgebenden Gewebe nicht gleitet, sondern reibt.

Die Behandlung der Achillodynie ist meist **konservativ**. Durch eine leichte Absatzerhöhung am Schuh kann man den Spannungszustand der Achillessehne entlasten, Weichschaumeinlagen dämpfen die Stauchung der Fersenbeine beim Gehen und tragen somit zur Schmerzlinderung bei. Weiterhin sind antiphlogistische Maßnahmen wie Salbeneinreibungen und kühle Umschläge zu empfehlen. Im akuten Stadium sind Injektionen mit einem Lokalanaesthetikum angezeigt, nach Cortisoninjektionen hat man Achillessehnenrupturen beobachtet, wenn diese die Sehne selbst erreichen.

Nach dem Abklingen der akuten Schmerzsymptomatik ist zur **Stäbchenmassage** zu raten (Abb. 221). Dadurch wird das Sehnengleitgewebe ganz gezielt massiert, somit aufgelockert, die Durchblutung des Sehnengleitgewebes wird angeregt.

Gerlach und Mitarb. haben bei therapieresistenten Achillodynien über gute Behandlungsergebnisse durch die Akupunktur berichtet, dadurch soll eine Normalisierung der pathologisch veränderten Gefäßregulationen erreicht werden.

Bei anhaltender Beschwerdesymptomatik ist **operative Behandlung** mit Ausschneidung des schwielig verdickten Sehnengleitgewebes und Lösung von Verwachsungen der Achillessehne aus dem umgebenden Weichteilgewebe erforderlich. Zeigen sich pathologische Veränderungen bereits am Sehnengewebe selbst, so werden diese exzidiert, der Defekt wird plastisch gedeckt. Dazu wird aus dem oberen Sehnenspiegel ein kaudal gestielter Sehnenstreifen ausgeschnitten, nach unten umgeschlagen und über die Defektstrecke genäht.

Zur Vermeidung von Verklebungen werden bereits vom 1. postoperativen Tage an isometrische Übungen und ab dem 3. postoperativen Tag aktive Bewegungsübungen durchgeführt.

15.1.7.2 Die Achillessehnenruptur

Experimentelle Untersuchungen haben ergeben, daß die Achillessehne eine Belastung von ca. 250 bis 300 kg aushält. Daraus wird geschlossen, daß wirklich traumatisch bedingte Sehnenrisse an einer gesunden Achillessehne selten sind, da solche Belastungsgrenzen kaum überschritten werden. Da aber nachgewiesenermaßen an der Achillessehne schon sehr früh regressive Veränderungen einsetzen, verliert mit deren Fortschreiten die Achillessehne zunehmend an Zugfestigkeit. Weitere Faktoren, welche die Achillessehne schädigen und eine Ruptur somit begünstigen, sind ständige Überbeanspruchung mit Mikrotraumatisierung, eine rheumatische Erkrankung, Diabetes mellitus und Gicht. Cortisoninjektionen, etwa zur Behandlung einer Achillodynie durchgeführt, verursachen Nekrosen im Sehnengewebe mit einer dann erheblich verstärkten Rißanfälligkeit.

15.1.7.2.1 Ursachen und Formen

Die weitaus überwiegende Zahl der Achillessehnenrisse hat ihre Ursache in **regressiven** bzw. **degenerativen Veränderungen**. Man kennt den schleichenden, den partiellen und den vollständigen Riß der Achillessehne. Der **schleichende Riß** tritt vermehrt bei älteren Männern in Erscheinung, die Achillessehne wird dick und schmerzhaft. Die Abgrenzung gegenüber der Achillodynie kann nach den klinischen Befunden Schwierigkeiten bereiten. Letztlich ist der schleichende Riß nur durch feingewebliche Untersuchungen zu belegen, wenn man gerissene Sehnenfasern nachweisen kann.

Noch vor etwa 20 bis 10 Jahren wurde weit verbreitet die Meinung vertreten, daß es einen unvollständigen Riß der Achillessehne nicht gäbe. Man ging davon aus, daß die Achillessehne, wenn sie reißt, gleich ganz durchreißen würde. *Rabl* hat allerdings schon früher darauf hingewiesen, daß man in der freien Praxis, sehr unterschiedlich zur klinischen Tätigkeit, oft auch Teilrisse zu sehen bekommt. In neuerer Zeit ist die Möglichkeit eines partiellen Risses allgemein anerkannt. Beim unvollständigen **Achillessehnenriß** bleibt ein Strang ohne Durchtrennung stehen, die übrige Sehne hat sich durch den Muskelzug proximal zurückgezogen. Nicht zu verwechseln ist dieser Befund mit einem vollständigen Achillessehnenriß, bei dem die Sehne des M. plantaris longus unverletzt geblieben ist, so daß eine teilweise Kontinuität der Achillessehne selbst vorgetäuscht wird.

Während der schleichende und der partielle Achillessehnenriß ursächlich immer degenerativ zu werten ist, kann es sich beim **vollständigen Achillessehnenriß** um ein echtes traumatisches Geschehen handeln, wenn die Reißfestigkeit gesunden Sehnengewebes durch die Belastung überschritten wird. In den meisten Fällen handelt es sich auch beim vollständigen Achillessehnenriß um ein degeneratives Geschehen, bei dem eine nur geringe Verletzung im Sinne eines Bagatelltraumas bzw. einer Gelegenheitsursache den Sehnenriß auslöst. Die Patienten berichten häufig, sie hätten beim Gehen, Laufen, Springen, Fehltreten oder einer ähnlichen Gelegenheit ein knallendes Geräusch in der Ferse verspürt, unmittelbar danach sei Kraftlosigkeit des Fußes eingetreten.

Wilhelm und *Hauer* haben in Belastungsversuchen nachgewiesen, daß unter extrem sportlichen Bedingungen Zugbelastungen bis über 700 Kilopond auf die Achillessehne einwirken können. Diese Belastungen liegen über der normalen Reißfestigkeit und können dann im Extremfalle zur Zerreißung einer gesunden Achillessehne führen.

15.1.7.2.2 Klinische Befunde und Diagnostik

Der schleichende Riß und der Teilriß der Achillessehne ist klinisch durch eine **Schmerzsymptomatik** in der Achillessehnenregion mit einer mehr oder weniger stark ausgeprägten Schwellung gekennzeichnet. Ein Hämatom fehlt beim schleichenden Riß nahezu immer, beim Teilriß kann ein Hämatom vorhanden sein, was aber durchaus nicht immer der Fall ist. Beim ausgeprägten Teilriß und beim vollständigen Durchriß der Achillessehne ist eine **Delle** an der Rißstelle meist zu sehen, immer zu tasten. Die häufigsten Lokalisationen eines Achillessehnenrisses sind etwa 2 QF breit oberhalb des Fersenbeins an der schmalsten Stelle der Sehne oder höher gelegen am Übergang vom sehnigen zum muskulären Teil. Seltener ist ein direkter Abriß vom Tuber calcanei oder ein knöcherner Ausriß. Die Unterbrechung der Kontinuität an der Achillessehne läßt sich bildgebend

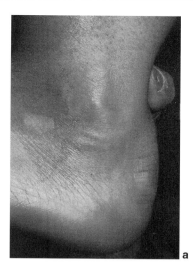

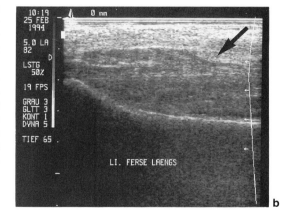

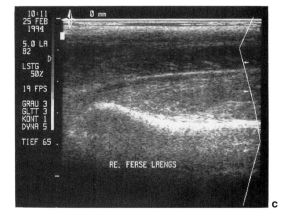

Abb. 222 a–c Achillessehnenruptur (links).
a Klinischer Befund mit Delle.
b Sonographiebefund mit Narbe links.
c Sonographiebefund zum Vergleich rechts (intakt).

durch eine **Sonographie** darstellen (Abb. 222). Hier erkennt man die genaue Lokalisation, wie sie meist auch klinisch zu tasten ist, das Auseinanderweichen der Sehnenanteile kommt zur Darstellung.

Funktionell besteht eine Schwäche hinsichtlich der **Fußsenkung**, der Zehenstand ist meist nicht möglich.

15.1.7.2.3 Behandlung der Achillessehnenruptur

Der schleichende Riß der Achillessehne kann konservativ behandelt werden, der unvollständige Riß nur dann, wenn er geringeren Ausmaßes ist. Eine teilweise Ruhigstellung erreicht man durch einen **Verband mit unelastischem Pflaster**. Dazu werden Längszügel von der Kniekehle bis zu den Ballen sowie an der Innen- und Außenseite des Unterschenkels bis zur Fußsohle geklebt, einige überkreuzende Pflasterstreifen geben zusätzliche Stabilisierung. Zum Schluß wird der Verband mit einer nicht klebenden elastischen Binde zirkulär fixiert. Eine ähnliche Möglichkeit bietet der heute häufiger angewandte **Tape-Verband**, wie in Abb. 48 dargestellt, in diesem Falle aber bis zur Kniehöhe reichend. In beiden Fällen ist zusätzliche Entlastung durch eine Absatzerhöhung anzuraten, die zur Vermeidung eines ungleichen Gehens beiderseits erfolgen muß.

Bessere Ruhigstellung erreicht man in einem **Gipsverband**, der zur Achillessehnenentlastung in Spitzfußstellung anzulegen ist. Auf die Thromboseprophylaxe ist auch bei der ambulant durchgeführten Ruhigstellung zu achten.

Der ausgedehnte Achillessehnenteilriß und der vollständige Achillessehnenriß erfordert in jedem Falle eine **operative Behandlung**. Erst nach der Freilegung der Achillessehne erkennt man das ganze Ausmaß der Sehnenverletzung mit häufig erheblich ausgefransten und auseinandergezogenen Sehnenenden (Abb. 223). Das Ziel der Operation ist die Wiederherstellung der Sehnenkontinuität. Dazu werden stark zerfetzte und ausgefranste Sehnenanteile sparsam reseziert. Dieses entnommene Gewebe sollte immer zur histologischen Untersuchung gegeben werden, um das Ausmaß evtl. degenerativer Veränderungen zu belegen (aus versicherungsrechtlichen Gründen kann das später u. U. eine erhebliche Rolle spielen). Die Vereinigung der Sehnenenden ist meist durch eine End-zu-End-Naht möglich, dafür werden U-Nähte, Durchflechtungsnähte oder auch das Durchflechten mit der Sehne des M. plantaris longus durchgeführt (Abb. 224).

Größere Sehnendefekte werden durch eine Umkipp-Plastik oder Griffelschachtelplastik überbrückt. Bei der **Umkipp-Plastik** wird ein aus dem oberen Sehnenspiegel distal gestielter Sehnenlappen heruntergeklappt und mit dem unteren Sehnenende vernäht, die Sehnenlücke im oberen Bereich wird durch einfache Nähte verschlossen. Bei der **Griffelschachtelplastik** wird aus dem oberen Sehnenspiegel ein Streifen herausgetrennt und soweit nach distal verschoben, daß er mit dem unteren Sehnenende unter Überbrückung des Defektes vernäht werden kann. Auch hier wird die obere Sehnenlücke verschlossen.

Winter und *Arens* haben über die operative Versorgung frischer Achillessehnenrupturen mit **Fibrinkleber** berichtet. Dazu werden die Sehnenstümpfe ausgestrichen und die Sehnenfasern parallel zueinander in die richtige Lage gebracht, die Sehnenkontaktflächen werden mit den Kleberkomponenten bestrichen und aneinandergedrückt. Innerhalb

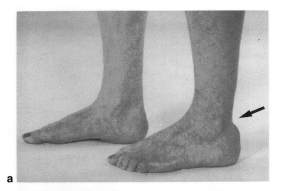

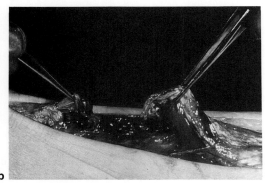

Abb. 223 a,b Achillessehnenruptur.
a Klinischer Befund.
b Operationssitus.

weniger Sekunden kommt es zur Verklebung der Sehnenfäden. Der Vorteil wird darin gesehen, daß kein Nahtmaterial eingebracht werden muß und somit auch keine Fadenfisteln aufgetreten sind.

Liegt ein Sehnenriß nahe am **Fersenbein** vor, so ist eine End-zu-End-Vereinigung der Sehnenanteile meist nicht mehr möglich. In diesem Falle muß, wie auch bei einem Sehnenausriß aus dem Calcaneus, die Sehne mit einer Spongiosaschraube am vorher knöchern angefrischten Calcaneus fixiert werden.

15.1.7.2.4 Postoperative Behandlung

Die operativ behandelte Achillessehne muß grundsätzlich in Entlastung ruhiggestellt werden. Diese vorübergehende Zugentlastung erreicht man durch eine **Spitzfußstellung** und gleichzeitige **Kniebeugestellung**, hier zur Entlastung der oberhalb des Kniegelenkes ansetzenden Gastrocnemiusköpfe. Demzufolge muß es sich um einen **Oberschenkelgipsverband** handeln. Der 1. postoperative Gipsverband ist bis auf die Haut zu spalten, um Durchblutungsstörungen zu vermeiden. Zur Dauer der Ruhigstellung im Gipsverband gibt es unterschiedliche Erfahrungswerte. Bewährt hat sich ein Oberschenkelgipsverband für 3 Wochen, anschließend ein Unterschenkelgipsverband für weitere 3 bis 5 Wochen, wobei dann ggf. zwischendurch ein Wechsel anzuraten ist.

Nach der Abnahme des Oberschenkelgipsverbandes erfolgt **krankengymnastische Mobilisierung** des Kniegelenkes, nach der endgültigen Gipsabnahme zusätzlich auch des Sprunggelenkes langsam zunehmend aus der Spitzfußstellung heraus. Für die Belastungen sollten anfänglich noch Absatzerhöhungen gegeben werden.

15.2 Knochenerkrankungen

Fußbeschwerden können ihre Ursache in Veränderungen an den knöchernen Anteilen der Fußwurzel und des Rückfußes haben. Bei der äußeren Betrachtung des Fußes müssen durchaus nicht immer Auffälligkeiten zu erkennen sein, diese ergeben sich erst, wenn es durch eine Knochenerkrankung schon zur erheblichen Deformierung des ganzen Fußes gekommen ist. Die Beschwerdesymptomatik setzt aber immer schon sehr viel früher ein. Zur Diagnostik bieten sich bildgebende Verfahren an wie Röntgenaufnahmen, die Computertomographie, die Kernspintomographie und auch die Szintigraphie. Mitunter müssen mehrere

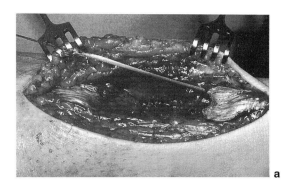
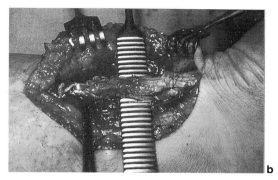

Abb. 224 a,b
a Ruptur der Achillessehne – die Sehne des M. plantaris longus ist erhalten.
b End-zu-End-Naht der Achillessehne. Durchflechtung mit der Sehne des M. plantaris longus.

bildgebende Verfahren eingesetzt werden, wenn es darum geht, knöcherne Veränderungen zu diagnostizieren und dann gezielt behandeln zu können. Entzündliche Veränderungen, Tumoren und Allgemeinerkrankungen mit Auswirkung auf die knöchernen Anteile des Fußes werden gesondert erörtert, nachstehend wird auf die Erkrankungen eingegangen, die isoliert die einzelnen knöchernen Anteile der Fußwurzel und des Rückfußes betreffen.

15.2.1 Morbus Köhler I

Dieses erstmals von *Köhler* beschriebene Krankheitsbild betrifft das Os naviculare des Fußes. Es handelt sich um eine **aseptische Knochennekrose des Kahnbeins**, die bei Kindern mit Bevorzugung des männlichen Geschlechts zwischen dem 2. und 10. Lebensjahr in Erscheinung tritt. Als Ursache kennt man endogene Faktoren, Störungen der Knochenentwicklung und Störungen der Kno-

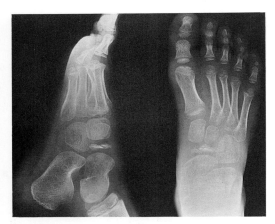

Abb. 225 Morbus *Köhler* I (Os naviculare).

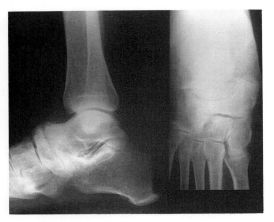

Abb. 226 Arthrose im Talo-Navikular-Gelenk nach Morbus *Köhler* I.

Kompression und auch durch sklerosierende Vorgänge röntgenologisch verdichtet erscheint (Abb. 225). Die Diagnose wird überwiegend im schon fortgeschritteneren Stadium gestellt, da erst die länger anhaltende und zunehmende Beschwerdesymptomatik zur Röntgenuntersuchung veranlaßt.

Das wesentliche Ziel der Behandlung ist die bestmögliche Vermeidung der Kahnbeindeformierung. Dazu erfolgt zunächst Abstützung mit einem an der Fußsohle gut anmodellierten **Gipsverband**, um das Fußlängsgewölbe zu unterstützen und die Kompression des Kahnbeins soweit wie möglich zu vermeiden bzw. zu stoppen. Die Behandlung mit Gipsverbänden erfolgt über einen Zeitraum von etwa 6 bis 8 Wochen, danach wird das Fußlängsgewölbe noch über einen langen Zeitraum durch **orthopädische Einlagen** abgestützt. Diese müssen allerdings ganz konsequent getragen werden, beispielsweise auch in Hausschuhen, wofür man am besten leichte aber ausreichend stützende Konfektionsschuhe benutzt.

Die Ausheilung erfolgt mit einer Wiederverfestigung des Knochengewebes, allerdings unter mehr oder weniger deutlicher Deformierung des Kahnbeins. Das Ausmaß der bleibenden Veränderungen ist davon abhängig, wie frühzeitig das Krankheitsbild erkannt wird und wie konsequent die Behandlung durchgeführt bzw. vom Patienten akzeptiert wird.

Spätfolgen nach einer durchgemachten *Köhler* I-Krankheit sind osteochondrotische Veränderungen der Fußwurzel mit einer mehr oder weniger ausgeprägten Arthrose insbesondere im Talo-Navicular-Gelenk (Abb. 226).

15.2.2 Nekrosen am Kuboid und Kuneiforme

Aseptische Knochennekrosen sind am Kuboid (Würfelbein) und an den Kuneiformia (Keilbeinen) des Fußes selten. Betroffen sind Kinder zwischen dem 1. und 6. Lebensjahr, wiederum mit einer Bevorzugung des männlichen Geschlechts. Auch bei diesen Knochennekrosen ist eine familiäre Häufung bekannt und Doppelseitigkeit (rechts und links) möglich.

Ähnlich wie bei der Erkrankung des Kahnbeins ist auch die aseptische Knochennekrose des Würfelbeins oder eines Keilbeins durch eine Schmerzsymptomatik im Bereich der Fußwurzel gekennzeichnet, die unter Belastung des Fußes und mit zunehmender Verformung der Knochen stärker in Erscheinung tritt. Im Röntgenbild erkennt man

chendurchblutung. Man hat sowohl doppelseitigen Befall als auch familiäre Häufung beobachtet.

Der **klinische Befund** ist durch Schmerzen bei Bewegungen und insbesondere bei Belastungen des Fußes gekennzeichnet, dadurch kommt es zum Schmerzhinken mit einer Schonabrollung des Fußes über den äußeren Fußrand. Die Weichteile in der Umgebung können leicht teigig geschwollen sein, das ist aber nicht immer der Fall. Die inzwischen nachgewiesene Durchblutungsstörung des Kahnbeins vermindert dessen Festigkeit, so daß es sich unter der Belastung deformiert, zusammendrückt. Im **Röntgenbild** erkennt man im fortgeschrittenen Stadium das zu einer verschmälerten Scheibe komprimierte Kahnbein, das durch die

wiederum Verdichtungen und Verformungen der betroffenen Knochen, letztere sind meist nicht so stark ausgeprägt wie am Kahnbein des Fußes.

Die Behandlung erfolgt durch Abstützung des Fußgewölbes zunächst im gut modellierten Gipsverband, später durch Einlagenunterstützung. Deformierungen und spätere arthrotische Veränderungen der Fußwurzel sind meist weniger stark ausgeprägt als beim Morbus *Köhler* I.

15.2.3 Apophysitis calcanei

Diese Veränderung betrifft meist sporttreibende und somit körperlich kräftige Kinder im Alter von etwa 8 bis 12 Jahren mit Bevorzugung des männlichen Geschlechts. Es handelt sich um eine **Verknöcherungsstörung an der Apophyse des Calcaneus**, also am hinteren Fersenbeinhöcker. Wie bei anderen Verknöcherungsstörungen wurde auch hier familiäre Häufung und oft doppelseitiger Befall festgestellt. Die Betroffenen klagen über zunehmende **Schmerzen** am Fersenbein hinten, diese Beschwerden sind belastungsabhängig. Sie treten somit beim Abrollvorgang des Fußes und vermehrt nach sportlicher Betätigung in Erscheinung. Die Fersenregion ist dann druckempfindlich und kann auch leicht geschwollen sein. Im **Röntgenbild** erkennt man bei diesem Krankheitsbild eine verbreiterte Wachstumsfuge zwischen dem Tuber calcanei und dem übrigen Fersenbein, die Apophyse erscheint im Röntgenbild meist verdichtet, kann teilweise unruhige Strukturen aufweisen und auch Konturunterbrechungen zeigen.

Die Behandlung erfolgt ausschließlich **konservativ** mit einer Fersenentlastung. Diese erreicht man durch eine Absatzerhöhung und Fersenweichbettung, wobei zusätzlich auch ein hinteres Fersenpolster gegeben werden kann. In der Abb. 227 ist eine Apophysitis calcanei im Röntgenbild dargestellt.

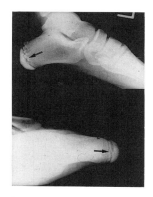

Abb. 227 Apophysitis calcanei.

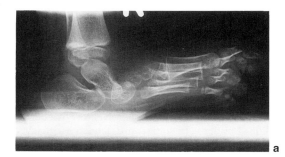

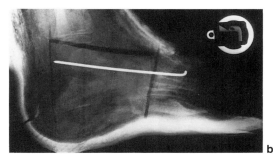

Abb. 228 a,b Talus verticalis
a vor der Aufrichtungsoperation;
b nach der Aufrichtungsoperation.

15.2.4 Talus verticalis

Die **Steilstellung des Talus** (Talus verticalis) kann als eine eigene Fehlbildung in Erscheinung treten. Der Taluskopf drängt dann medial am Calcaneus nach unten vorbei, daraus resultiert zwangsläufig eine Fehlstellung im Talo-Navicular-Gelenk. Aus dieser Fehlstellung resultiert eine Spitzfußeinstellung des Rückfußes mit relativer Vorfußaufbiegung nach dorsal. Die Zehen gehen dabei in eine Flexionsstellung. Klinisch besteht bei der Betrachtung insgesamt das Bild eines Knick-Plattfußes. Die genaue Abgrenzung ergibt sich somit aus dem Röntgenbild.

Eine Korrektur ist nur **operativ** möglich, dabei muß der Talus gegenüber dem Calcaneus und dem Naviculare wieder in die richtige Position gebracht werden. Das Operationsergebnis wird temporär mit einem Kirschner-Draht gehalten (Abb. 228), zusätzlich ist Fixierung im Gipsverband für 6 bis 8 Wochen erforderlich. Danach müssen zur

Abstützung des insgesamt angehobenen Fußgewölbes orthopädische Einlagen für längere Zeit gegeben werden.

15.2.5 Aseptische Talusnekrose

Dieses Krankheitsbild hat nichts mit der traumatischen Talusnekrose zu tun, steht auch nicht im Zusammenhang mit der Talusnekrose bei einer generalisierten Nervenerkrankung. Die idiopathische aseptische Talusnekrose ist selten, betrifft ausnahmslos das weibliche Geschlecht bis gegen Ende der Pubertät. Eine Ursache dafür ist nicht bekannt.

Die Behandlung besteht in einer möglichst totalen Entlastung, um Deformierungen des Talus zu vermeiden. In neuerer Zeit ist dazu der *Allgöwer*-Apparat zu empfehlen. Damit erfolgt eine völlige Entlastung des Fußes, indem das Körpergewicht an der Kniescheibe, am Ansatz des Ligamentum patellae und am Tibiakopf medial abgefangen wird (Abb. 229).

Das **Spätergebnis** hängt davon ab, in welchem Ausmaß bzw. mit welcher Deformierung sich der Talus nach dieser aseptischen Nekrose wieder erholt. Bei der sehr selten auftretenden aseptischen Talusnekrose im Kleinkindalter wurde unter entlastender Behandlung Restitutio ad integrum beobachtet, beim Erwachsenen kann es auch nach mehrjähriger konsequenter Entlastung in der Nekrosezone zu einer Deformierung kommen, wenn wieder Belastungen erfolgen.

15.2.6 Osteochondrosis dissecans am Talus

An verschiedenen, dem Druck besonders ausgesetzten Stellen, des Skeletts kommt es relativ häufig unmittelbar unter der Knorpelschicht umschrieben zu einem Absterben von Knochengewebe. Man sieht diese Veränderungen vermehrt an den unteren Extremitäten, hier steht nach der Häufigkeit an erster Stelle das Kniegelenk und an zweiter Stelle das obere Sprunggelenk, wo sich die Veränderung an der Talusrolle abspielt. *König* hat dieses Krankheitsbild bereits 1887 unter der Bezeichnung „Osteochondritis dissecans" beschrieben. Da es sich aber nicht um ein entzündliches Geschehen handelt, erfolgte später Umbenennung in „Osteochondrosis dissecans". Zur Ursache werden anlagemäßig umschriebene Durchblutungsstörungen und auch traumatische Einwirkungen diskutiert, letztere insbesondere für diese Veränderungen am lateralen Teil der Talusrolle.

15.2.6.1 Diagnostik und Befunde

Klinisch ist das Krankheitsbild durch bewegungs- und insbesondere belastungsabhängige **Schmerzen** im oberen Sprunggelenk mit rezidivierend auftretenden Schwellungen gekennzeichnet. Im **Röntgenbild** erkennt man den meist deutlich **demarkierten Knorpel-Knochenherd**, der Befund spricht dafür, daß sich dieses Knochenstückchen bereits vom übrigen Knochenverband abgetrennt hat (lat. dissecans = trennend, spaltend). Mit weiterem Fortschreiten dieses Krankheitsbildes geht auch der Knorpelbelag zum Gelenk hin zugrunde, der gesamte osteochondrotische (knöchern-knorpelige) Herd wird völlig aus seiner Verbindung herausgelöst, kann sich verkanten (Abb. 230a), rutscht aber am Sprunggelenk wegen der Enge in diesem Gelenkraum selten aus seinem Verband ganz heraus. Die Wackelbewegungen des Dissekats in seinem Bett verursachen die Schmerzsymptomatik.

Die Lokalisation und Ausdehnung des osteochondrotischen Dissekats kann durch weitere bildgebende Verfahren abgeklärt werden. So besteht einmal die Möglichkeit konventioneller **Schichtaufnahmen**, die im a.p.-Strahlengang (Abb. 230b) oder auch im seitlichen Strahlengang durchge-

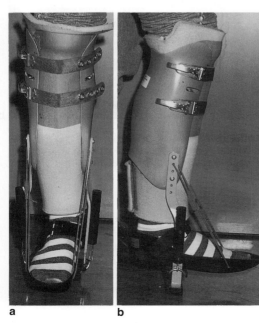

Abb. 229 a,b Allgöwer-Apparat.

Knochenerkrankungen

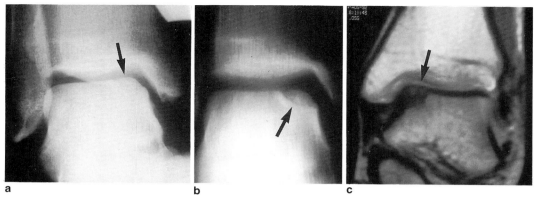

Abb. 230 a–c Osteochondrosis dissecans am Talus.
a Röntgen-Summationsaufnahme.
b Röntgen-Schichtaufnahme.
c Kernspintomographie.

führt werden können. Eine weitere Möglichkeit bietet die **Computertomographie**, damit kann das Dissekat in horizontal verlaufenden Schichten hinsichtlich Lokalisation und Ausdehnung beurteilt werden (Abb. 231). Schließlich gibt es die Möglichkeit, den osteochondrotischen Herd durch eine **Kernspintomographie** zu lokalisieren und zu beurteilen (Abb. 232). Aus Aufwands- und Kostengründen wird man verständlicherweise nicht alle bildgebenden Verfahren nebeneinander anwenden.

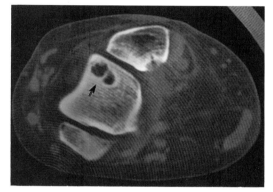

Abb. 231 Osteochondrosis dissecans am Talus (T-Schicht durch die Talusrolle).

Eine weitere, allerdings schon invasive, diagnostische Möglichkeit bietet die **Sprunggelenksarthroskopie**. Damit ist es möglich, den osteochondrotischen Herd in seiner Lokalisation und Ausdehnung zu erfassen und zusätzlich die Beschaffenheit der Knorpelschicht zu beurteilen.

15.2.6.2 Behandlung der Osteochondrosis dissecans tali

Die wichtigste Voraussetzung für eine Besserung der Schmerzsymptomatik ist die **Entlastung**, diese kann in den meisten Fällen mit Unterarmgehstützen erfolgen. Entlastende orthopädische Apparate sind nur bei kleineren Kindern erforderlich, anders wäre bei ihnen eine konsequente Entlastung nicht gewährleistet. Man wird also die Versorgung mit einem Thomas-Bügel in die Wege leiten. Ist der Ablösungsvorgang nicht schon zu weit fortgeschritten, erreicht man mit der konsequenten Entlastung bei Kindern meist eine Ausheilung, indem das Dissekat wieder Verbindung zum übrigen Talus bekommt.

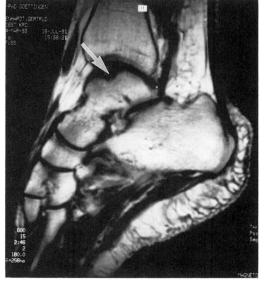

Abb. 232 Osteochondrosis dissecans am Talus. Kernspintomographie in der Seitansicht.

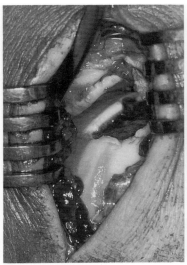 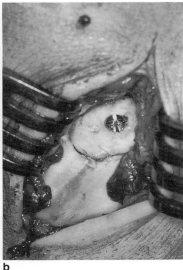

Abb. 233 a,b Osteochondrosis dissecans am Talus.
a Defekt nach Ablösung.
b Angeschraubtes Dissekat.

Bei weitgehender Loslösung, evtl. schon mit Verkantung, und auch bei älteren Patienten wird zur **operativen Therapie** geraten. Wenn irgend möglich, soll das Dissekat nicht entfernt werden, der damit verbleibende Defekt in der Gelenkfläche begünstigt vorzeitige arthrotische Veränderungen. Das Operationsziel besteht vielmehr darin, das Dissekat in seinem Bett wieder zu fixieren. Dazu gibt es einmal die Möglichkeit der **mehrfachen Anbohrung** zur Anregung der Revaskularisation mit anschließender Entlastung, eine weitere operative Behandlungsmöglichkeit besteht in der **Umkehrbolzung**. Dazu wird der osteochondrotische Herd mit einer Stanze unter röntgenologischer Bildwandlerkontrolle bis dicht unter die Knorpelschicht angestanzt, die demarkierte Zone wird dabei zwangsläufig mit durchstoßen. Der Knochenzylinder wird herausgenommen und umgekehrt wieder in den Stanzkanal eingebolzt, so daß gesundes Knochengewebe die Verbindung vom gesunden Talus zum osteochondrotischen Herd überbrückt. Von diesem Stanzzylinder aus erfolgt Revaskularisation des geschädigten Bezirkes.

Eine weitere Möglichkeit der operativen Behandlung besteht in der **Anschraubung** des Dissekates. Dazu wird, je nach Lokalisation, der Innen- oder Außenknöchel mit der Säge osteotomiert, so daß man den Gelenkspalt aufklappen und den osteochondrotischen Herd darstellen kann. Mit einer kleinen Spongiosaschraube, die in die Knorpelschicht versenkt wird, kann das gelockerte oder losgelöste Dissekat stabil fixiert werden (Abb. 233). Postoperativ erfolgt wiederum Entlastung bis zur röntgenologisch nachgewiesenen Einheilung des Dissekates. Die Schraube muß nicht unbedingt wieder entfernt werden, da sie erfahrungsgemäß kaum einmal stört.

15.2.7 Fersensporne

Das Fersenbein hat insgesamt eine recht eigenartige Form, es weist bekanntlich mehrere Gelenkflächen zur Verbindung mit weiteren Fußwurzelknochen auf und hat auch zahlreiche knöcherne Unebenheiten zur Aufnahme von Sehnen-, Faszien- und Bandanteilen. Im Laufe seines Wachstums muß sich das Fersenbein der Gesamtform des Fußes anpassen, es kann steiler oder flacher stehen, gekippt sein und auch seine Form in sich unter Anpassung an die umgebenden Verhältnisse gegenüber der Normalform ändern. In Abhängigkeit von der Stellung und Form, von den Belastungsverhältnissen und auch in Abhängigkeit vom Alter können sich am Fersenbein knöcherne Sporne entwickeln, die dann mehr oder weniger stark in Erscheinung treten und eine Beschwerdesymptomatik auslösen können. Man kennt drei wesentliche Spornbildungen am Fersenbein:

Den vergrößerten Processus trochlearis, den unteren Fersensporn und den hinteren Fersensporn. *Baumgartner* hat darauf hingewiesen, daß die Ausbildung solcher knöchernen Vorsprünge nicht grundsätzlich einer Behandlung bedarf, erst dann, wenn dadurch Beschwerden entstehen. Man kann somit keine Rückschlüsse von der Größe einer Spornbildung am Fersenbein auf das Ausmaß der Beschwerden ziehen.

15.2.7.1 Vergrößerter Processus trochlearis calcanei

An der äußeren Fläche des Fersenbeins gibt es im körperfernen Drittel einen knöchernen Vorsprung, den Processus trochlearis. Der bewirkt, daß die Peronaeussehnen in ihrer Rinne außen am Calcaneus zurückgehalten werden. Dieser knöcherne Vorsprung kann vergrößert sein, so daß dadurch eine Schmerzsymptomatik bei Schuhdruck ausgelöst wird. Durch ständige Druckreize entwickelt sich an dieser Stelle mitunter ein **Schleimbeutel**, an der Haut eine **Druckschwiele**. Sowohl der Processus trochlearis calcanei als auch ggf. die reaktiven Veränderungen erkennt man etwa 1 QF breit unterhalb des Außenknöchels etwas mehr nach vorn gelegen.

Zur Behandlung sollte zunächst versucht werden, zumindest im Sommer Schuhe mit einem entsprechend niedrigen Rahmenleder zu tragen, andernfalls kann auch in den Schuh an der Außenseite eine druckentlastende Abpolsterung eingeklebt werden.

Bei trotzdem anhaltender Beschwerdesymptomatik wird der vergrößerte Processus trochlearis durch teilweise Abmeißelung verkleinert, dabei wird ein evtl. Schleimbeutel mit entfernt. Keinesfalls dürfen bei einem solchen Eingriff die Peronaeussehnen verletzt werden. Eine evtl. Druckschwiele bildet sich danach von selbst zurück.

15.2.7.2 Der plantare Fersensporn

Der plantare oder untere Fersensporn bildet sich im Ursprungsbereich der Plantaraponeurose, des M. abductor hallucis und des M. flexor digitorum brevis aus. Im verkalkten und somit röntgenologisch sichtbaren Teil kann der Sporn eine Länge bis ca. 1,5 cm erreichen, er läuft in Richtung zur Fußspitze oft recht spitz aus. Nach der Seitansicht (Abb. 234) könnte man meinen, es sei der verknöcherte Sehnenansatz, der die Schmerzen verursacht. Damit würde man eine typische „Tendopathie" annehmen. *Thurner* und *Boni* haben aber durch Untersuchungen nachgewiesen, daß der eigentliche Sehnenansatz weiter hinten am Fersenbein liegt, die Sehnenanteile verlaufen teilweise plantar über den unteren Fersensporn, zwischen der Sehne und dem Sporn liegt ein Gleitgewebe.

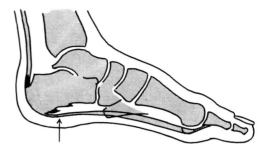

Abb. 234 Plantarer Fersensporn.

Dieses kann sich durch den ständigen Druck des Knochensporns entzünden. Häufig wird ein unterer Fersensporn nur rein zufällig als Nebenbefund festgestellt, ein Beweis dafür, daß sein alleiniges Vorhandensein durchaus nicht immer eine Schmerzsymptomatik auslösen muß. Andererseits sind Fälle bekannt, bei denen eine typische Schmerzsymptomatik vorhanden ist, obwohl ein knöcherner Fersensporn im Röntgenbild nicht zu erkennen ist. Wegen dieser gar nicht so seltenen Diskrepanzen zwischen der erkennbaren Spornbildung und der Schmerzsymptomatik hat *Lapidus* **vorgeschlagen, den Namen dieses Symptoms zu ändern und nur von „Painful heel", also von „schmerzhafter Ferse" zu sprechen.**

15.2.7.2.1 Befunde und Beschwerden

Der schmerzhafte Fersensporn verursacht eine mehr oder weniger stark ausgeprägte Gehbehinderung mit Schmerzauslösung jeweils beim Auftreten des Fersenbereichs. Betroffen ist davon meist das höhere bis mittlere Lebensalter. Eine allgemeine Bindegewebsschwäche, durchgesunkene Fußgewölbe und Übergewicht können die Beschwerdesymptomatik verstärken. Die Patienten klagen über einen meist stechenden **Schmerz unter dem Fersenbein**, der sich auch durch Fingerdruck etwa auf den Ansatz der Plantarfaszie am Fersenbein leicht zur Innenseite hin gelegen auslösen läßt. Direkt zu tasten ist der knöcherne Sporn selten, da der Fersenbereich bekanntlich mit reichlich gekammertem Bindegewebe und Fettgewebseinlagerungen versorgt ist. In der seitlichen **Röntgenaufnahme** (Abb. 235) erkennt man meist den plantar gelegen nach vorn gerichteten Fersensporn. Es wurde aber schon darauf hingewiesen, daß dieser knöcherne Nachweis trotz bestehender Beschwerdesymptomatik fehlen kann.

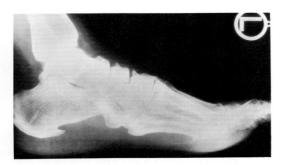

Abb. 235 Plantarer Fersensporn im Röntgenbild seitlich.

15.2.7.2.2 Behandlung des plantaren Fersensporns

Wenn der plantare Fersensporn Beschwerden verursacht, ist Behandlung einmal erforderlich, um dem Patienten die akuten Schmerzen zu nehmen, zum anderen aber auch, um das Gangbild sobald als möglich zu normalisieren und etwaige Folgeschäden durch Ausweichbewegungen bei der Fußabrollung zu vermeiden. Zur Behandlung des schmerzhaften plantaren Fersensporns kommen fast ausschließlich orthopädietechnische, also konservative Maßnahmen zur Anwendung. Schon seit langer Zeit hat sich dazu die Versorgung mit speziellen **Fersensporneinlagen** bewährt. Diese Einlagen haben an der Stelle des schmerzhaften Fersenauftritts eine Ausmuldung mit ringförmiger Abpolsterung zur lokalen Druckentlastung. Der Orthopädieschuhtechniker muß am Fuß die schmerzhafte Stelle exakt lokalisieren und diese Stelle auf die orthopädische Einlage zur Entlastung übertragen. Die Einlage selbst besteht aus einem Korkbett mit Lederüberzug, die Polsterung ist etwa 3 mm hoch ringförmig im ganzen Fersenbereich zur elastischen Druckaufnahme angebracht und reicht nach vorn bis zum Längsgewölbe. In der Abb. 236 sind Fersensporneinlagen dargestellt. Pufferabsätze, evtl. in Verbindung mit Rollabsätzen, können für eine zusätzliche Druckentlastung und Unterstützung des Abrollvorganges sorgen. Sind wegen anderweitiger Fußbeschwerden Kunststoff-Einlagen oder Metalleinlagen erforderlich, so wird bei der Kunststoff-Einlage die vorher markierte schmerzhafte Stelle an der Einlage erwärmt und tiefer geformt, bei der Metalleinlage wird diese Stelle tiefer getrieben. Auf die so vorbereitete Einlage wird die ringförmige und nach vorn auslaufende Polsterung aufgeklebt. *Baumgartner* hat darauf hingewiesen, daß die schmerzhafte Stelle nicht völlig hohl gelegt werden darf, sonst bildet sich dort ein lokales Ödem aus. Der von der Entlastung ausgesparte Bereich ist mit einem gut federnden Schaumstoff auszupolstern.

Eine weitere Möglichkeit der Behandlung, insbesondere im akut schmerzhaften Stadium, ist die **Einspritzung eines örtlichen Betäubungsmittels** genau an die schmerzhafte Stelle. Liegt ein akuter Reizzustand mit Schwellung vor, kann dem Lokalanaesthetikum etwas Cortison beigemischt werden.

Die operative Entfernung der im Röntgenbild erkennbaren knöchernen Zacke hilft nur wenig, sie bildet sich sehr bald wieder, durch die Vernarbung können die Schmerzen dort noch stärker werden. Dagegen kann eine andere kleine **Operation** die Beschwerdesymptomatik ganz erheblich bessern. Dazu werden von einem kleinen Hautschnitt aus nur die Sehnen bzw. Faszienfasern durchtrennt, die direkt über den knöchernen Sporn ziehen. Nach wenigen Tagen Entlastung können die Patienten mit einer Weichpolsterung wieder zunehmend belasten.

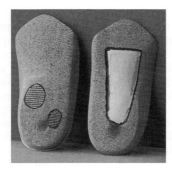

Abb. 236 Fersensporneinlagen mit den möglichen Formen der Druckentlastung.

15.2.7.3 Der dorsale Fersensporn – Haglund-Ferse

Dabei handelt es sich um eine Formabweichung am Fersenbein hinten. Meist ist der hintere obere Anteil vermehrt ausgeprägt im Sinne einer Exostose, diesem Knochenvorsprung kommt mehr eine prädisponierende Wirkung für sekundäre Weichteilveränderungen zu. *Haglund* hat dieses Krankheitsbild 1928 näher beschrieben, weshalb es nach ihm als *Haglund*-Ferse oder auch als *Haglund*-Exostose benannt wurde. Als weitere Bezeichnung dafür hat sich der Begriff „Schuhgeschwulst" durchgesetzt. *Rabl* hat an einer größeren Anzahl von Röntgenbildern das Längen-und Höhenverhältnis des Fersenbeins bei Frauen und Männern gemessen und dabei gefunden, daß es beim weiblichen Geschlecht viel mehr variiert als beim männlichen. Da überdies Damenschuhe wegen des häufig mangelhaften Haltes im Mittelfuß die Ferse straffer fassen müssen als Herrenschuhe, kommt es überwiegend bei Mädchen und Frauen zu Beschwerden hinten oben an der Ferse durch den Druck der hinteren Schuhkappe. Einigkeit herrscht darüber, daß durch ein Zusammenwirken der Fersenfehlform mit einer hinteren Exostose und äußeren mechanischen Einflüssen die Beschwerdesymptomatik einer Haglund-Ferse ausgelöst wird. Eine Begünstigung der Haglund-Ferse beschreibt *Aberle* durch den Hohlfuß, weil dann das Fersenbein zu steil steht und der obere Fersenbeinpol zwangsläufig mehr zur Achillessehne gerichtet ist. Allgemein kann man dazu feststellen, daß **mechanische Faktoren** bei der Entstehung der Weichteilentzündung eine wesentliche Rolle spielen, denn ohne Schuhdruck gibt es keine Beschwerden.

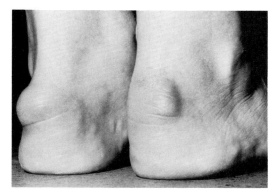

Abb. 237 Haglundferse beiderseits im klinischen Bild.

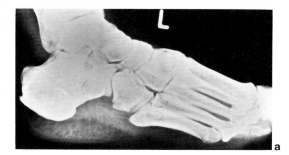

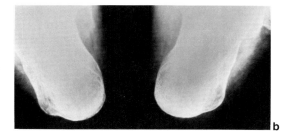

Abb. 238 a,b Haglundferse im Röntgenbild:
a hinten oben;
b mehr seitlich gelegen.

15.2.7.3.1 Befunde der Haglund-Ferse

Oft sind es junge Personen, die davon betroffen sind, überwiegend junge Mädchen und Frauen, letztere besonders dann, wenn sie längere Zeit hohe Absätze tragen. Häufig findet man den röntgenologischen Befund des hinteren Fersensporns bzw. der hinteren Exostose doppelseitig, während die Beschwerden dabei nur einseitig sein können. Es gibt hintere Spornbildungen, die klinisch völlig stumm bleiben. Umgekehrt gibt es aber auch in vielen Fällen Beschwerden mit Entzündungserscheinungen der Weichteile, ohne daß sich ein knöcherner hinterer Fersensporn im Röntgenbild nachweisen läßt. Die Weichteile sind bei der Haglund-Ferse verdickt (Abb. 237) und druckempfindlich, die Haut darüber ist häufig gerötet. Beim Vorherrschen entzündlicher Veränderungen sind die Gruben neben der Achillessehne verstrichen. Der Hauptdruckschmerz findet sich meist über der Achillessehne. Im **Röntgenbild** erkennt man häufig eine sporn- oder exostosenartige knöcherne Verdickung am Fersenbein hinten. Eine recht häufige Variationsform der Haglund-Ferse besteht darin, daß die sicht- und tastbare Prominenz deutlich lateral der Achillessehne liegt (Abb. 238a u. b).

15.2.7.3.2 Konservative Behandlung der Haglund-Ferse

Bei der Anwendung von konservativen Behandlungsmaßnahmen müssen zunächst die **Entzündungserscheinungen der Weichteile** beseitigt werden. Dazu dienen insbesondere physikalische Anwendungen wie Fußbäder, feucht-warme Umschläge, Iontophorese und auch vorübergehend ruhigstellende Verbände. Eine zusätzliche medikamentöse Therapie kann das Abschwellen beschleunigen, dazu werden Antiphlogistika und Analgetika gegeben, ggf. auch die abschwellungsfördernden Salbenverbände.

Mit diesen die Abschwellung fördernden Behandlungen müssen **orthopädietechnische Maßnahmen** einhergehen. Häufig erreicht man Beschwerdefreiheit oder zumindest Beschwerdelinderung, wenn über längere Zeit hinten offene Schuhe getragen werden oder in ausreichend hinten locker sitzende Schuhe eine ringförmige Polsterung zur Entlastung des schmerzhaften Bezirkes eingeklebt wird. Der Halt im Schuh muß durch eine ausreichend feste Schnürung gewährleistet sein. Eine leichte Anhebung der Ferse im Schuh kann die Schmerzlinderung unterstützen, allerdings neigt bei gleichzeitiger lockerer hinterer Fersenkappe und Fersenanhebung der Fuß im Schuh zum Schlappen. In sehr hartnäckigen Fällen muß man mitunter zu orthopädischen Maßschuhen raten, allerdings stößt das bei den meist jungen Mädchen und Frauen aus kosmetischen Gründen auf Schwierigkeiten.

15.2.7.3.3 Operative Behandlung der Haglund-Ferse

Eine kausale und somit nachhaltige Therapie ist nur durch einen operativen Eingriff erfolgversprechend. Die operative Methode der Wahl ist die **Abmeißelung der Exostose am Fersenbein**. Dabei wird beim direkt hinten liegenden Fersensporn dieser unter der Achillessehne schräg abgemeißelt, so daß der Druck der Achillessehne und der Weichteile gegen den Knochen entfällt. Bei der mehr nach lateral ausgeprägten Haglund-Ferse muß die Abmeißelung dort erfolgen, klinischer und röntgenologischer Befund geben gemeinsam den Ausschlag, an welcher Stelle genau die Abtragung erforderlich ist. In jedem Falle muß der Knochen großzügig ausgemuldet werden, um ein baldiges Rezidiv soweit als möglich zu vermeiden. Bei der direkt hinten liegenden Exostose ist unbedingt darauf zu achten, daß der Achillessehnenansatz nicht geschwächt wird, andernfalls müßte mit einem Ausriß unter Belastung gerechnet werden. Ein etwa vorhandener Schleimbeutel braucht nur dann entfernt zu werden, wenn sich dort eine akute Entzündung oder gar eine Fistelbildung findet. Ansonsten bildet sich der Schleimbeutel unter Druckentlastung von selbst zurück. Völlig unzureichend wäre es, nur einen vergrößerten und evtl. entzündlich veränderten Schleimbeutel auszuschälen, ohne die Exostose abzutragen. In diesem Falle müßte mit einem Rezidiv gerechnet werden. Mitunter wird die Haglund-Exostose in Lokalanaesthesie abgetragen, günstiger ist aber zumindest eine Regionalanaesthesie und eine Blutleere. Man hat damit die bessere Übersicht zur sorgfältigen Abtragung, Ausmuldung und Glättung der Knochenränder.

Unmittelbar nach der Operation empfiehlt sich die Ruhigstellung in einem (zunächst gespaltenen) Unterschenkelliegegips in leichter Spitzfußstellung für insgesamt 2 bis 3 Wochen. Anschließend sollte noch für einige Wochen eine leichte Fersenerhöhung gegeben werden, um den Druck der Weichteile von der Abmeißelungsstelle zu nehmen.

15.3 Knochenverletzungen

Verletzungen, auch Knochenverletzungen der Fußwurzel und des Rückenfußes, werden überwiegend von Chirurgen behandelt, mehr und mehr von speziell dafür ausgebildeten Unfallchirurgen. Es gibt allerdings auch eine ganze Reihe von Orthopäden, die sich mit der Unfallbehandlung befassen. Insbesondere kommen Patienten mit Spätfolgen nach Unfallverletzungen und somit auch nach Knochenbrüchen zur orthopädischen Behandlung, besonders dann, wenn es gilt, orthopädietechnische Maßnahmen durchzuführen. Orthopädisch tätige Ärzte, Orthopädietechniker und Orthopädieschuhtechniker müssen sich deswegen mit den Unfallfolgen am Fuß auskennen.

15.3.1 Kahnbeinfrakturen

Während knöcherne Verletzungen an den Ossa cuneiformia und am Os cuboideum ziemlich selten sind, ist das Os naviculare des Fußes schon deutlich häufiger davon betroffen. Meist handelt es sich um Luxationsfrakturen mit Beteiligung des Chopart- und des Lisfranc-Gelenkes. Zur Fraktur (Luxationsfraktur) kommt es durch grobe Gewalteinwirkungen mit Quetschung des Fußes oder ruckartiger Plantarflexion bzw. Dorsalextension des Fußes. Man kennt Frakturen von der einfachen Knochenfissur bis zur Trümmerfraktur mit weitem Auseinanderweichen der Fragmente. Die Diagnostik muß sehr sorgfältig durchgeführt werden, da bei einfachen Frakturlinien ohne Fragmentverlagerung wegen der Vielzahl sich überschneidender Gelenklinien ein Bruch sonst leicht übersehen werden kann. Grundsätzlich sind Röntgenaufnahmen in 3 Ebenen anzufertigen, ggf. durchleuchtungsgezielte Spezialaufnahmen.

Die einfache **Kahnbeinfissur** bereitet keine Schwierigkeiten, sie heilt unter Ruhigstellung im Gipsverband folgenlos aus. Jede **Fragmentdislokation** bedeutet gleichzeitig eine Stufenbildung in einem Fußwurzelgelenk. Sie muß exakt reponiert und fixiert werden, um die Kongruenz der Gelenkflächen nicht bleibend zu stören. Durch die Band- und Muskelansätze kann die konservative Reposition und auch deren Sicherung bei der Ruhigstellung im Gipsverband erhebliche Schwierigkeiten bereiten. Aus diesem Grunde sollte die Indikation zur operativen Behandlung mit offener Reposition und stabiler Osteosynthese großzügig gestellt werden. Empfohlen wird die Fixierung mit gekreuzten Kirschner-Drähten, durch Zugschraubenosteosynthese oder auch Kleinfragmentschrauben. Anschließend erfolgt über ausreichend lange Zeit Ruhigstellung im zunächst völlig entlastenden Gipsverband, bis sich nach der Röntgenkontrolle die knöcherne Konsolidierung in ausreichendem Maße erkennen läßt. Andernfalls wäre mit einem Auseinanderweichen der Fragmente zu rechnen.

Bei schon **älteren Frakturen, Trümmerfrakturen** oder **nicht möglicher Fragmentreposition** wird die Früharthrodese mit Verriegelung durch einen kräftigen Knochenspan empfohlen. Die Gefahr einer posttraumatischen Fußwurzelarthrose ist ohnehin häufig gegeben, so daß nicht selten im späteren Verlauf Versteifungsoperationen im Fußwurzelbereich durchgeführt werden müssen.

Zur Unterstützung des Fußes wird man zumindest vorübergehend **orthopädische Einlagen** oder **Fußbettungen** verordnen, die Fußabrollung läßt sich durch eine zurückgelegte Rolle am Schuh erleichtern. Je nach dem Spätbefund und nach der daraus resultierenden Beschwerdesymptomatik ist die Möglichkeit des Tragens normaler Kaufschuhe bis hin zur Notwendigkeit des Tragens orthopädischer Schuhe gegeben.

15.3.2 Abrißfraktur des Processus anterior calcanei

Im Vergleich zu den typischen Calcaneusfrakturen ist der isolierte Abrißbruch des Proc. anterior calcanei selten. Ursache dafür ist meist eine Distorsion des Fußes mit einer extremen Spitzfuß- und Außenkippstellung. Das passiert beispielsweise beim Umknicken auf unebenem Boden oder auch Sturz beim Treppabgehen. Das Ligamentum bipartitum mit seiner Pars calcaneo-navicularis und Pars calcaneo-cuboidea reißt dann mit dem vorderen Anteil des Calcaneus vom übrigen Knochen ab. Die **Diagnosestellung** ist nicht immer ganz einfach, da eine Distorsion im Chopartschen Gelenk ähnliche Beschwerden verursacht, wie diese Abrißfraktur. Zur klinischen Untersuchung bei dieser Verdachtsdiagnose wird der Handgriff nach *Gellmann* empfohlen. Dazu faßt der Daumen die Außenknöchelspitze, der Mittelfinger die Basis des 5. Mittelfußknochens, der leicht gekrümmte Zeigefinger drückt direkt auf den dann schmerzhaften Proc. anterior calcanei. **Röntgenologisch** erkennt man den Abrißbruch am besten durch eine Schrägaufnahme der Fußwurzel.

Die Behandlung erfolgt durch Ruhigstellung im Unterschenkelliegegipsverband für mindestens 4 Wochen, danach ist eine Unterstützung des Fußlängsgewölbes durch Einlagenversorgung erforderlich. Eine operative Behandlung mit Osteosynthese kommt nur dann in Frage, wenn ein größeres Fragment mit Dislokation zu erkennen ist.

15.3.3 Kalkaneusfrakturen

Fersenbeinbrüche sind relativ häufige Verletzungen, man findet sie vorwiegend bei Männern im arbeitsfähigen Alter, hier wiederum vermehrt bei

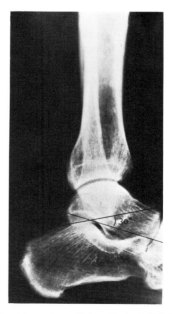

Abb. 239 Normaler Tuber-Gelenk-Winkel des Fersenbeins.

Bauarbeitern. Das Fersenbein besteht aus ziemlich engmaschigen Spongiosabälkchen, die als hintere Stütze des Fußes eine typische belastungsabhängige Struktur aufweisen. Das normal geformte Fersenbein läßt im Röntgenbild eine typische Form erkennen mit einem Winkel zwischen dem oberen Punkt des Tuber calcanei und den gelenkbildenden Anteilen zum Talus, dem **Tuber-Gelenkwinkel** (Abb. 239). Dieser Winkel beträgt im Normalfalle 30 bis 35 Grad.

Durch Unfälle, meist Sturz aus größerer Höhe, kommt es mit der Fraktur zu einer Einstauchung des Fersenbeins. Die Formen der Fersenbeinbrüche sind außerordentlich vielfältig. Wichtig ist in jedem Falle, ob und wieweit das untere Sprunggelenk an dem Fersenbeinbruch beteiligt ist, wieweit hier die Gelenkflächen zerstört sind. Bei Durchsicht der diesbezüglichen Literatur findet man unterschiedliche Einteilungen der Fersenbeinbrüche in Bezug auf die Lokalisation und Gelenkbeteiligung.

15.3.3.1 Klinische und röntgenologische Befunde

Die klinische Diagnostik, zumindest hinsichtlich der Verdachtsdiagnose, bereitet bei der Fersenbeinfraktur keine Schwierigkeiten. Der Hinweis auf einen möglichen Fersenbeinbruch ergibt sich nahezu immer aus der Anamnese. Das wichtigste Symptom bei einem Fersenbeinbruch ist der starke **Druckschmerz**, der auf das Fersenbein beschränkt ist. Dazu kommt oft eine starke Schwellung des Fersenbereiches, Verbreiterung der Ferse und bei frischen Frakturen eine Hämatomverfärbung. Der betroffene Fuß kann nicht belastet werden, das Längsgewölbe erscheint abgeflacht, was allerdings bei einem starken Hämatom nicht immer eindeutig zu erkennen ist. Als entlastende Schonhaltung wird meist eine leichte Spitzfußhaltung eingenommen. Die Bewegungen, besonders im unteren Sprunggelenk, sind aufgehoben oder zumindest stark schmerzhaft.

Unerläßlich ist in jedem Falle eine **Röntgenuntersuchung** mit Aufnahmen zunächst im seitlichen und im axialen Strahlengang. Beim Fersenbeinstauchungsbruch erkennt man eine Abflachung bis Aufhebung des Tuber-Gelenkwinkels (Abb. 240).

Zur genaueren Abklärung eines Fersenbeinbruches, zur Beurteilung der Anzahl der Fragmente und ihrer evtl. Verschiebung, werden spezielle Aufnahmetechniken in verschiedenen Ebenen empfohlen. Die früher üblich gewesenen Röntgenschichtaufnahmen sind inzwischen durch die **Computertomographie** mit ihrer besseren Darstellungsmöglichkeit abgelöst worden. *Tscherne* hält die Durchführung einer axialen und einer coronaren (die Schichten verlaufen senkrecht zur Kalkaneusachse) bzw. semicoronaren (die Schichten verlaufen 45° schräg zur Kalkaneusachse) Computertomographie als eine unabdingbare Voraussetzung für eine evtl. operative Behandlung.

15.3.3.2 Konservative Behandlung der Kalkaneusfrakturen

Die Indikation zur konservativen Behandlung kann bei Fersenbeinbrüchen gestellt werden, die keine Veränderungen des unteren Sprunggelenkes und keine wesentliche Abflachung des Tuber-Gelenkwinkels aufweisen. In diesen Fällen ist Gipsbehandlung oder auch frühfunktionelle Behandlung angezeigt. Um den Zug des M. triceps surae über die Achillessehne zu mindern, wird der **Gipsverband** bei gebeugtem Kniegelenk und leichter Spitzfußstellung angelegt. Die Ruhigstellung im Gipsverband erfolgt über einen Zeitraum von etwa 6 Wochen, danach wird mit zunehmenden Bewegungsübungen für die Sprunggelenke und mit muskelkräftigenden Übungen begonnen. Für Patienten, die über 50 Jahre alt sind, wird von einigen Autoren auch eine **frühfunktionelle Behand-**

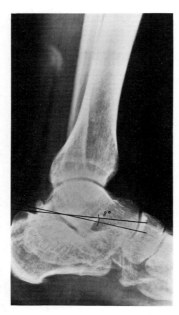

Abb. 240 Abflachung des Tuber-Gelenk-Winkels durch Fersenbeinstauchungsbruch.

lung ohne jegliche äußere Ruhigstellung empfohlen. Nach dem Abklingen der Schmerzen und der posttraumatischen Hämatomschwellung wird zunächst mit passiven funktionellen Behandlungen begonnen, schon nach kurzer Zeit mit einem elastischen Verband die Belastung erlaubt.

L. Böhler hat eine Fersenpresse entwickelt, damit wird nach Aufrichtung des Tuber-Gelenkwinkels das Fersenbein von beiden Seiten komprimiert, wenn durch Einstauchung eine Verbreiterung vorliegt.

Von der konservativen zur operativen Behandlung der Fersenbeinfrakturen gibt es gewissermaßen eine Zwischenlösung, die heute allerdings kaum mehr Anwendung findet. Quer durch den Kalkaneus wurde ein **Bohrdraht** gelegt, an dem über einen Bügel eine Extension durchgeführt wurde. Damit sollte das Fersenbein bei Einstauchung aufgerichtet werden. Nach 1 bis 2 Wochen wurde dann ein Gipsverband angelegt. Eine weitere Aufrichtungstechnik erfolgt über einen **Steinmann-Nagel**, der von dorsal in das Tuber calcanei eingeschlagen wird. Über diesen hinten unten herausstehenden Nagel erfolgt manuelle Aufrichtung und Fixierung des Ergebnisses im Gipsverband (Abb. 241). Steinmann-Nagel und Gipsverband werden für etwa 6 Wochen belassen.

15.3.3.3 Operative Behandlung der Kalkaneusfrakturen

Die Indikation zur operativen Behandlung eines Fersenbeinbruches ist gegeben, wenn der Tuber-Gelenkwinkel deutlich abgeflacht ist und somit die Gefahr eines posttraumatischen Plattfußes besteht, wenn sich die Fragmente konservativ nicht ausreichend reponieren lassen und wenn die Gelenkflächen der unteren Sprunggelenksanteile eingetaucht sind, so daß Stufenbildungen in den Gelenken resultieren. Für die operative Behandlung sind zahlreiche Verfahren angegeben worden, die sich nach der Art der Verletzung und der vorliegenden Deformierung richten müssen. Auf alle technischen Möglichkeiten der operativen Behandlung kann in diesem Zusammenhang nicht eingegangen werden. Das Ziel jeglicher operativen Behandlung ist die bestmögliche Wiederherstellung anatomischer Verhältnisse und die Fixierung in dieser Form bis zur knöchernen Ausheilung. Dazu werden gekreuzte Kirschner-Drähte, Zugschrauben,

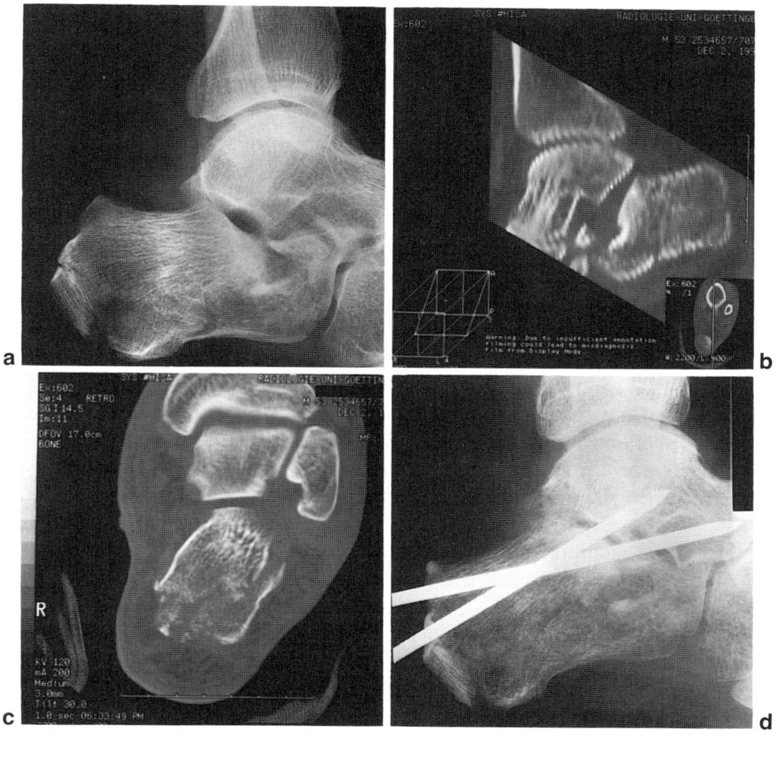

Abb. 241 a–d Fersenbeinstauchungsbruch.
a im Röntgenbild seitlich;
b im Computertomogramm seitlich;
c im Computertomogramm coronar;
d Aufrichtung und Fixierung mit *Steinmann*-Nägeln.

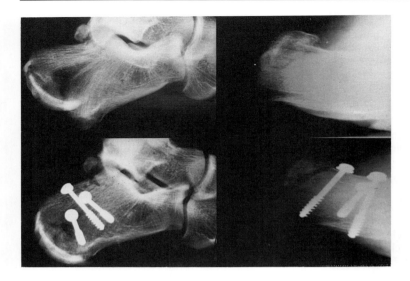

Abb. 242 Fersenbeinosteosynthese mittels Schrauben.

Verplattungen und auch äußere Spanner (Fixateur externe) angewandt. In der Abb. 242 ist ein Beispiel einer **Fersenbeinosteosynthese** dargestellt. Nicht selten sind Teile des spongiösen Knochens im Fersenbein so stark komprimiert, daß nach Aufrichtung der Fersenbeinform eine dann entstehende Knochenhöhle mit einer Spongiosaplastik aufgefüllt werden muß. In jedem Falle ist postoperative Entlastung bis zur röntgenologisch nachgewiesenen knöchernen Konsolidierung erforderlich, um ein erneutes Zusammensintern oder einen Implantatbruch bzw. Implantatausbruch zu vermeiden.

15.3.3.4 Orthopädietechnische Versorgung

Orthopädietechnische Maßnahmen kommen nach Kalkaneusfrakturen nahezu ausnahmslos erst dann in Frage, wenn die knöcherne Ausheilung erfolgt ist. Das kann nach konservativer oder operativer Behandlung der Fall sein. Die Art der orthopädietechnischen Maßnahmen richtet sich nach dem **Ausmaß der Fersenbeindeformierung** und der **Veränderungen an den Gelenkflächen** . Aus eigenem zahlenmäßig umfangreichem Krankengut in der Unfallnachbehandlung und der Unfallbegutachtung ist zu ersehen, daß Fersenbeinbrüche heute noch weit überwiegend konservativ behandelt werden, auch wenn erhebliche Einstauchungen und deutliche Zerstörungen der Gelenkflächen vorliegen. Nicht selten ist durch die Einstauchung der Tuber-Gelenkwinkel stark abgeflacht, völlig aufgehoben oder sogar negativ. Die posttraumatischen Fersenbeschwerden werden durch den posttraumatischen Plattfuß, die Beschädigung des unteren Sprunggelenkes und auch durch ein Reiben des Außenknöchels an hochgedrückten Bruchstücken des Fersenbeins, evtl. verbunden mit einer Knickfußstellung, verursacht. Nach *Baumgartner* sind bei der orthopädietechnischen Versorgung nach Fersenbeinbrüchen folgende Punkte zu berücksichtigen:

1. Die Beinverkürzung, die bis gut 2 cm erreichen kann.
2. Eine mögliche Fußverkürzung, die ebenfalls mehr als 2 cm betragen kann.
3. Die Verbreiterung der Ferse.
4. Eine Varus- oder Valgusfehlstellung.
5. Eine Einsteifung der Gelenke.
6. Weichteildefekte und Vernarbungen.

Die Beinverkürzung bzw. Fußverkürzung wird durch eine Einlagenanhebung oder Ausschäumung im Schuh ausgeglichen, druckempfindliche Stellen müssen entsprechend ausgepolstert werden. Zur Stoßdämpfung sind Pufferabsätze und auch geschäumte orthopädische Einlagen geeignet, bei Sprunggelenksveränderungen wird die Abrollung des Fußes durch eine meist zurückgelegte Rolle am Schuh erleichtert. Nach Möglichkeit werden diese orthopädietechnischen Maßnahmen aus Kostengründen und auch aus kosmetischen Gründen an Kaufschuhen durchgeführt, andernfalls bereitet die Versorgung mit orthopädischen Schuhen bei den Kostenträgern erfahrungsgemäß keine Schwierigkeiten. Nicht selten werden Hausschuhe und Straßenschuhe mit orthopädischen Schuhzurichtungen versorgt und für die Berufstätigkeit orthopädische Arbeitsschuhe angefertigt.

15.3.4 Talusfrakturen und ihre Behandlung

Zu Talusfrakturen kommt es durch Stauchungen, Scher- oder Biegekräfte. Am häufigsten sind Abrißbrüche des hinteren Talusfortsatzes, gefolgt von Talushalsfrakturen, Taluskopffrakturen und Kompressionen der Talusrolle. *Weber* hat eine Einteilung der Talusfrakturen nach der Frakturlokalisation vorgenommen, er unterscheidet:

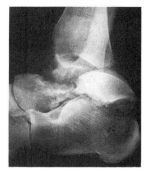

Abb. 243 Talus-Luxationsfraktur.

Typ I	Periphere Frakturen des Talus wie Abrißfrakturen, distale Talusfrakturen oder Flake fractures der Talusrolle (Zirkulation intakt)
Typ II	Undislozierte proximale Hals- oder Körperfrakturen (Zirkulation weitgehend intakt)
Typ III	Dislozierte proximale Hals- oder Körperfrakturen (partielle oder vollständige Nekrose)
Typ IV	Proximale Halsfraktur mit Luxation des Körpers aus der Knöchelgabel (fast immer Nekrose).

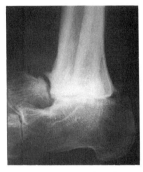

Abb. 244 Sprunggelenksarthrodese nach frakturbedingter Talusnekrose.

Die Verdachtsdiagnose einer Talusfraktur ergibt sich zunächst aus der Anamnese und der klinischen Beschwerdesymptomatik, letztlich wird die Diagnose durch **Röntgenaufnahmen** gesichert. Dazu müssen mitunter zu den Standardaufnahmen zusätzlich gezielte Röntgenaufnahmen oder auch Schichtaufnahmen angefertigt werden, im Zweifelsfalle hilft die Computertomographie weiter. Nach Talusluxationsfrakturen (Abb. 243) kommt es durch die damit verbundene Zerreißung der ernährenden Gefäße häufig zu Teilnekrosen, mitunter auch zur nahezu vollständigen Talusnekrose. Zur Diagnostik einer evtl. **Talusnekrose** hat sich vor allem die Szintigraphie bewährt, die dann eine verminderte Anreicherung ergibt.

Die Therapie kann bei einem Fortsatzabbruch ohne Verlagerung oder bei einer sogenannten Flake fracture **konservativ** mit Entlastung erfolgen, evtl. muß später nach der Abscherung ein kleines Fragment entfernt werden. Das entscheidet sich nach der jeweiligen Situation. Talushalsfrakturen, Taluskopffrakturen und insbesondere damit einhergehende Luxationen werden nach Möglichkeit anatomiegerecht reponiert und fixiert, was fast immer **operativ** im Sinne einer Osteosynthese erforderlich ist. Neben der Wiederherstellung der normalen Gelenkstellung wird damit versucht, die Durchblutung soweit als möglich zu erhalten bzw. wiederherzustellen.

Nicht selten ist als Folge einer Talusfraktur später die Sprunggelenksarthrodese erforderlich (Abb. 244). Die **orthopädietechnische Versorgung** orientiert sich an der Funktionsbehinderung. Meist reicht eine Einlagenabstützung und Unterstützung der Fußabrollung durch eine zurückgelegte Rolle am Schuh, in schwerwiegenden Fällen können aber auch orthopädische Schuhe bis hin zum Feststellabrollschuh (siehe darunter) erforderlich sein.

16 Erkrankungen und Verletzungen der Sprunggelenke

Die Erkrankungen der Sprunggelenke und mehr noch ihre Verletzungen sind so vielfältig und zahlreich, daß sie in einem Buch über die Orthopädie des Fußes nicht erschöpfend abgehandelt werden können. Da die Sprunggelenke aber zum Fuß gehören bzw. die Verbindung zum Unterschenkel herstellen, ist es für das Verständnis der gesamten Fußfunktion erforderlich, zumindest auf die wesentlichsten Erkrankungen und Verletzungen der Sprunggelenke und ihre Behandlungsmöglichkeiten einzugehen. Grundsätzlich wird zwischen dem unteren und dem oberen Sprunggelenk unterschieden. Im **unteren Sprunggelenk** artikulieren der Taluskopf mit dem Os naviculare und der Calcaneus mit dem Os cuboideum (zusammen: **Chopart-Gelenk**), sowie der Talus mit dem Calcaneus in seinem vorderen und hinteren Gelenkanteil. Im **oberen Sprunggelenk** artikulieren die Talusrolle mit der distalen Tibiagelenkfläche und dem Innen- und Außenknöchel, sowie die distalen Anteile der Tibia und Fibula als straffe Bandverbindung (Syndesmose). Abgesehen davon, daß der Fuß mit den Sprunggelenken funktionell als Gesamtheit zu betrachten und zu beurteilen ist, bilden das untere und das obere Sprunggelenk jeweils noch einmal eine funktionelle Einheit für sich.

16.1 Angeborene Bandinsuffizienz

Eine angeborene Bänderschwäche der Sprunggelenke kann verschiedene Ursachen haben. Die Übergänge von einem normal straffen Bindegewebe bis zur **Laxität des Bindegewebes** und somit auch der Kapsel-Bandapparate an den Gelenken sind fließend. Besonders deutlich ist die Bindegewebsschwäche beim Marfan-Syndrom und beim Ehlers-Danlos-Syndrom ausgeprägt (s. Kap. 9.1.1). Im Rahmen dieser allgemeinen Bindegewebsschwäche sind die Kapselbandapparate auch der Sprunggelenke anlagemäßig zu locker, so daß daraus **häufiges Umknicken** mit den Füßen resultiert.

Eine weitere Ursache für die anlagemäßige Bandinsuffizienz der Sprunggelenke liegt in angeborenen **Achsenfehlstellungen** der unteren Extremitäten. So führen **X-Beine** und **Knickfüße** zu einer chronischen Überdehnung der Sprunggelenksbänder an der Innenseite mit daraus resultierender Instabilität und häufigem Wegknicken. **O-Beine** und angeborene **Kippfüße** (Varusfehlstellung) führen zu einer ständigen Überdehnung und zu einer daraus resultierenden Instabilität der Kapselbandapparate an den Sprunggelenken außen, so daß daraus ein häufiges Umknicken nach außen resultiert.

16.1.1 Diagnostik

Zur Beurteilung einer Bandinsuffizienz der Sprunggelenke ist zunächst die Erhebung der Anamnese wichtig, die Patienten berichten über häufiges Umknicken mit den Füßen nach innen oder außen, haben Schwierigkeiten beim Gehen auf unebenem Boden und fühlen sich in hohen Schnürschuhen sicherer als in Halbschuhen. Da bei der angeborenen Bandinsuffizienz fast immer beide Seiten etwa gleichermaßen betroffen sind, hilft der Seitenvergleich rechts zu links kaum weiter. Der geübte Untersucher wird bei den passiven Bewegungsprüfungen eine **Hypermobilität der Sprunggelenke** feststellen oder zumindest vermuten. Eine exakte Aussage über das Ausmaß der Bandinsuffizienz ist aber allein durch die klinische Untersuchung nicht möglich.

Zur Untersuchung einer subtalaren **Instabilität im vorderen unteren Sprunggelenk** wird der Fuß in Spitzfußstellung gebracht, eine Hand des Untersuchers fixiert den Rückfuß, die andere den Vorfuß. In dieser Position wird versucht, das vordere untere Sprunggelenk innen oder außen aufzuklappen (Abb. 245). Röntgenaufnahmen in diesen Positionen können das Ausmaß einer evtl. Aufklappbarkeit und somit einer vorliegenden Bandinsuffizienz dokumentieren.

Zur Untersuchung des **hinteren unteren Sprunggelenkes** wird der Fuß in maximale Dorsalextension gebracht, wodurch die Talusrolle in der ventral breiteren Knöchelgabel fixiert wird. Verkantungen oder Drehungen der Talusrolle werden dadurch ausgeschlossen. In dieser Position wird auf den Calcaneus ein Varus- oder Valgusstreß ausge-

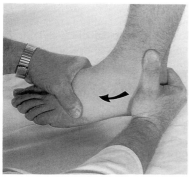
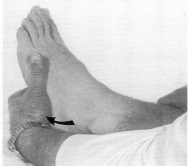
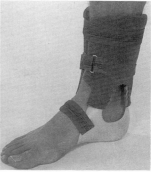

Abb. 245
Abb. 246
Abb. 247

Abb. 245 Aufklappung des vorderen unteren Sprunggelenkes außen (*Chopart*-Gelenk).
Abb. 246 Aufklappung des hinteren unteren Sprunggelenkes.
Abb. 247 Knöchelstützbandage mit seitlichen Verstärkungen, Aussparung für die Knöchel.

übt, so daß bei einer bestehenden Bänderlockerung der hintere Anteil des unteren Sprunggelenkes aufgeklappt wird (Abb. 246). Auch in dieser Position ist röntgenologische Dokumentation durch gezielte Aufnahmen möglich.

Die Untersuchungstechnik zur Beurteilung des Bandapparates am **oberen Sprunggelenk** wurde im Kap. 4.5.7 bereits beschrieben und in den Abb. 30 und 31 dargestellt. Die seitliche Aufklappbarkeit im oberen Sprunggelenk kann im Varus- und Valgusstreß überprüft werden, je nachdem wie das obere Sprunggelenk manuell gehalten oder im Scheuba-Gerät fixiert und durch die Druckpelotte belastet wird. Allerdings ergibt sich bei einer Bänderschwäche keine so starke Aufklappbarkeit des oberen Sprunggelenkes, wie sie in der Abb. 31a bei einem Sprunggelenksbänderriß zur Darstellung kommt.

16.1.2 Konservative Behandlung der Bänderschwäche

Die angeborene oder anlagebedingte Bandinsuffizienz des oberen oder unteren Sprunggelenkes erfordert keinesfalls immer operative Maßnahmen zur Stabilisierung. Zunächst wird versucht, durch **krankengymnastische stabilisierende Behandlung** soweit als möglich ein muskuläres Gleichgewicht für den Fuß und Unterschenkel zu erreichen. Durch **Knöchel-Stützbandagen** kann das meist seitliche Wegknicken mit dem Fuß verhindert oder zumindest in der Häufigkeit und Schwere vermindert werden. Solche Knöchel-Stützbandagen gibt es als einfache fest-elastische kurze Gummistrümpfe, mit seitlichen Verstärkungen unter Aussparung des Innen- und Außenknöchels (Abb. 247) und als stabilisierende Innenschuhe, wie in der Abb. 90 dargestellt. Eine zusätzliche Unterstützung zur Vermeidung des seitlichen Wegknickens erreicht man durch eine **Schuhaußenranderhöhung** je nach Bedarf innen oder außen. Diese darf allerdings nicht zu stark ausgeprägt sein, sie sollte 5 bis 6 mm nicht überschreiten. Andernfalls würde die Sprunggelenksachse zu schräg gestellt. Die Folge davon wäre ein vorzeitiger Verschleiß des Sprunggelenkes an der erhöhten Seite durch eine zu starke Druckbelastung und eine chronische Bänderdehnung der Sprunggelenke an der Gegenseite.

16.1.3 Operative Maßnahmen

Eine operative Stabilisierung des Bandapparates an den Sprunggelenken ist bei der angeborenen Bandinsuffizienz nur selten erforderlich, wird dann überwiegend nur am oberen Sprunggelenk und vermehrt an der Außenseite durchgeführt. Zur operativen Stabilisierung ist zu raten, wenn durch konservative Maßnahmen ein ausreichend sicheres Gangbild nicht erreicht werden kann oder orthopädietechnische Maßnahmen (wie etwa der Innenschuh) vom Patienten abgelehnt werden.

Für die **laterale Stabilisierung** hat sich die **Bandplastik mit der Sehne des M. fibularis brevis** als die wohl bewährteste Operationsmethode durchgesetzt. Je nach der Notwendigkeit der Stabilisierung nur des oberen oder auch des unteren Sprunggelenkes wird die Sehne, oder auch nur die längs halbierte Sehne, durch Bohrkanäle in der distalen Fibula und im Talushals, ggf. auch im Calcaneus lateral, durchgezogen und im Sinne einer Schlingenbildung mit sich selbst wieder vernäht (Abb. 255). Zur **Bandplastik an der Innenseite** werden **freie Transplantate** aus der Fascia lata, aus Dura oder künstlichem Material verwandt.

Postoperativ erfolgt Ruhigstellung in einem aufgeschnittenen Unterschenkelliegegipsverband bis zum Entfernen der Fäden. Danach wird für weitere 4 bis 5 Wochen ein Unterschenkel-Gehstützverband angelegt, der aus leichtem Material sein kann wie beispielsweise aus einem der heute angebotenen Kunststoffe (Cast-Verband). Die Vollbelastung erfolgt danach mit Stützung durch eine elastische Knöchel-Stützbandage, wie bereits beschrieben. Nach insgesamt etwa 3 Monaten sollte normale Belastung ohne äußere Stützung möglich sein.

16.2 Bänderverletzungen der Sprunggelenke

Die Bänderverletzungen an den Gelenken gehören grundsätzlich in den Zuständigkeitsbereich der Traumatologen, das sind für den Stütz- und Bewegungsapparat grundsätzlich Chirurgen (insbesondere Unfallchirurgen) und auch Orthopäden, die bekanntlich mehr und mehr traumatologisch tätig sind. Bänderverletzungen an den Sprunggelenken sind relativ häufig, wobei die Verletzungen des oberen Sprunggelenkes mit weitem Abstand vor denen des unteren Sprunggelenkes liegen. Ursachen sind meist ausgiebige Verstauchungen mit Wegknicken in den Sprunggelenken, nicht selten kombiniert mit knöchernen Ausrissen der Bandansätze oder auch Frakturen.

16.2.1 Syndesmosensprengung

Die Tibia und Fibula sind bindegewebig durch die Membrana interossea miteinander verbunden, am distalen Ende verlaufen in gleicher Faserrichtung zwischen diesen beiden Knochen ventral und dorsal kräftige Bandzüge. Dabei handelt es sich um das **Ligamentum tibio-fibulare anterius** und **posterius**, auch als vordere und hintere Syndesmose bezeichnet. Durch diese Bandverbindungen sind die Tibia und Fibula federnd miteinander fixiert, so daß die Knöchelgabel zur Sicherung der Talusrolle elastisch zusammengehalten wird. Jede Verletzung der distalen tibio-fibularen Syndesmose führt zu einem Klaffen und damit zu einer Verbreiterung der Knöchelgabel, so daß die feste Führung der Talusrolle nicht mehr gewährleistet ist.

16.2.1.1 Klinische und röntgenologische Befunde

Isolierte Syndesmosensprengungen sind außerordentlich selten, sie entstehen durch ein kombiniertes **Supinations-Eversionstrauma** mit Verkantung der Talusrolle in der Knöchelgabel. Subjektiv besteht danach ein Instabilitätsgefühl, klinisch erscheint die Knöchelgabel verbreitert und läßt sich schmerzhaft federnd zusammendrücken. Überwiegend ist der vordere Syndesmosenanteil von der Ruptur betroffen.

Die röntgenologische Darstellung erfolgt durch eine gezielte Aufnahme des distalen tibio-fibularen Gelenkes, für den Einblick in dieses Gelenk muß der Unterschenkel 30 Grad innenrotiert werden (Abb. 248). Man erkennt dann, möglichst im Seitenvergleich, das **Klaffen der Syndesmose**. Im Zweifelsfalle ist eine Computertomographie zu empfehlen, diese läßt ggf. die Konturunterbrechung der Bandstrukturen erkennen.

16.2.1.2 Behandlung der Syndesmosensprengung

Grundsätzlich ist bei einer Syndesmosensprengung des Sprunggelenkes zur **operativen Behandlung** zu raten, andernfalls verbleibt eine Instabilität mit Verbreiterung der Knöchelgabel und Subluxationsstellung des Talus nach lateral. Die Folge wäre eine vorzeitige Arthrose im oberen Sprunggelenk mit zunehmend schmerzhafter Bewegungseinschränkung und dadurch bedingter Störung der Fußabwicklung beim Gehen.

Die frische Syndesmosensprengung kann durch eine **primäre Bandnaht** versorgt werden. Zusätzlich wird temporär durch die distale Fibula eine sogenannte **Stellschraube** (als Zugschraube) in die Tibia eingebracht, um die genähten Bandanteile bis zur festen Ausheilung zu entlasten.

Bei einer **veralteten Syndesmosensprengung** ist eine **Bandplastik** erforderlich, dazu eignet sich die distal gestielte Sehne des M. peronaeus brevis. Diese wird durch in die Fibula und Tibia gelegte Bohrlöcher U-förmig durchgezogen und unter straffer Führung vernäht. Auch in diesem Falle wird zur entlastenden Absicherung temporär eine Stellschraube eingebracht, die für etwa 8 Wochen

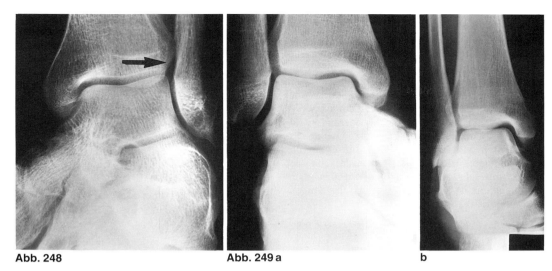

Abb. 248
Abb. 249 a
b

Abb. 248 Einblickaufnahme in das distale tibio-fibulare Gelenk.

Abb. 249 a,b Oberes Sprunggelenk im a.-p.-Strahlengang in
a Dorsalextension – der Gelenkspalt wird eng;
b Plantarflexion – der Gelenkspalt wird weit.

belassen bleibt. Für diesen Zeitraum erfolgt Entlastung des betroffenen Beines, da sonst ein Bruch der Schraube befürchtet werden muß.

16.2.2 Tibiale und fibulare Bandrupturen

Die seitlichen Bandverletzungen der Sprunggelenke betreffen zu 80 bis 90% die **Außenseite**. Das läßt sich aus der Anatomie und der Gelenkmechanik erklären. Das Bewegungsausmaß des Fußes hinsichtlich der Supination und Inversion ist physiologischerweise größer als das der Pronation und Eversion. Hinzu kommt eine ebenfalls physiologischerweise vorhandene laterale Instabilität in der Nullstellung des Sprunggelenkes und insbesondere in der Spitzfußstellung. Bei der Dorsalextension des Fußes ist die Talusrolle in der Knöchelgabel seitlich stabilisiert, in der Mittelstellung und mehr noch in der Spitzfußstellung vergrößert sich der laterale Anteil des Gelenkspaltes am oberen Sprunggelenk (Abb. 249). Somit ist in der Mittelstellung und mehr noch in der Spitzfußstellung die Gefahr der vermehrten Supination des Fußes gegeben. In der Mehrzahl der Fälle handelt es sich bei diesem Umknicken um Bagatellverletzungen mit Bänderzerrungen oder Bänderdehnungen, recht häufig resultiert daraus aber auch ein Bänderriß.

Die Bandanteile des **oberen Sprunggelenkes** sind von Verletzungen häufiger betroffen als die des unteren. Das liegt an der für das untere Sprunggelenk strafferen Bandführung. Die Gelenkkapsel des oberen Sprunggelenkes wird an der Außenseite durch das Ligamentum fibulo-talare anterius und das Ligamentum fibulo-talare posterius verstärkt, ein weiteres Band zieht außen weiter bis zum Calcaneus, das Ligamentum fibulo-calcaneare. Außerdem erfolgt für das untere Sprunggelenke eine weitere Verstärkung durch das Ligamentum talo-calcaneare laterale und das Ligamentum talo-calcaneare interosseum, letzteres zieht etwa in der Mitte zwischen beiden Knochen durch den Sinus tarsi.

An der Innenseite erfolgt die Stabilisierung des oberen und unteren Sprunggelenkes durch das insgesamt kräftige **Deltaband** (Ligamentum deltoideum), das seinen Namen nach seiner Gesamtform erhalten hat. Dieses Band besteht je nach seiner Verlaufsrichtung und seinen Ansätzen aus der Pars tibio-navicularis, der Pars tibio-talaris anterior, der Pars tibio-talaris posterior und der Pars tibio-calcanearis.

Diese anatomischen Grundkenntnisse sind wichtig für eine subtile Diagnostik, für die Beurteilung von Verletzungsfolgen mit ihren Funktionsstörungen und die danach erforderliche Therapie.

16.2.2.1 Diagnostik der Bandrupturen

Die exakte Diagnostik gibt Aufschluß über die Lokalisation und das Ausmaß einer Bandverletzung, davon wiederum hängt die Wahl der Therapiemaßnahmen ab. Von besonderer Bedeutung ist das für die frischen Bandrupturen, da nach dem Ausmaß der Verletzung über die Möglichkeit der konservativen oder die Notwendigkeit der operativen Behandlung zu entscheiden ist. Durch die neuen diagnostischen Möglichkeiten unter Einschluß der bildgebenden Verfahren läßt sich das Ausmaß der Verletzung sehr genau erkennen, für das obere Sprunggelenk ist die Diagnostik einfacher und exakter möglich, als für das untere.

16.2.2.1.1 Klinische Befunde

Nach frischen Bandläsionen läßt sich aus den klinischen Befunden die Verdachtsdiagnose auf einen Bänderriß ohne wesentliche Schwierigkeiten stellen, eine exakte klinische Diagnostik ist aber im frischen Verletzungsfolgezustand hinsichtlich Lokalisation und Ausmaß kaum möglich. Schon die Erhebung der **Unfallanamnese** kann Schwierigkeiten bereiten, da viele Patienten keine genauen Angaben dazu machen können, wie sich der Unfall in allen Einzelheiten zugetragen hat. Fast immer sind die Sprunggelenkskonturen durch ein begleitendes Hämatom überdeckt. In vielen Fällen ist noch eine Aussage zur Verletzung an der Innen- oder Außenseite möglich. Die nahezu immer vorhandene **Druckempfindlichkeit** erstreckt sich diffus über die Anteile des oberen und unteren Sprunggelenkes, Bänder- oder Kapselrisse sind von außen nicht zu tasten. Die **Funktionsprüfung** und die genaue Prüfung der Gelenkaufklappbarkeit ist infolge von Schmerzen und Gegenspannen meist ein nur unzuverlässiges Hilfsmittel. Allein nach der klinischen Untersuchung ist die Unterscheidung zwischen einer reinen Bandverletzung und einer Knochen-Bandverletzung nicht immer möglich. Die klinische Untersuchung kann somit nur Hinweise für subtile diagnostische Maßnahmen durch bildgebende Verfahren geben.

16.2.2.1.2 Röntgenologische Befunde

Nach einer Traumatisierung der Sprunggelenke sind grundsätzlich Röntgenaufnahmen anzufertigen, zunächst werden die **Standardaufnahmen** durchgeführt – ventrodorsal und seitlich. Damit erhält man eine orientierende Übersicht in Bezug auf eine evtl. knöcherne Verletzung, eine Luxations- bzw. Subluxationsstellung der Gelenke, evtl. auch schon erste Hinweise auf die Lokalisation einer Bandverletzung. Weitere Aufschlüsse sind mit **durchleuchtungsgezielten Aufnahmen** möglich, der Fuß und Unterschenkel kann dazu in verschiedene Projektionsebenen gedreht werden. Manuell oder auch im Scheuba-Gerät gehaltene Aufnahmen (sogenannte **Streßaufnahmen**) sind in den Abb. 30 und 31 beschrieben, diese Aufnahmen erlauben meist eine klare Aussage über die Lokalisation und das Ausmaß einer Bandverletzung am oberen Sprunggelenk. Gehaltene Aufnahmen zur Beurteilung einer evtl. Bänderverletzung im Chopart-Gelenk oder im hinteren unteren Sprunggelenk erhält man durch die speziellen Haltepositionen, wie sie in den Abb. 245 und 246 dargestellt sind.

Ehe es die Möglichkeit der Computertomographie und der Kernspintomographie gab, wurden häufiger **Arthrographien** auch der Sprunggelenke angefertigt, um mit einem evtl. Kontrastmittelaustritt aus dem Sprunggelenk eine Kapselverletzung zu bestätigen und ggf. auch zu lokalisieren. Diese Untersuchungsmethode wird heute nur noch in Ausnahmefällen angewandt, da sie einen invasiven Eingriff durch Einspritzung eines Kontrastmittels in das Gelenk bedeutet und mit der Komplikationsmöglichkeit eines Gelenkinfektes oder einer Kontrastmittelallergie behaftet ist.

16.2.2.1.3 Weitere bildgebende Diagnostik

Neben der Röntgenuntersuchung hat man versucht, Bandverletzungen der Sprunggelenke durch **Ultraschalluntersuchungen** diagnostisch

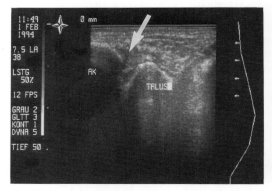

Abb. 250 Sonographie des oberen Sprunggelenkes bei fibularer Bandruptur. Die Einblutung in das Gewebe (Pfeil) läßt eine exakte Beurteilung der Brandstrukturen nicht zu.

zu erfassen. Diese Untersuchungsmethode hat sich allerdings in den meisten Fällen nicht bewährt, die Konturen des Ultraschallbildes erscheinen zu stark verwaschen und lassen Einzelheiten zur ausreichenden Beurteilung nicht erkennen. Das gilt sowohl für frische Bandverletzungen mit zwangsläufig begleitenden Hämatomen (Abb. 250), als auch für ältere Bandverletzungen mit dann schon mehr oder weniger starken Vernarbungen.

Eine weitere Möglichkeit der bildgebenden diagnostischen Abklärung hat man anfänglich mit der **Computertomographie versucht**. Dabei handelt es sich wiederum um eine Untersuchung mit Röntgenstrahlen, allerdings sind die Strahlenbelastungen bei diesen modernen Geräten besonders gering. Die Computertomographie hat sich zur Beurteilung der Sprunggelenksbänder allerdings nicht bewährt. Die einzelnen Strukturen lassen sich nicht ausreichend abgrenzen, so daß eine exakte Beurteilung über das Ausmaß der Verletzung mit dieser Untersuchungsmethode nicht erfolgen kann.

Die **Kernspintomographie** wird zur Beurteilung eines Sprunggelenksbänderschadens nur selten zur Anwendung kommen, da diese Untersuchungsmethode sehr aufwendig und insbesondere sehr teuer ist. Im Kapitel 4.5.6 wurde bereits darauf hingewiesen, daß dieses bildgebende Verfahren ein hohes Auflösungsvermögen für alle Gewebeanteile hat. Zur Diagnostik von Bandrupturen der Sprunggelenke wird man die Kernspintomographie nur dann einsetzen, wenn alle anderen diagnostischen Verfahren unzureichende Informationen vermitteln (Abb. 251).

16.2.2.1.4 Sprunggelenksarthroskopie

Die Arthroskopie (Gelenkspiegelung) kann zur diagnostischen Abklärung an den Sprunggelenken nur im Bereich des **oberen Sprunggelenkes** eingesetzt werden. Im Chopartschen Gelenk und in den Anteilen des hinteren unteren Sprunggelenkes sind anatomisch bedingt die räumlichen Verhältnisse zu eng, so daß das Einbringen der Optik in diese Gelenkanteile erhebliche Schwierigkeiten bereitet und eine Bewegung der Optik zur Ausleuchtung und Beurteilung in diesen Gelenkanteilen kaum möglich ist. Für das obere Sprunggelenk ist die Arthroskopie in ausgewählten Fällen eine hilfreiche zusätzliche diagnostische Maßnahme, wenn **Verletzungen der Gelenkkapsel** oder evtl. zusätzliche **Knorpelverletzungen** abzuklären sind (Abb. 252). Schon bei der Indikationsstel-

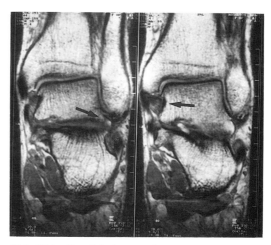

Abb. 251 Bandstrukturen des oberen Sprunggelenkes in der Kernspintomographie – hier intakt.

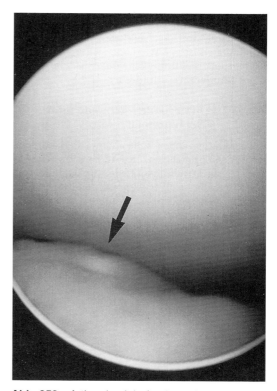

Abb. 252 Arthroskopiebefund des oberen Sprunggelenkes – Knorpelabscherung.

lung zu einer Arthroskopie muß man sich darüber im Klaren sein, daß diese diagnostische Maßnahme einen invasiven Eingriff für das Gelenk darstellt. Häufig wird die Sprunggelenksarthroskopie in Verbindung mit einem ohnehin durchzuführenden operativen Eingriff (Kapselbandnaht, Bandplastik) verbunden, um weitere Aufschlüsse über die Gelenkverhältnisse zu erhalten.

16.2.2.2 Behandlung der Bandrupturen

Für die Behandlung frischer Bandverletzungen an den Sprunggelenken gibt es keine einheitlichen Empfehlungen. Bei frischen Bandrupturen werden sowohl **konservative** als auch **operative** Behandlungsmaßnahmen empfohlen, wobei im Beobachtungszeitraum über mehrere Jahre wechselnd den konservativen oder operativen Behandlungsmaßnahmen der Vorzug gegeben wird. So wird auch bei frischen Kapselbandverletzungen nicht von allen Autoren zu einer primären Bandnaht geraten, verschiedentlich wird über ein Zusammenwachsen bzw. eine Vernarbung der zerrissenen Strukturen durch **entlastende Ruhigstellung** berichtet. Die Langzeitergebnisse werden aber überwiegend günstiger beschrieben, wenn eine **primäre operative Versorgung** durchgeführt wurde. Bei den veralteten rupturbedingten Instabilitäten ist zur Wiederherstellung einer ausreichenden Bandfestigkeit ohnehin ein **plastischer Bandersatz** erforderlich.

16.2.2.2.1 Fixierende Verbände und Schienungen

Bei der konservativen Behandlung von Bandrupturen an den Sprunggelenken darf das betroffene Gelenk zu einer frühfunktionellen Behandlung keinesfalls völlig freigegeben werden, sonst wäre eine insuffiziente Narbenbildung mit Gelenkinstabilität zu erwarten. Fixierende Verbände dürfen nur eine **beschränkte Beweglichkeit** im oberen Sprunggelenk ermöglichen, dafür wird eine zulässige Dorsalextension von 10 Grad und Plantarflexion von 20 Grad angegeben. Die **Pro- und Supinationskomponente** müssen **völlig ausgeschlossen** werden. Eine Bandagierung mit elastischen Binden oder auch ein Zinkleimverband ist bei Bandrupturen als unzureichend anzusehen, kommt somit nur bei Distorsionen ohne Rißbildungen in Betracht.

Wenn man sich zur konservativen Behandlung entschließt, was bei älteren Patienten und bei Patienten ohne Ambitionen auf besondere sportliche Belastungen durchaus zu vertreten ist, dann besteht einerseits die Möglichkeit der **elastischen Fixierung**, andererseits auch der **völligen vorübergehenden Ruhigstellung**. Eine elastische Fixierung ist mit dem Gibney-Verband (siehe Abb. 47) möglich, eine Weiterentwicklung dieser Verbandtechnik ist der ebenfalls schon beschriebene **Tape-Verband** (siehe Abb. 48). Zur Ausschaltung der Pro- und Supination müssen seitlich stabilisierende Schienen gegeben werden, die von der Industrie in verschiedenen Größen und Ausführungen angeboten werden (Abb. 253). Eine völlige Fixierung erreicht man durch einen **Unterschenkelgipsverband**, der nach Abschwellung eines evtl. Hämatoms als Gehgipsverband gegeben werden kann. Fixierende Verbände müssen für mindestens 6 Wochen belassen bleiben, um eine ausreichend feste Vernarbung zu ermöglichen.

16.2.2.2.2 Orthopädietechnische Maßnahmen

Die Indikation für orthopädietechnische Maßnahmen bei Bandverletzungen der Sprunggelenke kann sowohl für frische Bandrupturen als auch für ältere Bänderschäden gegeben sein. So sprechen ein fortgeschrittenes Lebensalter und organisch bedingte Operationsrisiken mehr für eine konser-

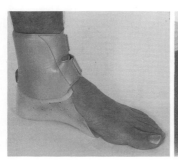
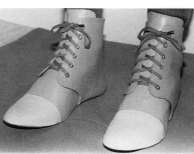

Abb. 253 Seitlich stabilisierende Schiene nach Bandruptur des Sprunggelenkes.

Abb. 254 Innenschuh zur Stabilisierung der Sprunggelenke.

vative Stabilisierung als für ein operatives Vorgehen. Wenn man durch konservativ stabilisierende Maßnahmen keine ausreichende Festigkeit des verletzten Kapselbandapparates erreichen kann, bleibt für später immer noch die Möglichkeit der Operation mit Bandplastik.

Orthopädietechnisch stabilisierende Maßnahmen müssen bei der **frischen Bandverletzung** die Dorsalextension und Plantarflexion im oberen Sprunggelenk einschränken, die Pro- und Supination völlig verhindern. Nur so ist die Möglichkeit einer ausreichend festen Vernarbung gegeben. Bei **alten Bandverletzungen** ist nur eine seitliche Stabilisierung erforderlich, um das Wegknicken nach innen oder außen zu vermeiden. In neuerer Zeit werden eine ganze Reihe von industriemäßig gefertigten **Stabilisierungshilfen** angeboten, die es in verschiedenen Größen gibt, die zum Teil individuell angepaßt werden und auch nach individuellen Bedürfnissen verändert werden können. Im Vergleich zu den fixierenden Verbänden oder seitlichen Schienen bieten sie den Vorteil der besseren Führung und Funktionsbegrenzung. Bekannt sind im Schuh zu tragende Schienen mit seitlichen Verstärkungen und vorderer Schnürung zur individuellen Anpassung, bekannt sind auch „Stabil-Schuhe" in unterschiedlich seitlich versteifter Ausführung. Die beste individuelle Anpassung erlaubt der vom Orthopädieschuhtechniker angefertigte **Innenschuh**, der im Konfektionsschuh getragen werden kann (Abb. 254). Die Versorgung mit orthopädischen Schuhen dürfte wegen alleiniger Bandverletzungen der Sprunggelenke kaum erforderlich sein.

16.2.2.2.3 Operative Behandlung der Bandrupturen

Entschließt man sich zur operativen Behandlung einer frischen Bandruptur, so ist die **primäre Bandnaht** sicher die günstigste Behandlungsmethode, wenn es die örtlichen Verhältnisse zulassen. Die Hautverhältnisse müssen zur Vermeidung eines Infektes intakt sein, es darf kein wesentliches Hämatom vorliegen, ohnehin muß der Allgemeinzustand des Patienten einen operativen Eingriff zulassen. Bei stärkerer Schwellung ist eine primäre Bandnaht noch bis **10 Tage nach dem Trauma** möglich, während dieser Zeit wird das Bein in Hochlagerung ruhiggestellt und das Sprunggelenk gekühlt. Bei der primären Bandnaht werden die einzelnen Bandanteile sorgfältig vernäht, anschließend erfolgt Ruhigstellung im zunächst aufgeschnittenen Gipsverband und später Unterstützung durch äußere Schienung und leichte Außenranderhöhung am Schuh.

Nach einem Zeitraum von mehr als 10 Tagen ist die primäre Bandnaht kaum mehr möglich, weil die gerissenen Bandanteile dann geschrumpft sind und deswegen eine ausreichende Adaptation nicht mehr möglich ist. In solchen Fällen versucht man, vorhandene Kapselbandanteile soweit als möglich zu vernähen, muß dann aber eine zusätzliche **Bandplastik** zur Verstärkung durchführen, wie sie bei veralteten Bandrupturen ohnehin erforderlich ist.

Grundsätzlich werden die frei transplantierte und die gestielte Bandplastik unterschieden. Für **freie Transplantate** werden Streifen aus der Fascia lata (Muskelbinde des Oberschenkels), Koriumstreifen (Lederhaut) und auch homologe lyophilisierte Dura (Rückenmarkshaut von der Gewebebank) empfohlen. Diese Gewebestreifen werden im Verlauf der zu verstärkenden oder zu ersetzenden Bänder aufgenäht und zur besseren Einheilung durch vorgebohrte Knochenkanäle gezogen.

Für die **gestielte Bandplastik** werden von den meisten Autoren die Periostlappenplastik oder die Peronaeus-brevis-Sehnenplastik empfohlen. Zur **Periostplastik** wird von der Außenseite der Fibula ein distal gestielter Knochenhautlappen abgelöst und nach unten geschlagen, im Bandverlauf mit der Kapsel vernäht und ggf. durch knöcherne Bohrkanäle gezogen. Diese Operationsmethode ist nur möglich, wenn das Periost ausreichend fest ist, was überwiegend bei jüngeren Patienten der Fall ist.

Zur **Peronaeus-brevis-Plastik nach Watson-Jones** wird die Sehne des M. peronaeus brevis distal gestielt durchtrennt, sie wird im Verlauf der ehemaligen Bandstrukturen über die Sprunggelenksanteile genäht und dabei durch Bohrkanäle in der Tibia und Fibula gezogen (Abb. 255). Der M. peronaeus brevis wird mit seinem muskulären Anteil auf den M. peronaeus longus genäht. Dieses Verfahren wurde auch modifiziert, dann wird nur die längs gespaltene halbe Sehne zur Plastik verwendet, so daß die Funktion des M. peronaeus brevis erhalten bleibt. Postoperativ erfolgt Fixierung im Gipsverband für insgesamt 6 bis 8 Wochen, danach ist für einige Monate eine äußerlich stabilisierende Orthese anzuraten. Mit sportlicher Belastung sollte frühestens nach 3 Monaten postoperativ begonnen werden.

Morscher hat empfohlen, die Bandplastik mit einer **Calcaneus-Osteotomie** zu kombinieren. Dazu wird bei der meist an der Außenseite erfor-

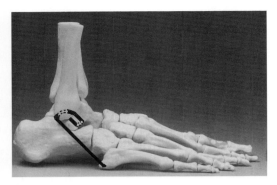

Abb. 255 Außenbandplastik nach *Watson-Jones* mit der distal gestielten Sehne des M. peroneus brevis.

derlichen Bandplastik zusätzlich ein lateral offener Knochenkeil aus dem Calcaneus entnommen, der untere Teil des Fersenbeins somit etwas nach außen gekippt, um einem Wegknicken mit dem Fuß nach außen entgegenzuwirken.

16.3 Sprunggelenksfrakturen

Obwohl es sich bei Frakturen der Fußwurzelknochen (Os naviculare, Os cuboideum, Calcaneus und Talus) häufig um eine Mitbeteiligung der unteren Sprunggelenksanteile handelt, versteht man unter Sprunggelenksfrakturen zumeist die des **oberen Sprunggelenkes**. Beteiligt sind die Knöchelgabel mit der distalen Tibiagelenkfläche, dem Innen- und Außenknöchel und die Talusrolle, allerdings sind nicht immer alle gelenkbildenden Knochenanteile betroffen. Die Führung der Talusrolle in der Knöchelgabel gewährleistet zu einem großen Teil die ungehinderte Abwicklung des Fußes beim Gehen, die elastische seitliche Stabilisierung verhindert zum überwiegenden Teil das Wegknicken nach innen oder außen. Um diese Funktionen zu erhalten, ist nach Sprunggelenksfrakturen eine exakte anatomische Rekonstruktion erforderlich.

16.3.1 Klassifizierung der Sprunggelenksfrakturen

Die Einteilung der Sprunggelenksfrakturen nach bestimmten Grundtypen hat das Ziel, eine gewisse Übersicht in die zahlreichen Verletzungsmöglichkeiten zu bringen, danach therapeutische Ausrichtungsmöglichkeiten zu geben, um die Behandlung insgesamt zu erleichtern und die Behandlungsergebnisse zu verbessern. Schon seit mehr als 150 Jahren gibt es Versuche, die Sprunggelenksfrakturen in Kategorien einzuteilen. Diese Einteilungen erfolgten einmal nach Gesichtspunkten des Entstehungsmechanismus und zum anderen nach pathologisch anatomischen Gesichtspunkten.

Für die Klassifizierung nach dem **Entstehungsmechanismus** haben sich die Vorschläge von *Lauge Hansen* durchgesetzt, der 4 Grundtypen unterscheidet: Die Supinations-Adduktions-Fraktur, die Pronations-Abduktions-Fraktur, die Supina-

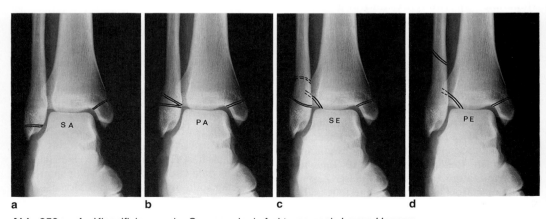

Abb. 256 a–d Klassifizierung der Sprunggelenksfrakturen nach *Lauge Hansen*.
SA = Supinations-Adduktions-Fraktur. SE = Supinations-Eversions-Fraktur.
PA = Pronations-Abduktions-Fraktur. PE = Pronations-Eversions-Fraktur.

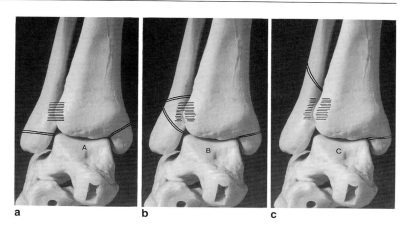

Abb. 257 a–c Klassifizierung der Sprunggelenksfrakturen nach *Weber*.
Typ A – Syndesmose intakt;
Typ B – Syndesmose fraglich verletzt;
Typ C – Syndesmose zerrissen.

tions-Eversions-Fraktur und die Pronations- Eversions-Fraktur (Abb. 256). Bei der **Supinations-Adduktions-Fraktur** kommt es zum Abriß der Außenknöchelspitze, ggf. auch zur Frakturierung des Innenknöchels. Die **Pronations-Abduktions-Fraktur** führt zum knöchernen Abriß der Innenknöchelspitze und zu einer Außenknöchelfraktur in Höhe des oberen Sprunggelenkes oder dicht oberhalb desselben. Bei der **Supinations-Eversions-Fraktur** frakturieren der Innenknöchel, der Außenknöchel in Höhe des oberen Sprunggelenkspaltes, die Tibia an ihrer fibularen Sprunggelenkskante und es kommt zu einer Abscherung an der Hinterkante der Tibia. Die **Pronations-Eversions-Fraktur** ergibt einen Innenknöchelbruch, Abscherung der fibularen Gelenkkante von der Tibia und eine höhersitzende Fibulafraktur oberhalb des Sprunggelenkes. Die Supinations-Eversions-Fraktur ist mit annähernd 70 % die häufigste, gefolgt von der Supinations-Adduktions-Fraktur, der Pronations-Eversions-Fraktur und schließlich der Pronations-Abduktions-Fraktur. Zusätzlich kommt es bei diesen Verletzungen häufig zu unterschiedlichen Bänderverletzungen.

Nach pathologisch anatomischen Gesichtspunkten hat sich die von *Danis* angegebene und von *Weber* modifizierte Klassifizierung durchgesetzt. Bei der Einteilung nach *Weber* steht im Mittelpunkt die tibio-fibulare Syndesmose, die hauptverantwortlich für die Stabilität der Sprunggelenksgabel ist. *Weber* unterscheidet als **Typ A** Malleolenbrüche mit der Fibulafraktur unterhalb der Syndesmose, so daß diese immer unverletzt ist; **Typ B** Malleolenbrüche mit Fibulafraktur in Höhe der Syndesmose, so daß diese unverletzt, teilweise eingerissen oder komplett zerrissen sein kann und **Typ C** Malleolenbrüche mit Fibulafraktur oberhalb der Syndesmose, so daß diese immer zerrissen ist. Innenknöchelbrüche, Tibiakantenbrüche und auch Tibiaeinstauchungen können bei allen drei Typen der Einteilung nach *Weber* als Begleitverletzungen auftreten. In der Unfallchirurgie und auch in der Unfallorthopädie hat sich die Einteilung nach *Weber* so dominierend durchgesetzt, daß man allgemein nur noch von der *Weber*-A, *Weber*-B oder *Weber*-C-Fraktur spricht (Abb. 257).

Neben der Abknickung des Fußes im oberen Sprunggelenk nach innen oder außen kann es zu einer zusätzlichen maximalen Plantarflexion oder Dorsalextenstion kommen. Dadurch bedingt reißt dann – meist zusätzlich – die hintere oder vordere Tibiakante breitflächig mit ab. Diese Frakturen wurden von *Volkmann* beschrieben, sie sind in der Röntgenseitaufnahme nahezu dreieckig, so daß man vom **hinteren** oder **vorderen** *Volkmann*schen Dreieck spricht.

16.3.2 Klinische und röntgenologische Befunde

Der Verdacht auf eine Sprunggelenksfraktur ergibt sich grundsätzlich aus der Schilderung des Unfallherganges und dem klinischen Befund. Meist sind es **Umknicktraumen** mit direkter Gewalteinwirkung auf das Sprunggelenk. Der klinische Befund läßt eine mehr oder weniger stark ausgeprägte Schwellung des Sprunggelenksbereiches durch ein frisches Hämatom erkennen, äußere Weichteilverletzungen sind nicht immer vorhanden. Bei allgemeiner Schmerzsymptomatik im Bereich des Sprunggelenkes ist diese an den Frakturstellen (Außenknöchel, Innenknöchel, Volkmann-Dreieck) deutlich verstärkt. Mitunter ist eine Krepitation an der Frakturstelle zu tasten, was aber durch die hämatombedingte Weichteilschwellung nicht immer der Fall sein muß. Bewegungsversuche im Sprunggelenk sind stark schmerzhaft, Belastung oder auch nur Teilbelastung kaum mehr möglich.

Den endgültigen Aufschluß bringt die **Röntgenuntersuchung** des Sprunggelenkes in zunächst 2 Ebenen, ggf. können zur weiteren Abklärung zusätzliche durchleuchtungsgezielte Aufnahmen erforderlich sein. Die Röntgendiagnostik der Außen- und Innenknöchelfraktur bereitet meist keine Schwierigkeiten, obwohl bei Mehrfachfrakturen schon einmal eine Frakturlinie im Röntgenbild übersehen werden kann. Schwieriger ist mitunter, bedingt durch Überlagerungen, die Erkennung eines abgerissenen *Volkmann*schen Dreiecks, wenn bei zunächst fehlender Verlagerung keine Stufenbildung in der Schienbeingelenkfläche zu erkennen ist. An das seltener abgerissene vordere *Volkmann*sche Dreieck muß man bei der Diagnostik denken.

Zusätzliche bildgebende Verfahren, wie die Computertomographie oder die Kernspintomographie, braucht man zur Abklärung von Sprunggelenksfrakturen nur dann einzusetzen, wenn nach den knöchernen Strukturen der Verdacht auf eine pathologische Fraktur besteht, z. B. bei Knochenmetastasen.

16.3.3 Konservative Behandlung der Sprunggelenksfrakturen

Ziel der Therapie jeder Sprunggelenksfraktur muß die Wiederherstellung anatomischer Gelenkverhältnisse sein. Dabei sind selbst kleinste verbleibende Stufenbildungen zu vermeiden, da diese die Gelenkfunktion beeinträchtigen und eine posttraumatische Arthrose begünstigen. Die Fragmente müssen ganz **exakt reponiert** werden, eine auch nur geringe Verbreiterung der Knöchelgabel kann nicht akzeptiert werden. Das Repositionsergebnis muß durch einen ungepolsterten **Gipsverband** gesichert werden, wobei der primäre Unterschenkelgips zur Vermeidung von Stauungen und somit Durchblutungsstörungen bis auf den letzten Faden gespalten werden muß. Das betroffene Bein ist zur Abschwellung der Weichteile unbedingt hochzulagern und es werden Antiphlogistika verabfolgt.

Die Schwierigkeit liegt meist darin, das erreichte Repositionsergebnis zu halten, häufig kommt es nach der Abschwellung zu erneuten Verschiebungen. Aus diesem Grunde werden Sprunggelenksfrakturen heute **fast ausschließlich operativ** behandelt, wobei nach Möglichkeit eine Sofortversorgung erfolgen soll. Das oben dargelegte konservative Behandlungsverfahren ist deshalb überwiegend als eine vorübergehende Maßnahme anzusehen, wenn Kontraindikationen eine sofortige operative Sprunggelenksversorgung nicht zulassen, wie etwa Polytraumatisierung, ungünstige Weichteilverhältnisse im Sprunggelenksbereich oder schwerwiegende Erkrankungen.

16.3.4 Operative Behandlung der Sprunggelenksfrakturen

Ziel der operativen Behandlung ist die exakte Wiederherstellung anatomiegerechter Gelenkverhältnisse. **Stufenbildungen** in den Gelenkflächen und eine **Instabilität** der Knöchelgabel mit daraus resultierender Subluxationsstellung sind soweit als möglich zu vermeiden bzw. zu beseitigen. Begleitende Bandverletzungen werden zur Vermeidung einer Instabilität im Sprunggelenk nach Möglichkeit primär genäht. Die Stabilisierung der knöchernen Verletzungen muß sich nach der jeweiligen Situation richten. Unter Berücksichtigung der Fraktureinteilung nach *Weber* wurden dafür Standardverfahren erarbeitet, die individuell zu verändern oder zu ergänzen sind.

Bei der *Weber*-A-Fraktur, bei der die Syndesmose zwischen der Tibia und Fibula erhalten ist, erfolgt die Versorgung der Außenknöchelfraktur konservativ oder mittels Verschraubung, Verplattung oder Zuggurtungsosteosynthese. Eine evtl. begleitende Innenknöchelfraktur läßt sich durch Zuggurtung oder meist auch durch eine Zugschraube stabilisieren. In der Abb. 258 ist eine *Weber*-A-Fraktur mit konservativer Versorgung dargestellt.

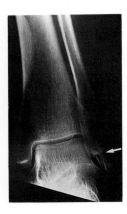

Abb. 258 *Weber*-A-Fraktur, konservativ behandelt.

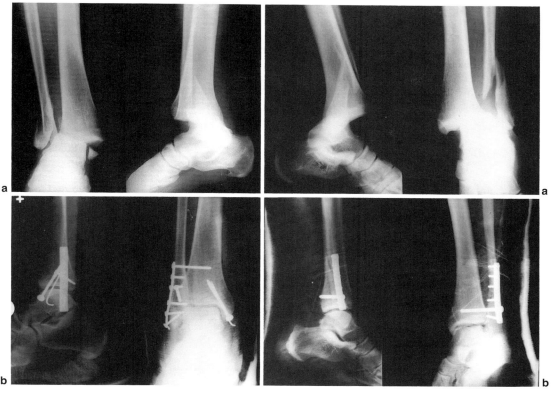

Abb. 259 a,b
a *Weber*-B-Fraktur mit
b Osteosynthese.

Abb. 260 a,b
a *Weber*-C-Fraktur mit
b Osteosynthese (und Naht der Syndesmose).

Bei der *Weber*-**B-Fraktur** erfolgt die typische Versorgung der Außenknöchelverletzung mit einer Drittelrohrplatte, eine evtl. begleitende Innenknöchelfraktur wird wiederum mittels Zuggurtung oder Zugschraube gestellt und fixiert. Wenn die Syndesmose zwischen der Tibia und der Fibula mit verletzt ist, wird diese sorgfältig genäht und mittels einer sogenannten Stellschraube entlastend gesichert. In der Abb. 259 ist eine *Weber*-B-Fraktur und die operative Versorgung dargestellt.

Die *Weber*-**C-Fraktur** weist ein längeres distales Fibulafragment und immer eine Syndesmosenruptur auf. Aus diesem Grunde muß die Versorgung der Außenknöchelverletzung mit einer langen Drittelrohrplatte erfolgen. Die Syndesmosenverletzung wird sorgfältig genäht und mittels einer **Stellschraube** fixiert. Eine evtl. begleitende Innenknöchelfraktur wird in der gleichen Weise versorgt, wie oben beschrieben. In der Abb. 260 ist eine *Weber*-C-Fraktur und ihre operative Versorgung dargestellt. Die Stellschraube kann nach 3 bis 4 Wochen entfernt werden, auf jeden Fall vor der Belastung, um einen Materialbruch zu vermeiden.

Evtl. begleitende **Tibiakantenabbrüche** im Sinne eines vorderen oder hinteren *Volkmann*schen Dreiecks müssen sorgfältig reponiert und mittels Zugschrauben fixiert werden.

In den meisten Fällen ist Stabilität für eine vorsichtige Übungsbehandlung gegeben, so daß ein aufgeschnittener Gipsverband nur im Ausnahmefall erforderlich ist.

Ein besonderes Problem stellen kindliche Sprunggelenksfrakturen mit **Epiphysenverletzungen** dar. Solche Frakturen erfordern eine möglichst sofortige exakte Reposition und Fixierung, meist durch Zugschrauben. Bei der operativen Versorgung ist darauf zu achten, daß die betroffene Epiphysenfuge nicht noch zusätzlich verletzt wird.

Nach Möglichkeit sollen keine Bohrkanäle durch die Epiphysenfuge gelegt werden, was sich aber je nach der Fraktur nicht immer vermeiden läßt. Trotz sofortiger exakter Reposition und Fixierung lassen sich **Wachstumsstörungen** durch die Epiphysenverletzung nicht immer vermeiden, so daß daraus eine Schiefstellung im Sprunggelenk mit der Notwendigkeit einer späteren Korrektur resultieren kann.

16.4 Sprunggelenksluxationen

Luxationen der Sprunggelenke sind ausgesprochen schwerwiegende Verletzungen, weil es dadurch zu erheblichen Zerreißungen des Kapselbandapparates kommt und durch die Fehlstellung Gefäße abgeklemmt werden können, was zu schweren **Durchblutungsstörungen** führen kann. Wegen der Gefahr von Durchblutungsstörungen muß so schnell wie möglich eine Reposition durchgeführt werden, auch wenn diese bei der Notfallversorgung noch nicht vollständig bzw. anatomiegerecht ist. In den unteren Sprunggelenken sind reine Luxationen ohne gleichzeitige Knochenverletzungen möglich, häufig kommt es aber zu begleitenden Knorpelverletzungen. Im oberen Sprunggelenk ist die Luxation fast immer mit einer begleitenden knöchernen Verletzung der Knöchelgabel verbunden.

16.4.1 Luxation im Chopart-Gelenk

Bei dieser Verletzung bleibt der Talus in seiner normalen Lage zur Knöchelgabel, auch die Stellung des Calcaneus zum Talus wird dabei nicht verändert. Je nach der Richtung der Gewalteinwirkung kommt es zu einer Verschiebung im Chopartschen Gelenk nach medial, lateral oder dorsal. Trotz starker begleitender Weichteilschwellung ist die Luxationsstellung klinisch meist leicht zu erkennen. Trotzdem werden nach der zunächst notfallmäßigen Reposition Röntgenaufnahmen zur weiteren Abklärung der Gelenkstellung und evtl. zusätzlicher knöcherner Verletzungen angefertigt.

Die endgültige **Reposition** muß in völliger Entspannung und somit tiefer Narkose durchgeführt werden, was meist ohne große Schwierigkeiten gelingt. Die Reposition soll soweit als möglich anatomiegerecht erfolgen, da auch nur geringe fortbestehende Verschiebungen zur vorzeitigen Arthrose führen. Zu empfehlen ist die Sicherung des Repositionsergebnisses durch **Kirschner-Drähte** und die Fixierung im aufgeschnittenen **Gipsverband**. Operative Behandlung ist nur erforderlich, wenn begleitende Frakturen meist des Os naviculare oder des Os cuboideum reponiert und osteosynthetisch versorgt werden müssen oder wenn eingeschlagene Kapselbandanteile die exakte Reposition verhindern.

16.4.2 Subtalare Luxation

Bei dieser Art der Verletzung, die auch als **Luxatio pedis sub talo** bezeichnet wird, kommt es zusätzlich zur Verrenkung im Chopart-Gelenk zu einer Fehlstellung zwischen Talus und Calcaneus (Abb. 261). Die Gewalteinwirkung erfolgt durch Sturz aus großer Höhe, Beschleunigung des Unterschenkels bei eingeklemmt fixiertem Fuß oder starke Supination. Bei der subtalaren Luxation findet man häufiger begleitende Knochenverletzungen wie Navikularefraktur, Kalkaneusfraktur oder Abriß des hinteren Sprungbeinfortsatzes. Die orientierende Diagnose ist durch den klinischen Befund leicht zu stellen.

Auch bei dieser Verletzung ist sofortige **notfallmäßige Reposition** erforderlich, um Durchblutungsstörungen soweit als möglich zu vermeiden. Die **Röntgendiagnostik** erfolgt zunächst in 2 Ebenen und kann durch bildwandlergezielte Aufnahmen ergänzt werden. Die endgültige **Reposition** kann in Entspannung und somit tiefer Narkose meist geschlossen durchgeführt werden, mitunter ist dazu eine Kalkaneus-Drahtextension erforderlich. Das Repositionsergebnis kann wiederum durch **Kirschner-Drähte** gehalten und im aufgeschnittenen **Gipsverband** fixiert werden. Als Repositionshindernisse werden Knorpel-Knochenabsprengungen sowie Einklemmungen der Sehne

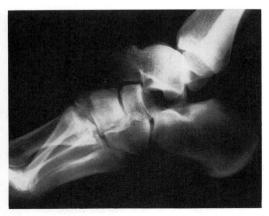

Abb. 261 Luxatio pedis sub talo.

des M. tibialis anterior und des M. flexor digitorum longus angegeben. In solchen Fällen und auch bei begleitenden knöchernen Verletzungen ist meist die **offene Reposition** erforderlich.

16.4.3 Luxation im oberen Sprunggelenk

Während die meisten Luxationen im oberen Sprunggelenk mit knöchernen Verletzungen der Knöchelgabel einhergehen, werden in der Literatur auch reine Luxationen des oberen Sprunggelenkes ohne Knochenverletzung beschrieben und mit einer Häufigkeit von 0,09% aller Luxationen am menschlichen Körper beziffert. Diese Art der Verletzung wird als **Luxatio pedis cum talo** bezeichnet. Die Verrenkung ist sowohl nach medial oder lateral als auch nach ventral oder dorsal möglich, wobei die jeweiligen Kapselbandanteile verletzt werden und auch Syndesmosensprengungen beschrieben sind. In jedem Falle liegen begleitend immer starke Weichteilkontusionen und Dehnungen vor, **Durchblutungsstörungen** nach Kompression der Art. tibialis posterior und der Art. dorsalis pedis sind möglich. Demzufolge muß bei der Luxatio pedis cum talo die **schnellstmögliche Reposition** erfolgen, überwiegend wird danach eine Bandrekonstruktion angeraten. Trotzdem können in der Folge schwere arthrotische Veränderungen in Erscheinung treten, da mit der Luxation Knorpelschichten beschädigt werden.

16.5 Sprunggelenksarthrose

Arthrotische Veränderungen, laienhaft als Verschleißerscheinungen bezeichnet, können in allen Gelenken des Körpers auftreten, somit auch in den Sprunggelenken, wo sie sich wegen der starken Beanspruchung dieser Gelenke besonders störend und schmerzhaft bemerkbar machen. Grundsätzlich gelten arthrotische Veränderungen als altersbedingt und somit **degenerativ**, sie können aber durch vielfach mögliche **Schadenseinflüsse** vorzeitig in Erscheinung treten. Man unterscheidet die primäre oder idiopathische Arthrose bei biologischer Minderwertigkeit des Gewebes und die sekundäre Arthrose als eine Folge ungünstiger Einwirkungen auf die Gelenke. Grundsätzlich besteht bei der Arthrose ein Mißverhältnis zwischen der Belastung und Belastungsfähigkeit der gelenkbildenden Anteile. Die Folge davon sind Knorpelabrieb, Deformierungen, degenerative Reizzustände mit Schmerzen und gestörter Funktion. Ein zunächst blander Verlauf der Arthroseentwicklung kann durch vermehrten Anfall von Abriebpartikeln oder auch durch äußere Einflüsse wie z. B. Traumen beschleunigt werden, man spricht von der **aktivierten Arthrose**.

16.5.1 Ursachen der Sprunggelenksarthrose

Die häufigste Ursache für die **primäre Sprunggelenksarthrose** ist der degenerative Knorpelabbau, also eine altersbedingt zunehmende Minderwertigkeit des Knorpelgewebes. Im weiteren Verlauf greifen die degenerativen Um- und Anbauvorgänge auch auf den gelenknahen Knochen über, dadurch kommt es zu klinisch und röntgenologisch erkennbaren Deformierungen. Wegen dieser Deformierungen mit Beteiligung der gelenkbildenden Knochenanteile bezeichnet man das Krankheitsbild auch als Arthrosis deformans oder **Osteoarthrose**.

Von der primären ist die **sekundäre Arthrose** abzugrenzen, die durch verschiedene auf die Gelenke einwirkende Faktoren ausgelöst und begünstigt wird. Dabei können **Überbelastungen** und **Fehlbelastungen** eine erhebliche Rolle spielen. Berufliche Exposition und Übergewicht können sich ungünstig auswirken, müssen aber nicht zwangsläufig auslösende Faktoren einer sekundären Arthrose sein. Deutlicher wirken sich Achsenfehlstellungen mit dadurch bedingter ständiger Fehlbelastung der Sprunggelenke begünstigend auf eine sekundäre Arthrose aus. Das gleiche gilt für Gelenkdysplasien und Kapselbandinstabilitäten mit dadurch bedingten ungewollten Wackelbewegungen und somit häufigen minimalen Traumatisierungen.

Traumatische Einwirkungen auf die Sprunggelenke können zur Knorpelkontusion, zur Knorpelimpression, zur Knorpelfraktur oder zur Abscherung einer Knorpelschuppe führen, was jeweils einer Schädigung des knorpeligen Gelenküberzuges entspricht. Bei knöchernen Frakturen mit Gelenkbeteiligung wird der Knorpel durch Gelenkeinblutung und ggf. auch Stufenbildungen geschädigt. Die Folge davon sind fast immer bleibende Gelenkschäden, die zunächst umschrieben und später übergreifend auf die weiteren Gelenkanteile zur Sekundärarthrose führen. Der Schweregrad einer solchen Sekundärarthrose ist meist abhängig vom Schweregrad der Traumatisierung, läßt sich aber durch frühzeitige Behandlung mit Wiederherstellung anatomiegerechter Verhältnisse günstig beeinflussen.

Kommt es primär zu einer **Erkrankung der Gelenkschleimhaut** mit entzündlichen Veränderungen, spricht man – vornehmlich im angloamerikanischen Raum – von einer **Osteoarthritis**. Die Ursache kann unterschiedlich sein, etwa ein primär entzündliches Geschehen am Gelenk oder eine Systemerkrankung wie bei der rheumatoiden Arthritis. Bei solchen Gelenkerkrankungen wird der Knorpel von Enzymen angegriffen, die aus den Leukozyten freigesetzt werden. Knorpelzellen werden zerstört und setzen ihrerseits wieder Enzyme frei, die den Abbau weiter beschleunigen. Schließlich greifen die Veränderungen auf die gelenkbildenden Knochenanteile über, führen zu Einbrüchen in die Knochensubstanz, zu zystischen Knochenveränderungen und zur fortschreitenden Zerstörung des Gelenkes.

16.5.2 Befunde der Sprunggelenksarthrose

Die primäre Osteoarthrose zeigt mehr noch als die sekundäre einen zumindest anfänglich **schleichend zunehmenden Verlauf** und kann über längere Zeit klinisch stumm bleiben. Nicht selten werden arthrotische Veränderungen im Anfangsstadium röntgenologisch als Zufallsbefunde erfaßt. Das gilt insbesondere bei Verletzungen, wenn das Trauma ein schon arthrotisch verändertes, aber klinisch noch beschwerdefreies Gelenk getroffen hat. Wenn aber zu den morphologischen Veränderungen des Knorpel- und Knochengewebes eine sekundäre Synovitis (Reizzustand bzw. Entzündung der Gelenkschleimhaut) hinzukommt, entwickelt sich das Bild einer **aktivierten Arthrose**. Nicht selten wird dieser Zustand durch Traumen auch ohne knöcherne Verletzungen ausgelöst, wie Kapsel- oder Bänderdehnungen und auch Hämatome der umgebenden Weichteile. Dadurch entsteht das klinische Bild einer **Periarthropathie** oder **dekompensierten Arthrose**.

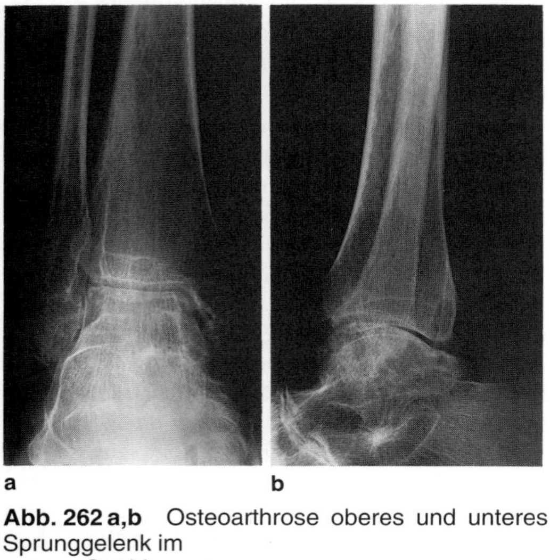

Durch das Fortschreiten einer Osteoarthrose, das auch ohne äußere Einwirkungen zu Beschwerden führen kann, und durch die Aktivierung einer klinisch stummen Arthrose wird die typische **Arthrosesymptomatik** ausgelöst. Es kommt zu Anlaufschmerzen, später auch bleibenden Belastungsschmerzen und schließlich zu Ruheschmerzen im betroffenen Gelenk. Die Gelenkkapsel neigt zur Schwellung und zur Ausbildung eines intraartikulären Ergusses, begleitend treten arthritische Reizzustände mit lokaler Überwärmung auf. Beim Gehen werden Ausweichbewegungen meist über den Fußaußenrand gemacht, um die schmerzhaft eingeschränkte Abrollung des Fußes zu kompensieren. Im **Röntgenbild** erkennt man die fortschreitenden Veränderungen mit Gelenkspaltverschmälerung als Zeichen des Knorpelabriebs, Geröllzysten in den gelenkbildenden knöchernen Anteilen und knöcherne Anbauten (Osteophyten), wie aus der Abb. 262 ersichtlich.

Bargon hat eine **Schweregradeinteilung der Arthrose** im Röntgenbild vorgenommen. Er bewertet den

Arthrosegrad 0 = Sklerosierung der subchondralen Knochenabschnitte.
Arthrosegrad I = Randzackenbildung und Verschmälerung des Gelenkspaltes.
Arthrosegrad II = Schliffurchen und Aufrauhung der subchondralen Knochenlamelle.
Arthrosegrad III = Erhebliche Verschmälerung und zystische Aufhellungen.

Bei der **Osteoarthritis** handelt es sich um ein von Anfang an entzündliches Geschehen. Die Gelenkschleimhaut und die fibröse Gelenkkapsel sind verdickt, meist besteht schon anfänglich ein Reizerguß. Aus diesen Veränderungen resultiert eine Schmerzsymptomatik in Ruhe mit Verstärkung bei Belastungen und Bewegungen. Die Patienten nehmen eine Schonhaltung ein, meist mit leichter Spitz- und Supinationsstellung des Fußes. Im Röntgenbild erkennt man mehr destruierende Veränderungen (Abb. 263). Abgesehen von der primä-

Abb. 262 a,b Osteoarthrose oberes und unteres Sprunggelenk im
a a.-p.-Strahlengang;
b seitlichen Strahlengang.

ren Gelenkinfektion besteht bei der Osteoarthritis im Rahmen einer Systemerkrankung ein allgemeines Krankheitsgefühl.

16.5.3 Konservative Behandlungsmaßnahmen

Abgesehen von der Behandlung entzündlicher Reizzustände und begleitender Gelenkergüsse ist die konservative Behandlung der Sprunggelenksarthrose im wesentlichen **symptomatisch**, sie dient der soweit als möglichen Schmerzausschaltung und der Bewegungserhaltung, ein Fortschreiten der arthrotischen Veränderungen soll vermieden oder zumindest verzögert werden. Mit einer wesentlichen Rückbildung der arthrotischen Veränderungen kann kaum gerechnet werden. Alle Faktoren, die ein Fortschreiten der Arthrose begünstigen, sollen soweit als möglich ausgeschaltet werden. Dazu gehört eine etwaige Gewichtsreduktion ebenso wie die Ausschaltung einer übermäßigen beispielsweise beruflichen Belastung. Günstig erweisen sich Bewegungen unter Vermeidung bzw. Verminderung von Belastungen wie etwa Radfahren ohne wesentlichen Widerstand oder Bewegungen im angenehm warmen Wasser. Da Kälte- und Nässeeinwirkungen die Arthrose begünstigen, sind sie zumindest länger andauernd zu vermeiden. Handelt es sich um eine begleitende Arthritis bei einer anderen Grundkrankheit, so ist diese optimal zu behandeln.

Medikamentöse Behandlung mit Antiphlogistika kommt bei einem entzündlichen Schub in Frage, im hochakuten arthritischen Schub kann auch einmal ein Cortisonpräparat gegeben werden. Abzuraten ist von häufigen Cortisoninjektionen in die Gelenke. Man erreicht damit zwar eine deutliche subjektive Beschwerdelinderung, allerdings muß mit einer weiteren und schnelleren Zerstörung des Gelenkknorpels gerechnet werden. Die Wirkung von schwefelhaltigen Medikamenten wie Arteparon und Dona 200 ist bisher nicht hinreichend sicher erwiesen. Von den Patienten wird sehr häufig danach gefragt, ob die Einnahme von gelatinehaltigen Präparaten eine positive Wirkung erwarten läßt. Auch darüber liegen bisher keine überzeugenden Ergebnisse vor. In neuerer Zeit wird vermehrt diskutiert, ob durch die Einnahme von Enzympräparaten die Funktion der Knorpelzellen positiv zu beeinflussen ist. Für möglich gehalten wird eine Hemmung der Aktivität zerstörender Enzyme, so daß einem weiteren Knorpelabbau Einhalt geboten wird und auch die begleitende Synovitis günstig beeinflußt werden kann.

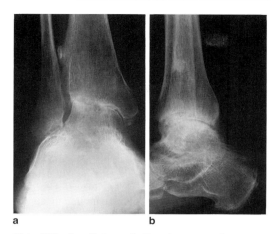

Abb. 263 a,b Osteoarthritis oberes und unteres Sprunggelenk im
a a.-p.-Strahlengang;
b seitlichen Strahlengang.

16.5.3.1 Physiotherapeutische Anwendungen

Durch krankengymnastische Behandlung soll eine Verbesserung der Durchblutungsverhältnisse erreicht werden, Gelenkkontrakturen sollen verhindert oder soweit als möglich beseitigt werden. Durch Bewegungserweiterung soll eine Verbesserung des Gangbildes und eine Schmerzlinderung in den Sprunggelenken erreicht werden. Je früher die physikalische Therapie einsetzen kann, umso günstiger sind die Auswirkungen auf die arthrotisch veränderten Gelenke. Durch Anspannungs- und Entspannungsübungen wird Muskelkontrakturen entgegengewirkt, aktive und passive Bewegungsübungen verhindern oder vermindern ein Einsteifen der betroffenen Gelenkanteile. Kurzzeitige **Kälteeinwirkungen** vor Beginn der krankengymnastischen Übungen setzen die Schmerzreizschwelle herauf und ermöglichen dadurch eine zusätzliche Bewegungserweiterung. Längere Kältebehandlung ist bei entzündlichen Reizzuständen anzuraten, am nicht entzündeten Gelenk wird dagegen **Wärmeanwendung** als wohltuend und entspannend empfunden. Dafür eignen sich Fango-, Moor- oder Paraffinpackungen. **Massagen** fördern die Durchblutung, lockern das Bindegewebe auf und entkrampfen die evtl. verspannte Muskulatur. Als angenehm werden **Bäderbehandlungen** empfunden, sie ermöglichen bei wohltuender Wärme oft eine Bewegungszunahme der Sprunggelenke. In Verbindung mit der **Elektrobehandlung** wird mit Zweizellenbädern für die Füße die

Schmerzreizschwelle wiederum heraufgesetzt, so daß bei Bewegungsübungen Schmerzen vermindert oder später empfunden werden.

Hat man bei vorhandenem trockenem Gelenkkrepitieren den Eindruck einer verminderten Synoviaproduktion, kann diese mittels **intermittierender Extensionsbehandlung** durch den jeweils entstehenden Unterdruck im Gelenk angeregt werden. Damit erhöht sich die Gleitfähigkeit im Gelenk, und die Ernährung des Gelenkknorpels wird verbessert. Grundsätzlich sind benachbarte Gelenke in den Behandlungskomplex einzubeziehen, weil sich Funktionseinschränkungen, Fehlbelastungen und auch Muskelverspannungen ungünstig auf die benachbarten Gelenke auswirken und über längere Zeit auch dort zu arthrotischen Veränderungen führen können.

Bei einer aktivierten Arthrose oder einem akuten Gelenkreizzustand ist vorübergehend weitgehende **Ruhigstellung** erforderlich, nach Eisanwendung können immer kurzfristig krankengymnastische Durchbewegungen erfolgen, etwa 2 bis 3 mal am Tage. Diese Übungen erfolgen unter Abnahme der Schwere und bei möglichst vollständiger Muskelentspannung. Jegliche Druckbelastung ist zu vermeiden.

16.5.3.2 Orthopädische Schuhzurichtungen

Ziel orthopädietechnischer Maßnahmen ist bei der Sprunggelenksarthrose die Unterstützung der Schmerzausschaltung und die Verbesserung des Gehvermögens. Eine günstige Beeinflussung der Schmerzsituation kann man mit orthopädischen Schuhzurichtungen dadurch erreichen, daß neben einer Fußbettung die Erschütterungen beim Auftreten gedämpft werden. Das erreicht man einmal durch **Weichbettungen**, zum anderen ganz wesentlich unterstützend durch **Pufferabsätze**. Die Erschütterungen beim Auftreten werden dann nicht voll auf die arthrotisch veränderten Sprunggelenke übertragen, die schmerzmindernde Wirkung ist besonders beim Gehen auf harten Böden ganz erheblich. Eine weitere günstige Beeinflussung der Schmerzsituation kann man erreichen, wenn eine schiefstehende Sprunggelenksachse durch **Innen-** oder **Außenranderhöhung** am Schuh zumindest teilweise korrigiert wird. Durch eine schiefgestellte Sprunggelenksachse wird je nach ihrer Ausrichtung der innere oder äußere Bereich des Sprunggelenkes vermehrt belastet, was bei arthrotischen Veränderungen zu stärkeren Schmerzen führt. Ziel der orthopädischen Schuhzurichtung ist die Wiederherstellung einer möglichst gleichmäßigen Auftrittsfläche durch mediale oder laterale Anhebung, weitere Unterstützung

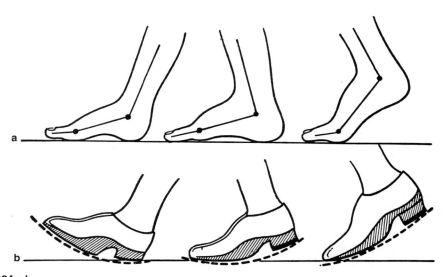

Abb. 264 a,b
a Abwicklung des Fußes bei normalen Verhältnissen.
b Abrollung mit zurückgelegter Rolle am Schuh bei behinderter Abwicklung.

kann ein leicht nach innen oder außen verbreiterter Absatz bringen.

Bei gestörter Beweglichkeit in der Fußwurzel und insbesondere im oberen Sprunggelenk sind vermehrt die endgradigen Bewegungsausführungen schmerzhaft, was sich bei der Abrollung des Fußes unangenehm bemerkbar macht und zu Ausweichbewegungen beim Abrollvorgang veranlaßt. Zur Unterstützung der Fußabrollung empfiehlt sich eine **Abrollsohle** am Schuh, die bei der Sprunggelenksarthrose als zurückgelegte Rolle angebracht werden muß (Abb. 264). Dadurch wird der Fuß beim Gehen nach dem Tintenlöscherprinzip unterstützt, die endgradigen Bewegungen werden für die Sprunggelenke vermieden, was zu einer Verminderung der Schmerzsymptomatik führt. Die Abrollsohle sollte allerdings nicht bewirken, daß die Beweglichkeit in den Sprunggelenken durch Nichtausnutzung der noch möglichen Bewegungsphasen immer mehr eingeschränkt wird. Begleitend ist zur krankengymnastischen Bewegungserhaltung bzw. Bewegungserweiterung zu raten.

16.5.3.3 Orthopädische Innenschuhe

Wenn technische Unterstützungen mit orthopädischen Zurichtungen an Konfektionsschuhen das Schmerzgeschehen nicht ausreichend beeinflussen können, bleibt aus orthopädietechnischer Sicht häufig nur noch die Ruhigstellung der Sprunggelenke. Sofern keine weiteren schwerwiegenden Fußveränderungen vorliegen, sind dafür orthopädische Innenschuhe ausreichend. Sie bieten die Möglichkeit der Stabilisierung der Sprunggelenke mit dem Vorteil, daß übliche Konfektionsschuhe darüber getragen werden können (Abb. 265). Bei Bedarf können an den Konfektionsschuhen zusätzlich Pufferabsätze und zurückgelegte Rollen angebracht werden. Da mit den Innenschuhen die Bewegungen der Sprunggelenke weitestgehend ausgeschaltet werden, muß mit einer fortschreitenden Einsteifung gerechnet werden. Man wird eine solche orthopädietechnische Versorgung überwiegend bei älteren Menschen vornehmen, wenn es sich um erhebliche arthrosebedingte Beschwerden handelt, und aus irgendwelchen Gründen eine operative Behandlung nicht durchgeführt werden kann.

16.5.3.4 Der Arthrodesenschuh

Die Wortprägung „Arthrodesenschuh" kann zu unterschiedlicher Auslegung für den Anwendungsbereich führen. So könnte gemeint sein, daß er

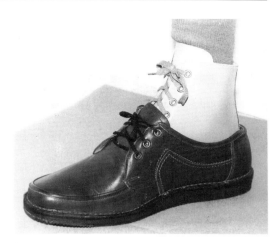

Abb. 265 Innenschuh mit Konfektionsschuh bei Sprunggelenksarthrose (evtl. zusätzlich Abrollsohle und Pufferabsatz).

nach einer operativ bewirkten Arthrodese (Gelenkversteifung) den Gang verbessert, oder aber durch seinen versteiften Schaft die funktionelle Wirkung einer Arthrodese hat. Die Bezeichnung des Schuhs setzt sich zusammen aus den Begriffen Arthron = Gelenk und Desis = Fesselung, also Gelenkfesselung oder Fixierung. Damit ist erklärt, daß der Arthrodesenschuh auf das betroffene Gelenk oder die betroffenen Gelenke eine **fixierende Wirkung** ausüben soll, so als wäre eine Versteifungsoperation durchgeführt worden. Eine evtl. vorhandene fixierte Fehlstellung wird dadurch allerdings nicht korrigiert.

Bei einer insgesamt achsengerechten Fußstellung ist es durchaus keine Seltenheit, daß Patienten mit einem eingesteiften oberen und auch unteren Sprunggelenk zeitlebens in gewöhnlichen Schuhen gut gehen können. Sie haben eine gewisse Ersatzbewegung in der vorderen Fußwurzel und gleichen in den Zehengelenken zusätzlich aus. Häufig kommt es aber langzeitig gesehen zum Plattfuß, weil mit der versuchten Abrollung über den Vor- und Mittelfußbereich die Bänder an der Unterseite des Fußes überdehnt werden. Arthrodesenschuhe sind aus diesem Grunde immer mit einer **Abrollsohle** zur funktionellen Entlastung bzw. zu einer gewissen Ersatzbewegung für das obere Sprunggelenk versehen.

Bei der Verordnung eines einseitigen Arthrodesenschuhs darf nicht vergessen werden, daß auf der gesunden Seite ein ebenso dicker Korkunterbau am Schuh angebracht werden muß, damit der gesunde Fuß nicht tiefer steht. Zweckmäßig ist es sogar, die gesunde Seite um 1/2 cm dicker zu unterbauen, weil die kranke Seite mühsamer vom Boden abgehoben und durchgeschwungen werden kann. Zu bedenken ist, daß durch die Abrollsohle am Arthrodesenschuh die **Standsicherheit** vermindert werden kann, weil die Auftrittsfläche kleiner ist. Das ist besonders bei Gleichgewichtsstörungen jeglicher Art zu berücksichtigen, beispielsweise bei Amputation und Prothesenversorgung der Gegenseite. Die Abrollsohle darf dann nicht zu stark ausgearbeitet sein. Neben der aufgehobenen oder verminderten Beweglichkeit soll durch den Arthrodesenschuh auch die mit zunehmender Arthrose verlorengegangene **Elastizität** ausgeglichen werden. Aus diesem Grunde müssen Fußbettung und Absatz aus weicherem Material gefertigt werden, um harte Stöße beim Gehen und beim Springen abzufangen. Wird das Material aber zu weich gewählt und zu dick verarbeitet, kommt es zu einem gewissen „Schwimmen" des Fußes, so daß auch dadurch die Stabilität beim Stehen und Gehen beeinträchtigt werden kann. Das wiederum führt zu ständiger kompensatorischer Muskelanspannung und somit zur raschen Ermüdung.

Eine der Hauptindikationen des Arthrodesenschuhs besteht in der **äußeren Fixierung** von Fehlstellungen der Fußwurzel und der Sprunggelenke, wenn diese aus irgendwelchen Gründen nicht operativ korrigiert werden können. Die Fehlstellung hat insbesondere dann ungünstige Auswirkungen auf das Knie-und Hüftgelenk bis hin zur Wirbelsäule, wenn keine ausreichende Auftrittsfläche gewährleistet ist. Der Arthrodesenschuh hat dann die Aufgabe der ausgleichenden Wirkung dahingehend, daß trotz verbliebener Fußfehlstellung die Auftrittsfläche insgesamt lotrecht ist. Beim Spitzfuß macht das erfahrungsgemäß keine Schwierigkeiten, mehr aber beim versteiften Hacken- und Klumpfuß. Grundsätzlich gilt, daß die Laufsohle nach dem Bein bzw. der Beinachse und nicht nur nach dem Fuß auszurichten ist. Der Arthrodesenschuh muß den Fuß in seiner Fehlstellung gebettet so fixieren, daß beim Auftreten eine möglichst günstige Verteilung des Körpergewichts auf die ganze Schuhauftrittsfläche erfolgt. In der Abb. 266 ist die Skizze zur Bettung eines **versteiften Spitzfußes** dargestellt. In einem solchen Falle darf nicht vergessen werden, den Längenausgleich an der gesunden Seite anzubringen, andernfalls würde eine erhebliche funktionelle Beckenschiefstellung resultieren. Besonders schwierig ist ein **versteifter Hackenfuß** zu betten, wie aus der Abb. 267 ersichtlich. Die Auftrittsfläche des Schuhs darf sich dabei nicht an der Fußsohle orientieren, ist vielmehr nach der gesamten Beinachse auszurichten. Zwangsläufig muß ein solcher Schuh im vorderen Bereich ziemlich plump sein und wirkt damit kosmetisch störend. Das Prinzip der lotgerechten Laufsohle kommt insbesondere beim **versteiften Supinationsfuß** oder

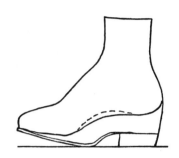
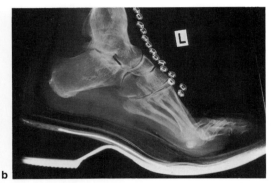

Abb. 266 a,b Schuh für versteiften Spitzfuß.
a Prinzip der Bettung.
b Röntgenkontrolle im Schuh.

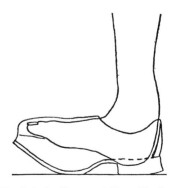

Abb. 267 Schuh für versteiften Hackenfuß mit Tieflagerung der Ferse.

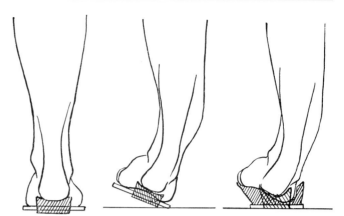

Abb. 268 Links Schuhsohle parallel zur Fußsohle, beim Gesunden richtig, nicht aber bei Versteifung in Supination (mittleres Bild). Rechts richtige Bettung bei Versteifung in Supination.

Klumpfuß eindrucksvoll zur Darstellung. Beim gesunden Fuß wird die Laufsohle voll aufgesetzt, weil sie parallel zur Fußsohle verläuft. Beim Supinations- oder Klumpfuß wäre nur der Außenrand belastet, wenn die Laufsohle parallel zur Fußsohle angebracht würde (Abb. 268). Aus diesem Grunde muß der Fuß in seiner Fehlstellung so gebettet werden, daß die Laufsohle rechtwinklig zur Beinachse voll aufgesetzt werden kann.

16.5.3.5 Der Feststellabrollschuh

Grundsätzlich kann man bei Schäden der Sprunggelenke mit gut angepaßten orthopädischen Schuhen bzw. orthopädischen Stiefeln fast immer ein schmerzfreies Gehen erreichen. Die Indikation zur orthopädietechnischen Versorgung ist genauso sorgfältig zu stellen bzw. abzuwägen wie etwa ein operativer Eingriff. Man kann zwar im Gegensatz zu einer Operation die orthopädietechnische Versorgung rückgängig machen oder abändern, es entstehen aber erhebliche Kosten und es vergeht unnötig lange Zeit. Grundsätzlich soll der Feststellabrollschuh dann gegeben werden, wenn dadurch mehr Beschwerdelinderung zu erwarten ist als durch einen operativen Eingriff an den Sprunggelenken oder wenn ein operativer Eingriff aus irgendwelchen Gründen nicht möglich ist. Schon aus der Bezeichnung ist zu entnehmen, daß es sich um eine Schuhversorgung handelt, welche die **Sprunggelenke in der vorgegebenen Stellung feststellt**, also selbst Wackelbewegungen weitgehend ausschließt und eine Abrollung des Fußes mit den fixierten Sprunggelenken ermöglicht. Der Feststellabrollschuh ist somit eine Weiterentwicklung des Arthrodesenschuhs.

16.5.3.5.1 Entwicklung des Feststellabrollschuhs

Über längere Zeit galt es als ein unerklärlicher Widerspruch, daß Patienten mit Schäden im Bereich der Sprunggelenke mit einem guten Gipsverband einwandfrei und ausdauernd gehen konnten, während das mit orthopädischen Schuhen und selbst mit einem bis an das Knie reichenden Stützapparat nicht gelang. Man hat durch Untersuchungen und Patientenbefragungen festgestellt, daß es Patienten gibt, welche die Belastung des Fußes und der Sprunggelenke ohne Bewegung gut vertragen, auch beim Bewegen ohne Belastung keine wesentlichen Schmerzen haben. Schmerzen treten bei ihnen erst dann auf, wenn zur Belastung noch eine Bewegung der Sprunggelenke kommt, sei es auch nur eine Restbewegung. Für solche Patienten müssen Schuhe angefertigt werden, die die Gelenke ruhigstellen und den Gang trotzdem nicht behindern. Ein vorausgehender Test dafür ist die Versorgung mit einem gut sitzenden Unterschenkelgehgipsverband. Sind die Patienten damit beim Stehen und Gehen schmerzfrei, kann man sie meist für die Versorgung mit einem Feststellabrollschuh als geeignet ansehen.

Der Feststellabrollschuh muß das untere Drittel des Unterschenkels mit einem sorgfältig modellierten steifen Schaft fest umgreifen, die Sprunggelenke fixieren und den Fuß insgesamt optimal betten. Er wird immer mit einer Abrollung an der Sohle versehen. *Rabl* hat darüber berichtet, daß der erste Feststellabrollschuh für einen Unteroffizier angefertigt worden war, der nach einem ausgeheilten Fersenbeinbruch im Gehgipsverband keine Schmerzen hatte, mit jeglicher Schuhversorgung aber hinken mußte und somit kaum mehr einsatzfähig war. Er erhielt schließlich eine starre Hülse aus Walkleder und Schienen für den Fuß und die unteren 2/3 des Unterschenkels, darüber wurde ein Apparateschuh mit einer stark ausgearbeiteten Abrollsohle angepaßt. Mit dieser Versorgung konnte sofortige bleibende Schmerzfreiheit beim Stehen und Gehen erreicht werden. Die Weiterentwicklung führte dann zum Feststellabrollschuh in dem Schienung, Fixierung und Abrollung vereinigt wurden.

16.5.3.5.2 Einzelheiten zur Anfertigung des Feststellabrollschuhs

Für die Herstellung eines Feststellabrollschuhs muß zunächst nach Gipsabdruck und Maß ein hoher dreiteiliger **Leisten** angefertigt werden. Dieser ist im Bereich der Fußwurzel besonders sorgfältig zu modellieren. Der Umfang im Bereich der Knöchelregion soll nicht größer sein, als es dem mit einem Strumpf bekleideten Fuß entspricht, allenfalls ist noch eine evtl. gewohnheitsmäßig getragene elastische Binde zu berücksichtigen. Zwischen der Achillessehne und den Knöcheln muß der Leisten zur ausreichenden Anmodellierung gut ausgemuldet werden. Die Vorsprünge am Körper müssen somit überbetont werden, ohne daß damit der Gesamtumfang des umfassenden Schaftes

größer wird. Im Vorderteil weicht verständlicherweise die Form des Leistens so weit von der des Fußes ab, wie das bei jeder Anfertigung orthopädischer Schuhe üblich ist. Es ist also eine Überlänge von ca. 1,5 cm nötig, Erhöhung am Rist, Verschmälerung der Sohle im Bereich des Mittelfußes. Etwaige empfindliche Stellen wie Hammerzehen, Hühneraugen oder Druckstellen sind wie üblich druckentlastend freizulegen. Entscheidend ist der richtige **Winkel zwischen Schaft und Sohle**, der schon bei der Anfertigung des Leistens berücksichtigt werden muß. Der Schaft muß später senkrecht auf dem Erdboden stehen. Auch dafür kann man ggf. probatorisch noch einmal kurzfristig einen Gipsverband geben und die Verhältnisse bei Schmerzfreiheit auf den Leisten übertragen. Je nach dem Winkel zwischen Unterschenkel und Sohle ist die Dicke des **Korkbettes** unter der Ferse unterschiedlich, im Durchschnitt beträgt sie 0,5 bis 3 cm. In diesem Zusammenhang ist grundsätzlich an den Ausgleich auf der Gegenseite zu denken. Im allgemeinen wird der gegenseitige Ausgleich 1/2 cm höher als auf der kranken Seite angefertigt, das erleichtert das Gehen. Das Korkbett oder auch ein festes Plastikmaterial weist bodenseitig eine Krümmung auf, die ungefähr einem Kreisbogen mit Mittelpunkt im Kniegelenk entspricht. Der Absatz muß dabei in diese Krümmung einbezogen werden, wenn er nicht als Pufferabsatz aus einem weichen Material besteht. Fußwärts muß das Korkbett einen guten Halt bieten, so daß der Fuß im Schuh nicht vorgleiten kann. Ballenlinie und Ferse werden etwas vertieft, so daß die Bettung in der Gegend des Chopartschen Gelenkes dem Fuß ausreichenden Halt gibt. Die Erfahrung hat gezeigt, daß der **Absatz** als Keilabsatz gebaut werden soll, andernfalls ist die Wölbung nach wenigen Monaten zumindest teilweise durchgetreten. Trotzdem erfolgt Verstärkung durch Metalleinlage im Sinne eines sogenannten **Heidelberger Winkels** (Abb. 269). Die früher zusätzlich erfolgte Verstärkung aus Plexidur ist heute nicht mehr möglich, da es dieses Material nicht mehr gibt. Dafür kann eine Gießharzverstärkung oder ein anderer fester Kunststoff genommen werden. Da die Abrollmöglichkeit ausreichend in den Schuh eingebaut bzw. unten angebracht werden muß, ergibt sich zwangsläufig ein erheblicher **Spitzenhub** für den ganzen Schuh. Um die Bewegungen innerhalb der Fußwurzelgelenke zu sperren, wird die Walklederkappe weit nach vorn geführt. Sie darf nicht glatt um die Knöchel herumgehen, muß vielmehr sorgfältig ausgearbeitet sein. Wie aus der Abb. 269 ersichtlich, stützt der Heidelberger Winkel nicht nur die Fuß-

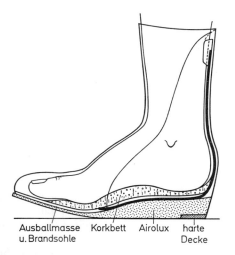

Abb. 269 Feststellabrollschuh. Er ersetzt einen Gehgipsverband. Dick schwarz gezeichnet ist der lange Heidelberger Winkel. Für die Erstlieferung nimmt man das Korkbett dicker als hier gezeichnet. Keilabsatz sonst aus weicherem Material, nur hinten harte Decke.

bettung, er wird vielmehr dorsal um den Fersenbereich bis nahezu zum oberen Schaftende hochgeführt und verstärkt somit auch den Schaft gegen wesentliche Verwindungen. Das oberste Ende des Heidelberger Winkels ist etwa 1,5 cm niedriger als der obere Schaftrand des Schuhes. Der Schaftrand endet je nach Körpergröße etwa 18 bis 21 cm über dem Fersenauftritt im Korkbett. Wenn zu erwarten ist, daß der Schuh evtl. arbeitsbedingt erheblich strapaziert wird, ist zusätzlich eine vordere versteifte Stützlasche zu empfehlen. Wichtig ist eine ausreichend weit nach unten geführte **Schnürung**, so daß das Einschlüpfen in den Schuh keine Schwierigkeiten bereitet. In der praktischen Versorgung hat es sich als günstig erwiesen, daß der Patient nach dem Gipsabdruck für den Feststellabrollschuh bis zu dessen Fertigstellung mit einem gut modellierten **Unterschenkelgehgipsverband** versorgt wird, so daß er sich damit an die Feststellung der Gelenke und mögliche Abrollung des Fußes in dieser Fixierung gewöhnt. Nach der Fertigstellung des Schuhs erfolgt unmittelbar der Übergang vom Gipsverband auf den Feststellabrollschuh. *Rabl* hat empfohlen, zwischen der Abnahme des letzten Gehgipsverbandes und dem Umhergehen mit dem Feststellabrollschuh keine halbe Stunde vergehen zu lassen. Ohne den Schuh soll zunächst keine Belastung erfolgen, nachts ist Hochlagerung zur Vermeidung von Schwellungen anzuraten.

Von *Kraus* wurde noch ein anderer Typ des Feststellabrollschuhs beschrieben, der Schuh mit Stützlaschenversteifung. Bei diesem Modell ist der Schaft weniger hoch gearbeitet, der Heidelberger Winkel darf ganz wegbleiben. Dafür ist die Zunge oder Lasche deutlich versteift, behält aber trotzdem eine noch eben spürbare Elastizität. Als Material zur Verstärkung empfiehlt *Kraus* Gießharz oder Autolen. Die Kanten der Verstärkung werden etwas abgeschliffen und die ganze Stützlasche wird leicht gepolstert. Die Stützlasche wird nicht fest mit dem Schuh verbunden. Damit sie sich nicht verschiebt, werden in den Überzug einige Schnürlöcher gestanzt und der Schnürsenkel wird dort durchgeführt. Die Bodenkonstruktion ist grundsätzlich die gleiche wie zuvor besprochen.

Je nach dem krankhaften Befund muß der verordnende Arzt entscheiden, ob er das Modell mit dem hohen Schaft und dem Heidelberger Winkel oder das etwas bequemere Modell mit dem kürzeren Schaft und der Stützlaschenversteifung für angezeigt hält. Mitunter kann von dem hohen völlig starren Modell nach einiger Zeit auf das andere übergegangen werden.

Rabl hat auf einige mögliche **Fehler** bei der Anfertigung eines Feststellabrollschuhs hingewiesen:

1. Schlechte Krümmung der Rolle, insbesondere ungenügender Spitzenhub.
2. Mangelhafte Senkfußkorrektur im Korkbett, Fehlen der Verankerung im Rückfuß und an den Ballen.
3. Rolle schräg statt senkrecht zur Längsachse des Schuhs.
4. Unzweckmäßiger Winkel zwischen Schaft und Sohle.
5. Bei seitlicher Verkantung des Fußes (schief geheilte Knöchelbrüche) Ausrichten des Schuhbodens nach der Fußsohle statt nach dem Unterschenkel.
6. Ungenügende Modellierung des Leistens an den Knöcheln, mangelhafte Einmuldung zwischen Knöcheln und Achillessehne.
7. Mangelhafte Modellierung der Walkkappe, Unterlassen des „Schärfens" ihres vorderen Randes.
8. Peronäuskappe statt Feststellkappe, die unbedingt bis über die Knöchel nach vorn reichen muß.
9. Verwendung von schlechtem Stahl für den Heidelberger Winkel.
10. Mangelhafte Sicherung gegen Durchsinken des Schuhgelenkes.
11. Zu plumpe Ausführung – darum Absätze nicht nageln sondern kleben.
12. Weglassen des richtigen Verkürzungsausgleichs auf der gesunden Seite.

16.5.3.5.3 Der Feststellabrollschuh mit auswechselbarem Einbauelement

Diese Variante des Feststellabrollschuhs wurde von *F. Henkel* entwickelt. Dazu wird ein auswechselbares Einbauelement angefertigt, das aus dem Korkbett und der mit Gießharz verstärkten Walkkappe besteht, die das untere Drittel des Unterschenkels fest stützt. Das Einbauelement wird nach Maß und Gipsabdruck über einen dreiteiligen hohen und besonders in der Knöchelregion gut ausgearbeiteten Leisten angefertigt (Abb. 270), dabei muß für den Strumpf und evtl. für eine elastische Binde oder einen Stützstrumpf ausreichend Platz gelassen werden. Um das Sprunggelenk auch von vorn ausreichend zu fixieren, kann eine Polsterlasche oder eine mit Autolen verstärkte Lasche angefertigt werden. Vorder- und Hinterkappe und auch das Schuhgelenk können statt aus Leder auch aus Kunststoff angefertigt werden.

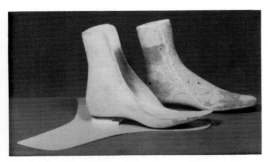

Abb. 270 Leisten und auswechselbares Einbauelement für den Feststellabrollschuh.

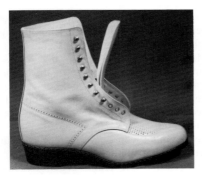

Abb. 271 Fertiger Feststellabrollschuh.

Man erreicht dadurch ein geringeres Gewicht des Schuhs, eine bessere Formbeständigkeit und Unempfindlichkeit gegen Nässe und Fußschweiß. Die Vorteile dieses Feststellabrollschuhs (Abb. 271) liegen darin, daß sich evtl. erforderliche Korrekturen oder auch Reparaturen sehr viel einfacher und damit auch kostensparender ausführen lassen, als bei der fest eingebauten Walkkappe und Fußbettung. Bei Bedarf kann das Einbauelement erneuert werden, ohne daß immer gleich der ganze Schuh neu angefertigt oder wesentlich geändert werden muß.

16.5.3.5.4 Gründe gegen und für den Feststellabrollschuh

Die einzige sachliche Gegenindikation ist eine nicht ausreichende **Standfestigkeit**, weil ja mit der deutlich ausgearbeiteten Abrollsohle die Standfläche beim Sohlenauftritt erheblich verkleinert wird. Während sonst der Fuß in einer Länge von etwa 25 bis 30 cm auf dem Boden steht, sind es beim Feststellabrollschuh nur etwa 10 cm. Ein Patienten, der schon Mühe hat, sich aufrecht ohne Stock zu bewegen und im Gleichgewicht zu halten, kommt mit dieser Schuhversorgung nicht oder nur schwer zurecht. Bis zu einem gewissen Grade ist ein Kompromiß dahingehend möglich, daß die Rolle soweit wie möglich nach vorn gelegt wird, um den Abstand zwischen der Rolle und dem Absatz zu vergrößern. Für den Absatz darf dann auch kein allzu weiches Material verwendet werden.

Eine relative Gegenindikation können **kosmetische Gründe** sein, was insbesondere bei der Schuhversorgung von Damen berücksichtigt werden muß. Wenn kosmetische Bedenken angemeldet werden, sollte man lieber auf einen einfachen Abrollschuh übergehen, damit nicht kostenaufwendige Schuhe angefertigt werden, die dann doch nicht getragen werden. Bedenken bezüglich einer etwaigen **Inaktivitätsatrophie** durch die Bewegungseinschränkung des Fußes im Feststellabrollschuh sind nicht berechtigt. Durch den Schuh werden ohnehin nur kranke Gelenke ruhiggestellt, die durch Restbewegungen ständig gereizt würden. Mit dem Feststellabrollschuh ist volle Belastung möglich, was einer Inaktivitätsatrophie eher entgegenwirkt.

Durch seine Konstruktion eignet sich der Feststellabrollschuh zur äußeren Fixierung sowohl des oberen Sprunggelenkes als auch der unteren Sprunggelenke und der Fußwurzel. Nach Knöchelbrüchen mit verzögerter Heilung kann der Feststellabrollschuh eine längere Ruhigstellung im Gehgipsverband ersetzen und so die frühere **Wiedereingliederung in den Arbeitsprozeß** ermöglichen. Das spart insgesamt Kosten und kann dazu beitragen, manch einem Patienten mit der Verkürzung des Krankenstandes den Arbeitsplatz zu erhalten. Letzteres gilt auch bei einer endgültigen Versorgung mit einem Feststellabrollschuh bei Gelenkveränderungen verschiedener Ursachen.

16.5.4 Operative Behandlung der Sprunggelenksarthrose

16.5.4.1 Gelenkerhaltende Eingriffe

Ein **gelenkerhaltender** operativer Eingriff ist bei der Sprunggelenksarthrose dann erfolgreich, wenn nur einzelne Knochenzacken entfernt werden müssen, der Gelenkknorpel insgesamt aber noch ausreichend gut erhalten ist. Einzelne knöcherne Randzacken kann man nach Eröffnung der Gelenkkapsel umschrieben abtragen, in neuerer Zeit bedient man sich mehr und mehr der arthroskopischen Glättung. Bei der Randzackenabtragung muß ausreichend Knochenmaterial entfernt werden, andernfalls ist mit einer überschießenden Knochenneubildung zu rechnen, die das Ergebnis sehr schnell wieder in Frage stellt.

Es wurde auch versucht, anstelle des zerstörten Gelenkknorpels Ersatzgewebe im Sinne einer **Interpositionsplastik** einzulagern. Längerfristig hat man aber festgestellt, daß solche Ersatzgewebe nicht annähernd dasselbe leisten, wie der ursprüngliche Gelenkknorpel. *Koneczny* und Mitarb. haben über eine Korium-Interpositionsplastik für das Fußgelenk berichtet. Es handelt sich dabei um einen Ersatz der Gelenkfläche durch ein körpereigenes Gewebe, einen Hautlappen meist vom Oberschenkel. Je nach der Gelenksituation wird der Korium-Lappen mit oder ohne Gelenkresektion gefaltet und somit doppelt in den Gelenkspalt eingebracht und fixiert, so daß diese interponierten Hautlappen aufeinander gleiten können. Die Autoren haben bei einer Auswertung gute Langzeitergebnisse gesehen. Sie empfehlen diese Operationsmethode dann, wenn einerseits die Arthrodese zwar angezeigt, mit Rücksicht auf das Alter des Patienten und den übrigen Gelenkstatus jedoch nicht durchführbar ist, andererseits aber aus grundsätzlichen Erwägungen die Implantation eines Kunstgelenkes nicht vorgenommen wird.

16.5.4.2 Arthrodese im Chopart-Gelenk

Das Chopartsche Gelenk bilden bekanntlich die knöchern-knorpeligen Anteile des Taluskopfes und des Os naviculare einerseits sowie des vorderen Calcaneus und des Os cuboideum andererseits mit ihren jeweiligen Kapsel-und Bänderanteilen. Nicht selten kommt es zu arthrotischen Veränderungen in nur diesem Gelenk, besonders nach Traumatisierungen oder Fehlstellungen der Fußwurzel, hier wiederum vermehrt beim Knick-Plattfuß. Die Folge sind bewegungs- und besonders belastungsabhängige Schmerzen in diesem Gelenk, die das Gangbild erheblich beeinträchtigen können. Wenn orthopädische Hilfsmittel keine ausreichende Beschwerdebesserung bewirken, bleibt meist nur die operative Versteifung dieses Gelenkanteils. Sie wurde als isolierte Arthrodese insbesondere von *Steinhäuser* empfohlen. Nach Gelenkresektion und erforderlichenfalls gleichzeitiger Fußkorrektur werden die Knochenflächen dieser Gelenkanteile aufeinandergestellt und bis zum knöchernen Durchbau in dieser Position fixiert. Für diese Fixierung empfiehlt *Steinhäuser* äußere Spanner oder auch Metallkrampen, ggf. auch eine Kombination dieser beiden Möglichkeiten. Durch

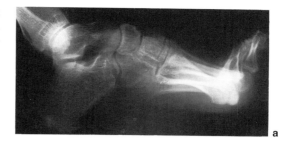

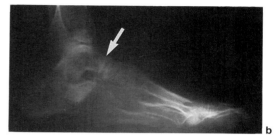

Abb. 272a,b Versteifung des *Chopart*schen Gelenkes.

die Versteifung der Chopartschen Gelenklinie (Abb. 272) soll neben der evtl. erforderlichen Fußkorrektur Seitenfestigkeit des Fußes und Stabilisierung gegen das Durchtreten erreicht werden. *Steinhäuser* führt aus, das Einbeziehen des hinteren unteren Sprunggelenkes in die Versteifung sei weder zur Korrektur schwerer Fehlformen noch zur Stabilisierung des Fußes erforderlich.

Eigene Beobachtungen haben dagegen ergeben, daß durch die alleinige Versteifung der Chopartschen Gelenklinie häufig keine ausreichende Stabilisierung und Schmerzfreiheit erreicht werden kann.

16.5.4.3 Subtalare Arthrodese

Die Versteifung des unteren Sprunggelenkes ist bei arthrotischen Veränderungen relativ häufig indiziert und führt meist zur völligen Schmerzfreiheit, ohne daß damit wesentliche Nachteile in Kauf genommen werden müßten. Während früher häufig nur die Gelenkanteile zwischen dem Talus und dem Calcaneus versteift wurden, wird schon seit einigen Jahrzehnten das Chopartsche Gelenk fast immer in die Arthrodese mit einbezogen. Man hat sonst fortbestehende schmerzhafte Wackelbewegungen in diesem Gelenk beobachtet. *L. Böhler* hatte darauf hingewiesen, daß bis zur völligen Schmerzfreiheit nach einer Sprunggelenksarthrodese, also bis zum Erfolg der Operation, oft 1 bis 2 Jahre vergehen. Inzwischen weiß man, daß Beschwerdefreiheit durch eine gute orthopädische Schuhversorgung schon wesentlich eher erreicht werden kann. Insbesondere muß nach der Versteifungsoperation, wenn Belastung im Schuh möglich ist, für eine ausreichende Abrollung und für einen weichen Auftritt gesorgt werden.

Zur Versteifung des unteren Sprunggelenkes hatte *Roeren* eine **Drehverriegelung** angegeben. Dazu werden 1 bis 2 Knochenzylinder im Bereich des Gelenkspaltes ausgeschnitten, um 90 Grad gedreht und zur Einheilung wieder eingebracht. Dadurch soll erreicht werden, daß Knochenmaterial den Gelenkspalt überbrückt und nach Einheilung zur Versteifung führt (Abb. 273). Diese Operationsmethode wurde später von *Scherbichler* noch einmal neu erfunden und publiziert, sie wurde unter seinem Namen bekannt. Nachteil dieser Operationsmethode ist eine in der Ausdehnung oft unzureichende knöcherne Durchbauung, so daß es zu **Pseudarthrosen** kommen kann. Außerdem kann mit dieser Operationsmethode eine evtl. Stellungskorrektur nicht verbunden werden.

Eine weitere Möglichkeit besteht in der großflächigen **Entknorpelung aller Gelenkflächen** des unteren Sprunggelenkes, also zwischen Talus und Calcaneus, Taluskopf und Os naviculare, Calcaneus und Os cuboideum sowie auch Os naviculare und Os cuboideum. Nach dem lateral bogenförmigen Hautschnitt, der von der Höhe des unteren Sprunggelenkes bis zum Fußrücken geführt wird, ist darauf zu achten, daß die subkutan liegenden lateralen Hautnerven nicht durchtrennt werden, andernfalls kommt es zu meist bleibenden Sensibilitätsstörungen. Insbesondere ist auch auf die Peronaeussehnen zu achten, die freipräpariert und beiseite gehalten werden. Nach Eröffnung der Gelenkanteile und Einsetzen von Haken unter Schonung der Gefäße erfolgt die möglichst sparsame Knorpelknochenresektion der Gelenkflächen bzw. ihrer verbliebenen Reste. Dabei muß ausreichend weit bis zur medialen Seite hin entknorpelt werden, was durch Aufklappen der Gelenke in Supination und Vorfußadduktion meist recht gut möglich ist. Wenn mit der subtalaren Arthrodese eine Stellungskorrektur verbunden wird, muß die Gelenkresektion keilförmig erweitert werden. Erfahrungsgemäß muß man zwischendurch wiederholt probieren, wie sich die Resektionsflächen aufeinanderstellen lassen und welche gesamte Fußstellung resultiert. Evtl. entstandene Unebenheiten oder kleinere Knochendefekte kann man auch mit dem gewonnenen Knochenmaterial wieder auffüllen. Eine Fixierung der aufeinandergestellten Knochenflächen in der gewünschten Fußstellung kann durch Krampen, Schrauben, Kirschner-Drähte, Steinmann-Nägel oder äußere Spanner erfolgen. Diese Fixierung ist bis zum ausreichenden knöchernen Durchbau anzuraten, damit sich in der gewünschten Stellung keine Verschiebungen ergeben. Zusätzliche Gipsfixierung ist, abgesehen von äußeren Spannern, erforderlich. In der Abb. 274 ist der Endzustand nach einer subtalaren Arthrodese dargestellt, in die Versteifung wurde das Chopartsche Gelenk mit einbezogen.

16.5.4.4 Obere Sprunggelenksarthrodese

Die Arthrodese nur des oberen Sprunggelenkes wird relativ selten durchgeführt, zu arthrotischen Veränderungen nur im Bereich des oberen Sprunggelenkes kommt es meist durch Traumatisierungen. Mit dieser Versteifungsoperation wird die Abrollmöglichkeit des Fußes weitgehend ausgeschaltet, eine Restbeweglichkeit ist in der Fußwurzel möglich, dann allerdings etwas mehr nach vorn verlagert.

Nur noch historische Bedeutung hat die von *Thomsen* angegebene **Bohrarthrodese** (Abb. 275). *Thomsen* hatte von 2 vorderen Längsschnitten aus das obere Sprunggelenk freigelegt und mit einem ca. 8 mm dicken Spiralbohrer in sagittaler Richtung 4 Bohrlöcher in das obere Sprunggelenk und ein weiteres in die Syndesmose von Schien- und Wadenbein gelegt. In diese Bohrlöcher hat er Kno-

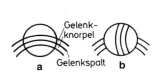 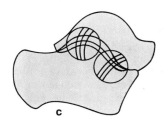

Abb. 273 a–c
a Drehverriegelung. Prinzip von *Roeren*.
b Der Knochenzylinder ist um 90 Grad gedreht.
c Anwendung des Prinzips der Drehverriegelung am unteren Sprunggelenk (vgl. Text).

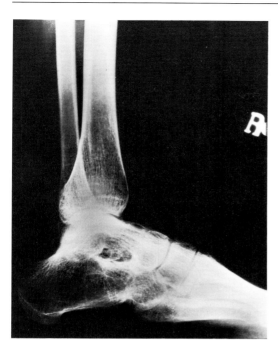

Abb. 274 Zustand nach subtalarer Arthrodese mit Einbeziehung des *Chopart*schen Gelenkes.

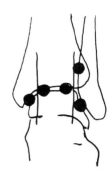

Abb. 275 Bohrarthrodese des oberen Sprunggelenkes nach *Thomsen*.

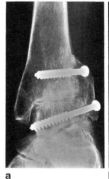 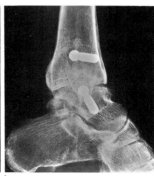

a b

Abb. 276 Arthrodese des oberen Sprunggelenkes. Das distale Fibulaende ist zur überbrückenden Stabilisierung angeschraubt.

chensubstanz eingepreßt, um damit den Gelenkspalt knöchern zu überbrücken.

Eine weitere Operationstechnik bestand darin, einen vorn aus der Tibia herausgelösten Knochenspan in eine dafür geschaffene Nut in den Talus im Sinne eines **Verschiebespans** einzubolzen und somit den Gelenkspalt des oberen Sprunggelenkes knöchern zu überbrücken.

Besser ist die **Entknorpelung der Gelenkflächen** von der Tibia und der Talusrolle. Die Freilegung des Gelenkes erfolgt von einem äußeren Hautschnitt nach Resektion des distalen Fibulaendes. Wenn die Knochenflächen nach der Entknorpelung fest aufeinandergestellt sind, wird die Fibula zur Überbrückung außen aufgeschraubt (Abb. 276). Die wohl häufigste Fixierungsmethode ist heutzutage die **Druckarthrodese mit dem Fixateur externe**. Nach der meist von lateral erfolgten Entknorpelung der Gelenkflächen werden Steinmann-Nägel frontal durch den Talus und die Tibia gebohrt, mit dem äußeren Spanner verbunden und zusammengepreßt (Abb. 277).

Während bei den vorher beschriebenen Operationsmethoden postoperative Ruhigstellung und Fixierung im aufgeschnittenen Unterschenkelliegegipsverband und später im geschlossenen Gipsverband erforderlich ist, braucht man nach der Druckarthrodese zunächst keine Gipsruhigstellung. Allerdings wird später auch nach dieser Operation für die ersten Belastungen ein Unterschenkelgehgipsverband angelegt. Dieser muß ausreichend gute Abrollung durch eine Gehwiege gewährleisten.

16.5.4.5 Triple-Arthrodese

Die Versteifung des **oberen und unteren Sprunggelenkes** hat zwar den Nachteil, daß die Wadenmuskulatur weitgehend funktionslos wird, was sich erfahrungsgemäß in einem gewissen Grade

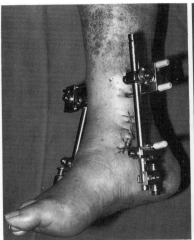
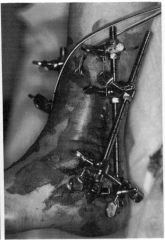

Abb. 277 Arthrodese des oberen Sprunggelenkes. Stabilisierung mit dem Fixateur externe.

Abb. 278 Triple-Arthrodese (oberes und unteres Sprunggelenk). Stabilisierung mit dem Fixateur externe.

nachteilig auf die sogenannte „Venenpumpe" auswirkt, sie kann aber durchaus die beste der in Frage kommenden Lösungen sein. Insgesamt handelt es sich um einen recht großen operativen Eingriff, da die Gelenkflächen der distalen Tibia und Fibula, des Talus, des Calcaneus, des Os naviculare und des Os cuboideum entknorpelt werden. Durch die Entknorpelung des oberen und unteren Sprunggelenkes kommt es zu einer leichten Beinverkürzung. Diese wirkt sich aber auf die später erforderliche orthopädietechnische Versorgung günstig aus, da in jedem Falle nach der Versteifung eine Abrollsohle am Schuh erforderlich ist, die bekanntlich dicker sein muß als eine normale Schuhsohle. Die Operation erfolgt wiederum von der Lateralseite des Fußes und Sprunggelenkes, am günstigsten unter temporärer Resektion des distalen Fibulaendes. Die Operationstechnik ergibt sich aus der vorderen und hinteren unteren und der oberen Sprunggelenksarthrodese zusammen. Wichtig ist die Einstellung des ganzen Fußes nach der Entknorpelung und beim Aufeinanderstellen der jeweiligen Knochenflächen. Dabei ist nicht nur auf die richtige dorsoplantare Einstellung zu achten, sondern besonders auf die richtige In- oder Eversion. Bei Frauen wählt man wegen der späteren Schuhversorgung meist eine leichte Spitzfußeinstellung, während bei Männern die Nullstellung vorteilhafter ist. Insgesamt schafft man durch die Triple-Arthrodese stabile und gut belastbare Verhältnisse, nach festem Durchbau und bei richtiger Einstellung des Fußes sind die Patienten schmerzfrei. Für die Fixierung der einzelnen Fußwurzelknochen miteinander und mit dem Unterschenkel gibt es verschiedene Möglichkeiten durch Schrauben, Krampen, Metallplatten oder äußere Spanner (Abb. 278).

L. Böhler hatte in seinem Buch „Technik der Knochenbruchbehandlung" noch ausgeführt: „Ankylosierung eines großen Gelenkes ist ein schwerwiegender Eingriff und darf bei spontan aufgetretenen Arthrosen und entzündlichen Erkrankungen in der Regel nur vorgenommen werden, wenn lang dauernde Beschwerden bestehen, die Gangleistung weitgehend herabgesetzt ist, bei jeder Beanspruchung starke Schmerzen auftreten und alle anderen Behandlungsversuche durch viele Monate und Jahre erfolglos waren". Diese Beurteilung der Sprunggelenksarthrodese ist heute nicht mehr aufrechtzuerhalten, da die Operationsergebnisse erheblich verbessert werden konnten, die damit verbundenen Gefahren zum Beispiel einer Infektion oder Thrombose wesentlich verringert werden konnten und die anschließende orthopädietechnische Versorgung deutliche Fortschritte gemacht hat. Während noch vor einigen Jahren die konservative Behandlung mit Arthrodesenschuhen oder Feststellabrollschuhen Vorrang hatte, wird in neuerer Zeit mehr und mehr der operativen Behandlung der Vorzug gegeben.

16.5.4.6 Endoprothesen für das obere Sprunggelenk

Jedem, der sich mit der modernen Orthopädie befaßt, ist bekannt, daß in den letzten Jahrzehnten künstliche Gelenke für die Hüfte, das Knie, die

Schulter, den Ellenbogen, das Handgelenk und auch für die Fingergelenke entwickelt wurden, auf künstliche Zehengelenke wurde im Kapitel 11 bereits hingewiesen. Im Rahmen dieser Gesamtentwicklung wurden auch Endoprothesen für das obere Sprunggelenk entwickelt. *Zippel* und Mitarb. berichteten bereits 1978 über eine Endoprothese zum Ersatz des oberen Sprunggelenkes, wobei es sich um ein reines **Scharniergelenk** zur Dorsalextension und Plantarflexion handelt. Eine Variante wird dahingehend angegeben, daß durch eine zusätzliche Lasche an dieser Gelenkprothese das untere Sprunggelenk versteift werden kann. Wie bei vielen anderen Gelenkendoprothesenmodellen üblich, besteht auch dieses obere Sprunggelenk aus einem Kunststoffanteil und einem Metallteil, um den Materialabrieb so niedrig wie möglich zu halten (bei anderen Gelenken läßt man in neuester Zeit bereits wieder Metall auf Metall gleiten). Bei den bisher bekannten Endoprothesenmodellen für das obere Sprunggelenk handelt es sich um einen Kunststoffblock, der die Schienbeingelenkfläche ersetzt, und um eine Metallkappe, die auf die Talusrolle aufzementiert wird (Abb. 279). Zum Einbringen dieses künstlichen Gelenkes wird der Innenknöchel temporär abgelöst und nach dem Einsetzen der Endoprothese mit einer Zugschraube wieder fixiert. Für die meisten Sprunggelenksendoprothesenmodelle ist eine **stabile Knöchelgabel** und somit ein **intakter Bandapparat** Voraussetzung. Eigene Erfahrungen liegen mit Sprunggelenksendoprothesen nicht vor. *Sinn* und *Tillmann* haben berichtet, daß sich mit zunehmender Beobachtungsdauer bei gut der Hälfte der Patienten (angegeben sind 35 Nachuntersuchungen) insbesondere im Bereich der Tibiakomponente röntgenologisch ein deutlicher Resorptionssaum erkennen ließ, wenn auch mehrheitlich

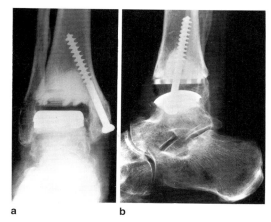

Abb. 279 a,b Endoprothese des oberen Sprunggelenkes:
a von vorn;
b von der Seite.

noch keine klinischen Lockerungszeichen vorlagen. Die Beweglichkeit war mit knapp 20 Grad hinter den Erwartungen zurückgeblieben.

Insgesamt muß man wohl davon ausgehen, daß die Sprunggelenksendoprothesen die in sie gesetzten Erwartungen bisher noch nicht ausreichend erfüllt haben. Weitere Modellentwicklungen können wahrscheinlich noch eine Verbesserung der Sprunggelenksendoprothetik erwarten lassen. Nach bisherigen Berichten wird sich die Endoprothetik für das obere Sprunggelenk aber kaum so durchsetzen können, wie dies für andere Gelenke der Fall ist. Wahrscheinlich wird es die Kombination von Druck-, Biege- und Walkbeanspruchungen sein, die relativ häufig zur frühzeitigen Auslockerung führt.

17 Wechselwirkungen zwischen Fuß und Bein

Dem orthopädisch tätigen Arzt ist es aus der Sprechstunde und Klinik bekannt, daß Patienten über Beschwerden in den Beinen und hochziehend bis zur Wirbelsäule klagen, deren Ursachen nicht selten in Fußveränderungen zu finden sind. Diese Beschwerden können nur beseitigt werden, wenn die Fußveränderungen durch orthopädietechnische Maßnahmen, oft in Verbindung mit physikalischen Anwendungen, oder ggf. durch operative Eingriffe korrigiert werden. Umgekehrt gibt es aber auch viele krankhafte Veränderungen an der Wirbelsäule und insbesondere an den Beinen, die sich behindernd und schmerzauslösend auf die Füße auswirken. Das können Weichteilveränderungen, statische Fehlstellungen jeglicher Art, Kapsel- und Bänderschwächen der Gelenke und auch Gelenkeinsteifungen sein.

17.1 Muskelkrämpfe

Dieses auch als „**Krampusneurose**" bezeichnete Leiden ist ein zwar meistens harmloses, manchmal aber äußerst quälendes Leiden mit vorwiegend nachts auftretenden schmerzhaften muskulären Krämpfen der Beine. Ohne sachliche Begründung werden diese Muskelkrämpfe von vielen Ärzten mit Krampfadern in ursächliche Beziehung gebracht. Das Wort Krampfader kommt aber nicht von Krampf sondern vom mittelhochdeutschen „krump", es bedeutet „krumme Adern". In der Literatur findet man gelegentlich Verwechslungen mit der **Anxietas tibiarum**, den sogenannten „unruhigen Beinen". Bei der Anxietas tibiarum werden die Patienten durch Mißempfindungen in den Beinen beim Einschlafen gestört, sie haben einen kaum zu überwindenden Trieb zum Bewegen der Beine. Lokalisation und Charakter der Mißempfindungen können von den Patienten kaum näher angegeben werden, subjektiv haben sie das Gefühl, als säße die Ursache in den Scheinbeinen. Als Ursache ist in etwa 1/4 der Fälle Eisenmangelanämie festgestellt worden, klimatische Einflüsse spielen eine Rolle, nicht immer ist die Ursache zu klären. Zur Behandlung werden Eisenpräparate und zur Beruhigung Diazepam empfohlen.

Bei der echten Krampusneurose kommen die Krämpfe vorwiegend im Tiefschlaf, wenn ganz normale im Schlaf ausgeführte Bewegungen erfolgen. Bei solchen Muskelkrämpfen kommt es zur bretthartan Anspannung verbunden mit starken Schmerzen. Die typische Form, die überwiegend die Adduktoren, die Fibularismuskeln und die Zehenextensoren betrifft, ist vorwiegend ein Altersleiden. Bei jungen Menschen gibt es solche Verkrampfungen beim Schwimmen im kalten Wasser. Disponierend für nächtliche Muskelkrämpfe wirken Anstrengungen und Anregungsmittel, wie etwa koffeinhaltige Getränke, Pervitin u.ä. Wichtig ist bei entsprechend disponierten Patienten eine **Prophylaxe** dahingehend, daß am Nachmittag keine Anregungsmittel mehr genommen werden und vor dem Schlafengehen Dehnungsübungen der am meisten betroffenen Muskeln durchgeführt werden. Kommt es zum Krampf, sollte man das Bein schnellstmöglich auf den kalten Fußboden stellen und, soweit möglich, auf die krampfenden Stellen einen feuchten Lappen legen. Am Tage kommt es zu solchen Muskelkrämpfen oft bei älteren Menschen nach stärkeren körperlichen Belastungen, wie etwa größeren Straßenwanderungen im flotten Tempo, die meist noch weitgehend beschwerdefrei zurückgelegt werden können. Die Krämpfe treten danach in Erscheinung, wenn die Beine in einer fixierten Haltung erheblich gekrümmt ruhiggehalten werden, wie etwa beim Autofahren.

Neben den oben schon erwähnten prophylaktischen Maßnahmen gegen die Crampusneurose haben sich als wirksame **Medikamente** das Chinin oder Chinidin bewährt, daneben auch Kastanienextrakte in Verbindung mit Vitamin B 1 in allerdings nicht zu niedriger Dosierung, Magnesium- und Kaliumpräparate.

17.2 Weichteilnarben

Meist sind Narbenbildungen nach Operationen oder Verletzungen harmlos, auch wenn sich evtl. kosmetisch störende Narbenkeloide entwickeln. In den Narbenbereichen und auch in der Umgebung kann es zu einer verminderten Sensibilität mit Hypalgesie oder auch zu einer vermehrten Sensibilität mit Hyperalgesie kommen, manche Patienten haben dann allein durch die Kleidungsstücke Beschwerden.

Sehr viel nachteiliger sind Narbenbildungen, wenn es in Verbindung damit zu Muskel- und Sehnenverwachsungen kommt, so daß die Muskelfunktionen erheblich gestört sein können. Je nach der Ausdehnung solcher Vernarbungen, die auch bis in die Tiefe reichend die Muskulatur selbst treffen können, resultieren daraus ganz erhebliche Funktionsstörungen und auch Fehlstellungen der Füße. In der Abb. 280 sind ausgedehnte Muskeldefekte mit stark verwachsenen Narbenbildungen dargestellt, daraus resultiert eine weitgehende Einsteifung sowohl der Sprunggelenke als auch der Zehengelenke.

Bei umschriebenen Narbenverwachsungen und Beschwerden ist meist eine **operative Korrektur** mit Lösung von Verwachsungen, Durchtrennung von Narbensträngen und evtl. auch mit einer Hauttransplantation möglich. Je ausgedehnter und tiefreichender die Vernarbungen sind, umso schwieriger wird eine operative Korrektur, sie kann schließlich ganz unmöglich sein. Dann sind nur orthopädietechnische Maßnahmen möglich mit Fußbettung und Unterstützung der Fußabrollung. Da Narben nicht selten zur rezidivierenden **Ulzeration** (Geschwürsbildung) neigen, muß auf eine ausreichende Abpolsterung geachtet werden, die meist nur durch Weichschaumstoffe erfolgt, evtl. mit einem weichen Lederüberzug.

17.3 Rückhebelnde Wirkung des Fußes

Für eine rückhebelnde Wirkung auf das Bein können verschiedene Ursachen verantwortlich sein. Die häufigste Ursache ist ein **kontrakter Spitzfuß**, bei dem ohne ein orthopädisches Hilfsmittel die Ferse keinen Bodenkontakt bekommt. Würde man eine solche Spitzfußstellung nur einseitig ausgleichen, ergäbe sich daraus eine funktionelle Beinlängendifferenz. Wird der kontrakte Spitzfuß nicht ausgeglichen und versucht der Patient beim Stehen und Gehen die Ferse aufzusetzen, muß das zu einer Überstreckung im Kniegelenk führen, im Laufe der Zeit werden die Bänder des Kniegelenkes immer mehr gelockert (Abb. 281). Nach Beseitigung des Spitzfußes kann während des Wachstums das Knie wieder in Ordnung kommen, beim Erwachsenen ist das kaum der Fall. Dann wäre ne-

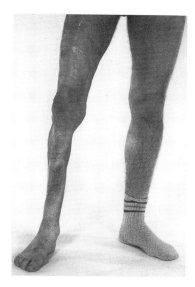

Abb. 280 Ausgedehnte Narben und Muskeldefekte.

ben der Spitzfußkorrektur eine weitere korrigierende Operation am Schienbeinkopf erforderlich, die Gesamtbehandlungszeit würde sich über viele Monate erstrecken. Aus diesen Gründen muß ein kontrakter Spitzfuß entweder orthopädietechnisch (an beiden Schuhen) ausgeglichen werden oder aber eine operative Spitzfußkorrektur erfolgen, ehe es zu einer rückhebelnden Wirkung auf das Knie kommt. Wenn bei einem noch nicht ganz fest kontrakten Spitzfuß versucht wird, diese Fehlstellung durch krankengymnastische Übungen zu beseitigen, muß unbedingt darauf geachtet werden, daß das Kniegelenk bei dieser Behandlung in einer leichten Beugestellung bleibt. Andernfalls würde sich durch die Behandlung eine rückhebelnde Wirkung auf das Knie mit Überdehnung der Kapsel und Bänder im dorsalen Bereich ergeben.

Anders ist es, wenn von vornherein die Kniebänder schwach sind, oder, was seltener der Fall ist, die gelenkbildenden Knochenanteile des Kniegelenkes durch Verformung die Überstreckung begünstigen. Daraus resultiert dann auch ohne eine Spitzfußstellung ein **Genu recurvatum**. Bei einer anlagemäßigen Bänderschwäche ist eine langzeitige krankengymnastische Behandlung erforderlich. Der Patient muß lernen, stets so zu stehen und zu gehen, daß er ein Durchdrücken der Knie nach hinten vermeidet. Vorübergehend kann das durch höhergestellte Absätze oder auch durch einen Schienenapparat mit Kniesperre in leichter

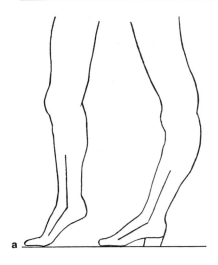
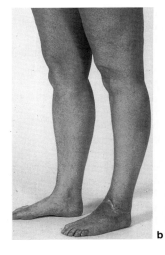

Abb. 281 a,b Kontrakter Spitzfuß.
a Kniebeuger und hintere Kniegelenkskapsel werden überdehnt, das Knie wird überstreckt.
b Klinischer Befund.

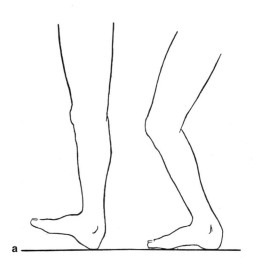
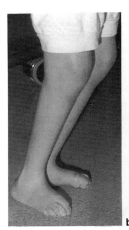

Abb. 282 a,b Kontrakter Hackenfuß.
a Das Knie kommt beim Aufsetzen des Fußes in Beugestellung.
b Klinischer Befund.

Beugung unterstützt werden. Wenn man solche Hilfsmittel anwendet, muß die Muskulatur systematisch gekräftigt werden, andernfalls würden sich infolge Muskelschwäche bei Langzeitbehandlung noch ungünstigere Verhältnisse ergeben.

Manchmal ist eine rückhebelnde Wirkung auf das Bein in leichtem Ausmaße für die Stand- und Gangsicherheit erforderlich. Das ist bei einer Quadricepsschwäche der Fall, wenn die Gefahr des Einknickens im Kniegelenk besteht. Man erreicht mit der von *Krauss* beschriebenen **Zehenrolle** oder auch **rückhebelnden Rolle** eine stärkere Anspannung der Achillessehne und damit eine stabilisierende Überstreckung im Kniegelenk. Im Kapi-

tel 7.4.2 mit der Abb. 68 ist diese Rollentechnik beschrieben.

17.4 Einknicken im Knie durch Fußfehlstellung

Wenn bei einer **Hackenfußstellung** die Fußsohle flach auf dem Boden steht, wird zwangsläufig der Unterschenkel nach vorn abgeknickt (Abb. 282). Dadurch besteht beim Stehen und auch beim Aufsetzen während des Gehens eine Beugestellung im Kniegelenk. Kommt dann noch eine Quadricepsschwäche hinzu, besteht völlige Unsicherheit im Kniegelenk mit der Tendenz zum Einknikken. Man muß dann mit einem orthopädischen Schuh mit ziemlich hochgezogenem Schaft die Beinachse insgesamt korrigieren und stabilisieren, allerdings sind solche Schuhe durch die Hakkenstellung recht klobig und somit kosmetisch nicht besonders ansprechend. Wenn ein Patient klagt, daß er leicht mit dem Knie nach vorn einknickt, muß neben den anderen Möglichkeiten auch daran gedacht werden, daß der Vorfuß durch eine Schwäche der Wadenmuskulatur ungenügend abwärts gedrückt wird. Die Behandlung erfolgt auch dann stabilisierend mit orthopädischen Schuhen.

17.5 Wachstumsstörungen der distalen Epiphysenfugen

Bekanntlich geht von den Epiphysenfugen der Röhrenknochen zumindest in weitaus überwiegendem Maße das Längenwachstum aus. Für ein gleichmäßiges Längenwachstum ist daher eine nicht geschädigte Epiphysenfuge Voraussetzung. Andernfalls kommt es bei einer insgesamt gleichmäßig geschädigten Epiphysenfuge zu einem **verminderten Längenwachstum**. Ist diese partiell geschädigt, wird das Längenwachstum von dieser Fuge ausgehend unregelmäßig. Die Folge ist ein **schiefes Wachstum** des Röhrenknochens. Schäden an den Epiphysenfugen sind möglich durch entzündliche Veränderungen, Tumoren (auch gutartige), Operationen oder unfallbedingte Traumatisierungen. Operationsbedingte Epiphysenfugenverletzungen sollten eigentlich nicht vorkommen, im Wachstumsalter ist strengstens darauf zu achten. Unfallbedingte Epiphysenfugenverletzungen sind wegen ihrer Spätauswirkungen sehr gefürchtet. Durch ein danach meist ungleichmäßiges Längenwachstum kommt es oft zur Fehlstellung im benachbarten Gelenk, wie in der Abb. 283 dargestellt.

Für die Einteilung von Epiphysenfugenverletzungen orientiert man sich an der **Klassifizierung nach** *Aitken* (Abb. 284). Danach ist die Verletzung *Aitken* I eine Lösung der Epiphysenfuge mit einem metaphysären Fragment, *Aitken* II eine Lösung der Epiphysenfuge mit einem epiphysären Fragment und *Aitken* III eine durch die Epiphysenfuge verlaufende Fraktur mit einem epi- und metaphysären Fragment. Darüberhinaus gibt es die vollständige Lösung der Epiphysenfuge ohne ein zusätzliches Fragment oder auch eine reine Stauchung der Epiphysenfuge ohne ein Fragment.

17.6 Achsenfehler der Beine

17.6.1 O-Beine

Leichte Unterschenkel-O-Beine sind im ersten Lebensjahr physiologisch, danach leichte Knie-X-Beine im 3. bis 6. Jahr. Beim erwachsenen Mann ist eine Andeutung von O-Beinen normal, geringe Abweichungen von der Norm haben keine nachteiligen Auswirkungen. O-Beine (Crura vara) können konstitutionell, also anlagemäßig, entstehen,

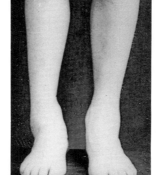
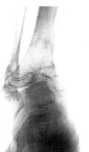
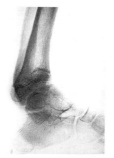

Abb. 283 a,b Wachstumsstörung der distalen Tibiaepiphyse nach Verletzung:
a klinisch;
b röntgenologisch.

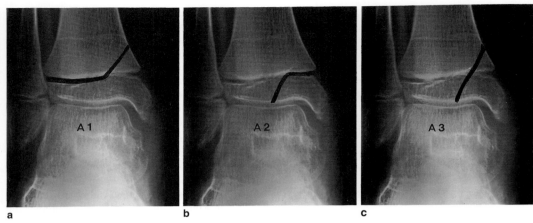

Abb. 284 a–c Klassifizierung der Epiphysenfugenverletzungen nach *Aitken*.
A1 = Lösung der Epiphysenfuge mit einem metaphysären Fragment.
A2 = Lösung der Epiphysenfuge mit einem epiphysären Fragment.
A3 = Meta- und epiphysäres Fragment durch die Epiphysenfuge.

sie können durch eine Rachitis in der Kindheit (Abb. 285) erheblich verschlimmert werden, sie können durch Unfälle bedingt sein oder auch, besonders bei älteren Frauen, durch eine Osteoporose und Übergewicht verursacht werden. Je stärker und länger O-Beine bestehen, umso mehr wirkt sich das auf die Sprunggelenke und auf die Kniegelenke ungünstig aus. Im Sprunggelenk resultiert aus dieser Achsenverbiegung eine vermehrte **Überdehnung der Innenbänder**, im Kniegelenk eine **Varus-Gonarthrose** mit vermehrter Abnutzung der stärker belasteten Innenseite. Entsteht,

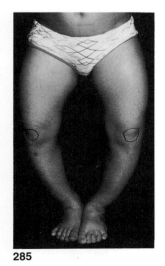

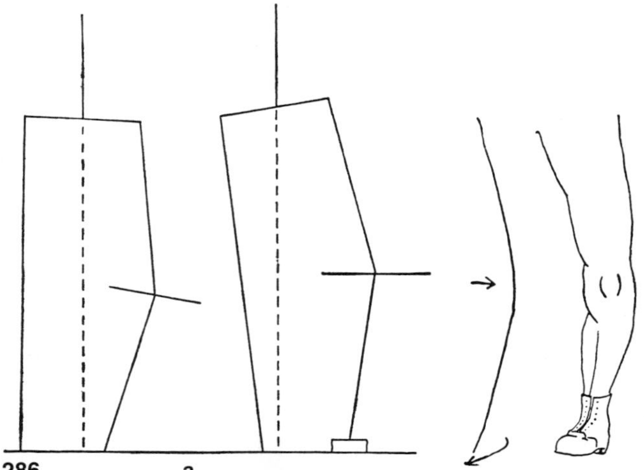

Abb. 285 Ausgeprägte O-Beine.

Abb. 286 a–c Statische Auswirkungen beim O-Bein.
a Schiefstellung der Knieachse.
b Auswirkung einer Schuherhöhung günstig auf die Knieachse, ungünstig auf Becken und Wirbelsäule.
c Adduktion des Vorfußes verstärkt die Fehlbelastung beim O-Bein.

z. B. durch einen Unfall, ein einseitig vermehrtes O-Bein, ergibt sich daraus wegen der Achsenfehlstellung eine einseitige **relative Beinverkürzung**.

Zur konservativen Wachstumslenkung wurden **Nachtschienen** entwickelt, die früher als Lederhülsen mit seitlichen Stahlschienen gefertigt wurden, in neuerer Zeit aus Kunststoffmaterial bestehen. Diese Schienen gehen auf die Beelyschen Nachtschienen zurück, die *Hohmann* bereits in seiner „orthopädischen Technik" angegeben hat. Man kann an solchen Schienen zusätzlich Sandalen anbringen, um damit ein Verdrehen der Beine in den Schienen zu verhindern. Letztlich ist eine solche Wachstumslenkung aber doch recht aufwendig, umständlich und zum Teil für die Kinder auch quälend. Die Schienen, die über lange Zeit benutzt werden müßten, werden aus diesen Gründen kaum akzeptiert.

Im Kindesalter kann eine **Schuhaußenranderhöhung** der O-Beinstellung entgegenwirken. Allerdings darf diese nicht zu stark erfolgen, sonst wird die Sprunggelenksachse nach innen abfallend schräggestellt. Die Außenranderhöhung soll ca. 5 mm betragen, sie muß für alle Schuhe verordnet werden und soll über längere Zeit mit ärztlichen Kontrollen ständig getragen werden.

Im Erwachsenenalter kann damit keine wesentliche Korrektur mehr erreicht werden, möglich ist eine gewisse Entlastung der Knieinnenseite. Besteht eine Kniearthrose mit medialer Gelenkspaltverschmälerung bei gleichzeitiger O-Beinstellung in der Art, daß der Gelenkspalt nicht waagerecht sondern schräg liegt, werden die Knieaußenbänder ständig gedehnt. Durch **Höherstellung der kranken Seite** kann man den Gelenkspalt in die Waagerechte bringen, außerdem wird dann das Gewicht vom kranken Bein mehr zur gesunden Seite verlagert (Abb. 286). Es kommt dann allerdings zu einer ungünstigen Auswirkung auf die Beckenstellung und die Wirbelsäule. Wenn man sich bei der insgesamt sehr ungünstigen Kombination von Arthrosis deformans im Knie, O-Beinstellung und Beinverkürzung zur konservativen Behandlung entschließt, soll man mit der Verordnung orthopädischer Schuhe eher großzügig sein und beim Schuhaufbau lieber etwas zu viel als zu wenig erhöhen. Eine weitere Unterstützung bringt ein leicht nach außen gestellter Absatz.

Eine Möglichkeit der operativen Korrektur von O-Beinen während der Wachstumsphase besteht bei noch offenen Wachstumsfugen durch die Blountsche Klammerung. Mit diesen krampenförmigen Klammern, die bei vermehrter O-Beinstellung an der Außenseite über den Wachstumsfugen des Femur und der Tibia eingeschlagen werden, erfolgt eine Bremsung des Wachstums in den überklammerten Bereichen. An der Innenseite geht das Wachstum weiter, so daß eine Korrektur aus der O-Stellung heraus erfolgt. Allerdings ist diese Methode im ganzen recht unsicher. Langzeitergebnisse haben gezeigt, daß bei zu früh oder zu lange eingebrachten Blountschen Klammern ein Fehlwuchs in umgekehrter Richtung resultieren kann. Diese Methode ist daher zugunsten der Korrekturosteotomie nach Wachstumsabschluß weitgehend wieder verlassen worden.

Wegen der ungünstigen Auswirkungen der einseitigen Erhöhung auf das Becken und die Wirbelsäule geht man, wenn keine Gründe gegen eine Operation sprechen, mehr und mehr dazu über, auch bei älteren Patienten eine **Korrekturosteotomie** durchzuführen. Selbst bei Patienten bis zu 70 Jahren hat sich bei der Varus-Gonarthrose die operative Behandlung bewährt. Als Voruntersuchung werden Röntgenaufnahmen der Kniegelenke im Stehen angefertigt, nach Möglichkeit auch im Einbeinstand. Die Beinachse und auch die Kniegelenksachse ist unter der Belastung besser zu beurteilen. Man kann die erforderliche Osteotomie am Schienbeinkopf mit Entnahme eines lateralen Knochenkeils bereits an der Röntgenaufnahme in der Höhenlokalisation und in der Keilausdehnung

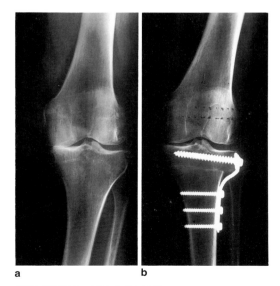

Abb. 287 a,b Varus-Gonarthrose.
a Beinachse unter Belastung.
b Korrekturosteotomie.

ausmessen. Bei der Operation wird entweder das Wadenbeinköpfchen entfernt oder es wird unmittelbar unterhalb des Wadenbeinköpfchens osteotomiert (Vorsicht: Nervus peronaeus!). Andernfalls würde das stehengebliebene Wadenbein bei der Korrektur zur X-Stellung hin sperren. Die Osteotomie der Tibia erfolgt von lateral her oberhalb des Ansatzes des Ligamentum patellae, das Band selbst darf nicht beschädigt werden. Bei der Entnahme des Knochenkeils kann die mediale Corticalis der Tibia stehenbleiben, sie wird danach mit der Achsenkorrektur nur eingeknickt. Dadurch verbleibt eine gewisse Festigkeit an der Innenseite der Tibia. Wenn nach der Keilentnahme und Achsenkorrektur die Osteotomieflächen gut aufeinanderstehen, erfolgt Fixierung mit 2 Stufenkrampen und anschließendem Gipsverband (Abb. 287), oder übungsstabile Fixierung mit einer T-Platte oder durch äußere Spanner. Eine leichte Überkorrektur im X-Sinne ist erwünscht, weil damit der innere Kniegelenkspalt besser entlastet wird.

17.6.2 X-Beine

Es ist bekannt, daß X-Beine (Crura valga) die Ausbildung von **Knick-Plattfüßen** begünstigen, während sich umgekehrt die Knick-Plattfüße verstärkend auf die X-Beine auswirken. Kinder mit X-Beinen schlagen die Vorfüße verstärkt nach einwärts (Metatarsus varus staticus), sie wollen damit unbewußt den Auftritt mehr unter den Körperschwerpunkt bringen. Ältere Patienten mit X-Beinen machen das Gegenteil, sie strecken die Kniegelenke nicht ganz durch und drehen die Beine etwas auswärts. Dadurch wird scheinbar die Valgusstellung leicht zur Varusstellung hin korrigiert und die Fehlbelastung wird geringer.

Um eine Neigung zur Ausbildung von X-Beinen in der Kindheit so weit als möglich zu vermeiden, werden die Füße von innen her unterstützt, die **Fußinnenränder** werden etwas **angehoben**. Je weiter außen der Bodendruck wirkt, desto größer wird der Hebelarm, der den Unterschenkel seitwärts zieht. Wird durch eine Knick-Senkfußeinlage oder durch eine Erhöhung der Absätze auf der inneren Seite die Belastungslinie nach einwärts verlagert, so wird die Kraft, die das Knie in X-Beinstellung zieht, verringert (Abb. 288). Bei einer solchen Einlagen- und Absatzerhöhung darf ein Gegenhalt an der Ferse außen nicht fehlen. In fest gebauten Schuhen genügen dafür die üblichen Fersenkappen, sind diese zu nachgiebig, gibt man Einlagen mit „Außenklappen". Einen zusätzlich ungünstigen Einfluß üben **schädliche Sitzgewohnheiten** aus, wie aus der Abb. 289 zu erkennen. Durch diese Sitzhaltung werden die Knie nach außen und die Sprunggelenke in Knickstellung gedrückt. Man soll die Kinder bei solchen Sitzgewohnheiten ermahnen, möglichst umgekehrt zu sitzen, d. h. im sogenannten Türkensitz oder Schneidersitz. Zur konservativen Wachstumslenkung können Nachtschienen gegeben werden, wie sie schon für O-Bein-Korrekturen beschrieben wurden (Kap. 17.6.1), allerdings mit entgegengesetzter Wirkungsweise. Auf die Nachteile wurde bereits hingewiesen.

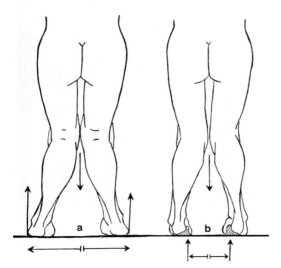

Abb. 288 a,b
a Beziehungen zwischen X-Bein und Knick-Senkfuß.
b Anhebung der Fußinnenränder (übertrieben dargestellt) bei leichten X-Beinen und Knick-Senkfüßen.

Auch bei X-Beinen besteht im Wachstumsalter die **operative Korrekturmöglichkeit** unter Verwendung der Blountschen Klammern. Diese werden dann zur Wachstumsbremsung medial eingebracht (Abb. 290), so daß nur die Außenseiten weiterwachsen und die Beinachsen damit begradigt werden.

Die **Korrekturosteotomie** zur Beseitigung der X-Beinfehlstellung beim Erwachsenen erfolgt meist im Oberschenkelbereich suprakondylär mit Entnahme eines medial offenen Knochenkeils (Abb. 291). Der zu entnehmende Knochenkeil wird nach dem vorher gefertigten Röntgenbild errechnet, die Fixierung der aufeinandergestellten Knochenflächen erfolgt durch eine Kondylenwinkelplatte oder durch äußere Spanner. Man erreicht damit Übungsstabilität für das Kniegelenk. Bewährt hat sich nach einer solchen Korrekturoperation die zumindest vorübergehende Versorgung mit abstützenden Einlagen.

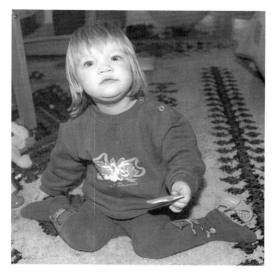

Abb. 289 Schädliche Sitzgewohnheit, die X-Beine und Knick-Senkfüße verschlimmert.

17.6.3 Antekurvationsfehler

Unter Antekurvation versteht man eine nach ventral ausgebogene Achse. Der Oberschenkelknochen zeigt physiologischerweise eine leichte Antekurvation, diese beträgt nur wenige Grade und erhöht die Elastizität bei Belastungen. Am Unterschenkelknochen ist eine nennenswerte Antekurvation physiologischerweise nicht gegeben. Die Antekurvation kann anlagemäßig verstärkt sein, sie kann im Laufe der Entwicklung beispielsweise durch eine Rachitis zunehmen oder auch Folge einer Fraktur sein. Mit einer vermehrten Antekurvation ändern sich die Belastungsverhältnisse, was sich bis zum Fuß auswirkt. Es kommt zu einer Vorverlagerung des Körperschwerpunktes, die Sprunggelenke nehmen in Bezug auf den Unter-

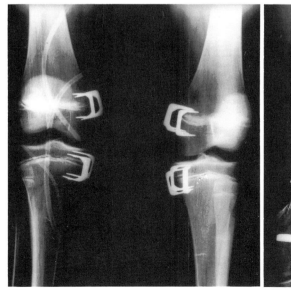

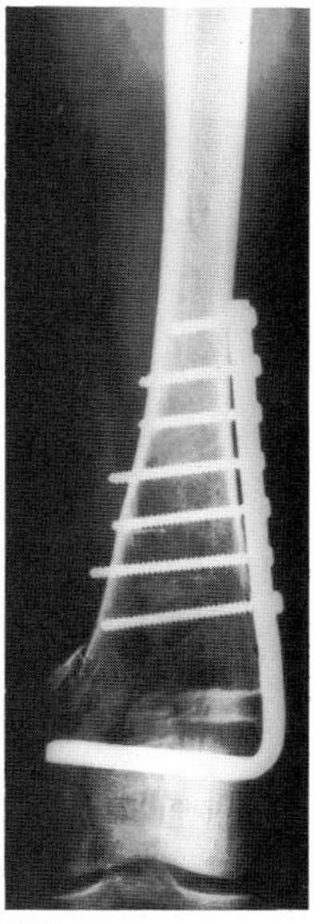

Abb. 290 X-Beinkorrektur durch *Blount*sche Epiphysenklammerung.

Abb. 291 Suprakondyläre X-Beinkorrektur.

schenkel eine leichte Hackenstellung ein. Auf lange Sicht kann dadurch eine Senkfußbildung begünstigt werden. Wenn überhaupt, würde man korrigierend nur bei einer Antekurvation von mehr als 10 Grad eingreifen.

17.6.4 Rekurvationsfehler

Bei der Rekurvation ist die Beinachse nach dorsal konvex ausgebogen, sie ist auch in nur geringem Ausmaß immer unphysiologisch. Der Körperschwerpunkt wird dadurch nach hinten verlagert, Ausgleich erfolgt durch Entlordosierung der Lendenwirbelsäule. Mit der Rekurvation der Beinachse kommt es zu einer ständigen Überstreckung im Kniegelenk, was zu ziehenden Schmerzen in der Kniekehle durch vermehrte Kapselanspannung und zu vermehrter Anspannung der knieüberspannenden Muskeln führt. Die Sprunggelenke weisen gegenüber dem Unterschenkel eine leichte Spitzfußstellung auf. Bei der Fußabrollung wird der Mittel- und Vorfußbereich vermehrt beansprucht. Die Rekurvationsfehlstellung bedarf fast immer einer korrigierenden Operation, aus dem Schienbeinkopfbereich wird ein dorsal offener Knochenkeil entnommen.

17.6.5 Rotationsfehler

Eine vermehrte Antetorsion des Schenkelhalses ist bei Säuglingen und Kleinkindern physiologisch. Beim Gehen gleichen die Kinder das unbewußt aus, indem sie ihre Füße nach innen setzen und „über den großen Onkel" laufen. Mit zunehmendem Alter dreht sich diese Antetorsion des Schenkelhalses zurück bis auf einen Normalwert von ca. 15 Grad im Erwachsenenalter.

Echte Rotationsfehler können unterschiedliche Ursachen haben. Es kann sich um eine anlagemäßige Wachstumsstörung handeln, eine **vermehrte Innen- oder Außendrehung** (Torsionsfehler) des Unterschenkels gegenüber dem Oberschenkel (Abb. 292). Daraus resultiert ein vermehrt innen- oder außenrotiertes Gangbild. Die Folge sind Schäden sowohl an den Kniegelenken als auch an den Sprunggelenken. Der innenrotierte Gang führt zu einer Fußabrollung vermehrt über die Außenseite mit Kippfußneigung, der außenrotierte Gang führt zu einer vermehrten Abrollung über die Fußinnenseite mit Knickfußneigung. Rotationsfehler der Beine sind häufig Folgen von Frakturen. Insbesondere bei der intramedullären Fixation (Marknagelung) ist ein Rotationsfehler nicht selten, überwiegend handelt es sich um eine Außenrotationsfehlstellung (Abb. 293). Die Auswirkung auf das Gangbild ist die gleiche wie bei einem anlagemäßigen Drehfehler.

Eine Spontankorrektur tritt sowohl bei anlagemäßigen als auch bei erworbenen Rotationsfehlern nicht ein, der Rotationsfehler ist somit nur **operativ** zu beseitigen. Bei Kindern ist mit einer Korrekturosteotomie im Unterschenkelbereich Zurückhaltung geboten, es kann zur negativen Auswirkung auf die meist gleichzeitig bestehende Antetorsion im intertrochantären Hüftbereich kommen. Nach Möglichkeit sollte man mit einer Derotationsosteotomie bis zum Wachstumsabschluß warten. Rotationsfehler über 10 Grad bedürfen einer solchen Korrektur.

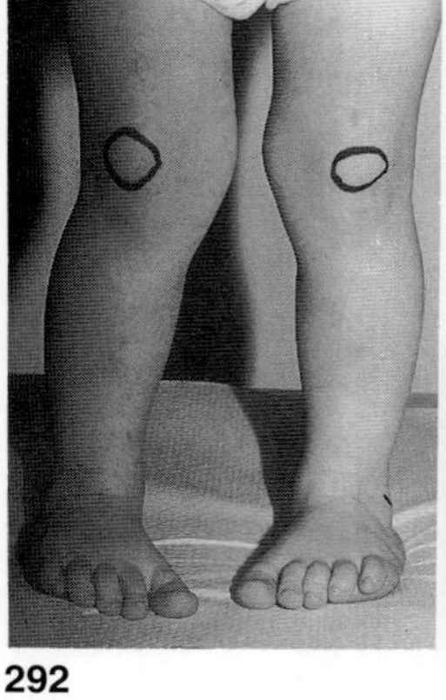

17.7 Auswirkung der Knieeinsteifung auf den Fuß

Eine Knieeinsteifung (Ankylose) erfolgt aufgrund degenerativer Veränderungen fast nie vollständig, meist bleibt eine Restbeweglichkeit, und seien es auch nur 10 bis 20 Grad. Nach einer Traumatisierung oder nach einer Entzündung kann es dagegen zu einer vollständigen spontanen Einsteifung kommen. Ist diese bindegewebig, handelt es sich um eine fibröse Ankylose, beim vollständigen knöchernen Durchbau um eine knöcherne Ankylose. Die **fibröse Ankylose** kann noch ganz geringe oft als schmerzhaft empfundene Wackelbewegungen zulassen, die sich aber kaum in Bewegungsgraden erfassen lassen. Die **knöcherne Ankylose** läßt kei-

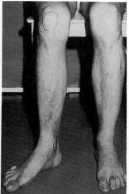

292 **293**

Abb. 292 Unterschenkeldrehfehler angeboren.

Abb. 293 Außendrehfehler nach Fraktur.

nerlei Wackelbewegungen mehr zu, ist somit im Gelenk selbst auch nicht schmerzhaft. Die Kniegelenksversteifung (**Arthrodese**) erfolgt auf operativem Wege, um schmerzhafte Restbewegungsmöglichkeiten (evtl. in Verbindung mit Fehlstellungen) zu beseitigen, dabei wird der vollständige knöcherne Durchbau angestrebt.

Für die Knieankylose und -arthrodese ist zum Gehen eine **leichte Beugestellung des Knies** etwa in einem Winkel von 15 Grad am angenehmsten. Bei der Ankylose, also ohne Gewerberesektion, ist die funktionelle Verkürzung nur geringgradig, so daß sie meist nicht ausgeglichen werden muß. Bei der operativen Versteifung, der Arthrodese, kommt es darauf an, wieviel reseziert werden mußte. Eine nur leichte Verkürzung von etwa 1 bis 1,5 cm kann ohne Ausgleich bleiben, das ist günstig zum Durchschwingen des betroffenen Beines. Ungünstiger ist die Einsteifung oder Versteifung in voller **Streckung**. Beim Gehen bleibt dann die Fußspitze am Boden hängen, das führt zum häufigen Stolpern. Abhilfe ist dadurch möglich, daß am gesunden Bein eine Erhöhung von 1 bis 1,5 cm gegeben wird, z. B. durch Absatzerhöhung oder Schuheinlage. In welchem Ausmaß die Erhöhung der gesunden Seite am günstigsten ist, muß vom Patienten ausprobiert werden. Wenn das Knie in einem **stärkeren Beugewinkel** eingesteift ist, resultiert daraus eine stärkere **funktionelle Beinverkürzung** (Abb. 294). Meist ist dann ein Längenausgleich mit gleichzeitiger orthopädischer Schuhversorgung erforderlich. Der Ausgleich darf aber wiederum nur bis zu einem verbleibenden Rest von 1 bis 1,5 cm erfolgen. Bei der Knieeinsteifung in stärkerer Beugung muß der Winkel beachtet werden, den beim aufrechten Stehen der Unterschenkel zum Boden bildet. Dieser ist bei der orthopädischen Schuhversorgung unbedingt zu berücksichtigen. Der Schaft des orthopädischen Schuhs muß in der Achse des Unterschenkels verlaufen, die Sohle des Schuhs auf dem Fußboden plan aufstehen. Daraus ergibt sich zwangsläufig eine Knickbildung zwischen Schaft und Sohle, die zwar kosmetisch störend wirkt, für ein sicheres und möglichst beschwerdefreies Stehen und Gehen aber unverzichtbar ist. Einen rechten Winkel darf der Erdboden nicht mit dem Unterschenkel bilden, sondern mit der Verbindungslinie zum Hüftgelenk durch das Sprunggelenk. Sohlendicke und Absatzhöhe müssen am orthopädischen Schuh darauf eingestellt sein, die Bettung muß ggf. im Sinne einer Stufeneinlage erfolgen, um das Vorgleiten im Schuh zu vermeiden. Der Schuh selbst braucht einen ausreichenden Spitzenhub, damit beim Gehen ausreichend abgerollt werden kann (Abb. 294).

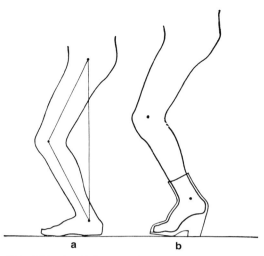

Abb. 294 a,b Knieversteifung in Beugung.
a Bei winkliger Knieversteifung ist die praktische Verkürzung wesentlich größer als die wahre.
b Schuh für solche Fälle. Wohlüberlegte Konstruktionszeichnung besonders wichtig! Der Beruf ist zu berücksichtigen. Die Abbildung übertreibt etwas, um das Notwendige deutlich zu machen.

Soweit möglich, wird man heute die Knieeinsteifung beseitigen und die Versteifung vermeiden, was durch die Endoprothetik in den meisten Fällen möglich ist. Die **Knieendoprothesen** reichen von der Schlittenprothese über den Oberflächenersatz bis hin zur Totalendoprothese. Auf alle Möglichkeiten und Endoprothesenmodelle einzugehen, würde hier zu weit führen.

17.8 Auswirkung der Hüfteinsteifung auf den Fuß

Hüftfehlstellungen und Hüfteinsteifungen wirken sich hinsichtlich des Steh- und Gehvermögens auf das gesamte betroffene Bein und somit auch auf den Fuß aus. Obwohl in den letzten Jahrzehnten die operativen Behandlungsmöglichkeiten bei Hüfteinsteifungen insbesondere durch die Endoprothetik ganz erhebliche Fortschritte gemacht haben, gibt es immer wieder Patienten, bei denen man aus verschiedenen Gründen, die hier im einzelnen nicht erörtert werden können, den Hüftschaden nicht operativ beseitigen kann. Oft muß dann durch schuhtechnische Maßnahmen Abhilfe geschaffen werden.

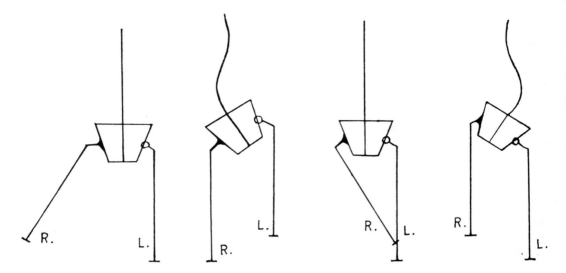

Abb. 295 a–d Statische Auswirkung von Hüftversteifungen.
a Schematisch dargestellte Hüftversteifung in Abspreizung.
b Versteifung in abgespreizter Stellung. Wenn die Beine nebeneinander liegen, ist die kranke Seite scheinbar verlängert.
c Schematische Darstellung der Hüftversteifung in Anspreizstellung.
d Versteifung in beigezogener Stellung. Wenn die Beine nebeneinander liegen oder stehen, ist die kranke Seite scheinbar verkürzt.

Die **Teileinsteifung** eines Hüftgelenkes macht sich beim Stehen und Gehen besonders dann nachteilig bemerkbar, wenn die Nullstellung im Hüftgelenk nicht mehr erreicht werden kann. Es kann sich dabei um eine Beugekontraktur, Anspreizkontraktur, Abspreizkontraktur oder auch um eine nicht mehr voll ausgleichbare Innen- bzw. Außendrehung handeln. Nicht selten sind mehrere dieser Komponenten kombiniert. Die Einsteifung kann bis zur völligen **Versteifung** in dieser Fehlstellung reichen. Abgesehen von der Becken- und Wirbelsäulenfehlstellung ergibt sich aus einer Beugekontraktur und aus der Anspreizkontraktur eine funktionelle Beinverkürzung, aus der Abspreizkontraktur eine funktionelle Beinverlängerung (Abb. 295). Ist ein Hüftgelenk in **günstiger Stellung** eingesteift (Beugung ca. 30 Grad, An/Abspreizung etwa Mittelstellung und Außen-/Innenrotation ebenfalls Mittelstellung), so ist meist nur ein Längenausgleich des betroffenen Beines am Absatz erforderlich, der weitere Ausgleich erfolgt durch Spitzfußhaltung mit dann auch ausreichender Abrollmöglichkeit des Fußes.
Bei einer **Anspreizfehlstellung** im Hüftgelenk muß an der betroffenen Seite mit funktioneller Beinverkürzung Ausgleich durch einen orthopädischen Schuh erfolgen. Man nimmt dadurch eine Anhebung des Beckens und eine Seitausbiegung der Wirbelsäule in Kauf (Abb. 296). Bei einer noch bestehenden Restbeweglichkeit besteht die Gefahr, daß die Fehlstellung mit dem Verkürzungsausgleich noch zunimmt. Aus diesem Grunde sollte in solchen Fällen eine restliche Verkürzung von 1 bis 2 cm belassen bleiben. Damit der orthopädische Schuh nicht zu klobig wird, erfolgt eine leichte Spitzfußeinstellung, so daß unter der Sohle ein geringerer Ausgleich erforderlich ist als unter dem Absatz. Außerdem wird damit die Abrollung des Fußes unterstützt. Beim Ineinandergreifen mehrerer Komponenten lassen sich Fehlerquellen kaum ausschalten, wenn man versucht, die beste Schuhkonstruktion nur durch Berechnung zu finden. Deshalb empfiehlt es sich, lieber praktisch zu probieren, mit welcher Erhöhung und welcher Spitzfußeinstellung der Patient am besten geht. Dazu gibt es **Probiersandalen**, in die Korkstücke von verschiedener Stärke eingelegt werden können. Auf keinen Fall darf man sich bei der Messung und beim Probieren nur auf das Stehen beschränken. Der Patient muß umhergehen und über sein eigenes Empfinden dabei berichten, der Arzt muß das Gangbild beobachten.

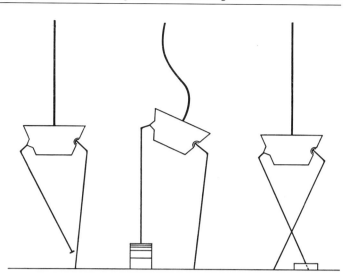

Abb. 296 Hüftversteifung in Adduktion. Messung der scheinbaren und der wahren Beinverkürzung in der Frontalebene.

Bei der **Abspreizkontraktur** liegen die Längenverhältnisse umgekehrt, eine abgespreizte Hüfte verursacht eine funktionelle Beinverlängerung. Besteht gleichzeitig eine Beugekontraktur, kann der Längenunterschied zu einem gewissen Grade kompensiert werden. Zu einer Fehlstellung des Beckens und der Wirbelsäule kommt es auch bei der Abspreizkontraktur immer. Ein verbleibender funktioneller Beinlängenunterschied wird an der gesunden Seite in der gleichen Weise ausgeglichen, wie für die Anspreizkontraktur an der kranken Seite beschrieben.

Bei gleichzeitig bestehender **Beugekontraktur** im Hüftgelenk, was meist der Fall ist, muß berücksichtigt werden, daß die Patienten zum Ausgleich eine kompensierende Kniebeugehaltung einnehmen. Dadurch geht die Unterschenkelachse etwas nach hinten. Das muß bei der Schuhkonstruktion berücksichtigt werden, wie bereits im Abschnitt 17.7 beschrieben und in der Abb. 294 dargestellt.

Einsteifungen der Hüfte in **Auswärts-** oder **Einwärtsdrehung** haben zur Folge, daß das ganze Bein in diese Fehlstellung gezwungen wird. Das kann weder im Kniegelenk noch im Sprunggelenk oder im Fuß selbst kompensiert werden. Folge davon ist, daß bei der Einsteifung in Außendrehung das Knie und auch das Sprunggelenk mehr über den Innenrand gekippt wird. Dadurch kommt es zu einer Überdehnung der Innenbänder am Knie- und Sprunggelenk, zur Begünstigung einer Knickfußstellung. Bei der Einsteifung in Innendrehstellung der Hüfte, was deutlich seltener ist, liegen die Belastungsverhältnisse verständlicherweise umgekehrt. Einen gewissen Ausgleich mit Erleichterung des Abrollvermögens für den Fuß bietet in solchen Fällen der „**Kugelschuh**" (Abb. 297). Die Abrollung ist darin nicht nur nach vorn, sondern auch nach den Seiten gesichert. Beim Bau eines solchen Schuhes muß bodenwärts ein Korkbett und am Absatz eine Verstärkung eingebaut sein, andernfalls würde sich die kugelige Vorwölbung nach innen durchtreten und zu unerträglichen Schmerzen führen. Mit dem Kugelschuh wird die Abkippung des Fußes mit der Tendenz nach innen oder außen erleichtert, so daß die Bänder nicht so stark überdehnt werden. Allerdings weist der Schuh durch seine Sohlen- und Absatzgestaltung eine erheblich verminderte Auftrittsfläche auf, so daß insbesondere bei älteren Menschen eine Stockstütze anzuraten ist.

Ausgesprochen ungünstig sind die Verhältnisse bei einer **beidseitigen Hüfteinsteifung** (Abb. 298). Selbst bei der Einsteifung in einer günstigen Stellung ist die Fortbewegungsmöglichkeit sehr stark behindert. Grundsätzlich würde man in einem solchen Falle versuchen, wenigstens eine Hüfte wieder beweglich zu bekommen. Das wäre im idealen Falle durch eine **Hüfttotalendoprothese** möglich. Andernfalls würde auch schon eine **Resektionsosteotomie** im Schenkelhalsbereich eine ganz erhebliche Erleichterung bringen. Diese sollte aber nur einseitig durchgeführt werden, damit der Patient ein festes Standbein behält, er müßte ohnehin mit Unterarmstützen gehen. Wenn die operative Mobilisierung auch nur einer Hüfte nicht möglich ist, beide Hüften also auf Dauer völ-

17 Wechselwirkung zwischen Fuß und Bein

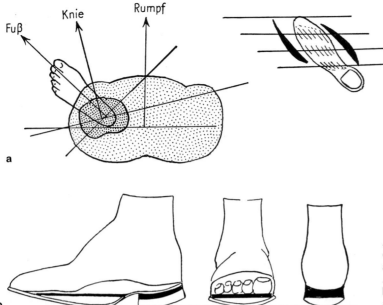

Abb. 297 a,b Drehfehler des Beines.
a Fußstellung bei vermehrter Außendrehung.
b Sogenannter Kugelschuh als Abrollhilfe bei Drehfehlern.

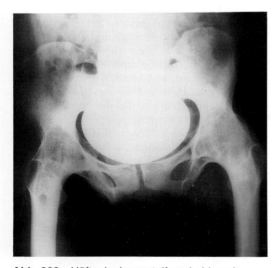

Abb. 298 Hüftgelenksversteifung beiderseits.

lig steif bleiben, kann sich der Patient nur im Schwunggang oder im ständig wechselnden Drehgang fortbewegen. Für den **Schwunggang** braucht der Patient in jedem Falle Unterarmgehstützen. Diese werden zuerst beide vorgesetzt, anschließend wird der ganze Rumpf nach vorn geschwungen (etwa wie bei einem Querschnittsgelähmten mit Schienenapparaten an beiden Beinen). Für den **Drehgang**, der ebenfalls zur Sicherheit mit Unterarmgehstützen erfolgen sollte, wird wechselseitig immer eine Körperseite nach vorn gedreht und mit der Unterarmgehstütze abgestützt. Dafür eignet sich die orthopädietechnische Versorgung mit Kugelschuhen beiderseits, um das wechselseitige Wegdrehen der Füße zu unterstützen.

18 Beinlängendifferenzen und ihr Ausgleich

Beinlängendifferenzen, soweit sie nicht konservativ oder operativ ausgeglichen werden, müssen zwangsläufig beim Stehen und Gehen zu einer Neigung des Beckens zur verkürzten Seite hin führen. Die Folge davon ist einmal eine Wirbelsäulenverbiegung, zum anderen resultieren daraus nachteilige Auswirkungen auf alle Beingelenke bis zu den Füßen. Grundsätzlich besteht die Möglichkeit, daß die kranke Seite die kürzere oder auch die längere sein kann. Es gilt aber eine allgemeine Übereinkunft dahingehend, grundsätzlich von einer **Beinverkürzung** und einem **Verkürzungsausgleich** zu sprechen, auch wenn eine krankhafte Verlängerung der Gegenseite ausgeglichen werden soll. Wird eine Beinlängenangleichung nicht vorgenommen, resultiert daraus auch für die unteren Extremitäten eine erhebliche Fehlstatik. Am kürzeren Bein wird eine Spitzfußstellung bis hin zum Stehen und Gehen auf den Zehenballen eingenommen, um damit einen funktionellen Ausgleich zu schaffen. Andererseits wird auf der längeren Seite oft eine Beugehaltung im Hüft- und Kniegelenk eingenommen, wodurch die längere Extremität funktionell verkürzt wird. Meist wird das kürzere Bein geschont und damit das längere vermehrt belastet, daraus resultieren Gelenkschmerzen und insbesondere Muskelschmerzen bis hin zu andauernden Verspannungen.

18.1 Ursachen für Beinlängendifferenzen

Im Wachstumsalter können Beinlängendifferenzen sehr unterschiedliche Ursachen haben. Grundsätzlich unterscheidet man eine Wachstumsbremsung, so daß es zu einer Verkürzung des betroffenen Beines kommt, und eine Wachstumsstimulation, aus der eine Verlängerung des betroffenen Beines resultiert.

Zur **Wachstumsbremsung** kann es durch anlagemäßige Störungen kommen wie etwa kongenitale Hemiatrophie (angeborene halbseitige Unterentwicklung), Epiphysendysplasie, angeborene Hüftgelenksluxation und auch Fußdeformierungen. Weiter führen dazu Infektionen mit Zerstörung der Epiphysenfugen, Gelenkentzündungen, Tumoren aller Art insbesondere im Bereich der Wachstumsfugen, Lähmungen (insbesondere Poliomyelitis), langdauernde Ruhigstellung mit Inaktivitätsatrophie etwa im Gipsverband oder im entlastenden Apparat. Weiterhin führen Traumatisierungen verschiedener Art zu einer Beeinträchtigung des Längenwachstums, wenn ein Röhrenknochenschaftbruch mit Verkürzung ausheilt, wenn Verletzungen der Epiphysenfugen durch Unfälle oder Operationen vorliegen oder wenn es zu Einblutungen in die Epiphysenfugen kommt.

Zu einem **vermehrten Längenwachstum** kommt es anlagemäßig beim partiellen Riesenwuchs, dessen Ursache bisher nicht geklärt ist. Zur einseitigen Wachstumsstimulation kann auch eine Entzündung oder Infektion eines langen Röhrenknochens führen, wenn sich das entzündliche Geschehen an der Diaphyse oder der Metaphyse abspielt und die Wachstumsfuge selbst nicht betroffen ist. Traumatisch bedingt beobachtet man ein vermehrtes Längenwachstum nach Frakturen im Diaphysen- und Metaphysenbereich, operationsbedingt nach Periostablösung, Spanentnahme, Osteotomie oder ähnlichen Eingriffen an Röhrenknochen. Durch solche Traumatisierungen unterschiedlicher Art erhält der Röhrenknochen insgesamt einen Wachstumsschub, dessen Ausmaß und zeitliche Begrenzung nur sehr schwer abzuschätzen ist.

Nach **Wachstumsabschluß** entstehen Beinlängendifferenzen nur noch nach Traumatisierungen verschiedenster Art, nach operativen Eingriffen oder Achsenverbiegungen. Im Gegensatz zu den Beeinflussungen im Wachstumsalter bleibt die Beinlängendifferenz durch äußere Einwirkungen nach Wachstumsabschluß in ihrem Ausmaß konstant.

18.1.1 Direkte Beinlängendifferenzen

Die direkte Beinlängendifferenz besteht darin, daß ein oder mehrere Knochen der unteren Extremität bei der Längenmessung unterschiedliche Werte haben. Das kann isoliert das **Femur** oder die **Tibia** sein, betroffen können auch beide Knochen sein. Wenn die Fibula isoliert verlängert oder verkürzt ist, wirkt sich das kaum auf die Gesamtlänge des Beines aus, vielmehr auf die Achsen-

oder Gelenkstellung. Auf die direkte Beinlängendifferenz können auch Verformungen des **Talus** oder des **Calcaneus** Einfluß haben. Gelenkstellungen etwa im Sinne von Achsenabweichungen oder Gelenkkontrakturen wirken sich auf die direkte Beinlänge nicht aus, mit Ausnahme des Schenkelhalses. Einseitige Fehlstellungen des Schenkelhalses im Sinne einer Coxa valga oder Coxa vara bewirken eine direkte Beinlängendifferenz, weil durch die Schenkelhalsneigung das Femur in seiner Gesamtlänge beeinflußt ist.

18.1.2 Funktionelle Beinlängendifferenzen

Diese resultieren aus einer Fehlstellung eines Beines im Vergleich zur Gegenseite. Eine **funktionelle Beinverkürzung** ergibt sich beispielsweise aus einer einseitigen Hüftluxation. Durch das Austreten des Hüftkopfes aus der Pfanne wird dieser und mit ihm das ganze Bein nach oben (kranial) verschoben. Funktionelle Beinverkürzungen resultieren auch aus Beugekontrakturen im Hüftgelenk oder im Kniegelenk. Das Bein beschreibt dann einen Winkel zum Lot der Körperachse, was bei Gleichheit der direkten Beinlänge das angewinkelte Bein verkürzt erscheinen läßt. Eine funktionelle Beinverkürzung, allerdings meist in deutlich geringerem Ausmaße, ergibt sich auch durch eine einseitige Achsenfehlstellung im X- oder O-Sinne. Meist wird die Fehlstellung mit funktioneller Beinverkürzung so weit als möglich durch eine Spitzfußhaltung ausgeglichen. Ein kontrakter Spitzfuß führt zwangsläufig zur **funktionellen Beinverlängerung**, so daß in diesem Falle das nicht betroffene Bein funktionell verkürzt erscheint. Im Kapitel 17.8 wurde bereits darauf hingewiesen, daß sich Hüfteinsteifungen je nach der Stellung (Beugekontraktur, Anspreizkontraktur oder Abspreizkontraktur) im Sinne einer funktionellen Beinverkürzung oder einer funktionellen Beinverlängerung auswirken.

18.2 Messungen der Beinlängen

Die Messung von Beinlängen sollte stets eine ärztliche Angelegenheit sein. Die Messung ausgehend vom Bauchnabel oder vom vorderen oberen Darmbeinstachel jeweils zu den Knöcheln ist mit einiger Ungenauigkeit behaftet, weil sich oft mehr oder weniger starke Weichteilverschiebungen ergeben. Das hat *Eichler* schon 1972 durch einen Test nachgewiesen. 10 Ärzte bekamen den Auftrag, bei 25 gesunden Menschen die Beinlängen mit dem Meßband zu messen und ihre Ergebnisse festzulegen, ohne sie einander mitzuteilen. Die maximale Differenz der Meßwerte betrug 4,5 cm, die mittlere Streuung lag bei 1,5 cm. Diese Mitteilung von *Eichler* deckt sich im wesentlichen mit eigenen Erfahrungen als langjähriger Gutachter. Ob das Meßband aus Stoff oder Metall ist, hat nur dann einen nennenswerten Einfluß, wenn ein Stoffband erheblich dehnbar ist und der Untersucher bei der Messung unterschiedlich anspannt. Trotz der Fehlerbreite wird nach wie vor überwiegend mit dem Meßband gemessen, es ist das schnellste Verfahren und reicht in den meisten Fällen für die Beurteilung aus. Wegen der Fehlermöglichkeiten haben *Roesler* und *Rompe* ausgeführt, man dürfe überhaupt nur der röntgenologischen Methode vertrauen. Dabei stützen sie sich auf überwiegend theoretische Berechnungen. Da *Eichler* aber nachweisen konnte, daß die Messung mit dem Meßband überwiegend nur geringe Abweichungen von der Röntgenuntersuchung ergab, soll man zur Vermeidung der Strahlenbelastung soweit als möglich der klinischen Messung den Vorzug geben.

18.2.1 Klinische Messungen

Grundsätzlich ist zu berücksichtigen, daß Längenmessungen nur am entkleideten stehenden Patienten durchgeführt werden sollen, nicht am liegenden. Absolute Zahlenwerte haben nur für die Beurteilung bestimmter Krankheiten Bedeutung (wie z. B. beim Zwergwuchs), praktisch wichtig ist sonst nur der Unterschied der Beinlängen. Um die **direkten Beinlängen** zu messen, muß man sich an Bezugspunkten des Körpers orientieren. Das sind bewährterweise trotz der weichteilbedingten Fehlermöglichkeiten der vordere obere Darmbeinstachel, die Spitze des großen Rollhügels, der äußere Kniegelenkspalt sowie die Außenknöchelspitze. Bestehen keine Gelenkkontrakturen, kann vom Darmbeinstachel oder vom Rollhügel bis zum Außenknöchel durchgemessen werden. Sind dagegen Gelenkkontrakturen vorhanden, müssen Ober- und Unterschenkel getrennt gemessen werden mit der Zwischenstation des Kniegelenkspaltes, die Werte des Ober- und Unterschenkels werden zur Ermittlung der gesamten direkten Beinlänge addiert. Hat man klinisch den Eindruck einer unterschiedlichen Höhe am Talus oder Calcaneus, erfolgt die Messung bis zur Fußsohle.

Wichtiger ist für die praktische Beurteilung bzw. Auswirkung die **funktionelle Beinlänge** bzw. ihre Differenz rechts zu links, weil sich daraus statische Probleme mit Auswirkungen bis zum Fuß ergeben. In die Messung der funktionellen Beinlänge fließen eine evtl. Hüftluxation, kontrakte Fehlstellungen im Hüftgelenk, eine Kniebeugekontraktur, Achsenfehlstellungen der Beine oder auch eine Spitzfußstellung mit ein. Gemessen wird am stehenden Patienten mit dem Meßband oder einem Meßstab vom vorderen oberen Darmbeinstachel in gerader Linie bis zum Fußboden. Eine ebenfalls bewährte Methode zur Messung einer Beinlängendifferenz ist die **Brettchenunterlage** am stehenden Patienten. Diese Messung ist in einer Version in der Abb. 18 dargestellt, wobei der Patient aufrecht steht und die Brettchenunterlage bis zur Geradstellung des Beckens erfolgt. Eine weitere, zwar etwas umständlichere, dafür aber auch genauere Messung mit der Brettchenunterlage erfolgt bei waagerecht nach vorn geneigtem Körper (Abb. 299). Dazu setzt sich der Arzt hinter den Patienten, der den Rumpf waagerecht nach vorn neigt (was bei Patienten mit Wirbelsäulenschäden oder Hüftveränderungen nicht immer möglich ist). Auf die beiden hinteren oberen Darmbeinstachel wird ein Brettchen gelegt, an der verkürzten Seite werden so viele Ausgleichsbrettchen untergelegt, bis das Becken in der Vorneigung waagerecht steht. Dafür gibt es üblicherweise Brettchen in den Stärken 0,5; 1,0; 2; 4 und 6 cm bei üblicher Größe von etwa 10 x 25 cm. *Rabl* hat diese Methode als die genaueste ohne Röntgenuntersuchung mögliche Messung der Beinlängenunterschiede angegeben. Bei dieser Messung ist darauf zu achten, daß beide Füße nebeneinander stehen.

Als eine weitere mögliche Fehlerquelle ist die **Beckentorsion** zu beachten. Man kann diese auf mehrfache Weise prüfen:

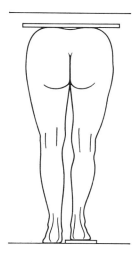

Abb. 299 Eine der Möglichkeiten zur klinischen Messung von Beinlängendifferenzen.

1. Man vergleicht die Höhe der Darmbeinkämme bei verschieden starker Rumpfbeugung.
2. Entsprechend der Voruntersuchung in der manuellen Medizin beobachtet man, ob der auf einem Stuhl subjektiv normal sitzende Patient evtl. ein Knie vorstreckt.
3. Man achtet auf die Rima ani (Gesäßfalte). Besonders *Eichler* hat darauf hingewiesen, daß ihre Abweichung von der Lotlinie meistens auf das Skelett zu beziehen ist. Ggf. muß man versuchen, eine haltungsbedingte Beckentorsion zu beseitigen.

Eine weitere Meßmethode hat sich insbesondere dann bewährt, wenn die Beinlängendifferenz durch die **Fußstellung** bedingt ist. Dafür gibt es den sehr aufwendigen Hannoverschen Meßapparat (Abb. 300 a) oder die sehr viel einfachere Ausführung mit Brettchenunterlage (Abb. 300 b). War-

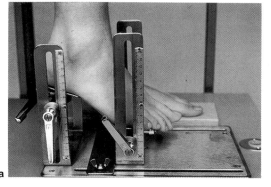 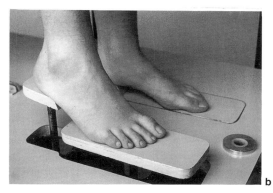

Abb. 300 a,b Messung der Beinlängendifferenz
a mit dem Hannoverschen Meßapparat;   **b** mit einem einfachen stufenlos verstellbaren Meßgerät.

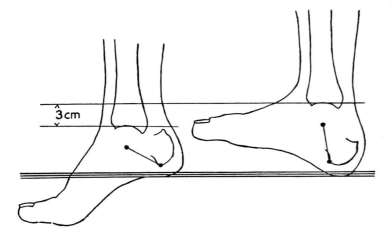

Abb. 301 Durch 120 Grad Spitzfuß verliert die Beinlänge, unter der Ferse gemessen, um 3 cm gegenüber der Hackenfußstellung (nach dem Röntgenbild eines mittelgroßen Mannes gezeichnet).

um es durch die unterschiedliche Fußstellung zu einer recht erheblichen funktionellen Beinlängendifferenz kommt, hat *Rabl* in einer Skizze entsprechend Abb. 301 dargestellt. Betrachtet man in dieser Skizze die Achse des oberen Sprunggelenkes als Drehpunkt, um den der übrige Fuß Bewegungen von wenigstens 40 Grad ausführt, dann wandert der Fersenhöcker auf einer Kreisbahn um die Achse des oberen Sprunggelenkes. Bei durchschnittlicher Beweglichkeit steht also die Ferse in Hackenfußstellung etwa 3 cm tiefer als beim Spitzfuß. Das ist bei der Beinlängenmessung als sehr wichtig zu beachten, denn Schuhe für Verkürzungsausgleich müssen aus kosmetischen Gründen fast immer spitzfüßig eingestellt werden. Was unter den Ballen an Beinlänge gewonnen wird, geht unter der Ferse teilweise verloren.

Praktisch bedeutungsvoll ist es, wo sich die Verkürzung befindet. Liegt sie im Bereich zwischen Rollhügel und Sohle, wirkt sie sich sehr viel weniger aus, als im Bereich des Schenkelhalses und Hüftgelenkes. Befindet sich die Verkürzung unterhalb des Trochanter major, ist der Gang mit orthopädischen Schuhen sehr viel besser zu regulieren, als oberhalb davon. Aufschluß darüber gibt die Abb. 302 a bis d.

18.2.2 Radiologische Längenmessungen

Die genaueste Methode zur Bestimmung von Beinlängendifferenzen sind röntgenologische Messungen, vorausgesetzt, sie werden sorgfältig durchgeführt. Verschiedene Meßmethoden wurden angegeben. Bei der **Teleradiographie** werden beide Extremitäten in ganzer Länge abgebildet und danach ausgemessen, zu berücksichtigen ist lediglich ein leichter Vergrößerungseffekt von den Beinen zur Röntgenplatte. Bei der **Scanoradiographie** wird ein schmales Röntgenbündel über die zu messenden Stellen bewegt, so daß der Vergrößerungseffekt hierbei geringer ist. Die wohl bewährteste Methode ist die **Orthoradiographie** nach *Taillard*. Dazu wird der Patient mit gerade gestelltem Becken auf den Röntgentisch gelegt, daneben ein Meßstab, dessen Einteilung im Röntgenbild sichtbar ist. In dieser Anordnung werden die Hüft-, Knie- und Sprunggelenke im ventrodorsalen Strahlengang geröntgt, der Vergrößerungseffekt wird so gleichermaßen von den Skelettanteilen und dem Meßstab auf die Röntgenplatte übertragen (Abb. 303). Röntgenologische Beinlängenmessungen wird man nur vornehmen, wenn es um absolute Genauigkeit geht, wie etwa bei operativen Beinlängenausgleichen. Andernfalls verzichtet man auf diese Untersuchungen zugunsten der klinischen Ausmessung zur Vermeidung von Strahlenbelastungen.

18.3 Behandlung von Beinlängendifferenzen

Von den echten Beinlängendifferenzen sind Fehler an der Wirbelsäule oder Störungen in der Beweglichkeit der Hüftgelenke mit oft nur vorhandener Schonhaltung abzugrenzen. Bei wirklichen Beinlängendifferenzen erhebt sich die Frage, wieweit diese praktische Bedeutung haben und ausgeglichen werden müssen. Bleibt eine Beinverkür-

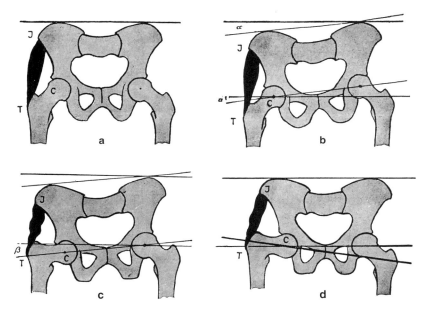

Abb. 302 a–d
a Normale Hüftverhältnisse.
b Verkürzung des Beines im Unter- oder Oberschenkel, unterhalb der Rollhügelgegend. Die Kraft der Gesäßmuskeln ist nur wenig beeinträchtigt.
c Beinverkürzung durch Verbiegung des Schenkelhalses infolge Coxa vara schwächt die Kraft der Gesäßmuskeln erheblich.
d Etwas Besserung der Mechanik durch schuhtechnischen Verkürzungsausgleich.

zung ohne Ausgleich, kann es empfindliche Schäden an der Wirbelsäule und den Hüftgelenken geben. Beim Gehen ist der Druck auf den belasteten Hüftgelenkknorpel auf der Seite des längeren Beines stärker als des kürzeren, weil mit der Beckenneigung die Überdachung des Hüftkopfes auf der längeren Seite abnimmt und der Belastungsdruck damit auf einen kleineren Teil des Gelenkknorpels einwirkt. Ferner ist bekannt, daß ständiges Stehen und Gehen mit einseitig gesenktem Becken zu einer Verbiegung der Wirbelsäule führen muß, woraus ein bleibender Schaden resultieren kann. *Morscher* und *Taillard* haben 1965 durch elektromyographische Untersuchungen über die Statik und Dynamik der Beine und des Rumpfes beim Vorliegen ungleicher Beinlängen verschiedenen Ausmaßes zeigen können, daß bis zu einer Verkürzung von 1 cm keine wesentlichen Störungen in der Funktion des Muskelautomatismus zu erwarten sind. Bei einer Beinlängendifferenz zwischen 1 und 2 cm läßt sich ein noch ausreichendes funktionelles Gleichgewicht herstellen, bei einer Beinlängendifferenz von mehr als 2 cm wird ein harmonisches Muskelspiel unmöglich. Die Frage nach einem Beinlängenausgleich muß danach beurteilt werden, welche **funktionellen Auswirkungen** die Beinlängendifferenz auf die unter dem Bewe-

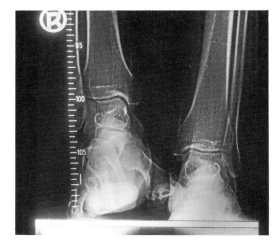

Abb. 303 Röntgenologische Beinlängenmessung.

gungsablauf belasteten Gelenke und Wirbelsegmente hat, und welche Probleme sich aus der Sicht des Patienten nach ästhetischen Gesichtspunkten hinsichtlich des Gangbildes ergeben.

W. Marquardt hat in einem Buch über die theoretischen Grundlagen der Orthopädieschuhmacherei darauf hingewiesen, daß es falsch ist, Beinverkürzungen in jedem Falle schematisch nach dem gemessenen Längenunterschied auszugleichen. Je nach den Begleitumständen muß die Erhöhung des Fußes auf der geschädigten Seite stärker oder weniger stark sein als die Beinlängendifferenz.

Rabl hat eine Zusammenfassung der **Anzeigestellung für Längenausgleiche** angegeben und ausgeführt:

1. Genauer Ausgleich der Verkürzung ist anzustreben, wenn Hüft-, Knie-und Fußgelenke selbst- und fremdtätig frei beweglich sind und die Achsen der Gelenke und der Unter- und Oberschenkelknochen normal sind.
2. Bei versteiftem Kniegelenk darf nicht vergessen werden, daß der durchgeschwungene Fuß leicht am Boden hängenbleibt. Unabhängig von dem sonst etwa nötigen Längenausgleich soll daher auf der gesunden Seite der Fuß um 1 bis 2 cm höher liegen, als es bei beweglichem Knie richtig wäre.
3. Ganz entsprechend gleicht man beim Spitz- oder Hängefuß die kranke Seite weniger aus.
4. Bei Menschen, die sich behende bewegen müssen, insbesondere bei Arbeitern in Betrieben, bei denen ein rasches Ausweichen vor Gefahren in Frage kommt, muß die Rücksicht auf genügenden Bewegungsspielraum des Fußes gegen die Rücksicht auf den an sich wünschenswerten Verkürzungsausgleich abgewogen werden.
5. Bei O-Beinen ist eher ein Ausgleich angezeigt als bei X-Beinen, weil die Kombination von Arthrosis deformans im Knie, O-Beinstellung und Verkürzung des Beines ganz besonders ungünstig ist.
6. Bei Fehlern im Hüftbereich soll man sich möglichst nach den subjektiven Empfindungen des Patienten richten.
7. Eine versteifte Beugestellung der Hüft- oder Kniegelenke kann eine besondere Spitzfußeinstellung erfordern.

Absolute Zahlen für den Längenausgleich lassen sich nicht allgemeingültig angeben, denn gerade in den Fällen der Ziffern 3, 4 und 5 kommt es sehr auf den Grad des Fehlers an.

18.3.1 Konservative Möglichkeiten

Für die praktische Durchführung orthopädietechnischer Maßnahmen zum Beinlängenausgleich hat es sich als zweckmäßig erwiesen, zunächst eine grobe Einteilung für den erforderlichen Längenausgleich vorzunehmen. Als **kleine Ausgleichshilfen** gelten solche von 1 bis 2,5 cm, **mittlere Ausgleichshilfen** 2,5 bis 5 cm, **große Ausgleichshilfen** 5 bis 13 cm und darüber handelt es sich um **übergroße Ausgleichshilfen**. Auf die Einzelheiten dazu wird noch eingegangen. Grundsätzlich wird bei der orthopädietechnischen Versorgung der erforderliche Beinlängenausgleich vom Arzt vorgeschrieben, der Orthopädieschuhtechniker hat sich daran zu halten, wie der Apotheker an eine ärztliche Rezeptur. Dafür ist allerdings Voraussetzung, daß sich der orthopädisch tätige Arzt mit den technischen Einzelheiten auch auskennt. Am günstigsten ist das direkte Gespräch zwischen dem Arzt und dem Handwerker, so daß evtl. nötige technische Einwände berücksichtigt werden.

18.3.1.1 Allgemeine Vorbemerkungen

Am günstigsten ist es, der Verordnung eine Skizze beizulegen, worauf vermerkt ist, um wieviel der Schuhboden zum Verkürzungsausgleich an den wichtigsten Stellen dicker sein soll als auf der anderen Seite. Auch auf sonstige Besonderheiten am Fuß ist hinzuweisen, wie etwa Ballenwinkel und seine schuhtechnische Berücksichtigung, Achsenfehlstellungen des ganzen Beines usw. Bei der Angabe, wieviel unter der Ferse und wieviel unter dem Ballen auszugleichen ist, muß an Absatzhöhe und Sohlendicke beim normalen Schuh gedacht werden. Für größere Verkürzungsausgleiche hat sich das Korkbett bewährt, weil das Material besonders leicht und angenehm zu tragen ist. Für die Berechnung des Verkürzungsausgleichs mißt der Arzt die Verkürzung, wenn der Patient den Fuß auf eine plane Fläche aufsetzt und belastet. Das Korkbett soll ein wenig ausgehöhlt sein, dadurch werden die Weichteile zusammengefaßt. Nachstehend werden die Verkürzungsausgleiche für die einzelnen Gruppen nach der schon erwähnten Längeneinteilung erörtert.

18.3.1.2 Verkürzungsausgleich bis 2,5 cm

Wenn keine weiteren Fußveränderungen vorliegen, wird ein Verkürzungsausgleich bis 2,5 cm nicht mit orthopädischen Schuhen ausgeglichen, dafür reichen Zurichtungen an Konfektionsschuhen aus, evtl. in Kombination mit einer leichten Einlagenanhebung. Es ist allgemein üblich, daß ein Verkürzungsausgleich bis 1 cm im Schuh ausgeglichen wird, evtl. in Verbindung mit einer Einlage. Darüber wird etwa die Hälfte mit einer Absatzerhöhung und die andere Hälfte mit einer dikkeren Stützeinlage ausgeglichen. Mit der **Anhebung des Absatzes** wird automatisch der Spitzenhub am Schuh gesenkt, das kann zu Schwierigkeiten bei der Fußabrollung führen. Aus diesem Grunde wird an der Sohle eine Ballenrolle angebracht, die den gesenkten Spitzenhub wieder aufwiegt. Die **Stützeinlage** wird nach den schon beschriebenen Gesichtspunkten angefertigt. Mehr noch als sonst muß bei einer solchen Einlage darauf geachtet werden, daß sie im Schuh nicht nach vorn gleitet, sie muß bodenseitig in voller Breite mit Punktgummi versehen sein. Die Absatzerhöhung ist leicht keilförmig anzubringen, bei aufstehendem Schuh muß der Absatz in voller Ausdehnung aufliegen (Abb. 304).

Wurde noch kein Ausgleich getragen, oder wurde über längere Zeit der Ausgleich weggelassen, muß sich der Fuß allmählich an die Erhöhung gewöhnen. Das ist umso wichtiger, je höher der Verkürzungsausgleich erforderlich ist. Da man sich bei vielen Konfektionsschuhen auf die **Stabilität** des „Schuhgelenks" nicht verlassen kann, darf an der Einlage, die in den Gesamtausgleich mit einbezogen wird, eine entsprechende Sicherung nicht fehlen. Eine relativ weiche Einlage in der KorkLeder-Technik würde zusammen mit dem Schuhgelenk sehr schnell nachgeben, Einlage und Schuh wären bald durchgetreten. Das aber würde eine Senkfußbildung unterstützen. Aus diesem Grunde wird die Einlage aus Europlex angefertigt oder mit einer Verstärkung aus Metall, Carbonfaser oder Gießharz versehen. Zu bedenken ist weiter, daß nicht nur das **Rutschen** der Einlage im Schuh verhindert werden muß, auch der Fuß darf auf der Einlage nicht wie auf einer Rutschbahn nach vorn gleiten. Das erreicht man zu einem gewissen Grade durch einen vom Material her stumpfen Einlagenbezug, sonst aber durch die Stufeneinlage nach *Berlakovits* (Abb. 52).

Nicht selten ist es aus rein kosmetischen Gründen schwierig, einen Patienten von der Notwendigkeit eines Verkürzungsausgleichs zu überzeugen, das gilt für Frauen mehr als für Männer. Dem orthopädisch tätigen Arzt muß es also gelingen, die Patienten von den gesundheitlichen Gefahren eines unterbleibenden Verkürzungsausgleichs zu überzeugen. Einen kosmetisch leicht günstigeren Effekt erreicht man dadurch, daß auf der längeren Seite

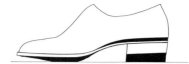

Abb. 304 Schuherhöhung mit Ballenrolle für den Spitzenhub.

der Absatz des Konfektionsschuhs etwas abgeflacht wird. Dadurch kommt es indirekt zu einem leicht vermehrten Spitzenhub, so daß auch diesbezüglich eine gewisse Angleichung erfolgt.

18.3.1.3 Verkürzungsausgleich 2,5 bis 5 cm

Für einen solchen Verkürzungsausgleich kann wahlweise ein orthopädischer Innenschuh angefertigt werden, es können aber auch orthopädische Schuhe mit einseitigem Verkürzungsausgleich verordnet werden (Abb. 305). Orthopädische Schuhe sind die eigentlich traditionellen Hilfsmittel für solche Beinlängendifferenzen, sie erfüllen voll ihren Zweck des Verkürzungsausgleichs und machen ein beschwerdefreies Gehen möglich. Da sich eine derartige Beinlängendifferenz kosmetisch ohnehin nicht mehr vollständig verdecken läßt, wird man in den meisten Fällen zu diesen Schuhen raten, die je nach dem Verwendungszweck als orthopädische Stiefel, aber auch als orthopädische Halbschuhe angefertigt werden können. Frauen neigen insbesondere in neuerer Zeit mehr zum orthopädischen Innenschuh, da über diesen verschiedene andere Modelle getragen werden können, auch mit gewisser Berücksichtigung der Schuhmode. Bei der Versorgung mit dem orthopädischen Innenschuh kann ein Strumpf unter dem Innenschuh und einer darüber getragen werden, so daß die orthopädische Versorgung noch weniger ins Auge fällt. Sowohl bei orthopädischen Innenschuhen als auch bei orthopädischen

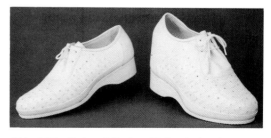

Abb. 305 Orthopädischer Halbschuh mit 4,5 cm Verkürzungsausgleich.

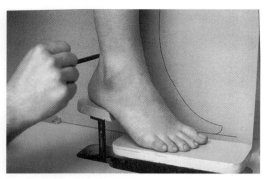

Abb. 306 Profilzeichnung zur Leistenanfertigung.

Schuhen erfordert der Verkürzungsausgleich eine **Spitzfußeinstellung**. Noch mehr als bei dem vorher besprochenen geringen Verkürzungsausgleich ist die „Rutschbahn" im Schuh zu vermeiden. Zur Anfertigung des Schuhleistens empfiehlt sich eine Profilzeichnung (Abb. 306), nach dieser Zeichnung läßt sich die stufenförmige Bettung im Schuh ziemlich exakt ausarbeiten. Da durch die Spitzfußeinstellung auf der verkürzten Seite der Fuß nach vorn kürzer erscheint, ist aus kosmetischen Gründen eine Formangleichung der Schuhspitze mit entsprechender Auspolsterung erforderlich. In jedem Falle muß darauf geachtet werden, daß die Auftrittsfläche des Absatzes im Lot unter der Beinachse steht. Um ein Wegknicken nach außen zu vermeiden, kann eine geringe Verlagerung des Absatzes nach außen erfolgen.

Zur Verarbeitung kommen möglichst **leichte Materialien**, um das Gewicht dieser orthopädischen Hilfsmittel so gering wie möglich zu halten. Als erstes Ausgleichsmaterial wird in der Regel Flexokork verwendet, der weitere Aufbau geschieht z. B. durch Naturkork, Conticell oder Plastazell, ggf. auch Hartschaum (um hier nur einige zu nennen). Für den Schaft verwendet man ein schweißbeständiges weiches Leder, wie etwa Wecoleder, zum evtl. Auspolstern Zellvulkolan, Moosgummi, Tapeform o. ä. Je weiter der erforderliche Verkürzungsausgleich auf die 5 cm zugeht, umso mehr kann es nötig werden, den Schaft seitlich zu versteifen, um ein Wegknicken zu vermeiden. Dafür werden verschiedene Materialien angeboten wie RX-Thermit, EV-Versteifungsstoff, Acryl 74, Carbonfaser u.ä. Alle Materialien zu nennen, ist an dieser Stelle nicht möglich.

18.3.1.4 Verkürzungsausgleich 5 bis 12 cm

Einfache Beinverkürzungen bis 6 oder 7 cm, die unterhalb der Rollhügel liegen und nicht durch Gelenkschäden oder Achsenknickungen kompliziert sind, bedeuten bei gutem Ausgleich mit orthopädischen Schuhen keine wesentliche Behinderung für das normale Stehen oder Gehen. Meist können ortsübliche Wege ohne große Beschwerden zurückgelegt werden. Schwerwiegender ist ein solcher Schaden aus kosmetischer Sicht, insbesondere bei Frauen. Schwierigkeiten kann es beispielsweise beim Autofahren geben, mitunter sind Automatikgetriebe oder Umrüstungen am Fahrzeug erforderlich, um einer vermehrten Unfallgefährdung durch Unsicherheit beim Fahren von vornherein entgegenzuwirken. Unangenehm ist das Sitzen mit hochgradigen Verkürzungsausgleichen. Nicht selten erfährt man von den Patienten, daß sie hohe Verkürzungsausgleiche überwiegend für die Straße benutzen, zu Hause oder am Arbeitsplatz je nach den Gegebenheiten eine einfache Fußbekleidung vorziehen.

Zur technischen Versorgung muß man sich zunächst darüber klar werden, wieweit eine **Spitz-**

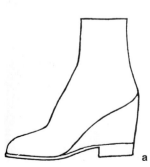
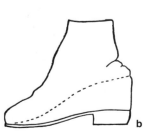
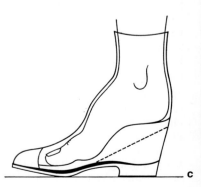

Abb. 307 a–c Schuh-Längenausgleich mit **a** sogenannter Rutschbahn; **b** deren Folgen; **c** Stufenbettung zur Verhinderung des Vorrutschens.

fußeinstellung ohne größere Schwierigkeiten möglich ist, der Rest muß am ganzen Schuh ausgeglichen werden. In Abhängigkeit von der möglichen Spitzfußeinstellung wird der Leisten stärker gewölbt und danach das Korkbett angefertigt. In der Abb. 307 ist eine ungünstige und eine gute orthopädietechnische Versorgung für einen höheren Verkürzungsausgleich dargestellt. Erfolgt die Bettung auf einer sogenannten Rutschbahn, gleitet der Fuß insgesamt im Schuh nach vorn, die Zehen stoßen vorn an und krümmen sich. Der Schuh schlägt hinten Falten, weil der ganze Schaft mit nach vorn gezogen wird. Der Fuß muß so gebettet werden, wie in der Abb. 307 c dargestellt. Das **Schuhgelenk** wird zur Vermeidung des Durchtretens erheblich verstärkt, wofür starkes Thermoplast empfohlen wird, das mit glasfaserverstärktem Kunstharz überzogen ist. Nach der Fertigstellung eines solchen Schuhs kann das Herausziehen des Leistens (das „Ausleisten") Schwierigkeiten bereiten. Darum ist anzuraten, das Korkbett besser aus 2 Teilen zu fertigen, wie in der Abb. 307 c durch die gestrichelte Linie dargestellt. Erst wenn der Leisten herausgenommen ist, werden beide Teile verklebt. Die **Schuhspitze** muß auf die gleiche Länge gebracht werden wie auf der längeren Seite. Damit sie nicht einsinkt, wird sie ausgeschäumt. Wenn jemand jahrelang mit starker Verkürzung ohne orthopädische Maßschuhe und so mit ohne Verkürzungsausgleich gegangen ist, sollte man ihm nicht gleich den vollen Ausgleich geben, es erfolgt eine etappenweise Erhöhung. Auch die dann zunehmende Spitzfußeinstellung ist gewöhnungsbedürftig.

In der Regel soll der **Schaft** über dem Korkbett so hoch sein wie auf der gesunden Seite über dem Schuhboden. Von außen erscheint also der Schuh mit dem Verkürzungsausgleich insgesamt wesentlich höher, diesen Schönheitsfehler muß man in Kauf nehmen. Bei aller Rücksicht auf die Kosmetik muß die Funktion an erster Stelle stehen, der Fuß muß ausreichenden Halt haben. Zur Vermeidung eines seitlichen Abkippens, erfahrungsgemäß mehr nach außen als nach innen, wird der Schaft nach den gleichen Grundsätzen gearbeitet wie sonst für einen Kippfuß. Evtl. muß der Schuhboden etwas mehr nach auswärts gelagert werden. Als günstig hat es sich erwiesen, das **Korkbett** herausnehmbar zu arbeiten, um es ohne Schwierigkeiten ersetzen oder ändern zu können. Grundsätzlich ist eine leichte **Abrollsohle** zu geben, damit die Schuhspitze beim Gehen nicht am Erdboden hängenbleibt. Im Einzelfalle kann es ratsam sein, eine Röntgenaufnahme des Fußes im Schuh anzufertigen. Man kann damit erkennen, ob nach der Fertigstellung die Bettung des Fußes im Schuh der vorangegangenen Konstruktionszeichnung entspricht (Abb. 308).

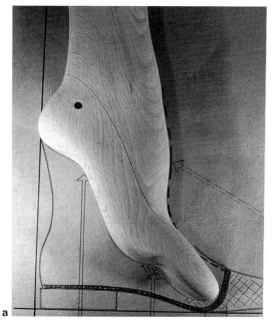 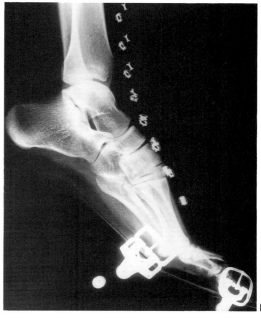

Abb. 308 a,b Spitzfußeinstellung zum Längenausgleich.
a Konstruktionszeichnung mit dem Leisten.
b Röntgenkontrolle im Schuh.

Je höher der Ausgleich erforderlich ist, umso mehr ist darauf zu achten, daß möglichst **leichtes Material** verwendet wird. Naturkork wird für solche Konstruktionen heute kaum mehr verwendet, er ist dafür zu schwer. Außer Aufschäumstoffen kann man extra leichte „Korkbetten" herstellen, indem man teilweise Balsaholz oder auch Styropor (Cumulus) einbaut. Andererseits muß aber bedacht werden, daß besonders leichte Materialien oft auch weniger haltbar sind. Hier ist ggf. ein Mittelweg zu suchen. Zum Fuß hin hat jedes „Korkbett" eine Deckschicht aus weichem Leder. Auch für den ganzen Schuh müssen möglichst leichte Materialien verwendet werden, um das Gewicht so niedrig wie möglich zu halten. Man sollte sich bemühen, beide Schuhe im Gesamtgewicht etwa gleich zu bekommen.

Bei **Kindern** braucht man keine so große Rücksicht auf die Kosmetik zu nehmen. Man vermeidet hier die Spitzfußeinstellung und erhöht den Schuh im ganzen (Abb. 309). Zum Verkürzungsaufbau kann sowohl ein weiches Holz, wie etwa Weidenholz, benutzt werden, wie auch leichtes Korkmaterial. Auf die Lauffläche wird eine Leder- oder Gummidecke aufgeklebt, wahlweise mit oder ohne geformten Absatz. Eine typische Indikation für einen Verkürzungsausgleich bei Kindern ist die Versorgung mit einem einseitig entlastenden Apparat (Thomas-Schiene) beispielsweise bei der Perthes-Erkrankung, der Epiphysenlösung, der Coxitis oder auch bei der Osteochondrosis dissecans.

18.3.1.5 Verkürzungsausgleich über 12 cm

Verkürzungen solchen Ausmaßes werden in neuerer Zeit relativ selten orthopädietechnisch versorgt. Handelt es sich um Unfallfolgen mit schwersten Beinzertrümmerungen, wird man eher amputieren, weil sich ein glatter Amputationsstumpf meist besser orthopädisch versorgen läßt, als ein stark verkürztes Bein mit einem evtl. erheblich deformierten Fuß. Bei verbleibenden so starken Beinverkürzungen, aus welchen Gründen auch immer, strebt man heutzutage mehr und mehr den operativen Beinlängenausgleich an. Den meisten Beinlängendifferenzen über 12 cm liegen Fehlbildungen an den unteren Extremitäten zugrunde, diese sind angeboren oder zumindest anlagebedingt. Die orthopädietechnische Versorgung erfolgt mit einer Beinverlängerungsorthese, die als zweistöckiger Etagenschuh oder als Verlängerung mit Spitzfußeinstellung angefertigt werden kann (Abb. 310).

Der **Etagenschuh** war bis etwa 1920 die übliche orthopädietechnische Versorgung für Beinverkürzungen über 12 cm. Sie ist kosmetisch recht ungünstig, selbst wenn eine relativ weite lange Hose darüber getragen wird. Für den Etagenschuh kann der Spitzfuß so stark eingestellt werden, wie der Patient das noch verträgt. Für den Schaft ist eine weit nach oben reichende Versteifung erforderlich, damit dem Fuß und Unterschenkel ausreichender Halt geboten wird. Über den eigentlichen Verlängerungsteil dieser Orthese kann ein normaler Kaufschuh getragen werden (Abb. 311). Für die Fußbettung selbst ergeben sich die gleichen Probleme, wie bei der Versorgung geringerer Verkürzungsausgleiche.

Wenn schon schwerste Verkürzungen orthopädietechnisch ausgeglichen werden, hat sich in den letzten Jahrzehnten mehr und mehr die **Beinverlängerungsorthese mit maximaler Spitzfußeinstellung** durchgesetzt. Dazu muß der Fuß ganz allmählich in die maximale Spitzfußstellung gequengelt werden, bis die Fußlängsachse nahezu eine Verlängerung der Unterschenkelachse ergibt (Abb. 312). Die Fertigungstechnik für die Beinverlängerungsorthese in maximaler Spitzfußstellung wurde durch das Angebot neuer Werkstoffe ganz erheblich verbessert. Als erster beschrieb *Meyer*

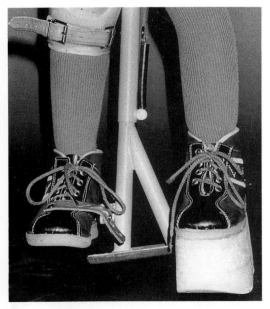

Abb. 309 Verkürzungsausgleich für Kinder (mit Korksohle).

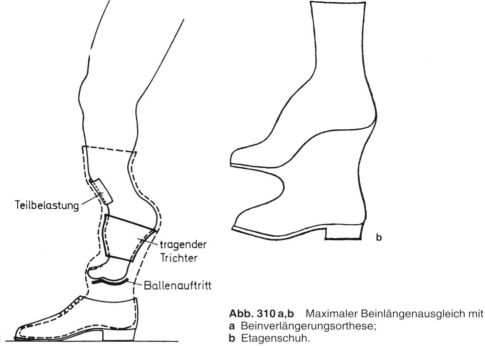

Abb. 310 a,b Maximaler Beinlängenausgleich mit
a Beinverlängerungsorthese;
b Etagenschuh.

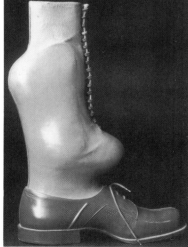

Abb. 311 Etagenorthese für Kaufschuh.

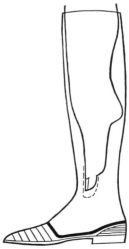

Abb. 312 Konstruktionsskizze für einen Beinverlängerungsapparat.

1965 ein neues Verfahren zum Ausgleich von Beinlängendifferenzen mit einem aufschäumbaren Kunststoff. Noch mehr als bei den vorher erörterten Beinlängenausgleichen ist hier auf Gewichtsersparnis bei gleichzeitig ausreichender Stabilität zu achten. Bei rutschfester Bettung und ausreichend fester Fassung des Fußes ist es möglich, den Schaftabschluß unter das Knöchelgelenk zu legen, dadurch wird eine gewisse Beweglichkeit im oberen Sprunggelenk ermöglicht, die das Abrollen mit Unterstützung durch Spitzenhub erleichtert. Der Verschluß des Schaftes über dem spitz eingestellten Fuß kann durch Gummizug, besser aber durch Klettband, Reißverschluß oder Schnürung erfolgen (Abb. 313). Die Beinverlängerungsorthese wird nach einer Konstruktionszeichnung und dem nach Gipsabguß gefertigten Leisten gearbeitet. Im Gegensatz zum Leisten beim orthopädischen Maßschuh wird die Leistenspitze der Fußform entsprechend mit der notwendigen Längenzugabe gestaltet. Über den Leisten wird meist Wecoleder oder Sämischleder gewalkt, wobei druckgefährdete Bereiche mit Polstermaterial versehen werden. Da durch die maximale Spitzfußeinstellung der Ballen und damit ein Teil des Körpergewichts über dem Schuhgelenk liegen, wird dieses tragfähig versteift. Als geeignete Materialien dafür werden Europlex, Ortholen, Glasseidengewebe oder Carbonfaser in Verbindung mit Polyesterharzen angegeben. Der gesamte Ausgleich bis einschließlich Hinterkappenhöhe wird mit einem Kunststofflaminat beschichtet, um alle Werkstoffe damit zu einem dauerhaften verschleißfesten Teil zu verbinden. Nötigenfalls ist die Versteifung auch über das obere Sprunggelenk als stabilisierende Knöchelwalkkappe hochzuziehen. Bestehen Achsenfehlstellungen oder Lähmungen, sind zusätzliche Stabilisierungen durch seitliche Verstärkung oder Schuhausstellung erforderlich. Anschließend wird die gesamte Orthese mit einem leichten aber zugleich strapazierfähigen Leder überzogen, wobei die äußere Form soweit als möglich der Gegenseite kosmetisch angeglichen wird.

18.3.2 Operativer Beinlängenausgleich

Es ist durchaus verständlich, daß viele Patienten nach Möglichkeit nicht ein Leben lang einen einseitigen Verkürzungsausgleich tragen wollen. Das gilt umso mehr, je größer die Seitendifferenz ist. Neben kosmetischen Gesichtspunkten ergeben sich technische Probleme und Unbequemlichkeiten im täglichen Leben, die nicht zu unterschätzen sind. Ehe man sich zu einem operativen Eingriff zum Beinlängenausgleich entschließt, sollte in jedem Falle durch schuhtechnische Maßnahmen vorausgehend ausprobiert werden, ob die Angleichung der Beinlänge auch vertragen wird. Das ist umso wichtiger, je länger eine Beinlängendifferenz bestanden hat. Bei fixierten Wirbelsäulenseitverbiegungen und auch bei Beckenverwringungen können sich die Patienten mit Beschwerdefreiheit oder Beschwerdearmut so an den Zustand gewöhnt haben, daß nach einem Beinlängenausgleich stärkere Kreuzschmerzen in Erscheinung treten. Der operative Eingriff wäre dann kontraindiziert.

Grundsätzlich gibt es die Möglichkeit, das längere Bein zu verkürzen oder das kürzere Bein zu verlängern, bei sehr starken Beinlängendifferenzen kann auch die Kombination dieser beiden Operationsverfahren diskutiert werden. Während Frauen der Verkürzung des längeren Beines schon eher zustimmen, äußern Männer fast ausschließlich den Wunsch nach Verlängerung des kürzeren Beines. Das hängt sicher nicht unwesentlich damit zusammen, daß nach unserem Schönheitsideal bei einem Paar der männliche Partner etwas größer sein sollte, als der weibliche. Außerdem haben gerade Männer häufig das Empfinden, sie würden mit etwas mehr Körperlänge sowohl im Privatleben als auch im Beruf mehr darstellen, eher Anerkennung finden. Soweit das operationstechnisch keine wesentlichen Schwierigkeiten bereitet, sollte man solchen Wünschen der Patienten nachkommen,

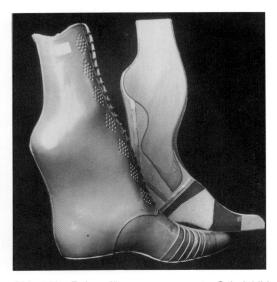

Abb. 313 Beinverlängerungsapparat. Schnittbild und fertiger Apparat.

um sie auch in psychischer Hinsicht zufriedenzustellen, schließlich müssen sie ein Leben lang damit zurechtkommen.

18.3.2.1 Verkürzung des längeren Beines

Zur Angleichung der Beinlänge durch Verkürzung des längeren Beines muß grundsätzlich zwischen Kindern und Jugendlichen bzw. Erwachsenen unterschieden werden. Am noch wachsenden Organismus gibt es die Möglichkeit, das Wachstum zu bremsen und damit einen Längenausgleich zu erreichen, der dann allerdings nicht exakt vorherbestimmbar ist. Nach dem *Ollier*schen Gesetz wird das Längenwachstum durch Reizungen in der Nähe der Epiphysenfugen gesteigert, eine Schädigung der Epiphysenfugen hemmt das Wachstum.

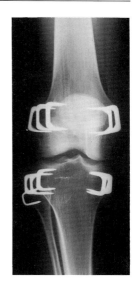

Abb. 314 Zirkuläre Epiphysenklammerung zur Wachstumsbremsung.

Unter diesem Gesichtspunkt hat *Blount* die **Epiphysenklammerung** für Jugendliche, also beim noch wachsenden Skelett, zur Bremsung des Längenwachstums empfohlen. Bei dieser Operationsmethode werden die Wachstumsfugen in Knienähe mit Metallkrampen zirkulär überklammert (Abb. 314). Dadurch wird das Wachstum in diesen Epiphysenfugen gehemmt bis aufgehoben. Auf der Gegenseite, am verkürzten Bein, geht das Wachstum ungehindert weiter, so daß eine Angleichung erfolgen kann. Vorteil dieser Operationsmethode ist die recht einfache technische Durchführung, Nachteil die nicht exakte Vorausberechenbarkeit der Angleichung. Die Blountschen Klammern werden nach Epiphysenfugenschluß wieder entfernt. In jedem Falle muß man mit den Eltern solcher Patienten vor der Operation besprechen, daß nach Wachstumsabschluß noch eine weitere Längenkorrektur nötig werden kann. Die Blountschen Klammern müssen ziemlich exakt zirkulär angeordnet sein, andernfalls wäre ein Fehlwachstum der Beinachse möglich.

Nach dem Schluß der Epiphysenfugen und somit nach Wachstumsabschluß besteht die Möglichkeit der direkten **Verkürzungsosteotomie**. Ist nur eine geringere Beinlängendifferenz durch Verkürzung auszugleichen, kann diese durch eine intertrochantäre Verkürzung erfolgen, wobei gleichzeitig eine leichte Varisierung durchgeführt wird. Die Ausmessung erfolgt vor der Operation am Röntgenbild.

Eine weitere Möglichkeit besteht darin, daß aus der Diaphyse ein vorausberechneter Knochenzylinder direkt herausgesägt wird, die Knochenflächen werden unter Verkürzung aufeinandergestellt und fixiert. Das ist einmal durch eine offene Osteotomie mit anschließender Verplattung möglich, andererseits auch mit der von *Küntscher* entwickelten Markraumsäge. Dazu wird in den Knochenmarkraum eingegangen, ein Knochenzylinder herausgesägt, gesprengt und zu den Seiten weggedrückt. Fixierung erfolgt in diesem Falle mit einem Küntscher-Marknagel in der Verkürzung.

Grundsätzlich ist zu beachten, daß nach der Verkürzungsosteotomie die **Kniegelenkspalte** soweit als möglich in gleicher Höhe stehen sollten, was allerdings nicht immer ganz exakt zu erreichen ist. Unter diesem Gesichtspunkt ist die Lokalisation der Verkürzungsosteotomie auf den Ober- oder Unterschenkel festzulegen. Eine Verkürzung von mehr als 5 cm kann zu Schwierigkeiten dahingehend führen, daß eine Muskelinsuffizienz resultiert und sich evtl. die Gefäße zu stark schlängeln bis hin zur Abknickung.

18.3.2.2 Verlängerungsosteotomien

Sehr viel aufwendiger als Verkürzungen sind technisch die Verlängerungsoperationen. Sie werden faßt ausnahmslos nach Abschluß des Wachstums durchgeführt. Beschrieben ist zwar auch eine Operationsmethode der Verlängerung während des Wachstums durch Distraktion der Epiphysenfuge, diese hat sich aber nicht allgemein durchgesetzt.

Wenn es sich um die Verlängerung einer relativ kurzen Strecke handelt, kann sie **einzeitig im metaphysären Bereich** durchgeführt werden. Dazu wird der Knochen osteotomiert, es erfolgt Distraktion auf die gewünschte Strecke und Fixierung mit einem Metallimplantat in dieser Distraktion. Die Knochenlücke wird mit Eigenspongiosa aufgefüllt. Die Gefahr liegt bei dieser Operation darin, daß Nerven und Gefäße überdehnt und somit geschädigt werden können. Aus diesem Grunde ist von dieser Operation bei einer Verlängerungsstrecke von mehr als 3 cm abzuraten.

Am besten bewährt hat sich die diaphysäre Osteotomie in Verbindung mit einem externen Fixations-Distraktions-System. Bekannt sind die Verlängerungssysteme nach *Wagner* und *Ilisarov*.

Bei der Verlängerungsoperation mit dem **Wagner-Apparat** werden proximal und distal der zu osteotomierenden Stelle Schanzsche Schrauben durch die Haut, die Weichteile und den Knochen reichend eingebracht, sie reichen nach außen und werden dort in das Wagner-Distraktionsgerät eingespannt. Danach wird der Knochen an der gewünschten Stelle unter Erhaltung des Periostschlauches osteotomiert. Mit dem Wagnerapparat werden die Knochenfragmente auseinandergezogen, das kann während der Operation um 1 cm erfolgen, danach täglich 1 mm bis zur gewünschten Gesamtverlängerung. Bei diesem System haben alle Weichteile die Möglichkeit, sich der langsamen Distraktion anzupassen. Sollten sich Nerven- oder Durchblutungsstörungen anbahnen, kann mit der Distraktion etwas zurückgegangen werden. Angegeben sind in der Literatur Verlängerungsstrecken bis über 20 cm. Ist die volle Verlängerung erreicht, wird in einer zweiten Operation die Distraktionsstrecke des Knochens durch Verplattung überbrückt bei gleichzeitiger Spongiosaeinlagerung. Der Wagnerapparat kann dann entfernt werden. Die endgültige Metallentfernung erfolgt nach röntgenologisch bestätigtem knöchernem Durchbau der Verlängerungsstrecke. In der Abb. 315 sind die wichtigsten Etappen dieser Operation mit Röntgenaufnahmen dargestellt.

Nach dem gleichen Prinzip erfolgt die Verlängerung mit dem **Distraktionsgerät nach** *Ilisarov*. Dazu werden kräftige Kirschner-Drähte in mehreren Richtungen distal und proximal der Osteotomiestelle durch die Weichteile und den Knochen

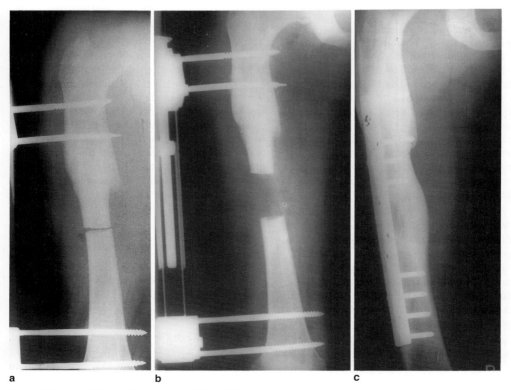

Abb. 315 a–c Beinverlängerung mit dem *Wagner*-Apparat.

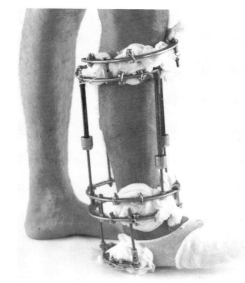 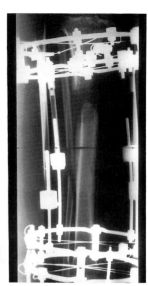

Abb. 316 a,b Beinverlängerung nach *Ilisarov*:
a klinisch;
b Röntgenbild.

gebohrt, von jedem Draht reichen beide Enden durch die Weichteile nach außen. Sie werden an Metallringen fixiert, die durch Längsstäbe mit Gewinde untereinander verbunden sind (Abb. 316). An den äußeren Gewindestäben erfolgt die millimeterweise Distraktion bis zur gewünschten Verlängerung. Das Distraktionsgerät nach *Ilisarov* hat gegenüber dem Distraktionsgerät nach *Wagner* den Vorteil, daß man ggf. in allen Ebenen korrigieren kann. Auch hier erfolgt nach erreichter Verlängerung Fixierung der distrahierten Fragmente mit einer überbrückenden Metallplatte und Auffüllung des knöchernen Zwischenraumes mit Spongiosa.

Beide oben beschriebenen Verlängerungssysteme sind bis zum vollständigen knöchernen Durchbau zwar übungsstabil, allerdings nicht belastungsstabil. Die Unterschenkelverlängerung ist mit einer zusätzlichen Verlängerung der Achillessehne zu verbinden, andernfalls würde es durch den kräftigen Sehnenzug zu einer zunehmenden Spitzfußeinstellung kommen. Die **Behandlungsdauer** bei diesen Verlängerungsosteotomien ist abhängig von der Verlängerungsstrecke, umfaßt aber bis zur knöchernen Konsolidierung immer mehrere Monate.

19 Fehlbildungen der Füße und Unterschenkel

Es ist wichtig, daran zu denken, daß gar nicht selten mehrfache Fehlbildungen vorkommen. Aus diesem Grunde sollte man, wenn man eine Fehlbildung festgestellt hat, sehr sorgfältig untersuchen, ob evtl. noch weitere Fehlbildungen vorliegen, das gilt insbesondere bei der ersten postnatalen Untersuchung. Es gibt Veränderungen, die postnatal und auch für einige Zeit zunächst nur beobachtet werden müssen, andere bedürfen der sofortigen Behandlung.

19.1 Allgemeines

Allein über Fehlbildungen am Unterschenkel und Fuß gibt es zahlreiche Literatur, sowohl in Einzelmitteilungen über auch einzelne Beobachtungen als auch in zusammenfassenden Darstellungen. Um einen Überblick zu gewinnen, kann man Fehlbildungen an den Extremitäten (auch als Mißbildungen bezeichnet) danach einteilen, in welchen Geweben der Schaden ursächlich vorliegt. Danach ergeben sich am Bein und Fuß drei Gruppen:

1. Primäre Veränderungen nur an den Weichteilen, die Fehler am Skelett entstehen sekundär.
2. Primäre Störungen der Verknöcherung und der Knorpeldifferenzierung.
3. Fehlsteuerung der Gesamtanlage, sowohl des Skeletts wie auch der zugehörigen Muskeln, Gefäße und Nerven.

Die Fehler können auf einen kleinen Bezirk beschränkt sein, wie beispielsweise auf eine oder mehrere Zehen, sie können aber auch in größerem Ausmaße vorliegen, die gesamte Extremität betreffen. Früher galt für die 3. Gruppe von Fehlbildungen der Sammelbegriff **Dysmelie**, bis er 1969 von *Henkel* und *Willert* in einer Arbeit über die durch Thalidomid (Contergan) verursachten Mißbildungen eingeengt wurde. Syn- und Polydaktylien rechneten sie nicht dazu.

Zum allgemeinen Verständnis ist es erforderlich, einige gebräuchliche Bezeichnungen zu erklären. **Amelie** (Melos = Glied, Amelie = Gliedlosigkeit) bedeutet das vollständige Fehlen einer Gliedmaße. **Peromelie** (peraein = verstümmeln) ist das teilweise Fehlen einer Gliedmaße, so als wäre sie an irgendeiner Stelle amputiert. Mitunter kann an ihrem Ende als kleines Anhängsel die Andeutung der übrigen Extremität vorhanden sein. **Phokomelie** (phoke = Robbe) bezeichnet einen Zustand, bei dem die Gliedmaße als kleiner Stummel am Rumpf sitzt. Wenn die Art der Verkümmerung nur den Fuß und den unteren Teil des Unterschenkels betrifft, bezeichnet man dies als Löffelfuß. **Ektromelie** (ektrepein = vermeiden, wegwenden) ist das Fehlen eines Röhrenknochens, z. B. ein angeborener Femurdefekt. **Ektrodaktylie** (daktylos = Finger oder Zehe) bezeichnet eine Spalthand, **Syndaktylie** (syn = zusammen) die Verschmelzung von Fingern oder Zehen. Als **Polydaktylie** (polys = viel) bezeichnet man die Vermehrung der Zahl von Fingern oder Zehen, **Oligodaktylie** (olig = wenig) ist die Verminderung der Zahl von Zehen oder Fingern.

19.2 Ursachen der Fehlbildungen

Wenn bei einem Neugeborenen Fehlbildungen festgestellt werden, wird an den Arzt eigentlich immer die Frage nach der möglichen Ursache gestellt. Bei einem dominanten Erbleiden, das in der Familie bekannt ist, kann diese Frage mit dem Hinweis auf die Erbkrankheit beantwortet werden. Abgesehen von den sogenannten „Contergankindern" ist die Frage nach der Ursache einer Fehlbildung oft gar nicht oder nur sehr unzureichend zu beantworten. Das Erscheinungsbild eines fehlentwickelten Fußes erlaubt zunächst kein Urteil darüber, ob die Ursache in einer ererbten Anlage oder in einer äußeren Schädigung des Embryos zu suchen ist, beides kann zum gleichen Endergebnis führen. Mitunter ist aus den Begleitumständen oder aus allgemeiner Erfahrung eine Antwort auf die Frage nach der Ursache möglich. Hat beispielsweise ein Neugeborenes Spalthände und Spaltfüße (Abb. 317), so muß die Ursache schon in den Keimzellen gelegen haben, denn obere und untere Gliedmaßen entwickeln sich nicht genau gleichzeitig, so daß eine äußere Ursache nicht beide zugleich getroffen haben kann. Früher hatte man dem Druck der Gebärmutter eine zu große Bedeutung für Fehlentwicklungen zugeschrieben. Beim

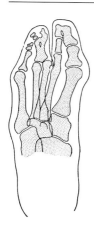

Abb. 317 Spaltfuß, eine meist als dominantes Erbleiden vorkommende Fehlbildung.

Hacken-Plattfuß und beim ganz leichten Klumpfuß kann das eine gewisse Rolle spielen. Wieweit Fehler an den Eihäuten die Ursache von Fehlbildungen sind, ist umstritten. In einzelnen seltenen Fällen hat man Stränge des Amnion gefunden, die sich tief in Körperteile des Fetus eingegraben hatten. Es ist denkbar, daß auf diese Weise die Verkümmerung distaler Gliedmaßen zu Stummeln (Peromelie) erfolgen kann, ebenso der totale Defekt einer Extremität oder eines ihrer Teile, z. B. des Fußes. Da man Amnionstränge in solchen Fällen nur ganz ausnahmsweise nachweisen kann, müßte man schon annehmen, daß sich solche Schnürungen später wieder gelöst haben. Von mehreren Autoren wird die Möglichkeit der amniotischen Abschnürung ohnehin bestritten, sie gehen nicht von einer fetalen Amputation aus, sondern von einer Aplasie (anlagemäßiges Fehlen). Eine falsche Lage des Kindes in der Gebärmutter kommt relativ häufig vor, es ist bisher allerdings nicht bewiesen, daß dadurch Fehlbildungen entstehen würden. Bekannt sind dagegen Fehlentwicklungen durch physikalische Einflüsse, chemische Einflüsse und auch Infektionen. Röntgenstrahlen führen bekanntermaßen zu einer Schädigung des Keimlings, die Auswirkungen sind um so gravierender, je früher sie den Keimling treffen. Als chemische Substanz ist das Thalidomid (Contergan) bekannt, das als gern eingenommenes Schlafmittel zu schwersten Gliedmaßenfehlbildungen geführt hat – Contergankinder. Von den schädigenden Infektionskrankheiten seien als Beispiel die Röteln genannt. Die stärkste Gefährdung besteht für den Embryo in den ersten fünf bis sechs Wochen seiner Entwicklung, das gilt insbesondere für die Einwirkung von Röntgenstrahlen. Aus diesem Grunde sind Röntgenuntersuchungen soweit als irgendmöglich zu vermeiden, wenn eine Schwangerschaft nicht sicher ausgeschlossen werden kann.

19.3 Internationale Einteilung der Gliedmaßenfehlbildungen

Eine international anerkannte Einteilung der Gliedmaßendefektbildungen hat eine Arbeitsgruppe der **International Society für Prosthetics and Orthotics** (ISPO) ausgearbeitet. *Henkel* und Mitarbeiter haben 1978 darüber berichtet. Bei der Ausarbeitung dieser Nomenklatur war man sich darüber einig, daß bisher nur für wenige beim Menschen auftretende Fehlbildungsformen der causale Faktor eindeutig bestimmt werden konnte, wie zum Beispiel bei Röteln und Thalidomid (Contergan). Morphologisch gleichgestaltete Fehlbildungen an den Extremitäten können also verschiedene Ursachen haben. Die Ziele dieser neuen Nomenklatur sind es, die bisher gebräuchlichen, umfassenden Klassifikationen der Gliedmaßenfehlbildungen zu ersetzen und eine einfache, leicht zu erlernende Terminologie zu schaffen.

Das System soll genau sein und die Möglichkeit bieten, auch schwierige Fälle ohne Zwang einzuordnen. Nur wirklich vorkommende Fehlbildungen sollen damit erfaßt und benannt werden, es sollen keine Deutungen der Ursachen dieser Fehlbildungen vorweggenommen werden. Wichtig erschien dabei, daß keine Ausdrücke verwendet werden, die in verschiedenen Ländern oder in verschiedenen „Schulen" unterschiedlich ausgelegt werden könnten. Die neue Einteilung orientiert sich an den anatomischen Strukturen, die in erster Linie von den Fehlbildungen betroffen sind, an den Gliedmaßen ist dies das Skelett, gleichzeitige Weichteilfehlbildungen (Haut, Muskeln, Nerven, Gefäße) werden untergeordnet.

Unter diesen Gesichtspunkten erfolgte die Einteilung nach longitudinal und transversal ausgerichteten Fehlbildungen. Sowohl bei der transversalen wie auch bei der longitudinal ausgerichteten Fehlbildung kann als schwerstes Stadium die Amelie erreicht werden, das heißt, daß dann eine Gliedmaße völlig fehlt. In diesem Zusammenhang sollen nur die unteren Extremitäten interessieren.

Bei den **transversalen Defekten** wurde festgelegt, daß sie danach benannt werden, in welcher Höhe die Gliedmaße „abgesetzt" ist. Die Einzelheiten dafür sind aus der schematischen Darstel-

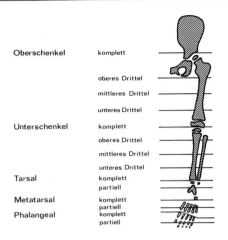

Abb. 318 Transversale Defekte des Beines.

lung in der Abbildung 318 zu entnehmen. Die **longitudinalen Defekte** wurden danach benannt, welche Skelettanteile betroffen sind. Danach kann man an der unteren Extremität festlegen, ob die Fehlbildung der tibialen oder fibularen teratologischen Reihe angehört, oder ob es sich um einen zentralen Defekt wie zum Beispiel beim Spaltfuß handelt. Weiterhin geht aus der Einteilung hervor, ob ein Skelettelement ganz oder teilweise fehlt, oder nur unterentwickelt (hypoplastisch) ist. Auf alle Einzelheiten einzugehen, würde an dieser Stelle zu weit führen. Für interessierte Leser sei in diesem Zusammenhang auf die Arbeit von *Henkel* und Mitarbeiter (siehe Literaturverzeichnis) hingewiesen. Ein typisches Beispiel für einen longitudinalen Defekt an der unteren Extremität ist in der Abbildung 319 dargestellt. Auf den ersten Blick

mag die neue Einteilung für die longitudinalen Defekte verwirrend erscheinen, hat man aber einmal das Prinzip durchdacht, so ist seine Handhabung denkbar einfach.

Diese internationale Einteilung gilt auch heute noch unverändert.

19.4 Fehlbildungen am Fuß

Wollte man ganz konsequent sein, müßte man alle angeborenen Abweichungen von der Norm als Fehlbildungen bezeichnen. Das würde dann auch für alle angeborenen Veränderungen der Fußformen gelten, wie etwa den angeborenen Plattfuß, Spitzfuß, Hackenfuß, Sichelfuß und insbesondere den angeborenen Klumpfuß. Für die Abgrenzung der Fehlbildungen im engeren Sinne würde das sicher zu weit gehen. Im Kapitel 19.1 wurde bereits darauf hingewiesen, daß *Henkel* und *Willert* selbst Syndaktylien und Polydaktylien nicht zu den echten Fehlbildungen oder Mißbildungen rechnen. Grundsätzlich gibt es zum einen Veränderungen, die den ganzen Körper betreffen und sich auch auf die Füße auswirken. Dazu zählt beispielsweise die **Arthrogryposis multiplex** (arthros = Gelenk, grypos = krumm), es handelt sich also laienhaft ausgedrückt um eine vielfache Krummgelenkigkeit. Zum anderen gibt es Veränderungen, die nur die Füße oder auch nur einen Fuß betreffen.

19.4.1 Morphologie der Veränderungen

Bei den Fehlbildungen handelt es sich keinesfalls immer nur um Defekte, die Störungen können mannigfaltig sein. Trotzdem lassen sich auch dafür Einteilungen nach der transversalen oder longitudinalen Ausbildung vornehmen. Es soll aber nicht Ziel dieser Ausführungen sein, eine Klassifizierung zu vermitteln, vielmehr sollen einige wichtige Fehlbildungen des Fußes in ihrer morphologischen Darstellung erörtert werden.

Fehlformen des Fußes, die nur die **Weichteile** betreffen, haben ihre Hauptursache in einer anlagemäßigen Störung, oft entstehen sie durch Mängel der Innervation, zum Beispiel bei Fehlentwicklungen des Rückenmarks. Nicht selten kommt es dann sekundär zu Veränderungen am Skelett.

Betreffen die Störungen nur die **Ossifikation** bzw. die **Differenzierung des Knorpels**, sind sie zumindest kosmetisch relativ günstig, weil in der überwiegenden Zahl der Fälle der Fuß äußerlich kaum verändert wird. Funktionsbeeinträchtigun-

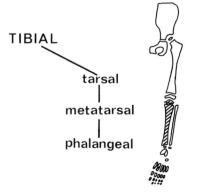

Abb. 319 Longitudinale Defekte des Beines.

gen können dann durch orthopädische Hilfsmittel meist weitgehend ausgeglichen werden. Die Skelettveränderungen können mannigfacher Art sein, es kommt entweder zu Verschmelzungen oder zum Ausbleiben der Vereinigung von Skelettanteilen des Fußes. Typische Auswirkungen sind die Coalitio talonavicularis und die Coalitio talocalcanea, also die **Verschmelzung** der jeweils genannten Fußwurzelknochen. Die Beweglichkeit des Fußes ist dadurch meist nur erstaunlich gering behindert. Bei der Synostose der vorderen Fußgelenke entwickelt sich als Ersatz oft die Sprungbeinrolle kugelförmig, *Imhäuser* hat nachgewiesen, daß diese Kugelform sekundär ist. Bei knöchernen Verschmelzungen im vorderen Teil des Fußes fand *Steinhäuser* von 20 untersuchten Patienten vierzehn beschwerdefrei. Ein typisches Beispiel für das **Ausbleiben einer Verknöcherung** ist der waagerechte Spalt im Os cuneiforme I. Er ist im Röntgenbild oft schwer darstellbar, besser durch konventionelle Schichtaufnahmen oder eine Computertomographie. Ausbleibende Verknöcherungen sind keineswegs immer entwicklungsgeschichtlich vorgezeichnet, das gilt beispielsweise für angeborene Pseudarthrosen. *Henßge* hat darauf hingewiesen, daß auch die zunächst geringfügig erscheinenden Skelettfehler des Fußes gern zu erheblichen Arthrosen führen. Der Fuß ist bei Skelettfehlern also mit einer Präarthrose belastet.

Am deutlichsten imponiert als Fehlbildung die Gruppe, bei der Veränderungen primär **an den Weichteilen und am Skelett** vorliegen. So regellos die Fehlbildungen dieser Gruppe mitunter auf den ersten Blick erscheinen, lassen sich doch auch

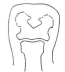

Abb. 320 Spiegelbildliche Verdoppelung des Großzehenendgliedes.

dabei gewisse Gesetzmäßigkeiten erkennen. So findet man nicht selten ein bei der normalen organischen Entwicklung zu beobachtendes Prinzip auch hier: die Wiederholung ähnlicher Formen und zwar entweder spiegelbildlich (Symmetrie) oder in gleichgerichteter Nachfolge (Metamerie). Die harmloseste Art von pathologischer spiegelbildlicher Verdoppelung ist diejenige eines Zehenendgliedes (Abb. 320). Die Verdoppelung kann auch viel weiter hinaufreichen, sie kann den ganzen Fuß betreffen. Eine Fehlbildung im Sinne übersteigerter Metamerie ist die einfache Vermehrung von Zehen bzw. Fußstrahlen, die Polydaktylie. Eine **Polydaktylie** kann es durch spiegelbildliche Verdoppelung von Strahlen geben, ferner auch bei regelloser Entwicklungsstörung. Meist sind zusätzlich angelegte Zehen unterentwickelt, oft bleiben auch die zunächst regelrecht angelegten hinter der normalen Größe zurück. Man darf daher nicht zu zeitig operative Korrekturen vornehmen, die Gesamtentwicklung muß erst abzusehen sein. Selbst wenn bei der Polydaktylie zunächst alle Fußstrahlen gleichmäßig entwickelt erscheinen (Abb. 321), kann man daraus nicht den Schluß ziehen, daß auch das weitere Wachstum gleichmäßig bleiben wird.

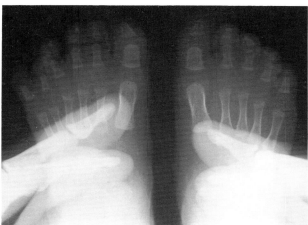

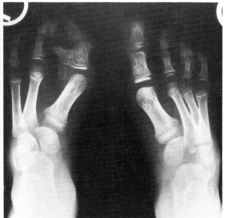

Abb. 321 Polydaktylie mit 6 Fußstrahlen links.

Abb. 322 Oligodaktylie beider Füße.

Das Gegenstück zur Polydaktylie ist die **Oligodaktylie**. Dabei handelt es sich um eine zahlenmäßige Verminderung der Fußstrahlen mit teilweise auch zusätzlichen Deformierungen. Die Fußstrahlen können ganz fehlen (Aplasie) oder auch deutlich unterentwickelt sein (Hypoplasie). In der Abb. 322 sind Oligodaktylien beider Füße bei einem Kind dargestellt. *Blauth* hat in einer interessanten Arbeit über die Behandlung angeborener Fußfehlbildungen darauf hingewiesen, daß Oligodaktylien meistens nicht als isolierte Fehlbildungen auftreten, vielmehr zusammen mit Dysplasien und Aplasien der Fibula, mit Spaltfüßen oder seltener mit Tibiadysplasien. Möglich sind gleichzeitige Synostosen im Fußwurzelbereich, Fehlstellungen in den Sprunggelenken, Achsenfehler sowie Fehlentwicklungen auch am Unter- und Oberschenkel.

Bei **Syndaktylien** handelt es sich um zusammengewachsene Zehen, nicht selten kommt es zu zusätzlichen Fehlformen auch in der Achsenausrichtung (Abb. 323). Die Syndaktylie gibt es auch im Zusammenhang mit einer Überschuß-oder Defektbildung. Ob es sich um eine rein weichteilmäßige Verschmelzung handelt oder um eine zusätzliche Synostose, ist erst nach einer Röntgenaufnahme exakt zu beurteilen. Das gleiche gilt auch für die Gelenkanlagen bei solchen Fehlbildungen.

Eine weitere Möglichkeit von Fehlbildungen sind **Spaltfüße**, die Spaltbildung reicht dann bis tief in den Mittelfußbereich. Sie können erblich sein und treten in den vielfältigsten Formen sowohl einseitig als auch doppelseitig in Erscheinung. Bekannt sind begleitende Hypoplasien oder Aplasien von Zehen und auch Verschmelzungen benachbarter Mittelfußknochen. Stärker ausgeprägte Spaltfüße hat *Blauth* mit einem typischen hummerscherenartigen Aussehen beschrieben. Oft weichen die Zehenphalangen in der Achse zum Fußspalt hin ab, wobei es bis zur rechtwinkeligen Fehlstellung kommen kann. Da es begleitend häufig Fehlstellungen und Synostosen auch im Fußwurzelbereich gibt, kann die Funktion des ganzen Fußes erheblich gestört sein. Es kommt zu Belastungsproblemen mit Schmerzen, gegebenenfalls zu Schwielenbildungen und entzündeten Schleimbeuteln.

Das Gegenteil einer Hypoplasie ist die **Hyperplasie** oder der Riesenwuchs, der beim Fuß als **partieller Riesenwuchs** in Erscheinung tritt. Bekannt sind überdimensional ausgebildete einzelne Zehen. Die Abb. 324 zeigt einen solchen partiellen Riesenwuchs an mehreren Zehen. Ursachen dafür können Gefäßstörungen sein, nachgewiesen sind auch Geschwülste des Sympathicus (vegetatives Nervensystem). Verständlicherweise kommt es durch derart überdimensional entwickelte Zehen zu Schwierigkeiten bei der konfektionellen Schuhversorgung.

Die durch **Thalidomid** verursachten Fehlbildungen scheinen auf den ersten Blick ziemlich regellos zur Verstümmelung der Gliedmaßen zu führen. Umfassende Untersuchungen von *Henkel* und *Willert* haben aber ergeben, daß es auch dafür gewisse Regeln gibt. An der oberen Gliedmaße ist der radiale und an der unteren der tibiale Strahl am häufigsten betroffen. Eine gewisse Tendenz zur Symmetrie der rechten und linken Körperseite ist nicht zu verkennen. Auf die Bezeichnung der einzelnen Defektbildungen wurde bei der allgemei-

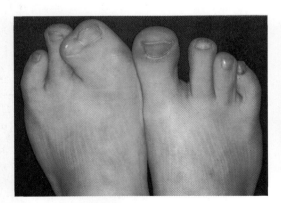

Abb. 323 Syndaktylie 1. und 2. Zehe links.

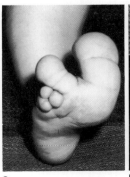
a

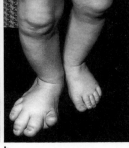
b

Abb. 324 a,b Partieller Riesenwuchs:
a der 1. und 2. Zehe rechts;
b des ganzen rechten Beines.

nen Erörterung der Fehlbildungen bereits eingegangen. Eine besonders schwere Form der Thalidomid-Embryopathie ist aus der Abb. 325 zu ersehen.

19.4.2 Möglichkeiten der Behandlung

Ob man sich bei der Behandlung von Fehlbildungen am Fuß zu konservativen oder operativen Maßnahmen entschließt, hängt im wesentlichen von der eventuellen **Funktionsbeeinträchtigung** ab. Handelt es sich um mehr kosmetisch in Erscheinung tretende Veränderungen, die ohnehin weit überwiegend durch den Strumpf und Schuh verdeckt werden, wird man mit operativen Maßnahmen zurückhaltend sein. Führen die Veränderungen dagegen zu erheblichen Fußfehlstellungen, beispielsweise in Folge zunehmender Kontrakturen, so muß man zur Vermeidung von stärkeren Funktionseinschränkungen und Gehbehinderungen mit operativen Maßnahmen eingreifen. Zweckmäßig ist es allerdings zu warten, bis im Röntgenbild die knöchernen Formen und auch die Gelenkanteile deutlich zu erkennen sind. Man soll also den Eltern solcher Kinder in ihrem Drängen nicht zu zeitig nachgeben.

19.4.2.1 Orthopädietechnische Maßnahmen

Die orthopädietechnische Versorgung bei fehlgebildeten Füßen kann aus unterschiedlichen Erwägungen vorgenommen werden. Einmal kann man sich zur orthopädietechnischen Versorgung vorübergehender Art entschließen, bis nach dem Fortschritt des Wachstums klare Entscheidungen darüber möglich sind, welcher operative Eingriff angezeigt ist. Zum anderen kann die orthopädietechnische Versorgung nach einer Korrektur vorübergehend oder auch auf Dauer erforderlich werden. Drittens kann man sich zu rein konservativen Maßnahmen entschließen, wenn damit ein ausreichendes funktionelles Ergebnis erreicht wird, und die Veränderung kosmetisch nicht wesentlich störend wirkt.

Solange ein Kind mit einer Fußfehlbildung nicht steht und geht, können sich eventuell erforderliche orthopädietechnische Maßnahmen darauf beschränken, daß gegebenenfalls das Wachstum durch **Schienen-** oder **Schalenbehandlung** in die richtige Richtung gelenkt wird. Mit dem Steh- und Gehvermögen muß sich die technische Versorgung den Erfordernissen der Belastung und Abwicklung des Fußes anpassen, wobei gerade beim kindlichen Fuß wiederum an die Beeinflussung der Wachstumsrichtung gedacht werden muß. Bei ungleich großen Füßen, wie etwa beim partiellen Riesenwuchs, muß sich die **Schuhversorgung** nach dem größeren Fuß ausrichten. Es gibt die Möglichkeit, was bei Kindern kosmetisch durchaus zu vertreten ist, daß zwei Paar Schuhe ungleicher Schuhgröße gekauft werden, was allerdings eine zusätzliche finanzielle Belastung bedeutet. Andernfalls müssen die Schuhe für den größeren Fuß passend angeschafft werden, und für den klei-

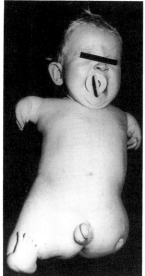
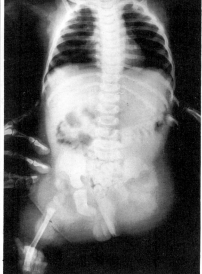

Abb. 325 a,b Thalidomid-Embryopathie – sogenanntes Contergankind:
a klinisch;
b röntgenologisch.

neren Fuß muß eine Ausschäumung meist im Zehenbereich durchgeführt werden. **Orthopädische Schuhe** sind bei Kindern nur selten erforderlich, meist reichen orthopädische Schuhzurichtungen, Bettungen und in schwerwiegenden Fällen Innenschuhe, über die dann Konfektionsschuhe getragen werden können.

Während bei Überschußbildungen und Syndaktylien je nach dem funktionellen Ergebnis und auch nach etwaigen kosmetischen Gesichtspunkten operative Maßnahmen schon eher in Erwägung gezogen werden müssen, lassen sich **Defektbildungen** fast immer konservativ versorgen. In der Abb. 326 ist eine angeborene Hypoplasie eines Fußes dargestellt. Alle Zehen sind zwar in ihrer Anlage vorhanden, sie sind aber jeweils nur stummelförmig ausgebildet. In einem solchen Falle verbietet sich für das Kindesalter und für das Erwachsenenalter ein operativer Eingriff, die Versorgung erfolgt für das ganze Leben othopädietechnisch am besten mit einem Innenschuh, der im vorderen Bereich zum Ausgleich des Fußdefektes ausgeschäumt wird.

Bei der Mannigfaltigkeit von möglichen Fußfehlbildungen kann es verständlicherweise hinsichtlich der orthopädietechnischen Versorgung nur ein richtungweisendes Konzept geben, die individuelle Versorgung muß sich am jeweiligen Einzelfall orientieren.

19.4.2.2 Operative Korrekturen

Es gibt Fußfehlbildungen, die nie einer operativen Korrektur bedürfen und trotzdem keine wesentlichen Schwierigkeiten bereiten, andere wiederum führen zu Fehlstellungen und Funktionsstörungen, so daß eine operative Behandlung nicht zu umgehen ist. Der Behandlungsplan muß somit individuell festgelegt werden, kann allerdings je nach der Entwicklung auch eine Änderung notwendig machen. Bei den Fußfehlbildungen gibt es auch kombinierte Entwicklungs- bzw. Wachstumsstörungen, wobei eine Komponente eine operative Behandlung erforderlich machen kann, eine andere wiederum nicht. In diesem Zusammenhang ist an die Polydaktylie beispielsweise kombiniert mit einer Syndaktylie zu denken.

Bei der **Polydaktylie** des Fußes sind operative Korrekturen nur dann erforderlich, wenn normale Schuhe nicht passen, orthopädische Schuhe unzweckmäßig oder sehr aufwendig sind oder auch kosmetische bzw. ästhetische Gründe für einen operativen Eingriff sprechen. So kann es durchaus erforderlich sein, daß bei sechs oder mehr Fußstrahlen die operative Entfernung der Überschußbildung durchgeführt wird, damit normale Kaufschuhe getragen werden können (Abb. 327). Auf die nicht zu frühzeitige Intervention wurde bereits hingewiesen. Bei operativen Korrekturen muß in jedem Falle der möglichst ungestörten Funktion gegenüber kosmetischen Gesichtspunkten der Vorzug gegeben werden. Die Operationsmethoden sind uneinheitlich und müssen sich danach richten, ob es sich um die Entfernung von Randstrahlen oder zentral gelegenen Fußstrahlen handelt, ob Achsenfehlstellungen vorliegen oder gleichzeitige Syndaktylien vorhanden sind.

Oligodaktylien bedürfen für sich allein kaum eines operativen Eingriffs, es sei denn, daß sie mit

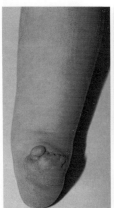
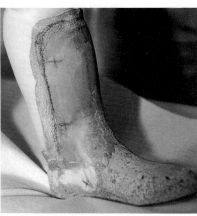
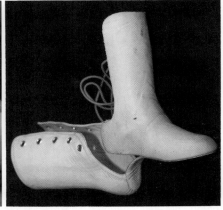

Abb. 326 a–c Defektbildungen am Fuß:
a klinisch; **b** Anprobe des Innenschuhs; **c** fertiger Innenschuh.

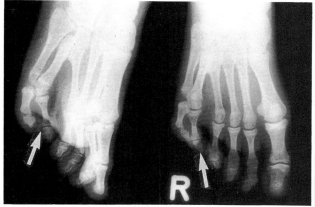
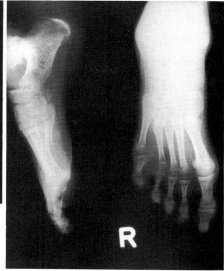

Abb. 327 a,b Überzähliger Fußstrahl:
a vor der operativen Entfernung;
b nach der operativen Entfernung.

anderen Fehlbildungen einhergehen. Bekanntlich gehen Oligodaktylien häufiger mit Synostosen im Fußwurzelbereich, Fehlstellungen in den Sprunggelenken, Achsenfehlern und Verkürzungen der Unterschenkelknochen einher. Zu operieren ist dann nur, was die Fußfunktion wesentlich stört. Verschmelzungen von Fußwurzelknochen durch Gelenkplastiken beseitigen zu wollen, bringt meist nicht den gewünschten Erfolg. Operativ geschaffene Gelenke der Fußwurzel sind auf Dauer den Belastungen kaum gewachsen, demzufolge ist ein Erfolg auch meist nur kurzfristig. Solche Mängel sind besser durch orthopädietechnische Versorgungen auszugleichen. Begleitende Achsenfehler sollen dagegen korrigiert werden, damit zumindest die schuhtechnische Versorgung problemloser wird.

Häufig findet man die Kombination von Oligodaktylien mit Spaltfüßen. *Blauth* hat darauf hingewiesen, daß viele **Spaltfüße** auch ohne operative Korrekturen sehr leistungsfähig sein können, andere bedürfen einer operativen Korrektur, weil sie in normale Kaufschuhe nicht hineinpassen und auch orthopädietechnisch nur schwierig funktionell und kosmetisch versorgt werden können. Die wesentlichen Operationsindikationen sind Verbreiterungen und Fehlbelastungen. Bei schweren Deformierungen kann ein operativ korrigierender Eingriff bereits im zweiten Lebensjahr erforderlich werden, wenn die Kinder stehen und anfangen zu gehen. Die erforderlichen Korrekturoperationen gehen mit Geradstellungen, Knochen-Gelenkplastiken und immer auch mit Hautplastiken einher.

Syndaktylien sind am Fuß nur dann zu trennen, wenn dadurch das Wachstum im Sinne eines verminderten Längenwachstums oder häufiger im Sinne einer Achsenabweichung beeinflußt wird, allerdings auch dann, wenn die Veränderung als kosmetisch sehr störend empfunden wird. Je nach der Art der Verschmelzung sind nur weichteilmäßige oder auch knöcherne Trennungen vorzunehmen. Für die Zehentrennung sind gerade Hautschnitte zu vermeiden, um Narbenkontrakturen entgegenzuwirken. Fast immer ist ein freies Vollhauttransplantat erforderlich. Dem Wunsch der Eltern nach Zehentrennung sollte nicht ohne schwerwiegenden Grund nachgegeben werden, da die Ergebnisse durchaus nicht immer den Erwartungen entsprechen.

Beim **partiellen Riesenwuchs** wird man bei stärkerer Ausprägung dieser Veränderung kaum ohne einen operativ korrigierenden Eingriff auskommen, weil die Schuhversorgung für den betroffenen Fuß meist ausgesprochen schwierig ist. Zur Beeinflussung des vermehrten Wachstums wurde versucht, die Wachstumsfugen betroffener Knochen zu veröden, meist wird man aber allein damit nicht auskommen. In den meisten Fällen ist eine Teilamputation der betroffenen Zehen kaum zu umgehen. Schwieriger sind die Versuche mit Resektionsarthrodesen, bei denen ein Teil aus dem Zehenbereich herausgenommen wird. In den meisten Fällen muß eine zusätzliche Weichteilverschmälerung durchgeführt werden. Eine gewisse Gefahr liegt in der Störung der Durchblutung durch einen operativen Eingriff.

19.5 Fehlbildungen am Unterschenkel mit Auswirkung auf den Fuß

Im Gegensatz zu den Thalidomid-Embryopathien (Contergangschäden), die am Fuß die fibulare Seite meist verschonen, gibt es sehr wohl auch auf dieser Seite typische angeborenen Mißbildungen. So kann schon einmal das Wadenbein unterentwickelt sein oder ganz fehlen (angeborener **Wadenbeindefekt**), der Fuß drängt dann in Pronationsstellung. In noch stärkerer Ausprägung ist das bei der „**Volkmannschen Sprunggelenksmißbildung**" der Fall, der Fuß luxiert vollständig nach außen. Dieses Leiden ist dominant erblich.

Beim angeborenen totalen und auch partiellen **Tibiadefekt** wächst die Fibula proximal am äußeren Femurkondylus und distal an der Fußwurzel vorbei und stellt dann oft mit ihrem distalen Ende den tiefsten Punkt an der unteren Extremität dar. Durch diese Fehlstellung ist eine direkte Belastung des Fußes nicht möglich. In solchen Fällen ist eine Operation bereits im ersten Lebensjahr erforderlich. Beim totalen Tibiadefekt versucht man die Bildung einer Art Kniegelenk zwischen den Femurkondylen und dem Fibulaköpfchen. Andere Autoren empfehlen die Exartikulation im Kniegelenk mit der späteren prothetischen Versorgung. Ist eine Tibiaanlage vorhanden, wird die Fibula osteotomiert und das distale Fragment mit dem Tibiarudiment verbunden. Der Fuß wird operativ darunter gestellt, so daß sich ein Sprunggelenk soweit als möglich entwickeln kann. *Marquardt* hat darauf hingewiesen, daß in jedem dieser Fälle die Versorgung mit einer Orthoprothese notwendig ist. Die vorhandene Muskulatur muß gezielt trainiert werden, zur Vermeidung einer Kniebeugekontraktur ist nächtliche Schienenlagerung erforderlich. Die Operation wird vor dem Gehbeginn durchgeführt, die Orthoprothesenversorgung erfolgt etwa im zwölften Lebensmonat, wenn die Kinder anfangen zu stehen und zu gehen.

Bei schwerer **Femurhypoplasie** und **totalem Tibiadefekt** wird die operative Fusion zwischen Femur und Fibula sowie zwischen distaler Fibula und Rückfuß empfohlen. Der Fuß wird plantigrad in etwa 30 Grad Spitzfuß eingestellt. Dadurch wird die Versorgung mit einer Orthoprothese unter gleichzeitigem Verkürzungsausgleich erleichtert.

Beim **Fibuladefekt** findet man meist gleichzeitig Defekte von einem oder mehreren Fußstrahlen mit gleichzeitiger Knick-Spitzfußstellung, häufiger auch mit einer Tibiahypoplasie. Hinzu kommt oft ein Innendrehfehler der Tibia, kombiniert mit einem Außendrehfehler im Hüftgelenk. Auch in solchen Fällen ist eine frühzeitige Korrekturoperation erforderlich, noch vor Beginn des Gehalters. Dabei ist die Beinachse geradezustellen, auch der Rotationsfehler muß ausgeglichen werden. Zusätzlich wird die Fehlstellung des Fußes beseitigt, insbesondere die häufig starke Knickstellung. Eine gewisse Spitzfußstellung kann belassen bleiben, das erleichtert die Einstellung des Fußes zur orthoprothetischen Versorgung mit einem praktisch immer erforderlichen Verkürzungsausgleich.

Marquardt hat ausgeführt, daß bei mehrfach behinderten Kindern mit schweren Fehlbildungen an den oberen Gliedmaßen die Zehen als wichtige Greiforgane erhalten bleiben müssen. Zehenamputationen wären dann absolut kontraindiziert, die Zehen müssen allerdings funktionstüchtig sein.

Die angeborene Schienbeinpseudarthrose galt für längere Zeit als unheilbar, bis *Lindemann* eine größere Serie guter operativer Erfolge nachweisen konnte. Nahe verwandt damit ist das angeborene Unterschenkel-O-Bein (Crus varum congenitum). Zunächst empfiehlt es sich abzuwarten, weil Spontanheilungen bekannt sind. Läßt sich eine spontane Heilungstendenz in der frühkindlichen Phase nicht erkennen, ist der Versuch einer operativen Behandlung mit Knochenanlagerung gerechtfertigt (Abb. 328). In den meisten Fällen bleibt das Bein im Längenwachstum zurück, so daß später entsprechender Ausgleich erforderlich wird. Nicht selten wird aber bei diesem Krankheitsbild die Unterschenkelamputation erforderlich.

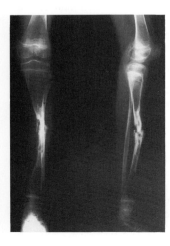

Abb. 328 Crus varum congenitum.

20 Neurologische Erkrankungen mit Auswirkung auf die Füße

Es gibt zahlreiche neurologische Erkrankungen sowohl angeborener als auch erworbener Art, die sich auf die Entwicklung und die Funktion der Füße auswirken. Bei erworbenen neurologischen Erkrankungen können zunächst völlig normal entwickelte Füße durch Muskelungleichgewichte in eine erhebliche Fehlform abweichen. Grundsätzlich können die neurologischen Störungen zentral oder peripher lokalisiert sein, hinsichtlich der Auswirkungen sind sensible und motorische Störungen bekannt. Bei einer neurologischen Grundkrankheit ist eine kausale Therapie meist nicht möglich. Die orthopädische Behandlung muß sich dann darauf ausrichten, verbliebene Restfunktionen zu erhalten und zu kräftigen, nach Möglichkeit Ersatzfunktionen zu schaffen. Sensible Störungen sind zunächst nicht auffällig, sie sind aber durchaus ernst zu nehmen, weil äußere Einflüsse nicht oder nur unzureichend wahrgenommen werden, was zu erheblichen Schäden führen kann. Motorische neurologische Störungen werden durch die damit verbundenen Funktionseinbußen sehr viel schneller bemerkt.

20.1 Grundbegriffe zur Neurologie des Fußes

Neurologische Erkrankungen mit Auswirkungen auf den Stütz- und Bewegungsapparat können zahlreiche Beschwerden und Störungen zur Folge haben. Als **Neuralgie** bezeichnet man ein durch Nervenerkrankung bedingtes Schmerzempfinden. Dieses Schmerzempfinden kann von einer Übersteigerung (**Hyperalgesie**) über das verminderte Schmerzempfinden (**Hypalgesie**) bis hin zum völligen Verlust des Schmerzempfindens (**Analgesie**) führen.

Nicht immer müssen Empfindungsstörungen mit Schmerzen verbunden sein, es kann sich um reine **Gefühlsstörungen** (Sensibilitätsstörungen) handeln. Die Überempfindlichkeit bezeichnet man als **Hyperästhesie**, die verminderte Empfindlichkeit als **Hypästhesie**, die Mißempfindung als **Dysästhesie**, die krankhafte Empfindung mit beispielsweise Kribbeln und Prickeln als **Parästhesie** und den völligen Gefühlverlust als **Anästhesie**.

Eine weitere wesentliche Auswirkung neurologischer Erkrankungen ist die **Lähmung** (Plegie). Man unterscheidet die unvollständige Lähmung (Parese) und die vollständige Lähmung (Paralyse). Hinsichtlich der Ausbreitung von Lähmungserscheinungen gibt es die

Monoplegie – Lähmung einer Extremität

Hemiplegie – Halbseitenlähmung (ein Arm und ein Bein)

Paraplegie – Lähmung beider Beine

Tetraplegie – Lähmung aller vier Extremitäten.

Hinsichtlich der Lokalisation der Erkrankung gibt es zentrale und periphere Lähmungen. **Zentrale Lähmungen** können spastisch sein, das geht mit einer Erhöhung der Muskelspannung einher. Sie können aber auch schlaff sein und betreffen dann immer ganze Muskelgruppen. **Periphere Lähmungen** sind schlaff, die Muskulatur ist atonisch und wird atrophisch, die Eigenreflexe sind abgeschwächt oder ganz erloschen. Um eine neurologische Störung und ihre Auswirkungen behandeln zu können, muß man ihre Ursache kennen, den Erkrankungsherd lokalisieren und die Auswirkungen nach ihrer Art analysieren – Schmerz, Sensibilitätsstörung, spastische oder schlaffe Lähmung.

Neurologische Grundkenntnisse muß jeder orthopädisch tätige Arzt haben, um solche Krankheitsbilder einordnen zu können und den Behandlungsplan festzulegen. Selbstverständlich empfiehlt es sich, insbesondere bei zentral lokalisierten neurologischen Schäden, den neurologischen Fachkollegen zu konsultieren. Das ist für Erkrankungen bei Kindern der Neuropädiater und für Erkrankungen bei Erwachsenen der Neurologe oder Neurochirurg. Sind spezielle Untersuchungen erforderlich, ist die zusätzliche Zusammenarbeit mit dem Neurophysiologen oder auch dem Neuroradiologen anzuraten.

20.2 Spastische Lähmungen – Zerebralparesen

Die größte Rolle spielen für die Fußorthopädie bei spastischen Lähmungen die Fälle, die aus frühester Kindheit stammen. Die Ursachen dafür können sehr vielfältig sein – Hirnverletzungen, Sauerstoffmangel durch zu lange Geburtsdauer, starker Icterus neonatorum, um nur einige zu nennen. Da die Gehirnbahnen bei der Geburt noch nicht voll ausgereift sind, läßt sich in der Mehrzahl der Fälle der Schaden noch nicht unmittelbar nach der Geburt in voller Ausdehnung erfassen, mitunter erst vom vierten Lebensmonat an. Alle Kinder mit einem komplizierten Geburtsverlauf müssen zunächst als „**Risikokinder**" angesehen werden, sie bedürfen der besonderen Beobachtung zumindest über den Zeitraum der ersten Lebensmonate. In der Literatur wird darüber berichtet, daß etwa 40 % der Zerebralparesen aus pränatalen, perinatalen und postnatalen Ursachen grundsätzlich vermeidbar seien. Das gilt insbesondere für die Frühgeburten. Eine besondere Gefahr bedeuten Infektionen vor oder kurz nach der Geburt, wie beispielsweise die Röteln, Toxoplasmose, Herpes, andere Viruserkrankungen, Meningitis (Hirnhautentzündung) oder Enzephalitis (Gehirnentzündung).

In seltenen Fällen gibt es bei zerebralen Paresen zerebral bedingte **Hypotonien**, für die man das Wort Spastik nicht anwenden kann. Mitunter ist es schwierig, diese Form der zerebralen Lähmung schon in den ersten sechs bis zwölf Lebensmonaten von der Myatonia congenita (angeborene Muskelschlaffheit) zu unterscheiden.

In den weitaus überwiegenden Fällen führt die Zerebralparese zu **spastischen Lähmungen**. Grundsätzlich ist eine Bewegungsstarre ohne Reflexsteigerung (Rigor) von der Steigerung der Eigenreflexe (Spastik im engeren Sinne) zu trennen. Reine Formen des einen oder anderen Krankheitsbildes sind allerdings selten. Bei beiden Formen ist der Widerstand gegen passive Bewegungen gesteigert. Bei der **Spastik** im engeren Sinne ist dieser Widerstand um so größer, je rascher die passive Dehnung erfolgt; beim **Rigor** ist der Grad des Widerstandes von der Geschwindigkeit der passiven Dehnung unabhängig. Bekanntlich hemmt schon physiologisch ein Eigenreflex die passive Dehnung eines Muskels, Steigerung dieses Eigenreflexes ist ein obligates Zeichen der Spastik. Ein unerschöpflicher **Fußklonus** (Krampf) und ein positiver **Babinski-Reflex** werden von manchen Autoren als ein obligates, von anderen als ein fakultatives Zeichen für die Beurteilung des Begriffes einer echten Spastik angesehen.

Die meist angeborene doppelseitige Form der infantilen Zerebralparese mit spastischer Parese der Beine (Diplegie) ist die **Little-Krankheit** im engeren Sinne – im weiteren Sinne auch Sammelbegriff für die zerebrale Kinderlähmung überhaupt.

Das Wort **Diplegie** wird nicht immer ganz einheitlich gebraucht. Von manchen Autoren wird es gleichgesetzt mit der **Paraplegie**, andere bezeichnen als Diplegie eine unvollständige und als Paraplegie eine vollständige Lähmung beider unteren Gliedmaßen.

Für die orthopädische Behandlung ist es von zweitrangiger Bedeutung, ob man einen Krankheitsfall zum Rigor oder zur echten Spastik rechnet. Wichtig ist, ob die Auswirkung leichtgradig oder schwer ist und ob die Verkrampfung des Fußes in die übliche Plantarflexion, in die seltenere Dorsalextension, in die Supination oder die Pronation drängt. Wichtig ist weiterhin, ob zusätzliche Knie- oder Hüftbeugekontrakturen bestehen.

20.2.1 Diagnostik spastischer Lähmungen

Bei der vollen Ausbildung dieser Erkrankung bestehen keine Schwierigkeiten hinsichtlich der Diagnostik. Schwierigkeiten kann allerdings die Frühdiagnose bereiten, gerade sie ist aber wichtig für möglichst frühe Ansatzpunkte der Therapie, um Schäden infolge des Krankheitsbildes soweit als möglich in Grenzen zu halten. Zerebral schwer geschädigte Kinder sind bereits unmittelbar nach der Geburt auffällig, bei leichtgradigeren Schädigungen wird man meist erst durch das **Bewegungsverhalten** bzw. auch die **Trinkstörungen** auf die mögliche Erkrankung aufmerksam. Neben den Orthopäden sind es mehr noch die Pädiater und insbesondere die Neuropädiater, die Störungen in der motorischen Entwicklung früh erfassen, qualitativ und auch quantitativ einordnen können. Schon im frühesten Säuglingsalter sind Lagerungsreaktionen und Reflexstatus wichtige Hinweise sowohl auf die Art der Erkrankung als auch auf den Schweregrad der Ausbildung. Mit **Lagerungstests** werden bestimmte Steuerungen der Körperhaltung überprüft, weitere Auskünfte erhält man durch die sogenannten **Primitivreflexe**. Der Vergleich mit Kindern ungestörter Verhaltensweise läßt eine Beurteilung im Hinblick auf das Ausmaß des Entwicklungsrückstandes zu.

Wenn bei Kindern über drei Jahre die Reste zerebraler Bewegungsstörungen so gering sind, daß man sie nur mit feinster Diagnostik nachweisen kann, und wenn nach der Anamnese anzunehmen ist, daß zirkumnatale Schäden vorhanden waren, braucht man sich nach orthopädischen Gesichtspunkten kaum Sorgen zu machen. Diese Fälle bessern sich meist von selbst, sie bedürfen insbesondere der sorgfältigen Beobachtung. In schwerwiegenderen Fällen erkennt man die spastische Lähmung am **erhöhten Muskeltonus** bis hin zur völligen Verkrampfung (Abb. 329). Es kommt zu **Fehlhaltungen** und schließlich **fixierten Fehlstellungen** mit daraus resultierender Funktionsbeeinträchtigung insbesondere auch der Füße. Bleibende **Fehlformen** der Knochen und Gelenke treten relativ spät in Erscheinung.

20.2.2 Krankengymnastik bei spastischen Lähmungen

Die krankengymnastische Behandlung bei Zerebralparesen ist in den letzten Jahrzehnten ganz erheblich verbessert worden. Es gibt speziell darauf ausgerichtete Methoden, die in Sonderlehrgängen bzw. Kursen vermittelt werden (Verfahren nach Bobath und Vojta). Maßgeblich für den Erfolg krankengymnastischer Behandlung ist die intensive und langzeitige Durchführung, die allerdings je nach den örtlichen Gegebenheiten Schwierigkeiten bereiten kann. In ländlichen Gegenden ist es mitunter kaum möglich, eine langzeitige lückenlose Behandlung durchzuführen. Die Kinder müssen dann gegebenenfalls über längere Zeit in klinische Behandlung, sie müssen in einem **Spastikerheim** untergebracht werden. Das hat den Nachteil der Entfremdung von der Familie, insbesondere von der Mutter. In Städten oder stadtnahen Bereichen gibt es vielfach **Spastikerzentren**, gewissermaßen Tageskliniken. Kleine Spezialomnibusse holen morgens die Kinder bei den Familien ab, bringen sie in das Zentrum, wo sie nach modernen Gesichtspunkten körperlich und geistig gefördert werden. Am Nachmittag werden diese Kinder wieder nach Hause gebracht. Das hat gegenüber dem Spastikerheim den Vorteil, daß der ständige Kontakt zur Familie erhalten bleibt. Beide Institutionen sind mit ihrem Pflegepersonal und auch mit den krankengymnastischen Fachkräften speziell auf die Spastikerbehandlung ausgerichtet. Selbstverständlich ist die ärztliche Betreuung durch Orthopäden und Pädiater.

Das Ziel jeder krankengymnastischen Behandlung bei spastischen Lähmungen ist es, vorhandene Blockierungen zu durchbrechen und durch neue Bewegungsmuster in eine geordnete Ersatzmotorik zu leiten. Die Behandlungsmethode nach *Bobath* geht davon aus, daß pathologische Verhaltensmuster gehemmt werden und normale Bewegungsmuster eingeschliffen werden sollen. Das beginnt schon mit der Ausnutzung bzw. Umbahnung des frühkindlichen Reflexverhaltens. Bei der Behandlungsmethode nach *Vojta* wird davon

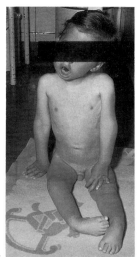

Abb. 329 Tetraspastik.

ausgegangen, daß selbst die Mechanismen der Fortbewegung reflektorisch schon im Neugeborenenalter vorhanden sind. Durch gezielte Behandlung werden die Mechanismen der reflektorischen Fortbewegung provoziert, damit wird ein Ersatzmuster für die Aufrichtungsfähigkeit geschaffen. Insgesamt sollen durch diese Behandlungsmaßnahmen auf **neurophysiologischer Basis** die neuromotorischen Funktionen verbessert werden. Je früher diese Maßnahmen einsetzen können, um so günstiger sind die Erfolgsaussichten, da das kindliche Gehirn zum Zeitpunkt der Geburt noch nicht völlig ausgereift ist und insbesondere während der ersten Lebensjahre noch eine beachtliche Plastizität besitzt.

Während in den ersten Lebensjahren das Ziel krankengymnastischer Behandlung darin besteht, unterentwickelte Reflexe zu fördern und das Auftreten krankhafter Reflexe möglichst zu verhindern, treten etwa nach dem zweiten Lebensjahr mehr und mehr **Entspannungsübungen** in den Vordergrund. Da immer seelische und körperliche Verspanntheit miteinander parallel gehen, ist erste Voraussetzung, daß das Kind in guten Kontakt mit der Krankengymnastin und auch mit dem betreuenden Arzt kommt. Mit dem Entspannen sind dann jene Bewegungen einzuüben, die von selbst zunächst nicht gelingen würden.

Mit der Krankengymnastik müssen sogenannte flankierende Maßnahmen durchgeführt werden. Das ist einmal die Beschäftigungstherapie oder **Ergotherapie**, mit der die Patienten entsprechend ihrem Alter und Entwicklungsstand lernen, die üblichen Handgriffe des täglichen Lebens zu beherrschen. Zum anderen ist es die **Logopädie**, die Behandlung von meist begleitenden Sprachstörungen. Bezogen auf die Fußorthopädie ist die Fußhaltung passiv und aktiv zu korrigieren. Es sind Gleichgewichtsübungen durchzuführen, die Patienten sollen ein möglichst koordiniertes Gangbild erlernen.

20.2.3 Quengelverbände und -schienen

Bei älteren Kindern und Erwachsenen bestimmen Rigor und Starre die Bewegungsmuster, führen zu nur sehr schwer ausgleichbaren Fehlhaltungen, Funktionseinschränkungen und dadurch zu Gangstörungen. Neben der intensiven krankengymnastischen Behandlung muß versucht werden, die **Gelenke** und damit auch die Füße durch Lagerungsschienen, durch Quengelverbände oder auch durch Quengelschienen in eine möglichst normale Haltung zu bringen und somit Kontrakturen in Fehlstellung zu vermeiden. *Feldkamp* hat dazu ausgeführt, daß man bei Lagerungen und insbesondere Korrekturen durch Verbände oder Schienen sehr vorsichtig vorgehen muß, insbesondere federnde Korrekturen können die Spastik mittel- bis langfristig steigern. Sowohl Lagerungen als auch Quengelungen sind durch Gipsverbände, Kunststoffverbände oder auch orthopädische Schienen bzw. Apparate möglich. In der Abb. 330 ist die **Nachtschiene** nach Kreuz zur Verhinderung bzw. Beseitigung einer Kniebeugekontraktur dargestellt, als eine Schiene gleicher Wirkung in jetzt modernerer Bauweise, ermöglicht durch die technische Weiterentwicklung der Materialien. Zur Anfertigung solcher orthopädischen Schienen ist die enge Zusammenarbeit zwischen dem orthopädisch tätigen Arzt und dem Orthopädiehandwerker besonders wichtig. Man unterscheidet Nachtschienen, die überwiegend für die Zeit der Bettruhe benutzt werden sollen, und **Stabilisierungs-** bzw. **Korrekturschienen** für die Benutzung am Tage. Für relativ kurze Zeit können solche Schienen aus Gips oder Kunststoff (Cast) angefertigt werden. Für den langzeitigen Gebrauch sind wegen der besseren Haltbarkeit und auch wegen der besseren Nachstellmöglichkeiten orthopädietechnische Schienen anzuraten. Diese werden heute meist aus einem thermoplastischen Material in Verbindung mit Stabilisierung oder Schienung durch Leichtmetallelemente hergestellt.

Bei der Schienenversorgung für Spastiker ist eines der schwierigsten Probleme das Ausloten der zur Korrektur erforderlichen Druckausübung gegenüber der zu starken Druckanwendung, die sonst zu Druckstellen und Ulzerationen führen kann. Eine breite Druckverteilung und festelastische Polsterung ist nötig. Schienen müssen verstellbar sein, das gilt einmal für den Quengeldruck, zum anderen bei Kindern zusätzlich für die Berücksichtigung des Wachstums. Die hier dargestellte Quengelschiene gegen eine Kniebeugekontraktur kann bei gleichzeitigem Spitzfuß oder Spitz-Klumpfuß ohne größere technische Schwierigkeiten durch eine verstellbare Sandale ergänzt werden. Vorfuß und Zehen werden je nach Bedarf mit einem nicht zu weichen Material unterpolstert.

20.2.4 Orthopädieschuhtechnische Versorgung spastischer Lähmungen

Die modernen **Materialien**, im wesentlichen die Kunststoffe, machen es möglich, daß die orthopädieschuhtechnische Versorgung bei gleicher Stabilität vom Gewicht her heute sehr viel günstiger durchgeführt werden kann als früher. Das recht schwere Walkleder wird kaum noch angewandt, man benutzt zur Kappen- und Laschenversteifung glasfaserverstärktes Kunstharz, Carbonfasern oder andere Kunststoffe, die mit einem weichen Leder überzogen werden. Von der **Formgestaltung** her sind die meisten altbewährten Techniken grundsätzlich geblieben. *Rabl* hat nach seinen reichhaltigen Beobachtungen und Erfahrungen gerade in orthopädietechnischer Hinsicht darauf hingewiesen, daß schlanke Menschen eher etwas massivere und somit auch schwerere orthopädische Stiefel tolerieren als dicke. Je größer das Körpergewicht des Patienten, desto empfindlicher pflegt er gegen schweres Schuhwerk zu sein. Grundsätzlich gilt heute der Trend zur gewichtmäßig leichten Ausfertigung, was das Tragen orthopädischer Hilfsmittel allgemein erleichtert.

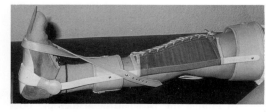

Abb. 330 Quengelschiene nach *Kreuz* zur Knie- und Fußkorrektur.

Bei einem Rigor oder einer nur leichten Spastik können **Zurichtungen** an Konfektionsschuhen oder auch **Bandagen**, die in normalen Konfektionsschuhen zu tragen sind, ausreichen. Bezüglich Schuhzurichtungen kann man beispielsweise bei der Neigung zur Fußkippung den Absatz ausstellen und eine Sohlenranderhöhung anbringen, eine Abrollsohle kann den Abrollvorgang erleichtern und gegebenenfalls auch in der Richtung korrigieren. Im Einzelfalle wird immer zu überlegen oder auch auszuprobieren sein, ob Zurichtungen an Konfektionsschuhen ausreichen, oder die Versorgung mit orthopädischen Schuhen erforderlich ist.

Zur **orthopädischen Schuhversorgung** bei Kindern hat *Feldkamp* empfohlen, den orthopädischen Schuhen gegenüber den Innenschuhen den Vorzug zu geben. Es sei nicht einzusehen, weshalb zwei Paar Schuhe übereinander geschnürt werden sollen. Sehr druckempfindliche Füße sind allerdings mit Innenschuhen leichter zu versorgen, zu berücksichtigen sind ggf. kosmetische Gründe bzw. Einwendungen seitens der Eltern.

Insbesondere bei Kindern besteht häufig die Möglichkeit, durch einen mitunter nur kleinen **operativen Weichteileingriff** (s. Kap. 20.2.5) die Situation für die orthopädische Schuhversorgung erheblich zu verbessern. Das gilt beispielsweise für den spastischen Spitzfuß durch eine Achillessehnenverlängerung. Besonders bei Kindern sollten Fehlhaltungen nach Möglichkeit vor der orthopädischen Schuhversorgung operativ ausgeglichen werden, so daß die technischen Nachhilfen dann sehr viel einfacher sind. Bei der orthopädischen Schuhversorgung des Spastikers muß insbesondere der Rückfuß abgestützt werden, wobei gegebenenfalls auf Korrekturen verzichtet werden muß, wenn sonst Druckstellen zu befürchten wären. *Feldkamp* hat dazu ausgeführt, die **Stabilisierung** des noch kindlichen Fußes sei das A und O. Man könne diese Stabilisierung mit einem Arthrodesenschuh erreichen, auch mit einem Innenschuh oder einer Unterschenkelschiene. In jedem Falle müsse die Versorgung starr sein. Es sei wichtig, eine Vorlage des Schaftes bzw. der Beinführung von etwa 10 Grad einzubauen, weil die Knie fast nie locker vorgebracht werden könnten und bei der Rechtwinkeleinstellung die Zehen schleifen würden. Sie hat auf die Notwendigkeit einer gleichzeitig großzügigen Verbreiterung der Sohle und des Absatzes hingewiesen, um damit den Auftritt abzufangen. Ob die Sohle plan oder mit einer Abrollfläche gestaltet wird, ist von der Gehqualität abhängig. Zunächst sollen die Schuhe stehgerecht angefertigt werden, gegebenenfalls empfiehlt sich später das zusätzliche Anbringen einer Rolle.

Erwachsene haben häufig trotz objektiv schwerer spastischer Lähmungen eine noch verhältnismäßig gute Gehleistung. Es kommt durchaus vor, daß Spastiker bei der Untersuchung die Fußspitze willensmäßig nicht vom Boden heben können, während das unbewußt beim Gehen einigermaßen gut möglich ist. Bei einer einseitigen spastischen Lähmung oder beim einseitigen Überwiegen der Spastik wird die betroffene oder stärker betroffene Seite hinsichtlich der funktionellen Beinverkürzung nicht voll ausgeglichen, damit der Fuß leichter vom Boden loskommt. In schweren Fällen sind orthopädische Schuhe gegenüber Kaufschuhen nicht unbedingt vorteilhafter, sie sind ohnehin meist nach wenigen Monaten völlig zertreten. Dann ist es besser, mehrmals im Jahr feste Konfektionsstiefel zu geben, an die Zusätze zur Verbreiterung der Auftrittsfläche und zur Vermeidung des Wegkippens (meist nach außen) angebracht werden können. Ebenso wie für den veralteten angeborenen Klumpfuß hat sich die **Stiefelschiene nach Gocht** (Abb. 195) auch für den spastischen Kippfuß bewährt. Zur korrigierenden Beeinflussung des spastischen Spitzfußes ist die **Caroli-Feder** zu empfehlen (Abb. 331). Dazu muß der Schuh eine feste Sohle haben, der rückwärtige Teil des Absatzes kann zum etwas weicheren Aufsetzen durch Aerolux oder ein anderes weicheres Material ersetzt werden. Auf der eventuell gesunden Seite darf die Erhöhung nicht vergessen werden. Für die Verschraubung der Caroli-Feder ist ein Bohrloch von 8 mm Durchmesser durch die Brandsohle erforderlich, die Stahldrahtfeder selbst verläuft außerhalb des Schuhs und ist in ihrer Auflage gegen die Wade gepolstert. Vier Größen sind lieferbar:

Größe 1 = Höhe 25 cm
Größe 2 = Höhe 30 cm
Größe 3 = Höhe 33 cm
Größe 4 = Höhe 35 cm.

Die Caroli-Feder korrigiert stärker den Spitzfuß, die Gochtsche Stiefelschiene stärker die Supination. Man kann allerdings bei der Gochtschen Schiene einen zusätzlichen Gummizügel zur Hebung der Fußspitze anbringen. Die Erhöhung der gesunden Seite darf nicht vergessen werden, es sei denn, das gelähmte Bein ist ohnehin etwas kürzer. Wenn keine Neigung zum Spitzfuß besteht, reicht eine versteifende Schale, die dem Rückfuß Halt gibt. Dazu müssen die Konfektionsschuhe etwas größer angeschafft werden. Auf der Gegenseite er-

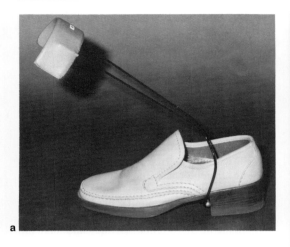
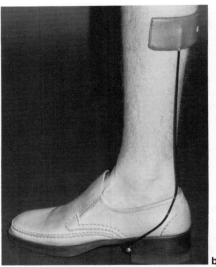

Abb. 331 a,b *Caroli*-Feder am Kaufschuh.

gibt sich die Ausfüllung dadurch, daß der rückwärtige Teil eine erhöhende Einlage bekommt.

Eine spastische Lähmung kann bekanntlich auch durch eine **Hirnverletzung** oder eine **Apoplexie** ausgelöst werden. In solchen Fällen ist ein hoher **orthopädischer Stiefel** die häufigste Normalversorgung. Die Spitz- und die Klumpfußneigung werden darin zugleich korrigiert. Die Spitzfußkorrektur erreicht man durch eine Schaftversteifung, die Klumpfußkorrektur durch eine starke äußere Erhöhung des Korkbettes am Rück- und Vorderteil des Schuhs. Je mehr Spitzfußausgleich im Schuh erforderlich ist, um so mehr muß auf der gesunden Seite unterbaut werden. Der Absatz wird nach außen gestellt, braucht aber insgesamt nicht verbreitert zu werden, da der Spastiker im typischen Falle mit der Innenseite kaum auftritt. *E. Kraus* hat dies als die übliche Versorgung des spastisch gelähmten Fußes bei Erwachsenen beschrieben. Er hat empfohlen, bei der Erstanfertigung die Walkkappe nicht höher als 13 cm über dem Korkbett und ohne allzu feste Versteifung hochzuziehen. Man kann sie nötigenfalls hinten einige Zentimeter tief spalten oder eine hintere Filzpolsterung einlegen. Je nachdem, wie dieses Vorgehen toleriert wird, kann das nächste Paar Schuhe in dieser Art gefertigt werden (Abb. 332).

So fehlerhaft es ist, bei einem Kind mit stärkerem spastischem Spitzfuß Schuhe oder einen Apparat zu geben, womit der Fuß in falscher Stellung gebettet ist, so wenig soll der Arzt bei einem älteren Menschen noch die operative Korrektur empfehlen, wenn der Schaden längere Zeit zurückliegt oder schon von Jugend an bestanden hat. Das wichtigste Ziel der orthopädietechnischen Versorgung ist das Erreichen der ausreichenden **Stand- und Gangsicherheit**. Hinzu kommt eine Bettung bzw. Lagerung ohne wesentliche punktuelle Druckausübung, so daß Druckstellen vermieden werden. Häufig müssen beim Spastiker kosmetische Gesichtspunkte zugunsten der Funktion etwas zurückgedrängt werden.

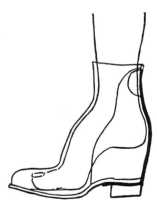

Abb. 332 Orthopädischer Schuh für spastischen Spitzfuß (nicht für Kinder!), Ausgleich auf der Gegenseite erforderlich.

20.2.5 Operative Behandlung von Kontrakturen

Die Kontraktur eines Gelenkes bedeutet in jedem Falle eine Zwangsstellung und führt somit immer zu einer Bewegungseinschränkung. Beim Spastiker findet man am Fuß meist eine **kombinierte Spitz-Klumphaltung**, wobei die eine oder andere Komponente mehr betont sein kann. Zusätzlich kommt es zu **Zehenkontrakturen**, in vermehrter Beugestellung oder in Krallenstellung, was die Fußabwicklung zusätzlich erschwert. Darüberhinaus gibt es beim Spastiker an den unteren Extremitäten auch Kontrakturen in den Kniegelenken im Sinne von **Kniebeugekontrakturen**, so daß mitunter auch passiv der Ausgleich bis zur Nullstellung nicht möglich ist. An den Hüftgelenken finden sich Beuge- und insbesondere **Anspreizkontrakturen**, die bis zur Subluxations- oder Luxationsstellung des Hüftgelenkes führen können. Oft sind beim Spastiker die Hüftpfannen dysplastisch, die Schenkelhälse stark valgisch ausgebildet.

Insbesondere bei Kindern hat man in vielen Fällen die Möglichkeit, durch einen noch kleinen **operativen Weichteileingriff** die Spastik abzuschwächen, das Muskelungleichgewicht zu verbessern und die Voraussetzungen für eine orthopädietechnische oder Schuhversorgung günstig zu beeinflussen. Je älter die Kinder mit ihrer eventuell verbleibenden Spastik und Fehlstellung werden, um so schwieriger werden operative Eingriffe. Auch die Erfolgsaussichten werden mit zunehmendem Alter geringer, da sich die knöchernen Anteile deformieren, die Gelenke in der Fehlstellung mehr und mehr festigen. Bei kleinen Kindern ist nach einer operativen Entlastung oder Korrektur meist nur für wenige Tage Bettruhe erforderlich, eine eventuelle Gipsbehandlung dauert meist nur wenige Wochen. Erfahrungsgemäß ist ein operativer Eingriff nach der Pubertät ungleich größer als vorher, die Nachbehandlung im Gips braucht dann ebensoviele Monate wie in der frühen Kindheit Wochen. Selbst wenn ein sehr vorsichtiger Operateur bei einem Kind zunächst eher zu wenig als zu viel an einer Sehne verlängert, so daß später eine Nachkorrektur erforderlich wird, ist dies weder ein großer Nachteil noch gar als ein Kunstfehler zu bezeichnen.

In den meisten Fällen sollen sich Operation und orthopädietechnische Versorgung ergänzen. Je nach dem klinischen Befund können **Mehrfachoperationen** in einem Operationsgang oder auch nacheinander erforderlich sein. Unterschiedliche Operationstechniken können zu den gleichen gewünschten Erfolgen oder zumindest Teilerfolgen führen, in jedem Einzelfalle muß ein sorgfältiges Abwägen erfolgen. Zur Entkrampfung führt die Durchtrennung einzelner Sehnen (**Tenotomie**), die **Z-förmige Sehnenverlängerung**, die dosierte **partielle Myotomie** (Muskeldurchtrennung) oder auch die Durchtrennung einzelner Nervenäste. Man kann die Wirkung eines Muskels auf ein bestimmtes Gelenk mit der Durchschneidung oder Versetzung seiner Sehne ausschalten, durch eine **Sehnenverlagerung** kann der Muskel eine andere Zugrichtung erhalten. Mit einer **Arthrodese** schafft man endgültige Verhältnisse für ein Gelenk, sie sollte fast immer erst nach Wachstumsabschluß durchgeführt werden.

20.2.5.1 Operative Behandlung von Kniebeugekontrakturen

Die spastische Lähmung mit Gelenkfehlstellungen betrifft an den unteren Extremitäten die Hüftgelenke, Kniegelenke, Sprunggelenke und auch die Fußwurzel- und Zehengelenke, sehr häufig kombiniert, wenn auch in einem unterschiedlichen Schweregrad. Es würde hier zu weit führen, operative Eingriffe bis hin zu den Hüften zu erörtern. Für die Kniebeugekontrakturen sind mehrere Operationsverfahren angegeben, sie wirken sich teilweise auch auf den oft gleichzeitig bestehenden Spitzfuß aus.

Stoffel hat eine Operationsmethode mit **Resektion der Nervenäste für den Musculus gastrocnemius** angegeben. Dadurch wird dieser Muskel geschwächt, was seine Beugewirkung auf das Knie beeinflußt, denn der Musculus gastrocnemius zieht mit seinen proximalen Köpfen bekanntlich über das Kniegelenk zum Femur. Die Operation erfolgt in Bauchlage, kann in Blutsperre vorgenommen werden. Der Hautschnitt wird annähernd medial in der Kniekehle durchgeführt, etwas schräg von außen innen nach unten. Die großen Gefäße in der Kniekehle liegen in der Tiefe, sie bleiben unberührt. Aufgesucht wird die Teilungsstelle des Nervus ischiadicus zum N. tibialis und N. peronaeus communis (die Venen liegen jeweils medial von den Nerven). Die vom N. tibialis zu den beiden Gastrocnemiusköpfen gehenden Nervenäste sind, wenn man sie verfolgt, leicht von den Hautnerven zu unterscheiden. *Stoffel* hatte ursprünglich angegeben, diese Nervenäste partiell zu schwächen, günstiger ist es, sie über eine ausreichende Strecke ganz zu resezieren. *Vulpius* hat schon 1914 darauf hingewiesen, daß der Musculus soleus und der Musculus gastrocnemius nicht immer gleich kontrakt sind. Man soll prüfen, ob bei voller Kniebeugung der Spitzfuß fortbesteht oder ausgleichbar ist.

Vulpius hat bei vorwiegender Kontraktur des M. gastrocnemius empfohlen, unterhalb dieses Muskels sein **Sehnenblatt** quer zu **durchschneiden** und es auf dem M. soleus nach oben rutschen zu lassen. Dadurch erfolgt eine gewisse Verlängerung mit entspannender Wirkung für das Kniegelenk. Diese Operation wurde später von *Strayer* noch einmal beschrieben.

Eine weitere Sehnenoperation zur Beseitigung der Kniebeugekontraktur wurde 1923 von *Silfverskiöld* angegeben. Er empfahl die **Lösung der beiden Köpfe des M. gastrocnemius** vom Femur zur Entlastung der Kniebeugekontraktur. Dieser operative Eingriff ist technisch nicht ganz einfach, er gilt deshalb nicht als Routineoperation. *Hess* und *Biehl* haben Patienten mit durchgeführter Silfverskiöld-Operation nachuntersucht. Die Ergebnisse wurden im allgemeinen als sehr gut bezeichnet, wenn auch in einzelnen Fällen bei schwerer Spastik kein freier Gang erreicht werden konnte. Die Kniebeugekontrakturen hatten sich durchweg gebessert. Wichtig ist eine intensive Krankengymnastik nach der Operation. *F. Baumann* meint, daß durch den Eingriff nach *Silfverskiöld* der propriozeptive Reflex günstig beeinflußt werde.

Eggers und *Bertrand* haben zur Beseitigung der Kniebeugekontraktur eine andere Operationsmethode empfohlen. Dazu wird die **Ischiokruralmuskulatur**, die an der Dorsalseite des Oberschenkels über das Kniegelenk hinwegzieht und somit als Kniebeuger wirkt, vom Unterschenkel abgelöst und zur Oberschenkelrolle versetzt. Dadurch wird die beugende Wirkung für das Kniegelenk ausgeschaltet. Es zeigt sich aber nach Berichten in der Literatur in zehn Prozent der Fälle ein vorher nicht vorhanden gewesenes Genu recurvatum. Demzufolge ist nach dieser Operationsmethode die Schwächung der Kniebeuger insgesamt zu ausgiebig.

Thom hat ein weiteres Operationsverfahren entwickelt, das er als „**Dreizipfelmethode**" bezeichnete. Er schafft in der Kniebeuge eine Tenodese zur ausreichenden Beseitigung der Kniebeugekontraktur bei gleichzeitigem Schutz gegen ein Genu recurvatum. Dazu werden die Oberschenkelbeuger verlängert. Die Z-förmig verlängerten Sehnen des M. semimembranosus und M. biceps femoris werden mit den proximalen Enden des M. gastrocnemius vernäht, der unterhalb dieser Nahtstelle vom übrigen Muskel abgetrennt wird. Es entsteht so eine Tenodese zwischen den unteren Ansätzen der ischiokruralen Muskeln und den oberen Ansätzen des M. gastrocnemius bei gleichzeitiger starker Verlängerung der ischiokruralen Muskulatur. Dieser Eingriff wurde so nur ausgeführt, wenn die Patienten sich vorher nicht ohne Stock oder Gehbänkchen hatten fortbewegen können, also nur in schweren Fällen. Die überwiegende Mehrzahl konnte nach der Operation ohne Hilfsmittel gehen. *Döderlein* hat 1986 über Nachuntersuchungen von 142 solcher Operationen bei 77 Patienten berichtet. 61 % der operierten Fälle mit zum Teil hochgradigen Beugekontrakturen wurden vollständig und dauerhaft korrigiert. Bei der von *Thom* angegebenen Operation bleiben die beiden kräftigsten Hüftstreckmuskeln, der M. biceps femoris und der M. semimembranosus, in ihrer Wirkung auf das Hüftgelenk erhalten, was sich auf die Gesamtstatik und auf die Dynamik des Gehens günstig auswirkt. Einer oft gleichzeitig bestehenden Hüftbeugekontraktur wird entgegengewirkt.

20.2.5.2 Operative Behandlung des spastischen Spitzfußes

Es wurde schon darauf hingewiesen, daß der spastische Spitzfuß meist mit Kontrakturen auch im Knie- und Hüftgelenk einhergeht. Somit ist ein **Gesamtbehandlungsplan** für die betroffene Extremität erforderlich. Das betrifft sowohl die konservative als auch die operative Behandlung, nach einer erfolgten Operation auch die krankengymnastische Nachbehandlung. Mit Knochenoperationen am Fuß ist bei Kindern vor Wachstumsabschluß größte Zurückhaltung geboten, der Fuß bleibt sonst im Wachstum erheblich zurück. Operative Eingriffe zur Beseitigung der Kniebeugekontraktur wirken sich zumindest teilweise auch auf die spastische Spitzfußstellung günstig aus, im Abschnitt 20.2.5.1 wurde darauf bereits eingegangen. In diesem Zusammenhang seien nochmals die Operationen nach *Stoffel*, *Silfverskiöld* und *Thom* erwähnt.

Zur Beseitigung des spastischen Spitzfußes haben sich am besten Operationen an der **Achillessehne** bewährt. Bereits 1828 wurden von *Delpech*(zitiert nach *Huppertz* und *Kaps*) operative Korrekturen bei spastischen Spitzfüßen durchgeführt. Die Operationen erfolgten zunächst im Sinne einer subkutanen und dann auch offenen **Tenotomie**. Diese Operationen hatten aber den Nachteil, daß die Sehnenverlängerung nicht dosiert werden konnte. Brauchbar wurde die Achillotenotomie erst, nachdem das Prinzip der **Z-förmigen Verlängerung** 1897 von *Carl Bayer* eingeführt worden war.

Grundsätzlich besteht die Möglichkeit, die Z-förmige Verlängerung in frontaler oder in sagittaler Schnittführung vorzunehmen. Bei der Verlängerung in der **frontalen Ebene** erhält man einen ventralen und einen dorsalen Sehnenlappen, das distale Sehnenende bleibt in ganzer Breite am Kalkaneusansatz erhalten. Unter Ausgleich der Spitzfußstellung gleiten die Sehnenlappen aneinander vorbei, meist ist zusätzlich eine quere Inzision der dorsalen Sprunggelenkskapsel zur ausreichenden Korrekturstellung erforderlich. Die Sehnenenden werden in der Sehnenverlängerung wieder miteinander vernäht. Man hat mit dieser Operationsmethode weniger die Möglichkeit, eine zusätzliche Valgus- oder Varusstellung des Rückfußes wesentlich zu beeinflussen. Bei der Z-förmigen Verlängerung in **sagittaler Ebene** wird ein lateraler und ein medialer Sehnenlappen gebildet. Beim Spitzfußausgleich, der wiederum meist erst nach querer Inzision der Sprunggelenkskapsel möglich ist, gleiten auch diese Sehnenenden aneinander vorbei und werden in der Verlängerung miteinander vernäht. Bei dieser Art der Operation besteht die Möglichkeit, einen zusätzlichen Knickfuß oder einen zusätzlichen Klumpfuß dadurch korrigierend zu beeinflussen, daß man das distale Sehnenende medial oder lateral am Kalkaneus beläßt (Abb. 333).

In jedem Falle muß man vermeiden, die Achillessehne zu stark zu verlängern. Ein dadurch entstehender postoperativer Hackenfuß ließe sich nur schwierig wieder korrigieren. *Rabl* hat eindringlich darauf hingewiesen, es sollte jedem Orthopäden bekannt sein, daß ein durch zu starke Verlängerung der Achillessehne entstandener Hackenfuß sich durch Sehnenraffung kaum je in Ordnung bringen läßt. Schon *Gocht* hatte davor gewarnt, sich auf eine Sehnenraffung einzulassen, nur eine knöcherne Operation kann ausreichenden Erfolg bringen (Abb. 173).

Bei **Erwachsenen** und auch schon bei ausgewachsenen Jugendlichen hat man mit den typischen Operationen an der Achillessehne meist keinen ausreichenden Erfolg mehr. Im allgemeinen sind dann knöcherne Operationen mit Sprunggelenksversteifung vorzuziehen. Ältere Spastiker sollte man aber nicht zu sehr zu einer Operation drängen, es sei denn, sie haben erhebliche Schmerzen oder sehr starke Gangstörungen, die mit orthopädischen Schuhen allein nicht ausreichend zu beseitigen sind.

Little, nach dem das Krankheitsbild der spastischen Lähmung benannt ist, hat selbst an einer spastischen Lähmung gelitten. Er ließ sich im Jahre 1936 im Alter von 26 Jahren von *Stromeyer* die

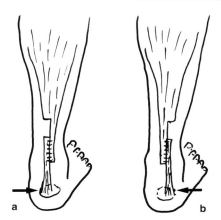

Abb. 333 a,b Spitzfußkorrektur durch sagittale Achillessehnenverlängerung. Das distale Sehnenende wird
a beim Knickfuß medial belassen;
b beim Klumpfuß lateral belassen.

Achillessehne quer durchtrennen. Der Erfolg bei ihm war ausgezeichnet. Danach schien es so, daß das quere Durchschneiden der Achillessehne nur bei Kindern im Alter von drei bis etwa dreizehn Jahren nachteilige Folgen mit Hackenfußstellung hätte. Man sollte trotzdem diese Operation auch bei Erwachsenen nicht als Methode der Wahl empfehlen.

20.2.5.3 Operative Behandlung des spastischen Hohl- und Hohl-Klumpfußes

Die Behandlung des durch spastische Lähmungen bedingten Hohl- und Hohl-Klumpfußes ist nach wie vor ein schwieriges Problem. Zur Korrektur des **spastischen Hohlfußes** hat *Ludloff* vor mehr als 60 Jahren die Wegnahme der Sehne des M. tibialis posterior empfohlen. Dabei handelt es sich um einen kleinen operativen Eingriff. Die Sehne liegt dem Innenknöchel dorsal direkt auf. *Ludloff* hatte nach dieser Operation gute Ergebnisse ohne nachträgliche Verschlechterungen etwa im Sinne eines Plattfußes. *Hackenbroch* hat dagegen berichtet, daß es nach dieser Operation zu schweren Plattfüßen gekommen sei.

Mehr noch als der spastische Hohlfuß muß der **spastische Hohl-Klumpfuß** operativ korrigiert werden. Für leichtere Fälle des spastischen Hohl-Klumpfußes hat *Mittelmeier* ein ähnliches Vorgehen angegeben, wie es *Imhäuser* beim angeborenen Klumpfuß anwendet. Er verpflanzt die Sehne des M. tibialis anterior nach außen und nach vorn, so daß sowohl die Fußhebung als auch die Pronation gebessert werden. H. U. Baumann hat in einer Monographie über die operative Behandlung der infantilen Zerebralparesen empfohlen, die Sehne des M. tibialis posterior nicht nur von der normalen Ansatzstelle wegzunehmen, sondern sie durch ein Fenster in der Membrana interossea auf den Fußrücken zu versetzen. Dadurch besteht zwar auch die Möglichkeit einer Plattfußausbildung, allerdings hat *Chiari* schon 1966 zu bedenken gegeben, daß bei allen Fußoperationen im Zweifelsfall der Plattfuß stabiler ist als der auch nur wenig zur Klumpstellung neigende Fuß. Wenn der Plattfuß nicht mit einer Eversions-Pronationskontraktur verbunden ist, bereitet er keine ernstlichen Schwierigkeiten. Besteht zusätzlich eine **Klauenstellung der Zehen**, werden entsprechend dem Vorschlag von *Thom* die langen Zehenbeuger am unteren Ende des Unterschenkels verlängert. Die Lösung oder Durchtrennung der Plantaraponeurose bringt zur Beseitigung der spastischen Hohlfußkomponente keine wesentliche Besserung.

Als knöcherne Operation ist bei Kindern die **Osteotomie des Fersenbeins** nach *Dwyer* erlaubt. Diese erfolgt schräg durch das Fersenbein, parallel zu den Sehnen der Mm. peronaei. Die Erfolge danach werden in der Literatur unterschiedlich bewertet. Offensichtlich hängt das Ergebnis wesentlich vom Grad der Korrektur in proximaler und pronatorischer Richtung ab.

In schwersten Fällen der Fußkontraktur ist selbstverständlich die **subtalare Arthrodese** der sicherste Weg, dieser kann aber erst nach Abschluß des Wachstums, also nach der Pubertät, eingeschlagen werden.

20.3 Schlaffe Lähmungen

Schlaffe Lähmungen können zentral bedingt sein, dann handelt es sich um Störungen im Bereich des Großhirns oder des Rückenmarks. Sie können auch Folge einer peripheren Nervenschädigung sein. Gekennzeichnet sind schlaffe Lähmungen vor allem durch einen Verlust des Muskeltonus, die Erregbarkeit der betroffenen Muskulatur ist herabgesetzt oder ganz erloschen, Folge davon ist eine fortschreitende Muskelatrophie. Muskel- und Sehnenreflexe sowie auch die elektrische Erregbarkeit sind beeinträchtigt bis hin zur völligen Unmöglichkeit einer Reizbeantwortung. Der Funktionsausfall ist neben der Intensität der Schädigung insbesondere von der Lokalisation abhängig. So kann eine **zentrale Schädigung** zur vollständigen Lähmung einer oder auch mehrerer Extremitäten führen, eine **Plexusschädigung** bewirkt je nach ihrer Ausdehnung die Lähmung einer ganzen Extremität oder von Teilen derselben. **Periphere Nervenschäden** führen zur Lähmung einer Muskelgruppe oder auch nur einzelner Muskeln.

20.3.1 Zentrale schlaffe Lähmungen

Eine zentrale Lähmung entsteht bei einer Störung des ersten Neurons, also im Gehirn oder in den Vorderhornzellen des Rückenmarks. Betroffen ist isoliert die **Pyramidenbahn**, an den peripheren Nerven fehlen Zeichen einer Degeneration. Ein typisches Zeichen einer Pyramidenbahnstörung ist das positive **Babinski-Phänomen**. Beim Bestreichen des äußeren Fußsohlenrandes kommt es zu einer tonischen Dorsalextension der Großzehe, zu einer Plantarflexion der Kleinzehen und eventuell zu einem Spreizen der Kleinzehen im Sinne eines Fächerphänomens. Meist sind nach einer partiellen Unterbrechung der Pyramidenbahn nicht einzelne Muskeln in ihrer aktiven Funktion gelähmt oder eingeschränkt, sondern **größere Muskelgruppen**. Wenn eine Körperseite oder zumindest eine Extremität betroffen ist, so ist die Auswirkung hinsichtlich der Bewegungseinschränkung in den verschiedenen Muskeln in der Intensität unterschiedlich ausgeprägt. In den typischen Fällen nimmt die Innervationsstörung und die Lähmung von proximal nach distal zu, so daß insbesondere die feineren Bewegungen aufgehoben sind und auch nicht wiederkehren.

20.3.1.1 Ursachen für zentrale schlaffe Lähmungen

Nachfolgend sollen einige Krankheitsbilder kurz erörtert werden, die sich im Sinne einer zentralen schlaffen Lähmung auch auf die unteren Extremitäten und somit die Füße auswirken. Liegen diese Ursachen in den höheren Bereichen des Rückenmarks oder im Gehirn, kommt es auch zu Auswirkungen auf den Rumpf oder die oberen Extremitäten.

20.3.1.1.1 Myelodysplasie

Bei diesem Krankheitsbild handelt es sich um eine Entwicklungsstörung im Bereich des Rückenmarks, meist an der unteren Lendenwirbelsäule. Wenn nur ein offener Wirbelbogen in einer Etage oder auch in mehreren Etagen der Lendenwirbelsäule vorliegt, muß das nicht zwangsläufig zu Störungen wesentlichen Ausmaßes führen. Die Veränderung kann klinisch stumm bleiben oder zu einer mehr oder weniger deutlich ausgeprägten Instabilität im Bereich der Wirbelsäule führen. Ist das Rückenmark selbst in die Fehlbildung mit einbezogen, ergeben sich in Abhängigkeit von der Schwere der Veränderung Nervenstörungen bis hin zur völligen angeborenen Querschnittslähmung. Nach den Schweregraden und den pathologisch-anatomischen Befunden unterscheidet man die Meningozele, Myelomeningozele und Syringomyelozele. Bei der **Meningozele** liegt eine nach hinten gerichtete Ausstülpung der Rückenmarkshäute vor, das Rückenmark selbst ist nicht beeinträchtigt, so daß wesentliche Nervenstörungen meist fehlen. Die **Myelomeningozele** ist die am häufigsten auftretende Veränderung dieser Art, dabei ist das Rückenmark selbst mit beteiligt. Bei Wirbelbogendefekten kommt es zu einer Ausstülpung der Rückenmarkshäute nach hinten, das Rückenmark selbst ist mit hinein verdrängt. Damit verbunden sind Überdehnungs- oder Druckschäden, die zu peripheren neurologischen Ausfallserscheinungen führen, zur schlaffen Lähmung der Füße. Bei der **Syringomyelozele** sind sowohl das Rückenmark als auch die Nervenwurzeln in den Rückenmarkssack verlagert, die Folge davon sind ausgedehnte Lähmungserscheinungen im Sinne einer Paraplegie. Während die Meningozele bei rechtzeitigem operativem Verschluß ohne ernste Folgen ausheilen kann, bleiben bei den beiden anderen beschriebenen Formen Lähmungserscheinungen zurück. Ohne operative Behandlung ist die Überlebenschance ausgesprochen gering. Nach einem chirurgischen Eingriff bleiben in der Regel sensible und schlaffe motorische Lähmungen zurück, die später der orthopädietechnischen Behandlung bedürfen. Solche Patienten müssen mit Lähmungsapparaten versorgt werden.

20.3.1.1.2 Poliomyelitis

Dieses Krankheitsbild ist allgemein unter der Bezeichnung „**Kinderlähmung**" bekannt, es handelt sich um den Prototyp der peripheren motorischen Störungen. Die Krankheit wird durch eine Virusinfektion hervorgerufen, die Schädigung ist in den grauen Vorderhornzellen des Rückenmarks lokalisiert. Von der Erkrankung wird eine mehr oder weniger große Anzahl der Vorderhornzellen scheinbar wahllos betroffen, dadurch kommt es zu schlaffen Lähmungen in unregelmäßiger Verteilung. Obwohl die Nervenausfälle selten ganz so schlimm bleiben, wie sie sich zunächst bei der akuten Erkrankung darstellen, kann man nicht vorhersagen, was an Funktionen wiederkehrt. Obwohl eine gewisse Besserung bis zu drei Jahren nach der Erkrankung möglich ist, muß mit einer verhältnismäßig schlechten Prognose für die Lähmungen gerechnet werden, die nach dem ersten halben Jahr noch bestehen. In Einzelfällen hat man selbst nach Jahrzehnten noch gewisse Reaktivierungen beobachtet. Aus den Lähmungserscheinungen resultieren bei dem meist noch wachsenden Skelett Muskelatrophien, Gelenkfehlstellungen und Wachstumsstörungen mit Verkürzung (Abb. 334).

Man kennt drei Typen des Poliomyelitisvirus, wovon der Typ I am weitesten verbreitet und für ca. 80% der Lähmungen verantwortlich ist. Die Krankheit befällt vornehmlich Kinder mit Bevorzugung des zweiten bis vierten Lebensjahres, von den Erwachsenen haben ca. 80% Immunstoffe. Die Erreger werden fast ausnahmslos durch Schmutzinfektion übertragen, die Haupterkrankungszeiten liegen in den Monaten Juli bis Oktober. Nach einer Inkubationszeit von etwa sechs bis acht Tagen treten erste uncharakteristische Krankheitserscheinungen mit Fieber, Erbrechen und Kopfschmerzen auf, die Krankheit ist zunächst noch nicht als Poliomyelitis zu erkennen. Nach weiteren zwei bis drei Tagen, die meist fieberfrei sind, kommt es zu den ersten typischen Krankheitserscheinungen mit Muskelschwächen, in Lähmungen übergehend. Die Lähmungserscheinungen sind an den unteren Extremitäten häufiger als

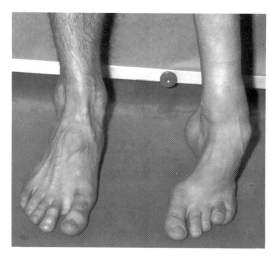

Abb. 334 Typisches Lähmungsbild bei Poliomyelitis.

an den oberen, bevorzugt befallen werden die Glutäalmuskulatur, der M. quadriceps, M. tibialis anterior und M. gastrocnemius.

Je nach dem **Schweregrad** der Erkrankung kennt man sechs Abstufungen:

1. Die latente Infektion ohne Krankheitszeichen
2. Die rudimentäre Form mit uncharakteristischen grippeähnlichen Symptomen ohne Befall des Zentralnervensystems
3. Die aparalytische Verlaufsform mit einer vorübergehenden Meningitis
4. Die spinalparalytische Form mit Lähmungen verschiedener Lokalisation und verschiedenen Schweregrades
5. Die bulbäre Form (Schädigung motorischer Hirnnerven) mit Atemstörungen
6. Die enzephalitische Form (Gehirnentzündung) mit einem sehr bedrohlichen Verlauf aber insgesamt relativ günstiger Prognose nach überstandener Akutkrankheit.

Für die Orthopädie und somit auch die Fußorthopädie ist in diagnostischer und therapeutischer Hinsicht am wichtigsten die spinalparalytische Form mit ihren recht unterschiedlichen Lähmungserscheinungen, die sich auch auf die Fußstellung und Fußfunktion auswirken. Das wichtigste Mittel zur Bekämpfung dieser Krankheit ist die Vorbeugung, allgemein bekannt als **Schluckimpfung**. In den letzten Jahrzehnten sind die Krankheitsfälle durch die Schluckimpfung zahlenmäßig erheblich zurückgegangen, so daß eine gewisse Neigung zur Sorglosigkeit zu beobachten ist. Das könnte für die Zukunft verheerende Folgen haben, wenn vom Angebot der vorbeugenden Schluckimpfung nicht weiterhin konsequent Gebrauch gemacht würde. Grundsätzlich handelt es sich um eine rein neurologische Infektionskrankheit, die aber wegen ihrer Auswirkungen hinsichtlich der Prävention, der Diagnostik und insbesondere der Therapie auch in den orthopädischen Fachbereich fällt.

20.3.1.1.3 Apoplexie

Dieses allgemein als **Schlaganfall** bezeichnete Krankheitsbild betrifft vorwiegend ältere Menschen, betroffen sind Frauen und Männer etwa gleichermaßen. Man kennt zwei Formen die Massenblutung und den Hirninfarkt. Bei der **Massenblutung**, auch als primär blutiger Insult bezeichnet, handelt es sich um die Folge einer Gefäßruptur im Bereich des Gehirns als Folge von Gefäßveränderungen. Ursachen sind eine Arteriosklerose, diabetische Gefäßveränderungen, Hypertonie und seltener auch ein Gefäßaneurysma. Der **Hirninfarkt** ist ein primär unblutiger Insult durch eine arterielle Thrombose, Thromboembolie oder durch eine funktionelle Ischämie (Minderdurchblutung). Es kommt zu einer Nekrose im Bereich des Gehirns, zu einem Erweichungsherd.

Die klinische Symptomatik reicht von der Bewußtseinsstörung bis zur totalen Bewußtlosigkeit mit einer meist als **Hemiplegie** (Halbseitenlähmung) einhergehenden Lähmung. Die Lähmungserscheinungen sind zunächst schlaff, können später in eine spastische Lähmung übergehen. Demzufolge kann auch der betroffene Fuß zunächst meist überhaupt nicht bewegt werden, häufig bleibt eine Schwäche und auch eine zunehmende Fehlstellung meist im Sinne eines Spitz-Klumpfußes zurück. Über das Ausmaß des apoplektischen Insults gibt die Computertomographie oder auch die Kernspintomographie nähere Auskunft (Abb. 335).

20.3.1.1.4 Traumafolgen

Die Kopfverletzungen mit Gehirnbeteiligung bezeichnet man heute zusammenfassend als **Schädel-Hirn-Trauma**, die übliche Abkürzung dafür ist SHT. Je nach der Schwere des Traumas unterscheidet man das SHT 0 = Schädelprellung ohne

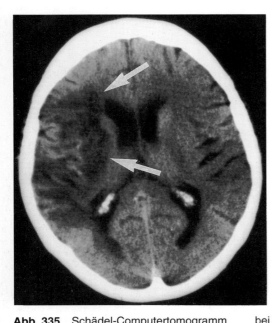

Abb. 335 Schädel-Computertomogramm bei Apoplexie.

Bewußtseinsverlust, SHT I = Kopfverletzung mit Bewußtseinsverlust bis zu 30 Minuten und SHT II = Kopfverletzung mit Bewußtseinsverlust bis zu zwei Stunden. Die auch heute noch bekannte frühere Einteilung war: Schädelprellung ohne Hirnbeteiligung, Gehirnerschütterung oder Commotio cerebri, Hirnprellung oder Contusio cerebri und Hirnquetschung oder Compressio cerebri.

Die einfache **Schädelprellung** führt nicht zu einer Funktionsstörung des Gehirns, es handelt sich um eine meist leichte stumpfe Gewalteinwirkung mit einer Prellung der Weichteile und eventuell auch des Schädelknochens.

Die **Commotio cerebri** führt zu einem meist nur kurzfristigen Bewußtseinsverlust ohne weitere neurologische Störungen, insbesondere treten Lähmungen danach nicht in Erscheinung.

Nach einer **Contusio cerebri** können neben und nach der Bewußtlosigkeit Schwäche und Lähmungserscheinungen in leichtem Ausmaß in Erscheinung treten, es kommt zu einer vorübergehenden Steigerung der Eigenreflexe, des Muskeltonus und zu umschriebenen Sensibilitätsstörungen. Während als bleibende Folge ein psychopathologisches Syndrom mit leichter Erregbarkeit, Unbeherrschtheit und Antriebsmangel möglich ist, sind andauernde Lähmungserscheinungen die Seltenheit.

Bei der **Compressio cerebri** kommt es zu einer Schädigung des Gehirns durch Druck, meist als Folge einer traumatischen Blutung. Wenn nicht schnellstmögliche Druckentlastung durch operative Ausräumung des Hämatoms erfolgt, können unter anderem bleibende Lähmungen in Erscheinung treten, wie sie beim primär blutigen Insult der Apoplexie bekannt sind.

Traumatische Querschnittslähmungen haben ihre Ursachen in einer Verletzung des Rückenmarks. Das Ausmaß der Lähmungen ist von der Höhenlokalisation und auch von der Intensität und somit der Schädigung des Rückenmarks abhängig. Danach unterscheidet man das unvollständige und das vollständige Querschnittssyndrom. Die Verletzung reicht von der Contusio spinalis (Prellung oder Quetschung des Rückenmarks) über die Hämatomyelie (größere Einblutung) bis hin zur völligen Rückenmarkszerreißung. Ursache stärkerer Rückenmarksverletzungen sind meist Wirbelfrakturen oder Wirbelluxationen (Abb. 336). Beim Querschnittssyndrom besteht eine zunächst schlaffe Lähmung mit Gefühlsstörungen, Eigen- und Fremdreflexe sind zunächst völlig erloschen. Bei der **unvollständigen Quer-**

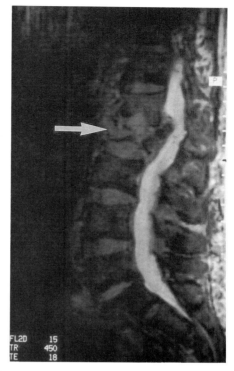

Abb. 336 Querschnitts-Teillähmung bei (pathologischer) Wirbelfraktur, Kernspintomographie.

schnittslähmung kommt es schnell zu einer Steigerung der Eigenreflexe und zu einer spastischen Tonussteigerung, die willkürliche Bewegung kann teilweise wiederkehren. Bei der **vollständigen Querschnittslähmung** bleibt die Lähmung der Beine auf Dauer schlaff oder es bildet sich eine stärkere Spastik aus, die zu unkontrollierten Zuckungen mit Auswirkung auf die Gelenke führt. Häufig sind die Patienten rollstuhlpflichtig oder können sich nur kurze Strecken mit Lähmungsapparaten im Schwunggang fortbewegen.

20.3.1.1.5 Weitere Ursachen

In einem Buch über die Fußorthopädie können verständlicherweise nicht alle neurologische Krankheitsbilder erörtert werden. Erwähnt werden die wichtigsten neurologischen Erkrankungen, soweit sie Lähmungsauswirkungen auch auf die Füße zur Folge haben. Erwähnt seien **Tumoren** im Bereich des Gehirns und auch im Bereich des Rückenmarks, weiterhin bakterielle oder Virusinfektionen im Sinne einer **Meningitis**, **Enzephalitis** oder **Myelitis**. Bei der **funikulären Myelose** handelt es sich um den herdförmigen Untergang von Rückenmarksfasern mit Mißempfindungen an den Beinen, Kribbelparästhesien, Pelzigkeitsgefühl und schlaffer Lähmung einzelner Muskelgruppen. Die **Parkinson-Krankheit** betrifft vornehmlich das fortgeschrittene Alter, es kommt zu einem Untergang von Nervenzellen im Mittelhirn. Die wichtigsten Symptome sind eine überwiegend starre Haltung, ein gesteigerter Muskeltonus und an den Beinen das Fehlen der freien Ausschwingungen beim Gehen. Die Schritte sind somit kurz und schlurfend, sie erfolgen mit gebeugten Knien. Klinisch am auffälligsten ist ein Ruhetremor, ein Zittern ohne Bewegungsausführung, mit einer Frequenz von ca. 4 bis 6 Schlägen pro Sekunde. Die **multiple Sklerose** ist eine der häufigsten Erkrankungen des Zentralnervensystems. Sowohl im Gehirn als auch im Rückenmark kommt es zu umschriebenen Entzündungsherden, die schließlich verhärten (sklerosieren), was diesem Krankheitsbild den Namen gegeben hat. Die Ursache dieser Erkrankung ist unbekannt, diskutiert wird eine allergische Krankheitsbereitschaft. Das Krankheitsbild verläuft in Schüben, es treten zunehmende Paresen der Arme und stärker ausgeprägt der Beine in Erscheinung. Dadurch kommt es zu Koordinationsstörungen und Gangataxien der unteren Extremitäten, insbesondere sind schnelle Wechselbewegungen gestört. Im fortgeschrittenen Krankheitsstadium werden die Patienten nicht selten rollstuhlpflichtig.

Die Behandlung der hier erwähnten neurologischen Krankheitsbilder ist vornehmlich neurologischer Art. Aus fußorthopädischer Sicht wird versucht, das Gangbild krankengymnastisch und orthopädietechnisch soweit als möglich zu erhalten und zu stabilisieren.

20.3.2 Periphere schlaffe Lähmungen

Zu den peripheren Lähmungen zählen alle Lähmungen, deren Ursache nicht im Gehirn oder im Rückenmark liegt. Die Nervenschädigung ist somit in den Nervenwurzeln, in den Plexusanteilen oder in den weiter peripher gelegenen Nervenbereichen lokalisiert. Bei einer Schädigung der **Nervenwurzeln** (radikuläre Läsion) lassen sich die motorischen Störungen immer auf einen bestimmten **Kennmuskel** beziehen, der seine Innervation überwiegend aus einer einzigen Nervenwurzel erhält. Das ist für die Nervenwurzel L3 der M. quadriceps, für die Nervenwurzel L4 der M. vastus medialis des quadriceps und der M. tibialis anterior, für die Wurzel L5 der M. extensor hallucis longus und M. extensor digitorum brevis, sowie für die Wurzel S1 der M. fibularis brevis und M. gastrocnemius mit seinem medialen Teil. Bei Nervenstörungen im **Plexusbereich** kommt es zu ausgedehnteren Schäden unter Einbeziehung mehrerer Nervenwurzelanteile. Liegt der Nervenschaden weiter peripher, ist die motorische Störung auf den von dem jeweiligen Nerven versorgten Bereich beschränkt.

20.3.2.1 Ursachen für periphere schlaffe Lähmungen

Abgesehen von wenigen Ausnahmen, wie beispielsweise Zeckenbiß oder Virusinfektionen (Herpes), sind die peripheren Nervenschäden fast ausnahmslos **mechanisch** bedingt. Demzufolge ergibt sich auch das Ausmaß der Lähmung aus der Lokalisation und dem Schweregrad der Nervenverletzung. Die Nervenfasern erleiden peripher von der Unterbrechungsstelle eine Degeneration, die zur Peripherie hin fortschreitet.

20.3.2.1.1 Druckschäden

Das typische Beispiel für eine Druckschädigung einer Nervenwurzel ist der **Bandscheibenvorfall**, der im Bereich der Lendenwirbelsäule nahezu zu einer Volkskrankheit geworden ist. Man kennt je nach dem Ausmaß des Bandscheibenvorfalls fließende Übergänge von der Bandscheibenvorwölbung (Protrusion) über den eigentlichen Bandscheibenvorfall (Prolaps) bis hin zum losgelösten Bandscheibengewebe (Sequester). Die Diagnostik erfolgt über die **klinischen Befunde** mit Schmerzausstrahlung, Sensibilitätsstörungen, Reflexausfällen und Fuß- bzw. Zehenheberparesen. Während man früher das Ausmaß eines Bandscheibenvorfalles bildlich durch eine **Myelographie** (Kontrastdarstellung des Rückenmarks) objektiviert hat, bedient man sich heute dazu der **Computertomographie**. Dazu werden röntgenologisch waagerecht dünne Schnittführungen durch das betroffene Wirbelsäulensegment gelegt. Durch die unterschiedliche Schattengebung von Knochengewebe und verschiedenen Weichteilgeweben ist das nach hinten oft dorsolateral verlagerte Bandscheibengewebe zu erkennen, das auf die Nervenwurzel drücken kann (Abb. 337). Entscheidend bleibt für die therapeutische Festlegung der klinische Befund. Weitere Druckschäden sind an den Nervenwurzeln möglich durch instabile Wirbelbrüche mit nach hinten verlagerten Knochenfragmenten, durch Hämatome sowie durch Tumorbildungen jeglicher Art.

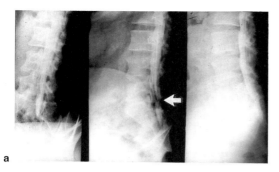
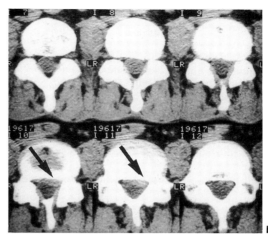

Abb. 337 a,b Bandscheibenvorfall, dargestellt durch
a Myelographie;
b Computertomographie.

Der Plexus lumbosacralis geht nach distal in den Nervus ischiadicus über, der sich in den Nervus tibialis und fibularis (peronaeus) aufteilt. Zu Druckschäden des **Ischiasnerven** kommt es meist durch Hämatome und Spritzenabszesse, seltener durch stärkere Prellungen. Bei einer hochsitzenden Ischiadicus-Schädigung kann das klinische Bild einer reinen Peronaeusparese entstehen, je nachdem welche Faserteile des Nerven betroffen sind. Näheren Aufschluß über die Lokalisation kann eine elektromyographische Untersuchung (EMG) bringen.

Weiter **peripher gelegene Druckschäden** an den Nerven der unteren Extremitäten entstehen meist lagerungsbedingt auf Schienen oder sonstigen harten Kanten oder auch durch einen zu eng angepaßten Gipsverband. Wohl am häufigsten ist von solchen Druckschäden der **Nervus peronaeus** betroffen, der bekanntlich unmittelbar hinter dem Wadenbeinköpfchen wenig weichteilgeschützt einer möglichen Druckschädigung besonders stark ausgesetzt ist. In selteneren Fällen entsteht eine periphere Druckschädigung durch ein Hämatom, auch ein postoperatives Hämatom, insbesondere dann, wenn keine Redondrainage zum Absaugen des Hämatoms gelegt wurde. In allen Fällen ist bei den ersten Anzeichen einer Druckschädigung die sofortige Druckentlastung durch Umlagerung, Gipsverbandspaltung oder Inzision zum Abfluß des Hämatoms oberstes Gebot.

Rabl hat über ein Krankheitsbild berichtet, das hinsichtlich der Ursache diagnostische Schwierigkeiten bereiten kann, die **Schneiderlähmung** . Wenn durch Sitzen mit übergeschlagenen Beinen der Wadenbeinnerv zwischen der Kniescheibe des einen und dem Wadenbeinköpfchen des anderen Beines gedrückt wird, kann es zu einer temporären Peronaeuslähmung kommen. Die Patienten berichten über vorübergehende Mißempfindungen am Fußrücken und Unterschenkel, sie können die Zehen nicht mehr richtig heben. Erst die Befragung hinsichtlich der Sitzgewohnheit bringt näheren Aufschluß und läßt bei Änderung der Sitzgewohnheiten weitere derartige Beschwerden vermeiden.

20.3.2.1.2 Nervendurchtrennungen

Zu Durchtrennungen im Bereich der **Nervenwurzeln** kommt es meist durch schwere Traumatisierungen. Die Nervenwurzel kann durch ein scharfes Knochenfragment durchschnitten werden oder sie kann abreißen. Seltener ist eine Nervenwurzeldurchtrennung im Rahmen eines operativen Eingriffs, allerdings muß bei einem unübersichtlichen Operationssitus an diese Komplikationsmöglichkeit gedacht werden. Eine solche Situation kann sich beispielsweise bei Tumoren oder Tumormetastasen ergeben.

Nervendurchtrennungen des **Plexus lumbosacralis** sind ebenfalls traumatisch im Sinne einer Nervenzerreißung möglich, andererseits aber auch im Rahmen eines operativen Eingriffes. Es ist bekannt, daß bei einer schwierigen Hüftgelenksoperation oder auch bei einer sonstigen Beckenoperation die anatomische Übersicht sehr schwierig sein kann, so daß neben einer Nervendruckschädigung durch eingesetzte Haken auch der Ischiasnerv mit dem Skalpell verletzt werden kann.

Von den **distalen Nerven** wird der Nervus tibialis wegen seiner deutlich besser geschützten Lage sehr viel seltener durchtrennt als der Nervus peronaeus. Durch schwere Weichteilverletzungen im Knie- und Unterschenkelbereich kann es begleitend auch zu Durchtrennungen dieser Nerven kommen. Bei allen Operationen in der Nähe des Wadenbeinköpfchens muß sehr sorgfältig darauf geachtet werden, daß der Nervus peronaeus dargestellt und geschützt beiseite gehalten werden muß. Das gilt beispielsweise bei der Entfernung einer Exostose in diesem Bereich, bei der Fibulaosteotomie und der Tibiakopf-Umstellungsosteotomie.

20.3.3 Klinische Befunde bei schlaffen Lähmungen

Das klinische Bild ist bei schlaffen Lähmungen grundsätzlich ziemlich einheitlich, die betroffenen Muskeln sind geschwächt oder auch vollständig gelähmt. Daraus resultieren zunächst aktive **Bewegungseinschränkungen** für die Gelenke, die von den betroffenen Muskeln mobilisiert werden. Da die Agonisten und Antagonisten für die einzelnen Gelenke häufig nicht gleichmäßig betroffen sind, ergeben sich **Fehlstellungen** durch das funktionelle Übergewicht der weniger geschädigten Muskelgruppen. Das sind häufig Beuge- und Außenrotationsstellungen in den Hüftgelenken, Beugestellungen in den Kniegelenken, Spitz- oder Hackenfußstellungen, Fehlstellungen in den Fußwurzelbereichen und Zehenfehlstellungen. Mit zunehmender Dauer der Fehlstellungen kommt es trotz Krankengymnastik und Schienenlagerungen sehr häufig zu **Gelenkkontrakturen**.

Das Gangbild ist je nach der Fehlstellung und nach dem Ausfall einzelner Muskelgruppen mehr oder weniger stark beeinträchtigt. Beim **Ausfall des Quadricepsmuskels** ist eine aktive Streckung im Kniegelenk nicht oder nur unzureichend möglich, so daß beim Stehen und Gehen das Kniegelenk wegknickt. Besteht ein **Lähmungshackenfuß**, steht der Fuß in Dorsalextension, was ein staksiges Gangbild zur Folge hat. Häufiger sind die Fuß- und Zehenheber betroffen, daraus resultiert der **Lähmungsspitzfuß** mit dem Unvermögen, den ganzen Fuß zur Abwicklung im Vorfußbereich anzuheben. Die Folge einer solchen Lähmung ist der typische **Steppergang**. Am Fuß selbst entsteht lähmungsbedingt je nach dem Ausfall von Muskelgruppen oder einzelnen Muskeln ein **Lähmungsklumpfuß**, **Lähmungsklauenhohlfuß**, **Hammerplattfuß** oder auch nur eine Hammer- bzw. Klauenstellung der Zehen.

Für den Muskelfunktionstest gibt es eine Bewertung nach der Einteilung null bis fünf. Die einzelnen Werte bedeuten:

0 = keine Reaktion
1 = sichtbare oder fühlbare Kontraktion
2 = Bewegung unter Abnahme der Schwere
3 = Bewegung gegen die Schwere
4 = Bewegung gegen leichten Widerstand
5 = Bewegung gegen starken Widerstand.

Für die exakte neuromuskuläre Funktionsprüfung bedient man sich der **Elektromyographie** (EMG). Mit dem EMG ist eine differentialdiagnostische Abklärung möglich, durch typische Veränderungen an bestimmten Kennmuskeln kann die Nervenschädigung in ihrer Höhenlokalisation ermittelt werden. Auf die Elektroneurographie und die Elektromyographie wurde im Kapitel 4.7 bereits eingegangen.

20.3.4 Physiotherapeutische Anwendungen

Diese konservativen Maßnahmen beginnen bereits mit der besonders wichtigen richtigen **Lagerung** der Patienten, um Gelenkkontrakturen nach Möglichkeit zu vermeiden. Das gilt nicht nur für das Frühstadium der schlaffen Lähmungen, sondern für den gesamten Verlauf auch über sehr lange Zeiträume. Generell wird für die Lagerung besonders im Anfangsstadium eine Entspannungshaltung gewählt, dadurch werden eventuell wiederkehrende Muskelfunktionen unterstützt. Daß die Lagerung ohne orthopädische Hilfsmittel nicht immer ausreicht, ist bekannt und wird noch näher erörtert.

Neben **passiven Durchbewegungen** der Gelenke werden alle noch vorhandenen Muskelfunktionen soweit als möglich genutzt. Die **Restaktivitäten** der Muskeln können im Rahmen der Elektrotherapie durch selektive elektrische Reizungen unterstützt werden. Grundsätzlich wird mit passiven Bewegungsausführungen unter Abnahme der Schwere begonnen. Es hat sich gezeigt, daß bei der passiven Bewegung eines Gelenkes ein Kontraktionsreiz für diejenigen Muskeln gegeben wird, die sich bei der gleichen aktiven Bewegung kontrahieren würden. Damit werden Restfunktionen der Muskeln aktiviert.

Eine weitere Möglichkeit zur Aktivierung solcher Restfunktionen liegt in bewußt durchgeführten **Komplexbewegungen** im Rahmen der propriozeptiven neuromuskulären Fazilitation (PNF-Übungen). Im Kapitel 5.2.1. wurde darauf bereits eingegangen. Wichtig ist die exakte Dosierung jeder Krankengymnastik mit allmählicher Steigerung und jeweils ausreichenden Erholungsphasen. Bei den unteren Gliedmaßen ist das Ziel klar vorgezeichnet, die Wiederherstellung des Steh- und Gehvermögens. Diese Übungen beginnen, wenn die Patienten aus dem Bett mobilisiert sind, mit Kreislaufstabilisierung und Gleichgewichtsübungen. Beim Gehen sind Sicherheit, Zügigkeit und Ausdauer nacheinander zu erarbeiten. Je nach den Funktionsausfällen kann ein Steh- und Gehvermögen mitunter erst nach orthopädietechnischer Versorgung erreicht werden.

20.3.5 Orthopädietechnische Maßnahmen bei schlaffen Lähmungen

20.3.5.1 Allgemeine Vorbemerkungen

Jeder orthopädietechnischen Versorgung muß eine sehr sorgfältige klinisch diagnostische Abklärung vorausgehen. Es ist ganz wesentlich, das Ausmaß der Lähmungen in der Ausbreitung und auch im Schweregrad zu objektivieren. Erst danach kann in Zusammenarbeit mit dem Physiotherapeuten und mit dem Orthopädietechniker ein **Behandlungsplan** erarbeitet werden. Es spielt eine wesentliche Rolle, welche Muskelgruppen und damit auch welche Gelenkfunktionen im einzelnen betroffen sind, ob Restfunktionen vorhanden sind und genutzt werden können, ob Gelenkfehlstellungen zu vermeiden oder zu korrigieren sind und inwieweit das Gangbild einer technischen Unterstützung bedarf. Alle orthopädietechnischen Hilfsmittel müssen möglichst leicht aber ausreichend stabil sein, aus diesem Grunde müssen die zu verwendenden Materialien zusammen mit dem Techniker besprochen werden. Es ist wichtig, ob die technischen Hilfsmittel starr oder in gewisser Weise elastisch sein müssen, wie weit gelenkige Verbindungen in orthopädischen Apparaten freigegeben werden dürfen oder eventuell mit der Möglichkeit einer Sperre versehen sein müssen. Häufig ist die Kombination von orthopädischen Apparaten mit orthopädischen Schuhen erforderlich, so daß ggf. mehrere orthopädietechnische Handwerker zusammenarbeiten müssen. Bei allen diesen Maßnahmen steht im Mittelpunkt, daß dem Patienten eine bestmögliche Hilfe zukommen muß, allerdings auch unter Berücksichtigung der entstehenden Kosten. Obwohl die Kostenfrage zwischen dem orthopädischen Handwerker und dem Kostenträger im Rahmen eines Kostenvoranschlages und Genehmigungsverfahrens geklärt wird, sollte sich der orthopädisch tätige Arzt zumindest überschlagsmäßig darüber informieren. Nicht selten kann man nach sorgfältiger Überlegung und Erörterung zwischen mehreren Möglichkeiten einen kostengünstigeren Weg bei gleicher Effektivität gehen.

20.3.5.2 Lagerungsschienen

Früher bezeichnete man solche Schienen als **Nachtschienen**, weil sie überwiegend für die Nachtruhe angelegt wurden, heute wird mehr die Bezeichnung **Lagerungsschiene** gebraucht, um damit zum Ausdruck zu bringen, daß im Vordergrund nicht die Tageszeit, sondern die Art ihrer Verwendung steht. Bei schlaffen Lähmungen ist es das Ziel der Behandlung, mit Lagerungsschienen die günstigste Funktionsstellung der Gelenke zu erhalten, Fehlstellungen und Kontrakturen zu vermeiden. Für den Fuß ist die günstigste Gebrauchsstellung in allen Gelenken die neutrale Nullstellung, wie sie im Kapitel 4.3 bereits erörtert wurde.

Solche Lagerungsschienen können vorübergehend aus Gips oder ähnlichen Materialien gefertigt werden, für eine Langzeitbehandlung empfiehlt sich die orthopädietechnische Anfertigung schon aus Gründen der Haltbarkeit und der Pflegemöglichkeit solcher Schienen. Ggf. müssen elastische Zügel oder feste Verstrebungen einem funktionellen Muskelübergewicht entgegenwirken, andererseits muß der Patient die Möglichkeit haben, noch vorhandene Muskelfunktionen zu nutzen. Eine einfache Schienungsmöglichkeit für den Fuß ist beim Lähmungsspitzfuß ein Brett zum Gegentreten (Abb. 338), wenn der Fuß damit auch in den

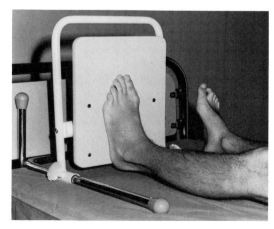

Abb. 338 Brett zum Gegentreten zur Vermeidung eines Spitzfußes.

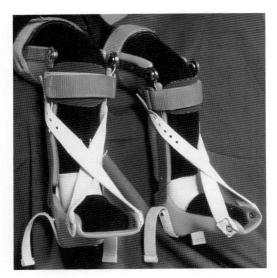

Abb. 339 Verstellbare Lagerungsschienen bei schlaffer Lähmung.

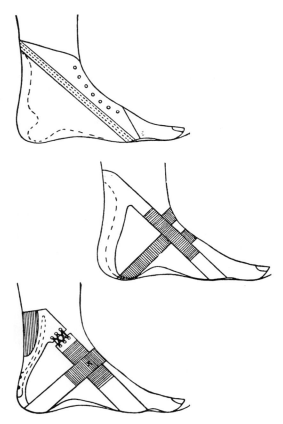

Abb. 340 Lähmungsbandagen nach *Breidbach* für Kaufschuhe.

anderen Ebenen im Gleichgewicht gehalten werden kann. Besonders für den Fuß ist es häufig nötig, schalenförmig umfassende Lagerungsschienen anzufertigen, die dem Fuß in der gewünschten Position ausreichenden Halt bieten (Abb. 339).

20.3.5.3 Bandagen und Federn für Konfektionsschuhe

Mit solchen leichten orthopädietechnischen Hilfsmitteln kommt man aus, wenn es sich um Fälle mit leichten Lähmungsformen handelt, Neigung zum Spitz- oder Klumpfuß ohne erhebliche Fehlform. Bei solchen Lähmungen ist die Dorsalextension meist noch leicht über die Nullstellung möglich, insgesamt aber beeinträchtigt. Das gleiche gilt für die aktive Hebung des Fußaußenrandes. Solche Patienten klagen über häufiges Stolpern, Umkippen in die Supination und Hängenbleiben mit der Fußspitze. Wenn es sich nur um die Umkippneigung nach außen handelt, kann man mit der Schuhzurichtung im Sinne der Außenranderhöhung und der Ausstellung des Absatzes (s. auch Abb. 65 und 56) Abhilfe schaffen. Handelt es sich um ein Hängenbleiben mit der Fußspitze, muß der Fuß im Sinne der Anhebung passiv unterstützt werden. Dazu gibt es unterschiedliche technische Möglichkeiten.

Breidbach hat **Lähmungsbandagen** entwickelt, die im Normalschuh getragen werden können (Abb. 340). Der Schuh muß dafür etwas größer gewählt werden, auf der nicht gelähmten Seite sorgt eine Einlage für den Ausgleich. Eine hintere und untere elastische Kunststoffschale, die durch einen Federstahl verstärkt sein kann, wird mit Gummizügeln, die verschieden angeordnet sein können, vorn angehoben. Hauptschwierigkeit dieser Breidbachschen Bandage ist das Schadhaftwerden des Materials an der Biegungsstelle hinter der Ferse. Etwas aufwendiger ist die **dorsale Peronaeusfeder**, die aus Ortholen oder einem anderen elastischen Kunststoff angefertigt wird (Abb. 341). Die Feder wird in einem Stück angepaßt und an den Kanten dünn ausgeschliffen, Klettverschlüsse sichern die Fixierung am Unterschenkel. Insbesondere die Oberkante muß dünn und elastisch ausgeschliffen sein, damit die Schiene nicht in die Wade drückt. Diese dorsale Peronaeusfeder ist für normale Schuhe geeignet, aus kosmetischen Gründen wird man darüber eine lange Hose tragen. Eine gleiche Wirkungsweise hat die **Caroli-Feder**, wie sie in der Abb. 331 dargestellt ist. Für solche Federn, die ihren Gegenhalt am Unterschenkel haben, wirkt sich die gleichzeitig meist vorhandene

Atrophie der Wadenmuskulatur kosmetisch günstig aus. Man kann die Feder in eine Wadenprothese einarbeiten, so daß selbst durch Strümpfe nur wenig von dem Hilfsmittel zu sehen ist. Je nach der Fußstellung können orthopädische Schuhzurichtungen und Lähmungsbandagen bzw. Lähmungsfedern kombiniert zur Anwendung kommen.

20.3.5.4 Lähmungsorthesen

Vom technischen Aufwand her steht die Lähmungsorthese gewissermaßen zwischen den Lähmungsbandagen bzw. -federn und den orthopädischen Schuhen. Während Bandagen und Federn eine elastische Zug- oder Druckwirkung in die gewünschte Richtung ausüben, ist es die Aufgabe der Lähmungsorthese, in der bestmöglichen Korrekturstellung eine Fixierung zu erreichen. Dazu müssen seitliche und am Unterschenkel auch dorsale Verstärkungen angebracht werden, ähnlich wie beim orthopädischen Schuh Abstützungen für die Fußwölbungen im Sinne von eingearbeiteten Einlagen. Diese Orthesen müssen so gearbeitet sein, daß sie in Konfektionsschuhen getragen werden können. In der Ausführung von der **Fußhaltemanschette** bis hin zum **Innenschuh** müssen sie leicht und auch vom Volumen her möglichst wenig auftragend gearbeitet sein. Das hat früher bei der überwiegenden Verwendung von Leder und Stahlschienen erhebliche Schwierigkeiten bereitet, ist heute aber mit den modernen Kunststoffen ohne wesentliche Schwierigkeiten möglich. Zur technischen Durchführung nimmt der Orthopädieschuhtechniker vom gelähmten Fuß in der gewünschten oder zumindest möglichen Korrekturstellung einen Gipsabdruck und formt danach die Materialien. Um das Tragen solcher Orthesen angenehmer zu gestalten, kann man sie mit einem weichen Leder überziehen. Die Abb. 342 zeigt eine Lähmungsorthese im Konfektionsschuh.

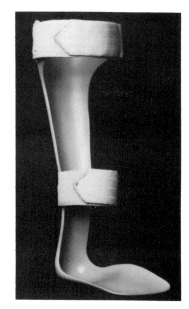

Abb. 341 Dorsale Peronaeusfeder.

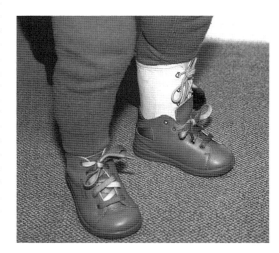

Abb. 342 Lähmungsorthese im Konfektionsschuh.

20.3.5.5 Orthopädische Schuhe bei Fußlähmungen

Die orthopädische Schuhversorgung bei Lähmungen hat den Vorteil, daß alle erforderlichen technischen Maßnahmen in einem Hilfsmittel zusammengefaßt werden können. Das gilt für die passive Korrektur, die Stützung, die Fußbettung, den Längenausgleich und die Abrollung. Nur selten wird es möglich sein, bei Lähmungserscheinungen der Füße mit Halbschuhen auszukommen, weil sich die Auswirkungen der Lähmungen meist über die Sprunggelenke zumindest bis auf den Unterschenkel erstrecken. Auf längere Sicht sind Straßenschuhe mit mindestens einem Wechselpaar erforderlich, ein Paar Schuhe in besonders leichter Ausführung für den Hausgebrauch (orthopädische Hausschuhe) und ggf. ein Paar Arbeitsschuhe, die der jeweils erforderlichen DIN-Vorschrift der Berufsgenossenschaften entsprechen müssen. Je eher nach einer erworbenen Lähmung mit der orthopädischen Schuhversorgung begonnen werden kann, um so günstiger wirkt sich das zusammen mit physiotherapeutischen Maßnahmen auf die Vermeidung von Kontrakturen in Fehlstellung aus. Zusätzlich wird die Gewöhnungsphase an das Hilfsmittel verkürzt, das Gangbild kann eher dem Normalzustand soweit als möglich angeglichen werden, was sich wiederum vorteilhaft auf die berufliche Einsatzmöglichkeit auswirkt.

20.3.5.5.1 Kosmetische orthopädische Schuhe für Peronaeuslähmungen

Orthopädische Lähmungsschuhe können durchaus auch kosmetisch ansprechend sein, was allgemein für Damen wichtiger sein dürfte als für Herren. Wie aus der Abb. 343 zu ersehen ist, muß der Schaft nicht immer vollständig umgreifend über das Sprunggelenk bis zum Unterschenkel reichen. Oft genügt eine hochgezogene Hinterkappe, die mit Riemchen um das Sprunggelenk und den Unterschenkel fixiert wird, ggf. kann eine Unterstützung durch anhebende Zügel eingebaut werden. Die medizinisch notwendigen Konstruktionsmerkmale muß der orthopädisch behandelnde Arzt dem Handwerker mitteilen, dieser kann dann mit einigen technischen Raffinessen der Kosmetik und auch dem jeweiligen Modetrend soweit entgegenkommen, daß eine Funktionseinbuße nicht befürchtet werden muß. Die Kunst des Orthopädiehandwerkers liegt darin, individuelle medizinische Notwendigkeiten und individuelle Patientenwünsche soweit als möglich in Einklang zu bringen, dafür kann es keine Rezeptverordnung geben.

20.3.5.5.2 Kleiner Peronaeusstiefel nach Kraus

Bekanntlich muß bei der Peronaeuslähmung das Herunterhängen der Fußspitze verhindert werden. Die Sohle des Schuhs darf gegenüber dem Unterschenkel keinen Winkel einnehmen, der wesentlich über 90 Grad beträgt, die **Neutralnullstellung** muß also im wesentlichen gewährleistet sein. Das gilt sowohl für das Stehen als auch für die Bewegungsabläufe beim Gehen. In vielen Fällen erreicht man das mit einer Fersensteifkappe im Stiefel, die etwa 12 cm über das Korkbett hinaufreicht. Die Versteifung erreicht man durch einen festen Kunststoff oder ggf. durch einen Stahl, ausreichende Abpolsterung gegen Druck und Scheuern ist selbstverständlich. Die Ferse muß gut gefaßt sein, sie darf auch beim Gehen innerhalb des Schuhs nicht nach oben ausweichen.

Rabl hat festgestellt, daß ein Patient mit Peronaeuslähmung den Schaft eines Stiefels deutlich stärker strapaziert als ein Gesunder. Das ergibt sich aus der veränderten Mechanik beim Gehen. Der vorgeschwungene Fuß wird mit der Ferse aufgesetzt, dabei sollen Stoßerschütterungen zumindest teilweise elastisch abgefangen werden. Beim gesunden und somit funktionstüchtigen Peronaeusnerven erfolgt dieses federnde Abfangen automatisch. Ist der Nerv aber verletzt, hat der Fuß beim Auftreten die Tendenz, unelastisch mit der Fußspitze auf den Erdboden aufzukommen. Das ergibt unter dem Körpergewicht bei jedem Schritt einen gewissen Zerrmechanismus für den ganzen Schuhaufbau. Um diese auf den versteiften Schaft nachteilig einwirkenden Kräfte zu mildern, wird der Absatz aus einem weichelastischen Material

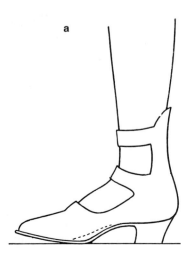
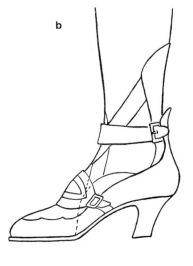

Abb. 343 a,b Orthopädischer Schuh
a für leichte Peronaeusschwäche;
b mit eingearbeiteter Lähmungsbandage.

gefertigt, zusätzlich bekommt der Vorfuß eine leichte Rolle. Die Klebetechnik bei der Anfertigung des Schuhs gewährleistet gegenüber der Nageltechnik etwas mehr Elastizität. Falls es sich als erforderlich erweist, kann die Schnürleiste etwas weniger als normal hochgezogen werden, so daß sich das Schienbein leicht nach vorn neigen kann, ohne durch den steifen Schuhschaft behindert zu sein.

E. Kraus hat nach diesen Erwägungen einen **Peronaeusstiefel** entwickelt, bei dem der Schaft hinten etwas höher gezogen ist als vorn. Seine Konstruktion ist in der Abb. 344 skizzenmäßig wiedergegeben. Den hier noch dargestellten Rollenabsatz hat er später aus kosmetischen Gründen durch ein elastisches Material ohne Rollenform, aber mit gleicher Wirkung, ersetzt. *Kraus* selbst hat nach einer Möglichkeit gesucht, in seinem kleinen Peronaeusstiefel bei der Schrittabwicklung mehr Elastizität im Sinne der Durchbiegung nach vorn zu erhalten. Er hatte seinerzeit eine Uhrfeder in die Hinterkappe eingebaut, die ein leichtes Durchbiegen nach vorn erlaubte, eine Rückbiegung aber nicht zuließ. Er hat diese Konstruktion als „**Springkappe**" bezeichnet. Heute läßt sich dazu ein fester Kunststoff verwenden, der nach seiner Formung ein leichtes Aufbiegen nach vorn erlaubt, die Rückbiegung aber nur bis zu einem Winkel von 90 Grad zuläßt. Dadurch wird in der Aufsetzphase ein Herunterschlagen des Fußes verhindert, in der Abrollphase eine leichte Überstreckung ermöglicht. In der Gesamtform soll der Schaft gegenüber dem Schuhboden gering nach vorn geneigt sein.

20.3.5.5.3 Versteifter Lähmungsstiefel

Diese orthopädische Schuhversorgung ist beim Ausfall aller selbsttätigen Fußbewegungen nötig, also bei der **Ischiadikuslähmung**. Der versteifte Lähmungsstiefel ist fester und höher reichend gebaut als der kleine Peronaeusstiefel nach *Kraus*, er

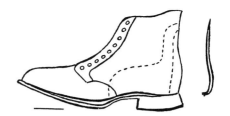

Abb. 344   Kleiner Peronaeusstiefel nach *Kraus*.

ist wiederum nicht so starr und massiv wie der Feststellabrollschuh. Da weder der Fuß noch die Zehen aktiv angehoben werden können, muß die Derbylasche bis weit nach vorn reichen, um das Einschlüpfen zu erleichtern. Zur Verstärkung kann in den Schaft hinten ein fester Stahlwinkel eingearbeitet werden, man bezeichnet den Stiefel dann als sogenannten „**Berliner Schuh**" (Abb. 345). Zusätzliche Schaftversteifungen sind durch eine Glasfaser-Kunstharz-Kombination möglich, wie sie von *E. Meyer* angegeben wurde. Da mit der Ischiadikuslähmung Gefühlsstörungen verbunden sind, ist zu empfehlen, zum Schutz gegen harte Druckstellen eine Einlegesohle aus Zellvulkolan mit dickem Wecoleder einzulegen, die von Zeit zu Zeit erneuert wird. Zusätzlich muß der Patient den Schuh immer wieder auf etwaige Vorsprünge abtasten und den betroffenen Fuß zur Vermeidung von Druckstellen beobachten. Allzu leicht kann die Haut wund werden und heilt gerade wegen der Nervenstörungen schlecht.

20.3.5.5.4 Schuhe und Einlagen bei Tibialislähmung

Bei der Tibialislähmung ist die Wadenmuskulatur außer Funktion, aus diesem Grunde wird von den Antagonisten die Fußspitze ohne wesentlichen Gegenhalt nach oben gezogen. Dadurch entsteht ein **Lähmungshackenfuß**. Über längere Zeit bildet

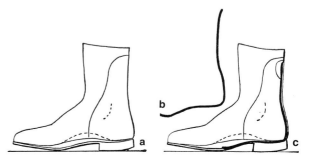

Abb. 345 a–c   Versteifter Lähmungsstiefel
a mit fester Hinterkappe;
b Stahlwinkel zur
c dorsalen Verstärkung im "Berliner Schuh".

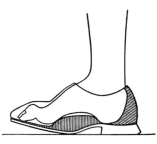

Abb. 346 Orthopädischer Schuh für Lähmungshackenfuß.

sich zusätzlich eine erhebliche Hohlfußkomponente aus. Die orthopädietechnische und somit konservative Behandlung führt in solchen Fällen zu recht guten funktionellen Ergebnissen. Der Schuh darf bei der Tibialislähmung nicht als Stiefel, sondern muß als **Halbschuh** gebaut werden. Schon über Jahrzehnte hat sich ein Halbschuh bewährt, dessen Grundprinzip in der Abb. 346 skizziert ist. Der hintere Hebelarm (Drehpunkt ist das obere Sprunggelenk) wird verlängert, indem hinter die Ferse eine Ausschäumung von 1,5 bis 3 cm Stärke kommt. Die Ferse wird fest verankert, sie darf nicht rutschen oder schlupfen. Der vordere Hebelarm wird durch eine weit zurückgelegte Rolle verkürzt. Der Absatz wird nicht, wie ursprünglich angegeben worden war, gerundet, er wird als Schleppabsatz (nach *Kraus*) aus Aerolux nach hinten verlängert. Außerdem muß ein gleichzeitig vorhandener Hohlfuß durch eine eingebaute angedeutete Brückeneinlage versorgt werden. Die Erfahrung hat gezeigt, daß es mit Halbschuhen dieser Art beim Lähmungshackenfuß ausnahmslos bessere Erfolge gibt als bei der Versorgung mit Stiefeln. Das gilt sogar für Patienten, die ziemlich viel auf unebenem Boden gehen müssen.

Kinder wachsen bekanntlich sehr schnell aus ihren Schuhen heraus, aus diesem Grunde gibt man auch bei Lähmungen zunächst nur ungern die teuren orthopädischen Maßschuhe. Einen guten funktionellen Ersatz bieten orthopädisch zugerichtete Konfektionsschuhe (Abb. 347). Der gelähmte Fuß wird durch eine Brückeneinlage abgestützt bzw. leicht korrigiert, in den Fersenbereich wird zur Verlängerung des hinteren Hebelarmes ein Kissen eingeklebt, das den Fuß im Schuh etwas weiter nach vorn hält. Wegen der Vorverlagerung des ganzen Fußes und wegen des hohen Spanns, der durch die Hohlfußstellung bedingt ist, muß ausreichend weite Schnürung gewährleistet sein. Ein Schleppabsatz und eine weit zurückgelegte Rolle lassen sich ohne Schwierigkeiten anbringen. Insgesamt ist diese Schuhzurichtung in Kombination mit der Einlagenversorgung immer noch deutlich billiger als orthopädische Maßschuhe.

20.3.5.5.5 Schuhe und Schienen für den Lähmungsklumpfuß

Bei nur geringer Ausprägung des Lähmungsklumpfußes kann man mit den technischen Mitteln auskommen, mit denen auch die Detorsion korrigiert wird (Kapitel 7.4.2). Die Abrollung läßt sich mit der **Detorsionskorrektur** kombinieren, indem die Rolle außen weiter nach vorn gezogen und steifer gestaltet wird als innen. Fügt man eine Schaftversteifung hinzu, so ist der Halt noch besser gewährleistet. Kommt man in ausgeprägteren Fällen auch damit nicht aus, weil der Schuh nach wenigen Monaten schief getreten ist, muß eine **Gochtsche Stiefelschiene** angefertigt werden (Abb. 195), oder man muß einen regelrechten **Stützapparat** verordnen. Vornehmlich jüngere Patienten werden sich in solchen Fällen lieber zu einem versteifenden Eingriff in Korrekturstellung entschließen. Dies um so mehr, als der Lähmungsklumpfuß nicht selten eine unaufhaltsame Neigung hat, weiter fortzuschreiten, bis die Fußsohle ganz nach einwärts gerichtet ist. Diese Tendenz läßt sich ohne einen operativen Eingriff allein durch technische Hilfsmittel nicht immer vermeiden.

20.3.5.5.6 Schuhe und Schienen für den Lähmungsplattfuß

Je nach den Funktionsstörungen und den Beschwerden können die Schwierigkeiten der orthopädischen Versorgung sehr verschieden sein. Manchmal genügt schon die Stützung mit einer Einlage, in anderen Fällen ist dagegen Versorgung bis hin zum Schienenapparat nötig. Handelt es sich um eine Lähmung leichten Grades, mehr im

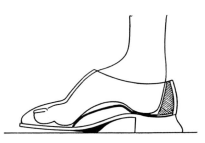

Abb. 347 Orthopädische Zurichtung eines Kaufschuhs für Kinder bei Lähmungs-Hacken-Hohlfuß.

Sinne einer motorischen Schwäche, ist die **Caroli-Feder** (Abb. 331) in Verbindung mit einer stützenden Einlage ausreichend. In schwereren Fällen wird man einen orthopädischen Schuh dem Schienenapparat vorziehen, das geht aber nur, wenn die Kniestabilität nicht beeinträchtigt ist. An den **orthopädischen Schuh** für den Lähmungsplattfuß (Abb. 348) sind drei grundlegende Anforderungen zu stellen. Die Fußwölbungen sind durch eine festelastische Bettung mit leichter Anhebung abzustützen, wobei ggf. Verstärkung durch eine Stahleinlage nötig sein kann. Der Schaft ist unter sorgfältiger Aussparung der Knöchel innen und außen zu versteifen, dafür eignet sich glasfaserverstärktes Kunstharz. Sohle und Absatz müssen eine ausreichende Abrollung gewährleisten, der Schuh braucht somit einen entsprechenden Spitzenhub und für den hinteren Teil des Absatzes ein elastisches Material. Ohne Schaftverstärkung wäre damit zu rechnen, daß der Fuß eher nach innen als nach außen wegknicken würde. Das gäbe beim Gehen zu wenig Halt und somit Unsicherheit und würde die Plattfußstellung zur Knickfußneigung hin verstärken. Um ein eventuelles Einschlagen der gelähmten Zehen beim Schuhanziehen zu verhindern, muß die Schuhschnürung weit nach vorn reichen. Als Hilfe gegen das Einschlagen der Zehen kann auch ein dünnes mit Aceton-Zelluloid versteiftes Lederblatt unter die Fußsohle in den Strumpf eingeschoben werden. Eine ähnliche Wirkung bieten die Zehenrichter nach *Berkemann* (Abb. 108).

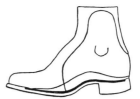

Abb. 348 Orthopädischer Schuh für Lähmungs-Plattfuß.

20.3.6 Operative Behandlung schlaffer Fußlähmungen

Grundsätzlich gilt, daß in nicht akuten Fällen vor einem Entschluß zur Operation bei schlaffen Lähmungen abgewartet werden muß, was sich eventuell noch von selbst bessert. Die meisten solcher operativen Eingriffe wurden schon Anfang dieses Jahrhunderts durchgeführt, sie wurden im Lauf der Jahrzehnte ergänzt und verbessert. Einer der damals führenden Orthopäden, *F. Lange*, hatte bei Operationen zur Verbesserung von Lähmungsschäden noch fast zur Hälfte mangelhafte Ergebnisse. Heute liegt die Erfolgsquote um etwa 50 % höher, wobei allen Statistiken sicher mit einer gewissen Skepsis begegnet werden muß. Vor jedem geplanten Eingriff sollte man sich sehr sorgfältig über Möglichkeiten und Erfolgschancen informieren, wenn man nicht auf eigene ausreichende Erfahrungswerte zurückgreifen kann. Wenn der Erfolg einer Operation nicht sicher genug vorausgesagt werden kann, sollte man die Erwartungen der Patienten lieber etwas dämpfen als sie zu hoch anzusetzen. Es ist immer günstiger, später ein besseres als das zunächst erwartete Erfolgsergebnis vorweisen zu können, als umgekehrt. Erfahrungsgemäß werden sich die meisten Patienten trotz einer zunächst etwas gedämpften Erfolgsaussicht doch zum operativen Eingriff entschließen. Das gilt sowohl für Nervenfreilegungen und Nervennähte als auch für Sehnen- und Muskelverpflanzungen oder operative Gelenkstabilisierungen.

20.3.6.1 Druckentlastende Operationen

Nervengewebe ist bekanntlich ausgesprochen druckempfindlich und reagiert mit einer teilweisen oder vollständigen Lähmung. Die Druckausübung kann sowohl von außen erfolgen, wie beispielsweise durch einen Gipsverband oder eine Schiene, als auch durch körpereigenes Gewebe. Das kann ein Hämatom sein, eine Narbe mit Schrumpfung, eine zu eng gesetzte Naht bei einer Operation oder auch eine Verlagerung von Knochenfragmenten bei einem Trauma. Ganz typische Beispiele dafür sind Druckschäden am Nervus peronaeus, der am stärksten hinter dem Fibulaköpfchen gefährdet ist. In allen Fällen einer nachgewiesenen oder auch nur vermuteten Druckschädigung ist eine Nervenfreilegung erforderlich, eine **Neurolyse**. Je nach der nachgewiesenen Störung ist ein eventuelles Hämatom zu entlasten, Narbengewebe in nächster Umgebung des Nerven zu entfernen, eine eventuell zu eng gesetzte Operationsnaht zu durchtrennen oder der Druck eines Knochenfragmentes zu beseitigen. Der Nerv muß nach seiner operativen Darstellung in ganzer Ausdehnung der möglichen Druckschädigung freigelegt werden, so daß ausreichende Entlastung gesichert ist. An bekannten und übersichtlichen Stellen wird eine solche Operation auch ein Orthopäde oder Chirurg durchführen können, andernfalls sollte man sich besser mit dem Neurochirurgen in Verbindung setzen. Nicht selten wird eine Neurolyse vom Orthopäden oder Chirurgen in Zusammenarbeit mit dem Neurochirurgen durchgeführt. Bei stärkerer Dehnung eines Nerven oder der Gefahr einer neuerlichen Verwachsung wird häufig auch eine **Nervenverlagerung** durchgeführt. Der Erfolg einer Neurolyse läßt sich nur schwer voraussagen, diese Operation ist aber der erste unumgängliche Schritt, wenn man überhaupt eine Erholung des Nerven erwarten will.

20.3.6.2 Nervennähte

Zu Nervendurchtrennungen kommt es entweder durch Traumen oder bei einer Operation mit einem unübersichtlichen Operationssitus. Das kann beispielsweise der Fall sein, wenn ein Nerv in ausgedehnten Vernarbungen liegt oder beispielsweise von einem weichteilmäßigen oder knöchernen Tumor eingemauert ist. Sofern sich die Höhenlokalisation einer Nervendurchtrennung nicht schon aus den klinischen Befunden erkennen läßt, kann die Elektromyographie weitere diagnostische Aufschlüsse zur Höhenlokalisation geben. Als Behandlung bleibt bei jeder Nervendurchtrennung nur die Möglichkeit einer **primären Nervennaht** oder einer **Nervenplastik**, zu der man an den unteren Extremitäten meistens einen Teil des Nervus suralis verwendet. Ein solcher operativer Eingriff sollte ausschließlich von einem Neurochirurgen durchgeführt werden, der sowohl die Nervennaht als auch die Nervenplastik mit Hilfe eines Operationsmikroskops vornimmt. Die Wiederkehr der Nervenfunktion, wenn sie überhaupt eintritt, kann bis zu zwei Jahre dauern. Die Erfolgsaussichten sind nach frischen Verletzungen mit sofortiger primärer Nervennaht günstiger als nach einem längeren Intervall oder einer Nervenplastik zur Überbrückung eines Defektes.

20.3.6.3 Sehnenverpflanzungen

Sehnenverpflanzungen kann man bei schlaffen Lähmungen schon im Alter von etwa sechs bis acht Jahren durchführen. Einer gelenkversteifenden Operation sind sie in den meisten Fällen vorzuziehen, zumindest aber vorauszuschicken, denn nicht selten ist festzustellen, daß mit der Sehnenverpflanzung allein der Erfolg vollkommen ausreicht. In solchen Fällen kann auf gelenkversteifende Operationen verzichtet werden. Grundsätzlich sind Sehnenverpflanzungen angezeigt, wenn nur dadurch ein Gelenk überhaupt wieder beweglich gemacht werden kann oder wenn ein Muskelungleichgewicht zu beseitigen ist.

Beim **Spitzfuß** oder **Spitz-Plattfuß** mit Lähmung der Zehenheber und des M. tibialis anterior gibt es gute funktionelle Erfolge mit der Vorverlagerung eines oder beider Mm. peronaei und auch des M. tibialis posterior. Es muß aber vermieden werden, daß der Fuß durch ein zu starkes muskuläres Übergewicht in eine Hohlfuß- oder Klumphohlfußstellung gezogen wird. *Chiari* hat in diesem Zusammenhang gemahnt, daß im Zweifelsfalle der Plattfuß die stabilere Form ist.

Ursache für einen **Lähmungshackenfuß** oder **Lähmungshackenhohlfuß** ist die Lähmung des M. triceps surae. In diesem Falle fehlt am Fersenbeinhöcker das muskuläre Gegengewicht. Sind die Mm. peronaei erhalten, läßt sich einer dieser Muskeln als Ersatz der Wadenmuskulatur verwenden. Der M. peronaeus kann auf den unteren Bereich der Achillessehne aufgenäht werden. Möglich ist auch eine Translokation der Peronaeussehne. Bei dieser Operation wird in das Tuber calcanei eine Führungsrinne gemeißelt und die Peronaeussehne dort hinein verlagert. Der Muskel übernimmt mit der Änderung seiner Zugrichtung die Funktion des M. triceps surae.

Beim **Lähmungsklumpfuß** wird die Sehne des M. tibialis posterior durch ein Fenster in der Membrana interossea lateral auf den Fußrücken versetzt. Häufig ist die zusätzliche Verlagerung auch der Sehne des M. tibialis anterior auf den äußeren Fußrand oder zumindest den Fußrücken erforderlich. Reicht auch das zur Korrektur nicht aus, bleibt nur die Möglichkeit eines knöchern korrigierenden Eingriffs.

Ein besonders schwerwiegendes Krankheitsbild ist der **Hammerplattfuß** als Folge einer spastischen oder auch schlaffen Lähmung. Es kommt zu einem vollständigen Ausfall der Sohlenmuskulatur und gleichzeitig zu einer Insuffizienz der plantaren Bandanteile. Ausreichend und nachhaltig ist zumindest in schwer ausgeprägten Fällen nur eine operative Korrektur.

Lapidus hat fließende Übergänge vom Hallux rigidus und Hallux flexus bis hin zur schweren Fußdeformität beschrieben, wie sie in der Abb. 349a skizziert ist. Korrektur ist dann nur durch eine kombinierte Knochen- und Sehnenoperation möglich. Aus der Fußwurzel werden zwei Knochenkeile entnommen, wie in der Abb. 349a schwarz eingezeichnet. Dadurch kann das Fußgewölbe aufgerichtet werden. Die Sehne des M. tibialis anterior wird auf die Plantarseite versetzt, um die Hebung des Fußgewölbes zu unterstützen. Die Kapsel des Großzehengrundgelenkes wird plantarseitig

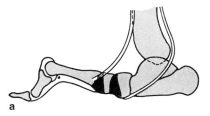 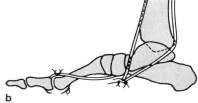

Abb. 349 a,b
a Hammerplattfuß. Die bei der Operation nach *Lapidus* fortfallenden Skeletteile sind schwarz gezeichnet.
b Operation nach *Lapidus*. Der Musculus tibialis anterior ist an seiner normalen Ansatzstelle abgetrennt. Nach den oben skizzierten Resektionen wird er plantar vernäht (siehe Text). Die Kapsel des Großzehengrundgelenks ist plantar durchschnitten. Der lange Großzehenbeuger wird durch einen Kanal im 1. Mittelfußknochen vorgeführt und dorsal am Grundglied der großen Zehe festgenäht.

durchtrennt, so daß das Grundglied nach dorsal aufgebogen werden kann. Zur Fixierung in dieser Stellung wird die Sehne des M. flexor hallucis longus von ihrem ursprünglichen Ansatz am Grundglied abgelöst, durch einen Knochenkanal im ersten Os metatarsale von unten schräg nach oben durchgezogen und dorsal an der Grundphalanx vernäht. Die Abb. 349b skizziert die operative Korrektur. Je nach Anspannung der Achillessehne kann es nötig sein, die Operation durch eine Z-förmige Achillessehnenverlängerung zu ergänzen, ggf. ist auch eine quere Inzision der hinteren Sprunggelenkskapsel erforderlich. Das operative Ergebnis wird durch temporär eingebrachte Kirschner-Drähte und einen Gipsverband fixiert, bis die Korrektur der Fußwurzel knöchern durchbaut ist und die verlagerten Sehnen fest angewachsen sind. Das ist nach etwa sechs bis acht Wochen der Fall.

20.3.6.4 Knöcherne Stabilisierung

Während Weichteiloperationen – wie bei anderen Erkrankungen, so auch bei schlaffen Lähmungen – schon im ziemlich frühen Kindesalter durchgeführt werden können, sollten gelenkversteifende und somit knöcherne Operationen erst ab etwa dem dreizehnten Lebensjahr vorgenommen werden. In diesem Alter ist der Fuß weitgehend ausgewachsen, so daß operationsbedingte Wachstumshemmungen kaum mehr zu befürchten sind. Es wurde schon darauf hingewiesen, daß vor einer knöchernen Korrektur und Stabilisierung erst alle anderen Behandlungsmaßnahmen auszuschöpfen sind, weil mit einer Versteifungsoperation endgültige Verhältnisse am Fuß geschaffen werden. Man muß sich darüber im klaren sein, daß mit einer versteifenden Operation die dieses Gelenk versorgenden Muskeln ausgeschaltet werden und die Muskeln weiter atrophieren. Eine weitere negative Auswirkung ist das Fehlen der sogenannten Muskelpumpe, die bekanntlich für den Blutrückstrom von Bedeutung ist. Liegt eine totale Muskellähmung vor, treten alle diese Überlegungen ohnehin in den Hintergrund. Zur Beseitigung von Kontrakturen und Fehlstellungen läßt sich eine knöcherne Korrektur und Gelenkversteifung oft nicht umgehen.

Beim reinen Lähmungsspitzfuß, dem Fallfuß, war eine früher viel durchgeführte Operation die **hintere Arthrorise** (Anschlagsperre), wie sie in der Abb. 350 dargestellt ist. Bei dieser Operationsmethode wird in angehobener Fußstellung ein kräftiger Knochenspan hinter der Tibia in den Calcaneus eingetrieben. Wenn der Fuß plantarwärts fallen will, wird dies durch das Anschlagen des Kno-

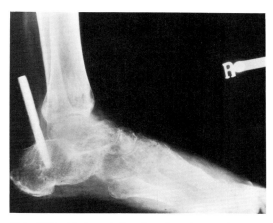

Abb. 350 Hintere Arthrorise des oberen Sprunggelenkes.

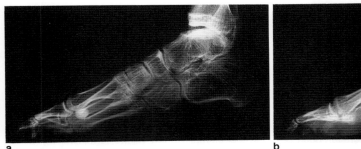
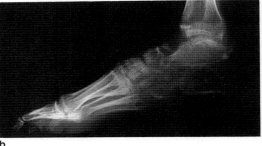

Abb. 351 a,b Lähmungsspitzfuß:
a vor der Operation nach *Lambrinudi*; **b** nach der Operation nach *Lambrinudi*.

chenspans an die hintere Tibiakante verhindert, der Fallfuß wird dadurch gebremst. Der wesentliche Nachteil dieser Operation liegt darin, daß der Fuß in seinem vorderen Bereich doch weiter in Spitzfußstellung gehen kann, so daß durch die Operation nur ein Teilerfolg erzielt wird.

Eine bessere Stabilisierung bringt die **Operation nach** *Lambrinudi*, wie sie in der Abb. 178 schon schematisch dargestellt wurde. Bei dieser Operation wird durch eine Keilosteotomie aus dem Talus und dem Calcaneus der hintere Fersenbeinhochstand beseitigt, es erfolgt eine zusätzliche Versteifung des vorderen unteren Sprunggelenkes, ggf. auch unter leichter Keilentnahme. Mit dieser Operation nach *Lambrinudi* lassen sich eventuelle Kippfehlstellungen gleichzeitig beseitigen. Der operative Eingriff ist zwar größer als bei der hinteren Arthrorise, die Fußkorrekturen sind aber von der Stellung und auch von der Dauerhaftigkeit her günstiger (Abb. 351).

Weitere gelenkversteifende Operationen können je nach der Fehlstellung im Chopartschen Gelenk oder im oberen Sprunggelenk erforderlich sein. Die Versteifungen erfolgen nach den gleichen operationstechnischen Gesichtspunkten, wie sie im Kapitel 16.5.4 bereits erörtert wurden. Auch beim Lähmungsfuß sind Kombinationen mehrerer Gelenkversteifungen mitunter unumgänglich.

Die ausgiebigste Versteifung im Bereich der Fußwurzel ist die **pantalare Arthrodese**, dazu werden alle Gelenke versteift, die das Sprungbein umgeben. Für die vorübergehende Fixierung sind Kirschner-Drähte, Steinmann-Nägel, Metallkrampen, Schrauben oder auch äußere Spanner möglich. Postoperativ sollte zusätzlich Ruhigstellung zunächst im Liegegipsverband und später noch für mehrere Monate im Gehgipsverband erfolgen. Bei der Verwendung äußerer Spanner kann zunächst auf einen Gipsverband verzichtet werden, nach Entfernung der äußeren Spanner ist aber auch dann noch für einige Monate ein Gehgipsverband anzuraten. Bei Erwachsenen muß man davon ausgehen, daß die knöcherne Durchbauung und somit auch die postoperative Ruhigstellung etwa vier Monate in Anspruch nehmen.

Für die postoperative Schuhversorgung sind drei Dinge zu berücksichtigen: Erstens muß die ausgeschaltete Fußabwicklung durch eine **Abrollsohle** am Schuh ersetzt werden; zweitens muß der Fortfall der natürlichen Federung durch **weichelastisches Material** besonders am Schuhabsatz aufgewogen werden und drittens muß eine **Verkürzung ausgeglichen** werden.

20.4 Toxische Nervenschäden

Bei Störungen peripherer Nerven wird man zwar zunächst an mechanische Ursachen denken und eine darauf ausgerichtete Abklärung durchführen, allerdings sind organische und anorganische Noxen (lat. noxa = Schaden) nicht ganz außer Acht zu lassen. Bekannt ist die **Arsenneuritis**, die besonders die unteren Gliedmaßen motorisch mehr als sensibel betrifft, ferner die **diabetische** und auch die **alkoholische Polyneuropathie**. Auf die diabetischen Neuropathien wird im Kapitel 22.4 noch eingegangen. Die Neuritis alcoholica wird oft zuwenig beachtet, zumal die meisten Patienten auch nur selten eine ehrliche Auskunft darüber geben, wieviel Alkohol sie zu sich nehmen. Ein wesentlicher diagnostischer Hinweis auf eine alkoholtoxische Nervenschädigung ist eine auffallende Schmerzhaftigkeit bei der Prüfung der Fußsohlenreflexe, die nach ein bis drei Sekunden eintritt. Die Behandlung muß an der Grundkrankheit ansetzen, also den Alkoholabusus beseitigen. Bei allen toxischen Neuritiden hat sich die Behandlung mit Vitamin B als günstig erwiesen, geeignet ist die Kombination von Vitamin B1, B6 und B12 in einer Dosierung, die den physiologischen Bedarf weit überschreitet.

20.5 Sensible neurologische Störungen

Bei der Sensibilität unterscheidet man verschiedene Wahrnehmungsqualitäten, die vom Patienten durchaus nicht immer ganz exakt getrennt werden können. So gibt es einmal die **Oberflächensensibilität** mit der Unterscheidung der Berührungsempfindlichkeit, der Schmerzempfindlichkeit und der Temperaturempfindlichkeit, zum anderen die **Tiefensensibilität**.

Das **Berührungsempfinden** kann in unterschiedlichem Ausmaß gestört sein. Nach den Angaben der Patienten reicht die Störung vom sogenannten „Pelzigkeitsgefühl" bis hin zur völligen Berührungsunempfindlichkeit. Die Untersuchung erfolgt bei geschlossenen Augen des Patienten mit unterschiedlichen Gegenständen, wobei von einem als normal einzustufenden Hautareal auszugehen ist. Erst durch mehrmaliges Wechseln der Berührung vom gesunden zum kranken Bezirk kann bei jeweils gleicher Angabe des Patienten der gestörte Bereich abgegrenzt werden.

Wesentlich schwerwiegender sind Störungen des **Schmerz-und Temperaturempfindens**. Die Prüfung erfolgt wiederum bei geschlossenen Augen des Patienten mit einem Wechsel von spitzen und stumpfen Gegenständen für die Schmerzsensibilität und mit Gegenständen unterschiedlicher Temperatur für die Temperatursensibilität. Für den Schmerz unterscheidet man je nach der Qualität die Hyperalgesie als vermehrtes Schmerzempfinden, die Hypalgesie als vermindertes Schmerzempfinden und die Analgesie als aufgehobenes Schmerzempfinden. Für die Temperatur unterscheidet man die Thermhypästhesie als Herabsetzung und die Thermanästhesie als Aufhebung der Temperaturempfindlichkeit.

Bei Störungen der **Tiefensensibilität** fehlt das Empfinden für passive Bewegungsausführungen, für Lageveränderungen und auch für Vibrationen.

Allgemeine oder zumindest großflächige Sensibilitätsstörungen sind meist Folge einer neurologischen Grunderkrankung. An den unteren Extremitäten treten Sensibilitätsstörungen oft bei Druck

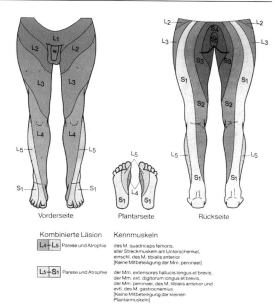

Abb. 352 Hautareale und Kennmuskeln zur diagnostischen Lokalisation bei Nervenwurzelstörungen.

auf die Nervenwurzeln der Lendenwirbelsäule in Erscheinung. Man kennt genau abgegrenzte Hautareale, die bestimmten Nervenwurzeln zuzuordnen sind (Abb. 352). Bekannt sind diese sensiblen Störungen insbesondere bei Bandscheibenvorfällen. Bei Störungen des Schmerz- und Temperaturempfindens werden Druckstellen nicht wahrgenommen, das kann zu ausgedehnten Ulzerationen führen (Abb. 353), die wegen meist zusätzlich bestehender Durchblutungsstörungen nur sehr schwer zur Abheilung gebracht werden können.

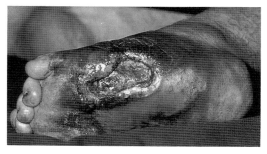

Abb. 353 Ausgedehntes Ulkus bei Sensibilitätsstörungen.

Auf das diabetische Geschwür wird im Kapitel 22.5 noch gesondert eingegangen. Das verminderte oder fehlende Temperaturempfinden führt seltener zu so schwerwiegenden Veränderungen, da ganz allgemein extreme Hitze- oder Kälteeinwirkungen vermieden werden. Eng umschriebene Sensibilitätsstörungen entstehen durch Verletzungen peripherer Hautnerven. Man kennt das nach traumatischen Weichteilverletzungen, nach Operationen mit Durchtrennung von Hautnerven und auch nach sonstigen Vernarbungen (Verbrennungen, Verätzungen, Bestrahlungen).

21 Zirkulationsstörungen am Fuß

Man kennt an den Extremitäten drei Gefäßsysteme: das arterielle, das venöse und das lymphatische. Eine ungestörte Zirkulation ist nur möglich, wenn alle drei Gefäßsysteme einwandfrei funktionieren, weil sie sich gegenseitig beeinflussen. Über die **arteriellen Gefäße** erfolgt die Blutzufuhr, ist dieses System gestört, resultiert daraus eine für die Extremität primäre Unterversorgung im Sinne der Minderdurchblutung. Das **venöse System** sorgt für den Blutabfluß und schafft damit die Möglichkeit, daß wieder frisches Blut in die Extremität nachströmen kann. Ist das venöse System gestört, muß es zwangsläufig zu einem Rückstau kommen, was sekundär zu einer Minderdurchblutung führt. Das **Lymphsystem** schließlich ist ein zweites Abflußsystem. Die Lymphe, eine hellgelbe Flüssigkeit, entsteht durch Austritt von Blutplasma aus den Blutkapillaren in das umgebende Gewebe. Sie setzt sich zusammen aus Lymphplasma und Lymphkörperchen, die fast alle den kleinen Lymphozyten entsprechen. Aus dem Gewebe sammelt sich die Lymphe in Gewebsspalten, fließt über Lymphkapillaren und immer größere Lymphgefäße ab. Das ganze Lymphsystem mündet nach zwischengeschalteten Lymphknoten von der unteren Körperhälfte her im Ductus thoracicus, dem Milchbrustgang. Von dort wird die Lymphflüssigkeit wieder dem venösen System zugeführt. Eine Störung des Lymphabflusses muß ebenfalls zu einer Rückstauung in der Extremität führen und wirkt sich damit auf die gesamte Zirkulation nachteilig aus.

21.1 Arterielle Durchblutungsstörungen

Da die Blutzufuhr über die Arterien erfolgt, ist die Folge einer arteriellen Durchblutungsstörung eine mangelnde Blutversorgung (Ischämie). Meist handelt es sich um eine arterielle Grundkrankheit mit Auswirkung auf die Füße, seltener ist es ein lokales Geschehen direkt im Fuß. Die arterielle Durchblutungsstörung reicht von der zeitweiligen oder chronischen Minderdurchblutung bis hin zum völligen arteriellen Gefäßverschluß. Die Folge davon ist ein Absterben des nicht mehr durchbluteten Gewebes (Nekrose).

21.1.1 Ursachen arterieller Durchblutungsstörungen

Bekannt sind funktionelle und organische Formen von arteriellen Durchblutungsstörungen. Die funktionellen Formen führen meist zu einer **Verengung der Gefäße** durch Verkrampfungen, die anfallsweise in Erscheinung treten und durch Kälte oder psychische Einwirkungen verstärkt werden. Bekannt ist der Morbus Raynaud, benannt nach dem französischen Erstbeschreiber. Diese anfallsweise arterielle Gefäßverkrampfung tritt zwar vermehrt an den Händen in Erscheinung, führt aber auch zu Durchblutungsstörungen an den Füßen. Eine krankhafte funktionelle **Gefäßerweiterung** ist die Erythromelalgie. Nach der Bezeichnung dieses Krankheitsbildes handelt es sich um eine schmerzhafte vermehrte Rötung, die anfallsweise auftritt und zu gesteigertem Wärmegefühl mit Schmerzen vermehrt an den Beinen führt.

Häufiger sind die organischen Formen der arteriellen Durchblutungsstörungen. Die wichtigsten Erkrankungen sollen wegen ihrer Auswirkungen auch auf die Füße kurz erörtert werden.

21.1.1.1 Arteriosklerose

Bei diesem Krankheitsbild handelt es sich um eine Verhärtung der Arterien mit Elastizitätsverlust und Einengung des inneren Durchmessers. Der Name wurde aus dem Griechischen übernommen (skleros = hart, spröde), laienhaft wird das Krankheitsbild als Arterienverkalkung bezeichnet. Als Ursachen werden altersbedingte Abnutzung der Gefäße und familiäre Belastungen genannt, begünstigt wird die Arteriosklerose durch Bluthochdruck, wiederholte Gefäßentzündungen, Fettstoffwechselstörungen, Nikotinabusus, Zuckerkrankheit, Übergewicht, Streß und Bewegungsarmut. *Kaese* hat die Arterien bei der Arteriosklerose mit verkalkten Rohren verglichen, deren Innendurchmesser mit fortschreitender Erkrankung immer enger wird, bis es schließlich zum vollständigen Gefäßverschluß über ganze Arterienstrecken kommt. In der Abb. 354 sind arteriosklerotische Veränderungen an der rechten Arteria femoralis und der rechten Arteria fibularis dargestellt, wie sie sich

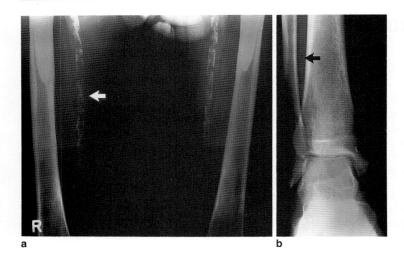

Abb. 354 Arteriosklerose der A. femoralis und der A. fibularis.

im Röntgenbild zeigen. Die **Mangeldurchblutung** mit Mangelernährung führt zum langsamen Gewebetod der besonders stark betroffenen Extremität oder zumindest von Teilen davon. Das völlige Absterben von Extremitätenteilen bezeichnet man als **Gangrän**, laienhaft auch als Brand (Abb. 355). In einem gewissen Umfange kann sich über weniger geschädigte Arterien ein Kollateralkreislauf (Umgehungskreislauf) ausbilden, meist bleibt es aber bei einer chronischen Minderdurchblutung.

21.1.1.2 Arterielle Thrombose

Bei der Thrombose handelt es sich um die Bildung eines Blutgerinnsels innerhalb der Gefäße (häufiger Venen als Arterien). Zu einer solchen **pathologischen Blutgerinnung** kommt es durch Veränderungen der Blutzusammensetzung mit vermehrter Gerinnungsbereitschaft, durch Veränderungen der Blutströmung im Sinne einer Verlangsamung oder durch Veränderungen an der Gefäßwand. Im arteriellen Gefäßsystem kommt es zur Verlangsamung der Blutströmung durch arteriosklerotische Einengungen, traumatische Einwirkungen oder auch Tumorkompression. Eine Veränderung der Gefäßinnenwand (Intimaschädigung) gibt es wiederum durch die Arteriosklerose, weiterhin auch durch eine Gefäßentzündung oder Gefäßverletzung mit Quetschung der Gefäßwand.

Wenn sich in einer Arterie ein Blutgerinnsel (Thrombus) ausbildet, wird das Gefäßlumen mit fortschreitendem Wachstum dieses Thrombus eingeengt. Die Folge sind die typischen arteriellen

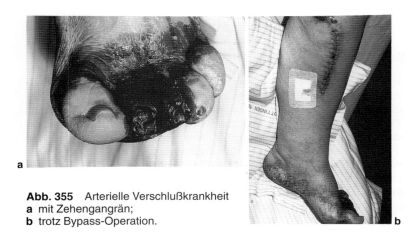

Abb. 355 Arterielle Verschlußkrankheit
a mit Zehengangrän;
b trotz Bypass-Operation.

Durchblutungsstörungen, wobei der gesamte Zeitablauf deutlich kürzer ist als bei der Arteriosklerose.

Einen Hinweis auf die Möglichkeit einer arteriellen Thrombose kann die Anamnese mit einer eventuell durchgemachten Entzündung oder Verletzung geben. Letzten Aufschluß bringt die **Arteriographie** mit dem Nachweis einer teilweisen oder völligen Gefäßverlegung durch den Thrombus (Abb. 356).

Die Behandlung ist bei einem arteriellen Thrombus in einem größeren Gefäß meist operativ. Es besteht die Möglichkeit, die verschlossene Gefäßstrecke durch eine Bypass-Operation zu umgehen, oder den Thrombus operativ zu entfernen. Bei kleinen arteriellen Gefäßen kann man nur versuchen, die Durchblutung durch Gefäßerweiternde Medikamente zu verbessern, das Gefäß zu rekanalisieren. Oft bleibt bei Ausbildung einer Gangrän nur die Möglichkeit der Amputation.

21.1.1.3 Arterielle Embolie

Grundsätzlich ist ein Embolus ein auf dem Blutwege verschlepptes Teilchen (griech. embolos = Pfropf). Durch den Embolus wird das betroffene Gefäß im Lumen eingeengt, meist ganz verschlossen. Die Folge davon ist an den Extremitäten eine lokalisierte Durchblutungsstörung. Die häufigste Ursache ist eine **Thrombembolie**, also der Gefäßverschluß durch einen losgelösten Thrombus, der mit dem Blutstrom in die Peripherie gespült wird. Bei der arteriellen Embolie stammt der Thrombus meistens aus dem Herzen, seltener ist es ein losgelöstes Blutgerinnsel aus den großen Arterien. Bei einem offenen Foramen ovale (verbliebene Öffnung in der Herzscheidewand) kann der Thrombus auch aus dem venösen in das arterielle System überwechseln. Weitere embolische Gefäßverschlüsse gibt es in den Arterien als **Luftembolie**, wenn beispielsweise bei einer intraarteriellen Spritze Luft in das Gefäß gelangt, **Fettembolien** gibt es durch Fettauslösungen aus dem Fettgewebe zum Beispiel bei Traumen, **Tumorembolien** durch die Loslösung und Wegspülung von Tumorpartikeln.

Das klinische Bild ist bei einer arteriellen Embolie dadurch gekennzeichnet, daß es zu einer schlagartigen Durchblutungsstörung bis hin zur völligen Durchblutungsaufhebung kommt. Peripher eines Embolus ist der Puls nicht mehr zu tasten, es treten akute Schmerzen und eine Blässe auf, im hier zu erörternden Falle im betroffenen Fuß.

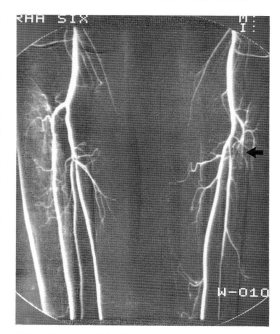

Abb. 356 Arterielle Thrombose.

Die Entfernung eines Embolus und somit die Wiederherstellung der arteriellen Durchblutung ist nur durch eine sofortige Operation möglich. Da es schon nach wenigen Stunden zu Veränderungen an der Gefäßinnenhaut kommt, ist für ein operatives Vorgehen höchste Eile geboten. Wenn eine Operation nicht möglich ist, muß abgewartet werden, ob sich eventuell rechtzeitig ein Kollateralkreislauf ausbildet, die Erfolgsaussichten sind allerdings äußerst gering. Ansonsten bleibt auch in diesem Falle nur die Möglichkeit der Amputation im noch ausreichend durchbluteten Bereich.

21.1.1.4 Arterienverletzungen

Zu Arterienverletzungen kann es bei scharfen Durchtrennungen kommen, wie etwa Schnitt- oder Sägeverletzungen. Eine weitere Möglichkeit besteht durch Quetschverletzungen oder auch Zerreißungen durch Knochenfragmente. Die offene arterielle Gefäßverletzung ist durch eine pulsierende Blutung gekennzeichnet, hellrotes Blut tritt aus der Wunde aus. Bei einer gedeckten arteriellen Gefäßverletzung kommt es sehr schnell zur Ausbildung eines starken Hämatoms, distal der Verletzungsstelle sind die Pulse nicht zu tasten.

Die Behandlung besteht in der möglichst sofortigen Gefäßnaht. Dafür gibt es die Möglichkeit der primären Naht eines Gefäßrisses, ein Stück Vene kann auf die Rißstelle aufgesteppt werden oder es kann auch eine End-zu-End-Vereinigung einer abgerissenen Arterie vorgenommen werden. Im Rahmen der Mikrochirurgie ist dies auch bei kleineren arteriellen Gefäßverletzungen möglich. Wichtigste Voraussetzung ist in jedem Falle, daß rechtzeitig eine geeignete Spezialklinik erreicht werden kann.

21.1.2 Klinische Befunde

Klinisch ist die arterielle Durchblutungsstörung an den Füßen durch ein Kältegefühl und durch eine blasse Hautfarbe gekennzeichnet, die Fußpulse (Arteria dorsalis pedis und Arteria tibialis posterior) sind vermindert bis gar nicht mehr tastbar. Über 90 % aller Patienten mit einer arteriellen Verschlußkrankheit klagen über Schmerzen, zunächst belastungsabhängig, später auch in Ruhe. Ein klassisches Symptom ist die **Claudicatio intermittens**, das intermittierende Hinken. Beim Gehen einer bestimmten Wegstrecke treten heftige Wadenschmerzen auf, weil die Muskulatur nicht mehr ausreichend durchblutet wird. Der Schmerz zwingt zum Stehenbleiben, läßt dann nach, weil die Durchblutung für die nicht beanspruchte Muskulatur noch ausreicht. Mit erneuter Belastung kommt es wiederum zur Schmerzverstärkung. Dieses Phänomen wird auch als „**Schaufensterkrankheit**" bezeichnet, da die Patienten innerhalb einer Ortschaft die Ruhephasen gern vor einem Schaufenster einlegen, um nicht aufzufallen. Bei fortgeschrittener arterieller Durchblutungsstörung kommt es zu brennenden Schmerzen in den Füßen auch in Ruhe, die Patienten müssen ihre Füße nachts häufig aus dem Bett hängen lassen, um die Schwere bzw. das Gefälle zur Unterstützung der Durchblutung auszunutzen.

Als Standardmethode zur Diagnostik arterieller Mangeldurchblutungen galt früher die „**Lagerungsprobe nach Ratschow**". Der Patient lag dazu auf einer Untersuchungsliege, mußte seine Füße hochhalten und kreisförmige Bewegungen damit ausführen. Unter normalen Durchblutungsverhältnissen ist diese Übung fast unbegrenzt möglich, bei Durchblutungsstörungen treten nach weniger als drei Minuten Schmerzen in den Füßen und Unterschenkeln auf. Die Methode ist sicher mit gewissen Mängeln behaftet. Da es sich meist um ältere Patienten handelt, können allein durch das Hochheben der Beine und die Bewegungen in den Sprunggelenken bei eventueller Arthrose unabhängig von den Durchblutungsverhältnissen schon gewisse Schmerzen auftreten. Außerdem gibt die Ratschow-Probe keine genauere Auskunft über das Ausmaß der Durchblutungsstörung. *Fontaine* hat eine Stadieneinteilung der arteriellen Durchblutungsstörungen vorgenommen:

Stadium I   : Beschwerdefreiheit, zufällig entdeckter, fehlender Puls, Verschluß oder Stenose voll kompensiert.
Stadium II : Belastungsinsuffizienz (Claudicatio intermittens).
Stadium III : Ruheschmerzen (Insuffizienz ohne Belastung).
Stadium IV : Anoxischer Gewebeschaden (Ulkus, Zehennekrose).

21.1.3 Doppler-Sonographie

Die Sonographie ist eine Untersuchungsmethode mit Ultraschallwellen. Mit dem Doppler-Effekt der Sonographie lassen sich Strömungsgeschwindigkeit und Strömungsrichtung in Blutgefäßen messen, festgestellt wird die Bewegung der Blutflüssigkeit pro Zeiteinheit. Die erhaltenen Meßwerte werden mit Normalwerten verglichen, außerdem erfolgt auch ein Seitenvergleich rechts zu links. Bei einem noch nicht vollständigen Gefäßverschluß ist eine exakte Aussage über das Ausmaß der Einengung durch die Doppler-Sonographie nicht möglich. Auf Einzelheiten der Untersuchungsmethode einzugehen, würde hier zu weit führen. Dazu muß auf die einschlägige Literatur verwiesen werden.

21.1.4 Oszillographie

Diese auch als Oszillometrie bezeichnete Untersuchungsmethode beruht auf einer **Volumenpulsschreibung**. An den Extremitäten, beispielsweise an den Zehen, werden im Seitenvergleich die Pulsationen gemessen. Die Untersuchung kann bei unterschiedlichem Manschettendruck vorgenommen werden. Aus der jeweiligen Pulsamplitude lassen sich Rückschlüsse auf die Durchblutungsverhältnisse ziehen. Allerdings kann aus den aufgezeichneten Kurven nicht exakt festgestellt werden, in welcher Höhe eine eventuelle Gefäßeinengung lokalisiert ist. In neuerer Zeit wurde das Verfahren von der rein mechanisch übertragenen Pulsschreibung zur elektronischen Oszillographie weiterentwickelt. In der Abb. 357 ist eine Oszillometrie der Großzehen im Seitenvergleich oszillographisch dargestellt.

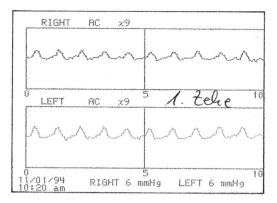

Abb. 357 Oszillographie der Großzehen.

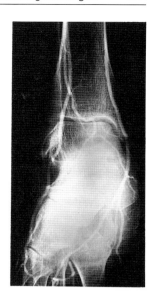

Abb. 358 Arteriographie am Fuß.

21.1.5 Arteriographie

Bei dieser Untersuchungsmethode handelt es sich um einen invasiven Eingriff. Die Arteria femoralis wird dicht unterhalb des Leistenbandes getastet und mit einer kurz angeschliffenen Kanüle punktiert. In die Arterie wird ein **kontrastgebendes Mittel** eingespritzt, das sich mit dem Blutstrom sehr schnell im ganzen Bein und bis in die feinsten arteriellen Verzweigungen verteilt. In sehr schneller Reihenfolge werden mittels eines automatischen Kassettenwechslers Serienröntgenaufnahmen angefertigt, auf denen die mit dem Kontrastmittel markierten Arterien zu erkennen sind. Mit dieser Untersuchungsmethode lassen sich Gefäßeinengungen oder auch Gefäßverschlüsse in der Ausdehnung und in der Lokalisation exakt erfassen (Abb. 358). Gegenindikationen einer Arteriographie sind eine bekannte Kontrastmittelallergie oder eine vermehrte Blutungsneigung wie beispielsweise unter Markumarbehandlung. Ansonsten gilt heutzutage der Grundsatz, daß eine Amputation ohne vorangegangene Arteriographie zur Höhenlokalisation der Durchblutungsstörung nicht durchgeführt werden sollte.

21.1.6 Behandlung arterieller Durchblutungsstörungen

Arterielle Erkrankungen des Fußes treten häufig im Rahmen einer allgemeinen Erkrankung des arteriellen Gefäßsystems in Erscheinung. Demzufolge muß mit der lokalen Behandlung am Fuß eine allgemeine Behandlung des arteriellen Gefäßsystems einhergehen. Grundsätzlich gibt es die Möglichkeiten der vorbeugenden Behandlung (Prophylaxe), der allgemeinen Behandlung von Arteriopathien und der gezielt lokalen Behandlung.

Zur **Prophylaxe** gehört die Erziehung zu einem Gesundheitsbewußtsein und somit die bestmögliche Ausschaltung sogenannter Risikofaktoren. Cholesterinhaltige Nahrung und Übergewicht sind neben Erbanlagen wesentliche Ursachen zur Ausbildung der Arteriosklerose. Bewegungsmangel senkt ganz allgemein die Durchblutungskapazität, länger anhaltende Streßsituationen und nachteilige physikalische Bedingungen wie Kälte und Nässe führen zu Verkrampfungen der Gefäßwände. Der Nachweis der Möglichkeit arterieller Spasmen wurde von *Päßler* und *Leu* erbracht. Der schädliche Einfluß des Nikotins auf die arteriellen Gefäße ist allgemein bekannt, das gilt nicht nur für die Herzkranzgefäße, sondern auch für die der Extremitäten (Raucherbein).

Die **Allgemeinbehandlung** von Arteriopathien ist darauf ausgerichtet, Systemerkrankungen zu heilen und damit deren Auswirkungen auf das arterielle Gefäßsystem zu beseitigen. Überwiegend handelt es sich um die Bluthochdruckkrankheit (Hypertonie) oder die Zuckerharnruhr (Diabetes mellitus). Weniger verbreitet und auch weniger bekannt ist die Panarteriitis nodosa, eine allergisch hyperergische Angiopathie. Die Therapie solcher Krankheiten erfolgt grundsätzlich internistisch, so daß der Orthopäde bei Feststellung solcher Erkrankungen stets mit dem Internisten zusammenarbeiten wird.

Die **lokale Behandlung** ist gezielt auf den Ort der akuten Auswirkung einer Arterienerkrankung ausgerichtet. Ob operative Maßnahmen ausreichend sind oder ein operativer Eingriff erforderlich ist (Thrombose, Embolie) hängt vom jeweiligen Krankheitsbild ab. In jedem Falle wird eine Allgemeinbehandlung begleitend oder nachfolgend erforderlich sein.

21.1.6.1 Konservative Behandlungsmöglichkeiten

Wenn über konservative Behandlungsmaßnahmen zur Verbesserung der arteriellen Durchblutung berichtet wird, werden meist nur die physikalische und die medikamentöse Therapie genannt. Eine weitere unterstützende Möglichkeit besteht aber orthopädietechnisch in der Versorgung mit geeigneten Schuhen.

Die **physikalische Therapie** beginnt schon mit der richtigen Lagerung der Beine. Nach den Untersuchungen von Ratschow ist bekannt, daß die längere Beinhochlagerung bei der arteriellen Durchblutungsstörung schädlich ist. Flache Lagerung und zwischenzeitliches Herabhängen der Beine fördern die arterielle Durchblutung und bringen für die Patienten eine spürbare Besserung der begleitenden Schmerzen. Angenehm ist für die Patienten eine milde Wärme, leicht über der Körpertemperatur. Abzulehnen ist dagegen eine starke Überwärmung, sie fördert die Stoffwechselvorgänge im Gewebe und erhöht damit das Sauerstoffdefizit.

Eine Besserung der Durchblutungsverhältnisse ist durch Ausstreichmassagen zu erreichen. Sie unterstützen den venösen Abfluß und erleichtern damit das Nachströmen in die arteriellen Gefäßbahnen. Zu empfehlen sind weiterhin Bindegewebsmassagen der zugeordneten Reflexzonen, die Durchblutung kann dadurch erheblich gesteigert werden. Das Wechselspiel von Muskelanspannungen und Muskelentspannungen fördert die Extremitätendurchblutung, muß allerdings im Rahmen einer krankengymnastischen Behandlung dosiert ganz allmählich gesteigert und somit trainiert werden. Eine zu forsche Muskelbeanspruchung würde das Gegenteil bewirken. Bekannt ist nach den Untersuchungen von *Heipertz* die konsensuelle Wirkung aller physikalischen Behandlungsmaßnahmen. Das bedeutet, daß die physikalische Behandlung an einer Extremität auch eine Durchblutungsförderung an der Gegenseite zur Folge hat.

Die **medikamentöse Therapie** kann allgemeinwirkend oder auch lokal intraarteriell vorgenommen werden. In diesem Zusammenhang ist an gefäßerweiternde, blutdrucksenkende, entkrampfende und ggf. auch entzündungshemmende Mittel zu denken. Solche Behandlungsmaßnahmen wird der Orthopäde nicht selbst durchführen, er wird zur allgemeinen Behandlung mit dem Internisten und zur lokalen intraartikulären Behandlung mit dem Angiologen zusammenarbeiten. Mit intraarteriellen Injektionen oder Infusionen soll eine lokale Gefäßerweiterung bewirkt werden.

Orthopädietechnisch ist die Versorgung mit einem speziellen orthopädischen Polsterschuh zur Unterstützung der arteriellen Durchblutung möglich. *Rabl* hat diesen Schuh für das typische Krankheitsbild, das „intermittierende Hinken" (Claudicatio intermittens oder auch Schaufensterkrankheit), empfohlen. Der Grundgedanke für die Entwicklung dieses Schuhs war die Beobachtung, daß Patienten mit arteriellen Durchblutungsstörungen auf weichem Boden deutlich länger und schmerzärmer gehen können, als auf hartem Straßenpflaster. Die Erklärung wurde darin gesehen, daß es beim Gehen auf hartem Boden zu Stoßerschütterungen mit Reizung der Gefäßnerven und daraus resultierend zu Gefäßverkrampfungen kommt. Der Polsterschuh für arterielle Durchblutungsstörungen (Abb. 359) wird aus diesem Grunde mit federnder Wirkung hergestellt, so daß es beim Gehen nicht zu harten Stoßerschütterungen kommt, sondern zu einer Stoßdämpfung mit leicht massierender Wirkung auf die Füße. Zur Verwendung kommt ein weiches Material beispielsweise aus Airolux für den Absatz und die Sohlenrolle. Im Schuh können Zellvulkolan, Filz und dickes Blankleder verwendet werden, letzteres nimmt die Fußfeuchtigkeit gut auf. Um die Muskelarbeit der Fuß- und Unterschenkelmuskulatur zu verringern, muß der Schuh zur Unterstützung der Abrollung einen stärkeren Spitzenhub aufweisen. Das Ausmaß der Stoßdämpfung darf nicht zu stark übertrieben werden, andernfalls kommt es beim

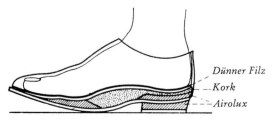

Abb. 359 Polsterschuh für arterielle Durchblutungsstörungen.

Gehen zum „Schwimmen", was zu einer Verkrampfung insbesondere der Zehen führen würde. Für solche Fälle empfiehlt sich die Lösung mit einem halbelastischen Material, beispielsweise HB-Schaum. Grundsätzlich ist zu bedenken, daß die Versorgung mit dem Polsterschuh nicht als alleinige Behandlung für arterielle Durchblutungsstörungen angesehen werden kann, sie gilt lediglich als orthopädietechnische Unterstützung physikalischer und medikamentöser Behandlungen.

21.1.6.2 Operative Behandlungsmöglichkeiten

Zur operativen Verbesserung der gestörten arteriellen Durchblutung gibt es die Möglichkeit, die Gefäße weiterzustellen, ihr Lumen wieder freizulegen oder verschlossene Arterien zu umgehen.

Die **mechanische Aufdehnung** von Arterien setzt voraus, daß ein gewisses Mindestlumen von einigen Millimetern vorhanden sein muß. Nur dann kann eine Sonde eingebracht werden, die an ihrem Ende wie ein kleiner Schirm oder Ballon aufgespreizt wird und die Arterienwand dehnt. Für die nur kleinen Endverzweigungen der Arterien im Fuß ist eine solche Behandlung rein technisch nicht möglich.

Eine Weiterstellung der Extremitätenarterien kann man auch durch eine **Sympathektomie** erreichen. Allerdings haben Untersuchungen gezeigt, daß durch die Durchtrennung des Sympathikus-Nerven nur die Verkrampfungen der Hautgefäße gelöst werden können, auf die Muskeldurchblutung wirkt sich diese Operation nicht aus. Durch die Sympathektomie werden auch die Schmerzbahnen unterbrochen. Man hat somit einen doppelten wenn auch insgesamt nur begrenzten Behandlungserfolg, die Verbesserung der Hautdurchblutung und die Schmerzausschaltung.

Ist eine Arterie durch einen Thrombus oder einen Embolus verlegt, kann die betroffene Gefäßstrecke durch eine **Thrombektomie** oder **Embolektomie** wieder freigelegt werden. Voraussetzung ist ein sehr schnelles Eingreifen, weil es sonst zu Nekrosen des nicht mehr durchbluteten Gewebes kommt.

Durch eine **Bypass-Operation** wird eine verschlossene Arterienstrecke umgangen. Dem Laien sind Bypass-Operationen insbesondere für die Herzkranzgefäße bekannt, sie gibt es aber auch für die Extremitäten. Zur Umgehung der verschlossenen Arterienstrecke kann körpereigenes Gewebe benutzt werden, wie etwa eine stabile Vene, andernfalls auch ein Transplantat aus Kunststoff.

21.2 Venöse Erkrankungen

Das venöse Abflußsystem besteht aus einem weitverzweigten Netz, anders als bei den Arterien haben die Venenäste zahlreiche Verbindungen untereinander. Diese Anordnung sichert Abflußmöglichkeiten auch dann, wenn ein Venenast verlegt ist. An den unteren Extremitäten gibt es tiefe und oberflächliche Beinvenen, diese stehen durch die Vv. perforantes untereinander in Verbindung. Die wichtigsten **tiefen Beinvenen** sind die V. tibialis anterior und posterior sowie die V. peronaea, sie alle münden über die V. poplitea und die V. femoralis in die V. iliaca externa. Das **oberflächliche Venennetz** sammelt das abfließende Blut über die V. saphena parva und die V. saphena magna, letztere mündet ebenfalls in die V. iliaca externa, die große Beckenvene. Wenn ein größerer Venenast eingeengt oder sogar verschlossen ist, resultiert daraus zwangsläufig ein Rückstau im Bein. Über die Verzweigungen untereinander und die Vv. perforantes ist aber immer noch ein gewisser Rückstrom gewährleistet. In den Venen befinden sich Gefäßklappen, die ein Zurückströmen des Blutes in die distale Region verhindern. Die Venenwände sind sehr viel dünner ausgebildet als die der Arterien, weil sie einem deutlich geringeren Flüssigkeitsdruck ausgesetzt sind.

Für venöse Erkrankungen ist eine familiäre Veranlagung bekannt, eine angeborene allgemeine Schwäche des Bindegewebes. Die Veränderungen betreffen verstärkt sichtbar das oberflächliche Venensystem und deutlich mehr an den unteren als an den oberen Extremitäten. *Sigg* hat das Krampfaderleiden in Zivilisationsländern mit etwa 15 % der Bevölkerung angegeben. Bekannt ist eine Zunahme venöser Erkrankungen mit fortschreitendem Alter. Verstärkt werden venöse Erkrankungen durch Stehberufe, Übergewicht, Stoffwechselstörungen wie beispielsweise den Diabetes mellitus, entzündliche Veränderungen und ausgedehntere Weichteilverletzungen.

21.2.1 Die chronische venöse Insuffizienz

Als venöse Insuffizienz bezeichnet man einen Zustand mit erschwertem venösem Rückfluß, der insbesondere beim Stehen und Gehen vermehrt in Erscheinung tritt. Die Rückförderungskapazität des venösen Systems ist vermindert, so daß es zu Ödemen und zur Ausbildung von Varizen kommt, in den Beinen entstehen Stauungsschmerzen.

Die **akute venöse Insuffizienz** wird meist durch eine Thrombose insbesondere der tiefen Venen ausgelöst, der Venendruck steigt und es kommt zur raschen Ausbildung eines Ödems distal der Gefäßverlegung.

Die **chronische venöse Insuffizienz** hat ihre Ursache in einer primären Schwäche der Venenwände mit herabgesetzter Elastizität. *Haid-Fischer* hat die pathogenetische Kette der chronisch venösen Insuffizienz so dargestellt, daß der Druckstreß zunächst eine Venenerweiterung bewirkt, es kommt zur Transformation der Gefäßmuskulatur mit Freisetzung von Enzymen, zur Insuffizienz der Venenklappen und dadurch zu einer bidirektionalen Strömung mit Reflux (Rückfluß). Die Venen erweitern sich im Sinne einer **Varicosis** und die Vv. perforantes (Verbindung zwischen oberflächlichen und tiefen Venen) werden insuffizient. Mit der Insuffizienz der Venenklappen bildet sich in gewissem Umfange eine „Pendelzirkulation" im Bein aus, so daß das venöse Blut auch rückwärts (distal) fließen kann. Alles zusammen führt zu einer venösen Stauung in den Beinen.

Verstärkt wird die venöse Insuffizienz, wenn die „**Muskelpumpe** " nicht mehr ausreichend leistungsfähig ist. Die Beinmuskulatur, insbesondere die Wadenmuskulatur, unterstützt mit ihrem ständigen Wechsel von Anspannung und Erschlaffung den Rücktransport des venösen Blutes körperwärts. Erschlafft diese Muskulatur altersbedingt oder durch Lähmungserscheinungen, nimmt die venöse Insuffizienz zu und vermehrt damit die Thrombosebereitschaft.

21.2.1.1 Besenreiservarizen

Wenn sich die kleinen und kleinsten oberflächlichen Venen, die Venolen, erweitern, dann entsteht das Bild der Besenreiservarizen, vom äußeren Aspekt her vergleichbar mit einem Reisigbesen. Im englischen Sprachgebrauch bezeichnet man dieses Bild als Spider vein Spinnenvenen. Durch ihre pralle Füllung sind sie etwas über die Haut erhaben, charakteristisch ist ihre livide Verfärbung. Das besenreiserförmige Bild entsteht dadurch, daß die Erweiterungen von einer Verbindungsvene mit Klappeninsuffizienz ausgehen und sich so immer weiter verzweigen. Funktionell sind die Besenreiservarizen meist bedeutungslos, wirken aber kosmetisch ausgesprochen störend.

21.2.1.2 Retikuläre Varizen

Man versteht darunter Erweiterungen des subkutanen Venennetzes, also zwischen der Haut und der Muskelfaszie. Diese Form ist das häufigste äußerlich erkennbare Erscheinungsbild der Varicosis mit oft sehr ausgedehnten Venenerweiterungen vom Fuß bis zum Oberschenkel (Abb. 360). Für die Entstehung ist eine allgemeine Bindegewebsschwäche allein nicht verantwortlich. *Staubesand* hat ein neues Konzept zur Genese der Varicosis beschrieben. Danach steht im Vordergrund die Umwandlung kontraktiler Muskelzellen der Gefäßwand zu modifizierten bzw. modulierten glatten Muskelzellen. Diese zeigen eine gesteigerte Synthese und Abbauleistung, das Fasermaterial verändert sich und es kommt zur Dekompensation der Gefäßwand. Die retikuläre Varicosis tritt bei Frauen etwa dreimal häufiger auf als bei Männern, auslösend ist oft eine Schwangerschaft. *Sigg* schätzt die Häufigkeit auf etwa ein Drittel aller Frauen, die schon ein- oder mehrmals geboren haben.

Klinisch auffällig ist die sehr starke Schlängelung der erweiterten Beinvenen als Folge des Elastizitätsverlustes. Die Venenklappen sind insuffizient, dadurch kommt es zu einem teilweisen Rückfluß mit Stauung in den Beinen. Sehr häufig ist zu beobachten, daß die starke Füllung der erweiterten Venen im Liegen sehr schnell zurückgeht, das erklärt sich aus der dann besseren Abflußmöglichkeit.

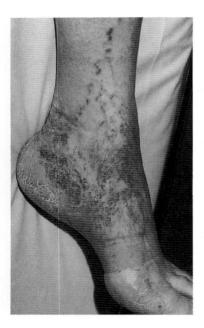

Abb. 360
Varikosis
am Fuß.

Bei Hochlagerung der Füße über die Horizontale ist diese Symptomatik noch deutlicher.

21.2.1.3 Stammvarizen

Zur Stammvarikosis gehört die Erweiterung der V. saphena parva mit ihrem Quellbereich vom äußeren Fußrand her und der V. saphena magna mit ihrem Quellbereich vom inneren Fußrand her. Die V. saphena parva mündet in Kniehöhe in die V. poplitea (Kniekehlenvene), die V. saphena magna in Höhe der Leistenregion in die V. femoralis. Typisch ist der geschlängelte Verlauf der jeweiligen Stammvene mit teilweise knotenförmigen Erweiterungen. Verstärkt wird das Krankheitsbild durch eine Insuffizienz der Vv. perforantes, wodurch das Blut aus der Tiefe in die oberflächlichen Regionen zurückgedrückt wird. An der Mündungsstelle einer solchen insuffizienten V. perforans kann es zu einer umschriebenen sichtbaren Vorwölbung unter der Haut kommen, man tastet an dieser Stelle eine Lücke in der Muskelfaszie.

21.2.2 Venenentzündungen

Die Terminologie zur Venenentzündung und auch ihre Zuordnung zu den Bezeichnungen ist in der medizinischen Literatur uneinheitlich. *Sigg* bezeichnet die Venenentzündung als Thrombose, solange sie nicht durch eine bakterielle Entzündung entstanden ist. Sie wird erst zur Phlebitis, wenn sie bakteriell infiziert ist. *Leu* verwendet den Begriff der **Thrombophlebitis** nur für die seltene tatsächlich primär entzündlich bedingte Form. *Mittelmeier* führt aus, daß die Phlebitis (Venenentzündung) leicht zur Thrombose führt und dann meist als Thrombophlebitis in Erscheinung tritt. *Haid-Fischer* unterscheidet die oberflächliche und die tiefe Thrombophlebitis und verwendet auch den Begriff der **Phlebothrombose**.

Das Krankheitsbild ist durch strangartige Verhärtungen gekennzeichnet, dort werden Spontanschmerzen angegeben und es besteht erhebliche Druckempfindlichkeit. Die betroffenen Regionen sind gerötet und überwärmt. Bei der oberflächlichen Venenentzündung schreitet das Krankheitsbild häufig von distal nach proximal fort, die Abheilung erfolgt in der gleichen Richtung. Sind nur oberflächliche Beinvenen betroffen, bestehen keine wesentlichen Abflußstörungen. Bei einer Entzündung der tiefen Beinvenen ist der venöse Abfluß je nach der Ausprägung des Krankheitsbildes gestört und es kommt leicht zum **postthrombotischen Syndrom** (s. Kap. 21.2.5).

21.2.3 Venenthrombose

Drei Faktoren sind es, die einzeln oder zusammen zur Thrombose führen können: Eine vermehrte Blutgerinnungstendenz, Schäden an der Gefäßwand und die Verlangsamung der Blutzirkulation. Bei Krampfadern sind zwei dieser Voraussetzungen grundsätzlich gegeben. Das ist einmal eine mehr oder weniger starke **Gefäßwandschädigung** aufgrund der Venenerweiterungen und zum anderen als Folge dieser Erweiterungen eine **Verminderung der Blutströmungsgeschwindigkeit**. Deshalb neigen Patienten mit Krampfadern vermehrt zur Venenthrombose. Sind Patienten mit Krampfadern für längere Zeit bettlägerig, fehlt die sogenannte Muskelpumpe für den Rücktransport des Blutes, was die Blutzirkulation verlangsamt. Werden Venen durch einen Unfall oder eine Operation verletzt, besteht zwangsläufig eine weitere Gefäßwandschädigung. Ungünstig ist eine längere Blutstauung im Bein, wie sie beispielsweise zur Durchführung einer Operation im Sinne der Blutsperre bis zu zwei Stunden angelegt wird. Die Folge ist ein nahezu vollständiger Stillstand der Blutzirkulation. Schon während der Operationsdauer können sich zahlreiche kleine venöse Thromben bilden, die aber nicht unbedingt immer das klinische Bild der ausgedehnten Thrombose auslösen müssen.

21.2.3.1 Oberflächliche Venenthrombose

Eine oberflächliche Venenthrombose bildet sich im oberflächlichen Venensystem aus, in den Besenreiservarizen oder häufiger in den retikulären Varizen. Das Krankheitsbild der oberflächlichen Beinvenenthrombose ist weniger dramatisch, weil genügend netzartige Umgehungskreisläufe bestehen. Häufig kommen Thromben in den oberflächlichen Venen gar nicht zur klinisch erkennbaren Auswirkung. *Sigg* sieht sie als harmlos und meist ohne schwere Folgen an. Embolien sind bei oberflächlichen Venenthrombosen beinahe ausgeschlossen.

21.2.3.2 Tiefe Venenthrombose

Die tiefen Beinvenen sind meist nicht so stark erweitert wie die oberflächlichen, so daß bei mobilisierten Patienten die Verlangsamung der Strömungsgeschwindigkeit eine nicht so große Rolle spielt wie bei den oberflächlichen Beinvenen. Wird die venöse Blutzirkulation aber durch längere Bettruhe, Ruhigstellung im Gipsverband oder relativ kurzzeitig durch eine operationsbedingte

Blutsperre verlangsamt, besteht auch für die tiefen Beinvenen ein erhöhtes Thromboserisiko. Die Folge einer tiefen Beinvenenthrombose ist eine erhebliche Blutstauung, weil der dann erforderliche Blutabfluß über die Vv. perforantes und das oberflächliche Venensystem nur deutlich langsamer erfolgen kann, als auf dem direkten Wege durch das tiefe Venensystem. Die tiefe Venenthrombose führt weitaus häufiger als die oberflächliche zur **Embolie**, meist zur Lungenembolie mit dem auch jedem Laien bekannten lebensbedrohlichen Risiko.

21.2.3.3 Das postthrombotische Syndrom

Zur Ausbildung eines postthrombotischen Syndroms kommt es fast ausschließlich als Folge einer tiefen Venenthrombose. Wenn die akuten klinischen Erscheinungen der Beinvenenthrombose mit akuter Schwellung und Schmerzen abgeklungen sind, bleibt mitunter über Monate und auch Jahre eine mehr oder weniger stark ausgeprägte Stauung des betroffenen Beines zurück, weil die betroffene tiefe Beinvene nicht immer vollständig rekanalisiert, die Umgehungskreisläufe unzureichend sind und das venöse System ausgedehnte Gefäßwandschäden aufweist. Die Folge ist eine blaurote Verfärbung des betroffenen Beines mit Schwellung, die beim Stehen und Gehen deutlich zunimmt (Abb. 361). Die Patienten klagen über ein Schwere- und Stauungsgefühl im Bein, haben belastungsabhängige Schmerzen und ein vorzeitiges Ermüdungsgefühl. Die Folgen sind häufig Verhärtungen der Haut, bräunliche Hautpigmentierungen durch abgelagerten Blutfarbstoff und Hautnekrosen mit Unterschenkelgeschwüren, die immer wieder rezidivieren können.

21.2.4 Venöses Ekzem und Ulkus cruris

Wenn in Verbindung mit Varizen oder nach einer tiefen Beinvenenthrombose für längere Zeit Beinödeme vorhanden sind, entwickeln sich häufig ekzematöse Hautveränderungen. Zunächst kommt es zu dunkelbraun pigmentierten Flecken, hervorgerufen durch die Ablagerung von Blutfarbstoff. Im weiteren Verlauf entwickeln sich an diesen Stellen Ekzeme mit einem oft unerträglichen Juckreiz der Haut.

Die fortschreitende Schädigung der Haut führt zum Ulcus cruris (Unterschenkelgeschwür), der Laie spricht vom „offenen Bein". Ein solches Ulcus cruris kann ohne äußere Einwirkung entstehen, häufig wird es durch Kratzeffekte oder oberflächliche Verletzungen beim Anstoßen ausgelöst. Aus dem Ulcus cruris (Abb. 362) kommt es zu einer schmierigen Sekretion, die zu einer ständigen Reizung der umgebenden Haut führt. Die Folge davon sind wieder verstärkte ekzematöse Hautveränderungen in der Umgebung des Unterschenkelgeschwürs. Ein Ulcus cruris bildet sich zunächst meist dicht proximal des Sprunggelenkes aus, es kann erhebliche flächenmäßige Ausmaße erreichen und den Unterschenkel zirkulär umgreifen. Die Behandlung dauert mitunter einige Monate oder auch Jahre, manche Unterschenkelgeschwüre können nie zur Abheilung gebracht werden oder brechen immer erneut auf.

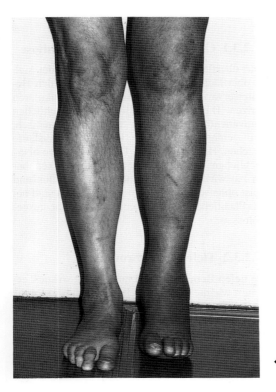

◀ **Abb. 361** Postthrombotisches Syndrom am linken Bein.

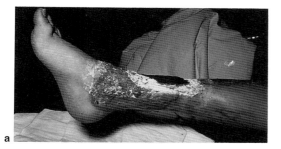

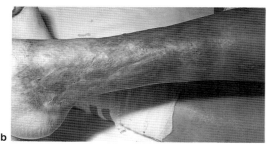

Abb. 362 a,b
a Ulcus cruris venosum (Unterschenkelgeschwür bei Venenerkrankung);
b nach Abheilung.

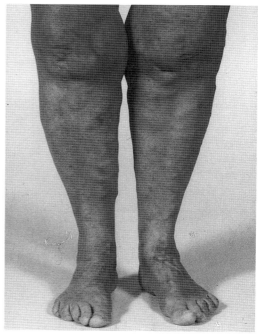

Abb. 363 Gefüllte Krampfadern im Stehen.

21.2.5 Diagnostik venöser Erkrankungen

21.2.5.1 Klinische Befunde

Trotz der Möglichkeit apparativer Diagnostik steht im Vordergrund zur Beurteilung einer venösen Erkrankung die klinische Befunderhebung. Die Erhebung der **Anamnese** gibt bereits wichtige Hinweise. Von den Patienten werden Müdigkeit in den Beinen mit einem anhaltenden Schweregefühl und **Schwellungszustände** nach längeren Belastungen oder längerem Herabhängen der Beine mit häufigen Wadenkrämpfen angegeben. Letztere treten vorwiegend nachts schmerzhaft und anhaltend in Erscheinung. Sofern es sich noch nicht um entzündliche Stauungen handelt, geht die Schwellung der Beine nach Hochlagerung relativ schnell wieder zurück.

Bei der Betrachtung fällt zunächst eine blaue bis blauviolette Verfärbung der Füße und Unterschenkel auf, die Krampfadern treten im Stehen oder bei herabhängenden Beinen stärker hervor, sind prall gefüllt (Abb. 363). **Braun pigmentierte Hautbezirke** sind Zeichen von Hämosiderineinlagerungen und weisen auf ein postthrombotisches Syndrom hin. Flächenhafte Narben sind Folge eines abgeheilten Ulcus cruris. Lassen sich Rötungen im Venenverlauf mit Berührungs- und Druckschmerz erkennen, sprechen diese Befunde für eine oberflächliche Thrombophlebitis. Mitunter erkennt man flächenhafte relativ scharf begrenzte Hautrötungen als Zeichen eines **Erysipels** (sog. Wundrose) bei ausgedehnter Thrombophlebitis.

Charakteristisch für eine Klappeninsuffizienz der tiefen Venen und chronische Stauungszustände ist die sog. Corona phlebectatica an den Fußrändern. Dabei handelt es sich um bis münzgroße radiär angeordnete Stauungsflecken im Sinne von Teleangiektasien (bleibende Venenerweiterungen), die sich nach manuellem Ausdrücken sehr rasch wieder füllen.

21.2.5.2 Doppler-Sonographie

Die Ultraschall-Doppler-Methode ermöglicht durch ein nichtinvasives Verfahren eine zuverlässige Diagnostik peripherer Venenerkrankungen. Die Untersuchungsanordnung und das Prinzip sind aus der Abb. 364 ersichtlich. Wie schon im Kapitel 21.1.3 beschrieben, wird die Strömungs-

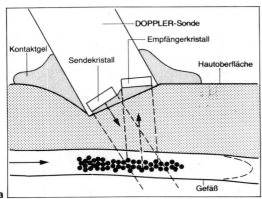

Abb. 364 a–c Doppler-Sonographie.
a Untersuchungsanordnung nach *Marshall*.
b Arterie (links) und Vene (rechts) im Querschnitt.
c Arterie (oben und Vene (unten) im Längsschnitt.

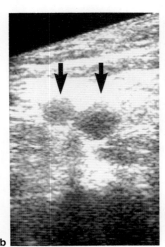
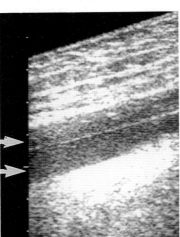

richtung und die Strömungsgeschwindigkeit in den Blutgefäßen gemessen, die Meßwerte werden mit Normalwerten verglichen und im Seitenvergleich ausgewertet. Mit der Doppler-Sonographie lassen sich venöse Verschlüsse diagnostizieren. Nach *Amberger* gelten als Kriterien für eine frische tiefe Venenthrombose:

- Ein fehlendes Strömungsgeräusch bei vollständigem Verschluß der Vene
- Ein leises kontinuierliches Strömungsgeräusch, wenn ein Thrombus umflossen wird
- Verlust der Atemabhängigkeit des Strömungsgeräusches distal eines Thrombus
- Reduzierte oder fehlende Reaktion auf einen Pressversuch
- Keine oder herabgesetzte Strömungsbeschleunigung nach Kompression distal der Untersuchungsstelle
- Beschleunigte Strömung in der V. saphena magna, wenn tiefe Venen verschlossen sind.

Marshall hat dazu ausgeführt, daß an den Beinen die tiefen Unterschenkelvenen einer Untersuchung nicht zugänglich sind, lediglich in einem gewissen Umfange indirekt über eine Beschallung der V. tibialis posterior.

21.2.5.3 Phlebographie

Bei dieser apparativen Diagnostik handelt es sich um eine bildmäßige Darstellung des venösen Systems nach Injektion eines Kontrastmittels in eine Vene mit anschließenden Röntgenaufnahmen. Man kennt die aszendierende oder aufsteigende Phlebographie der Beine und die retrograde Pressphlebographie. Zur **aufsteigenden Phlebographie** wird der Fuß dicht oberhalb des Sprunggelenkes gestaut und das Kontrastmittel wird in eine Fußrückenvene eingespritzt. Bei der retrograden **Pressphlebographie** wird das Kontrastmittel in die V. femoralis injiziert und durch Pressen nach distal transportiert. In beiden Fällen wird der Abfluß des Kontrastmittels im venösen System durch röntgenologische Zielaufnahmen dokumentiert. Es handelt sich jeweils um eine invasive Diagnostik, da eine Vene punktiert und ein Kontrastmittel in den Körper eingebracht werden muß. Andererseits gelingt es durch diese Untersuchungsmethode am besten, das venöse System des Beines darzustellen (Abb. 365). Mit der Phlebographie läßt sich die Verzweigung und Durchgängigkeit des venösen Systems darstellen, ein eventueller Venenverschluß oder auch ein wandständiger Thrombus kann damit diagnostiziert werden. Die Untersuchung gibt weiter Aufschluß über die Gefäßweite, die Beschaffenheit der Venenklappen und auch über eventuelle Umgehungskreisläufe. Vor einer geplanten operativen Varizenbehandlung sollte in jedem Falle eine aufsteigende Phlebographie durchgeführt werden, um die Durchgängigkeit der tiefen Venen und die Beschaffenheit der Vv. perforantes beurteilen zu können.

21.2.6 Behandlung venöser Erkrankungen

Das Ziel jeglicher Behandlung venöser Erkrankungen muß es sein, die Verschlimmerung des beginnenden Krankheitsbildes soweit als möglich zu vermeiden, Störungen des venösen Rückflusses zu beseitigen, die Ausbildung eines postthrombotischen Syndroms weitgehend zu verhindern und die Gefahr der oft tödlichen Lungenembolie zu reduzieren. Je nach der venösen Erkrankung gibt es die von außen einwirkende mechanische Behandlungsmöglichkeit durch Venenkompression, die medikamentöse Therapie bei Gefäßwandschäden oder zur Rekanalisierung einer verschlossenen Vene und die chirurgische Behandlung zur Entfernung ausgedehnter Varizen oder zur Thrombektomie.

21.2.6.1 Konservative Behandlungsmöglichkeiten

Auch bei den venösen Erkrankungen der Füße und Beine sind physikalische Therapiemaßnahmen angezeigt, um die Spannkraft der Muskulatur und des Bindegewebes zu verbessern und damit das gesamte Behandlungskonzept zu unterstützen. **Ausstreichmassagen** (nicht bei Thrombose!) fördern den venösen Rücktransport und wirken damit Stauungen und Aussackungen der Venen entgegen. Muskuläre **Anspannübungen** im Wechsel mit Erschlaffungen fördern den allgemeinen Gewebetonus. Sie sprechen das gesamte Ge-

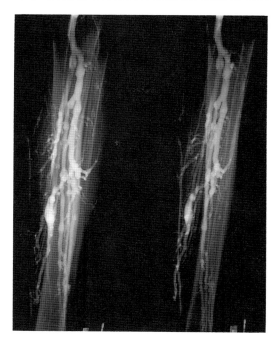

Abb. 365 Unterschenkel-Phlebographie (Normalbefund).

fäßsystem an, neben den Venen auch Arterien und Lymphgefäße. Zur Hebung des Gefäßtonus hat sich die **Hydrotherapie** bewährt. Jeweils kurzdauernde Behandlungen im Wechsel mit kaltem und warmem Wasser führen zur reaktiven Hyperämie und steigern den Gefäßtonus. Bekannt sind die Kneippschen Anwendungen mit Wassertreten und kalten Güssen, wodurch der Venentonus gesteigert wird. Zu warnen ist bei der ausgedehnten Varikose vor der Unterwasser-Druckstrahlmassage. Der Wasserstrahl mit einem Druck von 2-3 Atmosphären kann die ohnehin sensibilisierten Gefäßwände schädigen, zu subkutanen Hämatomen führen. längeres ruhiges Sitzen oder Stehen ist bei der Neigung zu venösen Gefäßerkrankungen zu vermeiden, das Blut versackt gewissermaßen in dem erschlafften Gefäßsystem. Günstig ist ein gleichmäßiges Gehen mit zwischenzeitlichen kurzfristigen Hochlagerungen.

21.2.6.1.1 Stützende Verbände

Die wirksamste Methode, die Blutaufnahmekapazität der erschlafften Venen zu reduzieren, ist die von außen einwirkende Kompression. Dafür haben sich **Kompressions**- oder **Stützstrümpfe** bewährt, die von der Industrie in verschiedenen genormten Größen und auch in unterschiedlicher Kompressionswirkung angeboten werden.

Wirksamer und deswegen insbesondere für die Behandlung akuter Venenerkrankungen besser ist der **Kompressionsverband nach Heinrich Fischer**, den dieser schon 1910 zur Behandlung der akuten Beinvenenthrombose empfohlen hat. Nach dem Original-Fischer-Verband wird der Fuß und Unterschenkel nach vorangegangener Hochlagerung mit einem auf 40°C erwärmten Zinkleim bestrichen, auf den Spann wird ein kleines Wattepolster gelegt, danach werden angefeuchtete Mullbinden vom Fuß über die Ferse und das Sprunggelenk zum Unterschenkel aufsteigend gleichmäßig fest anliegend gewickelt. Die Bindentouren dürfen keine Falten werfen, ggf. wird die Binde abgeschnitten und neu angesetzt. Sorgfältig muß darauf geachtet werden, daß keine Fadenschnürungen entstehen. Die Wickelungen reichen bis dicht unterhalb des Kniegelenkes. Fischer hat angegeben, daß die erste Bindenlage nochmals mit Zinkleim überstrichen und mit einer zweiten Wickelung versehen wird. Abschließend wird eine elastische Binde darübergewickelt. Die Zehen bleiben frei, das Knie wird in seiner Beugemöglichkeit nicht beeinträchtigt.

Es gibt Modifikationen des Fischer-Verbandes dahingehend, daß kein Zinkleim benutzt wird, die Wickelungen mit Pflasterbinden oder selbstklebenden elastischen Binden vorgenommen werden (Abb. 366). Durch die modernen festelastischen Materialien bereitet es keine Schwierigkeiten, das Knie und den Oberschenkel in den Verband einzubeziehen.

Nach dem Abklingen der akuten Erscheinungen und der stärkeren Beschwerdesymptomatik wird man auf den vom Anlegen her weniger aufwendigen Gummistrumpf übergehen.

21.2.6.1.2 Medikamentöse Therapie

Den Venenpharmaka wird eine unterstützende Wirkung dahingehend zugesprochen, daß sie die Gefäßwände tonisieren und abdichten sollen. Diese Medikamente gibt es zur oralen Therapie in Form von Tropfen, Tabletten oder Kapseln und auch zur lokalen Anwendung als Salbe oder Gel. Eine besondere Bedeutung haben in diesem Zusammenhang die **Roßkastanienextrakte** mit ihrer gefäßtonisierenden Wirkung und Beschwerdelinderung bei Ödemen mit Spannungs- und Schweregefühl in den Beinen. Sinnvoll ist die Kombination solcher Präparate mit stützenden Verbänden und physikalischen Anwendungen.

21.2.6.1.3 Thromboseprophylaxe und -therapie

In den operativen Fächern, somit auch in der Orthopädie, ist die peri-und postoperative Thromboseprophylaxe zu einer Standardbehandlung geworden. Bewährt und allgemein anerkannt ist die Prophylaxe mit **Low-dose-Heparin** 3x5000 i.E. subkutan injiziert. Obwohl damit keine absolut zuverlässige Sicherheit gewährleistet ist, konnte das Risiko der Thromboseerkrankung wesentlich herabgesetzt werden.

Die Low-dose-Heparin-Prophylaxe wird inzwischen auch ambulant angewandt, beispielsweise bei fixierenden Gips- oder Kunststoffverbänden.

Ist es zur Ausbildung einer Thrombose gekommen, reicht die Low-dose nicht aus, in solchen Fällen muß auf die **Voll-Heparinisierung** umgestellt werden. Dazu erhalten die Patienten eine Dauertropfinfusion mit dem Perfusor in einer Tagesdosierung von meist 25000 i.E. In schweren Fällen sind Tagesdosierungen bis 80000 i.E. angegeben.

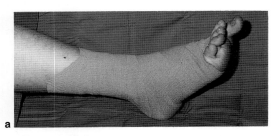
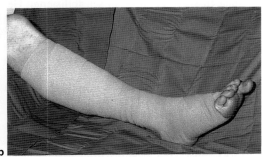

Abb. 366 a,b Modifizierter Fischer-Verband.
a Technik der Bindentouren.
b Fertiger Verband.

21.2.6.2 Verödungstherapie

Einen Mittelweg zwischen der rein konservativen Behandlung mit Kompression und Medikamenten einerseits und der operativen Behandlung andererseits bietet die Verödungstherapie mittels hypertonischer Lösungen. Diese werden in die varikösen Venen eingespritzt, um dadurch eine künstliche Schädigung der Gefäßinnenhaut zu erreichen. Werden die Venen sofort danach komprimiert, kommt es zu Verklebungen und damit zum Gefäßverschluß der erweiterten Venenabschnitte. Solche Verödungen können an mehreren varikösen Venen gleichzeitig vorgenommen werden, die Eingriffe können auch bei zunächst unvollständiger Verödung wiederholt werden. *Sigg* hat über dauerhaft gute Resultate in etwa 90 % der Fälle berichtet. Er empfiehlt die Verödungsbehandlung auch nach der operativen Therapie zur Beseitigung der kleineren und kleinen Varizen am Unterschenkel und Fuß.

21.2.6.3 Operative Maßnahmen

Die Frage nach der Entscheidung für die Verödungstherapie oder einen chirurgischen Eingriff kann nicht einseitig in die eine oder andere Richtung beantwortet werden. Die Indikation muß nach den vorliegenden Gegebenheiten individuell gestellt werden, wobei Alter und Allgemeinzustand des Patienten, das Ausmaß der Varizen, eventuelle Komplikationen, Begleiterkrankungen und die Hautverhältnisse berücksichtigt werden müssen. *Dustmann* sieht die Indikation zu einer operativen Behandlung der Varikose grundsätzlich gegeben bei:

- großkalibriger Varikose
- dicker Stammvarikose mit Klappeninsuffizienz
- Varikose mit zahlreichen insuffizienten Vv. perforantes
- Varikose bei rezidivierenden Thrombophlebitiden.

21.2.6.3.1 Unterbindung der Venae perforantes

Die Verbindungsvenen zwischen dem tiefen und dem oberflächlichen Venensystem sollten nicht durch Medikamenteneinspritzung verödet werden, es besteht sonst die Gefahr einer Schädigung der tiefen Beinvenen. Man erkennt insuffiziente Vv. perforantes klinisch daran, daß sie an der Durchtrittsstelle durch die Fascia cruris subkutan eine knotenförmige Verdickung verursachen. Die Indikation zur Operation der Perforansvenen ist gegeben, wenn aufgrund der **Venenklappeninsuffizienz** der Blutstrom vermindert aus der Tiefe in die oberflächlichen Bereiche erfolgt, so daß stärkere Durchblutungsstörungen resultieren. Die Folge sind Ödeme, ekzematöse Hautveränderungen und Unterschenkelgeschwüre. Eine dauerhafte Ausschaltung solcher insuffizienten Perforansvenen ist nur durch die operative Unterbindung an der Durchtrittsstelle durch die Muskelfaszie möglich. Zur isolierten Operation der Vv. perforantes werden diese nach vorherigem Abtasten der knotenförmigen Venenverdickung durch eine kleine Inzision der Haut und des subkutanen Gewebes aufgesucht, vor der Unterschenkelfaszie doppelt unterbunden und schließlich durchtrennt. Nur bei sehr schlechten Hautverhältnissen wird die Ligatur unter die dann eingeschnittene Muskelfaszie gelegt.

21.2.6.3.2 Krampfader-Stripping

Die operative Entfernung der oberflächlichen Venen, das Venenstripping, hat ihre Indikation bei der Stammvarikosis (V. saphena magna und parva) mit den jeweiligen wichtigsten Verzweigungen. Zur Vorbereitung wird heute routinemäßig eine Phlebographie durchgeführt, um das Ausmaß der Varikosis und auch die insuffizienten Perforansvenen zu erkennen. Nach dem klinischen Befund und zusätzlich mittels der Phlebographie werden die zu entfernenden Venen mit einer nicht abwaschbaren Farblösung auf der Haut markiert. Die varikösen Venen werden nach kleinen Hautschnitten mit der Babcock-Sonde oder auch mit einem Plastikstripper (Vastrip-Sonde) nach Ligatur der Perforansvenen von distal nach proximal durchgezogen. Postoperativ ist für etwa drei Wochen ein wiederholt zu wechselnder Kompressionsverband zu tragen, damit erfolgt frühzeitige krankengymnastische Übungsbehandlung.

21.2.6.3.3 Venöse Thrombektomie

Ein Thrombus (Blutgerinnsel) kann wandständig lokalisiert sein und damit das Venenvolumen einengen, er kann aber eine Vene auch vollständig verschließen. Die Folge ist eine venöse Stauung mit Schmerzsymptomatik. Die akute Gefahr liegt in der Loslösung und Verursachung einer Embolie, meist Lungenembolie. Die operative Entfernung des Thrombus erfolgt nur bei der tiefen Thrombose. Zur Lokalisation des Thrombus muß in jedem Falle präoperativ eine Phlebographie durchgeführt werden. Nach der Phlebographie wird die Lokalisation zur Venotomie (Veneneröffnung) festgelegt, unter Embolieschutz wird der

Thrombus mittels eines aufblasbaren Ballonkatheters aus der Vene entfernt. Auf Einzelheiten dieses operativen Vorgehens einzugehen, würde hier zu weit führen.

Eine Alternative zur operativen Thrombektomie bietet die Thrombolyse, die medikamentöse Auflösung des Blutgerinnsels.

21.2.6.3.4 Operative Behandlung des Ulcus cruris

Wenn konservative Maßnahmen zur Behandlung des Ulcus cruris mit reinigenden Salben oder Lösungen, Mixturen oder Puder, Wundrandabdeckung und Kompressionsverbänden das Ulcus nicht zur Abheilung bringen, bleibt nur die Möglichkeit der operativen Behandlung. Empfohlen wird eine Stichelung oder Zirkumzision (Umschneidung) des Ulcusrandes, das Ulcus selbst kann nach der Reinigung des Ulcusgrundes mit Hautlappen abgedeckt werden. Dazu verwendet man Spalthautlappen oder auch kleine Vollhautläppchen (Reverdin-Läppchen), die mosaikartig auf das Ulcus aufgebracht werden. Von diesen Hautläppchen, soweit sie anwachsen, geht eine Epithelisierung der Umgebung aus. Zur Vermeidung von Rezidiven ist die Verödung oder operative Beseitigung der Varizen in der Umgebung erforderlich.

21.2.6.4 Orthopädietechnische Versorgung venöser Fußerkrankungen

Zur Langzeitbehandlung venöser Fuß- (und Bein-) Erkrankungen muß man nach praktischen Erwägungen die Gummistrümpfe den ständig neu anzulegenden Kompressionsverbänden vorziehen. Die früher üblich gewesenen nur querelastisch wirkenden Gummistrümpfe werden heute nicht mehr verwendet, die Industrie bietet sie heutzutage als **Zweizug-Gummistrümpfe** an, die in allen Richtungen elastisch sind. Um die Zehen nicht in Fehlstellung zu drücken, reichen die Gummistrümpfe von den Zehenballen über die Sprunggelenke bis unterhalb des Kniegelenkes oder je nach Befund auch bis zum Oberschenkel. Da die Strümpfe elastisch komprimieren müssen, der obere Rand aber nicht einschnüren darf, müssen bei Oberschenkelgummistrümpfen mitunter Strumpfhalter verwendet werden, um das Herunterrutschen zu vermeiden. Die Gummistrümpfe werden von der Industrie in verschiedenen Längen und Weiten für die einzelnen Beinregionen angeboten, so daß nach Ausmessung die optimale Versorgung möglich ist. Das Maßnehmen und die Bestimmung der Kompressionsstufe ist Aufgabe des Arztes, er kann nach Kenntnis des Krankheitsbildes die Druckstärke beurteilen. Zur Messung der Längen und Weiten gibt es Meßkarten, in die die einzelnen Werte eingetragen werden (Abb. 367). Nach der Elastizität gibt es vier Kompressionsstufen:

Maßtabelle für medizinische Kompressionsstrümpfe

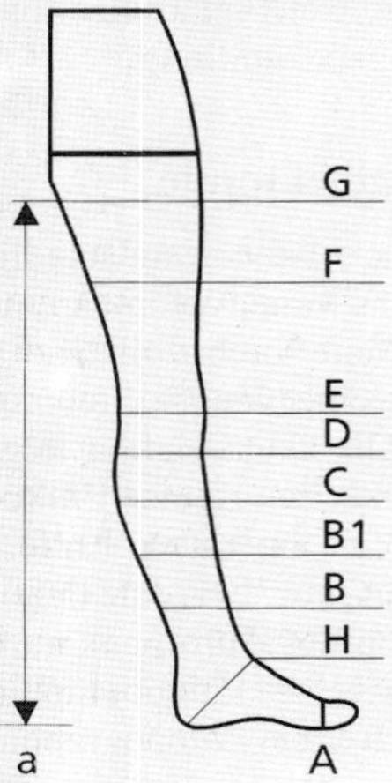

Marke	Klasse	\multicolumn{6}{c}{STANDARDGRÖSSEN}					
		I		II		III		IV		V	VI
nahtlos Bellavar	2 + 3										
mit Naht Elvarex Elvarex profil	2 + 3	4	5	6	7	8	9	10	11	12	13 14

Umfangmaße in cm						
G	44	46 - 48	50 - 52	54 - 56	58 - 60	62 - 64
F	41	42,5 - 44	45,5 - 47	48,5 - 50	51,5 - 53	54,5 - 56
E	31	32,5 - 34	35,5 - 37	38,5 - 40	41,5 - 43	44,5 - 46
D	28	29,5 - 31	32,5 - 34	35,5 - 37	38,5 - 40	41,5 - 43
C	30	31,5 - 33	34,5 - 36	37,5 - 39	40,5 - 42	43,5 - 45
B1	24	25,5 - 26,5	27,5 - 29	30 - 31,5	32,5 - 34	35 - 36,5
H	28	29 - 30	31 - 32	33 - 34	35 - 36	37 - 38
A+B	19	20 - 21	22 - 23	24 - 25	26 - 27	28 - 29

Längenmaß für alle Größen in cm: a-D = 39   a-F = 60   a-G = 72

Schrittlänge für Strumpfhosen in cm: kurz bis 75 / lang ab 76

Fußgrößen mit Spitze: kurz bis Schuhgr. 39 / lang ab Schuhgr. 40

Abb. 367 Maßtabelle für Stützstrümpfe.

Kompressionsstufe I	Beginnende oder leichte Varikosis ohne Stauung, Prophylaxe in der Schwangerschaft
Kompressionsstufe II	Venenstauung, Neigung zu Ödemen, Nachbehandlung bei Venenentzündung und Ulcus cruris
Kompressionsstufe III	Starke Stauung, postthrombotisches Syndrom, lymphatische Stauung
Kompressionsstufe IV	Elephantiasis (maximale Stauung).

Zur Vermeidung von Druck- oder Scheuerstellen ist es mitunter erforderlich (an hohen Schuhen), besonders den oberen Schuhrand zu polstern. Man kennt dies konfektionsmäßig von Wanderschuhen.

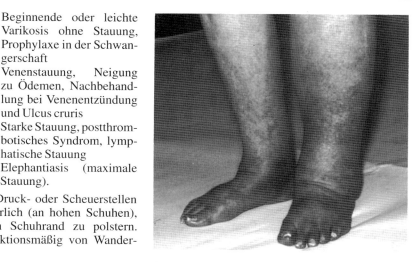

Abb. 368　Lymphstauung am linken Bein.

21.3　Das Lymphödem

Die Lymphstauung kann mit dem Krampfaderleiden und mit einem postthrombotischen Syndrom zusammenhängen, sie kann aber auch ohne jede erkennbare Ursache in Erscheinung treten. Zur Lymphstauung kommt es, wenn die Lymphbahnen bei gesteigerter Produktion der Lymphflüssigkeit diese nicht in ausreichendem Maße ableiten können. Die eiweißhaltige und mit weißen Blutkörperchen (Lymphozyten) beladene Flüssigkeit lagert sich durch die Rückstauung im Zwischenzellgewebe ab, kann dort eindicken und zu einer Fibrose des Bindegewebes führen. Die Folge sind sehr starke Schwellungszustände vermehrt an den Füßen und Unterschenkeln, dort lassen sich mit den Fingern Dellen eindrücken (Abb. 368). Im Gegensatz zur Krampfaderschwellung machen Lymphödeme kaum Schmerzen, die Haut bleibt blaß, nur sehr selten kommt es zu Geschwürsbildungen. Durch die Schwellung wirken die Beine unförmig und somit kosmetisch störend, die Patienten haben ein Schweregefühl.

Zu einem sekundären Lymphödem kann es kommen, wenn beispielsweise wegen einer Tumorbildung die Lymphdrüsen operativ entfernt werden müssen. Dann fehlt in dieser Region die durchgängige Filterstation und es gibt einen mechanisch bedingten lymphatischen Rückstau. So wie das Venensystem kann auch das Lymphsystem durch eine Kontrastdarstellung (Lymphangiographie) im Röntgenbild dargestellt werden.

Die **Behandlungsmethoden** der Wahl zur Besserung des Lymphödems sind Lymphdrainagen und Kompressionsverbände. Bei der Lymphdrainage werden mit den Fingerkuppen Streichmassagen auf der Haut in Richtung der Lymphbahnen körperwärts durchgeführt. Zur Kompression des Lymphödems reichen Gummistrümpfe meist nicht aus, es muß sich um fest angewickelte Stützverbände handeln. Die operative Behandlung mit Ausschälung des verhärteten subkutanen Gewebes bis auf die Faszie ergibt nicht immer gute Resultate, führt außerdem zu ausgedehnten Narbenbildungen.

21.4　Das Sudeck-Syndrom

Dieses Krankheitsbild wurde erstmals von Sudeck im Jahre 1900 beschrieben, es handelt sich dabei um eine neurovegetative Fehlsteuerung der Extremitätengefäße mit daraus resultierenden Stoffwechsel- und Durchblutungsstörungen. Das Sudeck-Syndrom ist auch unter den Bezeichnungen Sudeck-Dystrophie, Sudeck-Leriche-Syndrom oder posttraumatische Dystrophie bekannt. In neuerer Zeit hat sich mehr und mehr die Bezeichnung **Algodystrophie** oder **Algoneurodystrophie** durchgesetzt. Damit wird zum Ausdruck gebracht, daß es sich um ein Schmerzsyndrom mit neurologisch bedingten funktionellen Störungen handelt. Auffälligstes klinisches Merkmal sind die Durchblutungsstörungen der betroffenen Extremität, aus diesem Grunde wird das Krankheitsbild an dieser Stelle erörtert.

21.4.1 Ursachen der Sudeck-Erkrankung

Es gibt spontane Sudeck-Erkrankungen unbekannter Ursache, man bezeichnet sie als idiopathische Algodystrophie, die Häufigkeit ist mit 15–20% dieses Krankheitsbildes angegeben. In seltenen Fällen können Organkrankheiten, Gravidität, Medikamente und auch Borellien-Infektionen zur Algodystrophie führen. Die häufigste Ursache einer Algodystrophie (ca. 75%) sind Traumen, die von einer leichten örtlichen Schädigung bis zu ausgedehnten Verletzungen reichen können. In wesentlichem Umfange wird die Ausbildung dieses Krankheitsgeschehens durch Erhöhung der Blutfette oder des Harnsäure, einen Diabetes mellitus, Alkoholabusus und insbesondere durch psychische Faktoren beeinflußt. Ängstliche und psychovegetativ gestörte Patienten neigen nach Traumen vermehrt zur Algoneurodystrophie. Schlecht sitzende Gipsverbände mit leichten Einschnürungen und dadurch bedingten Rückstauungen sind eine weitere Ursache für die Auslösung oder Verstärkung dieses Krankheitsbildes. Die Zeitspanne zwischen einem Trauma und dem Auftreten der klinischen Symptome einer Algoneurodystrophie beträgt einige Tage bis mehrere Monate, meist ein bis zwei Monate.

In erster Linie handelt es sich um ein Geschehen an den Weichteilen im Sinne von **trophischen Störungen**, ausgelöst durch eine gestörte Funktion des vegetativen Nervensystems. Es kommt zu neurogen bedingten entzündlichen Durchblutungsstörungen der betroffenen Extremität. Ein pathologischer autonomer sympathischer Reflex führt zunächst zu einer vorübergehenden Erweiterung der Arteriolen (kleine Arterien), gefolgt von einer Verengung der noch kleineren arteriellen Gefäße. Die Durchblutung erfolgt dann überwiegend über arteriovenöse Anastomosen mit passiver Erweiterung der Blutkapillaren. Daraus resultiert eine Verlangsamung der Durchblutung bis hin zum vorübergehenden Strömungsstillstand. Die Folge sind Ernährungsstörungen zunächst der Weichteile, später auch der Knochensubstanz. Das Krankheitsbild geht mit heftigen Schmerzen einher.

21.4.2 Stadieneinteilung des Sudeck-Syndroms

Bereits seit der Beschreibung des Krankheitsbildes durch Sudeck wird die Algodystrophie in drei Stadien eingeteilt, die zwar nahtlos ineinander übergehen, sich aber in der jeweiligen Ausprägung deutlich voneinander abgrenzen lassen.

Stadium I hyperämisch entzündliches Stadium

Dieses ist geprägt von entzündlichen Weichteilveränderungen mit Überwärmung und Rötung, Schwellung und vermehrter Schweißabsonderung, es kommt zu erheblichen Schmerzen der Weichteile und der Gelenke. Die Behaarung geht zurück, die Nägel werden rissig, die Gelenke beginnen unter den Schmerzen einzusteifen. Dieses Stadium kann bis zu drei Monaten andauern und geht dann in das nächste Stadium über.

Stadium II venöse Stauung

Es kommt zu einer Verminderung der Stoffwechselaktivitäten mit Glanzhautbildung und weiteren Nagelveränderungen, die Muskulatur wird atrophisch, die Gelenkeinsteifungen nehmen deutlich zu. An den Knochen zeigen sich erste Zeichen der Entkalkung im Sinne der typischen fleckförmigen Dystrophie.

Stadium III narbige Atrophie

In diesem letzten Stadium der Algodystrophie kommt es zu deutlichen Schrumpfungen der Gelenkkapseln und der Bandanteile, die Sehnen verhärten. Im Röntgenbild erkennt man jetzt die klassisch ausgeprägte fleckförmige Knochenentkalkung (Abb. 369), die Corticalis ist verdünnt und erscheint zum Teil wie mit dem Bleistift nachgezogen. Die Gelenkspalte stellen sich im Röntgenbild verschmälert dar als Zeichen einer begleitenden Knorpelatrophie. Die akuten Schmerzen lassen in Ruhestellung nach, allerdings sind Bewegungsversuche sehr stark schmerzhaft.

21.4.3 Prophylaxe der Sudeck-Erkrankung

Es gibt eine ganze Reihe von Maßnahmen, deren Beachtung wesentlich dazu beiträgt, eine Sudeck-Erkrankung zu verhindern. So ist bei einer stumpfen Traumatisierung des Fußes die Ausbildung eines Ödems soweit als möglich zu vermeiden, ein bereits vorhandenes Ödem so schnell wie möglich zum Abklingen zu bringen. Das erreicht man mit Hochlagerung und mit Kälteanwendung, ein eventuell stärkerer Gelenkerguß ist zu punktieren. Das Bein soll nicht längere Zeit ohne einen von außen stützend einwirkenden Verband herunterhängen. Auf jeden Fall sind strangulierende Verbände zu vermeiden, die dadurch bedingte Stauung fördert die Ausbildung einer Sudeck-Erkrankung ganz erheblich.

Das Sudeck-Syndrom 335

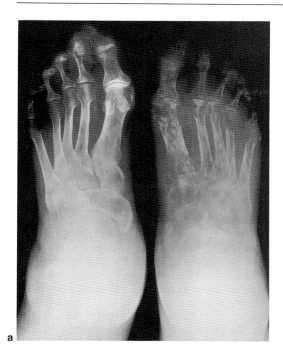

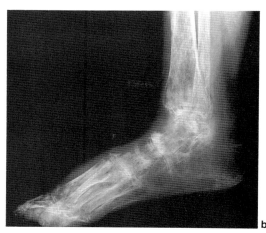

Abb. 369 a,b Algodystrophie (Morbus *Sudeck*) rechter Fuß im Stadium III im
a dorso-plantaren Strahlengang;
b seitlichen Strahlengang.

Bei Frakturen im Fußbereich, soweit sie nicht operativ behandelt werden, muß exakte Bruchstellung möglichst schmerzfrei erfolgen, also in allgemeiner oder Leitungs-Anästhesie. Danach erfolgt Hochlagerung zur **Vermeidung einer Weichteilstauung**. Für das Anlegen eines Gipsverbandes gilt ebenfalls, daß dieser keinesfalls strangulieren oder stauen darf. Die beste Kontrolle ist dadurch möglich, daß die Zehen vom Gipsverband freigelassen werden. Schmerzen sind ein wesentlicher Faktor zur Auslösung einer Sudeck-Dystrophie, das ist insbesondere bei der krankengymnastischen Übungsbehandlung zu berücksichtigen.

Für Operationen am Fuß gilt auch unter dem Gesichtspunkt einer möglichen Sudeckschen Dystrophie, daß eine möglichst schonende Operationstechnik und exakte Blutstillung zu erfolgen hat. Hautnähte müssen spannungslos gelegt werden, durch die postoperative Lagerung dürfen weder Stauungen noch Druckstellen verursacht werden. Sofern postoperativ ein Gipsverband angelegt wird, muß er wegen der zu erwartenden Schwellung bis auf die Haut aufgeschnitten werden, er kann mit einer elastischen Binde fixiert werden.

21.4.4 Therapie des Morbus Sudeck

Bei der Therapie der Algoneurodystrophie sind zunächst eventuelle Grundkrankheiten zu behandeln, die das Krankheitsbild von der Prädisposition her beeinflussen. Das gilt insbesondere für den Diabetes mellitus, chronischen Alkoholkonsum oder depressiv-psychische Veränderungen. Im Vordergrund der Behandlung steht die Schmerzausschaltung, die Vermeidung stärkerer Weichteilschäden und die Verhinderung von Gelenkkontrakturen. Die Behandlung muß dem Stadium des Krankheitsbildes angepaßt werden.

Im **Stadium I** steht ganz obenan die medikamentöse Schmerzausschaltung, die völlige Entlastung und die konsequente Hochlagerung zur Begünstigung des Ödemabflusses. Von einigen Autoren wird im Anfangsstadium eine vorübergehende Gipsruhigstellung empfohlen, andere lehnen diese Behandlung ab. Am günstigsten dürfte eine gepolsterte und somit bequeme Lagerung sein mit täglichen Durchbewegungen bis an die Schmerzgrenze, um Gelenkkontrakturen zu vermeiden. Eine kurzzeitige Cortisontherapie unterstützt die Schmerzausschaltung, langzeitige Cortisontherapie ist wegen der Gefahr der Ossifikationsstörungen nicht anzuraten. Bewährt hat sich die Therapie mit Calcitonin, einem Schilddrüsenhormon, das den Kalziumspiegel im Blut senkt. Damit wurden sehr schnell einsetzende Besserungen der Stoffwechselstörungen und somit der Durchblutungsverhältnisse beobachtet. Unterstützt wird die Therapie im ersten Stadium durch absteigende Fußbäder, kurzfristige Eisbehandlung und konsensuelle Krankengymnastik, also auf der Gegenseite ausgeführt.

Im **Stadium II** ist allenfalls noch anfänglich eine Calcitonin-Behandlung angezeigt, da die übersteigerten Knochenabbauprozesse in diesem Stadium weitgehend zur Ruhe gekommen sind. Analgetika werden noch bei Bedarf gegeben, im Vordergrund der Therapie stehen physikalische Anwendungen. Dazu gehören aktive Bewegungsübungen im warmen Wasser oder im aufsteigenden Sandbad, passiv unterstützte Krankengymnastik, Stangerbäder, Elektrotherapie mit diadynamischen Strömen und auch Ultraschallbehandlungen.

Im **Stadium III**, sofern dieses trotz vorangegangener Therapie erreicht wird, steht im Vordergrund die intensive aktive und passive Bewegungstherapie. Über die anfängliche Teilbelastung wird langsam die Vollbelastung erreicht, dazu bedarf es häufig schuhtechnischer Maßnahmen mit Fußbettungen, insbesondere Weichbettungen.

21.5 Verbrennungen und Erfrierungen am Fuß

Bekannt ist, daß trockene Hitzeeinwirkung sehr viel besser vertragen wird als feuchte Hitze, man denke an die trockene Hitze in der Sauna oder eine gleich hohe Temperatur mit heißem Wasser. Die Einteilung in verschiedene Stadien ist allgemein bekannt und soll nur stichwortartig wiederholt werden: Grad 1 = Rötung; Grad 2 = Blasenbildung; Grad 3 = Gewebsnekrose. Der Grad 4, die Verkohlung, ist nur bei trockener Hitzeeinwirkung möglich.

Oberflächliche **Verbrennungen** oder **Verbrühungen** heilen mit mehr oder weniger starken Narbenbildungen ab, wobei es je nach dem Ausmaß der Weichteilschädigung zu Narbenbildungen mit Keloiden und Schrumpfungen kommen kann. Dadurch können die Füße deformiert und die Gelenke in Fehlstellung kontrakt werden. Bei tiefreichenden Verbrennungen gehen die Gewebeschäden oft primär bis zu den Gelenken, so daß mit schweren Deformierungen gerechnet werden muß. Die Leistungsminderung ergibt sich als Beeinträchtigung des Steh- und Gehvermögens aus der Fehlbelastung und der Beeinträchtigung der Fuß- und Zehengelenke. Oft ist orthopädische Schuhzurichtung zur Unterstützung der Fußabrollung oder auch orthopädische Schuhversorgung mit Fußbettung erforderlich. Während bei großflächigen Verbrennungen in vielen Fällen Hauttransplantationen durchgeführt werden müssen, ist dies am Fuß meist nur der Fall, wenn es zu empfindlichen Narbenbildungen mit wiederholten Ulzerationen kommt.

Erfrierungen können verständlicherweise nur bis zum Grad 3 reichen, weil eine kältebedingte Verkohlung nicht möglich ist. Durch Kälteeinwirkung kommt es zunächst zu einem kurzzeitigen Öffnen der Gefäßendstrombahnen, die vermehrte Durchblutung soll den Wärmeverlust kompensieren. Ist die Kälteeinwirkung nicht nach kurzer Zeit zu beseitigen, sinkt die periphere Temperatur ab, die Blutzufuhr wird durch Spasmen der kleinen Arterien gedrosselt, damit fehlt die Sauerstoffzufuhr. Der erste Grad der Erfrierung ist durch anfängliche Blässe mit dann einsetzender Röte und vorübergehender Überwärmung gekennzeichnet, die Gefäße sind zunächst erweitert. Beim zweiten Grad der Erfrierung kommt es zu einer blauroten Verfärbung der Haut, die Weichteile schwellen und durch Serumaustritt in das Gewebe entstehen Blasen, die sog. Frostblasen. In diesem Gewebe finden sich meist schon kleinste Nekrosen. Beim dritten Grad der Erfrierung gehen die Blasenbildungen mit stärkerer Nekrosenausbildung einher, die Veränderungen können bis zur Gangrän führen, zum Absterben größerer Gewebebezirke.

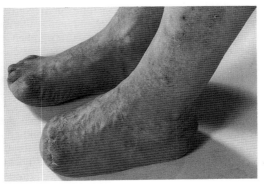

◀ **Abb. 370** Erfrierungen mit nachfolgender Zehen-(teil-)amputation.

Eine spezielle lokale Behandlung gibt es bei Erfrierungen nicht. Man sorgt für eine langsame Erwärmung der betroffenen Gliedmaßen, Blasenbildungen werden bis zur Austrocknung mit sterilen Verbänden geschützt. Nicht selten brechen die geschädigten Weichteilbezirke bei erneuter Kälteeinwirkung sehr schnell wieder auf, der Laie spricht von Frostbeulen. Die Schädigung insbesondere der Zehen kann so weit gehen, daß sie amputiert oder zumindest teilamputiert werden müssen (Abb. 370). Die schuhtechnische Versorgung besteht dann in einer Unterstützung der Fußabrollung und ggf. Weichpolsterung empfindlicher Bereiche. Bei größeren Defekten kann es nötig sein, verbleibende Hohlräume im Schuh weich aufzuschäumen, um dem Fuß ausreichenden Halt zu geben.

22 Der diabetische Fuß

Der Diabetes mellitus (Zuckerharnruhr oder Zuckerkrankheit) führt bei der gefürchteten Spätkomplikation zu Durchblutungsstörungen und Nervenstörungen insbesondere der unteren Extremitäten, hier vermehrt an den Füßen. *Baumgartner* hat 1990 zu recht kritisiert, daß selbst in den klassischen Lehrbüchern für Orthopädiehandwerker und auch für Orthopädieärzte auf die Besonderheiten des Diabetes-Fußes entweder überhaupt nicht oder aber zu kurz eingegangen wird. Selbst ein schlecht durchbluteter, deformierter und gefühlloser Diabetes-Fuß ist funktionell und psychologisch sehr viel mehr wert als ein gut geformter Stumpf oder eine Prothese. Demzufolge muß jede Therapie darauf ausgerichtet sein, auch einen diabetisch geschädigten Fuß zu erhalten, ihn medikamentös, physikalisch und orthopädietechnisch zu versorgen. Sicher handelt es sich in einem hohen Maße um eine Zivilisationskrankheit und somit eine Volkskrankheit, bei deren Behandlung neben dem Arzt für Orthopädie und dem Orthopädiehandwerker insbesondere der Arzt für Allgemeinmedizin und der Internist mitwirken müssen.

22.1 Die diabetische Stoffwechselstörung

Das mehr internistische Krankheitsbild soll hier nicht in allen Einzelheiten erörtert werden. Bekannt ist eine verminderte Insulinproduktion durch die Langerhansschen Inseln der Bauchspeicheldrüse. Das Insulin steuert den Blutzuckerspiegel, bei **Insulinmangel** ist dieser zu hoch. Der Normalwert wird mit 60-100 mg/dl angegeben. Je nach der Ausprägung des Krankheitsbildes erfolgt die Behandlung durch Diät im Sinne einer zuckerarmen Nahrungsaufnahme, durch orale Antidiabetika oder in schwerwiegenden Fällen durch Insulininjektionen. Für die letztere Therapie wurden bereits Insulinpumpen entwickelt, die das Medikament in festgelegter gleichmäßiger Dosierung in den Körper abgeben.

Die diabetische Stoffwechselstörung führt bei Kindern zunächst zu einem beschleunigten Knochenwachstum, im weiteren Verlauf zur Pubertät und zur Wachstumsreife kommt es aber zu einer Verzögerung des Knochenwachstums, gelegentlich in Verbindung mit einer mäßigen Osteoporose. Beim Erwachsenen stehen dann, für den Orthopäden von besonderem Interesse, Gefäßstörungen, Nervenschäden und Gelenkerkrankungen im Vordergrund.

22.2 Diabetische Hyperkeratose

Bei Diabetikern sieht man an den Füßen vermehrte Schwielenbildungen an den Stellen stärkerer Belastung. Durch das beim Diabetes verminderte Schmerzempfinden werden Druckstellen im Schuh zunächst nicht wahrgenommen, ebenfalls durch das verminderte Schmerzempfinden kommt es zu unphysiologischen Druckbelastungen der Haut und des darunter liegenden Weichteilgewebes. Aus der Druckschädigung der Weichteile können schließlich mechanische Schäden an den Gelenken und Knochen resultieren. Im fortgeschrittenen Stadium weisen die Hornschwielen entzündliche Veränderungen auf, bis hin zur Ulzeration.

22.3 Diabetische Angiopathien

Die Gefahr arterieller Durchblutungsstörungen insbesondere an den Füßen ist bei Diabetikern deutlich erhöht. Bei über 80% der Patienten, die 20 Jahre und länger an Diabetes erkrankt sind, treten arterielle Durchblutungsstörungen auf, die dann wiederum in 34% der Fälle zu einer arteriellen Verschlußkrankheit führen. Histologische Untersuchungen haben ergeben, daß bei den **diabetischen Verschlußarteriopathien** die Grundsubstanz der Gefäßinnenhaut vermehrt mit Mukopolysacchariden beladen ist, also mit einem Bestandteil des Zuckerstoffwechsels.

Typische **klinische Befunde** für eine diabetische Gefäßerkrankung der Füße sind Ruheschmerz mit kalten Füßen, vermehrte Rötung beim Herabhängen der Beine und Abblassen beim Anheben, verminderte bis fehlende Fußpulse, atrophische Hautveränderungen bis hin zur Ulzeration, vermehrte Neigung zu Infekten und schließlich die Gangrän.

22.3.1 Mikroangiopathie

Bei dieser Auswirkung der diabetischen Stoffwechselerkrankung sind die feinen und feinsten Verzweigungen des Gefäßsystems verändert, die Arteriolen, die Kapillaren und die Venolen. Die histologischen (feingeweblichen) Kriterien der diabetischen Mikroangiopathie scheinen letztlich noch nicht gesichert. Teils werden Kapillarerweiterungen und teils Kapillareinengungen beschrieben, diese Veränderungen greifen auch auf die Arteriolen und die Venolen über. Neben den Augen und Nieren sind insbesondere die Füße vermehrt von diesen Gefäßveränderungen betroffen. Charakteristisch ist für die Mikroangiopathie eine sogenannte **fleckige Gangrän** mit Rötung der Haut und erhöhter Hauttemperatur. Die Fußpulse bleiben dabei tastbar, durch die Gefäßschäden entwickeln sich Ödeme, und mit zunehmender Ausprägung wird das Krankheitsbild schmerzhaft. *Reinhardt* hat darauf hingewiesen, daß gangränöse Veränderungen ohne einen nachweisbaren Gefäßverschluß sicher mikroangiopathischer Natur sind. Die fleckige Gangrän rechtfertigt noch keine Beinamputation. Die Therapie muß auf die Grundkrankheit ausgerichtet sein, eine optimale Einstellung der diabetischen Stoffwechsellage.

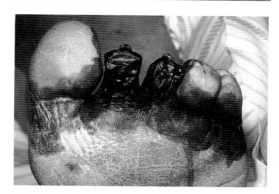

Abb. 371 Diabetische trockene Gangrän.

tion des Gefäßverschlusses bestimmt. Man unterscheidet eine **trockene Gangrän** oder Mumifikation (Abb. 371) bei Eintrocknung des abgestorbenen Gewebes und eine **feuchte Gangrän** oder Verwesung, wenn es zu einem geschwürsartigen Gewebszerfall kommt. Die Behandlung einer Gangrän wird letztlich immer operativ sein. Zunächst wird abgewartet, bis sich der gangränöse Bereich ausreichend demarkiert, dann erfolgt im gesunden Bereich die Ausschneidung oder Amputation.

22.3.2 Verschlußangiopathie

In der einschlägigen Literatur wird berichtet, daß die diabetische Verschlußangiopathie aus einer arteriosklerotischen und einer spezifisch diabetischen Komponente besteht. Die Gefäßverschlüsse treten häufig langstreckig, multisegmental und doppelseitig auf. An Unterschenkeln und Füßen wurden häufig Mediaverkalkungen der betroffenen Gefäßwände beobachtet. Im Gegensatz zur Mikroangiopathie kommt es nicht zu Ödemen, sehr frühzeitig aber zu Schmerzen, Hautblässe und Fußkälte wegen der mangelnden Durchblutung. Die Fußpulse sind häufig nicht zu tasten. Je nach Ausprägung der Gefäßveränderungen kann das Gewebe noch erholungsfähig sein. Andernfalls kommt es zur Gewebsnekrose mit Ausbildung einer diabetischen Gangrän.

22.3.3 Diabetische Gangrän

Eine Gangrän ist das Endstadium einer fortschreitenden Nekrose (Gewebstod), es kommt zur Autolyse des Gewebes. Die diabetische Verschlußgangrän kann hinsichtlich der Ausdehnung von Teilen einer Zehe bis zum ganzen Fuß reichen. Das Ausmaß einer Gangrän wird durch die Lokalisa-

22.4 Diabetische Neuropathie

Eine weitere Folge der diabetischen Stoffwechselkrankheit ist die Neuropathie, sie betrifft als diabetische Polyneuropathie auch die Füße. Dabei ist die Nervenleitung gestört, betroffen sind sowohl die motorischen als auch die sensiblen und die vegetativen Nervenanteile. Diskutiert wird die Möglichkeit, daß es sich bei der diabetischen Neuropathie um eine sekundäre Folge der Mikroangiopathie handelt.

22.4.1 Anatomie und klinische Befunde

Bei der diabetischen Polyneuropathie entstehen an den peripheren Nerven diskontinuierlich fleckförmigen Degenerationen mit einer perineuralen und endoneuralen Fibrose, also einer bindegewebigen Verhärtung. Ursache dafür soll eine Insuffizienz der die Nerven ernährenden Gefäße sein.

Crausaz hat die Nervenstörungen am diabetischen Fuß zusammengefaßt charakterisiert:

1. Von der motorischen Störung sind besonders die kleinen Fußmuskeln betroffen. Daraus re-

sultiert der Verlust der Plantarflexionsmöglichkeit in den Zehengrundgelenken, es kommt zu Hammerzehen bei Überwiegen der Streckmuskulatur und der langen Zehenbeuger.
2. Die Störung der Sensibilität äußert sich in einem verminderten Empfinden für Wärme, Schmerz und Lageänderungen.
3. Die Störung der vegetativen Nervenfunktion äußert sich in einem verminderten oder fehlenden Schwitzen des Fußes, daraus resultiert eine Trockenheit der Haut mit Hautrissen und vermehrter Bereitschaft für Infektionen.

Statistische Untersuchungen haben ergeben, daß über 50 % der Diabetiker an einer Neuropathie leiden, wenn die Krankheit länger als zehn Jahre besteht. Nach zwanzigjähriger Diabeteskrankheit wurde in sämtlichen Fällen eine Neuropathie nachgewiesen. Typisch ist für die diabetische Neuropathie ein Verlauf in Schüben, wobei die Ausbreitung und der Schweregrad allmählich zunehmen.

22.4.2 Behandlung der diabetischen Neuropathie

Wie bei allen Begleiterkrankungen des Diabetes steht auch hier die Behandlung der Grundkrankheit im Vordergrund, die Diabeteseinstellung. Die Behandlung der Neuropathie selbst erfolgt medikamentös mit Vitamin B, weil man als Mitursache für die diabetische Neuropathie einen Mangel an diesem Vitamin festgestellt hat. Zusätzlich erfolgen Maßnahmen der allgemeinen Neuritisbehandlung mit Ruhigstellung, Alkohol- und Nikotinverbot, evtl. mit Kurzwellenbestrahlungen und faradischen Strömen. Wegen der motorischen Störungen und der daraus resultierenden Zehenfehlstellungen ist auf optimale Schuhversorgung zu achten, Druckstellen jeder Art sind zu vermeiden. Es sollten nur Schuhe aus Leder und nicht aus Kunststoff getragen werden, die Schuhe sollten niemals ohne Strümpfe getragen werden. Wegen der bekannten Sensibilitätsstörungen sind die Füße in kurzen Abständen immer wieder genau zu betrachten, um Kratzer, Hautrisse oder Druckstellen als Eingangspforten für Infektionen rechtzeitig zu erkennen und behandeln zu können. Wegen der vegetativen Innervationsstörungen mit Trockenheit und der Bereitschaft zu Rhagaden (Schrunden, spaltförmige Hauteinrisse) sind die Füße täglich zu waschen und sorgfältig abzutrocknen, extreme Temperatureinwirkungen sind zu vermeiden, chemische Mittel jeglicher Art wegzulassen. Aufgetretene Hornschwielen oder Hühneraugen dürfen keinesfalls vom Patienten selbst behandelt werden, bei entzündlichen Veränderungen ist wegen der Infektionsanfälligkeit rechtzeitig mit Antibiotika zu behandeln. Chirurgische Eingriffe mit einer Neurolyse oder Spaltung des Tarsalkanals sind nur selten erforderlich.

22.5 Das diabetische Malum perforans

Diese als „durchbohrendes Geschwür" bezeichnete Veränderung an der Ferse, den Zehenballen und bevorzugt an der Fußsohle ist eine häufige Begleiterscheinung beim Diabetes mellitus. Im Kap. 14.9 wurde dieses Krankheitsbild bereits erörtert. Wenn nicht schon bekannt, muß bei Feststellung eines Malum perforans immer auf einen wahrscheinlichen Diabetes mellitus untersucht werden. Wegen der schon erwähnten diabetischen Angiopathie und Neuropathie ist die Schutzfunktion der Haut herabgesetzt, in Schwielen und Hautrisse dringen Bakterien ein und können sich in dem ohnehin schlecht durchbluteten Gewebe ohne wesentliche Gegenwehr ausbreiten. Die Folge ist die Ausbildung von zum Teil sehr großen und tiefreichenden **Geschwürsbildungen,** die bis auf die Knochen und Gelenke reichen und auch dort zu Gewebezerstörungen führen. Fertigt man von der betroffenen Region Röntgenweichteilaufnahmen an, erkennt man die starke Ausdünnung bis hin zum Fehlen des subkutanen Gewebes. Vom primären Ulcus können sich **Fistelgänge** in benachbarte Gelenke oder entfernter gelegenes Weichteilgewebe ausbilden und eine langzeitige Eiterung unterhalten. Vermehrt wurden solche Fistelgänge bei Diabetikern mit schlechter Fußhygiene angetroffen. Als besondere Komplikationen eines diabetischen Malum perforans sind die phlegmonöse Weichteilentzündung, Osteomyelitis oder in seltenen Fällen auch eine allgemeine Sepsis bekannt.

Zur Einleitung einer **Therapie** ist die bakteriologische Untersuchung eines Wundabstrichs mit Resistenzbestimmung erforderlich, damit gezielt antibiotisch behandelt werden kann. Das Ulcus wird mit Salben oder Lösungen zur Beseitigung nekrotischen Gewebes behandelt. Zwingend notwendig ist die völlige Entlastung durch orthopädische Schuhzurichtungen oder orthopädische Schuhe in etwa der gleichen Weise, wie sie für die Entlastung des Spreizfußes in der Abb. 140 dargestellt ist. In die Entlastung ist der Wundverband mit einzubeziehen, was bei der technischen Ausführung berücksichtigt werden muß. In schwerwiegenden Fällen kann ein entlastender Apparat notwendig sein, wie der Allgöwer-Apparat (Abb. 229).

In der akuten Phase der Geschwürsbildung ist von chirurgischen Eingriffen nach Möglichkeit zunächst abzusehen, weil sich sonst die Infektion in dem schlecht durchbluteten Gewebe weiter ausbreiten kann. Nach dem Abklingen der akuten Phase muß das nekrotische Gewebe (Weichteile und Knochen) bis in die gesunde gut durchblutete Region abgetragen werden. Dabei ist insbesondere darauf zu achten, daß eventuelle Knochenvorsprünge geglättet werden, um einer erneuten Drucknekrose vorzubeugen. Trotz der oft sehr langwierigen Behandlung sieht *Baumgartner* die Indikation zur Amputation nur dann gegeben, wenn gleichzeitig eine ischämische Verschlußkrankheit besteht.

22.6 Diabetische Osteoarthropathie

Diabetische Knochen- und Gelenkerkrankungen wurden erstmals 1942 beschrieben, in den folgenden Jahren wurden Einzelbeobachtungen veröffentlicht. Es findet sich eine starke Ähnlichkeit zu anderen neurogenen Gelenkerkrankungen, weshalb die Abgrenzung zunächst schwierig war. Zu einer Osteoarthropathie kommt es erst, wenn der Diabetes mellitus über viele Jahre bestanden hat (Abb. 372). Etwa 90% aller diabetischen Knochen- und Gelenkveränderungen betreffen die unteren Extremitäten, weshalb den mechanischen Faktoren eine wesentliche Rolle bei der Entstehung dieser Erkrankung zugeschrieben wird. *Baumgartner* hat berichtet, daß es sich nicht um eine Erkrankung nur älterer Patienten handelt, gerade bei jüngeren Patienten mit einem schweren und über längere Zeit schlecht eingestellten Diabetes treten die Veränderungen vermehrt in Erscheinung. Das Durchschnittsalter gab er mit 57,7 Jahren an, wobei mehrere Patienten erst zwischen 20 und 30 Jahre alt waren.

Die Ursache der diabetischen Osteoarthropathie ist letztlich nicht geklärt, allerdings besteht immer eine begleitende diabetische Neuropathie, meist werden auch gleichzeitig Gefäßveränderungen im Sinne der diabetischen Angiopathie gesehen.

22.6.1 Klinische Symptomatik

Bevorzugt betroffen werden von der diabetischen Osteoarthropathie die Zehengrundgelenke mit den benachbarten Knochenanteilen, also den Zehengrundgliedern und den Mittelfußknochenköpfchen. Weitere bevorzugte Lokalisationen sind die Fußwurzelbereiche sowie das obere und untere Sprunggelenk. Das Krankheitsbild beginnt mit einer Schwellung der Weichteile, es bilden sich Gelenkergüsse aus, die weitere Folge sind Deformierungen und schließlich Zerstörungen der betroffenen Gelenke. Geradezu typisch für dieses Krankheitsbild ist die Diskrepanz zwischen den erheblichen Gelenkzerstörungen und dem meist völligen Ausfall des Schmerzempfindens wegen der begleitenden Neuropathie.

Nach *Schreiber* wird die diabetische Osteoarthropathie in drei Verlaufsstadien eingeteilt: Das **erste Stadium** ist durch nekrotisierende Vorgänge gekennzeichnet, es kommt zu Zerstörungen des Gelenkknorpels und der benachbarten Knochensubstanz. Im anschließenden **zweiten Stadium** kommt es zu Resorptionsvorgängen, das zerstörte Gewebe wird abtransportiert, was zu erheblichen Defekten führt. Im **dritten Stadium** der Stabilisierung erfolgt ein Knochenumbau der verbliebenen Anteile mit Deformierungen und Fehlstellungen. Das Stadium der Stabilisierung kann sich über viele Jahre erstrecken.

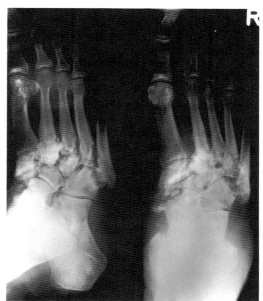

Abb. 372 Diabetische Osteo-Arthropathie der Fußwurzel.

22.6.2 Röntgenbefunde und Spezialuntersuchungen

Die **Röntgenuntersuchung**, zunächst in den Standardeinstellungen, gibt Auskunft darüber, ob und in welchem Ausmaß die Gelenke der Zehen, der Fußwurzel oder die Sprunggelenke von der Zerstörung betroffen sind. Zur näheren Abklärung sind konventionelle Schichtaufnahmen oder **Computertomographieaufnahmen** zu empfehlen. Diese lassen erkennen, ob osteomyelitische Herde vorhanden sind und wie weit die Zerstörung der Knochenstrukturen fortgeschritten ist.

Die **szintigraphische** Untersuchung ergibt im akuten Stadium eine Mehranreicherung sowohl in den Weichteilen als auch im Fußskelett. **Elektromyographisch** bestätigt sich die begleitende ausgeprägte Neuropathie.

Die makroskopischen Gewebeveränderungen bestehen in einer Verdickung der Gelenkkapseln mit einer chronischen Synovitis, die Kapsel- und Bandanteile sind teilweise zerstört und dadurch gelockert, in den Gelenken lassen sich freie Gelenkkörper nachweisen. Nach anatomisch-histologischen Befunden teilt *Eichenholtz* die Osteoarthropathien in folgende Stadien ein: Erstens Zerstörung des Knorpels und des subchondralen Knochens mit Fragmentation und Knorpel-Knochengewebetrümmern, eingelagert in die verdickte Gelenkkapsel; zweitens Sklerosierung des subchondralen Knochens und Verklumpung der Knorpel-Knochensplitter; drittens Revaskularisation des sklerotischen Knochens als Zeichen eines Rekonstruktionsversuches. Die Befunde sind einer unspezifischen chronischen Osteomyelitis sehr ähnlich.

22.6.3 Verlauf und Ausheilungszustände

Der Krankheitsverlauf erstreckt sich immer über viele Jahre, da wegen der begleitenden Nerven- und Gefäßstörungen eine verzögerte Heilungstendenz besteht. Nach operativen Eingriffen ist das Infektionsrisiko stark erhöht. Die Behandlung ist einmal auf die diabetische Grunderkrankung ausgerichtet, zum anderen auf die lokale Behandlung am betroffenen Fuß. Meist müssen langzeitige Entlastungen erfolgen, Fehlstellungen sind soweit als möglich zu vermeiden oder zu korrigieren. Amputationen sollten sich auf sehr starke Deformierungen beschränken. An den Zehengelenken bleiben meist größere Knochen- und Gelenkdefekte zurück. An der Fußwurzel und an den Sprunggelenken entstehen oft Ankylosierungen, nicht selten in einer Gelenkfehlstellung.

22.7 Orthopädietechnische Versorgung des diabetischen Fußes

Ebenso wie die internistische Therapie des Diabetes mellitus, die medikamentöse Behandlung der begleitenden Nerven- und Gefäßstörungen, die antibiotische Behandlung und die Wundbehandlung des diabetischen Malum perforans und dessen eventuelle chirurgische Behandlung gehört auch die orthopädietechnische Versorgung in das Gesamtkonzept der Behandlung des diabetischen Fußes. Druckstellen oder Einengungen sind unbedingt zu vermeiden, die Zehen müssen ausreichendes Bewegungsspiel haben, die Schuhe müssen ausreichend durchlüftet sein. Neben einer sorgfältigen **Fußhygiene** ist beim Gebrauch von Konfektionsschuhen darauf zu achten, daß das Oberleder aus einem ausreichend weichen Material ist, es dürfen keine vorspringenden Nähte vorhanden sein, die drücken oder reiben können. Die Schuhe müssen ausreichend breit und hoch genug sein, die Sohlen sollen weich sein und trotzdem beim Gehen nicht „schwimmen". Die Schuhe sind zur Vermeidung von feuchtwarmen Kammern mit vermehrter Infektionsgefährdung mindestens zweimal täglich zu wechseln.

Ganz besonders für den diabetischen Fuß ist wichtig, daß er beim Stehen und Gehen geschützt und gestützt wird, alles was die Durchblutung zusätzlich beeinträchtigen könnte, muß vermieden werden. Zu beachten ist die lotrechte Stellung, die ausreichende Abrollmöglichkeit und eine sorgfältige Entlastung durchblutungsgefährdeter Stellen. Unter Beachtung dieser Erfordernisse kann man eine völlige Entlastung des diabetischen Fußes oft vermeiden oder zumindest erheblich verkürzen. Durch die **geschützte** und **gestützte Mobilisierung** wird die Durchblutung gefördert, einer Osteoporose entgegengewirkt.

Trotz Beachtung dieser Grundregeln bei der konfektionsmäßigen Schuhversorgung wird man oft ohne orthopädietechnische Maßnahmen nicht auskommen, so daß Fußbettungen, Schuhzurichtungen oder die Versorgung mit orthopädischen Schuhen erforderlich sind.

22.7.1 Entlastende Bettungen

Wenn es nur darum geht, die Füße zu stützen und Fehlbelastungen zu vermeiden, reicht die Versorgung mit orthopädischen Einlagen aus einem elastischen Material. Bei der Gefahr oder nach dem

Auftreten weiterreichender Schäden mit schon vorhandenen Druckstellen ist zur Fußbettung zu raten, die den Fuß von der Ferse bis zu den Zehenkuppen einbezieht. *Baumgartner* hat empfohlen, die Bettung für Diabetikerfüße dreidimensional zu gestalten, die Ferse schalenförmig zu betten und überlastete Stellen nach den allgemein bekannten Methoden zu entlasten. Für den Vorfußbereich ist eine querverlaufende **retrokapitale Entlastung** aller Mittelfußköpfchen zur Vermeidung von Druckstellen erforderlich, wobei eventuell gefährdete Stellen besonders am Großzehenballen oder am Kleinzehenballen zusätzlich entlastend ausgespart werden müssen. Zu verwenden ist ein elastisches Material mit einer ausreichend guten Rückstellkraft, diese sollte etwa 95% betragen. Dafür geeignete Materialien sind z. B. Plastazote oder ein geschäumter Kunstgummi wie etwa PPT-Gummi.

Wegen der oft eingeschränkten Beweglichkeit in den Sprunggelenken, mitunter auch in den Zehengelenken, empfiehlt sich die zusätzliche Schuhzurichtung mit **zurückgelegten Rollen** oder **Ballenrollen**. Sind die Grundgelenke und insbesondere die Metatarsalköpfchen 2 bis 4 besonders gefährdet, sollte die Abrollhilfe als Schmetterlingsrolle gestaltet sein. Ein eventuelles Wegkippen des Fußes nach medial oder lateral erfordert zum lotrechten Gesamtaufbau eine Innen- oder Außenranderhöhung, wie sie allgemein als Schuhzurichtung bekannt ist.

22.7.2 Orthesenversorgung

Grundsätzlich spielt die Orthesenversorgung direkt für den diabetischen Fuß eine eher untergeordnete Rolle. Es besteht aber durchaus die Möglichkeit, daß Diabetiker neben ihrer durch diese Erkrankung bedingten Fußbeschwerden anlagemäßig oder unfallbedingt Kapsel- und Bänderschwächen an den Sprunggelenken haben, so daß die Gelenke einer Stützung von außen bedürfen. Weiterhin ist daran zu denken, daß Diabetiker höher lokalisierte Nervenlähmungen haben können, die einen Spitzfuß, Lähmungsklumpfuß oder andere Fehlstellungen bedingen. Auch in solchen Fällen muß bei der diabetischen Erkrankung eine Stützung oder Führung durch orthopädietechnische Hilfsmittel gewährleistet sein. Bei solchen technischen Versorgungen ist ganz besonders darauf zu achten, daß einerseits eine von außen einwirkende Stabilisierung gewährleistet ist, andererseits aber dadurch keine Druckstellen verursacht werden. Das gilt für seitliche Führungsschienen, Korrekturschienen etwa im Sinne einer Peronaeusfeder und auch für Innenschuhe. An den Sprunggelenken ist darauf zu achten, daß der Innen- und Außenknöchelbereich gepolstert ausgespart wird, anderweitige Knochenvorsprünge sind ausreichend abzupolstern, Schnürungen müssen unterfüttert und ausreichend verstellbar sein. Für die Einarbeitung von Fußbettungen in Orthesen gelten die gleichen technischen Kriterien wie für die entlastenden Fußbettungen allgemein.

22.7.3 Schuhversorgung für Diabetiker

Wenn Bettungen und orthopädische Schuhzurichtungen eine ausreichende Belastungsfähigkeit des diabetischen Fußes nicht mehr gewährleisten können, bleibt die Versorgung mit orthopädischen Schuhen, also individuell angepaßt nach Maß und Gipsabdruck. Schon bei diesen vorbereitenden Arbeiten für die orthopädische Schuhversorgung ist zu berücksichtigen, daß besonders Diabetiker für das Zehenspiel ausreichend Platz in den Schuhen haben müssen. Zu berücksichtigen ist auch, daß häufiger als normal dickere Strümpfe getragen werden. Wenn wiederholte Ulzerationen auftreten, muß auch genügend Platz für Verbände einkalkuliert werden. Es ist mitunter schwierig, alle diese Tatsachen bei der Anfertigung orthopädischer Schuhe zu berücksichtigen und dennoch eine ausreichende Paßform zu erreichen.

Eine Grundvoraussetzung ist der lotgerechte Aufbau, so daß die Beinachse senkrecht zum Fußboden steht. Durch gelenkzerstörende Prozesse kommt es häufig zum Einsinken von Gelenken mit Varus- oder Valgusfehlstellung des Fußes, mitunter auch zu einer leichten Hackenstellung, insbesondere aber zu Veränderungen an den Zehengelenken mit Krallenstellung. Die Bettung für den orthopädischen Schuh muß diese Fehlstellungen berücksichtigen, soweit als möglich abstützen, korrigierende Maßnahmen sind kaum möglich. Für den Schaft ist ein leichtes und weiches Material zu verwenden, das in gewissem Umfange von innen Feuchtigkeit aufnehmen kann und eine ausreichende Durchlüftung für den ganzen Fuß gewährleistet. Meist ist ein breiter und tiefgeschnittener Einstieg in den orthopädischen Schuh erforderlich, die Schuhverschlüsse müssen einfach zu handhaben und in der Weite verstellbar sein. Insgesamt müssen orthopädische Schuhe für Diabetiker einfach zu handhaben sein, da oft weitere Behinderungen durch Sehstörungen, eingeschränkte Funktion der Finger, Bewegungseinschränkungen in den Hüft- und Kniegelenken vorliegen. In der

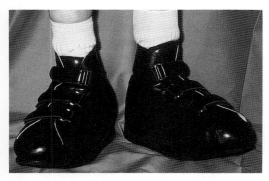

Abb. 373 Orthopädische Schuhe für Diabetiker mit breitem und tiefem Einstieg.

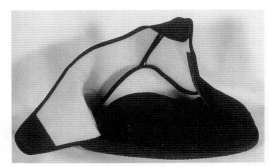

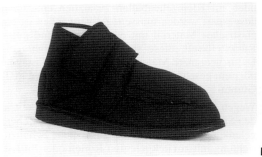

Abb. 374 a,b Therapieschuh für Diabetiker nach *Schenk* und *Schievink* mit
a breitem Einstieg und
b verstellbarem Klettverschluß.

Abb. 373 ist ein solcher orthopädischer Schuh dargestellt, der diese oben genannten Besonderheiten berücksichtigt.

Für besonders schwierige Fälle mit großen offenen Wunden oder sehr starken Schwellungszuständen haben *Schenck* und *Schievink* einen **Therapieschuh** vorgestellt. Dieser Schuh hat einen besonders weiten und tiefen Einstieg mit einer breiten Polsterlasche und einem Klettverschluß. Der Schaft ist aus einem weichen Leder mit innerer Polsterung oder aus einem festen Stoff gearbeitet, der Verschluß aus einem breiten Klettband. Die Sohle muß trotz der elastischen Fußbettung im vorderen Bereich flexibel sein, um eine ausreichende Abrollung zu gewährleisten. Letztere kann durch einen vermehrten Spitzenhub unterstützt werden.

Die Abb. 374 zeigt einen solchen Therapieschuh, der auch Diabetikern mit offenen Wunden eine gewisse Mobilität ermöglicht. *Baumgartner* hat an die Orthopädieschuhtechnik den Wunsch gerichtet, einen Therapieschuh aus einem solchen Material zu entwickeln, daß er sich in der Waschmaschine zuhause reinigen läßt.

Wenn bei Patienten bereits Zehen- oder Fußteilamputationen durchgeführt worden sind, muß das bei der orthopädischen Schuhversorgung berücksichtigt werden. Der Schuh ist dann jeweils vorn weich auszuschäumen, um den Leerraum auszufüllen und trotzdem die oft empfindlichen Amputationsnarben zu schützen. Ein Vorgleiten im Schuh ist durch entsprechende Bettung, evtl. mit leichter Tieferlagerung der Ferse, auszuschließen.

23 Polyarthritis rheumatica und Gicht am Fuß

Obwohl es sich bei der rheumatischen Polyarthritis und der Gicht um zwei verschiedene Krankheitsbilder handelt, sind sie hier in einem Kapitel zusammengefaßt, weil sich hinsichtlich der Beschwerdesymptomatik am Fuß gewisse Gemeinsamkeiten ergeben. Beide Krankheitsbilder führen zu nichtinfektiösen Entzündungen der Fußgelenke und insbesondere der Zehengelenke sowie des umgebenden Weichteilgewebes.

23.1 Polyarthritis rheumatica

Dieses Krankheitsbild ist auch unter den Bezeichnungen **Primär chronische Polyarthritis** (PcP), **progredient-chronische Polyarthritis** (pcP) oder in neuester Zeit **chronische Polyarthritis** (cP) bekannt. Aus diesen Bezeichnungen geht hervor, daß es sich um eine entzündliche Erkrankung vieler Gelenke mit einem chronischen und fortschreitenden Verlauf handelt. Meist treten die entzündlichen Beschwerden schubweise in Erscheinung, einem akuten Stadium folgt immer wieder eine etwas gedämpfte Beschwerdesymptomatik. Die beschwerdeärmeren Intervalle werden mit fortschreitender Erkrankung immer kürzer.

Es ist weder beabsichtigt noch möglich, das Krankheitsbild der rheumatischen Polyarthritis in diesem Rahmen auch nur annähernd erschöpfend zu erörtern. Ursächlich spielt sicher eine persönliche bzw. **familiäre Disposition** eine erhebliche Rolle, wobei ein gesicherter Erbgang bisher nicht nachgewiesen ist. Als Auslöser kommen für das Krankheitsgeschehen mikrobielle Erreger, Immunschwächen und auch ungünstige äußere Einflüsse in Frage, wie beispielsweise längere Kälte- und Nässeeinwirkung. Die Frage „Was ist eigentlich Rheumatismus?" hat *Miehlke* wie folgt beantwortet: „Man versteht unter Rheuma im weitesten Sinne des Wortes Affektionen des Bewegungsapparates und seiner Umgebung, die Schmerz und Funktionsbehinderung bereiten." Immer wieder wird versucht, zu einer einheitlichen Klassifikation der rheumatischen Erkrankungen zu kommen. Stark vereinfacht und verkürzt lassen sich die rheumatischen Erkrankungen wie folgt einteilen:

1. Entzündliche rheumatische Erkrankungen mit entzündlichen Veränderungen an den Gelenken und der Wirbelsäule
2. Degenerativ rheumatische Erkrankungen mit Arthrosen der großen und kleinen Körpergelenke, Spondylosen, Spondylarthrosen und Osteochondrosen.
3. Weichteilrheumatismus mit verschiedenartigsten entzündlichen und degenerativen Veränderungen der Weichteilgewebe wie Muskeln, Sehnen mit Sehnenscheiden sowie begleitender Neuralgie und Neuritis.

23.1.1 Befunde und klinische Symptomatik

Es handelt sich bei der Rheumaerkrankung = rheumatoide Arthritis = Polyarthritis rheumatica = chronische Polyarthritis um eine Allgemeinerkrankung, die mit entzündlichen Veränderungen einzelner oder mehrerer Gelenke einhergeht, verbunden mit Entzündungen der Sehnen und Sehnenscheiden sowie der Schleimbeutel. Im Synovialstroma kommt es zur Vermehrung immunkompetenter Lymphozyten und Plasmazellen, eine auftretende Knorpelzellschädigung begünstigt das Freiwerden von Mukopolysacchariden. Körpereigene Gewebebestandteile wandeln sich zu Antigenen um, die Ursachen dafür sind noch nicht bekannt. Die Folge sind Entzündungen an der Synovialmembran der Gelenke sowie der Sehnenscheiden und Schleimbeutel. Durch die Proliferation des Gewebes werden Knorpel und Knochen geschädigt, später auch Kapsel- und Bandanteile.

Das Krankheitsbild der rheumatischen Polyarthritis wird in vier Stadien eingeteilt:

Erstes Stadium In diesem Frühstadium kommt es zu entzündlichen Veränderungen der betroffenen Gelenke mit rezidivierenden schmerzhaften Gelenkergußbildungen.

Zweites Stadium Die entzündlichen Veränderungen der Gelenkschleimhaut (Membrana synovialis) greifen auf das Knorpelgewebe über, es bildet sich eine aufliegende Gewebsschicht (Gelenkpannus) mit einem infiltrativen Wachstum.

Drittes Stadium Das entzündliche Granulationsgewebe infiltriert und überdehnt die Kapsel- und Bandanteile der Gelenke, die Knochenanteile werden unterminiert. Diese Veränderungen führen zur Gelenkinstabilität, zum Schlottergelenk.

Viertes Stadium Durch fortschreitende Destruktionen der Knorpel-, Kapsel- und Knochenanteile werden die befallenen Gelenke völlig zerstört.

23.1.1.1 Klinische Diagnostik

Die rheumatische Polyarthritis des Fußes ist in der Gesamtheit der rheumatischen Erkrankung zu sehen. Allgemeine Krankheitszeichen wie leichte Ermüdbarkeit, Antriebsarmut, Abgeschlagenheit, allgemeines Krankheitsgefühl, Appetitlosigkeit, Nervosität und Depression geben zunächst noch keine direkten Hinweise auf ein rheumatisches Geschehen. Oft ergibt sich die Verdachtsdiagnose erst aus weiteren Beschwerden, die den Stütz- und Bewegungsapparat betreffen wie Muskelschmerzen, Gefühlsstörungen, Schwellungen und Hitzegefühl in Gelenken mit Gelenkschmerzen und zunehmender Gelenkeinsteifung. Der erfahrene Arzt kann schon nach dem typischen Gang den Verdacht auf eine Polyarthritis äußern. Das Gangbild ist steif, unelastisch, man erkennt das Unvermögen der Fußabrollung. Dadurch erscheint der Gang staksig oder es erfolgen Ausweichbewegungen über den Fußaußenrand. Oft sind die Schuhe an den Zehenballen ausgetreten, mitunter erkennt man kuppenartige Anhebungen durch Hammerzehenbildung. Nach dem Ausziehen der Schuhe erkennt man an den polyarthritischen Füßen die typische **Valgusdeformität der Zehen** 1-4 und stark prominente Köpfchen der ersten Mittelfußknochen jeweils nach medial. Alle Mittelfußknochenköpfchen sind zur Fußsohle durchgetreten, verursachen dort eine vermehrte Beschwielung. Die Zehen 2-5 weisen oft Krallenstellungen auf. An den Zehengrundgelenken und mehr noch im Bereich der Fußwurzeln und der Sprunggelenke erkennt man Weichteilschwellungen, lassen sich Kapselverdickungen tasten. Die Abb. 375 läßt die typischen Deformierungen einer rheumatischen Polyarthritis am Fuß erkennen. Die Gelenke sind stark druckempfindlich, weisen schmerzhafte Bewegungseinschränkungen auf, im fortgeschrittenen Stadium wird auch über Ruheschmerzen geklagt.

23.1.1.2 Labordiagnostik der Polyarthritis rheumatica

Die Laboruntersuchungen gelten im Frühstadium der rheumatischen Erkrankung als unzuverlässig, erst im fortgeschrittenen Stadium ergeben sich bei etwa 80% der Patienten seropositive Reaktionen. Bei den Laboruntersuchungen unterscheidet man allgemeine und somit uncharakteristische Entzündungskriterien und typische **Rheumafaktoren**. Letztere sind bei der rheumatischen Polyarthritis meist positiv, ihr Fehlen läßt aber die Erkrankung nicht ausschließen (seronegativer Rheumatismus). Von besonderer diagnostischer Bedeutung ist die Analyse der Synovialflüssigkeit. Sie ergibt bei der chronischen Polyarthritis neben einer gelbbraunen Farbe, Trübung und niedriger Viskosität eine vermehrte Zellzahl und den Nachweis von Rhagozyten. Das sind weiße Blutkörperchen (Leukozyten, Monozyten, Makrophagen) mit deutlicher Segmentierung und traubenförmigen Einschlüssen von Zell- und Knorpelabbauprodukten.

23.1.1.3 Röntgendiagnostik

Die Röntgenuntersuchung wird die klinische Diagnosestellung einer rheumatischen Polyarthritis an den Füßen in den meisten Fällen bestätigen. Sie ermöglicht als bildgebendes Verfahren genauere Informationen über die Lokalisation und das Ausmaß der Gelenkveränderungen. Grundsätzlich sollen beide Füße im Seitenvergleich geröntgt werden. Da bei der röntgenologischen Darstellung bekanntermaßen die dreidimensionalen Körperteile jeweils nur zweidimensional abgebildet werden können, ist grundsätzlich eine Untersuchung in zwei möglichst senkrecht zueinander stehenden Ebenen anzuraten, um einen gewissen Eindruck der räumlichen Verhältnisse zu vermitteln. Das

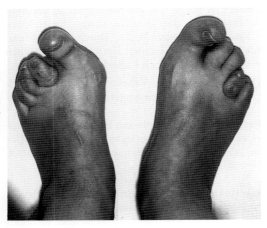

Abb. 375 Rheumatische Polyarthritis am Fuß mit Zehenfehlstellungen.

gilt wie bei fast allen Röntgenuntersuchungen besonders für die rheumatische Polyarthritis, um das Ausmaß der zerstörenden Veränderungen annähernd vollständig erfassen zu können. Die eventuelle Notwendigkeit weiterer Projektionen, Zielaufnahmen oder spezieller Untersuchungsverfahren ergibt sich aus dem Befund dieser Standardaufnahmen.

23.1.1.3.1 Veränderungen im Zehen- und Vorfußbereich

Typisch für die chronische Polyarthritis sind die klinisch und auch röntgenologisch erkennbaren Valgusdeformitäten der Zehen, die Fehlstellungen gehen oft bis zur völligen Luxation in den Zehengrundgelenken (Abb. 376). Als röntgenologische Frühzeichen einer chronischen Polyarthritis gelten zystische Defekte der Gelenknahen Knochenanteile, Randusuren, Strukturstörungen der gelenknahen Spongiosa und Aufhellungen der epiphysären Grenzlamellen. Mit dem Fortschreiten des Krankheitsbildes werden als Zeichen für die Knorpelzerstörung die röntgenologisch dargestellten Gelenkspalte schmäler, es kommt fortschreitend zur Knochenauflösung der Mittelfußköpfchen und der Basisanteile an den Zehengrundgliedern. Im Vorfußbereich sind am stärksten die Zehengrundgelenke betroffen. Einhergehend mit der zunehmenden Subluxations- und Luxationsstellung in den Grundgelenken erkennt man eine zunehmende Krallenstellung besonders der Zehen 2-5, weniger stark ausgeprägt an der Großzehe.

23.1.1.3.2 Veränderungen der Fußwurzelgelenke

Im Bereich der Fußwurzel sind die röntgenologisch erkennbaren Veränderungen meist nicht ganz so stark ausgeprägt wie an den Zehen. Auch hier erkennt man Verschmälerungen der Gelenkspaltanteile als Zeichen des Knorpelabbaus, es kommt zu zystischen Veränderungen der gelenknahen Knochenanteile und zu Usuren an den Gelenken. Die Verformungen der einzelnen Fußwurzelknochen sind meist weniger stark ausgeprägt als an den Zehen, in schwerwiegenden Fällen sind aber durchaus Verlagerungen der Fußwurzelknochen gegeneinander möglich. Das Fußlängsgewölbe kann bis zum totalen Knickplattfuß durchsinken. Oft findet man bei der cP ein Nebeneinander von entzündlichen und degenerativen Veränderungen, insbesondere bei schon älteren Patienten.

23.1.1.3.3 Veränderungen an den Sprunggelenken

Typische Zeichen für den Beginn der entzündlichen Sprunggelenksveränderungen sind bandförmige knöcherne Aufhellungen nahe den Gelenkflächen sowie eine schon erkennbare Verschmälerung der Gelenkspaltanteile wiederum als Zeichen der beginnenden Knorpelzerstörung. Während es bei der juvenilen chronischen Polyarthritis zu schweren Deformierungen im Bereich der Sprunggelenke kommen kann, findet man bei Erwachsenen oft ein Nebeneinander von entzündli-

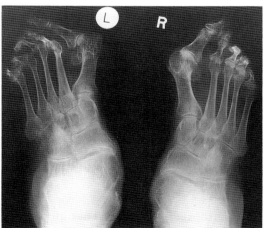

Abb. 376 Typische Zehenfehlstellungen und Gelenkveränderungen bei der rheumatischen Polyarthritis.

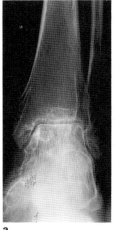 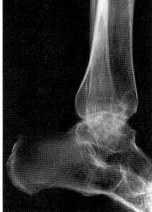

a b

Abb. 377 a,b Polyarthritis rheumatica an den Sprunggelenken im
a a.-p.-Strahlengang; **b** seitlichen Strahlengang.

chen und degenerativen Veränderungen. Eine völlige Versteifung des oberen und unteren Sprunggelenkes ist bei der chronischen Polyarthritis ziemlich selten. Als **Calcaneopathia rheumatica** bezeichnet man die Ausbildung eines hinteren Fersensporns und einen knöchernen Defekt unmittelbar oberhalb des Achillessehnenansatzes durch Druck des Schleimbeutels. In der Abb. 377 sind die typischen Veränderungen an der Fußwurzel und den Sprunggelenken dargestellt.

23.1.1.4 Weitere diagnostische Möglichkeiten

Eine Möglichkeit, von der heute allerdings nur noch wenig Gebrauch gemacht wird, ist die **Arthrographie**, die Einspritzung eines Kontrastmittels in ein Gelenk mit anschließenden Röntgenaufnahmen. Mit dieser Untersuchungsmethode lassen sich an den Sprunggelenken Kapsel- und Bandläsionen erkennen, man kann damit auch knorpeldichte freie Gelenkkörper lokalisieren, die im normalen Röntgenbild nicht zu erkennen sind. Die wichtigste Indikation für die Arthrographie ist der Nachweis eines Defektes an der Sprunggelenkskapsel durch den Austritt von Kontrastmittel in das umgebende Gewebe.

Die **Computertomographie** (Kap. 4.5.5) und die **Kernspintomographie** (Kap. 4.5.6) stellen eine wesentliche Bereicherung der bildgebenden Untersuchungsverfahren dar, kommen aber wegen ihres technischen Aufwandes und der Kosten bei der rheumatischen Polyarthritis des Fußes nur dann in Frage, wenn besondere Fragestellungen gegeben sind. Das kann für die Vorplanung eines operativen Eingriffs der Fall sein. In den meisten Fällen wird man bei rheumatischen Veränderungen an den Füßen mit den konventionellen Röntgenaufnahmen auskommen.

Die **Szintigraphie** der Knochen und Gelenke (Kap. 4.5.9) gibt Auskunft über entzündliche Veränderungen hinsichtlich der Lokalisation und der Intensität. Mit dieser Untersuchungsmethode ist auch die Möglichkeit gegeben, zwischen degenerativen und entzündlichen Prozessen zu unterscheiden. Das kann die Differentialdiagnostik rheumatischer Veränderungen am Fuß wesentlich unterstützen.

Eine weniger angewandte Untersuchungsmethode ist die **Infrarotthermographie** . Damit lassen sich entzündliche Knochen- und Gelenkprozesse objektivieren und ggf. im Seitenvergleich auswerten. Die Methode ist nichtinvasiv und somit auch nicht belastend, sie eignet sich insbesondere für Verlaufskontrollen von Entzündungsreaktionen.

23.1.2 Funktionsstörungen des rheumatischen Fußes

Die Funktionsstörungen ergeben sich einmal aus den Schmerzen aufgrund der entzündlichen und destruierenden Veränderungen und zum anderen aus den Einsteifungen und Fehlstellungen. Durch die Schmerzen bei der Belastung und Abrollung des Fußes wird das Stehen und Gehen auf das unbedingt erforderliche Minimum reduziert. Die Abrollung des Fußes ist schmerzbedingt gestört, was zu Ausweichbewegungen meist über den Fußaußenrand oder zu einem staksigen Gangbild führt. Mit zunehmenden Gelenkzerstörungen und Fehlstellungen werden die Bewegungsausmaße der betroffenen Gelenke immer enger, letztlich können nur noch schmerzhafte Wackelbewegungen ausgeführt werden. Das Zehenspiel wird weitgehend aufgehoben, die Pro- und Supination ist bei zunehmender Knickplattfußstellung kaum noch möglich. Am oberen Sprunggelenk sind es insbesondere die entzündlichen Veränderungen mit der Synovitis und der Ausbildung von Schleimhautzotten und Gelenkpannus, die zu einer zunehmenden Einschränkung der Fußhebung und der Fußsenkung führen.

23.1.3 Konservative Therapie der Polyarthritis rheumatica

Die Ziele der konservativen Rheumatherapie (im Rahmen der Gesamtbehandlung auch für die Füße) sind es, die Schmerzen zu beheben oder zumindest zu lindern, die Entzündungsreaktionen und damit die Gelenkzerstörungen soweit als möglich zu stoppen, die Abwehrreaktionen zu fördern und die Gelenkfunktionen zu erhalten bzw. bei bereits vorhandener Einschränkung soweit als möglich wieder zu erweitern. Dazu bedarf es eines Gesamtbehandlungskonzeptes von medikamentöser Behandlung, psychischer Führung, physiotherapeutischen Anwendungen und orthopädietechnischer Unterstützung. Bekanntlich gibt es Rheumatologen aus verschiedenen medizinischen Fachdisziplinen. Besonders genannt seien die internistisch und die orthopädisch ausgerichteten Rheumatologen, deren Zusammenarbeit optimale therapeutische Erfolge erwarten läßt.

23.1.3.1 Medikamentöse Therapie

Man unterscheidet die nichtsteroidalen Antiphlogistika bzw. nichtsteroidalen Antirheumatika (NSAR), die Kortikosteroide und die Basistherapeutika.

Bei den **nichtsteroidalen Antirheumatika** handelt es sich um Medikamente, die das akute Schmerzgeschehen lindern und die Entzündungsreaktionen im akuten Stadium hemmen sollen. Eines der harmlosesten Medikamente dieser Art ist das Aspirin, das insbesondere in den USA am häufigsten verwendet wird. Von den gebräuchlichsten weiteren Medikamenten dieser Art seien ohne jeglichen Anspruch auf Vollständigkeit das Tanderil, Prolixan 300, Amuno, Voltaren und das Felden genannt. Alle diese Medikamente (und noch weitere) sind jedem Orthopäden hinsichtlich Dosierung, Wirkungsweise und Nebenwirkungen hinreichend bekannt. Sie alle haben den Vorteil, daß sie im Gegensatz zum Kortison die Infektionsabwehr nicht beeinträchtigen und das Skelett nicht schädigen.

Auf **Kortikosteroide** (Kortisonpräparate) kann man trotz der erwähnten Nebenwirkungen nicht immer verzichten. Es handelt sich um hochwirksame entzündungshemmende Medikamente, die häufig im akut entzündlichen Schub gegeben werden müssen, manchmal aber auch trotz ihrer Nebenwirkungen zur Dauermedikation erforderlich sind. Kortikosteroide sollen so kurzzeitig wie möglich, so niedrig dosiert wie möglich und oral gegeben werden, nach Möglichkeit nicht in Form von Injektionen. Ausgenommen sind Injektionen in Gelenke zur kurzfristigen Behandlung bei sehr stark ausgeprägten Gelenkschleimhautentzündungen.

Zur antirheumatischen **Basistherapie** stehen das Chloroquin (z. B. Resochin), Goldpräparate, D-Penicillamin sowie Immunsuppressiva und Zytostatika zur Verfügung. Durch diese Basistherapeutika, die langzeitig zur Anwendung kommen, soll langfristig in die immunologischen Vorgänge und somit in die Entzündungsmechanismen eingegriffen werden. In neuester Zeit ist wegen der antiphlogistischen und antiproliferativen Wirkung die Behandlung mit **Zytostatika** besonders verbreitet, zu nennen ist beispielsweise das Methotrexat. Trotz der bekannten Nebenwirkungen mit möglicher Nieren-oder Leberschädigung, Schleimhautulzerationen, Haarausfall, Hautexanthemen und geschwächter Infektabwehr gelten die Zytostatika bei niedriger Dosierung als relativ gut verträglich.

Neben dieser systemischen medikamentösen Therapie haben **lokale Anwendungen** ihren Stellenwert keinesfalls verloren. Abgesehen von den schon erwähnten intraartikulären Injektionen werden Einreibungen mit Salben, Gelen oder Linimenten von den Patienten oft als sehr angenehm empfunden. Es handelt sich dabei um zusätzliche von außen einwirkende antiphlogistische Medikamente. Im akut entzündlichen Stadium kann die Wirkung durch kühlende Umschläge intensiviert werden.

23.1.3.2 Physiotherapeutische Maßnahmen

Die physikalische Therapie ist im Rahmen des Gesamtkonzeptes zur Behandlung der rheumatischen Polyarthritis unverzichtbar. In Verbindung mit der medikamentösen Behandlung wirkt sie schmerzlindernd und entzündungshemmend, sie soll die funktionelle Leistungsfähigkeit erhalten oder bei bereits erfolgter Einschränkung wieder verbessern. Seitens der Krankengymnastik ist ein exakter Status der Beschwerden und Funktionseinschränkungen zu erheben, danach erfolgen die physikalischen Anwendungen differenziert und steigernd dosiert.

Zur **Schmerzbehandlung** wird im akuten Stadium Kältebehandlung (Kryotherapie) angewandt, im Zwischenstadium Wärme durch Fangopackungen, Moor- oder Schlammpackungen, Warmluft und Thermalbäder. Dadurch wird die Durchblutung angeregt, die Muskulatur entkrampft, ein angenehmes Entspannungsgefühl bewirkt. Im subakuten Stadium muß von Fall zu Fall getestet werden, ob Kälte oder Wärme besser vertragen wird. Einerseits zur Schmerzlinderung und andererseits zur **Hyperämisierung** können auch niederfrequente Stromdurchflutungen eingesetzt werden. Die Behandlung erfolgt zunächst einschleichend, dann über einige Zeit mit konstanter Stärke und schließlich wieder ausschleichend. Als eine für die Füße besonders günstige Form der **Elektrotherapie** ist das Zweizellenbad zu nennen. Dabei kommt die galvanische Stromdurchflutung kombiniert mit der Wärmewirkung des Wassers zur Anwendung. Besonders sensible Nervenreizungen sind eine Indikation zur Behandlung mit dem Zweizellenbad. Die Iontophorese ist als kombinierte Elektro- und Medikamentenbehandlung auch für die Polyarthritis rheumatica am Fuß geeignet. Die Haut wird mit einer Salbe oder einem Gel bestrichen (z. B. Histamin, Novokain, Voltaren), durch zusätzliche galvanische Stromdurchflutung erfolgt ein gesteigerter transkutaner Ionentransport in die Weichteile.

Massagetechniken kommen bei der Polyarthritis rheumatica des Fußes weniger zur Anwendung, es sei denn, daß ein erhöhter Muskeltonus oder schmerzhafte Muskelverspannungen gelöst werden müssen. Wegen der begleitenden entzündlichen Veränderungen müssen solche Massageanwendungen überaus vorsichtig durchgeführt werden. Bewährt haben sich Reflexzonenmassagen im Sinne von kutiviszeralen Reflexen zur Beeinflussung des gewünschten Zielorgans.

Die überragende Rolle in der Physiotherapie spielt die **klassische Krankengymnastik** zur Bewegungserhaltung oder ggf. Bewegungserweiterung. Gelenkeinsteifungen sollen von vornherein vermieden werden, funktionsungünstigen Gelenkstellungen wird entgegengewirkt. Jede Krankengymnastik kann nur Erfolg haben, wenn die Patienten nach dem Erlernen der Übungen diese selbständig fortsetzen. Selbst eine tägliche fachlich geführte Krankengymnastik von einer halben bis einer Stunde kann Kontrakturen und Gelenkfehlstellungen nicht vermeiden, wenn die Patienten nicht darüberhinaus zur eigentätigen Mitarbeit bereit sind.

Da Patienten mit einer Polyarthritis rheumatica sowohl an den oberen als auch an den unteren Extremitäten häufig erheblich funktionseingeschränkt sind, haben sich verschiedene technische Hilfen bewährt. Im Zusammenhang mit der hier erörterten Problematik ist auf den verlängerten Schuhanzieher hinzuweisen und insbesondere auch auf einen sehr einfachen und doch sehr wirksamen Strumpfanzieher (Abb. 378). Dieser aus einem Plastikmaterial geformte Strumpfanzieher ist mit nach oben führenden Schnüren versehen. Der Strumpf wird über diese Kunststofform gezogen, der Patient läßt den Strumpfanzieher herunter und schlupft mit dem Fuß in den Strumpf. Durch Zug an den Schnüren wird der Strumpfanzieher nach oben gezogen, gleichzeitig rollt sich der Strumpf am Fuß und Unterschenkel ab.

23.1.3.3 Orthopädietechnische Möglichkeiten

Im Zusammenwirken mit krankengymnastischen Behandlungen sollen orthopädietechnische Maßnahmen bei der rheumatischen Polyarthritis des Fußes die Deformierungen und die daraus resultierenden funktionellen Beeinträchtigungen vermeiden oder zumindest in funktionell akzeptablen Grenzen halten. Ein weiterer für die Patienten genauso wichtiger Gesichtspunkt ist es, mit orthopädietechnischer Unterstützung die Schmerzen auf ein mögliches Minimum zu reduzieren. In welchem Umfange dazu neben den aktiven und passiven krankengymnastischen Übungen zusätzlich korrigierende Schienen, Bettungen, Schuhzurichtungen oder letztlich orthopädische Schuhe erforderlich sind, läßt sich nur nach dem Einzelfall entscheiden. Durch die Vielzahl der Fußknochen mit auch zahlreichen Gelenken gibt es vielfältige Möglichkeiten der Fehlstellungen, Funktionseinschränkungen und Schmerzlokalisationen. Daraus ergibt sich wiederum, daß die orthopädietechnischen Maßnahmen oft kombiniert angewandt werden müssen.

23.1.3.3.1 Einlagenversorgung

Ohne abstützende und auch in gewissem Umfange korrigierende Einlagen wird man bei der Behandlung der rheumatischen Polyarthritis des Fußes kaum auskommen. Während *Hertel* zum Ge-

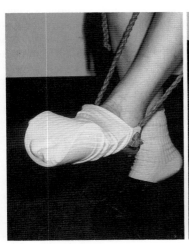
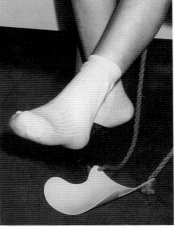

Abb. 378 Strumpfanzieh-Hilfe, besonders geeignet für Rheumatiker.

lenkschutztraining federnde weiche Einlagen oder Sohlen zum paßgerechten Schuhwerk empfiehlt, hat *Tillmann* ausgeführt, Weichbettungen seien fast ohne Ausnahme sinnlos und sogar schädlich, da sie der Progredienz der Deformierungen keinen Widerstand entgegensetzen oder ihr sogar Vorschub leisten. Mit rechtzeitig verordneten paßgerechten und zweckmäßigen Einlagen läßt sich häufig ein operativer Eingriff insbesondere im Bereich der Fußwurzel vermeiden. Die Einlagen müssen exakt angepaßt und aus einem stabilen Material gefertigt sein, das die Form der Zehen und des Fußes insgesamt stabilisiert. Es muß sich zumindest um ein **festelastisches Material** handeln. Je nach der Beschwerdesymptomatik durch Druckstellen oder Knochenvorsprünge können umschriebene Bereiche gesondert abgepolstert werden. Sowohl das Längsgewölbe als auch das Quergewölbe sind fest abzustützen, wobei eine hinter den Mittelfußknochenköpfchen gelegene Pelotte Entlastung für die Mittelfußköpfchen gewährleistet. Die Einlagenabstützung ist selbst dann erforderlich, wenn es zu einer völligen knöchernen Ankylose der Fußwurzelgelenke und der Mittelfußgelenke gekommen ist, weil auch dann noch durch die begleitende Osteoporose ein Gewölbeverlust befürchtet werden muß.

23.1.3.3.2 Orthopädische Schuhzurichtungen

Während die Füße selbst einer festen Einlagenabstützung bedürfen, können an den Schuhen im Sinne der orthopädischen Schuhzurichtung elastische Sohlen und Pufferabsätze angebracht werden. Dadurch wird die Schritthärte gedämpft, was zu einer Schmerzlinderung führt. Oft sind wegen der Schmerzen bei der Fußabrollung Abrollsohlen erforderlich, die je nach der Lokalisation der stärksten Schmerzsymptomatik als Ballenrollen oder zurückgelegte Rollen anzubringen sind. Ist durch eine bereits vorhandene Fehlstellung die Abrollrichtung beeinträchtigt, sind die Rollen je nach der gewünschten Richtungsänderung innen oder außen vorzuziehen. Auf Einzelheiten dazu wurde im Kapitel 7.4.2 eingegangen. Stegabsätze oder Keilabsätze unterstützen die Wirkung der Einlagen bei schmerzhaften Fußwurzelgelenken oder bei der Neigung zum weiteren Durchsinken des Fußgewölbes. Besteht eine Neigung zum Umknicken nach innen oder außen, werden Flügelabsätze, ausgestellte Absätze und eventuell auch Sohlenranderhöhungen angebracht. Insbesondere beim rheumatischen Fuß ist dazu zu raten, daß die Schuhzurichtung zunächst provisorisch und für ein Paar Schuhe erfolgt. Erst wenn die Änderungen gut vertragen werden, ist die endgültige Anfertigung angezeigt, dann aber auch für alle verwendeten Schuhe.

23.1.3.3.3 Orthopädische Schuhe

Oft sind die rheumatischen Fußveränderungen im fortgeschrittenen Stadium dieser Krankheit so stark ausgeprägt, daß Fußbettungen und orthopädische Schuhzurichtungen an Konfektionsschuhen auch in der Kombination mehrerer Möglichkeiten nicht mehr ausreichen. Dann ergibt sich die Notwendigkeit der Versorgung mit orthopädischen Maßschuhen. Bei der orthopädischen Schuhversorgung müssen Schuhboden und Absatz aus einem stoßdämpfenden Material hergestellt sein, um das Gehen auf festem Unterboden abzufedern. Die Bettung im Schuh darf dagegen nicht zu weich sein, sie würde sonst der Neigung des Fußes zur Verformung nachgeben. Das Schuhgelenk muß ausreichend fest sein, damit das Längsgewölbe eine Unterstützung erhält. Für das Zehenspiel ist nach vorn genügend Raum zu geben, etwa 1-1,5 cm; ein Anstoßen der Zehen vorn würde die Neigung zum seitlichen Wegbiegen in die Valgusstellung unterstützen. Die vordere Schuhkappe und die Fersenkappe bzw. die Fersenführung müssen hoch und fest genug sein, um dem Fuß insgesamt genügend Halt und doch Bewegungsfreiheit zu gewährleisten. Sonst wird aber ein weiches Oberleder verarbeitet. Es sollen möglichst keine Blattnähte vorhanden sein, erforderliche Nähte sind weich abzufüttern. Zu empfehlen ist ein Derby-Schnitt mit einem möglichst weiten Einschlupf, bei gleichzeitiger Behinderung auch der Hände haben sich Klettverschlüsse bewährt. Bei der Herstellung des orthopädischen Schuhs ist je nach der Behinderung in den Sprunggelenken und je nach der Beeinträchtigung in den Zehengrundgelenken an einen ausreichenden Spitzenhub zu denken. Der Schuhaufbau ist in jedem Falle lotrecht zu gestalten, um Fehlbelastungen für das ganze Bein zu vermeiden. Dabei kann es mitunter erforderlich sein, daß der Fuß im Schuh selbst etwas verkantet gebettet werden muß. Es hat sich als zweckmäßig erwiesen, daß die Bettung in den Schuh nicht fest eingebaut wird, weil sich an der auswechselbaren Fußbettung eventuell im Nachhinein erforderliche Veränderungen besser ausführen lassen. Insbesondere bei Frauen besteht meist der Wunsch nach orthopädischen Halbschuhen. Soweit die Funktion und die Schmerzsymptomatik dadurch nicht nachteilig beeinflußt werden, kann diesem Wunsch ohne weiteres entsprochen werden. Andernfalls sind die Sprunggelenke in die Schuhversorgung direkt mit einzubeziehen, so daß orthopädische Stiefel angefertigt werden müssen. Dabei müssen die Knöchelregionen und die Schuhlasche besonders gut abgepolstert sein, um Druck- und Scheuerstellen beim Gehen zu vermeiden. Der weite und genügend nach vorn reichende Einschlupf wird mit ausreichend vielen und dicht angeordneten Klettverschlüssen oder mit einer Einhandschnürung versehen. Bei orthopädischen Stiefeln für rheumatische Füße ist besonders sorgfältig auf die ausreichende Abrollmöglichkeit zu achten, was hinten durch den Pufferabsatz und vorn durch den Spitzenhub gewährleistet ist. Die Schuhversorgung des rheumatischen Fußes kann in der Bettung und Stabilisierung bis hin zum Feststell-Abrollschuh nötig sein. Kosmetische Gesichtspunkte müssen oft zugunsten der Funktion und der Schmerzfreiheit in den Hintergrund treten.

23.1.4 Operative Behandlung der Polyarthritis rheumatica am Fuß

Nach *Tillmann* sind operative Maßnahmen zur Behandlung der Polyarthritis rheumatica (auch am Fuß) indiziert, wenn die konservativen Maßnahmen und insbesondere die Möglichkeit der systemischen und der lokalen medikamentösen Therapie nicht mehr ausreichen, um die krankheitsbedingte Bedrohung wichtiger Funktionen abzuwenden. Das Ziel muß es sein, die Erhaltung von Formen und Funktionen der betroffenen Gelenke und Sehnen soweit als möglich zu erhalten. Solche Operationen werden als **präventive operative Eingriffe** bezeichnet. *Miehlke* hat als Leitlinie für die Rheumaorthopädie angegeben, daß der operative Eingriff nur dann gerechtfertigt ist, wenn

1. das Ziel der Therapie von vornherein nicht mit konservativen Maßnahmen erreichbar ist, wenn
2. alle konservativen Maßnahmen in der Reihenfolge ihrer Eignung ausgeschöpft worden sind und
3. nach angemessenem Zeitraum ein positiver Effekt der konservativen Therapie ausbleibt.

Zur Indikationsstellung führt er aus, daß sich diese an der Ermittlung eines günstigen Operationszeitpunktes nach dem Befallmuster und der Progredienz der Erkrankung zu orientieren hat. Ein unnötig langes Abwarten, etwa bis zum Auftreten röntgenologischer Destruktionen, kann die operative Ausgangssituation nur verschlechtern. Hier ist die Zusammenarbeit des internistisch tätigen Rheumatologen mit dem Rheumaorthopäden gefragt, da vor einem operativen Eingriff nach Möglichkeit ein akuter entzündlich-rheumatischer Schub medikamentös kupiert werden sollte. Eine **absolute Operationsindikation** ist gegeben bei Nervenkompressionssyndromen, drohender oder frischer Sehnenruptur und schwerer Funktionsstörung der betroffenen Gelenke. Trotz einer erheblichen Verbesserung der perioperativen Begleitumstände und Minderung des Narkoserisikos gibt es durchaus Kontraindikationen gegen ein operatives Vorgehen. Dazu gehören schwere Schäden an den inneren Organen wie Herz-Kreislaufdekompensation, Leberschaden oder Niereninsuffizienz, dazu gehört auch ein schon sehr hohes Lebensalter mit insgesamt schlechtem Allgemeinzustand. *Miehlke* hat darauf aufmerksam gemacht, daß ein sorgfältiges Abwägen der Operationsindikationsstellung erforderlich ist, wenn mangelnde Kooperation seitens des Patienten zu erwarten ist oder wenn sich ein Rentenbegehren abzeichnet. Aus eigener Beurteilung als Gutachter in zahlreichen Renten- und Sozialgerichtsverfahren ist zu bestätigen, daß bei einem von vornherein bestehenden Rentenbegehren trotz eindeutiger objektiver Befundbesserung nach einer Operation häufig postoperativ eine verstärkte subjektive Beschwerdesymptomatik geltend gemacht wird.

23.1.4.1 Synovektomien an Sehnen und Gelenken

Die Synovitis als Begleiterkrankung der rheumatischen Polyarthritis führt neben einer starken Schmerzsymptomatik zur fortschreitenden Zerstörung der betroffenen Sehnen und Gelenke. An den Sehnen kommt es letztlich zu Rupturen, an den Gelenken zu völligen Destruktionen. Aus diesem Grunde wird schon im relativ frühen Stadium der Erkrankung zur operativen Behandlung im Sinne der Synovektomie geraten. An den Zehen wird die Gelenksynovektomie meist mit einer Resektions-Arthroplastik verbunden. Im Bereich der Fußwurzel und des unteren Sprunggelenkes sind Gelenksynovektomien wegen der sehr engen räumlichen Verhältnisse kaum möglich, dagegen haben sie sich am oberen Sprunggelenk am Talo-Navikulargelenk als gelenkerhaltende Operationen bewährt. In Verbindung mit diesen Gelenkschleimhautentfernungen wird die Tenosynovektomie durchgeführt, die Entfernung der erkrankten Schleimhaut aus den Sehnenscheiden des M. peronaeus longus und brevis, tibialis anterior und der Extensoren. Die isolierte Sprunggelenksynovektomie kann arthroskopisch durchgeführt werden, die erweiterte Operation erfolgt besser als offene

Synovektomie. Die Ergebnisse danach werden als zufriedenstellend bis gut mit einer geringen Rezidivrate beschrieben, so daß zur Erweiterung der Indikationsstellung geraten wird.

23.1.4.2 Resektions-Arthroplastiken

Die Resektionsarthroplastiken beschränken sich am Fuß ausschließlich auf den Vorfußbereich, weitestgehend die Zehengrundgelenke. Mit dem Fortschreiten der rheumatischen Polyarthritis kommt es zu zunehmenden Zehenfehlstellungen bis hin zu Subluxationen und Luxationen der Zehengelenke. Am ersten Fußstrahl geht der Mittelfußknochen in eine Varusstellung, während die Großzehe selbst in Valgusstellung abweicht. Die Zehen 2 bis 4 lassen eine zunehmende Abweichung zur fibularen Seite erkennen, während die fünfte Zehe bei Valgisierung des Mittelfußknochens in eine Varusstellung geht. Zusätzlich bilden sich an den Zehen 2 bis 5 oft deutliche Krallenstellungen aus. Solche Deformierungen sind konservativ nicht mehr zu beseitigen, operative Korrekturstellung ist deshalb erforderlich. Zur Beseitigung dieser Zehenfehlstellungen und gleichzeitiger Weichteilkontrakturen werden Resektionen oder Teilresektionen an den Zehengrundgelenken durchgeführt. Damit wird zur Korrekturstellung Platz geschaffen, die kranke Gelenkschleimhaut wird gleichzeitig entfernt.

Da bei der Polyarthritis rheumatica am Fuß die Resektionsarthroplastik meist an allen Zehen durchgeführt werden muß, haben sich zwei darauf ausgerichtete Operationsverfahren bewährt, die Operation nach *Clayton* und die Operation nach *Tillmann*.

Bei der **Operation nach** *Clayton* werden von den Zehengrundgliedern jeweils die Basisanteile abgetragen, von den Mittelfußknochen die Köpfchen. Damit werden Subluxations- oder Luxationsstellungen beseitigt, die Zehen werden jeweils vor ihre zugehörigen Mittelfußknochen gestellt, es erfolgt Fixierung mit Kirschner-Drähten durch die Zehen bis in die Mittelfußknochen (Abb. 379). Die Kirschner-Drähte werden für etwa drei Wochen belassen, so daß in die knöchernen Zwischenräume Bindegewebe einwachsen kann. Dadurch entstehen Falschgelenke, die später eine nahezu schmerzfreie Beweglichkeit zulassen. Nach der Entfernung der Drähte erfolgt eine gezielte Krankengymnastik, in jedem Falle ist Einlagenabstützung oder, falls vorhanden, Änderung der Fußbettung von orthopädischen Schuhen erforderlich.

Die **Operation nach** *Tillmann* hat sich in neuerer Zeit der Clayton-Operation überlegen erwiesen. Bei der Resektions-Arthroplastik nach *Tillmann* erfolgt eine breite querovaläre Hautexzision plantar am Vorfußballen mit Entfernung eventueller Schwielen. Von den Zehengrundgelenken werden

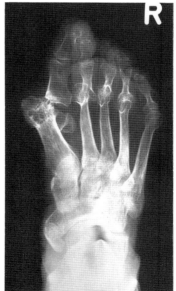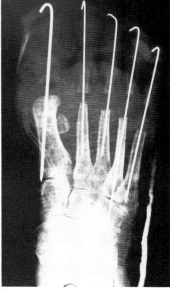

Abb. 379 a,b Rheumatischer Fuß:
a vor der Operation nach *Clayton*;
b nach der Operation nach *Clayton* (*Kirschner*-Drähte für ca. 3 Wochen).

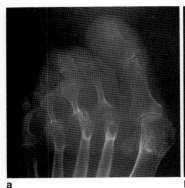 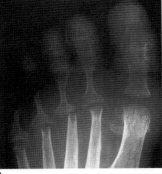

Abb. 380 Rheumatischer Fuß:
a vor der Operation nach *Tillmann*;
b nach der Operation nach *Tillmann*.

jeweils die Köpfchen der Mittelfußknochen mit genauer Längenabstimmung entfernt, die Basisanteile der Zehengrundglieder werden belassen. Die Mittelfußknochen werden distal gerundet, die Gelenkschleimhaut wird sorgfältig entfernt (Synovektomie), die Sehnen werden aus ihren Verklebungen gelöst, so daß sie sich meist spontan replazieren. Soweit die fibrösen Gelenkkapseln erhalten bleiben können, werden sie plantar gerafft. Außerdem erfolgt eine Raffung der plantaren Weichteile zwangsläufig dadurch, daß die querovalär ausgeschnittenen Weichteile adaptiert werden müssen. Das bewirkt eine weichteilmäßige Korrektur aus der Neigung zur Überstreckung in den Zehengrundgelenken. *Tillmann* hat eine temporäre Fixierung mit Kirschner-Drähten nicht angegeben, sie hat sich aber insbesondere bei instabilen Weichteilverhältnissen wie auch bei der Clayton-Operation bewährt (Abb. 380). Auch nach dieser Operation ist die krankengymnastische Behandlung und eine exakt anmodellierte Einlagenversorgung unbedingt erforderlich. Für ein postoperativ beschwerdefreies Abrollen der Füße ist es wichtig, daß bei der Operation der von *Tillmann* angegebene **Metatarsalindex** berücksichtigt wurde. Die Längen des ersten und zweiten Mittelfußknochens werden angeglichen, zur fibularen Seite werden die Metatarsalknochen 3 bis 5 jeweils leicht zunehmend gekürzt.

23.1.4.3 Arthrodesen

An den Zehengelenken werden Versteifungsoperationen selten durchgeführt. Bei sehr starken Krallenzehen kann es schon einmal erforderlich sein, ein Zehenmittelgelenk unter Verkürzung der Zehe in Funktionsstellung zu versteifen. In den Grundgelenken wird überwiegend die Bewegungserhaltung vorgezogen. *König* bevorzugt allerdings nach eigener Operationstechnik die Versteifung des Großzehengrundgelenkes unter Beseitigung der pathologischen Valgusstellung in einer Überstreckung von 20 Grad.

Von den meisten Autoren werden **Versteifungsoperationen** nur im Bereich der **Fußwurzel** und des **unteren Sprunggelenkes** durchgeführt. Für die Fußwurzel geht man davon aus, daß bei ohnehin nur noch schmerzhaften Wackelbewegungen ein fester Knochenblock der ganzen Fußwurzel günstiger ist und zur Beschwerdefreiheit in diesem Bereich führt. Synovitische Reizerscheinungen werden damit zwangsläufig ausgeschlossen. In die Versteifung des unteren Sprunggelenkes wird eine evtl. notwendige Korrektur einer Fußfehlstellung eingeschlossen, meist handelt es sich um den Ausgleich einer Knickfußkomponente. In die untere Sprunggelenksarthrodese ist stets die Versteifung der Gelenke zwischen dem Taluskopf und dem Os naviculare sowie dem Calcaneus und dem Os cuboideum mit einzubeziehen (Chopartsches Gelenk). Das Talo-Navikulargelenk ist wegen seiner mechanischen Beanspruchung postoperativ am stärksten pseudarthrosegefährdet. Aus diesem Grunde ist für ausreichend lange Zeit bis zum röntgenologisch erkennbaren knöchernen Durchbau ein gut modellierter Gehgipsverband zu tragen. Die anschließende Einlagenversorgung erfordert ebenfalls eine sehr exakte abstützende Modellierung.

Von der **Versteifungsoperation des oberen Sprunggelenkes** wird nach Möglichkeit Abstand genommen, weil danach trotz einer postoperativen orthopädietechnischen Rollenversorgung eine erhebliche Beeinträchtigung der Abrollmöglichkeit für den Fuß in Kauf genommen werden muß. Die Indikation für die Arthrodese des oberen Sprunggelenkes wird somit nach sehr strengen Kriterien gestellt.

23.1.4.4 Endoprothesen

Der endoprothetische Gelenkersatz ist für den Fuß recht problematisch, weil zu den Bewegungen und Belastungen erhebliche Scherkräfte kommen, die ziemlich schnell zur Lockerung der eingesetzten Kunstgelenke führen können. Der endoprothetische Gelenkersatz hat sich am Fuß ohnehin bisher nur für das Großzehengrundgelenk und das obere Sprunggelenk durchsetzen können, auch dort nur mit ziemlicher Zurückhaltung. *Tillmann* hat berichtet, daß über die endoprothetische Versorgung der Zehengrundgelenke mit Sicherheit das letzte Wort noch nicht gesprochen ist. Es liegen zwar sehr optimistische Beurteilungen vor, jedoch nicht über ausreichend lange Zeiträume. Eine Großzehengrundgelenks-Endoprothese ist in der Abb. 125 im Kapitel 11.2.2.2 dargestellt. Im Falle der Lockerung einer Zehengrundgelenksendoprothese bleibt die Möglichkeit der ersatzlosen Entfernung, der Endzustand ist dann etwa gleichzusetzen mit einer Resektionsarthroplastik im Sinne eines Falschgelenkes mit allerdings etwas stärkeren Knochendefekten.

Als Indikationen für den Gelenkflächenersatz am oberen Sprunggelenk gelten:

1. Verlust der Knorpeldeckung an den Gelenkflächen
2. Knöcherne Destruktionen erheblichen Ausmaßes
3. Einsteifung bis zur nahezu vollständigen Ankylosierung mit schmerzhaften Wackelbewegungen.

Sowohl bei der Arthrose als auch bei der rheumatischen Arthritis muß sich der operativ tätig werdende Arzt entscheiden, ob er endgültige und stabile Verhältnisse mittels einer Arthrodese schaffen möchte oder den Versuch einer Bewegungserhaltung mit einem künstlichen Gelenkflächenersatz vornimmt. Für die Sprunggelenksendoprothese wurden inzwischen mehrere Modelle entwickelt, die sich in ihrer Form und damit auch in ihrer Gelenkschlüssigkeit unterscheiden. Im Kapitel 16.5.4.5 ist in der Abb. 279 ein Modell einer oberen Sprunggelenksendoprothese dargestellt. Der Vorteil der Sprunggelenksendoprothese wird gegenüber der Arthrodese darin gesehen, daß die Nachbargelenke durch die Bewegungserhaltung des Sprunggelenkes geschont werden, insbesondere das Kniegelenk. Nach Lockerung einer Sprunggelenksendoprothese bleibt auch hier die Möglichkeit der Arthrodese nach dem Endoprothesenausbau, wobei wiederum ein gewisser knöcherner Substanzverlust in Kauf genommen werden muß.

Das bringt eine gewisse Verkürzung, die bei Einseitigkeit durch erhöhte Abrollsohle am Schuh auszugleichen ist.

Zusätzlich ist eine gewisse Schwierigkeit darin zu sehen, daß bei der Polyarthritis rheumatica meist beide Füße und ziemlich gleichmäßig betroffen sind, so daß sich auch die Frage des künstlichen Gelenkersatzes für beide Füße stellt. Dann ist die Möglichkeit ausgeschlossen, das endoprothetisch versorgte Gelenk mehr zu schonen.

23.2 Arthritis urica (Gicht)

Die Gicht mit ihrer Auswirkung auf die Gelenke als Arthritis urica ist ähnlich wie der Diabetes mellitus eine Konstitutionskrankheit, also dem Grunde nach familiär anlagebedingt. Es handelt sich um eine Stoffwechselstörung, die besonders den Purinstoffwechsel betrifft, im Vordergrund stehen Veränderungen des **Harnsäurestoffwechsels**. Begünstigt wird diese anlagemäßige Neigung zur Gichterkrankung durch Überernährung, vermehrten Alkoholkonsum und mangelnde Bewegung. Es kommt dann zu einer positiven Harnsäurebilanz mit Blutkonzentrationen von mehr als 6,4 mg pro 100 ml. So wie man den zuckerkranken Patienten als Diabetiker bezeichnet, nennen *Zöllner* und *Gröbner* den gichtkranken Patienten „Gichtiker". Bei diesen Patienten mit erhöhtem Harnsäurespiegel im Blut kommt es zur Ausfällung und Ablagerung von **Harnsäurekristallen** in Geweben mit schlechter Blutzirkulation und aus der extrazellulären Flüssigkeit. Dazu gehören am Stütz- und Bewegungsapparat insbesondere die Gelenke mit ihren Kapsel- und Knorpelanteilen. *Mertz*, der sich seit vielen Jahren intensiv mit der Gichterkrankung befaßt, unterscheidet vier Stadien der primären Gicht:

1. Die asymptomatische Gichtanlage, die gleichbedeutend ist mit einer familiären oder primären Hyperurikämie
2. Der akute Gichtanfall
3. Die interkritischen Phasen
4. Das chronische Stadium

Als sekundäre Gicht werden gichtige Veränderungen als Folge anderer definierter Krankheiten bezeichnet, die eine Anhäufung von Harnsäure im Organismus bedingen.

23.2.1 Befunde und klinische Symptomatik

Es gibt typische klinische Befunde, die auf eine Gichterkrankung hinweisen, insbesondere im Zusammenhang mit der Erhebung der Familienanamnese. Im Anfangsstadium und auch in den von *Mertz* angegebenen interkritischen Phasen ist die Diagnosestellung durch das Zusammentragen von klinischen Befunden, Laborbefunden und bildgebenden Verfahren meist mit Sicherheit möglich. Im fortgeschrittenen Stadium kann allein nach den klinischen Befunden die Diagnose einer Gichterkrankung sicher gestellt werden.

23.2.1.1 Klinische Diagnostik

Die klinische Symptomatik der Gichterkrankung ist am Stütz- und Bewegungsapparat als ein symptomatisch arthritisches Geschehen dem rheumatischen Formenkreis zuzuordnen und bedarf somit der differentialdiagnostischen Abgrenzung von der rheumatischen Arthritis. Neben typischen entzündlichen Veränderungen insbesondere an den Fingergelenken und an den Kniegelenken kommt es zu anfallsweisen Entzündungserscheinungen auch an den Füßen, hier vermehrt an den **Großzehengrundgelenken**. Von den Patienten werden heftigste Schmerzen in den betroffenen Gelenken angegeben, die auch in Ruhe und somit nachts in Erscheinung treten und dann selbst das Gewicht der Bettdecke nicht ertragen lassen. Beim akuten Gichtanfall kommt es innerhalb weniger Stunden zu Gelenkschwellungen und Rötungen bis hin zur lividen Hautverfärbung (Abb. 381). Das Allgemeinbefinden ist im Sinne eines allgemeinen Krankheitsgefühls gestört, die Patienten sind nervös übererregbar und klagen über zusätzliche Muskelschmerzen vermehrt in den Waden. Bei frühzeitiger sachgerechter Behandlung klingt ein akuter Gichtanfall innerhalb weniger Tage ab, ohne Therapie meist nach ein bis zwei Wochen, seltener dauert die akute Phase drei bis vier Wochen an.

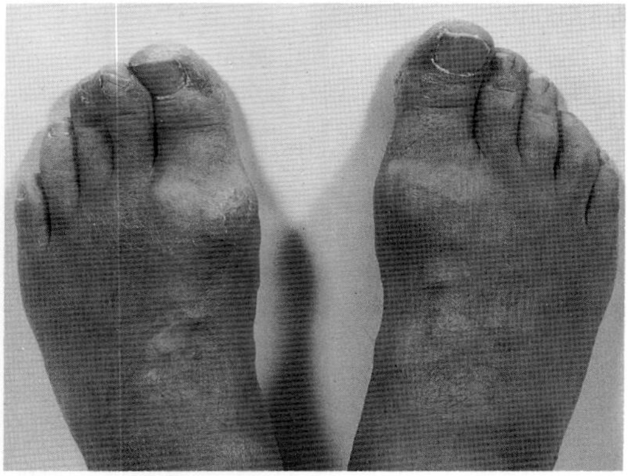

23.2.1.2 Gicht-Tophi

Die Gicht-Tophi oder **Gichtknoten** sind durch Uratablagerung bedingte Verdickungen in den Gelenken oder auch in den gelenknahen Weichteilen. Sie entstehen im zweiten Stadium der Gichterkrankung, wobei der Übergang fließend ist. Man kennt sie ganz besonders an den Fingergelenken, häufig treten sie aber auch an den Zehengelenken auf, hier wiederum vermehrt am Großzehengrundgelenk (Abb. 382). Histologische Untersuchungen von Gicht-Tophi haben ergeben, daß die kollagenen Fasern (Bindegewebe) eine deutliche Fibrolyse aufweisen, was auf die Harnsäureüberschwemmung mit Übersäuerung des Gewebes zurückzuführen ist. In den dicht von Uratkristallen durchsetzten Bereichen eines Tophus lassen sich Bindegewebszellen nicht mehr erkennen. Sowohl die weichteilmäßigen als auch die knöchernen Gicht-Tophi können sich unter der medikamentösen Therapie zumindest teilweise wieder zurückbilden.

Abb. 381 Gichterkrankung mit typischem Befund an den Großzehen.

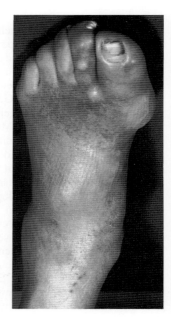

Abb. 382 Gicht-Tophi an den Zehen.

23.2.1.3 Labordiagnostik der Arthritis urica

Die Harnsäure ist das Endprodukt des Purinstoffwechsels, die Konzentration der Harnsäure im Blut resultiert aus ihrer Bildung und Ausscheidung. Beim Gichtpatienten ist dieses Verhältnis gestört, so daß der **Harnsäurewert im Blut erhöht** ist und die Harnsäurekristalle im Gewebe abgelagert werden. Es wurde schon erwähnt, daß die Obergrenze der normalen Harnsäurekonzentration im Serum bei 6,5 mg pro 100 ml liegt. *Mertz* hat darauf hingewiesen, daß dieser Wert in Abhängigkeit vom Lebensalter und dem Geschlecht gewissen Schwankungen unterworfen ist. Als Hyperurikämie bezeichnet man Harnsäurewerte im Blut über 6,5 mg pro 100 ml, als Hypourikämie Werte unter 2 mg pro 100 ml Serum. Kurzfristige Schwankungen können sich in Abhängigkeit von der Nahrungsaufnahme ergeben. Man kennt purinreiche Kost, dazu zählen insbesondere Innereien wie Leber, Niere, Bries und Herz, weiterhin Fleisch, Fisch und Hülsenfrüchte. Wenn keine Gichterkrankung vorliegt, normalisieren sich die Harnsäurewerte im Blut sehr schnell wieder.

23.2.1.4 Röntgendiagnostik

An den betroffenen Gelenken erkennt man die für eine Gichtarthritis typischen Befunde schon relativ früh. Die Knochen-Knorpel-Grenzlamelle wird stellenweise unterbrochen, es entstehen randständige Defekte und umschriebene Osteolysen. Diese zeichnen sich als runde und scharf begrenzte Vakuolen in den gelenknahen Epiphysenanteilen ab, sie werden als Lochdefekt oder Lochstanzdefekt beschrieben. Es handelt sich um Tophusarrosionen des knöchernen gelenknahen Bereiches. An den Mittelfußknochenköpfchen entstehen durch diese Zerstörung bizarre Konturen, so daß man von der „Hellebardenform" spricht. Im weiter fortgeschrittenen Stadium werden die Gelenke durch Knorpel- und Knochenabbau einerseits und durch reaktive Knochenneubildung andererseits weitgehend zerstört (Abb. 383). *Schacherl* hat angegeben, daß sich bei Gichtpatienten in 68% der Fälle krankhafte Befunde an den Zehengelenken erkennen ließen, in 44% der Fälle allein an den Großzehengrundgelenken.

23.2.2 Konservative Behandlung der Arthritis urica am Fuß

Die Veranlagung zur Gichterkrankung erfordert grundsätzlich eine Dauerbehandlung. Diese muß nicht ununterbrochen mit Medikamenten erfolgen, eine ganz wesentliche Rolle spielt bei der Nahrungsaufnahme die Einhaltung einer Diät. Der akute Gichtanfall erfordert wegen der plötzlichen und starken Schmerzen eine sofortige medikamentöse Therapie, auf Dauer ist die Diät mindestens gleichwertig zu sehen. *Zöllner* hat vier Ge-

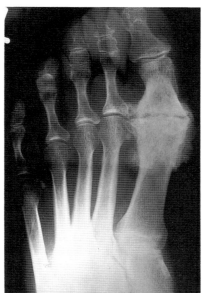
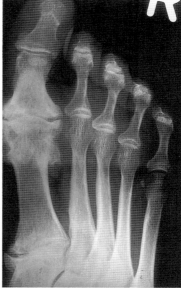

Abb. 383 Arthritis urica der Großzehengrundgelenke.

sichtspunkte genannt, die bei der Dauertherapie zu berücksichtigen sind:

1. Die Einsicht und Fähigkeit des Patienten zur Mitarbeit
2. Die Wirkung der gewählten Therapie auf den Harnsäurespiegel und die Harnsäureausscheidung
3. Die Nebenwirkungen
4. Die Wirtschaftlichkeit

23.2.2.1 Medikamentöse und diätetische Behandlung

Viele Patienten erfahren von ihrer Gichtkrankheit erst mit dem ersten Gichtanfall oder akzeptieren diese Krankheit erst mit dem ersten Anfall, wenngleich durch anderweitige Blutuntersuchungen ein erhöhter Harnsäurespiegel als Zufallsbefund festgestellt wird. Die Schmerzen treten meist schon beim ersten Anfall so stark in Erscheinung, daß sofortige **medikamentöse Behandlung** mit einem der inzwischen bewährten Mittel erforderlich wird wie Allopurinol, Benzbromaron, Kolchizin; schmerzlindernd häufig unterstützt durch Phenylbutazon, Indometacin oder ähnliche Präparate. Wichtig ist der sehr zeitige Beginn der medikamentösen Behandlung, ein Verzug von nur wenigen Stunden nach den ersten klinischen Anzeichen kann das Abklingen der Entzündungserscheinungen und damit der Schmerzsymptomatik um mehrere Tage verzögern.

Zur **Dauertherapie** der Gichterkrankung ist eine Normalisierung des Harnsäurespiegels erforderlich, neben der Behandlung müssen somit regelmäßige Blutuntersuchungen durchgeführt werden. Die Wahl des Medikamentes und die Dosierung müssen individuell ausprobiert werden. Eine kausale Therapie ist nicht möglich, eine Unterbrechung des Therapiekonzeptes führt zum Wiederauftreten der Gichtanfälle. Als allgemeine Behandlungsprinzipien sind nach *Mertz* anzusehen: Normalisierung oder zumindest Reduzierung des meist erheblich überzogenen Körpergewichtes, Einschränkung des Alkoholkonsums und Förderung der körperlichen Aktivität. Hinzu kommt eine sogenannte „vernünftige Diät" mit Vermeidung aller purinreichen Nahrungsmittel. Mit dieser Forderung stößt man bei vielen Patienten auf Ablehnung oder Uneinsichtigkeit. Es ist immer wieder zu beobachten, daß viele Patienten lieber die Dosierung ihres Gichtmittels (von selbst) erhöhen, als sich von liebgewordenen Gewohnheiten bei der Nahrungsaufnahme zu trennen. In der einschlägigen Literatur und von Diätberatern wurden umfangreiche Diätkonzepte aufgestellt, der Gehalt an Purinen in den einzelnen Nahrungsmitteln ist in Tabellen aufgelistet. Nur selten halten sich Patienten langzeitig an solche Empfehlungen.

23.2.2.2 Physiotherapeutische Maßnahmen

Im akuten Gichtanfall ist eine physikalische Behandlung kaum möglich, stark schmerzende Gelenke müssen ggf. ruhiggestellt werden. Das kann mitunter Bettruhe für einige Tage erforderlich machen. Leichte Kühlung der entzündeten Gelenke bringt mitunter eine zusätzliche Linderung, wird aber nicht immer vertragen.

Die **Langzeitbehandlung** hat nach physiotherapeutischen Gesichtspunkten das Ziel der Gewichtsreduzierung und der allgemeinen Bewegungstherapie. Das bedeutet eine Gesundheitserziehung mit ständigen Gesundheitskontrollen in Abständen. Angestrebt wird eine langsame Steigerung des allgemeinen körperlichen Leistungsvermögens mit täglichen gymnastischen Übungen, die mindestens einmal in der Woche durch ein krankengymnastisches Programm überwacht, korrigiert und erweitert werden. Direkt betroffene Gelenke können nur im schmerzfreien oder zumindest deutlich schmerzarmen Zustand krankengymnastisch behandelt werden, um die Beweglichkeit zu erhalten oder ggf. zu erweitern. Dazu ist es wichtig, daß dem Therapeuten Röntgenaufnahmen der betroffenen Gelenke zur Verfügung gestellt werden, damit er sich über das Ausmaß eventueller Gelenkzerstörungen selbst informieren und dies bei seinem Behandlungsprogramm berücksichtigen kann. Da Gichtpatienten häufig unter gleichzeitigen Herz-und Kreislauferkrankungen leiden, ist vor der Einleitung von heilgymnastischen Maßnahmen eine gründliche ärztliche Untersuchung hinsichtlich der Belastbarkeit erforderlich und das Ergebnis dem Therapeuten unbedingt mitzuteilen.

23.2.2.3 Orthopädietechnische Möglichkeiten

Eine speziell auf die Gichterkrankung ausgerichtete Behandlung gibt es von orthopädietechnischer Seite nicht. Sofern Fehlstellungen oder Gelenkkontrakturen auftreten, werden diese neben der physikalischen Therapie nach den allgemein geltenden orthopädietechnischen Grundsätzen ausgeglichen und zur Funktionserhaltung unterstützt. Für den Fuß bedeutet das eine weiche Bettung zur Schmerzlinderung und die technische Unterstützung der Fußabrollung. Da es sich meist um Veränderungen an der Großzehe und seltener an den Sprunggelenken handelt, werden die Patienten zur Unterstützung der Abrollung mit einer Ballenrolle oder mit einer zurückgelegten Rolle im Sinne der orthopädischen Schuhzurichtung versorgt.

23.2.3 Operative Behandlung der Arthritis urica am Fuß

Die Indikation zur operativen Behandlung wurde bei der Gichterkrankung früher ziemlich zurückhaltend und somit oft sehr spät gestellt, mitunter erst bei sehr starken Gelenkveränderungen oder perforierten Gicht-Tophi. In neuerer Zeit hat sich diese Einstellung zur früheren operativen Intervention hin geändert, was auch die operativen Erfolgsaussichten gebessert hat. Keinesfalls kann die orthopädisch-chirurgische Behandlung der Gicht die medikamentöse und diätetische Therapie ersetzen, sie kann sie allerdings im Behandlungserfolg ganz erheblich unterstützen. Nach *Göb* ist eine operative Intervention angezeigt:

1.a) Bei großen Gichtknoten in Schleimbeuteln an exponierten Stellen, da bei zunehmender Spannung der Haut Ulzerationen mit anschließender Infektion entstehen können
1.b) Bei kleineren Gichtknoten an den Finger- und Zehengelenken, die zur Ulzeration neigen, da die Haut hier meist unter einer gewissen Spannung steht und leicht perforiert
2. Zur Korrektur von Finger-, Zehen- bzw. Fußdeformitäten
3. Zur Stabilisierung schmerzhafter körperbelasteter Gelenke des Fußes bzw. des Beines
4. Zur Entlastung von Nerven, die von Tophi eingeengt sind

23.2.3.1 Operative Entfernung von Gicht-Tophi

Am Fuß treten Gicht-Tophi bevorzugt über dem Großzehengrundgelenk auf, weniger häufig am Fußrücken oder an der Ferse. Es kann sich um Schleimbeuteltophi oder auch um Gichtknoten direkt dem Gelenk aufsitzend handeln. Der Gichtknoten wird insgesamt ausgeschält, er enthält meist ein kalkhaltiges bröckeliges Gewebe, das von Bindegewebssträngen durchzogen ist. Mitunter kommt es bei der Ausschälung des Tophus zu kleineren Defekten an Sehnen oder Gelenkkapseln, diese heilen von selbst schnell aus, bedürfen nur einer vorübergehenden Entlastung. Man sollte allerdings nicht auf Kosten der Sehnenfestigkeit auch die letzten noch erkennbaren Kalkeinlagerungen entfernen wollen. Der über einem Tophus gelegene Hautbeutel wird soweit verkleinert, daß ein spannungsfreier Wundverschluß möglich ist. Ein postoperativer Bluterguß läßt sich durch Einlegung einer Minivac-Drainage und durch einen Druckverband vermeiden. War es bereits zu einer Ulzeration mit Infektion gekommen, muß die Drainage bis zum dreimaligen Nachweis eines sterilen Abstriches belassen bleiben. Antibiotische Abdeckung, nach Möglichkeit unter Keim-Resistenzbestimmung, ist dann erforderlich.

23.2.3.2 Operationen an Knochen und Gelenken

Entsprechend der Häufigkeit der Gichterkrankung am Fuß werden operative Behandlungen meist am Großzehengrundgelenk ausgeführt. Das operative Vorgehen entspricht im wesentlichen dem beim Hallux rigidus, da ein weitgehend eingesteiftes und schmerzendes Gelenk wieder funktionsfähig zu machen ist. Als die häufigsten Operationstechniken werden die nach Brandes und nach Hueter-Mayo angegeben. Die Operation nach Brandes hat sich dafür sicher ausgezeichnet bewährt, die nach Hueter-Mayo ist funktionell ungünstiger. Bei dieser Operation wird das Köpfchen des ersten Mittelfußstrahls reseziert, was eine Verkürzung des ersten Mittelfußknochens bedeutet. Dadurch kippt der Fuß beim Abrollen zur Innenseite weg. Günstiger ist die Operation nach Brandes (s. Kap. 11.2.1.4.2), bei welcher der erste Mittelfußknochen erhalten bleibt. Die Zehengrundgelenkskapsel muß fast immer mit reseziert werden, da sie Einlagerungen von Gichtkristallen enthält. Mitunter ist eine dann allerdings sparsame Abtragung vom Köpfchen des ersten Mittelfußknochens erforderlich.

An den übrigen Zehengelenken werden ähnliche Resektionsarthroplastiken durchgeführt. Sind Fußwurzel- oder Sprunggelenke betroffen, werden die Gelenkflächen soweit als möglich geglättet, Kalkdepots bzw. intraossäre Tophi werden ausgeräumt und bei Bedarf mit Spongiosa aufgefüllt. Betroffene Gelenkkapseln werden reseziert, der seitliche Bandapparat wird aber nach Möglichkeit erhalten. Die letzte Möglichkeit ist die gelenkversteifende Operation. Abgesehen von den Resektionsarthroplastiken an den Zehen erfolgt postoperative Abstützung zunächst mit einem gut modellierten Gipsverband, um das Zusammenbrechen des meist stabilitätsgefährdeten Fußgewölbes zu vermeiden. Später ist in jedem Falle Einlagenversorgung oder Fußbettung erforderlich.

24 Infektiöse Erkrankungen des Fußes

Bei den entzündlichen Erkrankungen ist eine klare Abgrenzung nichtinfektiöser und infektionsbedingter Veränderungen unbedingt erforderlich, weil sich daraus eine unterschiedliche Behandlungsrichtung ergibt. Bei einer sichtbaren Eiteransammlung bereitet die diagnostische Abgrenzung keine Schwierigkeiten, infiltrierende entzündliche Veränderungen bedürfen aber der eingehenden Abklärung, bis alle Unsicherheiten ausgeräumt sind. Dazu stehen mehrere diagnostische Möglichkeiten zur Verfügung. Den letzten Beweis für eine infektiöse Erkrankung bringt schließlich der Erregernachweis.

24.1 Infektionsmöglichkeiten

Die Abklärung eines infektiösen Prozesses erfolgt nach verschiedenen Gesichtspunkten. Für die Beurteilung des Krankheitsbildes und seine Behandlung ist es von Bedeutung, ob die Infektion direkt erfolgte, die Bakterien also am Ort des entzündlichen Geschehens eingedrungen sind, oder ob sie bei einer indirekten Infektion von einem anderen Infektionsherd im Körper verschleppt wurden. Es ist weiter von Bedeutung, ob es sich um einen ganz bestimmten Bakterienstamm im Sinne einer spezifischen Infektion handelt (typisches Beispiel ist die Tuberkulose), oder um eine Mischinfektion verschiedener Bakterien. Die infektiöse Erkrankung kann zu einem akuten entzündlichen Geschehen führen, sie kann aber auch von Anfang an schleichend in Erscheinung treten. Weiter gibt es die Möglichkeit, daß eine akute Infektion in ein chronisches Stadium übergeht oder daß es zu immer wieder aufflackernden Entzündungen des Infektionsherdes im Sinne einer chronisch rezidivierenden Entzündung kommt.

Grundsätzlich gibt es für jede Infektion eine Inkubationszeit, das ist der Zeitraum vom Eindringen der Erreger bis zum Ausbruch der klinisch erkennbaren Krankheitserscheinungen.

24.1.1 Weichteilinfektionen

Reine Weichteilinfektionen entstehen am Fuß meist auf direktem Wege, die Bakterien dringen am Ort des Infektionsherdes ein. Ursache dafür sind häufig Verletzungen wie etwa ein eingetretener Nagel, Riß-, Schnitt- oder Schürfwunden sowie in seltenen Fällen auch Schußverletzungen. Die Bakterien werden entweder mit dem verletzenden Gegenstand sofort in die Wunde eingebracht, oder es kann an der Verletzungsstelle zu einem sekundären Eindringen von Bakterien kommen. Besonders gefährdet sind Stichverletzungen, weil die Eintrittsstelle der Verletzung klein und meist ziemlich tief ist. Solche Wunden bluten nur wenig aus, so daß mit eingebrachte Bakterien im Gewebe bleiben. Weitere Möglichkeiten für eine Weichteilinfektion am Fuß sind aufgegangene Hautblasen oder Verletzungen durch eingewachsene Zehennägel. Mitunter handelt es sich um nur ganz kleine und ziemlich oberflächliche Hautrisse z. B. bei interdigitalen Rhagaden, die den Patienten als Verletzung gar nicht bewußt werden. Unterschenkelgeschwüre (oft bis zum Knöchelbereich) und auch z. B. das diabetische Malum perforans bieten breite Eintrittspforten für eine sekundäre Infektion anfänglich nicht infizierter Weichteildefekte.

Der Infekt kann sich als **Phlegmone** infiltrierend im Weichteilgewebe ausbreiten, er kann aber auch als **Abszeß** lokal begrenzt eitrig einschmelzen.

Der Weichteilinfekt kann auf benachbarte Gelenke und Knochen übergreifen, er kann die Sehnenscheiden am Fuß erfassen und sich dann im Sinne einer infektiösen Tenosynovitis sehr rasch in den Sehnenscheiden ausbreiten. Ein Sehnenscheideninfekt ist ausgesprochen schmerzhaft und führt bei nicht rechtzeitiger antibiotischer Behandlung oft zur Sehnennekrose mit Ruptur.

24.1.2 Knocheninfektionen

Die Begriffe **Osteitis** = Knochenentzündung und **Osteomyelitis** = Knochenmarkentzündung werden häufig synonym für eine Knocheninfektion gebraucht, da es sich meist um eine Entzündung sowohl des Knochengewebes als auch des Knochenmarks handelt. Ursache einer Knocheninfektion sind Erreger verschiedener Bakterienstämme, man unterscheidet die spezifische von der unspezifischen Osteomyelitis. Zur **spezifischen Osteomyelitis** zählt man die Knochentuberkulose, den Knochenbefall bei Typhus, Lues und bei Pilzerkrankungen. Die **unspezifische Osteomyelitis** wird zu etwa 90% durch den Staphylococcus aureus verursacht. Häufiger als bei einer superinfizierten spezifischen Osteomyelitis treten bei der unspezifischen Mischinfektionen in Erscheinung. Die Entstehung eines Infektionsherdes und der Verlauf der Krankheit hängen von der Virulenz (Aggressivität) des Krankheitserregers und von der Abwehrkraft des betroffenen Patienten ab. Je nach der Eintrittspforte zum Knochen unterscheidet man die exogene und die hämatogene Infektion.

24.1.2.1 Exogene Infektion

Bei diesem Infektionsweg gelangen die Krankheitserreger von außen zum Knochen und bewirken dort die Infektion. Ursachen dafür sind Quetschungen mit Freilegung der Knochen, Frakturen mit Durchspießverletzungen, Stich-oder Schnittwunden bis zum Knochen reichend oder auch Schußverletzungen. Eine durch einen operativen Eingriff verursachte Osteomyelitis ist am Fuß selten. Die Bakterien werden mit solchen Verletzungen entweder tief in die Wunde bis zum Knochen eingebracht oder es kommt zu einer Durchwanderungsosteomyelitis, bei der die Bakterien zunächst in eine Wunde eindringen und dann das Gewebe bis zum Knochen hin durchwandern. Besonders gefährdet sind Stich- und Schußverletzungen, weil sie auch bei einer Wundbehandlung nur schwer zu reinigen sind. Die Abb. 384 zeigt eine Granatsplitterverletzung am Fuß mit Zehenteilamputation, Mittelfußknochenbrüchen und nachfolgender Osteomyelitis des Fersenbeins, der fünfte Fußstrahl war operativ entfernt worden.

24.1.2.1.1 Akute exogene Osteomyelitis

Am Fuß ist die akute exogene Osteomyelitis die häufigere Form im Vergleich zur primär schleichenden. Die Bakterien dringen mit der äußeren Verletzung oder durch die äußere Verletzung ein und führen schon nach wenigen Tagen zunächst zu einer Entzündung der Weichteile, die je nach der Lokalisation und der weiteren Ausbreitung auf den Knochen übergreift. Es handelt sich somit nicht um ein Geschehen, daß nur die Knochen betrifft, die umgebenden Weichteile sind immer mit betroffen. Besonders schwerwiegend ist ein solcher Infekt im Wachstumsalter, weil es dann meist zu einer bleibenden Wachstumsstörung kommt. Die Folge sind Verkürzungen und Deformierungen der betroffenen Knochen.

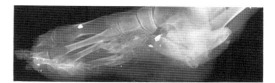

Abb. 384 Folgezustand einer exogenen Infektion durch Granatsplitterverletzung.

24.1.2.1.2 Sekundär chronische exogene Osteomyelitis

Die akute Osteomyelitis kann nach einem akuten Entzündungsschub oder auch nach mehreren Entzündungsschüben in ein chronisches Stadium übergehen. Dazu setzen sich Bakterien im Knochen fest, die von den Abwehrkräften des Körpers und auch einer eventuell antibiotischen Behandlung nicht erreicht werden. Die Folge ist eine anhaltende meist geringe Eiterabsonderung, der Eiter sucht sich immer wieder einen Weg nach außen oder kann auch durch eine bleibende **Fistelöffnung** mehr oder weniger gleichmäßig abfließen. Die Folge sind langsam fortschreitende Knochenzerstörungen und auch erhebliche Weichteilbeteiligungen mit Vernarbung, narbigen Verwachsungen sowie bleibenden oder immer wieder aufbrechenden Fisteleiterungen (Abb. 385). Nicht selten gibt es **chronisch rezidivierende Osteomyelitiden**, dann führt der schleichende Infekt in unregelmäßigen Abständen immer wieder zu akuten Entzündungserscheinungen. Ein solcher Eiterherd kann auch nach mehreren Jahren einer Ruhephase wieder aufbrechen. Man spricht deswegen nicht von einer Ausheilung einer chronischen Osteomyelitis, vielmehr davon, daß der Herd zur Ruhe gekommen ist.

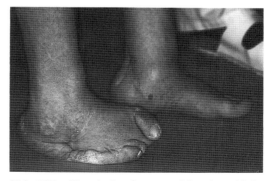

Abb. 385 Chronische Osteomyelitis mit rezidivierender Fisteleiterung.

24.1.2.2 Hämatogene Infektionen

Bei einer hämatogenen Infektion werden die Krankheitserreger von einem primären Infektionsherd irgendwo im Körper über die arterielle Blutbahn an einen anderen Ort im Körper verschleppt. Meist handelt es sich um einen primären Infektionsherd im Nasen-Rachenraum (besonders in den Mandeln) oder in der Lunge. Am Fuß werden von dieser hämatogenen Bakterienstreuung bevorzugt die Metaphysenbereiche der Röhrenknochen oder die kleinen Würfelknochen befallen. Nicht selten kommt es durch die Streuung auf dem Blutwege auch zu Infektionen an den Gelenken. Mitunter ist den betroffenen Patienten ein primärer Infektionsherd gar nicht bekannt, so daß erst infolge der sekundären Infektion nach dem primären Herd gesucht werden muß.

24.1.2.2.1 Akute hämatogene Osteomyelitis

Während bei der exogenen Infektion das Krankheitsbild zumindest anfänglich meist einen akuten Verlauf zeigt, ist eine akute hämatogene Osteomyelitis am Fuß ziemlich selten. Als häufigster Erreger wurde der **Staphylococcus aureus** nachgewiesen. Zur akuten Entzündung kommt es bei der hämatogenen Osteomyelitis deutlich häufiger bei Kindern als bei Erwachsenen.

24.1.2.2.2 Chronische hämatogene Osteomyelitis

Die zwar ziemlich seltene aber doch mögliche akute Form der hämatogenen Osteomyelitis kann in eine chronische Knocheneiterung übergehen, häufiger kommt es aber nach einer hämatogenen Keimstreuung am Fuß von vornherein zu einer chronischen Verlaufsform. Insgesamt ist die hämatogene Absiedelung am Fuß selten, *Koenn* und *Boehm* haben bei 437 Fällen einer chronischen Osteomyelitis nur 1 % am Fuß lokalisiert gefunden. Man unterscheidet bei der chronischen hämatogenen Osteomyelitis nach klinischen und röntgenologischen Befunden drei Formen. Erstens die **plasmazelluläre Osteomyelitis** mit einer unscharf begrenzten Osteolyse und einem typischen plasmazellulären histologischen Befund. Betroffen sind vorwiegend Jugendliche und Erwachsene mit bevorzugter Lokalisation an den Metaphysen der Röhrenknochen oder auch an den Plattenknochen. Zweitens die **sklerosierende Osteomyelitis** mit einem verdichteten umschriebenen Knochenabschnitt, der sowohl die Corticalis als auch die Markhöhle betreffen kann. Diese Form findet man mehr bei Kindern und Jugendlichen, seltener bei Erwachsenen. Drittens den **Brodieabszeß**, dabei findet man eine bakteriell entzündliche Knochenerkrankung mit einer isolierten Abszeßbildung im Knochen. Die meist in der Metaphyse gelegene Knochenaufhellung läßt eine starke Randsklerose erkennen.

24.1.3 Bakterielle Arthritis

Ursache dafür ist eine Keimabsiedelung im Gelenk durch direkte Infektion oder hämatogene Bakterienstreuung. Nur in 1–5% der Fälle kommt es zu einer Gelenkinfektion durch Unfallverletzungen, in 15–20% der Fälle nach Gewebsdurchwanderung von Bakterien, in 25–30% durch Gelenkpunktionen oder seltener operative Eingriffe. Am häufigsten sind sekundäre Gelenkinfektionen durch hämatogene Bakterienstreuung mit etwa 50% der Erkrankungen. am Fuß ist das obere Sprunggelenk bevorzugt betroffen. Bei der bakteriellen Arthritis findet man einen akuten Krankheitsverlauf mit Ausbildung eines Gelenkergusses oder eines **Empyems**, einer Eiteransammlung in der Gelenkhöhle. Die Gelenkschleimhaut ist dann stark entzündet und verdickt, weist schmierig-eitrige Beläge auf. Eine im Gelenk entstandene bakterielle Entzündung kann nach Zerstörung der Knorpelflächen auf die angrenzenden Knochenanteile übergreifen, andererseits ist es aber auch möglich, daß ein entzündlicher Knochenprozeß in ein benachbartes Gelenk durchbricht. Häufig sind die das Gelenk umgebenden Weichteile im Sinne einer **Panarthritis** mitbetroffen.

24.1.4 Die tuberkulöse Entzündung

Die Knochen- oder Gelenktuberkulose ist die häufigste Art einer spezifischen Entzündung am Stütz- und Bewegungsapparat. Die Infektion erfolgt fast ausnahmslos durch eine hämatogene Streuung meist aus dem Respirationstrakt, seltener aus dem Verdauungstrakt oder den ableitenden Harnwegen. Die unteren Extremitäten mit vermehrtem Befall des Hüftgelenkes sind wesentlich häufiger betroffen als die oberen. Absiedelungen sind aber auch am Fußskelett und insbesondere in den Sprunggelenken bekannt. Die Knochen- und Gelenktuberkulose weist meist einen **primär chronischen Verlauf** auf. Kinder und ältere Patienten sind gegenüber älteren Jugendlichen und Erwachsenen vermehrt gefährdet. Bei einem schleichenden Fortschreiten zunächst allgemeiner entzündlicher Gelenkveränderungen erfolgt die diagnostische Sicherung des Krankheitsbildes durch den Er-

Diagnostik infektiöser Fußerkrankungen

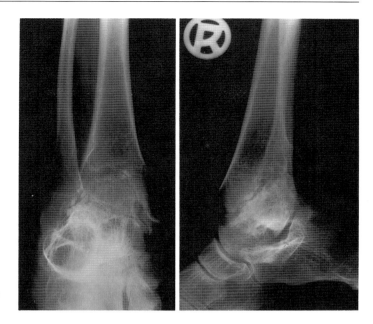

Abb. 386 Tuberkulose des oberen Sprunggelenkes.

regernachweis in der Gelenkflüssigkeit oder durch die für die Tuberkulose typischen histologischen Veränderungen der Gelenkschleimhaut. Der Verlauf einer Knochen- und Gelenktuberkulose erstreckt sich fast immer über viele Jahre und führt zu ausgedehnten Gewebezerstörungen mit Deformierung der betroffenen Knochen und Gelenke (Abb. 386). Beim Krankheitsbefall im Kindesalter bleibt das Wachstum unter Deformierung zurück, auch am ausgewachsenen Skelett kommt es meist zu erheblichen Deformierungen mit weitgehenden Gelenkeinsteifungen.

24.2 Diagnostik infektiöser Fußerkrankungen

Eine sorgfältige Erhebung der Anamnese und klare Befunderhebungen sind Voraussetzung für eine gezielte und optimale Behandlung. Zunächst muß eine Abgrenzung dahingehend erfolgen, ob es sich um ein abakterielles entzündliches Geschehen oder um eine infektiöse Erkrankung handelt. Dazu können die Familienanamnese und die Vorgeschichte der eigenen Erkrankungen schon sehr hilfreich sein. Verständlicherweise hat der Patient das Bedürfnis, zunächst seine aktuellen Beschwerden zu schildern. Das betrifft die Schmerzsymptomatik, Funktionsstörungen und die eigene Beobachtung von Veränderungen. Durch gezielte Befragung erhält man meist recht gut verwertbare Angaben über das erste Auftreten und den weiteren Verlauf von Schmerzen, Schwellungen, Überwärmungen, Fieber oder andere allgemeine Krankheitssymptome. Vorangegangene Verletzungen, Injektionen oder Punktionen geben Hinweise auf die Möglichkeit einer von außen eingebrachten (iatrogenen) Infektion. Bekannte Infekte an anderen Stellen des Körpers lassen den Schluß auf eine mögliche hämatogene Streuung zu. Letztlich können alle diese Angaben nur Hinweise sein, aber die Suche nach der eigentlichen Ursache erleichtern.

24.2.1 Klinische Diagnostik

Wie bei jeder ärztlichen Untersuchung ist die klinische Befunderhebung voranzustellen, erst danach sind zusätzliche technische Untersuchungen wie bildgebende Verfahren, Laboruntersuchungen und bakteriologische Bestimmungen gezielt einzusetzen. Die typischen klinischen Entzündungszeichen wie **Rubor** (Rötung), **Tumor** (Schwellung), **Calor** (Überwärmung), **Dolor** (Schmerzen) und **Functio laesa** (gestörte Funktion) gelten allgemein und gleichermaßen für Infektionen am Fuß. Je nach der Lokalisation und Ausbreitung des Infektionsherdes ist bei einer Phlegmone das Gewebe entzündlich infiltriert, bei einem Abszeß erfolgt eitrige Einschmelzung mit tastbarer Fluktuation und bei einem entzündlichen bzw. eitrigen Gelenkerguß ist die Gelenkkapsel verdickt, der Erguß läßt sich bei deutlicher Ausbildung ebenfalls im Sinne einer Fluktuation tasten. Schwieriger ist die klinische Diagnostik bei beginnenden oder in der Tiefe liegenden Infektionsherden und bei Knocheninfekten. Schmerzhafte Funktionseinschränkungen von Gelenken weisen auf einen Infektionsherd im Gelenk oder zumindest auf eine Mitbeteiligung der Gelenkkapsel hin. An den Sprung- und Fußgelenken lassen sich entzündliche Veränderungen wegen der nur geringen umgebenden Weichteile recht gut erkennen. Ob es sich um eine sterile oder eine infektiöse Entzündung handelt, muß die weitere Diagnostik ergeben.

24.2.2 Bildgebende Untersuchungsmöglichkeiten

Zur übersichtsmäßigen Abklärung eines Entzündungs- bzw. Infektionsherdes in einem Knochen oder Gelenk werden zunächst **Standardaufnahmen** in zwei möglichst senkrecht zueinander stehenden Ebenen angefertigt. Diese lassen im Falle eines Infektionsherdes Aufhellungen, Auftreibungen oder auch schon Knochenzerstörungen erkennen. Auch an den Gelenken gibt es typische Veränderungen, die zumindest den dringenden Verdacht auf ein infektiös entzündliches Geschehen begründen lassen. Man erkennt je nach dem Fortschreiten des Infektes arthritische Weichteilzeichen mit Schwellung des Kapselgewebes und Gelenkspalterweiterung, Knorpel- und Knochendestruktionen mit Erosionen oder Osteolysen, im fortgeschrittenen Stadium Zeichen einer Ankylose (Gelenkeinsteifung). **Zielaufnahmen** und **Vergrößerungsaufnahmen** lassen einzelne Knochen- und Gelenkbezirke genauer erkennen, **Kontrastdarstellungen** eines Gelenkes ergeben Aufschluß über eine eventuelle Kapselläsion mit dann nachweisbarem Austritt des Kontrastmittels. Mit der **Computertomographie** sind Osteonekrosen genau zu lokalisieren und abzugrenzen, weniger deutlich lassen sich damit die Weichteilstrukturen beurteilen. Eine sehr gute morphologische Weichteildifferenzierung ist dagegen durch die **Kernspintomographie** möglich. Man kann damit synoviale Gewebswucherungen erkennen und auch kleinere Gelenkergüsse nachweisen.

Die **Szintigraphie** (s. Kap. 4.5.9) ermöglicht einmal die Früherkennung eines entzündlichen und somit Infektionsherdes, sie ermöglicht darüber hinaus eine Verlaufskontrolle des entzündlichen Geschehens.

Alle diese bildgebenden Verfahren lassen zwar ein entzündliches Geschehen in seiner Ausdehnung erkennen, geben aber keine Auskunft über den Ursprung oder eine bakteriologische Differenzierung.

24.2.3 Erregernachweis

Die allgemeine Labordiagnostik gibt zwar zusätzliche wichtige Informationen für ein infektiös entzündliches Geschehen, läßt aber eine diagnostische Absicherung nur zu, wenn im Rahmen einer Blutkultur Erreger nachgewiesen werden können. Sicherer ist in den meisten Fällen die direkte bakteriologische Untersuchung durch einen sogenannten Abstrich aus einer Wunde oder Abszeßhöhle oder auch durch eine Gelenkpunktion mit anschließender **bakteriologischer Untersuchung**. Der damit mögliche differenzierte Keimnachweis durch Sofortanfärbung oder nach Anlegen einer Bakterienkultur ermöglicht gleichzeitig eine **Empfindlichkeits-** bzw. **Resistenzbestimmung** für verschiedene Antibiotika. Bei einer eventuell schon vorausgegangenen antibiotischen Therapie, meist durch sogenannte Breitbandantibiotika, kann eine angesetzte Bakterienkultur negativ bleiben, es erfolgt also kein Bakterienwachstum auf einem entsprechenden Nährboden. Das ist auch bei einem mikroskopischen Bakteriennachweis möglich, die Bakterien waren dann durch das Antibiotikum schon abgestorben.

24.3 Behandlung infektiöser Fußerkrankungen

Die Behandlung muß darauf ausgerichtet sein, den Infektionsherd zu beherrschen, ehe bleibende Schäden entstanden sind. Dazu ist eine möglichst frühzeitig einsetzende Behandlung erforderlich, mehrere Maßnahmen müssen im Rahmen eines Gesamtbehandlungskonzeptes nebeneinander eingesetzt werden. Sofern sich die Möglichkeit oder Wahrscheinlichkeit einer Infektion erkennen läßt, sind prophylaktische Maßnahmen einzuleiten. Das gilt insbesondere bei erlittenen Verletzungen, aufgegangenen Hautblasen, eingewachsenen Zehennägeln oder ähnlichen infektionsgefährdeten Veränderungen. Ist die Infektion eingetreten, steht neben Kühlung, Ruhigstellung und eventuellen operativen Eingriffen die möglichst gezielte antibiotische Behandlung im Vordergrund. Bei einer seit längerer Zeit bestehenden oder länger zurückliegenden Infektion sind oft schon Schäden mit funktionellen Störungen eingetreten, so daß nach der Behandlung des Infektionsherdes eine möglichst weitgehende Wiederherstellung normaler funktioneller Verhältnisse in den Behandlungsplan einzubeziehen ist.

24.3.1 Konservative Maßnahmen

Im Vordergrund der konservativen Behandlung steht bei einem infektiösen Geschehen die medikamentöse Therapie. Analgetika, Antiphlogistika und Antibiotika kommen je nach Erfordernis und eventuell gleichzeitig zum Einsatz. Die **Analgetika** (schmerzlindernde Medikamente) sind insbesondere bei einem akuten entzündlichen Geschehen erforderlich, weil fast immer gleichzeitig eine erhebliche Schmerzsymptomatik besteht. Bei akuten, subakuten oder chronisch rezidivierenden Entzündungsprozessen werden durch **Antiphlogistika** (entzündungshemmende Mittel) die entzündlichen Begleiterscheinungen insbesondere der Weichteile und der Gelenkkapseln bekämpft. Allein die Behandlung der entzündlichen Begleiterscheinungen hat schon eine deutlich schmerzlindernde Wirkung, weil der Druck auf die Nervenendigungen vermindert wird. Häufig werden Kombinationspräparate eingesetzt, die sowohl einen analgetischen als auch einen antiphlogistischen Effekt haben. Die **antibiotische Behandlung** soll nach Möglichkeit gezielt eingesetzt werden, also auf den jeweiligen Krankheitserreger ausgerichtet sein. Wenn der Krankheitserreger im Einzelfalle noch nicht gefunden oder bestimmt wurde, die Befunde aber trotzdem für ein infektiöses Geschehen sprechen, erfolgt Behandlung mit einem Breitbandantibiotikum. Solche Breitbandantibiotika sind bei mehreren Bakterienstämmen wirksam. Man hat damit eine recht gute Chance, einen noch unbekannten Krankheitserreger zu erfassen oder eine Superinfektion zu vermeiden. Die gezielte antibiotische Behandlung erfolgt nach Bestimmung des jeweiligen Krankheitserregers und nach Austestung seiner Empfindlichkeit gegenüber Antibiotika. Oft sind die Krankheitserreger gegenüber mehreren antibiotischen Substanzen empfindlich, so daß eine kombinierte antibiotische Behandlung zur schnelleren und wirksameren Therapie eingeleitet werden kann. Die Dosierung des Antibiotikums ist möglichst hoch anzusetzen, damit sich keine resistenten Bakterienstämme entwickeln. Gegebenenfalls ist in Abständen wiederholte **Resistenzbestimmung** und danach eventuell Umsetzung des Antibiotikums erforderlich. Je nach der Lokalisation des Infektionsherdes, seiner Ausbreitung und seinem Ursprung kann eine lokale und allgemein wirkende antibiotische Therapie erforderlich sein.

Wenn ein akutes entzündliches Geschehen vorliegt, ist für die Extremitäten und somit auch für den Fuß vorübergehende **Ruhigstellung** erforderlich. Diese kann durch eine Schienenlagerung oder auch durch einen offenen Gipsverband erfolgen. In jedem Falle muß der eigentliche Infektionsherd sichtbar und einer lokalen Behandlung zugänglich sein. Die **Kryotherapie** (Kälteanwendung) unterstützt die Abschwellung und hat dadurch eine analgetische Wirkung. Außerdem wird durch Kälteeinwirkung die Nervenreizschwelle heraufgesetzt und die Nervenleitgeschwindigkeit vermindert, beides wirkt sich zusätzlich schmerzlindernd aus. Wärmeanwendungen und Hydrotherapie sind bei Infektionen in jedem Falle kontraindiziert. Solche Behandlungen würden die Schmerzen erheblich verstärken und der Ausbreitung des Infektes Vorschub leisten. Die krankengymnastische Behandlung hat sich im akuten Infektionsstadium darauf zu beschränken, **funktionsgerechte Lagerungen** vorzunehmen, evtl. auch Wechsellagerungen zur bestmöglichen Vermeidung von Muskel- und Gelenkkontrakturen. Nach dem Abklingen des akuten Erscheinungsbildes oder im chronischen Stadium des Infektes sind vorsichtig gesteigerte krankengymnastisch geführte Bewegungsübungen erlaubt. Diese werden zunächst unter Abnahme der Eigenschwere und krankengymnastisch assistiert durchgeführt, dann allmählich zur eigentätigen Übung und Kraftentfaltung aufgebaut. Bei bereits eingetretenen Gelenkkontrakturen ist neben der Krankengymnastik eine gezielte **Ergotherapie** sinnvoll, dadurch werden die Fuß- und Zehengelenke im Rahmen eines Gesamtbewegungskonzeptes mobilisiert (Abb. 387).

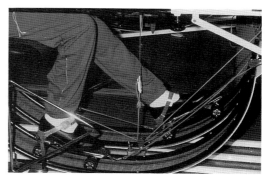

Abb. 387 Mobilisierung der Sprunggelenke am Webrahmen-Schlitten.

24.3.2 Operative Möglichkeiten

Trotz der Möglichkeit antibiotischer Behandlungen gilt auch heute noch der alte Grundsatz: „**Ubi pus ibi evacua**" (Wo Eiter ist, da eröffne.). Man schafft damit die Voraussetzungen für eine schnellere Heilung, die Bakterienstreuung soll damit soweit als möglich vermieden werden.

Ein **Weichteilabszeß** wird gespalten, damit der Eiter abfließen kann. Eventuell vorhandenes nekrotisches Gewebe wird ausgekratzt, die Wunde soweit als möglich mechanisch gereinigt. Anschließend erfolgt weitere offene Wundbehandlung mit mechanischen Spülungen und lokal angewendeten Antibiotika. Zumindest muß die Wunde drainiert werden, um einen vorzeitigen Verschluß und damit eine Behinderung des Abflusses von weiterem Wundsekret zu vermeiden.

Bei **Gelenkinfektionen** ist zumindest eine Entlastungspunktion mit ausgiebigen Spülungen vorzunehmen, ggf. kann mit Beendigung der Spülung ein Antibiotikum lokal in das Gelenk eingebracht werden. Im Einzelfalle ist zu entscheiden, ob wiederholte Punktionen und Spülungen durchgeführt werden, oder ob es vorteilhafter ist, vorübergehend eine Drainage in das Gelenk einzubringen, am besten als Spül-Saugdrainage. Bei einem ausgedehnten Infekt mit nekrotischen Veränderungen an der Gelenkschleimhaut und der Ausbildung von Gelenkpannus (Wucherungen von Granulationsgewebe) muß das Gelenk breit eröffnet werden, das infizierte und kranke Gewebe muß entfernt werden. Auch danach erfolgt Gelenkdrainage für einige Tage, um dem postoperativen Bluterguß und weiterer Flüssigkeitsansammlung Abfluß zu ermöglichen.

Bei einer **Osteomyelitis** mit röntgenologisch erkennbarer eitriger Einschmelzung und auch beim Nachweis eines Knochensequesters (abgestorbenes Gewebe) erfolgt die Behandlung in der Regel operativ mit breiter Eröffnung des Infektionsherdes, Ausräumung desselben, Entfernung eines eventuellen Knochensequesters und postoperativer Drainage. Über diese Drainage kann eine mechanische Spülung und auch eine lokale antibiotische Behandlung durchgeführt werden.

Nach Möglichkeit sollte jeder operative Eingriff von einer **perioperativen antibiotischen Behandlung** begleitet werden, insbesondere unter dem Gesichtspunkt, daß es nicht zu einer Bakterienstreuung im Körper kommt.

Das günstigste Ausheilungsergebnis ist die **Restitutio ad integrum**, die völlige Wiederherstellung des Befundes wie vor der Erkrankung. Oft kommt es zur Ankylosierung betroffener Gelenke, wie in der Abb. 388 nach einer Splitterverletzung mit nachfolgendem ausgebreitetem Infekt zu erkennen. Wenn die Versteifung in einer günstigen Gebrauchsstellung erfolgt ist und der Infekt zur Ruhe gekommen ist, wird man einen solchen Zustand nach Möglichkeit belassen, nur eine orthopädie-

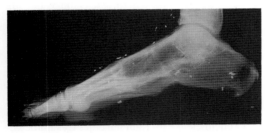

Abb. 388 Ankylosierung der Fußgelenke nach infizierter Splitterverletzung.

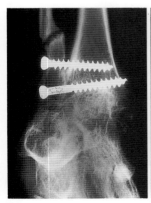
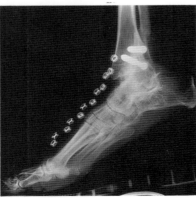

Abb. 389 a, b Operative Versteifung des oberen Sprunggelenkes nach Infekt-Destruktion:
a im a.-p.-Strahlengang;
b seitlich im Schuh – Spitzfußeinstellung wegen Beinverkürzung.

a   b

technische Unterstützung vornehmen. Bei einer infektionsbedingten Gelenkdestruktion mit meist nur noch schmerzhaften Wackelbewegungen ist die Arthrodese in einer günstigen Gebrauchsstellung anzuraten, um stabile Belastungsverhältnisse zu schaffen. Die Versteifung erfolgt in der optimalen Gebrauchsstellung, bei gleichzeitiger Beinverkürzung in Spitzfußeinstellung (Abb. 389). Damit wird die orthopädietechnische Versorgung und die Abrollung im orthopädischen Schuh erleichtert. Von einem operativen Gelenkersatz im Sinne einer Alloarthroplastik wird man nach einer Sprunggelenks- oder Zehengelenksinfektion absehen, da die Gefahr eines Wiederaufflackerns des Infektionsherdes und somit die Gefahr der septischen Endoprothesenlockerung besteht. In schwerwiegenden und chronischen Fällen läßt sich eine Fußamputation oder zumindest eine Fußteilamputation nicht immer vermeiden.

24.3.3 Orthopädietechnische Versorgung

Die orthopädietechnische Versorgung bei oder nach einer infektiösen Erkrankung des Fußes muß sich nach den jeweiligen klinischen Gegebenheiten richten und kann demzufolge ausgesprochen vielgestaltig sein. Sie reicht von der **Schienung** über die Bettung, Ruhigstellung, Entlastung, bis hin zur möglichen prothetischen Versorgung. Die Schienung ist erforderlich, wenn es darum geht, drohende Fehlstellungen zu verhindern. Meist muß dann der Unterschenkel mit eingeschlossen sein, um die Sprunggelenke in der richtigen Bewegungsebene zu unterstützen.

Mit der orthopädietechnischen **Bettung** muß verhindert werden, daß es zu Fehlstellungen der Fußwölbung kommt, bei einer chronischen Eiterung oder bei Druckstellen werden die betroffenen Bereiche entlastet. Auf Einzelheiten der Fußbettung wurde im Kapitel 7.3 eingegangen.

Die Ruhigstellung ist mit orthopädietechnischen Maßnahmen durch einen **Innenschuh** oder **Arthrodesenschuh** bis hin zum Feststell-Abrollschuh zu erreichen. In den Kapiteln 7.5 bis 7.6 und 16.5.3.3 bis 16.5.3.5.3 sind die technischen Einzelheiten dazu erörtert. Man muß sich darüber im Klaren sein, daß eine ganz exakte Ruhigstellung mit solchen Maßnahmen nicht erreicht werden kann. Solche Versorgungen haben sich aber bewährt, wenn bei einem chronischen oder chronisch rezidivierenden Entzündungsprozeß die Mobilität und auch die Arbeitsfähigkeit erhalten bleiben soll.

Solange bei oder nach einem Infekt die Gefahr von Deformierungen oder Frakturen im Fußbereich gegeben ist, muß völlige Entlastung gewährleistet sein. Diese erreicht man z. B. mit dem Allgöwer-Apparat (Abb. 229). Nach dem Röntgenbefund kann entschieden werden, wann auf eine andere orthopädische Versorgung mit Belastung übergegangen werden kann.

Die Prothesenversorgung des Fußes oder von Teilen davon wird in Kapitel 26 in Einzelheiten erörtert. Diese Versorgung muß nach infektionsbedingten Amputationen die Belastung und ausreichende Abrollung gewährleisten.

25 Tumoren am Fuß

Am Fuß sind Tumoren ziemlich selten, darauf haben *Willert*, *Ochsner* und *Tomend* hingewiesen. Trotzdem sind auch am Fuß schon nahezu alle bisher bekannten Tumortypen beobachtet worden. Letzten Aufschluß über die Art eines Tumors bringt nach klinischer und röntgenologischer Befunderhebung meist erst die **histologische Untersuchung** des Tumorgewebes. Allerdings kann es auch dabei noch Schwierigkeiten in der Diagnostik geben. Nach dem histologischen (feingeweblichen) Aufbau werden die Tumoren bestimmten Gewebegruppen des Körpers zugeordnet. Eine weitere Einteilung ergibt sich aus dem biologischen Verhalten der Tumoren. Man unterscheidet:

1. Tumorähnliche Veränderungen
2. Benigne = gutartige Tumoren
3. Semimaligne (halbbösartige) Tumoren, metastasieren nicht
4. Maligne = bösartige Tumoren

Auf die charakteristischen Merkmale dieser Tumorgruppen wird jeweils noch eingegangen.

25.1 Allgemeines zur Diagnostik von Fußtumoren

Je nach der Lokalisation und der Art eines Tumors kann es die sichtbare Anschwellung des Gewebes, die Funktionsbehinderung oder der Schmerz sein, wodurch der Anlaß zu einer diagnostischen Abklärung gegeben wird. Eine Anschwellung ohne begleitende Entzündungszeichen weckt immer den Verdacht auf eine Tumorbildung, wobei sich dieser Verdacht mit der Größenzunahme mehr und mehr erhärtet. Aus der tastbaren Konsistenz sind gewisse Rückschlüsse möglich, ob es sich um einen **Weichteiltumor** oder um einen **Knorpel-Knochentumor** handelt, im Frühstadium sind diese Zeichen sonst aber wenig richtungweisend. Bildet sich ein Tumor in der Nähe eines Gelenkes, wird dadurch oft eine Bewegungseinschränkung verursacht. Mit dem Wachstum des Tumors kann die Funktionseinschränkung zunehmen und es können Schmerzen ausgelöst werden. In der Tiefe liegende Tumoren, insbesondere Knochentumoren, machen sich oft zunächst nur durch eine Schmerzsymptomatik bemerkbar, verursacht durch Druck auf Nerven in der Nähe des Tumorgewebes. Aus der Lokalisation eines Tumors, der Konsistenz, dem Verhalten in der Verlaufskontrolle und der allgemeinen körperlichen Verfassung ergeben sich erste Hinweise auf die **Art des Tumors** und die **Unterscheidung hinsichtlich Benignität und Malignität**. Für verschieden Tumorarten gibt es spezifische **Tumormarker**, nach denen sich laborchemisch entsprechende Hinweise erkennen lassen. Einzelheiten dazu würden an dieser Stelle zu weit führen. Weitere Hinweise ergeben sich aus dem Lebensalter, dem Geschlecht und hinsichtlich Metastasierung aus einer anderweitigen **Tumoranamnese**.

Wesentliche Aufschlüsse zur Tumordiagnostik bringen die bildgebenden Verfahren sowohl ohne als auch mit Anwendung von Röntgenstrahlen. Die **Ultraschalldiagnostik** ermöglicht eine ziemlich exakte Lokalisationsbestimmung und Abgrenzung eines Tumors, gibt aber kaum nähere Auskunft über seine sonstige Beschaffenheit. Üblicherweise werden zunächst die **Standardröntgenaufnahmen** angefertigt, diese können ergänzt werden durch eine Weichteildarstellung im Sinne der **Xeroradiographie** oder durch konventionelle **Röntgen-Schichtaufnahmen**. Nach derartigen Untersuchungen sind Aussagen über die Größe und Dichte möglich, beispielsweise eine Unterscheidung zwischen einem osteolytischen und einem osteoplastischen Tumor. Die **Computertomographie** und die **Kernspintomographie** lassen sehr exakte Aussagen zur Lokalisation, Größe und Beschaffenheit eines Tumors zu, daraus ergeben sich schon ziemlich klare diagnostische Hinweise. Die **Szintigraphie** ermöglicht durch den Nachweis eines gesteigerten Knochenstoffwechsels in vielen Fällen die Früherkennung eines Tumorwachstums und gibt damit den Anlaß zur weiteren intensiven Abklärung.

Die **Biopsie** mit der anschließenden **histologischen Untersuchung** des entnommenen Gewebes gibt letzten und verläßlichen Aufschluß über die Art eines Tumors, über Gutartigkeit oder Bösartigkeit und in vielen Fällen auch über die Herkunft, beispielsweise einer Tumormetastase.

25.2 Tumorähnliche Veränderungen am Fuß

Bei den tumorähnlichen Veränderungen lassen sich nach klinischen und röntgenologischen Befunden alle Zeichen eines Knochentumors erkennen, man findet aber nicht die typischen Merkmale eines echten Tumors wie zerstörendes und infiltrierendes Wachstum, insbesondere auch keine Metastasierung. Am Fuß sind solche Veränderungen relativ häufig vorhanden.

25.2.1 Aneurysmatische Knochenzyste

Es handelt sich dabei um eine **osteolytische Knochenveränderung**, Knochengewebe geht also zugrunde. Die aneurysmatische Knochenzyste selbst besteht aus zahlreichen blutgefüllten Hohlräumen, die durch Bindegewebssepten und teilweise auch noch stehengebliebene Knochenbälkchenstrukturen voneinander getrennt sind. Meist findet man sie vereinzelt, am Fuß ohnehin sehr selten. Als Lokalisationen sind in der Literatur der Talus, Calcaneus, nahezu alle weiteren Fußwurzelknochen, die Mittelfußknochen und die erste und zweite Zehe angegeben. In der Abb. 390 ist eine aneurysmatische Knochenzyste am Talus dargestellt. Die Ursache dieser Erkrankung ist unbekannt, betroffen werden überwiegend jüngere Patienten. Wichtigstes klinisches Symptom ist der **belastungsabhängige Schmerz**. Durch die Osteolyse wird der betroffene Knochen geschwächt, so daß es zu **pathologischen Frakturen** kommen kann. Maligne Entartungen sind nur nach Bestrahlungen beobachtet worden, Metastasierungen sind von aneurysmatischen Knochenzysten nicht beschrieben.

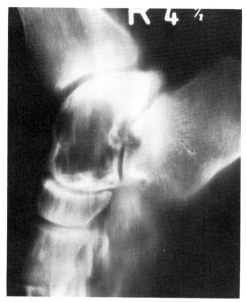

Abb. 390 Aneurysmatische Knochenzyste im Talus.

25.2.2 Solitäre Knochenzyste

Bei dieser Veränderung handelt es sich um eine meist **einkammerige Knochenzyste**, gelegentlich kann sie durch bindegewebige Septen unterteilt sein. Die Veränderung ist wiederum osteolytisch, da Knochengewebe abgebaut wird. Die Zyste ist mit einer Bindegewebsschicht ausgekleidet, mit einer leicht blutigen Flüssigkeit gefüllt. Die Lokalisation ist vorwiegend im Calcaneus (Abb. 391) oder im Talus, die Ursache ist auch dafür nicht bekannt. Häufig bleiben solche Veränderungen klinisch stumm, können mitunter leichte **uncharakteristische Schmerzen** auslösen. Da die Knochenlamelle zur Fußsohle hin meist sehr

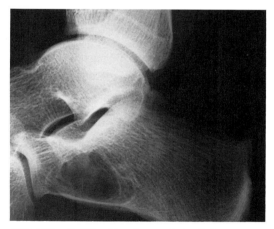

Abb. 391 Solitäre Knochenzyste im Calcaneus.

dünn ist, kommt es bei Stauchungen nicht selten zu Frakturen in diesem Bereich. Maligne Entartungen sind bei solchen Zystenbildungen nicht beschrieben.

25.2.3 Weitere tumorähnliche Veränderungen am Fuß

Eine am Fuß sehr seltene Erkrankung dieser Gruppe ist die **fibröse Dysplasie**, eine **osteoplastische Veränderung**, die im ersten oder zweiten Lebens-

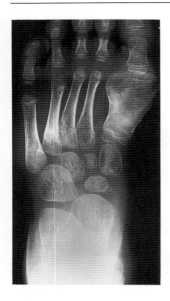

Abb. 392 Fibröse Dysplasie am Os metatarsale I.

jahrzehnt beginnt. Das Krankheitsbild ist nach klinischen und röntgenologischen Befunden durch eine starke Knochenauftreibung gekennzeichnet (Abb. 392), mitunter auch durch Knochenverbiegungen und Spontanfrakturen. Mit zunehmender Veränderung treten Schmerzen in Erscheinung. Man nimmt eine Fehlentwicklung des knochenbildenden Gewebes an, dabei eine fehlerhafte Differenzierung in Faserknochen und fibröses Mark. Eine maligne Entartung ist am Fuß bisher nicht bekannt.

Das **eosinophile Granulom** ist als eine Knochenveränderung mit einer intensiven Ansammlung bestimmter Zellarten gekennzeichnet. Es handelt sich um sogenannte Retikulohistiozyten mit einer unterschiedlichen Anzahl neutrophiler Leukozyten, Lymphozyten, Plasmazellen, vielkernigen Riesenzellen und eosinophilen Leukozyten, die dem Krankheitsbild den Namen gegeben haben. Am Fuß ist diese Veränderung extrem selten, *Ochsner* hat über vereinzeltes Vorkommen im Fersenbein berichtet.

Das **nichtossifizierende Fibrom** ist als eine nichtneoplastische Läsion unklarer Ursache definiert, charakterisiert durch das Vorhandensein von fibrösem Gewebe in wirbelartiger Anordnung. Bekannt ist seine exzentrische Lage im Knochen mit Kortikalisdefekten in den Metaphysenbereichen.

25.2.4 Behandlung tumorähnlicher Veränderungen

Mitunter werden solche tumorähnlichen Veränderungen als Zufallsbefunde entdeckt, da sie nicht immer zu Schmerzen führen müssen. Für den Fall der Behandlungsnotwendigkeit wegen Schmerzen und Größenzunahme werden Bestrahlungen und die operative Behandlung empfohlen. Insbesondere bei großen Calcaneuszysten ist wegen der Frakturgefahr zur operativen Ausräumung mit gleichzeitiger **Knochenauffüllung** zu raten (Abb. 393). In der Regel kommt es dadurch zum Aufbau einer normalen Knochenstruktur im ehemaligen Zystenbereich, evtl. verbleibende kleine Restzysten durch Resorption des eingebrachten Spongiosamaterials sind klinisch ohne Bedeutung.

25.3 Benigne Fußtumoren

Wenn es sich auch um gutartige Tumoren handelt, wirkt die Diagnosestellung eines Tumors auf den betroffenen Patienten zunächst einmal schockierend. Es ist daher aus psychologischen Gründen

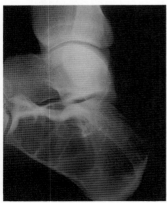
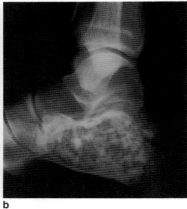

Abb. 393 a,b
a Knochenzyste im Calcaneus.
b Knochenzyste im Calcaneus nach Spongiosa-Auffüllung.

ratsam, dem betroffenen Patienten den Befund zunächst zu beschreiben, die Möglichkeiten der Differentialdiagnose verständlich zu erörtern und erst danach den Begriff des Tumors mit den erforderlichen Erklärungen zu gebrauchen. Auf die wichtigsten Kriterien zur Einordnung, ob ein Tumor benigne (gutartig) oder maligne (bösartig) ist, wurde bereits hingewiesen. Das betrifft insbesondere die Eigenschaft, daß ein benigner Tumor nicht an andere Stellen des Körpers metastasiert. Er gilt deswegen nicht als lebensgefährlich. Grundsätzlich können sich benigne Tumoren aus nahezu allen Gewebearten des Körpers entwickeln. Charakteristisch ist die Größenzunahme, die mit zunehmendem Ausmaß trotz der Gutartigkeit Beschwerden verursachen kann.

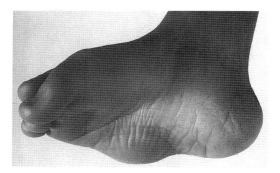

Abb. 394 Lipom am Fuß.

25.3.1 Benigne Weichteiltumoren am Fuß

Die Tumoren werden nach dem Gewebe bezeichnet, von dem das Wachstum ausgeht, dabei kann es Mischformen geben. So geht z. B. ein **Lipom** vom Fettgewebe aus, ein **Fibrom** vom Bindegewebe, ein **Myom** von der Muskulatur, ein **Angiom** von Gefäßen, ein **Myxom** vom Schleimhautgewebe. Gutartige Weichteiltumoren machen in vielen Fällen keine Behandlung erforderlich. Das hängt von der Größe und von der Lokalisation ab, je nachdem wie sie sich störend auswirken. In der Abb. 394 ist ein Lipom an der Fußaußenseite zur Fußsohle hin dargestellt. Dieser Tumor ist wegen seiner Größe und Lokalisation störend, beeinträchtigt die Versorgung mit normalen Schuhen. In einem solchen Falle und in ähnlichen Fällen ist operative Entfernung angezeigt. Das gleiche gilt für gutartige Tumoren, die auf Nerven oder Gefäße drücken oder die Funktion von Gelenken behindern.

25.3.2 Benigne Knorpel- und Knochentumoren am Fuß

Es handelt sich um gutartige Geschwülste, die aus dem Knorpelgewebe oder dem Knochengewebe entstehen, bekannt sind auch Mischformen. Sie können an verschiedenen Stellen des Fußes lokalisiert sein und führen je nach ihrer Größe und nach der Lokalisation zu einer unterschiedlichen Beschwerdesymptomatik. Abhängig vom Tumorvolumen sind die wesentlichen Krankheitssymptome solcher gutartigen Tumoren Druckbeschwerden und Funktionseinschränkungen.

25.3.2.1 Osteochondrom (cartilaginäre Exostose)

Die häufigsten unter den gutartigen Fußtumoren sind die cartilaginären Exostosen, auch Osteochondrome genannt. Meist liegen sie im Bereich der langen Röhrenknochen und hier besonders in den Metaphysenanteilen, das Wachstum geht dann vom Epiphysenknorpel aus. Seltener sind Osteochondrome an den Fußwurzelknochen lokalisiert wie etwa am Fersenbein (Abb. 395). Das Wachstum dieser Tumoren geht häufig mit dem allgemeinen Wachstum einher und kommt mit

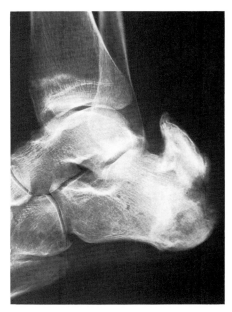

Abb. 395 Osteochondrom am Calcaneus.

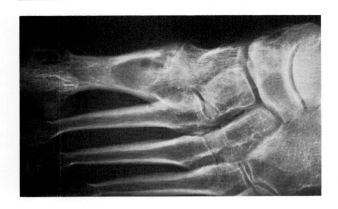

Abb. 396 Enchondrom am Os metatarsale I.

dem Epiphysenschluß zum Stillstand. Die sowohl im Röntgenbild als auch im anatomischen Präparat als knöcherne Gebilde erkennbaren Vorwölbungen sind von einer Knorpelschicht überzogen. Durch Verdrängung kann es an den betroffenen Knochen, also auch an den Knochen des Fußes, zu Wachstumsstörungen kommen. Durch die Raumforderung und den dadurch bedingten Druck auf die benachbarten Gewebe treten Beschwerden auf, häufig resultieren **Belastungsschmerzen** und **Funktionseinschränkungen** . Bei entsprechenden Beschwerden ist die operative Abtragung des Tumors anzuraten. Eine Langzeitbeobachtung ist erforderlich, denn in zehn Prozent solcher Veränderungen ist maligne Entartung beschrieben.

25.3.2.2 Enchondrom

Die Tumoren entwickeln sich in der Markhöhle, überwiegend in den Diaphysen kleiner Röhrenknochen (Abb. 396). Mehr als 50% dieser gutartigen Tumoren sind am Hand- und Fußskelett beschrieben mit besonderer Lokalisation an den Phalangen. Die klinische Beschwerdesymptomatik ist meist sehr diskret, so daß die Veränderungen oft als Zufallsbefunde festgestellt werden. Im Röntgenbild erkennt man sie als umschriebene und gut abgegrenzte Gebilde mit deutlich **verminderter Knochenbälkchenstruktur**. Die Kortikalis des Knochens kann in der Umgebung eines Enchondroms vorgewölbt sein. Wenn der Tumorknorpel verkalkt oder verknöchert ist, erkennt man röntgenologisch im Enchondrom kleine punktförmige oder traubenförmige Schatten. Wird die verbliebene dünne Kortikalis des Röhrenknochens stärker beansprucht, kann es zu Frakturen kommen. Die Therapie besteht in einer **operativen Ausräumung** des Enchondroms. Dabei muß die Tumorhöhle sorgfältig ausgekratzt und mit körpereigener Spongiosa aufgefüllt werden. Wenn die operative Entfernung des Tumorknorpels nicht sorgfältig genug durchgeführt wird, kann es zu Rezidiven kommen. Maligne Entartungen sind am Fuß bisher nicht beobachtet worden.

25.3.2.3 Osteoidosteom, Osteoblastom

Diese beiden gutartigen Knochentumoren sind sich histologisch sehr ähnlich. Das **Osteoidosteom** (Abb. 397 u. 398) tritt vor allem bei Jugendlichen und jüngeren Erwachsenen auf. Es ist von einem dichten Sklerosesaum umgeben, im Zentrum erkennt man häufig nur auf Schichtaufnahmen einen meist nicht mehr als 1 cm im Durchmesser großen ovalen Tumor, den Nidus (das Nest). Wenn in schon älteren Herden die Grundsubstanz des Nidus stark verkalkt ist, kann er einen kräftigeren Röntgenschatten geben als der Knochen der Umgebung. Das Osteoidosteom führt zu meist nachts auftretenden Schmerzen am betroffenen Knochen.

Das **Osteoblastom** ist größer als das Osteoidosteom. Es liegt meist exzentrisch im Knochen und kann die Kortikalis vorwölben. *Willert*, *Ochsner* und *Tomeno* fanden Osteoblastome am Fuß meist am Talus oder Calcaneus lokalisiert.

Die Therapie besteht in einer **radikalen operativen Entfernung** . Das Osteoidosteom wird vollständig ausgeräumt. Dabei ist besonders darauf zu achten, daß auch der Nidus mit entfernt wird, andernfalls würde von diesem „Nest" ein erneutes Wachstum ausgehen. Beim Osteoblastom ist eine Exzision wegen der Größe des Tumors oft nicht möglich, dann muß eine vollständige Exkochleation (Auskratzung mit einem scharfen Löffel) erfolgen. Der dadurch entstehende Knochendefekt wird mit körpereigener Spongiosa aufgefüllt.

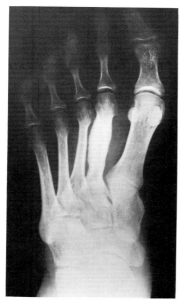

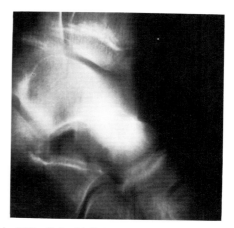

Abb. 398   Osteoid-Osteom am Talus.

Abb. 397   Osteoid-Osteom am Os metatarsale II.

25.4 Semimaligne Tumoren am Fuß

Diese Art von Tumoren weist gegenüber den eindeutig gutartigen und den eindeutig bösartigen Tumoren eine gewisse Eigenständigkeit auf. Die semimalignen Tumoren sind charakterisiert durch:
1. Ein destruierendes und lokal invasives Wachstum
2. Eine häufige Rezidivneigung nach operativer Ausräumung
3. Das Fehlen einer Metastasierung in andere Regionen.

Hinsichtlich der Häufigkeit stehen bei den semimalignen Tumoren die **Riesenzelltumoren** an erster Stelle. Unter den ohnehin seltenen Fußtumoren sind sie mit etwa 10 % relativ häufig. Ihr Ursprung ist unklar, man nimmt an, daß sie im Knochen vom mesenchymalen Bindegewebe ausgehen. Das häufigste Auftreten von Riesenzelltumoren wurde am Fuß zwischen dem zweiten und fünften Lebensjahrzehnt beobachtet. *Willert* und Mitarbeiter fanden Riesenzelltumoren am Fuß im Talus, Calcaneus und ersten Mittelfußknochen, eine weitere Lokalisationsmöglichkeit ist der Außenknöchel. Die Abb. 399 zeigt einen Riesenzelltumor am Talus, die Abb. 400 am ersten Mittelfuß-

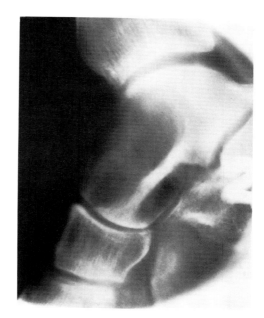

Abb. 399   Riesenzelltumor im Talus.

strahl, in der Abb. 401 ist ein Riesenzelltumor am Außenknöchel im Röntgenbild und im computertomographischen Schnitt dargestellt. Man erkennt die meist exzentrische Lokalisation mit osteolytischen Herden ohne Reaktion der Knochenhaut und oft ohne eine reaktive Sklerose des Knochens. Bekannt ist die Neigung der Riesenzelltumoren zur malignen Entartung. Obwohl man grundsätzlich davon ausgeht, daß semimaligne Knochentumoren keine Fernmetastasen bilden, sind diese in

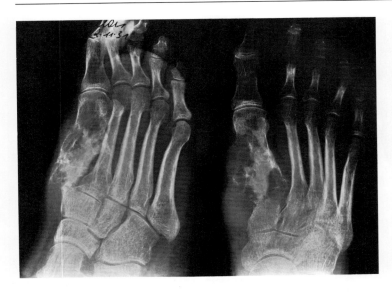

Abb. 400 Riesenzelltumor im Os metatarsale I.

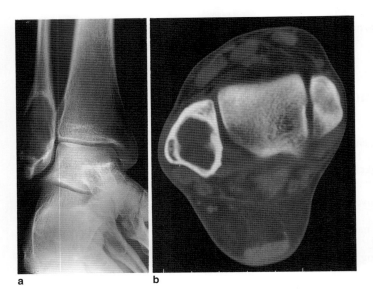

Abb. 401 a,b Riesenzelltumor im Außenknöchel.
a Röntgenbild.
b Computertomographie-Schicht.

seltenen Fällen beschrieben. Die Therapie besteht in einer möglichst radikalen Ausräumung des Tumorgewebes, der dadurch entstehende Defekt ist mit körpereigener Spongiosa aufzufüllen.

Ein weiterer semimaligner Tumor ist das selten vorkommende **Chondromyxoidfibrom**. Dieser Tumor kann an allen Fußknochen auftreten, er besteht aus myxoider (schleimiger) oder chondroider (knorpelähnlicher) Grundsubstanz. Grundsätzlich gilt der Tumor als gutartig, extrem selten wurde maligne Entartung beobachtet.

25.5 Maligne Fußtumoren

Die malignen Tumoren sind unter den ohnehin seltenen Fußtumoren noch seltener zu finden als die gutartigen. Die primären malignen Fußtumoren, die sich also am Fuß entwickelt haben, können vom Weichteilgewebe, von der Knorpelsubstanz, vom Knochenmark oder vom Knochen ausgehen.

25.5.1 Maligne Weichteiltumoren am Fuß

Primäre maligne Weichteiltumoren sind am Fuß extrem selten zu finden. *Farell* und *Friedman* (zitiert nach *Palme*) haben als Einzelfall ein malignes Hämangiom an der Großzehe beschrieben, also einen vom Gefäßsystem ausgehenden bösartigen Tumor. *Ochsner*, *Willert* und *Tomeno* haben sieben Fälle von malignen primären Weichteiltumoren am Fuß zusammengetragen. Dreimal handelte es sich um ein **Synovialom**, also von der Gelenkschleimhaut ausgehend, zweimal um ein **Fibrosarkom**, vom Bindegewebe ausgehend, einmal um ein **Melanom**, von der Haut ausgehend und einmal um ein undifferenziertes **Sarkom**, vom Muskelgewebe ausgehend.

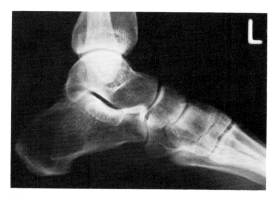

Abb. 402   Osteosarkom im Kalkaneus.

Der klinische Befund ist bei diesen Tumorveränderungen meist sehr uncharakteristisch, abgesehen vom Melanom. Im Röntgenbefund erkennt man oft einen Weichteilschatten, der aber nur weiterer Hinweis für eine Abklärung durch Computertomographie oder Kernspintomographie sein kann. Letztlich muß die Diagnose durch eine Probebiopsie mit anschließender histologischer Untersuchung gestellt werden.

25.5.2 Maligne Knochentumoren am Fuß

Nach den Ausführungen von *Ochsner* und Mitarbeitern treten viele Knochentumoren während des präpubertären Wachstums auf, vermehrt in den Bereichen der maximalen Wachstumsaktivität. Da die Wachstumsintensität der Fußknochen im Vergleich zu den meisten weiteren Skelettanteilen relativ gering ist, kommen dort weniger primäre Knochentumoren vor. Die primären malignen Knochentumoren sind am Fuß überwiegend in den Fußwurzelknochen zu finden, selten im Mittelfuß- oder im Vorfußbereich. Die Abgrenzung zu gutartigen Tumoren ist trotz histologischer Untersuchungen mitunter schwierig, weil das Bild in einem Tumor stark variieren kann und mitunter reaktive Veränderungen vorliegen, die das neoplastische Geschehen überlagern. Nachstehend sollen nur die häufigsten dieser Tumoren kurz erörtert werden.

25.5.2.1 Osteosarkom

Dieser Tumor ist dadurch charakterisiert, daß die Tumorzellen die Fähigkeit haben, **Knochensubstanz** zu bilden das Tumorosteoid. Der Tumor beginnt mit seinem Wachstum in den zentralen Knochenanteilen und durchdringt dann teils destruierend und teils sklerosierend das Mark und die Spongiosa. Durch das Tumorwachstum wird die Kortikalis des betroffenen Knochens nach außen gedrückt, es kommt zu einer Periostitis mit Verknöcherung der Knochenhaut und Ausbildung von feinen Knochenzacken, die als **Spiculae** bezeichnet werden. Im Röntgenbild ist der Tumor selbst unscharf begrenzt, er weist nur selten eine Randsklerose auf (Abb. 402). Das histologische Bild des Osteosarkoms ist wechselnd mit fibroblastischen, chondroblastischen und osteoblastischen Anteilen. Entscheidend ist für die histologische Diagnose das Vorhandensein der neoplastischen Knochengrundsubstanz.

Der klinische Befund ist uncharakteristisch mit Schmerzen und mehr oder weniger starken Schwellungszuständen.

25.5.2.2 Chondrosarkom

Das Chondrosarkom ist eine von den **Knorpelzellen** ausgehende Geschwulst, es kann sich primär als bösartiger Tumor entwickeln oder auch aus einem zunächst gutartigen Knorpeltumor im Sinne der malignen Entartung entstehen. Das Chondrosarkom durchdringt mit seinem Wachstum zerstörend die Spongiosa und die Kortikalis und dringt in die umgebenden Weichteile ein. Diese werden durch das Tumorwachstum zum Teil verdrängt und zum Teil infiltriert. Das Chondosarkom ist im Bereich des Fußes meist an den Zehenphalangen, am Metatarsus und Calcaneus lokalisiert. Im Röntgenbild erkennt man unregelmäßige Begrenzungen mit groben bis feinfleckigen Verkalkungen. Das histologische Bild ist durch mehrkernige Zellen, vielgestaltige Zellkerne und plumpe Zellfor-

lose Zellverbände aus undifferenzierten Rundzellen und ohne scharfe Zellgrenzen.

Man findet das Ewing-Sarkom fast nur bei Kindern und Jugendlichen, am Fuß ist es zu zwei Drittel der Fälle am Talus oder Calcaneus lokalisiert, zu ein Drittel in den Mittelfußknochen oder den Zehenphalangen. Klinisch treten wechselhafte Schmerzen in Erscheinung, die mitunter als pulsierend angegeben werden.

25.5.3 Behandlung maligner Fußtumoren

Maligne Tumoren am Fuß werden so früh wie möglich operativ behandelt, um eine Größenzunahme und insbesondere Metastasierung soweit als möglich zu verhindern. Ob nur der **Tumor entfernt** wird oder ob man sich zur **Amputation** entschließt, hängt von der Lokalisation und der Größe des jeweiligen Tumors ab. In jedem Falle muß der Tumor radikal entfernt werden. Soweit die Tumoren gegenüber einer **Chemotherapie** empfindlich sind, wird diese einer Operation vorgeschaltet

men gekennzeichnet. Chondrosarkome bilden kein Tumorosteoid, also keine knochenähnliche Grundsubstanz.

Klinisch entwickelt sich zunächst eine Schwellung im betroffenen Bereich, mit der Größenzunahme des Tumors werden dann auch Schmerzen ausgelöst.

25.5.2.3 Ewing-Sarkom

Das Tumorwachstum geht vom **Knochenmark** aus, mit der Größenzunahme des Tumors wird die Spongiosa aufgelockert und es entstehen ausgedehnte Osteolysen. Um den Tumor bildet sich eine reaktive Knochenschale, diese imponiert am Knochen wie eine zweite Kortikalisschicht. Im Röntgenbild erkennt man unterschiedliche Strukturauflösungen des Knochens, die als mottenfraßähnlich beschrieben sind. Besonders im Frühstadium kann der Röntgenbefund einer Osteomyelitis ähneln, so daß zur Sicherung der Diagnose eine Biopsie mit histologischer Untersuchung erforderlich ist. Diese ergibt beim Ewing-Sarkom struktur-

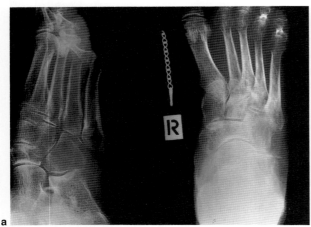
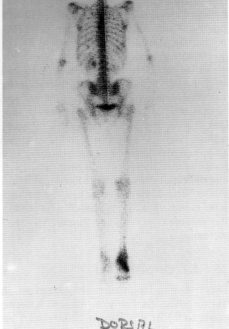

Abb. 403 a, b Metastase eines Bronchialkarzinoms im Os cuboideum.
a Röntgenbild.
b Mehranreicherung im Szintigramm.

und auch nach der Operation erfolgen weitere Zyklen einer Chemotherapie. Das gilt beispielsweise für das Osteosarkom und das Ewing-Sarkom. Bei strahlenempfindlichen Tumoren, wie beim Ewing-Sarkom, kann eine postoperative **Nachbestrahlung** erfolgen. Das Osteosarkom ist bekanntermaßen strahlenunempfindlich. Das Chondrosarkom ist unempfindlich gegenüber der Chemotherapie und auch der Bestrahlung, so daß bei diesem Tumor nur die Möglichkeit einer radikalen operativen Entfernung gegeben ist.

25.6 Tumormetastasen am Fuß

Metastasen sind Tumorabsiedelungen oder **Tochtergeschwülste** durch Zellverschleppung von einem Primärtumor. Am Fuß sind solche Metastasen selten. *Ochsner* hat über insgesamt 50 Tumormetastasen am Fuß berichtet, die Primärtumoren fanden sich am häufigsten im Uterus, in absteigender Häufigkeit in der Mamma, der Lunge, der Niere, dem Magen-Darm-Trakt und je einmal in der Prostata und Schilddrüse. Die Metastasierung erfolgt meist bei Patienten im Alter über 50 Jahre, betroffen sind überwiegend die kleinen Fußwurzelknochen. In der Abb. 403 ist die Metastase eines Bronchial-Carcinoms im Os cuboideum dargestellt, die Szintigraphie läßt die Mehranreicherung erkennen, das Röntgenbild zeigt den osteolytischen Herd. In der Abb. 404 handelt es sich um die Metastase eines Nierenzell-Carcinoms mit einer Knochen-Weichteilmetastase an der Ferse. Man erkennt im Röntgen-Nativbild den osteolytischen Herd im Fersenbein, im Computertomogramm den Durchbruch der Tumormetastase in die Weichteile und in der klinischen Darstellung den Weichteiltumor kurz vor dem Durchbruch nach außen.

Tumormetastasen imitieren histologisch im wesentlichen das Erscheinungsbild ihres Primärtumors. Aus diesem Grund kann man aus dem histologischen Befund einer Tumormetastase in den meisten Fällen auf den Primärtumor rückschließen, wenn dieser bis zur Metastasenabsiedelung nicht bekannt war. Die Therapie besteht immer in

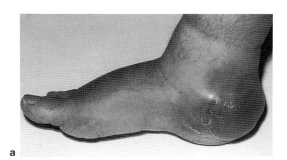

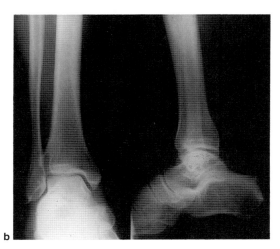

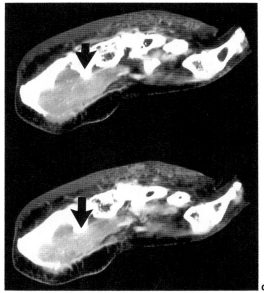

Abb. 404 a–c Knochen-Weichteilmetastase eines Nierenzellkarzinoms an der Ferse.
a Klinischer Befund.
b Röntgenbefund.
c Computertomographiebefund.

einer operativen Entfernung der Tumormetastase bis hin zur Unterschenkelamputation. Ob flankierend eine Chemotherapie durchgeführt wird und ob eine postoperative Nachbestrahlung erfolgversprechend ist, hängt im Einzelfalle von der diesbezüglichen Empfindlichkeit des Tumors ab. Wenn eine vorangegangene Behandlung des Primärtumors nicht erfolgt war, wird sie in das Gesamtbehandlungskonzept mit einbezogen. Die Prognose wird als insgesamt sehr ungünstig bewertet.

26 Amputationen im Bereich des Fußes

Amputationen am Fuß können vielfältige Ursachen haben, das gilt von der Amputation einer oder mehrerer Zehen bis zur vollständigen Amputation des ganzen Fußes. Solange es sinnvoll ist, wird man mit allen Mitteln versuchen, eine Amputation zu vermeiden, da diese für den betroffenen Patienten den unwiederbringlichen Verlust eines Körperteils bedeutet. Trotzdem ist die Amputation nicht als Zeichen der Resignation am Ende einer Therapie zu betrachten, sie ist vielmehr bei sonst aussichtsloser klinischer Behandlung der Anfang einer sinnvollen Rehabilitation. Nach sorgfältiger Abwägung der Vor- und Nachteile ergeben sich drei **Hauptindikationen** für die Entscheidung zu einer Amputation:

1. Das Leben zu erhalten, z. B. bei bösartigen Tumoren
2. Nicht lebensfähiges Gewebe abzutragen, z. B. bei der diabetischen Gangrän oder der ausgedehnten unheilbaren Osteomyelitis
3. Absolut unbrauchbare und störende Körperteile zu beseitigen, z. B. bei schweren Mißbildungen.

26.1 Ursachen für Amputationen am Fuß

Wenn man die zahlreichen einzelnen Indikationen, die letztlich zur Amputation führen, zusammenfaßt, dann ergeben sich fünf Indikationsbereiche:

1. Durchblutungsstörungen
2. Infektionen
3. Fehlbildungen
4. Tumoren
5. Traumen

26.1.1 Durchblutungsstörungen

Überwiegend sind es arterielle Durchblutungsstörungen, wodurch das Gewebe des Fußes so stark geschädigt wird, daß es trotz intensiver konservativer Behandlungsmaßnahmen nicht mehr erhalten werden kann. Arteriosklerotische Veränderungen, arterielle Thromben und stoffwechselbedingte Gefäßschäden wie beim Diabetes mellitus beeinträchtigen die arterielle Blutzufuhr mitunter so stark, daß die minderdurchbluteten Bereiche nekrotisch werden. Venöse Durchblutungsstörungen führen nur dann letztlich zur Amputation, wenn es zu ausgedehnten Ulzerationen kommt, die operativ plastisch nicht zu decken sind oder therapieresistent infiziert sind. Langanhaltende lymphatische Stauungen können bei bleibender gigantischer Anschwellung Anlaß zur Amputation geben.

Eine gewisse Sonderstellung nehmen thermische Einflüsse ein. Durch Verbrennungen bzw. Verbrühungen oder durch Erfrierungen kann das Gewebe primär so stark geschädigt werden, daß es nekrotisch wird und die kurzfristige Amputation die Folge ist. Es kann dadurch aber auch zu bleibenden Gefäßstörungen kommen, die eine ausreichende Durchblutung längerfristig nicht mehr gewährleisten, so daß nach konservativen Therapieversuchen schließlich sekundär amputiert werden muß.

26.1.2 Infektionen

Infektionsbedingte Amputationen waren vor der Möglichkeit einer antibiotischen Behandlung sehr viel häufiger erforderlich, als dies heute zumindest in den sogenannten zivilisierten Ländern der Fall ist. In den Kriegsgebieten wird wegen der gleichzeitigen oft unzureichenden medizinischen Versorgung nach Verletzungen zur Erhaltung des Lebens häufiger amputiert, als dies unter optimalen medizinischen Bedingungen erforderlich wäre. Die Indikation ergibt sich aus der eingetretenen oder drohenden Wundinfektion. Unter normalen Bedingungen mit der Möglichkeit der prophylaktischen Impfung, der antibiotischen Behandlung und der optimalen chirurgischen Therapie ist die Anzahl infektionsbedingter Amputationen deutlich zurückgegangen. Bei infizierten Verletzungen, infizierten Ulzerationen und auch bei hämatogenen Bakterienstreuungen besteht trotz antibiotischer und chirurgischer Therapie die Möglichkeit, daß ein Infektionsherd nicht beherrscht werden kann. Diese Möglichkeit ist vermehrt dann gegeben, wenn Knochen und Gelenke in Mitleidenschaft gezogen sind, wenn sich eine Osteomyelitis ausgebildet hat. In solchen Fällen kann die Teilamputation oder auch die Amputation des ganzen Fußes die letztlich sinnvollste Therapiemöglichkeit sein. Ein reizloser Amputationsstumpf mit optimaler orthopädietechnischer Versorgung ist einer jahrelang anhaltenden Eiterung mit den begleitenden Beschwerden vorzuziehen.

26.1.3 Fehlbildungen

Bei den angeborenen Fehlbildungen besteht die Indikation zur Amputation am Fuß meist beim **Riesenwuchs** und bei **Überschußbildungen**. Übermäßig große Zehen müssen gekürzt und eventuell verschmälert werden, dabei kann die Teilresektion des zugehörigen Mittelfußknochens erforderlich sein. Überzählige Fußstrahlen werden abgetragen, wenn sie funktionell behindern, das Tragen normaler Schuhe unmöglich machen oder erschweren, oder wenn die Befunde kosmetisch erheblich störend sind. Die weitgehende Fußamputation infolge einer Fehlbildung ist nur bei sehr starken Deformierungen angezeigt, wenn auch durch Korrekturoperationen eine zufriedenstellende orthopädische Schuhversorgung nicht möglich ist. Fast immer kann zumindest ein Teil des Rückfußes erhalten bleiben, so daß natürlicher Bodenkontakt gewährleistet ist.

26.1.4 Tumoren

Gutartige Tumoren führen kaum einmal zu einer Amputation am Fuß. Fast immer ist es möglich, den gutartigen Tumor zu entfernen, so daß der Fuß in seiner Form und Funktion im wesentlichen erhalten bleiben kann.

Bösartige Tumoren erfordern eine absolut konsequente Behandlung, diese besteht fast immer zumindest in der Teilamputation des Fußes, oft in der vollständigen Amputation des betroffenen Fußes. Andernfalls besteht trotz der Möglichkeit der Chemotherapie und der Bestrahlung die Gefahr eines Tumorrezidivs und der Metastasierung, sofern letztere nicht ohnehin schon vor der Amputation erfolgt ist.

26.1.5 Traumatische Amputationen

Schuhe sollen den Füßen Schutz bieten, das gilt sowohl gegenüber extremen Temperatureinflüssen als auch gegenüber Verletzungsgefahren. Meist durch Unachtsamkeit, gar nicht so selten aber auch unverschuldet, kommt es trotz der Versorgung mit Sicherheitsschuhen und trotz gestiegener Anforderungen an sonstige Sicherheitsmaßnahmen immer noch häufig zu Fußverletzungen, die eine primär traumatische Amputation verursachen oder eine sekundäre Amputation zur Folge haben. Eine wesentliche Ursache dafür liegt in der zunehmenden Technisierung in allen Bereichen, als typische Beispiele seien Rasenmäher, landwirtschaftliche Maschinen und Verkehrsmittel genannt.

Primäre Amputationen führen zum sofortigen teilweisen oder vollständigen Verlust des Fußes, im Gegensatz zur Hand sind Replantationsversuche hier die Seltenheit. Es gilt, so viel wie möglich vom Fuß zu erhalten und eine möglichst gute und letztlich auch reizfreie Weichteildeckung zu erreichen.

Sekundäre Amputationen nach traumatischen Einwirkungen sind meist darauf zurückzuführen, daß die Gewebeanteile durch das Trauma nachhaltig geschädigt wurden. Die Folgen sind Nekrosen mit Demarkierungen zum gesunden Gewebe hin, so daß sich daraus die Festlegung zu einer Amputation oder Nachamputation ergibt. Am Fuß treten kosmetische Gesichtspunkte mehr in den Hintergrund, es kommt auf die Funktion mit Erhaltung der bestmöglichen Belastungs- und Bewegungsfähigkeit an.

26.2 Amputationen in der Wachstumsperiode

Bei Kindern und Jugendlichen gehen *W. Marquardt* und *Neff* übereinstimmend davon aus, daß der längere Stumpf immer der bessere ist, wenn langzeitig damit Schmerzfreiheit und funktionelle Brauchbarkeit verbunden sind. Bei einer Amputation im Bereich der Großzehe wird wegen der Beeinflussung des Abrollvorganges soviel wie möglich erhalten, an den übrigen Zehen wird bei Kindern und Jugendlichen meist in einem Gelenk amputiert (exartikuliert). Wenn im Mittelfuß amputiert werden muß, soll nach Möglichkeit wenigstens ein Teil der Mittelfußknochenköpfchen erhalten bleiben, sonst ist es besser, an den Basisanteilen zu amputieren als längere Mittelfußknochenstümpfe zu belassen. Wenn im Rückfuß amputiert werden muß, ist jeder belastbare Rest des Fersen- und Sohlenpolsters zu erhalten und für die spätere Prothesenversorgung zu nutzen. Der dann verbleibende Sohlenkontakt ist funktionell wichtig für das noch zu erwartende Wachstum der ganzen Gliedmaße. Ein besonderes Augenmerk ist auf das Muskelgleichgewicht zu richten. Der Restfuß wird sonst in eine vermehrte Spitz- oder Hakkenfußstellung gezogen. Hautplastiken zur Deckung von Weichteildefekten an Fußstümpfen haben bei Kindern wegen der stärkeren Wachstumspotenzen bessere Erfolgsaussichten als bei Erwachsenen.

26.3 Amputationen am Fuß des Erwachsenen

Der Operateur wird für jeden Behandungsfall erneut vor die Frage gestellt, in welcher Höhe die Amputation erfolgen muß. Dafür kann es keine festen Richtlinien geben. Zu berücksichtigen ist die Vitalität des erhaltenen Gewebes, die Möglichkeit einer Stumpfheilungsstörung und die Funktion des verbleibenden Stumpfes zur optimalen prothetischen Versorgung. Man kann nicht grundsätzlich davon ausgehen, daß eine höher angesetzte Amputation eine komplikationslose Stumpfheilung gewährleistet. Die Grundvoraussetzungen sind durch die klinischen Befunde gegeben, in diesem Rahmen ist möglichst sparsam und doch ausreichend zu amputieren. Bei Durchblutungsstörungen muß im Bereich des noch ausreichend durchbluteten Gewebes abgesetzt werden, bösartige Tumoren müssen mit einem Sicherheitsabstand vollständig entfernt werden, nach Traumen ist die Operationshöhe so zu wählen, daß das nicht mehr lebensfähige Gewebe mit entfernt wird. Trotz Beachtung dieser Grundsätze wird sich auch bei einem erfahrenen Operateur eine restliche Quote unbefriedigender Ergebnisse nicht ganz vermeiden lassen, so daß im einen oder anderen Falle eine Nachamputation erforderlich wird.

26.3.1 Amputationen der Großzehe

Bei Amputationen im Bereich der Großzehe ist zu berücksichtigen, daß diese Zehe für die Abwicklungsphase des ganzen Fußes von entscheidender Bedeutung ist. Wird die Großzehe ganz abgetragen, kommt es bei der Abrollung des Fußes zu einer gewissen Kippbewegung zum Fußinnenrand hin und zu einer Überlastung insbesondere des zweiten Mittelfußknochenköpfchens (Abb. 405). Unter diesem Gesichtspunkt soll von der Großzehe soviel wie möglich erhalten werden. Bei der Amputation im Bereich des Endgliedes wird der Zehennagel mit entfernt, der knöcherne Stumpf muß geglättet und abgerundet werden, die Weichteile werden von plantar her hochgeklappt und spannungsfrei vernäht. Erfolgt die Exartikulation im Endgelenk, wird das Grundgliedköpfchen unter Verschmälerung abgerundet. An der Großzehe ist die Amputation auch im Grundgliedbereich

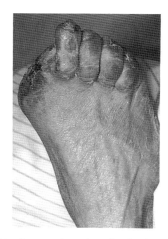

Abb. 405 Amputation der Großzehe. Folge ist Überlastung besonders des 2. Mittelfußköpfchens.

möglich, das erhaltene Grundgelenk und die Basis des Grundgliedes ermöglichen noch eine gewisse Abrollung und entlasten den zweiten Fußstrahl, hier insbesondere das Köpfchen des Mittelfußknochens. Ist der Stumpf der Grundgliedbasis sehr kurz, empfiehlt sich die Arthrodese zum Köpfchen des ersten Mittelfußstrahls in einer leichten Überstreckung zur Unterstützung der Abrollfähigkeit. Nach Möglichkeit wird ein plantarer Weichteillappen gebildet, der nach oben geschlagen und spannungsfrei über dem knöchernen Stumpf vernäht wird. Die plantare Haut ist deutlich belastungsfähiger als die dorsale. Wenn im Grundgelenk exartikuliert wird, kann der Knorpel des Mittelfußknochenköpfchens belassen bleiben, wenn er noch vital ist. Die Sesambeine werden nach Möglichkeit nicht entfernt, sie unterstützen die Druckverteilung.

26.3.2 Amputationen weiterer Zehen

Für Amputationen der Zehen 2 bis 5 sind die Empfehlungen unterschiedlich. *W. Marquardt* hat festgestellt, daß es nach der Exartikulation der zweiten Zehe im Grundgelenk zu einer Valgusstellung der Großzehe und nach Exartikulation der vierten Zehe im Grundgelenk zur vermehrten Adduktionsstellung der fünften Zehe kommt. Aus diesem Grunde empfiehlt er, nach Möglichkeit einen Teil der Grundphalanx von der zweiten und vierten Zehe zu belassen. Bei der dritten Zehe ist dagegen die Exartikulation im Grundgelenk anzuraten, weil dann insgesamt wesentliche Zehenfehlstellungen nicht erfolgen. *Baumgartner* warnt vor

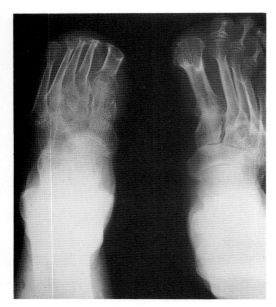

Abb. 406 Zehen-(teil-)amputationen, links z. T. mit Mittelfußköpfchen.

Amputationen im Bereich der Mittel- oder Grundglieder, weil es dann zu einem Muskelungleichgewicht kommt und der belassene Zehenstumpf in Dorsalflexion ausweicht, was zu Druckstellen und Schmerzen führt. Selbst Basisanteile sollen nach den Erfahrungen von *Baumgartner* nicht belassen werden. Eine Verankerung der Sehnenstümpfe hält er nicht für erforderlich.

Nach eigener Erfahrung hat es sich als sinnvoll erwiesen, nach Möglichkeit die Grundgliedbasis als Platzhalter zu belassen. Wenn es später zu einer Extensionsstellung im Grundgelenk kommt, was durchaus nicht immer der Fall ist, kann in einer zweiten Operation immer noch die Exartikulation im Grundgelenk durchgeführt werden. Die Abtragung der Mittelfußknochenköpfchen ist nur nötig, wenn sich klinisch Zeichen der Avitalität erkennen lassen (Abb. 406).

26.3.3 Mittel- und Vorfußamputationen

Amputationen im Mittelfußbereich werden nicht mehr, wie das früher der Fall war, nur in den vorgegebenen Gelenklinien durchgeführt. Nach neueren Erfahrungen werden quere Fußstümpfe ohne Rücksicht auf die Fußgelenke gebildet, man bezeichnet das als **transmetatarsale Mittelfußamputation**. Es hat sich allerdings als zweckmäßig

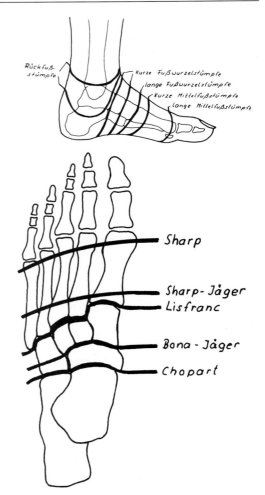

Abb. 407 Bewährte Amputationslinien am Fuß.

erwiesen, die Mittelfußknochen in den spongiösen Bereichen zu amputieren, also entweder an den Köpfchen oder in den Basisanteilen (Abb. 407). Der Stumpf des ersten und fünften Mittelfußstrahls wird jeweils etwas abgeschrägt. Bei Amputationen in den diaphysären Bereichen besteht die Gefahr, daß sich die Knochenstümpfe bei der Fußabrollung in die Weichteile bohren, vermehrte Schmerzen verursachen und auch zu Durchspießulzerationen führen.

Wenn irgend möglich wird ein kräftiger Weichteillappen aus Fußsohlenhaut, Fettpolster und kleinen Fußmuskeln gebildet, der spannungsfrei über die Knochenstümpfe gelegt und am Fußrücken mit den dort verbliebenen Weichteilen vernäht wird. Je nach den pathologischen Gegebenheiten kann es durchaus erforderlich sein, den Mittelfußstumpf nach außen oder auch nach innen abzuschrägen (Abb. 408). Sofern eine ausreichende Weichteilpolsterung spannungsfrei gewährleistet ist, bereitet auch ein solcher Mittelfußstumpf später keine stärkeren Probleme.

26.3.4 Amputationen im Rückfußbereich

Die Möglichkeiten, im Rückfußbereich zu amputieren, reichen vom Lisfranc-Gelenk (s. Abb. 407) bis zur Amputation unmittelbar oberhalb des oberen Sprunggelenkes. Die **Lisfranc-Amputation** wird kaum mehr im eigentlichen Gelenk vorgenommen, weil diese Gelenklinie unregelmäßig verläuft und der Stumpf dann keine glatte Begrenzung hat. Aus diesem Grunde wird dicht proximal dieser Gelenklinie unter Bildung eines insgesamt glatten Knochenstumpfes amputiert. Die Sehnen müssen unter bestmöglicher Erhaltung des Muskelgleichgewichtes am oder über dem knöchernen Stumpf befestigt werden, weil mit zunehmender Verkürzung des Fußstumpfes durch ein Übergewicht des M. triceps surae über den Achillessehnenansatz die zunehmende Neigung zur Spitzfußeinstellung besteht. Diese Tendenz verstärkt sich, wenn mit der Amputation noch weiter zurückgegangen wird und die Amputation im **Chopart-Gelenk** erfolgt (s. Abb. 407). Das Fersenbein wird durch das muskuläre Ungleichgewicht hinten hochgezogen (Abb. 409) was die Belastung des Fußes ungünstig beeinflußt und die orthopädietechnische Versorgung erschwert. Um diese Nachteile auszugleichen, hat *Baumgartner* empfohlen, den vorderen Anteil des Calcaneus leicht bogenförmig zu glätten. Dadurch wird bei einer Spitzfußeinstellung der belastete knöcherne Bereich entschärft.

Um eine solche Spitzfußeinstellung zu vermeiden, kann mit der Operation nach Chopart das obere und untere Sprunggelenk versteift werden, was den operativen Eingriff allerdings erheblich aus-

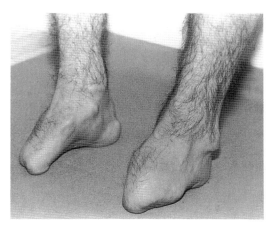

Abb. 408 Mittelfußstümpfe mit seitlicher Abschrägung.

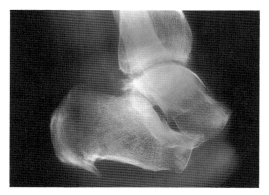

Abb. 409 Spitzfußtendenz nach Amputation im *Chopart*-Gelenk.

dehnt. Eine andere Möglichkeit besteht darin, mit der Operation nach **Pirogow-Spitzy** den Talus ganz zu entfernen und die geglätteten Flächen der Tibia und Fibula mit der des Calcaneus zu arthrodesieren (Abb. 410). Allerdings wird dadurch der

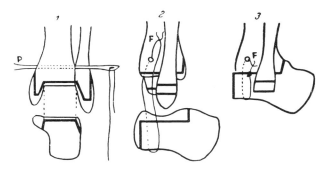

Abb. 410 *Pirogoff*-Stumpf in der Abwandlung als *Spitzy*-Stumpf (aus *Marquardt*).

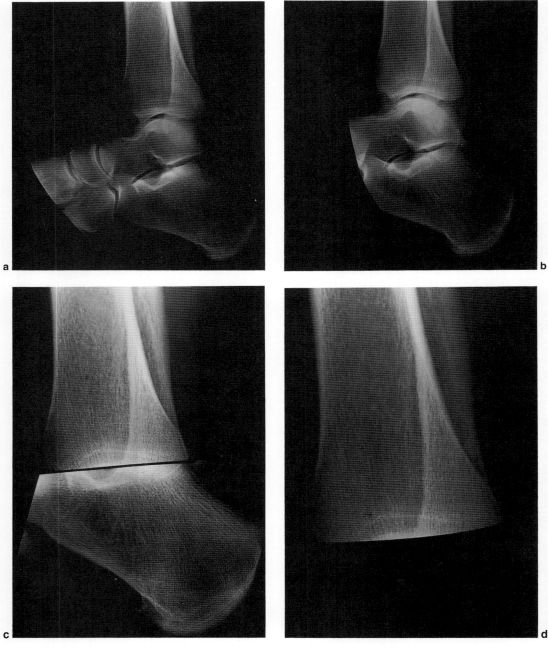

Abb. 411 a–d Röntgenbild-Montagen zur Darstellung der Amputationsstümpfe nach
a *Lisfranc*;
b *Chopart*;
c *Pirogoff-Spitzy*;
d *Syme*.

Stumpf des Rückfußes weiter verkürzt und die gesamte Beinlänge verliert etwa drei bis vier Zentimeter. Schließlich besteht je nach Notwendigkeit die Möglichkeit, den Fuß ganz zu amputieren. Bei dieser von *Syme* angegebenen Operation erfolgt die Knochenresektion der Tibia und Fibula dicht proximal der Gelenkflächen des oberen Sprunggelenkes. In der Abb. 411 sind die Grundzüge der Amputationen am Rückfuß durch zurechtgeschnittene Röntgenaufnahmen dargestellt. Für diese Operationsverfahren sind verschiedene Modifizierungen angegeben worden, auf die im einzelnen hier nicht eingegangen werden kann.

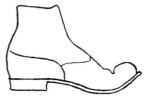

Abb. 412 Der Normalschuh wird bei Verlust der Zehen krummgetreten.

26.4 Orthopädietechnische Versorgung nach Amputationen am Fuß

Wichtigste Voraussetzung für die orthopädietechnische Versorgung nach Amputationen am Fuß ist ein möglichst leistungsfähiger Fußstumpf. Es gilt, die Bewegungsfähigkeiten soweit als möglich zu erhalten und bei der technischen Versorgung für die Schrittabwicklung zu nutzen. Der Stumpf muß belastungsfähig sein, also frei von Entzündungs- oder Reizerscheinungen und nach Möglichkeit auch schmerzfrei.

Welsch hat die Aufgabenstellung an die orthopädietechnische Versorgung zusammengestellt. Danach soll die technische Versorgung

1. einen funktionellen Ersatz für das verlorengegangene Körperteil schaffen,
2. einen kosmetischen Ersatz schaffen,
3. korrigierenden Einfluß nehmen, soweit dies erforderlich ist,
4. notwendige Entlastungen gewährleisten,
5. eine fuß- und schuhgerechte Gestaltung haben, wobei der Konfektionsschuh als Maßvorgabe ins Auge gefaßt werden soll,
6. dem Patienten ein besseres Gehen mit der Versorgung ermöglichen als ohne.

26.4.1 Veränderungen am Konfektionsschuh

Nicht jede Amputation kleineren Ausmaßes am Fuß bedarf der orthopädischen Schuhversorgung. Nach der Teilamputation einer Zehe und nach Amputation der dritten, vierten oder fünften Zehe können oft ganz normale Kaufschuhe ohne Veränderungen getragen werden. In anderen Fällen kleinerer Defekte genügt es oft, an den Konfektionsschuhen einige Veränderungen vorzunehmen, um ein beschwerdefreies und weitgehend unbehindertes Gangbild zu ermöglichen. Wenn nach der Amputation aller Zehen Kaufschuhe ohne orthopädische Veränderungen getragen werden, muß man damit rechnen, daß sich die Sohle im vorderen Bereich mit der Vorderkappe nach oben tritt (Abb. 412). Das ist kosmetisch störend und führt außerdem zu Druckstellen im Bereich der Schuhfaltenbildung. So etwas läßt sich vermeiden, wenn der Schuh eine starre Einlage und eine Ballenrolle erhält, evtl. kann unter der Rolle noch eine Stahlfeder angebracht werden. Der Schuh kann zusätzlich vorn ausgeschäumt werden, die Schnürung muß den Mittel- und Rückfuß ausreichend fest fassen. Wenn diese Versorgung ausreicht, ist sie aus kosmetischen und aus Kostengründen der Versorgung mit orthopädischen Maßschuhen vorzuziehen.

Orthopädietechnische Änderungen an Kaufschuhen sind weiterhin bei der Entfernung eines Fußstrahls oder auch bei Teilamputationen im Fersenbeinbereich möglich. In solchen Fällen wird der Defekt mit Ausschäumung an der Bettung ausgeglichen, Abrollsohlen und Pufferabsätze erleichtern die Schrittabwicklung.

26.4.2 Kosmetische Fußprothesen

Mit den modernen Werkstoffen kann man durchaus kosmetisch ansprechende Prothesen für den Fuß anfertigen. Die Prothese muß zusammen mit dem Strumpf und dem Schuh gewissermaßen eine Einheit bilden, nur ein enger Kontakt der Fußprothese zum Stumpf gewährleistet eine gute Führung und vermeidet Druckstellen. Die noch vorhandene Bewegungs- und Funktionsfähigkeit des verbliebenen Restfußes darf durch die Prothese nicht beeinträchtigt werden. Es ist keine Schwierigkeit, die Fußform und die Zehenformen an der Prothese so weit nachzugestalten, daß der Ersatz kaum auffällt und mit übergezogenem Strumpf fast nicht als solcher zu erkennen ist. Die Fuß-Teilprothese füllt zum einen den Leerraum im Schuh aus, gibt zum anderen ein kosmetisch ansprechendes Bild beispielsweise in Sandalen.

Für den Abdruck benutzt man eine Silikonmasse, die in wenigen Minuten aushärtet. Man erhält dadurch ein Negativ des Fußstumpfes, das mit Modellwachs oder Hartgips ausgegossen wird und ein Positivmodell ergibt. In gleicher Weise wird vom erhaltenen Fuß ein Vergleichsmodell angefertigt. Dazu passend wird das fehlende Stück für den amputierten Fuß modelliert, es wird eine schalenförmige Prothese aus Carbonfaser-Kevlar-Geflecht mit Acrylharz angefertigt. Die Ränder der Prothese läßt man dünn auslaufen, was den kosmetischen Effekt unterstreicht. Sowohl *Rabl* als auch *Baumgartner* haben darauf hingewiesen, daß die Herstellung von Fußprothesen zu den schwierigsten Aufgaben der technischen Orthopädie gehört, und daß diese Kunst nur von wenigen Orthopädieschuhtechnikern beherrscht wird.

26.4.3 Orthopädische Schuhversorgung bei Fußstümpfen

Schon seit vielen Jahrzehnten gibt es die Möglichkeit, Fußwurzel- und Mittelfußstümpfe mit **Innenschuhen** zu versorgen. Durch die Umkleidung des Fußstumpfes mit einem Innenschuh können empfindliche Knochenvorsprünge von vornherein oder bei Bedarf auch nachträglich umpolstert werden. Darüber wird ein Konfektionsschuh getragen oder erforderlichenfalls werden orthopädische Schuhe angefertigt.

Die häufigste orthopädietechnische Versorgung erfolgt mit **Schuhprothesen**, bei deren Anfertigung durch die modernen Materialien erhebliche Fortschritte erzielt wurden. Die Entwicklung solcher Schuhprothesen geht zu einem wesentlichen Teil auf *E. Meyer* zurück. Bei allen Schuhprothesen soll die Beweglichkeit im oberen Sprunggelenk ausgenutzt werden, der Bodendruck wird kurz hinter dem Stumpfende aufgefangen (Abb. 413). Wenn möglich soll der Stumpf in einer leichten Hackenfußstellung gebettet sein. Der Vorfußersatz wird aus einem elastischen Material angefertigt. Wichtig ist der ausreichende Spitzenhub zur Unterstützung der Schrittabwicklung. Der Knöchel- und Fesselbereich wird durch eine weiche Lederhülse fest umschlossen, so daß die Ferse sich beim Gehen im Fuß nicht anhebt.

Welsch hat eine Schuhprothese entwickelt, Bei der die Sohle durch eine Platte aus Duraluminium verstärkt ist. Diese Platte ist vor dem vorderen Stumpfende zur Stabilisierung des Stumpflagers dorsalwärts aufgebogen (Abb. 414). Der Stumpf selbst wird vorn weich abgepolstert, der vordere Schuhbereich elastisch ausgefüllt. Anstelle der von *Welsch* angegeben Filzabpolsterung wird heute besser ein Weichschaum benutzt. Außerdem hat es sich als günstiger erwiesen, die Duraluminiumplatte vorn nicht rechtwinklig aufzubiegen, mit einem oben offenen Winkel von 110-120° erweist sich die Platte als haltbarer. Sofern eine leichte Hackenfußstellung nicht möglich ist, wird zur besseren Stabilisierung des Stumpfes im Schuh der Schaft am Unterschenkel höher gearbeitet und mit einer verstärkten Stützlasche versehen.

Dieses Modell wurde von *E. Meyer* in Bezug auf die Stumpfbettung etwas abgewandelt. Er ließ vor

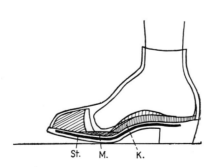

Abb. 413 Orthopädischer Schuh bei Verlust aller Zehen.
St = Stahl- oder starke Europlexsohle, M = Zellvulkolan, K = Korkbett.
Wichtig ist die Abrollsohle mit ausreichendem Spitzenhub.

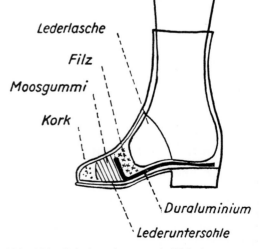

Abb. 414 Schuhprothese nach *Welsch*.

dem vorderen Stumpfende einen kleinen Hohlraum und füllte den vorderen Schuhbereich erst dann mit einer Polsterung und Hartschaum bzw. Zellvulkolan aus (Abb. 415). Bei der Wahl der Materialien hat er sich den moderneren Möglichkeiten angepaßt, wie aus einem Vergleich der Abbildungen 414 und 415 zu erkennen ist. *Meyer* bezeichnete sein Modell als **Fußwurzelprothese**.

Ein ebenso bewährtes Modell ist die von *Schlüter* so bezeichnete **Fußprothese** (Abb. 416). Die Ferse ist gewissermaßen in eine leichte Grube gebettet, so daß damit eine leichte Hackenstellung erreicht wird. *Schlüter* bezeichnete seine Prothese nicht als orthopädischen Schuh, sondern als Kunstfuß, der in einen normalen Schuh eingesteckt werden kann. Zunächst wird vom Normalschuh ausgegangen, dessen Größe nach dem gesunden Fuß bestimmt wird. *Schlüter* hielt einen Gipsabdruck nicht für erforderlich, er arbeitete lieber unmittelbar nach dem Fuß und nach Zeichnungen. Entscheidend ist eine optimale Bettung unmittelbar hinter dem Stumpfende und die exakte Fassung des ganzen Fußrestes. Der Zehenersatz ist mit dem hinteren Teil dieser Fußprothese durch eine Feder elastisch verbunden. Damit soll die Schrittabwicklung beim Gehen durch einen elastisch möglichen Spitzenhub erleichtert werden.

Bei einem sehr kurzen Fußstumpf (Pirogow-Spitzy) ist zur **Vorfußprothese** mit einer langen vorderen Unterschenkellasche zu raten, wie sie in der Abb. 417 dargestellt ist. Der Schaft wird im wesentlichen nach den Regeln der allgemeinen Kunstbeinanfertigung hergestellt. Beim Gipsabdruck wird die Gipsbinde hinten aufgeschnitten, um die exakt erforderliche Paßform im vorderen

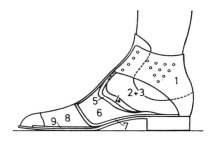

Abb. 415 Fußwurzelprothese nach *E. Meyer*.
1 Schnürteil, 2, 3 Fußstumpf mit Stumpfteller und Stützlasche aus Gießharz, 4 Hohlraum, 5 Polsterung, 6 Hartschaum, 7 Ballenwinkel-Gelenkbrücke, 8, 9 Zellvulkolan.

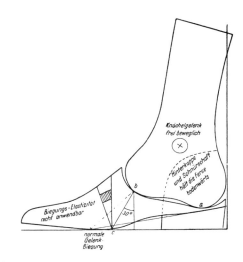

Abb. 416 Fußprothese nach *Schlüter*.

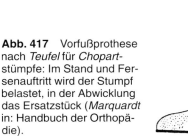

Abb. 417 Vorfußprothese nach *Teufel* für *Chopart*-stümpfe: Im Stand und Fersenauftritt wird der Stumpf belastet, in der Abwicklung das Ersatzstück (*Marquardt* in: Handbuch der Orthopädie).

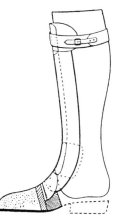
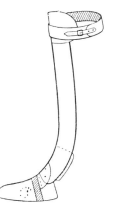
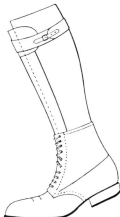

Bereich nicht zu beeinträchtigen. Es hat sich nach wie vor bewährt, die hochgezogene vordere Unterschenkelstützlasche am Unterschenkel zirkulär zu fixieren, damit sie nicht bei jedem Schritt beim Aufsetzen der Ferse nach vorn abhebt und bei der Schrittabwicklung gegen den Unterschenkel schlägt. Wichtig ist eine Polsterung über der vorderen Schienbeinkante. Das wichtigste Problem ist die Erzielung eines guten Abtretens mit dieser Prothese vom Boden. Der Kunstfuß muß aus diesem Grunde in „Rollenform" gearbeitet werden, wie das auch beim Abrollschuh üblich ist. Im Bereich des Zehenersatzes wird die Biegsamkeit durch eingebautes elastisches Material (z. B. Zellvulkolan) verbessert. Der Schaft ist geringfügig nach vorn geneigt, wobei die Absatzhöhe am Schuh zu berücksichtigen ist. Bei guter Paßform kann statt des hohen Schnürschuhs auch ein Halbschuh mit fester Schnürung verwendet werden. Diese Fußprothese wurde von *Teufel* entwickelt, *Kraus* nannte sie Schienbeinstützschale und *Marquardt* bezeichnet sie als Knemiden-Konstruktion. Dieser Name kommt von knemis = Beinschutzschiene der altgriechischen Soldaten.

Literaturhinweise

Das gesamte Medizinische Schrifttum kann heute niemand mehr übersehen, das gilt auch für das Fachgebiet der Orthopädie. Wesentliche Tatsachen sind meist in zahlreichen Abhandlungen vieler Autoren mitgeteilt und nicht selten mehrmals neu beschrieben worden. Oft werden als Entdecker bzw. Erstbeschreiber Autoren aus den letzten Jahren genannt, ohne das die Priorität immer streng berücksichtigt wird. Selbstverständlich können auch in diesem Buch historische Irrtümer nicht immer ganz sicher ausgeschlossen werden. Von vorrangiger Bedeutung erscheint es bei den Literaturhinweisen, daß der Leser erfährt, wo er eine klare Beschreibung der Tatsachen findet.

Bei dem heute sehr reichhaltigen Schrifttum auch für Teilgebiete der Medizin ist es nicht mehr möglich, alle in der Literatur veröffentlichten Erkenntnisse in einem Buch in allen Einzelheiten zu verarbeiten. Man muß sich hierbei auf das wesentliche beschränken. Andererseits soll dem Leser die Möglichkeit gegeben werden, ihn interessierende Einzelheiten an anderer Stelle nachzulesen. Aus diesem Grunde ist diesem Buch ein ausführliches Literaturverzeichnis angefügt. Darin sind die bekannten Originalarbeiten, gegliedert entsprechend den einzelnen Kapiteln dieses Buches, in alphabetischer Reihenfolge der Autoren aufgeführt.

Nicht allen Lesern werden die in einem Literaturverzeichnis üblichen Abkürzungen für medizinische Zeitschriften bekannt sein. Aus diesem Grunde folgt eine Übersicht über die wichtigsten Abkürzungen nach der „World Medical Periodicals", soweit die Zeitschriften erwähnt sind.

Acta orthop. scand.: Acta Orthopaedica Scandinavica, Munksgaard, Copenhagen
Akt. Rheumatol.: Aktuelle Rheumatologie, Georg Thieme Verlag, Stuttgart-New York
Akt. Traumatol.: Aktuelle Traumatologie, Georg Thieme Verlag, Stuttgart-New York
Anat. Anz.: Anatomischer Anzeiger, Gustav Fischer Verlag, Jena
Arch. orthop. Unfall-Chir.: Archiv für orthopädische und Unfallchirurgie, J. F. Bergmann Verlag, München
Beitr. Orthop. u. Traumatol.: Beiträge zur Orthopädie und Traumatologie, VEB Verlag Volk und Gesundheit, Berlin ab 1990: Verlag Gesundheit GmbH, Berlin
Dtsch. med. J.: Deutsches medizinisches Journal, Berlin
Dtsch. med. Wschr.: Deutsche medizinische Wochenschrift, Georg Thieme Verlag, Stuttgart-New York
extracta orthopaedica: extracta orthopaedica, Acron-Verlag, Berlin-New York
Klin. Wschr.: Klinische Wochenschrift, Springer Verlag, Berlin
Krankenhausarzt: Krankenhausarzt, Verlag G. Braun, Karlsruhe
Med. Klin.: Medizinische Klinik, Verlag Urban u. Schwarzenberg, München
Med. Orthop. Techn.: Medizinisch orthopädische Technik, Gentner Verlag Stuttgart
Münch. med. Wschr.: Münchener medizinische Wochenschrift, Verlag J. F. Lehmann, München
Operat. Orthop. Traumatol.: Operative Orthopädie und Traumatologie, Urban u. Vogel, München
Orthopäde: Der Orthopäde, Springer Verlag, Berlin-Heidelberg-New York
Orthop. Praxis: Orthopädische Praxis, Medizinisch Literarische Verlagsgesellschaft mbH, Uelzen
OSM: Der Orthopädie-Schuhmachermeister, Carl Maurer Verlag, Geislingen (Steige)
OST: Orthopädieschuhtechnik, Carl Maurer Verlag, Geislingen (Steige)
Schweiz. med. Wschr.: Schweizer medizinische Wochenschrift, Verlag B. Schwabe u. Co, Basel
Therapiewoche: Therapiewoche, Verlag G. Braun, Karlsruhe
Unfallchirurg: Der Unfallchirurg, Springer-Verlag, Berlin-Heidelberg-New York
Unfallheilk.: Unfallheilkunde, Springer-Verlag, Berlin-Heidelberg-New York-Tokyo
Verh. anat. Ges.: Verhandlungen der anatomischen Gesellschaft, Gustav Fischer Verlag, Jena
Verh. Dtsch. Orthop. und Traumatol. Ges.: Verhandlungen der Deutschen Gesellschaft für Orthopädie und Traumatologie, Ferdinand Enke Verlag, Stuttgart
Wien. klin. Wschr.: Wiener klinische Wochenschrift, Springer Verlag, Wien
Z. Allg.med.: Zeitschrift für Allgemeinmedizin, Hippokrates Verlag GmbH, Stuttgart
Zbl. Chir.: Zentralblatt für Chirurgie, Verlag J. A. Barth, Leipzig
Z. Orthop.: Zeitschrift für Orthopädie und ihre Grenzgebiete, Ferdinand Enke Verlag, Stuttgart
Z. Rheumatol.: Zeitschrift für Rheumatologie, Steinkopff, Darmstadt

Literatur

Allgemeines

Baumgartner, R.: Die orthopädietechnische Versorgung des Fußes. G. Thieme, Stuttgart 1972

Bechthold, R., H. Hamelmann, H.J. Peiper: Chirurgie. Urban & Schwarzenberg, München – Wien – Baltimore 1987

Bernbeck, R., G. Dahmen: Kinder-Orthopädie, 3. Auflage, G. Thieme, Stuttgart 1983

Chapchal, G., D. Jaster: Orthopädie im Kindes- und Jugendalter. J.A. Barth 1976

Charnley, J.: Die konservative Therapie der Extremitätenfrakturen. Deutsch von Bimler. Springer, Berlin – New York 1968

Cotta, H.: Orthopädie. Ein kurzgefaßtes Lehrbuch. G. Thieme, Stuttgart 1978

Cotta, H.: Orthopädie, 3. Auflage. G. Thieme, Stuttgart 1982

Debrunner, U.: Orthopädisches Diagnostikum, 2. Auflage. G. Thieme, Stuttgart 1966

Exner, G.: Kleine Orthopädie, 10. Auflage. G. Thieme, Stuttgart 1980

Hackenbroch, Witt, Rütt: Orthopädisch-chirurgischer Operationsatlas. G. Thieme, Stuttgart 1973

Henssge, E.J.: Radiologische Diagnostik. Jahrbuch der Orthopädie, Biermann 1993, 21

Hohmann, G., M. Hackenbroch, K. Lindemann: Handbuch der Orthopädie in 4 Bänden. G. Thieme, Stuttgart 1957

Hohmann, G.: Orthopädische Technik, 4. Auflage, Ferdinand Enke, Stuttgart 1958

Idelberger, K.: Lehrbuch der Orthopädie. Springer, Berlin – Heidelberg – New York 1970

Kaiser, E.: Leitfaden für die Orthopädie, 5. Auflage. G. Fischer, Stuttgart – New York 1976

Kaiser, E., L. Stockinger: Morphologie und Biochemie des Bindegewebes. Münch. med. Wschr. 113 (1971) 321

Köhler, A., E.A. Zimmer: Grenzen des Normalen und Anfänge des Pathologischen im Röntgenbild des Skeletts, 12. Auflage. G. Thieme, Stuttgart 1982

Kraus, E.: Biomechanik und Orthopädieschuhtechnik. C. Maurer, Geislingen 1973

Lange, M.: Orthopädisch-chirurgische Operationslehre. Bergmann, München 1962. Ergänzungsband 1968

Lange, M., E. Hipp: Lehrbuch der Orthopädie und Traumatologie. Ferdinand Enke, Stuttgart 1976

Lehmann, F.E., A. Werthemann: Handbuch der allgemeinen Pathologie. Springer, Berlin – Heidelberg 1955

Lelièvre, J.: Pathologie du Pied, 4. Edition. Masson, Paris 1971

Marquardt, W.: Die theoretischen Grundlagen der Orthopädieschuhmacherei, 2. Auflage. C. Maurer, Geislingen (Steige) 1965

Matzen, P.F.: Lehrbuch der Orthopädie, 2. Auflage. VEB Verlag Volk und Gesundheit, Berlin 1967

Murri, A.: Der Fuß. Med. Lit. Verlag, Uelzen 1981

Niethard, F.U., J. Pfeil: Orthopädie. Hippokrates, Stuttgart 1989

Palme, E.: Der Fuß. W. Kohlhammer, Stuttgart – Berlin – Köln 1993

Pschyrembel, W.: Klinisches Wörterbuch, 257. Auflage. Walter de Gruyter, Berlin – New York 1994

Ruck, H.: Das Buch der Fußpflege, 10. Auflage. Hellmut Ruck, Schömberg 1990

Schilling, W.: Der Säuglings- und Kleinkinderfuß. Bücherei des Orthopäden, Band 63, Ferdinand Enke, Stuttgart 1994

Schinz, Baensch, Frommhold, Glauner, Uehlinger, Wellauer: Lehrbuch der Röntgendiagnostik, 6. Auflage. G. Thieme, Stuttgart 1979

Schönbauer, Polt, Grill: Orthopädie: Methodische Diagnostik und Therapie. Springer, Wien – New York 1979

Thomsen, W.: Pflege deine Füße – gesunde Füße, gesunder Mensch. G. Thieme, Stuttgart 1972

Valentin, B.: Geschichte der Orthopädie. G. Thieme, Stuttgart 1961

Valentin, B.: Geschichte der Fußpflege. G. Thieme, Stuttgart 1966

Witt, A.N., H. Rettig, K.F. Schlegel, M. Hackenbroch, W. Hupfauer: Orthopädie in Praxis und Klinik, Band I. G. Thieme, Stuttgart – New York 1980

Witt, A.N., H. Rettig, K.F. Schlegel: Orthopädie in Praxis und Klinik. G. Thieme, Stuttgart – New York 1985

Zilch, H., U. Weber: Orthopädie. Walter de Gruyter, Berlin – New York 1989

Kapitel 1

Grundkenntnisse zur Untersuchung und Behandlung

Bernau, A.: Technik und Probleme der Gelenkpunktionen. Med. orthop. Techn. 105 (1985) 84

Bernau, A.: Intraartikuläre Injektionen an Finger- und Zehengelenken. Med. orthop. Techn. 105 (1985) 86

Buchartowski, W.D., H. Lippert: Schlagbruchfestigkeit und Kompactastruktur der Mittelfußknochen. Z. Orthop. 110 (1972) 34

Debrunner, H.U.: Wachstum und Entwicklung des Fußes beim Jugendlichen. Ferdinand Enke, Stuttgart 1965

Dönitz, A.: Die Mechanik der Fußwurzel. Dissertation Berlin 1903

Fick, R.: Handbuch der Gelenke. Gustav Fischer, Jena 1904-1911

Hasche, E.: Gelenkstudien am Lebenden mit Hilfe von Röntgen-Bewegungsbildern. Klin. Wschr. 18 (1939) 910
Kaiser, H.: Intraartikuläre Therapie – Indikationen und spezielle Risiken. Med. orthop. Techn. 105 (1985) 81
Köster, D.: Die Ossifikation des Vorfußes und der Zehen und ihre Beziehung zu Vorfußerkrankungen Jugendlicher. Z. Orthop. 104 (1968) 333
Kummer, B.: Funktionelle Anatomie des Vorfußes. Verh. Dtsch. Orthop. Ges. 53 (1966) 482
Lippert, H., U.K. Laasko: Druckfestigkeit menschlicher Fußwurzelknochen. Z. Orthop. 110 (1972) 556
Rost, K.: Angewandte Anatomie für die Schuhindustrie. Fischer, Leipzig 1958
Stracker, O.: Der Fuß im Wandel der Zeit und seine Schönheit. Med. Klin. 57 (1962) 1624
Strasser: Lehrbuch der Muskel- und Gelenkmechanik. Springer, Berlin 1917
Thomsen, W.: Der Begriff der Norm. Verh. Dtsch. Orthop. Ges. (1966) 520
Tillmann, B.: Beitrag zur funktionellen Anatomie des Fußes. Orthop. Praxis XIII (1977) 504
Timm, H.: Die dorso-ventrale Nahaufnahme des oberen Sprunggelenks. Z. Orthop. 100 (1965) 386
Virchow, H.: Der Fuß der Chinesin. Cohen, Bonn 1913
Virchow, H.: Klumpfüße nach Form zusammengesetzt. Arch. orthop. Unfall-Chir. 33 (1933) 325
Volkmann, v.R.: Ein Ligamentum pedis neglectum. Ergänzungsheft zu Anat. Anz. 126 (1970) 121
Volkmann, v.R.: Wer trägt den Taluskopf wirklich? Anat. Anz. 131 (1972) 425
Volkmann, v.R.: Zur Anatomie und Mechanik des Ligamentum calcaneonaviculare plantare sensu strictiori. Anat. Anz. 134 (1973) 460

Kapitel 2
Entwicklung und Anatomie des Fußes

Becker, P.E.: Handbuch der Humangenetik. G. Thieme, Stuttgart 1964
Benninghoff-Goerttler: Lehrbuch der Anatomie des Menschen, 1. Band. Urban & Schwarzenberg, München – Berlin 1964
Bodlien, A.: Wunderwerk Fußskelett. OST 37 (1985) 282
Bodlien, A.: Das Muskelsystem von Fuß und Bein. OST 37 (1985) 384
Bojsen-Möller, F.: Normale und pathologische Anatomie des Vorfußes. Orthopäde 11 (1982) 148
Fritsch, H., H.M. Schmidt: Anatomie der Fußwölbungen beim Erwachsenen und Neugeborenen. Jahrbuch der Orthopädie, Biermann, Münster 1993, 15
Hellige, R., K. Gretenkord, B. Tillmann: Funktionelle Anatomie des oberen und unteren Sprunggelenkes. Orthop. Praxis 17 (1981) 299
Kapandji, I.A.: Funktionelle Anatomie der Gelenke. Bücherei des Orthopäden, Band 47, 1985
Kubik, St.: Vergleichende Anatomie und Entwicklungsgeschichte des Fußes. Orthop. Praxis 18 (1982) 513
Kubik, St.: Vergleichende Anatomie und Entwicklungsgeschichte des Fußes. OST 35 (1983) 178

Ludolph, E., G. Hierholzer: Anatomie des Bandapparates am oberen Sprunggelenk. Orthopäde 15 (1986) 410
Maier, E.: Wachstum und Reifung des Kinderfußes. OST (1988) 22
Mau, H.: Essentielle Torsionsfehler der unteren Extremitäten beim Kind. Münch. med. Wschr. 108 (1966) 769
Minn, Mc. R.M.H., R.T. Hutchings, B.M. Logan: Atlas der Anatomie des Fußes. Fischer 1985
Nagura, Sh.: Über die Fußformen des Kleinkindes und den Plattfuß im schulpflichtigen Alter. Z. Orthop. 93 (1960) 132
Rabl, C., sen.: Bausteine zu einer Theorie der Extremitäten. Engelmann, Leipzig 1910
Rabl, C.R.H.: Phylogenie des Fußes. Beitr. Orthop. u. Traumatol. 10 (1963) 36
Schilling, F.W.: Das mediale Längsgewölbe des Fußes beim Kleinkind. Z. Orthop. 123 (1985) 296
Schilling, W.: Morphologische und funktionelle Entwicklung des Kinderfußes. Med. orthop. Techn. 109 (1989) 2
Sieke, H.: Beitrag zur Genese des Os peroneum. Z. Orthop. 98 (1964) 358
Untereiner: Der Normalfuß ist ein Knickfuß. Verh. Dtsch. Orthop. Ges. 49 (1961) 388
Weidenreich: Der Menschenfuß. Z. Morphol. u. Antropologie 22 (1922) 51

Kapitel 3
Mechanik des Gehens und Belastungsprobleme

Aebersold, P., E. Stüssi, H. Debrunner: Computergestützte Ganganalyse. Orthop. Praxis 16 (1980) 836
Affolter, L.: Das Bild der Fußwölbung unter steigender Belastung. Beitr. Orthop. u. Traumatol. 21 (1974) 395
Altersmeyer, R.: Die klinische Untersuchung des Ganges. Med. orthop. Techn. 97 (1977) 157
Arx, v.M.: Neue Untersuchungen über die Mechanik des Stehens und Gehens nach der Ballontheorie. Beilagenheft zur Z. Orthop. 53 (1930)
Auth, J.: Belastungen im Vorfußbereich. OST 36 (1984) 338
Baumann, J.U., R. Baumgartner: Gangstörungen: Kombinierte photooptische und elektromyographische Ganganalyse. Orthop. Praxis X (1974) 459
Beierlein, H.-R.: Gerät zur zeitsynchronen Messung von Druckverteilung und Komponenten der resultierenden Kraft unter der menschlichen Fußsohle. Z. Orthop. 115 (1977) 778
Blümlein, H., F. Bodem, F. Brussatis: Anwendung eines computergesteuerten kinematisch-elektromyographischen Bewegungsanalysesystems zur Untersuchung des Gehverhaltens gesunder Probanden auf der Laufstrecke und auf der Rollgehbahn. Z. Orthop. 120 (1982) 283
Brinkmann, P.: Die Richtung der Fußlängsachse beim Gehen. Z. Orthop. 119 (1981) 445
Debrunner, H.U.: Statik und Dynamik des Fußes. In: Die orthopädietechnische Versorgung des Fußes v.R. Baumgartner, G. Thieme, Stuttgart 1972
Debrunner, H.U., G.E. Mäder: Ganguntersuchungen an Patienten. Z. Orthop. 110 (1972) 549

Debrunner, H.U.: Technik der Ganguntersuchung. Med. orthop. Techn. 97 (1977) 155

Debrunner, H.U.: Die Kinetik des Gehens. Med. orthop. Techn. 97 (1977) 168

Debrunner, H.U.: Statische Anatomie und Gelenkmechanik des Fußes. OST 32 (1980) 380

Debrunner, H.U.: Statische Anatomie und Gelenkmechanismus des Fußes. Orthop. Praxis 16 (1980) 422

Debrunner, H.U.: Biomechanik des Fußes. Bücherei des Orthopäden, Band 49, 1985

Diebschlag, W.: Die Druckverteilung an der Fußsohle des Menschen im Stehen und Gehen, barfuß und im Schuh. Z. Orthop. 120 (1982) 814

Friedl, W.: Erfordernisfraktur bei biomechanischer Veränderung des Fußgewölbes. Unfallchir. 91 (1988) 42

Goertzen, M., R. Ringelband, K.-P. Schultz: Verletzungen und Überlastungsschäden beim klassischen Ballett-Tanz. Z. Orthop. 127 (1989) 98

Groh, H. u. Mitarb.: Ist die Beinbewegung des Menschen eine durch die Schwerkraft erzeugte Pendelbewegung? Z. Orthop. 102 (1967) 465

Grosch, G.: Der menschliche Fuß als Voraussetzung zur Körperaufrichtung. Med. orthop. Techn. 100 (1980) 109

Günther, R. u. Mitarb.: Über Stoßerschütterungen des menschlichen Körpers. Orthop. Praxis VI (1979) 164

Jacob, H.A.C., H. Zollinger: Zur Biomechanik des Fußes – Kräfte beim Gehen im Vorfuß und ihre klinische Relevanz. Orthopäde 21 (1992) 75

Jacob, H.A.C., H. Zollinger, St. Georgiev: Untersuchungen zur Biomechanik der Zehengrundgelenke. Z. Orthop. 123 (1985) 929

Kastner, J. u. Mitarb.: Die Messung des Abrollvorganges beim Gehen zur Therapie- und Verlaufskontrolle. Med. orthop. Techn. 112 (1992) 272

Kraus, E.: Biomechanik und Orthopädieschuhtechnik. Carl Maurer, Geislingen (Steige) 1973

Kraus, E.: Neurophysiologische Vorgänge an Fuß und Bein aus biomechanischer Sicht. OST 32 (1980) 34

Kraus, E.: Zur Biomechanik der Schrittabwicklung. Med. orthop. Techn. 104 (1984) 127

Kraus, E.: Zur Biomechanik der Schrittabwicklung. OST 36 (1984) 692

Kristen, H., K. Knahr: Die Berücksichtigung der Fußformen zur besseren Beurteilung und Erklärung von Fußbeschwerden. Z. Orthop. 113 (1975) 919

Kummer, B.: Biomechanik des Vorfußes. Orthop. Praxis 20 (1984) 521

Kummer, B.: Biomechanik des Vorfußes. OST 37 (1985) 22

Limmer, L. u. Mitarb.: Die Individualität der Belastungsmuster des menschlichen Ganges. Z. Orthop. 115 (1977) 321

Mäder, G.: Ganguntersuchungen mit Hilfe der Mehrkomponenten-Meßplattform. Med. orthop. Techn. 97 (1977) 172

Meyer, E.: Analyse der biomechanischen Einflüsse von Abrollhilfen in der Funktion bei verschiedenen Krankheitszuständen aus der Sicht des Orthopädieschuhmachermeisters. OSM (1972) 342

Muftic, O., P. Dürrigl, I. Ruszkowski: Beitrag zur Erklärung der Biomechanik des Fußes. Med. orthop. Techn. 102 (1982) 43

Muftic, O. u. Mitarb.: Beitrag zur Erklärung der Biomechanik des Fußes. OST 34 (1982) 530

Müller-Limmroth, W. u. Mitarb.: Die Druckverteilung unter der menschlichen Fußsohle: Qualitative und quantitative Meßergebnisse. Z. Orthop. 115 (1977) 929

Novozamsky, V.: Die Form der Fußwölbung unter Belastung in verschiedenen Fußstellungen. Z. Orthop. 113 (1974) 1137

Paar, O., B. Rieck, P. Bernett: Experimentelle Untersuchungen über belastungsabhängige Druck- und Kontaktflächenverläufe an den Fußgelenken. Unfallheilk. 86 (1983) 531

Pliquett, F., W. Helm: Die Druckverteilung unter der Fußsohle während des Abrollvorganges. Z. Orthop. 102 (1967) 285

Pliquett, F., W. Cerwenka: Zum Abrollvorgang des Fußes. Z. Orthop. 103 (1967) 356

Rabl, C.R.H.: Bedeutung der Dynamik des Gehens für Vorfußerkrankungen. Verh. Dtsch. Orthop. Ges. 533 (1966) 518

Rabl, C.R.H.: Bedeutung der Physiologie des Gehens für die Bauart von Schuhen und Einlagen. Orthop. Praxis III (1967) 54

Richter, J.: Die Bedeutung der funktionellen Anatomie von Fuß und Bein für den Orthopädie-Schuhmacher. OSM (1968) 20

Roesler, H.: Die biomechanische Berechnung der Belastungen am oberen Sprunggelenk für freie stabile Gliedmaßenstellungen. Z. Orthop. 114 (1976) 397

Schellner, Ch., H. Kristen: Aufzeichnung vertikaler Druckkräfte beim Gehen zur Verifizierung muskulärer Insuffizienz. Med. orthop. Techn. 105 (1985) 209

Scherb: Kinetisch diagnostische Analyse von Gehstörungen. Beilagenheft zur Z. Orthop. 82 (1952)

Schievink, B.: Möglichkeiten der Fußspurenanalyse. OST 34 (1982) 238

Schneider, P.G., H. Lichte: Arthrosis deformans nach ultraphysiologischen Gelenkbelastungen. Z. Orthop. 107 (1970) 287

Schoberth, H.: Die Entwicklung der Lehre von der Fußsenkung und ihre Bedeutung für die orthopädisch-technische Versorgung. Z. Orthop. 97 (1963) 425

Schultz, W.: Sport- und Überlastungsschäden am Fuß und Unterschenkel. OST 37 (1985) 117

Schultz, W.: Überlastungsschäden. OST 38 (1986) 560

Schultz, W.: Überlastungsschäden. OST 38 (1986) 595

Segesser, B., B.M. Nigg: Insertionstendinosen am Schienbein, Achillodynie und Überlastungsfolgen am Fuß – Ätiologie, Biomechanik, therapeutische Möglichkeiten. Orthopäde 9 (1980) 207

Seiler, H.: Biomechanik des oberen Sprunggelenkes. Orthopäde 15 (1986) 415

Stacoff, A. u. Mitarb.: Die Torsionsbewegungen des Fußes beim Landen nach einem Sprung. Z. Orthop. 128 (1990) 213

Strasser: Lehrbuch der Muskel- und Gelenkmechanik. Springer, Berlin 1917

Stumpf, J.: Biomechanische Bewegungsanalysen. OST (1991) 23

Stüssi, E., H.U. Debrunner: Parameter-Analyse des menschlichen Ganges. Biomed. Techn. 25 (1980) 222

Stüssi, E., A. Stacoff, B. Segesser: Biomechanische Überlegungen zur Belastung der Sprunggelenke. Orthopäde 21 (1992) 88

Thomsen, W.: Die Bedeutung der Plantaraponeurose für die Mechanik der Großzehe. Z. Orthop. Chir. 61 (1934) 488

Thomsen, W.: Die Weiterentwicklung der Lehre von der Fußsenkung durch *Hohmann.* Z. Orthop. 92 (1960) 623

Thomsen, W.: Über die Begriffe "Abrollung" oder "Abwicklung" beim Gehen. Orthop. Praxis III (1967) 43

Thiel, A.: Belastungsbeschwerden im Fußbereich – operative Therapiemöglichkeiten. Orthopäde 9 (1980) 215

Timm, H.: Schwerpunktslot und Kippmoment der Füße. Orthop. Praxis 19 (1983) 305

Weil, S., U. Weil: Mechanik des Gehens. G. Thieme, Stuttgart 1966

Wirth, C.J., W. Kuesswetter, M. Jäger: Biomechanik und Pathomechanik des oberen Sprunggelenkes. Hefte z. Unfallheilk. 131 (1978) 10

Zwipp, H.: Biomechanik der Sprunggelenke. Unfallchir. 92 (1989) 98

Kapitel 4
Untersuchung des Fußes

Aebersold, P., E. Stüssi, H.U. Debrunner: Computerunterstützte Ganganalyse. Orthop. Praxis 16 (1980) 836

Bachmann, R.: Über einen orthopädischen Fußuntersuchungsstuhl (Pedeskop). Z. Orthop. 95 (1962) 255

Chapchal, G.: Orthopädische Krankenuntersuchung, 2. Auflage. Ferdinand Enke, Stuttgart 1971

Debrunner, H.U.: Befunddokumentation in der Orthopädie. Verh. Dtsch. Orthop. Ges. 54 (1967) 341

Debrunner, H.U.: Messungen am Fuß. In: Die orthopädietechnische Versorgung des Fußes, von *R. Baumgartner.* G. Thieme, Stuttgart 1972

Debrunner, H.U.: Orthopädisches Diagnostikum, 2. Auflage. G. Thieme, Stuttgart 1973

Debrunner, H.U.: Orthopädisches Diagnostikum, 4. Auflage. G. Thieme, Stuttgart 1982

Eichler, J.: Messung der Beinlängendifferenzen in der Praxis. Med. orthop. Techn. 110 (1990) 266

Fricke, M.: Kernspin-Tomographie. Sonderdruck Fa. Schering 1984

Fröhlich, H., L. Götzen, U. Adam: Zur Wertigkeit der gehaltenen Aufnahme des oberen Sprunggelenks. Unfallheilk. 83 (1980) 457

Fröhlich, H., L. Götzen, U. Adam: Experimentelle Untersuchungen zur gehaltenen Aufnahme des oberen Sprunggelenkes. Unfallheilk. 87 (1984) 30

Fröhlich, H., L. Götzen, U. Adam: Experimentelle Untersuchungen zur Wertigkeit der gehaltenen Aufnahme des oberen Sprunggelenkes in zwei Ebenen. Unfallheilk. 87 (1984) 256

Fröhlich, H., A. Weiß, U. Varchmin: Eine neue computergesteuerte Vorrichtung für gehaltene Aufnahmen des oberen Sprunggelenkes. Unfallchir. 93 (1990) 232

Gäde, E.: Ein Markierungsstreifen zur Verwendung bei der Neutral-Null-Methode (DBGM). Orthop. Praxis 17 (1981) 420

Gamerdinger, D. u. Mitarb.: Ein rechnerunterstütztes elektromechanisches Meßsystem zur Untersuchung der Flexions- und Extensionskraft im oberen Sprunggelenk. Z. Orthop. 125 (1987) 641

Goldstein, H.A.: Die Knochenszintigraphie. extracta orthopaedica 7 (1984) 271

Graf, R.: Sonographie am Bewegungsapparat. Orthopäde 18 (1989) 2

Grifka, J., M. Moraldo: Die Trittspur als diagnostisches Hilfsmittel – Hinweise zur Durchführung und Auswertung. Med. orthop. Techn. 108 (1988) 228

Gußbacher, A.: Die Bedeutung der Sprunggelenksarthrographie zur Diagnostik von fibularen Kapsel-Bandverletzungen. Hefte z. Unfallheilk. 181 (1985) 350

Heidinger, F. u. Mitarb.: Einsatzmöglichkeiten eines Druckverteilungsmeßgerätes zur antropodometrischen und orthopädischen Fußdatenerfassung. Z. Orthop. 125 (1987) 201

Heller, G., R. Kündiger, H. Wuschech: Die Arthroskopie des oberen Sprunggelenkes. Beitr. Orthop. u. Traumatol. 36 (1989) 65

Hempfling, H.: Die Endoskopie an großen Gelenken. Med. orthop. Techn. 107 (1987) 73

Henche, H.R., W. Hackenbruch: Die Arthroskopie des oberen Sprunggelenkes. Orthop. Praxis 16 (1980) 1024

Henkel, L., D. Watmough: Die Thermographie in der Orthopädie. Z. Orthop. 106 (1969) 817

Henssge, E.-J.: Radiologische Röntgendiagnostik. Jahrbuch der Orthopädie (1993) 21, Biermann, Münster

Hipp, E. u. Mitarb.: Die klinische Bedeutung der Computertomographie im Bereich des Rückfußes. Z. Orthop. 124 (1986) 664

Jend, H.H., M. Heller, E. Bücheler: Computertomographie des Beckens, des Schultergürtels und der Extremitäten. Orthopäde 13 (1984) 151

Klein, W., A. Gassen, K.-U. Jensen: Diagnostische Arthroskopie und arthroskopische Chirurgie am oberen Sprunggelenk. Orthopäde 21 (1992) 257

Krämer, J., W. Gudat: Der Talo-Crural-Winkel (TC-Winkel). Z. Orthop. 118 (1980) 855

Krämer, K.L.: Medizinische Photographie in der Orthopädie einst und heute – Ein geschichtlicher Abriß. Z. Orthop. 124 (1986) 578

Ludin, H.-P.: Praktische Elektromyographie, 3. Auflage. Ferdinand Enke, Stuttgart 1988

Maier, E.: Die Beurteilung des gesunden Kinderfußes. Med. orthop. Techn. 109 (1989) 7

Morscher, E.: Funktionelle Diagnostik in der Orthopädie. Ferdinand Enke, Stuttgart 1979

Poigenfürst, J.: Gehaltene Röntgenaufnahmen. Orthop. Praxis IX (1973) 45

Reichelt, S., H. Zwipp, M. Prokop: Röntgendiagnostik des Fußes. Unfallchir. 92 (1989) 103

Reiser, M. u. Mitarb.: Die Computertomographie der Knochen und Gelenke des Fußes. Z. Orthop. 122 (1984) 563

Richter, W.: Ein neues Goniometer zur Messung von Gelenksbewegungen. Beitr. Orthop. u. Traumatol. 21 (1974) 439

Schilgen, L.: Eine neue vereinfachte Meßmöglichkeit zur Bestimmung der Beinlängendifferenz. Z. Orthop. 111 (1973) 805

Seyfahrth, H.: Die Prinzipien der Neutral-Null-Durchgangsmethode. Beitr. Orthop. u. Traumatol. 21 (1974) 276

Seyss, R.: Die Funktionsprüfung des unteren Sprunggelenkes. Z. Orthop. 112 (1974) 1323

Siebert, W.E., P. Schaff: Dynamische Pedographie. OST 11 (1987) 494

Synder, M., H. Zwierzchowski: Bedeutung der sonographischen Untersuchungen in der Diagnose und Behandlung der Achillessehnenrupturen. Beitr. Orthop. u. Traumatol. 35 (1988) 500

Tausch, W.: Die Technik, Fehler und Gefahren der Arthrographie des oberen Sprunggelenkes. Beitr. Orthop. u. Traumatol. 26 (1979) 313

Treysohn, H., H.H. Matthiaß, W. Schilling: Elektromyogramm der Fuß- und Unterschenkelmuskulatur sowie die Druckverteilung unter den Sohlen bei Knick-, Senk- und Spreizfuß. Z. Orthop. 121 (1983) 518

Weiss, J.W.: Meßmethoden an der unteren Extremität und ihre Dokumentation. OSM (1976) 312

Woltering, H.: Ultraschalldiagnostik in der Orthopädie. Z. Orthop. 123 (1985) 416

Kapitel 5
Die physikalische Behandlung in der Fußorthopädie

Bertram, A.M.: Physiotherapeutische Maßnahmen zur Schmerzbekämpfung am Bewegungsapparat. Orthopäde 13 (1984) 226

Bischoff, H.-P.: Die physikalische Therapie der Arthrose. Orthopäde 15 (1986) 388

Bodlien, A.: Aktives Muskeltraining für gesunde Füße. OST 36 (1984) 342

Bodlien, A.: Anwendung von Wasser- und Temperaturreizen für Füße und Beine. OST 36 (1984) 462

Cotta, H., W. Heipertz, H. Teirich-Leube: Lehrbuch der Krankengymnastik, 3. Auflage. G. Thieme, Stuttgart 1972

Cotta, H., W. Heipertz, H. Teirich-Leube: Lehrbuch der Krankengymnastik, 4. Auflage, Band I. G. Thieme, Stuttgart 1978

Dicke, Schliack, Wolff: Bindegewebsmassage, 7. Auflage. Hippokrates, Stuttgart 1970

Edel, H.: Ältere und neuere Reizstromtherapieverfahren zur Schmerzbekämpfung (Elektroanalgesie). Beitr. Orthop. u. Traumatol. 25 (1978) 445

Erhard, A.: Möglichkeiten der Verbesserung der Gehfähigkeit bei Fußamputierten durch krankengymnastische Behandlung. OST 37 (1985) 276

Gauer, E.F., G. Rompe: Physiotherapie nach Gelenkeingriffen am Fuß. Orthop. Praxis 17 (1981) 837

Gillmann, H.: Physikalische Therapie, 4. Auflage. G. Thieme, Stuttgart 1975

Goymann, V.: Ursachen und Behandlung der Periarthrosis coxae. Orthop. Praxis XII (1976) 804

Grober, Stieve: Handbuch der physikalischen Therapie. G. Fischer, Stuttgart 1971

Harff-Graßmann: Übungsbehandlung für Säuglinge und Kleinkinder. Ferdinand Enke, Stuttgart 1969

Hefti, F., E. Morscher: Anwendung von Laser-Strahlen in der Orthopädie. Orthopäde 13 (1984) 119

Hiss, E.: Technische Anmerkungen zur Magnetfeldtherapie. Orthopäde 13 (1984) 93

Kabat: Darstellung einer krankengymnastischen Methode. Deutsch v.*Wriedt*, 2. Auflage. G. Fischer, Stuttgart 1970

Kern, H.: Konservative Therapie bei Arthrose – Grundlagen und Anwendung der Thermotherapie und Hydrotherapie. Med. orthop. Techn. 104 (1984) 33

Kerschbaumer, F., W. Russe, R. Bauer: Grundlagen der Kryochirurgie in der Orthopädie. Orthopäde 13 (1984) 133

Köhler, B., H. Reber: Kinder machen Fußgymnastik. Ferdinand Enke, Stuttgart 1980

Kohlrausch, W.: Sinn, Aufgabe und Anwendung der Massage und Bindegewebsmassage. Orthop. Praxis III (1967) 19

Kraus, W.: Magnetfeldtherapie und magnetisch induzierte Elektrostimulation in der Orthopädie. Orthopäde 13 (1984) 78

Kubik, St.: Reflexzonen der Füße. OST 35 (1983) 178

Lewit, K.: Manuelle Medizin, 2. Auflage. Urban & Schwarzenberg, München – Wien – Baltimore 1977

Marquardt, H.: Reflexzonenarbeit am Fuß, 18. Auflage. Haug, 1984

Mühlmann, v.A.: Krankengymnastik bei Verletzungsfolgen am Bewegungsapparat, 4. Auflage. Pflaum, München 1970

Nyga, W.: Entwicklung und Bedeutung der medizinischen Fußpflege. OST 32 (1980) 256

Pages, J.-H., H. Hermann, E. Conradin: Magnetfeldtherapie bei chronisch-degenerativen Erkrankungen des Bewegungsapparates. Z. Physiotherapie 37 (1985) 21

Peter, E.: Die physikalischen Behandlungsmöglichkeiten bei rheumatischen Fußbeschwerden. OST 32 (1980) 482

Radi, I. u. Mitarb.: Physiotherapie des Fußes. In: Die orthopädietechnische Versorgung des Fußes, von *R. Baumgartner*. G. Thieme, Stuttgart 1972

Regling, G.W. u. Mitarb.: Die Eisbehandlung von Kontrakturen und entzündlichen Gelenkerkrankungen. Beitr. Orthop. u. Traumatol. 22 (1975) 330

Rosner, B.: Die krankengymnastische Behandlung im Rahmen der konservativen Arthrosetherapie. Med. orthop. Techn. 104 (1984) 47

Russe, W., F. Kerschbaumer, R. Bauer: Kryochirurgie in der Orthopädie. Orthopäde 13 (1984) 142

Scharll, M.: Orthopädische Krankengymnastik, 3. Auflage. G. Thieme, Stuttgart 1965

Scharll, M.: Fußgymnastik mit Kindern, 8. Auflage. G. Thieme, Stuttgart 1966

Scharll, M., R. Lohse, G. Rompe: Orthopädische Krankengymnastik, 4. Auflage. G. Thieme, Stuttgart 1973

Scharll, M.: Orthopädische Krankengymnastik. G. Thieme, Stuttgart 1980
Seyfried, A., A.A.J. Gruber: Pathophysiologische Grundlagen der Bewegungstherapie bei Arthrosen. Orthopäde 15 (1986) 394
Sollmann, A.H.: Das therapeutische Gehen. Z. Orthop. 94 (1961) 328
Teirich-Leube, H.: Lehrbuch der Krankengymnastik, von *Lindemann, Teirich-Leube, Heipertz,* Band I, 3. Auflage. G. Thieme, Stuttgart 1968
Valentin, B.: Zur Geschichte der Fußpflege. Verh. Dtsch. Orthop. Ges. 53 (1966) 478
Wolf, D.: Macht man heute noch Fußgymnastik? Med. orthop. Techn. 100 (1980) 107
Wolff, H.D.: Theorien manueller Medizin. Orthop. Praxis IV (1968) 112

Kapitel 6
Konfektionsschuhe – Spezialschuhe

Camper, P., W. Thomsen: Abhandlung über die beste Form der Schuhe. J.A. Barth, Leipzig 1949
Eckhardt, H.: Hygiene der Fußbekleidung. Beitr. Orthop. u. Traumatol. 10 (1963) 116
Fengler, R.: Erfahrungen mit der Fußgymnastiksandalette nach *Thomson-Berkemann* im Kampf gegen Fußmuskelschwäche. Beitr. Orthop. u. Traumatol. 11 (1964) 771
Herfeld, H.: Über Anforderungen an das tragehygienische Verhalten von Materialien für den Schuhbau. Orthop. Praxis VI (1970) 267
Kälin, X. u. Mitarb.: Die Torsionsfähigkeit des Laufschuhes als entscheidender Faktor zur Reduktion der Beschwerden- und Verletzungsrisiken. Orthop. Praxis 25 (1989) 469
Klitscher, S.: Der orthopädische Sicherheitsschuh. OST 30 (1978) 296
Koydl, P., J. Künzel: Der fußgefertigte Schuh – Voraussetzung gesunder Füße. OST 33 (1981) 63
Kristen, H.: Was verlangen wir vom gesunden Kinderschuh? Med. orthop. Techn. 109 (1989) 51
Kristen, H. u. Mitarb.: Richtlinien für fußgerechte Kinderschuhe. Med. orthop. Techn. 109 (1989) 54
Kraus, E.: Anforderungen an form- und funktionsgerechtes Normalschuhwerk. OSM (1970) 269
Kraus, E.: Biomechanik und Orthopädieschuhtechnik. C. Maurer, Geislingen (Steige) 1973
Kraus, E.: Anforderungen an funktionsgerechtes Schuhwerk. Orthop. Praxis IX (1973) 2
Kraus, E.: Von welchen Faktoren wird der gute Sitz von Riemensandalen und Sandaletten bestimmt? OSM 28 (1976) 92
Kraus, E.: Form und Funktion des Schuhgelenkes. OSM 28 (1976) 96
Kraus, E.: Forderungen an die industrielle Herstellung form- und funktionsgerechten Schuhwerks. OSM 29 (1977) 206
Kraus, E.: Anforderungen an den fußgerechten Konfektionsschuh. Med. orthop. Techn. 99 (1979) 139
Kraus, E.: Anforderungen an den fußgerechten Konfektionsschuh. OST 31 (1979) 504

Lieb, A.: Die Geschichte des Absatzes. Ärztl. Praxis (1965)
Maier, E.: Die Prophylaxe erworbener Fußschäden (unter besonderer Berücksichtigung der Kinder- und Damenschuhe). Z. Orthop. 121 (1983) 530
Maier, E.: Quo vadis, Kinderschuhindustrie und Kinderschuhfachhandel? Z. Orthop. 126 (1988) 603
Maier, E.: Fußgerechte Kinderschuhe. OST H. 8/9 (1990) 27
Nigg, B. u. Mitarb.: Sportschuhkorrekturen. Z. Orthop. 120 (1982) 34
Nigg, B.M., B. Segesser: Der Laufschuh – Ein Mittel zur Prävention von Laufbeschwerden. Z. Orthop. 124 (1986) 765
Reinecke, W.: Die Bedeutung des Schuhwerks bei der Ausbildung von Fußhaltungsschwächen. OST 32 (1980) 64
Schanz, A.: Fuß und Schuh. OST 36 (1984) 357
Schultz, W.: Der Laufschuh. OST (1987) 268
Segesser, B.: Sportschuhe – Wunsch und Wirklichkeit. Orthop. Praxis 27 (1991) 109
Stehle, P., E. Hille, A. Söhngen: Was kann ein guter Laufschuh beim Laufakt ausgleichen? Orthop. Praxis 25 (1989) 467
Stracker, O.: Der Kinderfuß und seine Beschuhung. Archiv orthop. Unfall-Chir. 52 (1960) 390
Stracker, O.: Kinderfuß und Kinderschuh. Archiv orthop. Unfall-Chir. 59 (1966) 286
Timm, H.: Längenmessungen an gesunden Kinderfüßen. Z. Orthop. 84 (1954) 644
Timm, H.: Längenmessungen an Kinderschuhen mittels Schuhmeßkarte. Z. Orthop. 97 (1963) 384
Timm, H.: Zum Thema Kinderschuh. Orthop. Praxis III (1967) 7
Timm, H.: Über den Sitz der Riemensandalen. OSM 28 (1976) 85
Timm, H.: Das Problem des passenden Kinderschuhes. Orthop. Praxis XIV (1978) 323
Timm, H.: Das Problem des passenden Kinderschuhes. OST 30 (1978) 437
Timm, H.: Kein Platz im Kinderschuh. Med. orthop. Techn. 99 (1979) 151
Timm, H.: Der Kinderschuh. Zschr. Allgemeinmed. 62 (1986) 174
Timm, H.: Zu enge Schuhe bei Kindern. Orthop. Praxis 25 (1989) 734
Trost, H.: Entwicklungsgeschichte des Schuhs. OST 32 (1980) 70
Walter-Richters, M., H. Wahl: Beitrag zum Problem des Tragens fußgerechten Schuhwerks bei Kleinkindern. Beitr. Orthop. u. Traumatol. 24 (1977) 181
Weber, P.: Der Schuh im Wandel der Zeiten. OST 33 (1981) 466
Weber, P.: Schuhästhetik und Fußform. OST 35 (1983) 658

Kapitel 7
Orthopädische Hilfsmittel für den Fuß

Ackermann, A.: Die Zurichtungsarbeiten des Orthopädieschuhmachermeisters am Konfektionsschuh. Med. orthop. Techn. 93 (1973) 38

Barz, B., J. Szernavczky: Die orthopädische Einlagenversorgung aus biomechanischer Sicht. Orthop. Praxis XII (1976) 407

Baumgartner, R.: Die orthopädietechnische Versorgung des Fußes. G. Thieme, Stuttgart 1972

Baumgartner, R.: Der orthopädische Maßschuh und die Mode. OSM 26 (1974) 353

Baumgartner, R.: Orthopädische Schuhversorgung. Med. orthop. Techn. 97 (1977) 33

Baumgartner, R.: Orthopädische Zurichtung an Serienschuhen: Möglichkeiten und Grenzen. Med. orthop. Techn. 99 (1979) 157

Baumgartner, R.: Erfundenes und Unerfundenes in Sachen Zurichtungen. Med. orthop. Techn. 99 (1979) 164

Baumgartner, R.: Der Innenschuh aus der Sicht des Facharztes. OST 36 (1984) 393

Baumgartner, R.: Technisch-orthopädische Aspekte zur Behandlung der Arthrosen. Orthopäde 15 (1986) 401

Baumgartner, R.: Prinzipien und Methoden der Einlagenversorgung bei Kindern. Med. orthop. Techn. 109 (1989) 59

Becker, G.: Sind die herkömmlichen Einlagen anatomisch und funktionell fußgerecht? Beitr. Orthop. u. Traumatol. 18 (1971) 65

Bernbeck, R., J. Pramschiefer, H.D. Stolle: Technische Kinderorthopädie. G. Thieme, Stuttgart 1982

Bogner, G., L. Vondrus: Die Indikation zur orthopädischen Schuhzurichtung von Industrieschuhen und deren Ausführung. Orthop. Praxis 26 (1990) 378

Botta, P.: Ortho-Prothesen für Fehlbildungen der unteren Extremitäten. Med. orthop. Techn. 108 (1988) 144

Breitenfelder, J. u. Mitarb.: Der Einfluß der Schuhaußen- und Schuhinnenranderhöhung auf das Kniegelenk - Ergebnisse einer biomechanischen Untersuchung unter Verwendung von Dehnungsstreifen. Orthop. Praxis 27 (1991) 88

Buchholz, A.: Kleine Materialkunde für die Orthopädie-Schuhtechnik. OST 34 (1982) 90

Cramer, E.-A., K. Friedhoff: Taping - eine sichere Alternative in der frühfunktionellen Behandlung aller Bandinstabilitäten am OSG? Ergebnisse einer prospektiven Studie. Unfallchir. 93 (1990) 275

Debrunner, H.U.: Orthopädietechnische Versorgung von Kinderfüßen. Med. orthop. Techn. 97 (1977) 41

Dordel, H.-J.: Einlagen- und Schuhversorgung als Bestandteil individueller bewegungstherapeutischer Konzepte. Orthop. Praxis 26 (1990) 45

Dorian, R.: Welches Material für welche Stützeinlagen? Ausgiebige Werkstoffauswahl für Fußeinlagen. Orthop. Praxis 23 (1987) 928

Droll, F.: Zur Anwendung der Stufeneinlage im orthopädischen Schuh. OSM (1967) 7

Eichler, J.: Über einen neuen "Rotationsabsatz". Med. orthop. Techn. 98 (1978) 22

Eichler, J., H. Cornus: Einfache auswechselbare Fußheberschiene. Z. Orthop. 108 (1971) 320

Eichler, J., W. Hybbeneth: Anforderungen an Rohlinge für orthopädische Einlagen. Med. orthop. Techn. 107 (1987) 230

Elsner, E.: Die Einlage mit dem hinteren Fersenflügel. OST 37 (1985) 222

Eltze, J.: Die orthopädische Zurichtung am geeigneten Konfektionsschuh – Fehlervermeidung bei Verordnung und Ausführung. Orthop. Praxis 26 (1990) 373

Engelke, O., Zur Werth: Kunstglieder und orthopädische Hilfsmittel. Springer, Berlin 1941

Eydt, M.: Einige spezielle Probleme bei der Einlagenversorgung und der orthopädischen Schuhzurichtung. OSM 26 (1974) 191

Flach, K., W. Batzlaff: Gehhilfen für Gipsverbände. Z. Orthop. 104 (1968) 109

Friemel, B.: Einlagenversorgung kindlicher Fußerkrankungen. OST 36 (1984) 16

Friemel, B.: Schuhversorgung bei angeborenen Fehlbildungen des Fußes. Med. orthop. Techn. 108 (1988) 156

Gara, Gy.: Der orthopädische Schuh in der Behandlung von Fußdeformitäten. Beitr. Orthop. u. Traumatol. 10 (1963) 662

Gebauer, D. u. Mitarb.: Vergleichende Untersuchungen der Eigenschaften verschiedener stabiler Stützverbände. Med. orthop. Techn. 100 (1980) 195

Geyer, M. u. Mitarb.: Druckverteilungsmessung im Schuh bei verschiedenen orthopädischen Schuheinlagen – eine pedographische Studie. Orthop. Praxis 27 (1991) 99

Glas, K.: Die Technik des Anlegens einer Lightcast-Hülse am Bein. Z. Orthop. 114 (1976) 123

Grifka, J.: Torsionswirkung der Schuhsohlenrolle. Eine biomechanische Betrachtung. Z. Orthop. 124 (1986) 772

Grifka, J.: Torsionswirkungen der Schuhsohlenrolle. OST (1987) 314

Grifka, J.: Einlagen. Indikation, Verordnung, Ausführung. Bücherei des Orthopäden, Band 55, 1989

Grifka, J.: Einlagen – Welche Bedeutung haben Material und Form für die Funktion? OST (1990), H. 11, 18

Grifka, J., R. Gritzan, L. Fehlberg: Kontrollierte Studie zum Vergleich von Kork und Metall für die Einlagenversorgung. Orthop. Praxis 26 (1990) 365

Grifka, J.: Indikationen für Zurichtungen. OST (1991), H. 11, 17

Grifka, J.: Indikationen der Zurichtungen am Konfektionsschuh. Orthop. Praxis 27 (1991) 74

Grifka, J.: Wann welche Einlagen? Dtsch. Ärztebl. 89 (1992), H. 13, 714

Härdi, R.: Innenschuhähnliche Versorgung in Leichtbauweise. OST 38 (1986) 504

Halberschmidt, K.: Orthopädische Zurichtungen am Serienschuh. OST 35 (1983) 552

Hanschen, E.: Der "haarige Gipsleisten" – gegossener Leisten. OSM (1961) 140

Hanschen, E.: Fußeinbettungen und Zurichtungen für Konfektionsschuhe. OST 30 (1978) 217

Hanschen, E.: Vielseitige Einsatzmöglichkeiten orthopädischer Maßschuhe. OST 35 (1983) 130

Helfrich, E.: Orthopädische Zurichtung als Ergänzung der Einlagenversorgung. Med. orthop. Techn. 97 (1977) 47

Henkel, J.: Aktuelle Schaumstoffverarbeitung in der Orthopädie-Schuhtechnik. OST 33 (1981) 548

Herfeld, H.: Über Anforderungen an das tragehygienische Verhalten von Materialien für den Schuhbau. Orthop. Praxis VI (1970) 267

Heuse, D., J. Stumpf: Der Innenschuh – seine Indikationen und Technik. Med. orthop. Techn. 100 (1980) 110

Heuse, D., J. Stumpf: Der Innenschuh – seine Indikationen und Technik. OST 32 (1980) 546

Hohmann, G.: Orthopädische Technik, 4. Auflage. Ferdinand Enke, Stuttgart 1958

Hohmann, D., R. Uhlig: Orthopädische Technik, 7. Auflage. Ferdinand Enke, Stuttgart 1982

Horst, W., B. Zender: Belastungsgerechtes Fußbett für Arbeit, Sport und Freizeit. OST 33 (1981) 474

Huber, H.M., R. Züllig, B. Rüttimann: Die Innenschuhversorgung und ihre Grenzen. Orthop. Praxis 27 (1991) 106

Ihrig, E.: Die orthopädische Zurichtung am Schuh für lose Einlagen. Orthop. Praxis 16 (1980) 879

Imhäuser, G.: Wandlungen in der Schuhversorgung durch moderne Verfahren zur Beseitigung von Fußdeformitäten. OSM 26 (1974) 337

Klatnek, N.: Erfahrungen und Testergebnisse mit einer elastischen Gehwiege für Beingipsverbände. Med. orthop. Techn. 99 (1979) 123

Klömpken, J.: Innenschuhversorgung in unterschiedlichen Konstruktionstechniken. OST 34 (1982) 600

Körner, H.: Abformtechnik mit Wachsfolien. OST 35 (1983) 286

Kraus, E.: Stützlasche und Unterschenkel-Stützschiene. OSM (1971) 139

Kraus, E.: Die mechanische und biomechanische Wirkung des Absatzes. OSM 28 (1976) 397

Kraus, E.: Die Schuhversorgung bei polyarthritischen Verformungen im Vorfußbereich. Med. orthop. Techn. 97 (1977) 53

Kraus, E.: Der Weg zur modernen Orthopädie-Schuhtechnik. OST 35 (1983) 457

Kristen, H: Abhängigkeit der Einlagenversorgung von der Fußform. Med. orthop. Techn. 100 (1980) 101

Kristen, H.: Abhängigkeit der Einlagenversorgung von der Fußform. OST 32 (1980) 345

Kristen, H., H.H. Wetz: Orthesen für Fuß, unteres und oberes Sprunggelenk. Med. orthop. Techn. 112 (1992) 311

Kuhn, G.: Plastozote. Med. Technik (1970) 12

Kuhn, M., V. Goymann: Der Vorfußentlastungsschuh im Widerstreit zwischen Kostenträger und Behandler. Orthop. Praxis 26 (1990) 387

Marquardt, W.: Die Indikation und Rezeptur des orthopädischen Schuhes. Med. orthop. Techn. 97 (1977) 38

Marquardt, W.: Orthopädische Schuhe und Einlagen, Begriffsbestimmungen. Orthopäde 8 (1979) 310

Marquardt, W.: Problematik der Innenschuhe. OST 32 (1980) 104

Marquardt, W.: Die Indikationen für den orthopädischen Schuh. Med. orthop. Techn. 100 (1980) 104

Marquardt, W.: Die Indikationen für den orthopädischen Schuh. OST 32 (1980) 340

Meier, P.: Einlagen für Modeschuhe. OST 36 (1984) 504

Meyer, E.: Die Anfertigung orthopädischer Leisten aus Gießharz. OSM (1965) 190

Meyer, E.: Verfahren zum Ausgleich von Beinlängendifferenzen durch aufschäumbare Kunststoffe, anwendbar in orthopädischen Schuhen und Innenschuhen. OSM (1965) 321

Meyer, E.: Die neue Anmeß- und Abformtechnik. OSM (1966) 315

Meyer, E.: Die Verwendung von "Ortholen" zur Herstellung einer Fußhaltemanschette bei leichten Peronaeuslähmungen. OSM (1967) 33

Meyer, E.: Kniffe und Fehlerquellen bei der Verarbeitung von Kunststoffen. OSM (1967) 90

Meyer, E.: Die Herstellung von Starrsohlen und Gelenken in orthopädischen Schuhen unter Verwendung von glasfaserverstärktem Kunststoff(GFK). OSM (1968) 85

Meyer, E.: Zwei neue Werkstoffe in der Orthopädie-Schuhtechnik. OSM (1968) 272

Meyer, E.: Textile Glasfasern. OSM (1971) 362

Meyer, E.: Neue Werkstoffe und deren Einsatz im Orthopädieschuhmacherhandwerk. Orthop. Praxis VIII (1972) 97

Meyer, E.: Analyse der biomechanischen Einflüsse von Abrollhilfen in der Funktion bei verschiedenen Krankheitszuständen aus der Sicht des Orthopädieschuhmachermeisters. OSM (1972) 409

Meyer, E.: Moderne Arbeitstechniken im Orthopädieschuhmacherhandwerk. C. Maurer, Geislingen (Steige) 1973

Meyer, E.: Neue Möglichkeiten der modernen Orthopädie-Schuh-und Innenschuhtechnik. Med. orthop. Techn. 97 (1977) 43

Münzenberg, K.J., W. Koch: Das Solor-Verfahren, eine neue Fertigungsweise des orthopädischen Schuhes. Orthop. Praxis 26 (1990) 385

Nyga, W.: Grundsätzliches zur orthopädischen Einlagenversorgung. OST (1992), H. 7/8, 12

Nyga, W., F. Henkel: Der Feststellabrollschuh mit auswechselbarem Einbauelement. Z. Orthop. 116 (1978) 401

Nyga, W., F. Henkel: Arthrodesenstiefel und Feststellabrollschuh. OST 31 (1979) 242

Nyga, W., K. Jentzsch: Derotationsabsätze. OST (1989), H. 3, 29

Petersen, D.: Eine neue wasserfeste Gehhilfe für Beinlähmungen. Z. Orthop. 99 (1965) 387

Pieper, W.: Indikationen zur orthopädieschuhtechnischen Versorgung kranker und deformierter Füße. OST 34 (1982) 127

Pohlig, K.: Orthopädische Fußeinlagen – notwendig oder überflüssig? OST 37 (1985) 226

Prahl, J.: Ortholen, ein Baustoff für orthopädische Hilfsmittel. G. Thieme, Stuttgart 1970

Pschirrer, M.: Ein neuartiges Fuß-Abformverfahren zur Einlagenherstellung. Med. orthop. Techn. 100 (1980) 116

Rabl, C.R.H.: Bedeutung der Physiologie des Gehens für die Bauart von Schuhen und Einlagen. Orthop. Praxis III (1967) 54

Reinhardt, K.: Fußeinlagen für Kinder. Orthop. Praxis 27 (1991) 95

Schenck, R.: Der orthopädische Therapieschuh. OST (1987), H.1, 14

Schewior, H.L., Th. Schewior: Impuls- und schwingungsmechanische Betrachtungen zu orthopädischen Einlagen. Med. orthop. Techn. 104 (1984) 132

Schewior, H.L., Th. Schewior: Impuls- und schwingungsmechanischeBetrachtungen zu orthopädischen Einlagen. Orthop. Praxis 21 (1985) 569

Schievink, B.: Verbesserte Arbeitsverfahren in der Orthopädieschuhtechnik. Orthopäde 8 (1979) 327

Schievink, B.: Fußschmerzbehandlung mit Mitteln der Orthopädietechnik. Orthop. Praxis 23 (1987) 824

Schievink, B.: Verbesserte Möglichkeiten der postoperativen Versorgung durch den Einsatz orthopädischer Therapieschuhe. Orthop. Praxis 24 (1988) 119

Schmidt, W.: Orthopädieschuhtechnische Maßnahmen bei angeborenen Fußfehlformen. OST 35 (1983) 670

Schmidt, W.: Orthopädieschuhtechnische Maßnahmen bei angeborenen Fußfehlformen. OST 35 (1983) 752

Schmidt, W.: Orthopädieschuhtechnische Maßnahmen bei angeborenen Fußfehlformen. OST 36 (1984) 36

Schönle, Ch., D. Beumer, P. Brinkmann: Die Materialeigenschaften des kombinierten Gips-Kunststoffverbandes. Z. Orthop. 127 (1989) 253

Segesser, B. u. Mitarb.: Wirkung äußerer Stabilisationshilfen (Tape, Bandage, Stabilschuh) bei fibularer Distorsion. OST 38 (1986) 342

Seiler, E.: Neue Wege in der Einlagenversorgung unter Einsatz moderner Materialien. OST 36 (1984) 396

Seiler, E.: Aktiveinlagen und ihre Bedeutung für die Versorgung kindlicher Füße. OST 37 (1985) 16

Siebert, W.E. u. Mitarb.: Dynamische Druckverteilungsmessungen (EMED) am Fuß als Grundlage zur Versorgung von Schuheinlagen. Orthop. Praxis 27 (1991) 118

Spranger, M., E. Engels: Inwieweit eignet sich der Konfektionsschuh zur orthopädischen Schuhzurichtung? Orthop. Praxis 26 (1990) 381

Steinböck, G., V. Hetherington, M. Forbelsky: Biomechanische Untersuchung des Fußes bei dessen orthetischer Versorgung. Orthop. Praxis 27 (1991) 83

Stumpf, F.: Moderne Innenschuhversorgung. Orthopäde 8 (1979) 336

Stumpf, F.: Moderne Innenschuhversorgung. OST 32 (1980) 248

Stumpf, F.: Innenschuhversorgung für Patienten mit infantiler Zerebralparese. Orthop. Praxis 22 (1986) 715

Stumpf, J.: Funktionelle und biomechanische Analyse moderner Innenschuhversorgung. OST 33 (1981) 254

Timm, H.: Besserung der Fußsenkung durch medialen Fersenkeil. Orthop. Praxis VI (1971) 446

Timm, H.: Sinn und Unsinn von Einlagen. OST 33 (1981) 479

Türk, K.: Entlastende Fußorthesen beim schmerzhaften Fuß. Med. orthop. Techn. 103 (1983) 39

Vitek, M., P. Kerkoc: Behandlung der Stellungsanomalie des Fußes mit der funktionellen Stützeinlage. Z. Orthop. 127 (1989) 15

Volkert, R.: Orthopädietechnische Versorgung mit Orthesen, Prothesen sowie Ortho-Prothesen bei Fehlbildungen der unteren Extremitäten. Med. orthop. Techn. 108 (1988) 148

Wellmitz, G.: Eine Metall-Leder-Einlage. Beitr. Orthop. u. Traumatol. 10 (1963) 722

Wess, H., E. Ihrig: Orthopädie-Schuhtechnik – Besitzstand der Orthopädie. Med. orthop. Techn. 101 (1981) 48

Wiest, J.: Vom Rohling zum Fertigleisten. OST 38 (1986) 124

Wilcke, A., J. Richter: Die besonderen Vorteile der Fersensandale als Mobilisierungshilfe. Orthop. Praxis 26 (1990) 389

Winkler, H.: Die doppelte Trittspur. OST 35 (1983) 83

Kapitel 8
Rechtsfragen zur Fußorthopädie

Cotta, H., W. Heipertz, H. Teirich-Leube: Lehrbuch der Krankengymnastik, 4. Auflage, Band I. G. Thieme, Stuttgart 1978

Dalichau, G., P. Schiwy: Gesetzliche Krankenversicherung Sozialgesetzbuch (SGB), Fünftes Buch V – Kommentar. R. S. Schulz 1992

Färber, D.: Zur Verordnung orthopädisch-technischer Leistungen. Orthop. Praxis 16 (1980) 637

Färber, D.: Arzt – Krankenkassen – Orthopädieschuhmacher. Orthop. Praxis 23 (1987) 2

Heimann, W.: Bundessozialhilfegesetz, Textausgabe, 17. Auflage. Reckinger und Co. 1977

Mergler: Bundessozialhilfegesetz, 9. Auflage. Deutscher Gemeindeverlag W. Kohlhammer, 1971

Schmitz: Sozialordnung und Rehabilitation. OSM (1971) 171

Schwarzweller, F.: Über die Verordnung von Einlagen und Fußstützen. Münch. med. Wschr. 110 (1968) 279 Änderungen der Heilmittel- und Hilfsmittel-Richtlinien. Dtsch. Ärztebl. 89, Heft 41, 1992
Fachliche Vorschriften für die Berufserziehung im Handwerk, Heft 12. Gilde, Hans Gerhard Dobler, Alfeld 1965
Fachliche Vorschriften für die Berufserziehung im Handwerk, Heft 15. Gilde, Hans Gerhard Dobler, Alfeld 1966
Verordnung und Abnahme orthopädischen Schuhwerks. Sonderheft zu OSM 1960

Kapitel 9
Systemerkrankungen mit Auswirkungen auf die Füße

Banzer, D., D. Felsenberg: Computertomographische Knochenmineralgehaltbestimmung zur quantitativen Osteoporosediagnostik. Orthopäde 18 (1989) 12

Baran, D.T.: Die Osteoporose und ihre Therapie. extracta orthopaedica (1982) 199

Bartel, L.: Haemophilie und ihre schuhtechnische Versorgung. OST 33 (1981) 128

Baumgartner, R.: Degenerative Veränderungen des Fußes (Altersfuß). Z. Orthop. 124 (1986) 398

Baumgartner, R.: Die orthopädietechnische Versorgung des Fußes bei der Osteoporose. Med. orthop. Techn. 112 (1992) 166

Breitenfelder, J., H. Heinze: Die Bedeutung des Fersenschmerzes bei der Frühdiagnose der Spondylitis ankylosans – eine statistische Untersuchung. Orthop. Praxis 23 (1987) 807

Cracchiolo, A.: Die Fußbeschwerden Erwachsener und ihre Behandlung in der Praxis. extracta orthopaedica (1983) 255

Crasselt, C.: Die Akroosteolyse. Z. Orthop. 93 (1960) 540

Dambacher, M.A., P. Rüegsegger: Medikamentöse Behandlung der Osteoporose in der Orthopädie. Z. Orthop. 125 (1987) 632

Diehl, K.: Arthrose: Der Knorpel muß geschützt werden. Ärztl. Praxis 34 (1982) 2695

Erhart, O.: Vitamin-D-Mangelerscheinungen trotz Nahrungsmittelüberfluß. Bücherei des Orthopäden, Band 3, 1969

Ernst, H.: Ein Beitrag zur biomechanischen Frühdiagnose ossärer Erkrankungen. Z. Orthop. 100 (1965) 25

Felder, M., F.J. Wagenhäuser: Die medikamentöse Therapie der Arthrose. Orthopäde 15 (1986) 379

Fischer, J.A.: Knochenstoffwechselstörungen, Z. Orthop. 110 (1972) 280

Güthenke, K.: Wesen und Behandlung der Bindegewebsschwäche insbesondere der Veneninsuffizienz mit Weinblattextrakt. Dtsch. med. J. 11 (1960) 370

Heisel, J.: Arthritiden und Arthropathien bei hämatologischen Erkrankungen. Bücherei des Orthopäden, Band 58, 233, Ferdinand Enke, Stuttgart 192

Horrig, Ch.: Haemophile Osteoarthropathie unter spezieller Berücksichtigung der orthopädieschuhtechnischen Versorgung. OST 33 (1981) 114

Jesserer: Osteoporose. Schering, Berlin

Keck, E.: Therapie der Osteoporose. Med. orthop. Techn. 112 (1992) 147

Kruse, H.P.: Differentialdiagnose der Osteoporose. Med. orthop. Techn. 112 (1992) 135

Lamprecht, E. u. Mitarb.: Orthesen für das obere Sprunggelenk bei Hämophilie. Med. orthop. Techn. 104 (1984) 137

Luther, R.: Beziehungen zwischen dem Kalkgehalt der Ferse und des Stammskeletts. Orthop. Praxis XVII (1976) 20

Mohr, W.: Pathomorphologische Aspekte zur konservativen Therapie der Arthrose. Orthopäde 15 (1986) 366

Münzenberg, K.J.: Pathologie und Klinik der Osteoporose. Med. orthop. Techn. 112 (1992) 130

Nakano, K. u. Mitarb.: Therapie der Osteoporose. Z. Orthop. 122 (1984) 458

Poul, J., M. Fait: Generalisierte Bandlaxität bei Kindern. Z. Orthop. 124 (1986) 336

Puhl, W.: Medikamentöse Arthrosetherapie. Med. orthop. Techn. 104 (1984) 29

Rabl, C.R.H.: Unzulängliche und ausreichende Behandlung der Osteoporose. Orthop. Praxis VII (1971) 87

Rabl, C.R.H.: Fortschritte und Streitpunkte in der Behandlung der Osteoporose. Orthop. Praxis X (1974) 273

Reiner, Chr.: Quantitative Bestimmung der Knochenmasse: heutiger Stand der Methoden. Med. orthop. Techn. 112 (1992) 138

Schaudig, E.: Störungen der enchondralen Ossifikation an den Zehen. Z. Orthop. 93 (1960) 579

Kapitel 10

Wachstumsvarianten am Fuß

Dörges, J.: Das Os tibiale Externum. OST (1988) H. 7, 32

Herresthal, J., F. Kerschbaumer: Coalitio calcaneonavicularis. Orthop. Praxis 27 (1991) 672

Imhäuser, G.: Kugelförmige Knöchelgelenke bei angeborenen Fußwurzelsynostosen. Z. Orthop. 108 (1970) 247

Kaisser, P., W. Gördes: Fußschmerzen – eine Untersuchung von Deformitäten, Exostosen und Varietäten des Fußskeletts. Orthop. Praxis 18 (1982) 58

Schilling, W., D. Bettin: Fußschmerz bei angeborenen Fußwurzelsynostosen. Orthop. Praxis 23 (1987) 790

Steinhäuser, J.: Angeborene und erworbene Synostosen im Fußbereich und ihre klinische Bedeutung. Praktische Orthopädie, Band 9, 169, Vordruckverlag GmbH, Bruchsal 1979

Steinhäuser, J.: Zur Kugelform des oberen Sprunggelenkes bei angeborenen Fußwurzel-Synostosen. Buchreihe für Orthopädie, Band 3, 211. Medizin. Literar. Verlagsgesellschaft mbH, Uelzen 1981

Steinhäuser, J.: Differenzierungsstörungen und Variationen des Fußskelettes. Orthopädie in Praxis und Klinik, Band VII, Teil 2. G. Thieme, Stuttgart 1985

Suppelna, G., Ch. Rys: Die klinische Bedeutung von Os tibiale externum und Os naviculare cornutum für Schmerzentstehung am Fuß. Z. Orthop. 121 (1983) 529

Kapitel 11

Zehenfehlstellungen und -erkrankungen

Aeckerle, J., J. Heisel, H. Mittelmeier: Operative Behandlung der Krallenzehe. Orthop. Praxis 20 (1984) 618

Anderl, W., K. Knahr, G. Steinböck: Langzeitergebnisse der Hallux-Rigidus-Operation nach *Keller-Brandes*. Z. Orthop. 129 (1991) 42

Appel, M., R. Gradinger, E. Hipp: Die Morphologie des M. adductor hallucis und deren Bedeutung für die operative Behandlung des Hallux valgus. Z. Orthop. 127 (1989) 326

Baciu, C., A. Brazda: Die operative Hallux-valgus-Behandlung. Z. Orthop. 109 (1971) 888

Bade, P.: Der Hallux valgus. Beilagenheft 71 zur Z. Orthop. (1940)

Barz, B., G. Dahmen: Indikation zur Krallenzehenoperation und Wertung der Operationsmöglichkeiten. Orthop. Praxis XII (1976) 486

Baumann, P., K. Lehnhardt: Die Nachbehandlung des operierten Hallux valgus mit dynamischen Orthesen. Orthop. Praxis XVI (1980) 247

Baumgartner, G.: Extensionsgehgipsverband zur postoperativen Behandlung des Hallux valgus und Hallux rigidus. Orthop. Praxis XII (1976) 817

Behr, O., G. Fries: Osteotomie und Plattenosteosynthese des 1. Mittelfußknochens bei Hallux valgus. Orthop. Praxis XII (1976) 392

Benz, H.J., B.-A. Blencke: Die Hallux-valgus-Operation beim jungen Erwachsenen nach*Mc Bride.* Z. Orthop. 114 (1976) 388

Bielen, M., Ch. Holland: Behandlungsergebnisse der Großzehengrundgelenks-Arthrodese bei Hallux valgus und Hallux rigidus. Orthop. Praxis 21 (1985) 170

Blümlein, H. u. Mitarb.: Indikation, Technik und Ergebnisse der Operation nach*Mitchell* beim Hallux-valgus. Med. orthop. Techn. 106 (1986) 177

Bodlien, A.: Fußnägel in Bau und Funktion. OST 37 (1985) 244

Boebel, A., K. Wolff: Über die Beziehung zwischen Großzehenlänge und Hallux valgus. Z. Orthop. 93 (1960) 254

Bösch, P., H. Markowski, V. Rannicher: Technik und erste Ergebnisse der subkutanen distalen Metatarsale-1-Osteotomie. Orthop. Praxis 26 (1990) 51

Brade, A., H.-J. Friehoff: Die Korrektur des Hallux valgus durch Doppelosteotomie des 1. Strahles nach*Vilarubias.* Orthop. Praxis 20 (1984) 585

Brandes, M.: Zur operativen Therapie des Hallux valgus. Zbl. Chir. 56 (1929) 2434

Bremer, H., D. Tönnis: Die Behandlung luxierter Zehengrundgelenke durch eine neue Zügelungstechnik nach Basisresektion der Zehe. Z. Orthop. 121 (1983) 528

Breymann, A.: Nagelveränderungen und Nagelerkrankungen. OST 33 (1981) 77

Brunner, W.G., H. Eckhardt: Perkutane subkapitale Osteotomie nach*New* bei Hallux valgus als ambulante Operation – mittelfristige Resultate. Orthop. Praxis 28 (1992) 728

Castellana, A.: Pathogenese und kausale Behandlung des Hallux valgus. Z. Orthop. 125 (1987) 77

Cisar, J.: Das Verfahren nach*Mc Bride* als nützliche Ergänzung der Hallux-valgus-Operation. Z. Orthop. 112 (1974) 1152

Coenen, W., K. Lehnhardt: Funktionelle orthetische Behandlung nach Zehenoperationen. Orthop. Praxis XIII (1977) 510

Coenen, W.: Die operative Behandlung der angeborenen kindlichen Reitzehe. Orthop. Praxis 21 (1985) 916

Cser, I.: Eine modifizierte*Keller-Brandes*-Operation. Arch. Orthop. Unfall-Chir. 65 (1969) 79

Darsow, F., P. Sabban: Ergebnisse der Hallux-valgus-Operation nach*Du Vries.* Beitr. Orthop. u. Traumatol. 36 (1989) 114

Dederich, R.: Bewährte Operationen am Fuß. Z. Orthop. 130 (1992) 323

Depinski, K.: Bewertung der Ergebnisse der operativen Behandlung des Hallux valgus nach*Brandes* und*Dega.* Orthop. Praxis XII (1976) 400

Dick, W., H.R. Henche: Die Operation nach*Mc Bride* beim Hallux valgus. Orthop. Praxis XII (1976) 194

Dieterich, A.: Die konservative Behandlung des Hallux valgus, der Krallen- und Hammerzehen sowie des (Ballen-)Spreizfußes mit der Korrektur-Sandale, Orthop. Praxis XV (1979) 322

Dieterich, A.: Die konservative Behandlung des Hallux valgus, der Hammer- und Krallenzehen sowie des Spreiz- und Ballenfußes mit der Korrektursandale. Orthop. Praxis 18 (1982) 53

Dreyer, J., U. Schäfer: Indikationen und Techniken der Großzehengelenks-Arthrodese. Orthop. Praxis XII (1976) 491

Eichler, J.: Ein neues Gerät zur Behandlung des eingewachsenen Zehennagels. Med. orthop. Techn. 93 (1973) 42

Eltze, J.: Erkrankungen der Zehen und Nägel. OST 33 (1981) 356

Färber, D.: Der schmerzhafte Fuß in der ambulanten Therapie. Orthop. Praxis 23 (1987) 818

Falliner, A., W. Blauth, A.T. Olason: Hallux varus congenitus bei Polydaktylie. Z. Orthop. 126 (1988) 239

Fengler, R.: Einfache Extensionsfixation bei Großzehenballenoperation nach*Brandes* durch Spachtelschienung. Beitr. Orthop. u. Traumatol. 10 (1963) 621

Ferdini, R.: 10-Jahresergebnisse mit der Silastik-Endoprothese nach*Swanson* am Großzehengrundgelenk. Orthop. Praxis 20 (1984) 597

Ferdini, R., K. Schöppe, E. Wölbert: Silikon-Implantate am Großzehengrundgelenk. Eine kritische 10-Jahres-Studie. Z. Orthop. 126 (1988) 606

Forgon, M.: Zur Operation der Hammerzehe. Z. Orthop. 95 (1962) 94

Frenkel, H.: Schrägosteotomie des Metatarsale I bei Hallux valgus-Syndrom. Beitr. Orthop. u. Traumatol. 35 (1988) 168

Fries, G.: Hauptlappenplastik zur Korrektur des Digitus V superductus. Orthop. Praxis XII (1976) 405

Garbe, G.: Erfahrungen mit einer neuen Hallux-Spange bei Großzehenfehlstellungen. Orthop. Praxis 23 (1987) 924

Gardemin: Hallux rigidus (Diskussionsbeitrag). Verh. Dtsch. Orthop. Ges. 39 (1951) 247

Geiser, M.: Die Arthrodese des Großzehengrundgelenkes. Orthop. Praxis XII (1976) 394

Glückert, K. u. Mitarb.: Ergebnisse nach Hallux-valgus-Operationen und vorfußverschmälernden Eingriffen. Orthop. Praxis 20 (1984) 578

Godolias, G., H.O. Dustmann: Ergebnisse der operativen Behandlung der Krallenzehe I nach*Dickson-Diveley.* Orthop. Praxis 21 (1985) 161

Groymann, V.: Die operative Behandlung des Hallux valgus mit der 180°-Rotationsosteotomie. Orthop. Praxis 25 (1989) 259

Graßhoff, H.: Komplikationen bei endoprothetischen Hallux-valgus-Operationen. Beitr. Orthop. u. Traumatol. 30 (1983) 588

Greppmayr, J.: Konservative Behandlung störender Fehlformen der Nägel. Orthop. Praxis VI (1970) 288

Grill, F., J. Altenhuber: Zur operativen Behandlung des Hallux varus duplex. Z. Orthop. 123 (1985) 939

Halberschmidt, K.: Zehendeformierungen und ihre Versorgung. OST 33 (1981) 154

Harnapp, D.: Postoperative Rezidivgefahr durch Versorgung bei FBE-Schuhen nach*Hohmann*scher Halluxvalgus-Operation. Beitr. Orthop. u. Traumatol. 31 (1984) 600

Heisel, J., J. Aeckerle: Operative Behandlungsverfahren beim Hallux valgus. Differentialtherapeutisches Vorgehen – Spätergebnisse. Orthop. Praxis 20 (1984) 561

Helal, B., S.C. Chen: Arthroplastik des Großzehengrundgelenks mit einer neuen Silastik-Endoprothese. Orthopäde 11 (1982) 200

Hirschfelder, H., K. Glückert, D. Hohmann: Hallux rigidus und dorsale Keilentnahme im Großzehengrundglied. Orthop. Praxis 20 (1984) 611

Hohmann, D.: Fehlergebnisse nach Hallux-valgus-Operationen und die Behandlung ihrer Folgen. Orthopäde 3 (1974) 22

Hohmann, G.: Fuß und Bein, 5. Auflage. J.F. Bergmann 1951

Horst, M., G. Dahmen: Indikation zu einer grundgelenkerhaltenden Korrekturoperation beim Hallux valgus. Orthop. Praxis XII (1976) 389

Imhäuser, G.: Die Operation der Hammer- und Krallenzehen sowie die Therapie ungünstiger Operationsergebnisse. Z. Orthop. 117 (1979) 179

Joachim, I., J. Reuschel: Katamnestische Untersuchung ambulant operierter Patienten mit Hallux valgus und rigidus. Beitr. Orthop. u. Traumatol. 34 (1987) 65

John, J.: Degenerative Veränderungen des Fußes. OST (1991), H. 3, 32

Jonasch, E.: Auftreten eines Hallux valgus nach Entfernung eines Sesambeins. Arch. Orthop. Unfall-Chir. 56 (1964) 565

Kadner, P., G. Kummer: Operative Ergebnisse bei Digitus quintus varus et superductus. Beitr. Orthop. u. Traumatol. 28 (1981) 121

Kaiser, G.: Der funktionelle Hallux rigidus. Beitr. Orthop. u. Traumatol. 23 (1976) 380

Kelikian, H.: Über die chirurgische Hallux valgus-Behandlung. extracta orthopaedica 3 (1980) 263

Kirsch, K.: Vermeidbare Fehler bei der Hallux valgus-Operation nach*Brandes*. Z. Orthop. 116 (1978) 196

Kitzinger, E.: Eine Einlagenhilfe beim Hallux rigidus. Orthop. Praxis X (1974) 467

Kleinod, G.: Ergebnisse verschiedener Hallux valgus-Operationen. Beitr. Orthop. Traumatol. 37 (1990) 177

Kluge, K., H.W. Neumann: Ergebnisse der Operationsmethode nach*Regnauld* beim Hallux valgus et rigidus – eine Analyse unter ambulanten Operationsbedingungen. Orthop. Praxis 29 (1993) 499

Knauf, G., I. Ahmedin: Die operative Behandlung des Digitus quintus superductus nach*Butler*. Beitr. Orthop. u. Traumatol. 26 (1979) 703

Krämer, J.: Funktionelle Frühbehandlung beim Hallux valgus mit einer Schlaufensandale. Z. Orthop. 116 (1978) 404

Krämer, J.: Erfahrungen mit der Schlaufensandale bei der funktionellen Frühbehandlung des Hallux valgus. Orthop. Praxis 16 (1980) 882

Kramer, J.: Die*Kramer*-Osteotomie zur Behandlung des Hallux valgus und des Digitus quintus varus. Operat. Orthop. Traumatol. 2 (1990) 14

Kramer, J.: Die*Kramer*-Osteotomie zur Behandlung des Hallux valgus und des Digitus quintus varus. Operat. Orthop. Traumatol. 2 (1990) 29

Krause, D., E. Kruhl: Fehlergebnisse nach Zehenoperationen und ihre Behandlung. Verh. Dtsch. Orthop. Ges. 53 (1966) 549

Krause, W.: Erfahrungen mit einer Hallux valgus-Operation modifiziert nach*Hueter*. Verh. Dtsch. Orthop. Ges. 53 (1966) 538

Krause, W.: Die Hallux valgus-Operation nach*Hueter-Gocht*, Indikation und Technik. Orthop. Praxis XII (1976) 374

Krauspe, R., M. Eichenauer: Mittelfristige Ergebnisse mit dem Großzehenimplantat nach*Swanson*. Z. Orthop. 128 (1990) 519

Kropej, D. u. Mitarb.: Die Bedeutung der transversalen Vorfußstabilisierung in der Therapie des Hallux valgus. Z. Orthop. 128 (1990) 165

Küsswetter, W., G. Müller, H. Haller: Operative Behandlungsergebnisse beim Digitus V varus (super- et infraductus). Orthop. Praxis 20 (1984) 627

Lamprecht, E., J. Kramer: Die Metatarsale-I-Osteotomie nach*Kramer* zur Behandlung des Hallux valgus. Orthop. Praxis 18 (1982) 636

Lamprecht, E., J. Kramer: Die stabile Metatarsale-I-Osteotomie nach*Kramer* beim Hallux valgus ohne Fixation mit Platte, Schraube oder Gips. Z. Orthop. 122 (1984) 607

Lehnhardt, K.: Langzeitbehandlung der operierten Großzehe mit der Hallux-Retentions-Bandage. Orthop. Praxis XVI (1980) 432

Lindemann, K.: Die juvenile Arthritis deformans des Großzehengrundgelenkes (Hallux rigidus). Z. Orthop. 64 (1936) 391

Lourié-Kalmus, R.: Zur Frage nach der Entstehungsursache des Hallux valgus. Arch. Orthop. Unfall-Chir. 52 (1960) 335

Lubins, H.: Endoprothetischer Ersatz des Großzehengrundgelenkes. Z. Orthop. 121 (1983) 89

Maaz, B., M. Menge, K. Pelzes: Erhaltung des Großzehengrundgelenkes als Modifikation der Operation nach*Keller-Brandes* beim Hallux valgus. Z. Orthop. 121 (1983) 527

Magerl, F.: Stabile Osteotomien zur Behandlung des Hallux valgus und Metatarsale I varum. Orthopäde 11 (1982) 170

Manz, B., E. Hertel: Spaceholder-Plastik bei Reoperationen der Großzehe. Orthop. Praxis 20 (1984) 601

Meel van, P.J.: Beschreibung einer Operationsmethode für die Klauenzehe. Z. Orthop. 107 (1970) 373

Menge, M., B. Maaz, C. Pelster: Ergebnisse nach Replantation der Großzehengrundglieds-Gelenkfläche nach *Regnauld* bei der Operation des Hallux valgus und des Hallux rigidus. Orthop. Praxis 20 (1984) 588

Meyer, J.M. u. Mitarb.: 10-Jahres-Resultat der Halluxvalgus Operation nach*Lelièvre*. Orthopäde 8 (1979) 163

Meyerson, M.S., M.J. Shereff: Die pathologische Anatomie bei Krallen- und Hammerzehen. extracta orthopaedica 12 (1989) 314

Nyga, W., F. Henkel: Zur Schuhversorgung nach korrigierenden Vorfußoperationen. Orthop. Praxis XII (1976) 493

Nyga, W.: Entwicklung und Bedeutung der medizinischen Fußpflege. OST 32 (1980) 256

Nyga, W.: Orthopädische Versorgung nach Hallux valgus-Operation. OST (1988) H. 8/9, 12

Oberthaler, W.: Der Jones-Transfer zur Behandlung der Krallenzehe I. Orthop. Praxis 24 (1988) 115

Olszewski, W.: Eine neue Modifikation zur operativen Behandlung der schweren Formen des Hallux valgus. Beitr. Orthop. u. Traumatol. 23 (1976) 376

Opitz, I.: Die Hallux valgus-Operation und ihre Ergebnisse. Arch. Orthop. Unfall-Chir. 54 (1962) 208

Oppel, U., D. Kolditz: Zur Nachbehandlung der*Brandes* schen Operation des Hallux valgus. OST 36 (1984) 144

Oppel, U. u. Mitarb.: Epidemiologie und funktionelle Frühbehandlung des juvenilen Hallux valgus. Orthop. Praxis 20 (1984) 533

Oppel, U., M. Moraldo, D. Kolditz: Retention der Großzehe in Korrekturstellung nach der*Brandes*schen Operation des Hallux valgus. Orthop. Praxis 20 (1984) 594

Oppel, U. u. Mitarb.: Epidemiologie und funktionelle Frühbehandlung des juvenilen Hallux valgus. OST 37 (1985) 314

Pick, Chr., W. Hupfauer: Die operative Behandlung des Hallux valgus: Indikationen, Technik und Ergebnisse. Orthop. Praxis XII (1976) 382

Pisani, G.: Der Hallux valgus des Kindes. Orthopäde 11 (1982) 207

Plaas, U., D. Steeger: Indikationsstellung und verschiedene operative Techniken beim Hallux valgus des Jugendlichen und Erwachsenen. Orthop. Praxis XII (1976) 384

Platzgummer, H.: Über eine Modifikation der Hallux valgus-Operation nach*Hueter* und*Mayo*. Arch. Orthop. Unfall-Chr. 52 (1961) 659

Port, J.: Die operative Behandlung des Hallux valgus unter besonderer Berücksichtigung der Nachbehandlung. Orthop. Praxis XII (1976) 398

Rabenseifner, L., R. Landgraf: Unsere Nachbehandlung nach Brandes-Keller-Operation. Orthop. Praxis 24 (1988) 104

Radke, J.: Technik und Indikation der Operation nach Brandes aufgrund von Spätergebnissen. Orthop. Praxis XII (1976) 372

Rebmann, K., H. Grasshoff: Ergebnisse nach Hallux valgus-Operationen. Beitr. Orthop. u. Traumatol. 31 (1984) 279

Reiter, R.: Spätresultate nach 1464 Hallux valgus-Operationen (vorwiegend nach der Methode nach*Brandes*). Z. Orthop. 94 (1961) 178

Rieder, Th., U. Berndt: Metatarsalosteotomien zur Korrektur des Hallux valgus und Metatarsus primus varus congenitus. Beitr. Orthop. Traumatol. 37 (1990) 32

Riedl, K.: Postoperative Behandlung des Hallux valgus mit einer neuen Damenstrumpfhose. Orthop. Praxis X (1974) 265

Ris, H.B., M. Mettler, F. Engeloch: Langzeitergebnisse mit der Silastik-Endoprothese nach*Swanson* am Großzehengrundgelenk. Diskrepanz zwischen Klinik und radiologischem Befund. Z. Orthop. 26 (1988) 526

Rode, P.: Ergebnisse der Hallux valgus-Operation modifiziert nach*Hueter-Gocht*. Orthop. Praxis XII (1976) 377

Rütt, A.: Hallux valgus und der Damenstrumpf. Z. Orthop. 99 (1965) 106

Rütt, A., V. Westermann: Die Ätiopathogenese des Hammerzehenplattfußes. Z. Orthop. 117 (1979) 762

Sarfert, D., G. Salzmann: Die Indikation zur Mobilisation des subluxierten Sesambeines und der fibrösen Cerclage bei der Operation des Hallux valgus. Orthop. Praxis 20 (1984) 573

Saizewa, J.I.: Die chirurgische Behandlung des Hallux valgus und des Spitzfußes. Beitr. Orthop. u. Traumatol. 10 (1963) 819

Salis-Soglio, Frh. v. G.: 6 Jahre Arthrodese des Großzehengrundgelenkes – Ein Erfahrungsbericht. Z. Orthop. 120 (1982) 280

Salis-Soglio, Frh. v. G.: Die Arthrodese des Großzehengrundgelenkes. Orthop. Praxis 23 (1987) 909

Salis-Soglio, Frh. v. G.: Die Arthrodese des Großzehengrundgelenks mit Kleinfragmentplatte. Operat. Orthop. Traumatol. 3 (1991) 107

Salis-Soglio, Frh. v. G., B. Giebler-Rothlaender: Die Arthrodese des Großzehengrundgelenkes. Z. Orthop. 124 (1986) 288

Salomon, A. u. Mitarb.: Erfahrungen mit den Hallux valgus-Operationen nach*Mayo*. Arch. Orthop. Unfall-Chir. 66 (1969) 57

Sammann, P.D.: Nagelerkrankungen. Deutsch von E. Christophers. Heidelberger Taschenbücher, Band 29, Springer 1968

Scale, D., R. Reinig: Erfahrungen mit der*Hohmann* schen Operation beim jugendlichen Hallux valgus. Orthop. Praxis 20 (1984) 567

Schenkel, Chr., N. Walker: Die Double-Osteotomie des Metatarsale I. Orthop. Praxis 23 (1987) 915

Schilling, W.: Biomechanische Überlegungen zur konservativen Behandlung des Hallux valgus. OST 38 (1986) 386

Schirmeyer, R.: Der funktionelle Hallux rigidus und dessen Behandlung. Beitr. Orthop. u. Traumatol. 10 (1963) 67

Schmid, L.: Die Nagelvollprothese. OST (1991) H. 10, 27

Schöb, O. u. Mitarb.: Die Operation des Hallux valgus: Ein Vergleich dreier häufiger Operationsverfahren. Orthop. Praxis 29 (1993) 492

Scholder, P.: Gegenüberstellung der üblichsten chirurgischen Behandlungsverfahren beim Hallux valgus-Syndrom. Orthopäde 11 (1982) 154

Schreiber, A. u. Mitarb.: Die Hallux valgus-Operation nach *Brandes*. Orthop. Praxis XII (1976) 369

Schubert, U., H.O. Dustmann, G. Godolias: Hallux valgus beim alten Menschen – konservative oder operative Behandlung? Z. Orthop. 124 (1986) 402

Schwar, F.: Hallux rigidus-Versorgung. OST (1991), H. 4, 32

Seidel, K.: Differentialdiagnose und Differentialtherapie bei Krallen- und Hammerzehendeformität. Orthop. Praxis XII (1976) 489

Semm, K.: Zur Therapie des Hallux valgus. Orthop. Praxis XII (1976) 568

Siegrist, H.: Technik und Indikation der *Hohmann* schen Operation. Z. Orthop. 107 (1970) 495

Soren, A., T.R. Waugh: Eine wirkungsvolle operative Hallux valgus-Korrektur: Beschreibung der Technik und Auswertung von Nachuntersuchungen. extracta orthopaedica 10 (1987) 63

Steinböck, G.: 5-Jahres-Ergebnisse einer gedeckten Operation des Hallux valgus nach *Akin-New*. Orthop. Praxis 29 (1993) 861

Steinböck, G.: Operation des Hallux valgus nach *Akin-New* – Einjahresergebnisse einer gedeckten Operationsmethode. Z. Orthop. 126 (1988) 420

Steinböck, G., M. Moser: Die Cerclage fibreux als zusätzliche Maßnahme bei der Operation des Hallux valgus. Orthop. Praxis 17 (1981) 840

Steinhäuser, J.: Die Operation nach *Dixon-Diveley* in der Therapie der Klauenstellung der Großzehe. Orthop. Praxis 20 (1984) 614

Stengel, U.: Leistungsfähigkeit der Grundphalanxteilresektion in der operativen Behandlung des Hallux valgus. Beitr. Orthop. u. Traumatol. 33 (1986) 616

Strube, H.D., B. Wasserscheid: Emmert-Plastik beim Unguis incarnatus. Operat. Orthop. Traumatol. 2 (1990) 39

Thomsen, W.: Form und Funktion des Vorfußes und ihre Beeinflussung durch den Schuh. Orthopäde 3 (1974) 2

Torklus, D.: Hammerzehe. Verh. Dtsch. Orthop. Ges. 53 (1966) 502

Träger, D.: Zur operativen Behandlung des Digitus quintus varus et superductus (v-y-Korrektur). Z. Orthop. 122 (1984) 838

Tschokanow, K.: Beitrag zur operativen Behandlung schwerer Fälle von Hallux valgus. Beitr. Orthop. u. Traumatol. 15 (1968) 206

Türk, K.: Orthonyxie-Spangenbehandlung. OST 33 (1981) 493

Uhthoff, H.K.: Operative Behandlung der nicht kontrakten Hammerzehe. Operat. Orthop. Traumatol. 2 (1990) 46

Vogl, A.: Hallux rigidus, Operationsverfahren. Z. Orthop. 93 (1960) 595

Viladot, A.: Überlegungen bezüglich der operativen Behandlung des Hallux valgus und der Hammerzehen. Orthopäde 11 (1982) 162

Virchow, H.: Zur Anatomie des Hallux valgus. Berl. klin. Wschr. (1921) 98

Vitek, M., G. Steinböck: Zum Problem der dreigliedrigen Zehen – einschließlich operierter Hammerzehen – bei der Operation nach *Brandes*. Orthop. Praxis 25 (1989) 107

Wanivenhaus, A., R. Eyb: Die Problematik der Vorfußoperation beim alten Menschen. Orthop. Praxis 22 (1986) 971

Weber, A.: Ergebnisse der operativen Korrektur des Hallux valgus beim jungen Patienten. Z. Orthop. 113 (1975) 1011

Weber, A.: Unsere Erfahrungen mit der Hallux valgus-Operation nach *du Vries*. Orthop. Praxis XII (1976) 379

Wegschaider, K.: Versorgung von Spreizfuß, Hallux valgus und Hammerzehen mit orthopädischen Schuhen. OST 38 (1986) 68

Weickert, H., H. Grasshoff: Hallux valgus-Operation mit Implantation einer Silikonkautschuk-Endoprothese. Beitr. Orthop. u. Traumatol. 28 (1981) 217

Weigert, M., H. Klems: Wert der Silikon-Interpositionsarthroplastik am Großzehengrundgelenk. Orthop. Praxis XII (1976) 510

Welsch, E.: Der eingewachsene Großzehennagel. OST (1991), H. 5, 24

Weseloh, G.: Osteotomien am 1. Fußstrahl zur Behandlung des Spreizfußes und Hallux valgus. Orthop. Praxis XII (1976) 386

Wiasmitinow, N.P., H. Zollinger: Zehn-Jahres-Resultate nach Operation nach *Hohmann* bei Hallux valgus. Orthopäde 8 (1979) 165

Widhalm, R., H.-P. Markowski, A. Wanivenhaus: Die offene Reposition mit *Kirschner*-Drahtfixierung und *Helal*-Osteotomie zur Therapie der luxierten Hammerzehe mit plantarer Schwiele. Orthop. Praxis 20 (1984) 624

Wiese, R., N. Gschwend, H. Müller: Hallux valgus- und Hammerzehen-Operationen. Eine Analyse der Fehlschläge. Orthopäde 11 (1982) 181

Willkommen, H.: Spätergebnisse der Hallux valgus-Operationen nach *Brandes* und *Mayo*. Beitr. Orthop. u. Traumatol. 26 (1979) 385

Witt, A.N., E. Kruhl: Über die Ursachen von Mißerfolgen bei den Hallux valgus- und Hallux rigidus-Operationen. Z. Orthop. 102 (1967) 606

Wülker, N., C.J. Wirth, J. Maßmann: Erkrankungen an den Sesambeinen der Großzehe. Z. Orthop. 129 (1991) 431

Yücel, M., J. Breitenfelder: Ergebnisse der modifizierten Debasierungsoperation bei Digitus quintus varus et quartus varus superductus. Orthop. Praxis 20 (1984) 630

Zhuber, K., M. Salzer: Behandlung des Hallux valgus bei Metatarsus primus varus. Z. Orthop. 115 (1977) 916

Kapitel 12
Fehler der Fußwölbungen

Ansorg, H., H. Walch: Ergebnisse der konservativen Klumpfußbehandlung. Beitr. Orthop. u. Traumatol. 31 (1984) 569

Asai, H.: Ergebnisse der Fersenentwicklung und medialen Fußrandentflechtung beim angeborenen Klumpfuß – Stellungnahme zur Überkorrektur. Orthop. Praxis XIII (1977) 205

Bähler, A.: Die Einlagenversorgung des Knickfußes beim Kind und beim Erwachsenen. OST 36 (1984) 645

Bähler, A.: Einlagenversorgung des kindlichen Knick-Senkfußes. Orthopäde 15 (1986) 205

Banniza von Bazan, U., A. Erhardt: Hohlfuß, Differentialdiagnose und Therapie. Orthop. Praxis XIII (1977) 826

Baumann, F.: Aktive Redression des kontrakten Spitzfußes. Med. orthop. Techn. 96 (1976) 8
Baumann, J.U.: Der Knick-Senkfuß. Med. orthop. Techn. 100 (1980) 96
Baumgartner, G.: Die orthopädietechnische Versorgung des Spreizfußes. Orthop. Praxis XII (1976) 497
Becker, G.: Die operative Korrektur des jugendlichen Knickplattfußes (ohne Veränderung der physiologischen Zugrichtung der Sehnen, durch Translokation der gespaltenen Sehne des Musculus tibialis anterior unter das Os naviculare). Ergebnisse von 20 Jahren. Beitr. Orthop. u. Traumatol. 26 (1979) 37
Bernau, A.: Einlagenversorgung des kindlichen Knick-Senkfußes. Orthop. Praxis 21 (1985) 496
Bernbeck, R.: Zur Morphologie des angeborenen Plattfußes. Z. Orthop. 101 (1966) 431
Bishop, J., A. Kahn, J.E. Turba: Eine neue Methode der operativen Spreizfußbehandlung. extracta orthopaedica 4 (1981) 397
Björness, T.: Der angeborene Klumpfuß. Subjektive Beschwerden und soziale Anpassung. Arch. Orthop. Unfall-Chir. 80 (1974) 223
Böhm, M.: Pes varus congenitus. Z. Orthop. 51 (1929) 409
Bösch, J.: Zur Technik der Klumfußbehandlung. Z. Orthop. 94 (1961) 159
Bösch, J.: Die konservative Klumpfußbehandlung des Säuglings und Kleinkinds. Med. orthop. Techn. 94 (1974) 150
Bösch, J.: Über konservative Klumfußbehandlung. Orthop. Praxis XI (1975) 128
Brade, A., J. Lärm: Der kontrakte Senk-Speizfuß beim Kind – Coalitio calcaneo-navicularis. Orthop. Praxis 21 (1985) 489
Brandes, K.: Adduktionsfüße, Sichelfüße, therapeutisches Vorgehen aus der Sicht des Facharztes. OSM 29 (1977) 54
Braun, H., J. Henze-Flohr: Besonderheiten und Verlaufsbeobachtungen beim myelodysplastischen Klumpfuß. Beitr. Orthop. u. Traumatol. 31 (1984) 571
Brenner, H., D. Tönnis: Die Adduktions-Flexions-Basisosteotomie des Metatarsale I zur Therapie des schmerzhaften Spreizfußes. Orthop. Praxis 20 (1984) 549
Brückner, L., K. Lautenschläger: Ergebnisse der konservativen Klumpfußbehandlung. Beitr. Orthop. u. Traumatol. 31 (1984) 568
Bucher, H., A. Brade: Die Behandlung der schmerzhaften Spreizfußschwiele durch basisnahe Metatarsale-Gleitosteotomie. Orthop. Praxis 20 (1984) 557
Büschelberger, H.: Behandlung des angeborenen Klumpfußes. Beitr. Orthop. u. Traumatol. 10 (1963) 95
Chapchal, G.: Die operative Frühbehandlung des angeborenen Klumpfußes. Beitr. Orthop. u. Traumatol. 31 (1984) 574
Claus, D., H. Lang: Zur Differentialdiagnose des erworbenen Klumpfußes. Z. Orthop. 119 (1981) 416
Coenen, W.: Funktionelle Behandlung des operierten "rebellischen" Klumpfußes mit dem dynamischen Gehapparat. Beitr. Orthop. u. Traumatol. 26 (1979) 239

Correll, J.: Der kindliche Plattfuß. Jahrbuch der Orthopädie, S. 53, Biermann, 1993
Dahmen, G.: Über Muskelanomalien beim Klumpfuß. Z. Orthop. 94 (1961) 609
Dahmen, G.: Angeborener Plattfuß – Talus verticalis. Tägl. Prax. 23 (1982) 487
Debrunner, H.: Die Therapie des angeborenen Klumpfußes. Beilagenheft zur Z. Orthop. Bd. 88 (1957)
Dieterich, A.: Die Nach- und Spätbehandlung des Klumpfußes. OST 35 (1983) 748
Dieterich, A.: Kinetische Sichelfußeinlage. OST (1989), H. 6, 22
Dorn, U.: Ergebnisse der Osteotomie des Metatarsus V nach *Hohmann* bei Spreizfußbeschwerden am Kleinzehenballen. Orthop. Praxis 20 (1984) 555
Dürrschmidt, V., K. Fieber: Ergebnisse der medialen Entflechtungsoperation beim angeborenen Klumpfuß. Beitr. Orthop. u. Traumatol. 31 (1984) 575
Eichler, J.: Über einen neuen Spitzfußredressionsapparat. Med. orthop. Techn. 98 (1978) 7
Engelmann, L., K. Paul, K. Jahn: Indikation und Ergebnisse der Detorsionsosteotomie bei angeborenem Klumpfuß. Beitr. Orthop. u. Traumatol. 31 (1984) 579
Engler, J.: Die Behandlung des angeborenen Klumpfußes –eine Langzeitbehandlung. Beitr. Orthop. u. Traumatol. 31 (1984) 568
Exner, G.: Sichelfuß. Praktische Orthopädie Band 9, 393. Vordruck GmbH, Bruchsal 1979
Fait, M.: Unsere Erfahrungen mit der operativen Behandlung des Klumpfußes. Beitr. Orthop. u. Traumatol. 10 (1963) 114
Falter, Th.: Der kindliche Knick-Senkfuß und seine unterschiedlichen Versorgungsmöglichkeiten. OST 34 (1982) 546
Falter, Th.: Orthopädische Versorgung von Klump-Sichel-Füßen. OST 37 (1985) 237
Fendl, A.: Vorbeugung gegen Plattfuß. OST (1990), H. 12, 19
Fengler, F.: Zur operativen Behandlung des lockeren kindlichen Knickplattfußes. Med. Literar. Verlag, Uelzen 1980
Fleißner, H.K., J. Pretzsch: Liberation pedis beim angeborenen Klumpfuß. Beitr. Orthop. u. Traumatol. 31 (1984) 574
Forst, R.: Spreizfuß und Hallux valgus des Jugendlichen. Jahrbuch der Orthopädie, 63, Biermann, Münster 1993
Franke, J. u. Mitarb.: Die operative Behandlung des angeborenen Klumpfußes. Beitr. Orthop. u. Traumatol. 32 (1985) 600
Garbe, G.: Dynamischer Spitzfußausgleich mit einem redressierenden Knöchelstrumpf. OST 36 (1984) 602
Gertschev, A., N. Milev: Operative Behandlung des Pes planovalgus. Z. Orthop. 122 (1984) 531
Geyer, E.: Ein einfacher Heberschienenverband für die Nachbehandlung des angeborenen Klumpfußes. Z. Orthop. 94 (1961) 461
Grill, F., G. Großbötzl: Neue Aspekte der operativen Klumpfußbehandlung – Technik und Erfahrungen mit dem Cincinnatizugang. Med. orthop. Techn. 109 (1989) 37

Groß, K.: Beitrag zur Spitzfußbehandlung. Z. Orthop. 101 (1966) 455

Gruenagel, E.: Der angeborene Schaukelfuß. Praktische Orthopädie, Band 9, 161. Vordruck GmbH, Bruchsal 1979

Harms, J., H. Mittelmeier: Technik und Ergebnisse der Plattfußoperation nach *Mittelmeier*. Der Fuß. Med. Literar. Verlag, Uelzen 1980

Hartwig, B.: Erfahrungen mit der *Scheel*schen Operation beim Klumpfuß. Beitr. Orthop. u. Traumatol. 31 (1984) 576

Hasters, J., V. Goymann: Die *Helfet*sche Fersenschale zur Behandlung des kindlichen Knickfußes. Med. orthop. Techn. 103 (1983) 36

Hasters, J., V. Goymann: Die *Helfet*sche Fersenschale zur Behandlung des kindlichen Knickfußes. OST 36 (1984) 32

Henkel, H.L. u. Mitarb.: Die Muskulatur beim angeborenen Klumpfuß. Z. Orthop. 108 (1971) 604

Henkel, H.L.: Die Behandlung des angeborenen Klumpfußes im Säuglings- und Kindesalter. Bücherei des Orthopäden, Bd. 12. Ferdinand Enke, Stuttgart 1974

Henßge, J.: Röntgenologische Befunde beim Plattfuß. Beitr. Orthop. u. Traumatol. 8 (1961) 487

Henßge, J., W. Allmeling: Therapeutische Erfahrungen beim angeborenen Plattfuß mit vertikalem Talus. Arch. Orthop. Unfall-Chir. 59 (1966) 74

Henßge, J.: Lockerer und kontrakter Plattfuß. Therapiewoche 1976

Hentschke: Ergebnisse der Operation nach *Breitenfelder* beim kindlichen und jugendlichen Knickplattfuß. Beitr. Orthop. u. Traumatol. 10 (1963) 63

Herrmann, E.: Eine pneumatische Quengelschiene zur Beseitigung der Vorfußadduktion bei rezidivierenden Klumpfüßen. Z. Orthop. 106 (1969) 840

Hirayama, P.: Behandlung des kontrakten Knickfußes. Beitr. Orthop. u. Traumatol. 15 (1968) 102

Imhäuser, G.: Zur Behandlung des angeborenen Schaukelfußes. Z. Orthop. 102 (1967) 436

Imhäuser, G.: Die operative Behandlung des angeborenen Klumpfußes im Säuglings-, Spiel- und Schulalter. Med. orthop. Techn. 94 (1974) 141

Imhäuser, G.: Was bedeutet ein verkleinerter Winkel zwischen Talus- und Calcaneuslängsachse im Röntgenbild des angeborenen Klumpfußes. Arch.Orthop. Unfall-Chir. 88 (1977) 163

Imhäuser, G.: Der psychogene Klumpfuß. Arch. Orthop. Unfall-Chir. 89 (1977) 199

Imhäuser, G.: Prinzipien der orthopädisch-technischen Versorgung des Klumpfußes. Med. orthop. Techn. 100 (1980) 92

Imhäuser, G.: Die konservative Therapie des erworbenen Knicksenkfußes. OST 34 (1982) 470

Imhäuser, G.: Über die Einlagenversorgung bei Varusfehlstellung der Füße. Med. orthop. Techn. 103 (1983) 149

Imhäuser, G.: Die Behandlung des idiopathischen Klumpfußes. Ferdinand Enke, Stuttgart 1984

Imhäuser, G.: Über die Einlagenversorgung bei Varusfehlstellung der Füße. OST 36 (1984) 226

Imhäuser, G.: Die Behandlung des schweren Hohlklumpfußes bei der neuralen Muskelatrophie. Z. Orthop. 122 (1984) 827

Jani, L.: Aktuelle Behandlungskonzepte häufiger Fehlformen des Kinderfußes in der täglichen Praxis. Orthop. Praxis 21 (1985) 444

Jani, L.: Aktuelle Behandlungskonzepte häufiger Fehlformen des Kinderfußes in der täglichen Praxis. OST 37 (1985) 532

Jani, L.: Der kindliche Knick-Senkfuß. Orthopäde 15 (1986) 199

Janssen, G.: Der kompensatorische Knick-Senkfuß. Z. Orthop. 120 (1982) 278

Junge, G.: Spitzfußbehandlung mit einem neuen Spitzfußredressionsapparat. Med. orthop. Techn. 98 (1978) 11

Junge, G.: Spitzfußbehandlung mit einem Spitzfußredressionsapparat. Hefte z. Unfallheilk. 134 (1980) 148

Kalmann, E.: Einige Bemerkungen zur operativen Therapie des Klumpfußes. Beitr. Orthop. u. Traumatol. 15 (1968) 597

Kitzinger, E.: Funktionelle Frühbehandlung des Klumpfußes. Orthop. Praxis XI (1975) 622

Knöfler, E.W.: Operative Therapie des Klumpfußes. Orthop. Praxis 28 (1992) 435

Kolditz, D., R. Schleberger, F.J. Grifka: Der Spreizfuß des Sportlers. Orthop. Praxis 20 (1984) 651

Kramarenko, G.N.: Operative Behandlung des statischen Pes planus transversus und Hallux valgus. Beitr. Orthop. u. Traumatol. 22 (1975) 183

Kraus, E.: Korrektur eines hochgradigen Spitzklumpfußes durch den orthopädischen Schuh. OSM (1958) 184

Kraus, E.: Zur Einlagenversorgung des Klumpfußes. OSM (1976) 266

Küsswetter, W., Th. Stuhler, A. Rütt: Die biomechanische Wirkung der Antikussehnen – Rückversetzung auf das Fußgewölbe. Orthop. Praxis 18 (1982) 49

Küsswetter, W., A. Rütt: Plattfußoperationen im Schul- und Jugendalter – Langzeitergebnisse. Orthop. Praxis 21 (1985) 474

Laas, S.: Ergebnisse der Tibialis-anticus-Verpflanzung in der Behandlung des Klumpfußes. Z. Orthop. 97 (1963) 88

Lamprecht, E., L. Kaufmann: Der angeborene Hackenfuß. Langzeitresultate unter Berücksichtigung der verschiedenen Therapiemaßnahmen. Orthop. Praxis 21 (1985) 536

Lang, G., P. Kehr: Die "Reiter"-Operation bei der operativen Behandlung des Senkfußes. Beitr. Orthop. u. Traumatol. 31 (1984) 511

Laturnus, H., G. Waertel: Im Therapieverlauf auftretende Vorfußdeformierungen nach operativ behandeltem Klumpfuß. Orthop. Praxis 20 (1984) 643

Leipold, D.: Gipstechnik beim angeborenen Klumpfuß. Beitr. Orthop. u. Traumatol. 31 (1984) 570

Leube, R.: Spätschäden des manuellen Redressements des angeborenen Klumpfußes. Beitr. Orthop. u. Traumatol. 31 (1984) 570

Loeffler, F.: Ursachen und Behandlung von schweren angeborenen Klumpfüßen und von Klumpfußrezidiven. Arch. Orthop. Unfall-Chir. 52 (1960) 200

Lorenz, A.: Die Lehre vom erworbenen Plattfuß. Ferdinand Enke, Stuttgart 1983

Lührmann, A., G. Weseloh: Fünfjahresergebnisse bei der Klumpfußbehandlung. Orthop. Praxis 18 (1982) 44

Mach, J.: Zur Geschichte der Klumpfußbehandlung. Beitr. Orthop. u. Traumatol. 34 (1987) 493

Magyar, A.: Kalkaneusosteotomien beim kindlichen Knicksenkfuß (Langzeitresultate). Z. Orthop. 128 (1990) 96

Mann, M., P. Wagener: Die subtalare Arthrolyse beim veralteten Klumpfuß. Orthop. Praxis 17 (1981) 833

Marciniak, W.: Die anatomische Analyse der Veränderungen beim angeborenen Klumpfuß und bei seinen Pseudokorrektionen als Beitrag zur Auswahl der Methode einer operativen Behandlung. Beitr. Orthop. u. Traumatol. 22 (1975) 163

Marciniak, W.: Die operative peritalare Reposition mit Verlängerung des lateralen Fußstrahles bei angeborenem Plattfuß (Talus verticalis). Beitr. Orthop. u. Traumatol. 34 (1987) 426

Maronna, U.: Diagnose und Therapie des idiopathischen Klumpfußes. Jahrbuch der Orthopädie, 43. Biermann, Münster 1993

Marquardt, W.: Die konservative Behandlung des Klumpfußes. Med. orthop. Techn. 94 (1974) 157

Matthiaß, H.H.: Der Sichelfuß – Metatarsus varus. Med. orthop. Techn. 109 (1989) 97

Mau, C., G. Imhäuser: eine Operation des kontrakten Spreizfußes. Z. Orthop. 70 (1940) 77

Mau, H.: Grenzen des normalen und Anfänge des pathologischen Kinderfußes. OST 37 (1985) 482

Mau, H., W. Lingg: Zur Entstehung und Behandlung des Pes adductus. Z. Orthop. 123 (1985) 841

Metaizeau, J.P., J.L. Lemelle: Klumpfußbehandlung mit der motorischen Bewegungsschiene. Med. orthop. Techn. 111 (1991) 194

Meyer, v.G.H.: Ursache und Mechanik der Entstehung des menschlichen Plattfußes. Fischer, Jena 1983

Milev, N., A. Gertscheff: Operative Behandlung des Pes planovalgus. Orthop. Praxis 21 (1985) 166

Moulin, P., F. Hefti: Langzeitergebnisse der Klumpfußbehandlung. Orthopäde 15 (1986) 184

Müller, A.: Ist beim angeborenen Klumpfuß eine funktionelle Behandlung möglich? Beitr. Orthop. u. Traumatol. 10 (1963) 622

Müller-Stephann, H.: Zur Behandlung des schweren Klumpfußrezidivs. Beitr. Orthop. u. Traumatol. 10 (1963) 107

Müller, V.: Der Pes adductus. Orthop. Praxis XI (1975) 617

Nagura, S.: Zur Frage der Vererbung des angeborenen Klumpfußes. Arch. Orthop. Unfall-Chir. 52 (1960) 47

Niederecker: Der Plattfuß. Ferdinand Enke, Stuttgart 1959

Nyga, W.: Ergebnisse der Tibialis-anterior- Verlagerung zur Behandlung des congenitalen Klumpfußes. Beitr. Orthop. u. Traumatol. 26 (1979) 44

Oberthaler, W.: Zur Behandlung des psychogenen Klumpfußes. Orthop. Praxis 24 (1988) 783

Ochsner, P.E., A. Bernau: Die operative Behandlung des kindlichen Knickplattfußes. Orthop. Praxis XIV (1978) 263

Oest, O.: Die Operation nach *Lelièvre* beim kontrakten Spreizfuß. Verh. Dtsch. Orthop. Ges. 53 (1966) 543

Oppel, U., R. Stetten: Der therapiebedürftige Knick-Senk-Fuß im Kindesalter. Med. orthop. Techn. 109 (1989) 12

Oyen, R.: Formen der Adduktion kindlicher Fußdeformitäten. Orthop. Praxis XII (1976) 899

Pavlovcic, V., J. Faganel, F. Pecak: Funktionen des transponierten M. tibialis posterior beim kongenitalen Klumpfuß. Orthop. Praxis 17 (1981) 831

Peic, St., M. Hunger: Frühergebnisse der operativen Behandlung des Pes adductus. Orthop. Praxis XII (1976) 402

Peic, St.: Der Hohlfuß. Praktische Orthopädie, Band 9, 407. Vordruck GmbH, Bruchsal 1979

Peschterliev, N., N. Natscher: Korrektur der Spitzfußkomponente beim angeborenen Klumpfuß durch Befreiung des Musculus triceps surae und tibiocalcaneare Distraktion. Z. Orthop. 126 (1988) 413

Petri, Ch.: Die Resultate der Frühbehandlung des angeborenen Klumpfußes. Orthopäde 8 (1979) 159

Pizio, Z.: Die Innenrotation des Unterschenkels und Fußes als Teil des angeborenen Pes equinovarus. Beitr. Orthop. u. Traumatol. 15 (1968) 162

Pollack, H.W.: Zur konservativen Behandlung des kontrakten Spreizfußes. Orthop. Praxis 20 (1984) 531

Pollack, H.W.: Zur konservativen Behandlung des kontrakten Spreizfußes. OST 37 (1985) 19

Pschirr, M.: Beitrag zur Sichelfußtherapie. OST 35 (1983) 282

Rabl, C.R.H.: Neue Kunstgriffe bei der Behandlung des angeborenen Klumpfußes. Orthop. Praxis II (1966) 14

Rabl, C.R.H.: Zur Methode der Klumpfußbehandlung. Beitr. Orthop. u. Traumatol. 15 (1968) 125

Rabl, C.R.H.: Der angeborene Klumpfuß und die Ursachen mangelhafter Ergebnisse seiner Behandlung. Orthop. Praxis IX (1973) 489

Rabl, C.R.H.: Klumpfußnachtschienen. Med. orthop. Techn. 93 (1973) 85

Riemer, R., G. Lenz: Der Knick-Senkfuß als Ursache für Überlastungsbeschwerden am Fuß des Sportlers. Orthop. Praxis 21 (1985) 767

Rütt, A.: Zur operativen Therapie des erworbenen kindlichen Pes plano-valgus und Pes planus. Z. Orthop. 117 (1979) 185

Rüttimann, B., G.U. Exner: Entwicklung der Therapiekonzepte beim Klumpfuß. Orthop. Praxis 29 (1993) 795

Runzheimer, J., A. Linschmann: Die Filzkeileinlage zur funktionellen Behandlung des kindlichen Knickfußes. Orthop. Praxis XII (1976) 904

Salzer, M., W. Schwägerl: Die operative Klumpfußbehandlung mit Transfixation des Rückfußes. Z. Orthop. 106 (1969) 368

Salzmann, G. u. Mitarb.: Der Wert der Naviculare-Umschlingung in der Behandlung des Knick-Senkfußes. Orthop. Praxis XII (1976) 906

Sarfert, D., G. Salzmann: Die Behandlung des durchgetretenen Spreizfußes mit der schrägen Metatarsalosteotomie nach *Helal.* Z. Orthop. 120 (1982) 272

Scale, D., U. Maronna: Die Behandlung des jugendlichen Knick-Senkfußes durch die Translokation der Tibialis-anterior-Sehne. Orthop. Praxis 21 (1985) 483

Scherrer, H. u. Mitarb.: Zehn-Jahres-Resultate des Klumpfußes. Orthopäde 8 (1979) 151

Scheuer, F.: Ein neuer Detorsionsapparat zur Bekämpfung des unschönen Ganges mit einwärtsgedrehten Fußspitzen bei congenitalen Klumpfüßen. Z. Orthop. 87 (1956) 314

Schilling, W.: Der Einfluß der Stellung des oberen Sprunggelenkes und des Bewegungsausmaßes in den Sprunggelenken auf die Form des medialen Längsgewölbes beim Kind. Orthop. Praxis 21 (1985) 460

Schilling, W.: Morphologie, Diagnose und Frühbehandlung des sogenannten kongenitalen Klumpfußes. Med. orthop. Techn. 109 (1989) 30

Schilling, W., G. Kurlemann, A. Karbowski: Der Pes cavus beim Jugendlichen. Orthop. Praxis 26 (1990) 369

Schleberger, R., A. Hedtmann: Hackenfußhaltung und Hackenfuß im Rahmen weiterer Deformitäten beim Neugeborenen. Orthop. Praxis 21 (1985) 531

Schirmeyer, R.: Ein Beitrag zur Entstehung des angeborenen Klumpfußes. Beitr. Orthop. u. Traumatol. 15 (1968) 591

Schmid, W.: Die Klumpfußversorgung. OST (1991), H. 2, 40

Schmidt, H.: Zur konstitutionellen Schrägstellung der oberen Sprunggelenkachse beim kindlichen Knicksenkfuß. Beitr. Orthop. u. Traumatol. 10 (1963) 58

Schmidt, K., W. Becker: Spreizfußbehandlung mit der Metatarsalosteotomie nach *Helal.* Z. Orthop. 127 (1989) 322

Schmied, H.R.: Spätresultate der Knicksenkfußbehandlung durch die Naviculare-Umschlingung. Z. Orthop. 104 (1968) 309

Schmitt, E., B.-D. Katthagen: Erfahrungen über ambulant durchgeführte Operationen bei Vorfußdeformitäten anhand einer 10-Jahresstatistik. Orthop. Praxis 20 (1984) 653

Schöberlein, J.: Ergebnisse der Plattfußoperation nach *Schede.* OSM 27 (1975) 44

Scholder-Hegi, P.: Die orthopädietechnische Versorgung beim congenitalen Klumpfuß. Med. orthop. Techn. 94 (1974) 162

Schreiber, A., A. Weber: Die operative Behandlung des lockeren Spreizfußes. Orthopäde 3 (1974) 13

Schuckmann, W.: Die Unterschenkelkorrekturosteotomie zur Behandlung des kongenitalen Klumpfußes. Beitr. Orthop. u. Traumatol. 36 (1989) 332

Schütze, C.: Untersuchungen kindlicher Fußbewegungen zum Problem des Hackenfußes. Beitr. Orthop. u. Traumatol. 11 (1964) 360

Schulitz, K.P. u. Mitarb.: Der angeborene Schaukelfuß. Z. Orthop. 115 (1977) 55

Schulze, H.: Korrekturschiene zur Behandlung eines veralteten angeborenen Klumpfußes und der Innenrotation eines Hüftgelenkes. Beitr. Orthop. u. Traumatol. 18 (1971) 479

Schulze, H., H.v. Voss: Der Sichelfuß im ersten Lebensjahr aus orthopädischer Sicht und kinderärztlicher Sicht. Z. Orthop. 122 (1984) 478

Schulze, W.: Der Hohlfuß. OST (1989), H. 2, 6

Schulze, W.-P.: Der angeborene Klumpfuß. OST (1991), H. 2, 28

Seewald, K.: Zur operativen Behandlung des schlaffen, kindlichen und jugendlichen Knick-Plattfußes. Z. Orthop. 96 (1962) 488

Seyfarth, H., H. Behrens: Beitrag zur Klumpfußoperation nach *Scheel.* Z. Orthop. 96 (1962) 70

Siebel, T., J. Heisel, H.J. Hesselschwerdt: Weichteiloperationsverfahren bei Klumpfußdeformität. Orthop. Praxis 29 (1993) 481

Skripitz, W.: Zur Arthrolyse beim veralteten Klumpfuß. Orthop. Praxis XIV (1978) 277

Smola, E.: Die operative Behandlung des lockeren kindlichen Knickplattfußes. Z. Orthop. 109 (1971) 259

Stein, V.: Einflußfaktoren bei der Entstehung eines Klumpfußrezidivs. Beitr. Orthop. u. Traumatol. 27 (1980) 138

Stein, V., H. Weickert: Behandlungsergebnisse des angeborenen Klumpfußes unter besonderer Berücksichtigung der Recidive. Beitr. Orthop. u. Traumatol. 30 (1983) 475

Steinhäuser, J.: Das Talo-Naviculargelenk als Angriffspunkt zur operativen Korrektur schwerer Fußdeformitäten im Erwachsenenalter. Orthop. Praxis XIII (1977) 814

Stoffel, F.: Über den Pes adductus congenitus. Z. Orthop. 94 (1961) 447

Stracker, O.: Die Pathogenese des kindlichen Knickfußes. Z. Orthop. 83 (1953) 353

Strauß, H.J.: Indikation, Technik und Erfahrung der operativen Knickfußbehandlung nach *Grice.* Orthop. Praxis XIV (1978) 272

Süssenbach, F., B. Ortloff, O. Oest: Die Schrägosteotomie des Metatarsale I bei der Behandlung des Spreizfußes. Orthop. Praxis 18 (1982) 67

Süssenbach, F., O. Oest: Kombinierte Operationsverfahren in der Behandlung des verbreiterten Vorfußes. Orthop. Praxis 20 (1984) 541

Theysohn, H., W. Schilling, A. Tenger: Das Aktivitätsverhalten der kurzen Fußmuskulatur bei Kindern mit abgeflachten medialen Längsgewölben. Orthop. Praxis 21 (1985) 453

Thomas, W.: Über die Translokationsoperation der Peronaeus-brevis-Sehne beim Klumpfuß. Z. Orthop. 116 (1978) 378

Thomas, W., M. Krebs: Die LSP-Schiene – ein neues Prinzip zur Behandlung des Pes adductus. Orthop. Praxis 26 (1990) 49

Timm, H.: Besserung der Fußsenkung durch medialen Fersenkeil. Orthop. Praxis VI (1971) 446

Tischler, K.: Erfolge unserer modifizierten Tibialis-anticus-Translokation beim Plattfuß. Beitr. Orthop. u. Traumatol. 17 (1970) 188

Tönnis, D., V. Bikadorov: Untersuchungen über die Ergebnisse verschiedener Behandlungsmethoden bei angeborenem Klumpfuß. Z. Orthop. 104 (1968) 218

Tönnis, D.: Elektromyographische und histologische Untersuchungen zur Frage der Entstehung des angeborenen Klumpfußes. Z. Orthop. 105 (1969) 595

Tönnis, D.: Der Sichelfuß. Orthopäde 15 (1986) 174

Tönnis, D., K. Buckup: Der angeborene Sichel- und Serpentinenfuß. Jahrbuch der Orthopädie, 29, Biermann-, Münster 1993

Vater, W.: Der rebellierende Klumpfuß, dessen Ursache und Behandlung. Beitr. Orthop. u. Traumatol. 10 (1963) 104

Venbrocks, R., W. Rüther, K.J. Münzenberg: Ergebnisse der Klumpfußbehandlung. Orthop. Praxis 23 (1987) 319

Venbrocks, R., W. Rüther, B. Lebowski: Der Sichelfuß – Diagnostik und Therapie. Orthop. Praxis 24 (1988) 324

Venbrocks, R., W. Rüther, B. Lebowski: Der Sichelfuß – Diagnostik und Therapie. OST (1990), H. 1, 10

Volkmann, v.R.: Aufrichtungs- und Behandlungserfolge des kindlichen Knickfußes mit der Winkelhebel-Flügeleinlage. Verh. Dtsch. Orthop. Ges. 42 (1954) 336

Volkmann, v.R.: Übersehenes und Verkanntes am anatomischen Substrat der Senkfußentstehung. Z. Orthop. 113 (1975) 229

Volkmann, v.R., A. Bernau, W. Rebstock: Behandlung des kindlichen Knickfußes mit der Winkelhebel-Flügeleinlage. Med. orthop. Techn. 103 (1983) 34

Volkmann, v.R., A. Bernau, W. Rebstock: Behandlung des kindlichen Knickfußes mit der Winkelhebel-Flügeleinlage. OST 36 (1984) 28

Wagner, H.: Calcaneus-Verschiebeosteotomie beim kindlichen Knickfuß. Orthopäde 15 (1986) 233

Weber, M., J. Weyrauch: Die Entwicklung der Klumpfußdeformität nach der supramalleolären Drehosteotomie. Orthop. Praxis 17 (1981) 186

Weickert, H.: Ergebnisse konservativer und operativer Klumpfußbehandlung. Beitr. Orthop. u. Traumatol. 15 (1968) 753

Weickert, H., V. Stein: Grundsätze zur Behandlung des angeborenen Klumpfußes und Analyse der erreichten Ergebnisse. Beitr. Orthop. u. Traumatol. 26 (1979) 409

Weigert, M.: Schwerer Narbenklumpfuß, hervorgerufen durch einen schnürenden Gipsverband. Z. Orthop. 105 (1969) 275

Wellmitz, G.: Der Hohlfuß aus ärztlicher Sicht. OST (1991), H. 2, 22

Wiasmitinow, H.P., H. Zollinger: Langzeitverläufe bei konservativ und operativ behandeltem Pes adductus. Orthopäde 8 (1979) 145

Will, P.: Methode einer funktionellen Behandlung des congenitalen Klumpfußes. Orthop. Praxis 16 (1980) 241

Windhager, R. u. Mitarb.: Klinischer und radiologischer Vergleich von "idiopathischen" und "neurogenen" Hohlfüßen. Z.Orthop. 127 (1989) 169

Yücel, M., J. Breitenfelder: Die Bedeutung der Schrägeinlage bei der Behandlung des kindlichen Knickfußes. Orthop. Praxis 21 (1985) 493

Zapfe, E.: Der sogenannte rebellische Klumpfuß und seine Probleme. Orthop. Praxis 18 (1982) 47

Zichner, L.: Die Behandlung des angeborenen Plattfußes. Grenzen konservativer und operativer Maßnahmen. Orthop. Praxis 21 (1985) 466

Zollinger, H., N.P. Wiasmitinow: Langzeitverläufe beim konservativ behandelten lockeren kindlichen Knick-Plattfuß. Orthopäde 8 (1979) 141

Kapitel 13
Erkrankungen des Mittelfußes

Baciu, C. u. Mitarb.: Os intermetatarsale. Z. Orthop. 104 (1968) 351

Barbier, M.: Vorfußkorrektur von dorsal oder plantar? (Technische Probleme und Ergebnisse). Orthop. Praxis XII (1976) 533

Baumgartner, R.: Orthopädietechnische Versorgung der Metatarsalefraktur. Orthop. Praxis 20 (1984) 539

Bösch, P., H. Markowski, V. Rannicher: Technik und erste Ergebnisse der subcutanen distalen Metatarsale-I-Osteotomie. Orthop. Praxis 26 (1990) 51

Brutscher, R.: Frakturen und Luxationen des Mittel- und Vorfußes. Orthopäde 20 (1991) 67

Dick. W. u. Mitarb.: Zur Klinik und Pathogenese der*Morton*schen Krankheit. Arch. Orthop. Unfall-Chir. 88 (1977) 113

Dick, W., E. Morscher: Die*Morton*sche Metatarsalgie. Beitr. Orthop. u. Traumatol. 25 (1978) 401

Dick, W.: Die Operation der*Morton*schen Metatarsalgie. Operat. Orthop. Traumatol. 4 (1992) 208

Dick, W.: Der*Morton*sche Vorfußschmerz. Orthopäde 11 (1982) 235

Elsner, W.: Eine abnehmbare Gehwiege zur Verwendung bei Schäden des Vorfußes. Z. Orthop. 81 (1952) 486

Erhart, O.: Osteochondrosis dissecans am Metatarsusköpfchen I. Z. Orthop. 105 (1969) 439

Freund, D., W. Bersch: Histologisch gesicherte doppelseitige Osteochondrosis der Metatarsalköpfchen I. Z. Orthop. 118 (1980) 850

Graff, K.-H., H. Krahl, R. Kirschberger: Streßfrakturen des Os Naviculare Pedis. Z. Orthop. 124 (1986) 228

Grifka, J.: Nachbehandlungskonzepte bei Vorfußoperationen. Orthop. Praxis 24 (1988) 99

Grifka, J., O. Oest: Verlaufsbeobachtung nach Mittelfußköpfchenresektion nach Lelièvre. Z. Orthop. 127 (1989) 561

Grob, D., N. Gschwend: Langzeitergebnisse nach Vorfußkorrektur aus subjektiver Sicht. Orthopädie 11 (1982) 245

Güntz, E.: Beitrag zur röntgenologischen Darstellung der Metatarsalköpfchen und Sesambeine. Z. Orthop. 68 (1938) 465

Hakimzadeh, A. u. Mitarb.: Metatarsalosteotomie nach*Helal*. Orthop. Praxis 16 (1980) 435

Häring, M.: Die*Morton*sche Metatarsalgie. Unfallchir. 90 (1987) 194

Hauck, W. u. Mitarb.: Die Metatarsalosteotomie nach*Helal* – Ergebnisse und Komplikationen. Orthop. Praxis 24 (1988) 112

Helal, B., M. Greiss: Die Metatarsale-Verschiebeosteotomie zur Behandlung der Überlastungs-Metatarsalgie. Orthopäde 11 (1982) 214

Hermann, B., C. Claus: Diagnose und Behandlung der *Morton*schen Neuralgie. Orthop. Praxis 28 (1992) 439

Herschel, H., J.v. Meel: Metatarsalgie. OST 36 (1984) 262

Knessl, J., E. Lamprecht, J. Kramer: Die schräge Basisosteotomie der Metatarsalia in der Behandlung des dekompensierenden Spreizfußes. Orthop. Praxis 23 (1987) 919

Menge, M., B. Maaz, J. Imdahl:Hoffmann – Helal –Gocht: Was leisten die operativen Verfahren zur Behandlung der Metatarsalgie? Orthop. Praxis 24 (1988) 107

Moschinski, D., V.M. Rötzscher: Beitrag zur Behandlung von Metatarsalfrakturen. Unfallheilk. 83 (1980) 115

Münch, W., M. Sparmann: Seltene Formen gutartiger osteolytischer Vor- und Mittelfußveränderungen. Orthop. Praxis 23 (1987) 812

Oest, O., J. Gödde: Metatarsalindex und plantare Schmerzlokalisation. Orthop. Praxis 20 (1984) 528

Oest, O., E. Gödde: Metatarsalindex und plantare Schmerzlokalisation. OST 36 (1984) 703

Pisani, G.: Die intermetatarsale Ligament-Plastik bei Bandlaxität des Vorfußes. Orthopäde 11 (1982) 229

Prager, W.: Aseptische Nekrose des Metatarsus II rechts und Naviculare pedis links nach einem Trauma. Z. Orthop. 104 (1968) 232

Prang, L.: Operationstechniken am Vorfuß. OST (1988), H. 2, 8

Rabl, C.R.H.: Der echte Morton. OSM 28 (1976) 134

Regnauld, B.: Das diaphyso-epiphysäre Enclavement der Metatarsalia. Orthopäde 11 (1982) 191

Rütten, M.: Os tibiale mediale. Z. Orthop. 117 (1979) 852

Rütten, M.: Der Mittelfußbasisbruch V. Z. Orthop. 117 (1979) 898

Schievink, B.: Überlegungen zur Metarsalköpfchen-Resektion als Behandlungsmaßnahme bei Vorfußdeformitäten. OST 38 (1986) 108

Schultz, W., H. Stinus, J. Henkel: Die Fraktur des Metatarsale V im Sport und ihre sportschuhtechnische Versorgung. Orthop. Praxis 27 (1991) 469

Semm, K.: Zur konservativen Behandlung der Mortonschen Metatarsalgie. Orthop. Praxis XVI (1980) 250

Simmen, B. u. Mitarb.: Behandlungstaktik bei Metatarsalfrakturen. Orthop. Praxis 18 (1982) 62

Steinböck, G., V. Hetherington, M. Pinsger: Zur Einlagenversorgung bei Metatarsalgien. Orthop. Praxis 27 (1991) 92

Steinhäuser, J.: Zur Frage der traumatischen Entstehung des Morbus Köhler II. Z. Orthop. 116 (1978) 123

Tsakmaklis, P., W. Menke, A. Antoniadis: Langzeitergebnissse nach Metatarsalköpfchen- und Grundgliedbasen-Resektion (Clayton-Op) in der Behandlung der Vorfußdeformität. Orthop. Praxis 21 (1985) 905

Tsakmaklis, P. u. Mitarb.: Langzeitergebnisse nach Metatarsalköpfchen-und Grundgliedbasen-Resektion in der Behandlung der Vorfußdeformität. OST 38 (1986) 102

Weickert, H., H. Grasshoff: Operation von Spätzuständen nach Morbus Köhler II mit Implantation einer Silikonkautschukendoprothese. Beitr. Orthop. u. Traumatol. 30 (1983) 59

Winkler, W.: Schuh- und Einlagenversorgung bei Funktionsstörungen des Vorfußes. Med. orthop. Techn. 104 (1984) 142

Winkler, H., T. Kelaridis: Metatarsalosteotomie nach Helal. Z. Orthop. 127 (1989) 556

Zander, C.: Zur Ätiologie der Mortonschen-Metatarsalgie. Orthop. Praxis 27 (1991) 123

Zollinger, H.: Osteonekrosen am kindlichen Fuß. Orthopäde 15 (1986) 220

Kapitel 14
Erkrankungen der Fußsohle

Bodlien, A.: Vom richtigen Umgang mit Schwielen und Hühneraugen. OST 38 (1986) 72

Correll, J., E.F. Gauer: Verlauf und Therapie des Morbus Köhler I am Os naviculare pedis. Orthop. Praxis 18 (1982) 417

Drescher, H., H.H. Wetz, R. Baumgartner: Die Mittelfußknochenresektion zur Therapie des Malum perforans. Med. orthop. Techn. 110 (1990) 12

Drescher, H., H.H. Wetz, R. Baumgartner: Vor Amputation bewahrt. Mittelfußknochenresektion zur Therapie des Malum perforans. OST (1990) 12

Ekkernkamp, A., Ch. Josten, J. Leidinger: Fußschmerz und Navicularefraktur: Ergebnis anhand von 40 Frakturen. Orthop. Praxis 23 (1987) 833

Färber, D.: Über die konservative Behandlung plantarer Warzen. Orthop. Praxis 24 (1988) 338

Herger, R.: Verbesserte Mikrozirkulation läßt Warzen verschwinden. OST 36 (1984) 361

Jahrling, L.: Ulcus plantaris. OST (1989), H. 12, 22

Knörzer, W., H. Ruck: Mit der Eispistole gegen Warzen. OST (1990) 28

Manner, G., K. Parsch: Schwere Weichteilverletzungen des Fußes beim Kind. Orthop. Praxis 21 (1985) 734

Schliack, H., R. Schiffter: Anhidrose der Fußsohle. Dtsch. med. Wschr. 96 (1971) 977

Schneidrzik, E.: Warzen auf der Fußsohle. OST 37 (1985) 495

Stratmann, B., H. Strosche, H.K. Beyer: Zur Diagnostik der Os cuneiforme-I-Frakturen und der Verletzungen des medialen Lisfranc-Gelenks mit einer modifizierten Röntgenaufnahmetechnik. Unfallchir. 91 (1988) 282

Kapitel 15
Erkrankungen der Fußwurzel und des Rückfußes

Adrian-Werburg, Frh.v.H.: Das Tarsaltunnelsyndrom. Der Fuß. M L

Albrecht, R., E. Hertel: Beitrag zum Vorkommen der Köhlerschen Erkrankung. Z. Orthop. 104 (1968) 598

Asshoff, H.: Symmetrische Verkalkung der Achillessehnen nach frühkindlicher Achillotomie. Z. Orthop. 98 (1964) 535

Baehnisch, G., C. Junghans: Behandlung von Achillessehnenrupturen. Beitr. Orthop. u. Traumatol. 34 (1987) 489

Bandi, W.: Autologes Corium als plastisches Material zur Überbrückung eines totalen Achillessehnendefektes. Unfallheilk. 83 (1980) 270

Bartsch, H., M. Weigert: Differenziertes Vorgehen bei Kalkaneusfrakturen. Orthop. Praxis XIV (1978) 301

Bauer, G. u. Mitarb.: Fortschritte in der Diagnostik der intraartikulären Calcaneusfrakturen durch die Computertomographie. Unfallchir. 90 (1987) 496

Bauer, R.S., P.E. Ochsner: Zur Nosologie der Osteochondrosis dissecans der Talusrolle. Z. Orthop. 125 (1987) 194

Bauermann, P.: Die Behandlung des veralteten*Köhler* II durch Keilosteotomie. Z. Orthop. 99 (1965) 389

Baumgartner, R.: Die Behandlung des plantaren Fersensporns. OST 32 (1980) 202

Baumgartner, R.: Die orthopädietechnische Versorgung nach Calcaneusfrakturen. Med. orthop. Techn. 104 (1984) 139

Beck, E.: Die Talusfraktur. Orthopäde 20 (1991) 33

Becker, D.: Die Luxation der Peronäussehnen. Neue Möglichkeiten der Diagnostik und der Operation. Unfallchir. 90 (1987) 523

Berruex, P., D. Pelet: Dissecate und Zysten an der Talusrolle. Orthopäde 10 (1981) 95

Bezes, H., P. Massart, J.P. Fourquet: Die Osteosynthese der Calcaneus-Impressionsfraktur. Indikation, Technik und Resultate bei 120 Fällen. Unfallheilk. 87 (1984) 363

Biedert, A.: Osteochondrale Läsionen des Talus. Unfallchir. 92 (1989) 199

Blanc, C.H., J.J. Livio: Die aseptischen Necrosen des Talus. Orthopäde 10 (1981) 102

Blauth, W.: Die Peroneus-brevis-Plastik bei großen Achillessehnendefekten. Operat. Orthop. Traumatol. 2 (1990) 14

Bruns, J., B. Rosenbach: Osteochondrosis dissecans Tali. Z. Orthop. 127 (1989) 549

Buch, J. u. Mitarb.: Konservative Behandlung des Fersenbeinbruches versus Reposition und perkutane Bohrdrahtfixation. Unfallchir. 92 (1989) 595

Burchardt, H. u. Mitarbeit: Achillessehnenrupturen. Z. Orthop. 130 (1992) 109

Crasselt, C.: Eine seltene Fußdeformität, kombiniert mit Varietäten am Os naviculare, Os cuneiforme und mit Os supranaviculare. Z. Orthop. 93 (1960) 113

Debrunner, H.U.: Das Sinus-tarsi-Syndrom. Schweiz. med. Wschr. 93 (1963) 1660

Dederich, R. u. Mitarb.: Achillessehnenrupturen. Ursachen – Operationstechnik – Ergebnisse – Begutachtungsprobleme. Unfallchir. 91 (1988) 259

Dexel, M., H. Zollinger, J. Brandenberg: Die posttraumatische Osteochondrosis dissecans des Talus. Ergebnisse mit der Verschraubung. Orthop. Praxis 17 (1981) 759

Dierolf, W.: Orthopädieschuhtechnische Versorgung nach Fersendefekt und Stielplastik. OST 34 (1982) 76

Dresing, K., M. Eyssel: Die Behandlung der intraartikulären Kalkaneusfraktur im Krankenhaus der Regelversorgung. Unfallchir. 93 (1990) 320

Duckworth, T.: Kongenitaler Talus Verticalis. Med. orthop. Techn. 109 (1989) 19

Dustmann, H.O.: Ätiopathogenese und Therapie des Fersensporns. Orthop. Praxis XI (1975) 787

Echtermeyer, V.: Das Kompartmentsyndrom des Fußes. Orthopäde 20 (1991) 76

Elsig, J., P.A. Perrenoud, H.H. Wetz: Rückfußarthrodesen im Kindes- und Jugendalter und ihre orthopädietechnische Versorgung. Med. orthop. Techn. 112 (1992) 268

Ender, H.G., K. Moser: Die Erhöhung des Druckes in den Logen der Sohle bei Gelenkbrüchen des Fersenbeines. Unfallchir. 91 (1988) 523

Falter, Th.: Gelenkveränderungen im Rückfuß. OST 36 (1984) 458

Forgon, M., G. Zadravecz: Die Kalkaneusfraktur. Hefte z. Unfallheilk. 208 (1990)

Gebert, L., R. Plaue: Subcutane Achillessehnenrupturen. Unfallheilk. 86 (1983) 525

Gerlach, H.J., W. Vogelsberger, H.F. Herget: Anwendung der Neuraltherapie (Akupunktur) bei therapieresistenten Achillodynien. Orthop. Praxis 19 (1983) 83

Gierse, H.: Die Ermüdungsfraktur des Kalkaneus – Der experimentelle Beweis ihrer mechanischen Genese. Z. Orthop. 115 (1977) 363

Gleiche, M., W. Reichl: Zur Operation der Achillessehnenruptur. Beitr. Orthop. u. Traumatol. 27 (1980) 277

Gondolph-Zink, B., R. Wetzel: Seltene Ursachen der distalen Fußwurzelschmerzen. Orthop. Praxis 23 (1987) 801

Gotthardt, P., A. Thiel, Th. Wessinghage: Die chronische Achillodynie – Ergebnisse operativer Therapie. Orthop. Praxis 21 (1985) 590

Grob, D., B.G. Weber, L.A. Simpson: Die traumatisch bedingte Nekrose des Corpus tali. Unfallchir. 88 (1985) 175

Gschwend, N., U. Munziger: Unsere Technik der extraarticulären Schraubenfixation der Osteochondrosis dissecans tali medialis. Orthopäde 10 (1981) 99

Günther, G.: Orthopädieschuhtechnische Versorgung nach komplizierten Fersenbeinfrakturen. OST 34 (1982) 72

Haasters, J., E. Koob, E. Puhlvers: Stenosierende Tendovaginitis im Bereich des Sehnenkanals für den langen Großzehenbeuger. Z. Orthop. 121 (1983) 475

Haglund, P.: Beitrag zur Klinik der Achillessehne. Z. orthop. Chir. 49 (1927) 49

Hansis, M., P.J. Meeder, S. Weller: Korrigierende Osteotomien der Fußwurzel – Indikationen, Technik, Ergebnisse. Unfallchir. 89 (1986) 479

Havemann, D., L. Schroeder, H.J. Egbergs: Talusfrakturen beim Kind. Hefte z. Unfallheilk. 164 (1982) 702

Hefti, F., W. Dick, J. Fasel: Akzessorische Muskeln in der Retromalleolarregion als Ursache von Weichteilschwellungen. Orthop. Praxis 21 (1985) 729

Hehne, H.J., J.U. Baumann: Die Calcaneus-Osteotomie nach *Dwyer* bei der Varusfehlstellung des Rückfußes. Z. Orthop. 117 (1979) 202

Heimkes, B. u. Mitarb.: Das Tarsaltunnelsyndrom. Orthopäde 16 (1987) 477

Heimkes, B. u. Mitarb.: Klinik und Therapie der Nervenengpaßsyndrome im Tarsaltunnel. Orthop. Praxis 23 (1987) 844

Heller, W.: Achillessehnenausriß nach Operation einer Haglund-Ferse. Z. Orthop. 109 (1971) 534

Hendrich, V.: Frakturen und Luxationen des Talus. Unfallchir. 92 (1989) 110

Henßge, J.: Die Präarthrosen des Talonaviculargelenks. Z. Orthop. 112 (1974) 650

Heuchemer, T. u. Mitarb.: Computertomographie nach intraartikulärer Kalkaneusfraktur. Unfallchir. 95 (1992) 31

Hipp, E., M. Weigert: Subcutane Ruptur der Tibialis-anterior-Sehne. Z. Orthop. 101 (1966) 398

Hörster, G.: Indikation zur konservativen-operativen Behandlung der Fersenbeinfraktur. Unfallchir. 91 (1988) 502

Hohmann, G.: Zur Erklärung der dorsalen Cuneiforme-Exostose. Arch. Orthop. Unfall-Chir. 46 (1953) 91

Hoos, R., J.H. Refior: Abrißfraktur des Processus anterior calcanei. Orthop. Praxis 19 (1983) 447

Horvath, F.: Durch Überanstrengung bewirkte Tendovaginitis bzw. Paratenonitis calcarea. Z. Orthop. 113 (1975) 144

Huber, H., A. Imhoff: Habituelle Peronealsehnenluxation. Z. Orthop. 126 (1988) 609

Huber, H.M., M. Waldis: Die Haglund-Exostose – eine Operationsindikation und ein kleiner Eingriff? Z. Orthop. 127 (1989) 286

Huggler, A.H., F.V. Gianella: Indikation und Wertung der operativen Behandlung von Calcaneusfrakturen. Z. Orthop. 117 (1979) 191

Hundemer, W.: Die transmalleoläre Fixationsnaht zur Behebung der Peroneussehnenscheidenverrenkung. Unfallheilk. 84 (1981) 237

Imhäuser, G.: Störungen der Entwicklung des Rückfußes und ihre therapeutischen Konsequenzen. Orthop. Praxis XIV (1978) 257

In der Au, H.-J., C.-W. Siegling: Schuhversorgung nach Calcaneusfrakturen. Beitr. Orthop. u. Traumatol. 22 (1975) 93

Jerosch, J. u. Mitarb.: Kompartmentdruck in der Tibialis anterior-Loge beim Joggen. Z. Orthop. 127 (1989) 56

Jerosch, J., B. Geske: Das funktionelle Kompartment-Syndrom am Unterschenkel. Bücherei des Orthopäden, Band 61, Ferdinand Enke, Stuttgart 1993

Josten, Ch., G. Muhr, A. Lies: Die arthroskopische Abrasionsarthroplastik am oberen Sprunggelenk – Langzeitergebnisse bei Osteochondrosis dissecans. Unfallchir. 93 (1990) 110

Katthagen, B.-D., Th. Hopf: Die Kapselbandverletzung des Kalkaneo-Kuboidgelenkes. Orthop. Praxis 21 (1985) 718

Kayser, M., W. Knopp, C. Josten: Spätfolgen konservativ behandelter Kalkaneusfrakturen und ihre operative Therapie. Orthop. Praxis 26 (1990) 40

Kirgis, A., L. Schuster: Idiopathische Talusnecrose beim Kleinkind. Z. Orthop. 125 (1987) 396

Klocke, J.: Quantitative Unterschiede der Vaskularisierung der Achillessehne des Menschen und ihre Beziehung zur Achillessehnenruptur. Orthop. Praxis 27 (1991) 65

Knoch, M., H. Beck: Versorgung der Achillessehnenruptur – Fortschritte durch die Einführung verschiedener Klebeverfahren. Orthop. Praxis 23 (1987) 901

Knopp, W. u. Mitarb.: Kann die operative Therapie von Fersenbeinbrüchen Spätfolgen verhindern? Hefte z. Unfallheilk. 200 (1988) 449

Konerman, H., F. Chicote-Campos: Klinik und Therapie des Os naviculare externum. Orthop. Praxis XIII (1977) 858

Krämer, J. u. Mitarb.: Indikation und Technik der Talo-Naviculararthrodese. Orthop. Praxis XIII (1977) 835

Kröpfl, A., J. Obrist: Zur plastischen Versorgung der verzögert operierten subcutanen Achillessehnenruptur. Unfallchir. 90 (1987) 386

Kus, W.M., A. Gorecki, P. Madyk: Der Einsatz von Kohlenstoffasern zur Rekonstruktion der Achillessehne. Orthop. Praxis 23 (1987) 905

Lang, Ph. u. Mitarb.: Dreidimensionale Computertomographie bei der Osteochondrosis dissecans der Talusrolle – ein Fallbericht. Orthop. Praxis 24 (1988) 779

Langer, M., R. Langer: Diagnostik und Verlaufsbeurteilung der Osteochondrosis dissecans tali durch direkte Röntgenvergrößerungstechnik. Unfallheilk. 84 (1981) 37

Lauenstein, H.: Eine Abrollhülse zur funktionellen Behandlung einer Achillessehnenruptur. Z. Orthop. 96 (1962) 105

Leitner, A., Ch. Voigt, A. Meißner: Achillessehnenruptur bei Sportlern – Behandlung und Nachbehandlung. Hefte z. Unfallheilk. 212 (1989) 300

Liebau, B., K. Meyer: Ergebnisse der Versorgung gedeckter Achillessehnenrupturen an einem peripheren Versorgungskrankenhaus. Beitr. Orthop. u. Traumatol. 32 (1985) 459

Lies, A., I. Scheuer: Flake Fractures am oberen Sprunggelenk: Kann die operative Versorgung die posttraumatische Arthrose verhindern? Hefte z. Unfallheilk. 174 (1984) 382

Linhart, W.E., M. Höllwarth: Talusfrakturen bei Kindern. Unfallchir. 88 (1985) 168

Lob, G., W. Maier: Die Wertigkeit verschiedener bildgebender Verfahren für die Beurteilung von Calcaneusfrakturen. Hefte z. Unfallheilk. 181 (1985) 411

Lohrer, H., H.H. Wetz: Sportschuh-Einlagenversorgung bei Achillodynie und medialem Tibiakantensyndrom. Orthop. Praxis 27 (1991) 114

Mau, H.: Zur Kenntnis des Naviculare bipartitum pedis. Z. Orthop. 93 (1960) 404

Mau, H.: Die ischämischen Kontrakturen der unteren Extremitäten und das Tibialis-anterior-Syndrom. Beilagenheft zur Z. Orthop. Bd. 105 (1969)

Meeder, P.J. u. Mitarb.: Der Fersenbeinbuch – Spätfolgen, Therapie und Begutachtung. Unfallchir. 91 (1988) 516

Meenen, N.M., J.V. Wening: Sonographie der Achillessehnenruptur. Hefte z. Unfallheilk. 207 (1988) 431

Merki, A.: Fußveränderungen nach Tibialis-posterior-Syndrom. Orthop. Praxis 16 (1980) 429

Merki, A.: Fußveränderungen nach Tibialis-posterior-Syndrom. OST 32 (1980) 386

Michiels, I.: Ist die Osteochondrosis dissecans tali operationsbedürftig? Med. orthop. Techn. 106 (1986) 181

Mockwitz, J.: Operative Behandlung und klinische Versorgung von Fersenbeinbrüchen. OST 34 (1982) 64

Mummenthaler, M. u. Mitarb.: Das Tarsaltunnelsyndrom. Schweiz. med. Wschr. 94 (1964) 373

Mutschler, W.: Der Fersenbeinbruch – detaillierte Diagnostik, Klassifikation und Konsequenzen für die Therapie. Unfallchir. 91 (1988) 486

Mutschler, W. u. Mitarb.: Ergebnisse der operativen Therapie bei intraarticulären Calcaneusfrakturen. Hefte z. Unfallheilk. 200 (1988) 450

Nakano, K., I. Hatanaka, V. Chen: Beitrag zur Behandlung der Peronaeussehnenluxation. Orthop. Praxis 16 (1980) 857

Neugebauer, H.: Die plantare Fasciotomie beim Fersensporn. Arch. Orthop. Unfall-Chir. 52 (1961) 653

Niethard, F.U. u. Mitarb.: Experimentelle Untersuchungen über Möglichkeiten der Frühbelastung beim Fersenbeinkompressionsbruch. Orthop. Praxis XIV (1978) 289

Orthner, E.: Die Peronaeussehnenluxation. Hefte z. Unfallheilk. 205 (1991)

Orthner, E., R. Weinstabl, R. Schabus: Über die Pathomechanik der Peroneussehnenluxation. Hefte z. Unfallheilk. 189 (1987) 96

Orthner, E., R. Weinstabl, R. Schabus: Experimentelle Untersuchung zur Klärung des Pathomechanismus der traumatischen Peronäussehnenluxation. Unfallchir. 92 (1989) 547

Orthner, E., J. Polcik, R. Schabus: Die Luxation der Peronäussehnen. Unfallchir. 92 (1989) 589

Paes, E., F. Weyand, N. Tuncay: Versorgung der Achillessehnenruptur. Vergleichsstudie zwischen Adaptationsnaht und Plantarissehnendurchflechtung. Unfallchir. 88 (1985) 303

Pelet, D., A. Reichen: Störende Deformitäten nach Kalkaneusfrakturen. Orthop. Praxis XVII (1976) 186

Pfeil, E.: Beitrag zur subkutanen Ruptur der Achillessehne. Beitr. Orthop. u. Traumatol. 27 (1980) 272

Platzgummer, H.: Über ein einfaches Verfahren zur operativen Behandlung der habituellen Peronaeussehnenluxation. Arch. Orthop. Unfall-Chir. 61 (1967) 144

Poigenfürst, J., J. Buch: Behandlung der schweren Brüche des Fersenbeines durch Reposition und perkutane Bohrdrahtfixation. Unfallchir. 91 (1988) 493

Rabenseifner, L., R. Belz: Fersenbeinfrakturen und ihre Behandlungsergebnisse. Unfallheilk. 84 (1981) 109

Rabenseifner, L., K. Hobeck: Orthopädietechnische Schuhzurichtungen am Konfektionsschuh nach Fersenbeinfrakturen. Orthop. Praxis 17 (1981) 843

Rabenseifner, L., R. Belz: Die Problematik bei doppelseitigen Fersenbeinfrakturen. Beitr. Orthop. u. Traumatol. 29 (1982) 95

Rabenseifner, L.: Orthopädische Schuhzurichtung bei Zustand nachFersenbeinfrakturen. Orthop. Praxis 23 (1987) 830

Radke, J., G. Fink: Zur Morphologie des Sulcus malleolaris lateralis – ein Beitrag zur Ätiologie der Peronealsehnenluxationen. Z. Orthop. 113 (1975) 858

Rahn, G., W. Fischer: Frakturstabilisierung mittels Fixateur externe bei der Kalkaneusfraktur. Beitr. Orthop. u. Traumatol. 30 (1983) 622

Rehmann, E.: Die Versorgung von Fersensporn, Hallux rigidus und*Haglund*ferse. OST 34 (1982) 481

Reichelt, A., R. Hellige: Zur Differentialdiagnose der *Haglund*-Ferse. Orthop. Praxis 19 (1983) 79

Russe, O.J., F. Russe: Klinische und radiologische Nachuntersuchung von 149 Fersenbeinbrüchen nach percutaner Aufrichtung und Fixation. Hefte z. Unfallheilk. 200 (1988) 445

Schneider, H., P.F. Grilli: Die Ätiologie und Pathogenese der Achillodynie. Z. Orthop. 86 (1955) 595

Schneider, P.G., H. Dratsch: Zehnjährige Erfahrung mit der operativen Behandlung der Achillodynie. Orthop. Praxis 19 (1983) 75

Schuchardt, E.: Die operative Behandlung der Achillodynie. Operat. Orthop. Traumatol. 1 (1989) 200

Schwarz, B., J. Heisel: Spätergebnisse nach operativ versorgten frischen und veralteten Achillessehnenrupturen. Orthop. Praxis 21 (1985) 156

Schwarz, B., J. Heisel: Ursachen und Behandlung von Achillotendopathien und Achillessehnenrupturen. Orthop. Praxis 22 (1986) 67

Schwarz, B., J. Heisel, K. Müller: Ergebnisse der operativen Behandlung von*Haglund*-Exostosen. Orthop. Praxis 23 (1987) 854

Schwarz, B., J. Heisel, K. Müller: Haglund-Exostosen. Med. Welt 38 (1987) 48

Schwarz, N., M. Gebauer: Die Fraktur des Sprungbeines beim Kind. Unfallheilk. 86 (1983) 212

Schwarz, N.: Klassifikation, Prognose und Therapie zentraler Talusfrakturen im Wachstumsalter. Unfallchir. 90 (1987) 281

Sieckel: Zur Frage der Osteochondritis dissecans am Os naviculare pedis. Z. Orthop. 93 (1960) 444

Siegrist, H.: Tendovaginitis stenosans als Ursache des Tarsaltunnelsyndroms. Z. Orthop. 104 (1968) 600

Skuginna, A., Ch.v. Ascheraden: Verletzungsmechanismen und Systematisierung der Talusfraktur. Orthop. Praxis 17 (1981) 755

Steiger, U., N. Gschwend: Die Zugschraubenarthrodese nach *Wagner* bei Destruktion des Rückfußes. Akt. Rheumatol. 12 (1987) 41

Steinhäuser, J.: Spontane Korrektur von Kalkaneus-Fehlstellungen durch korrigierende Keilresektion im Chopart-Gelenk. Orthop. Praxis 17 (1981) 188

Stockenhuber, K. u. Mitarb.: Die konservative und semikonservative Behandlung der Kalkaneusfraktur. Orthopäde 20 (1991) 43

Strucke, K.: Der Fersenschmerz. G. Thieme, Stuttgart 1956

Suren, E.G., H. Zwipp: Luxationsfrakturen im Chopart- und Lisfranc-Gelenk. Unfallchir. 92 (1989) 130

Swoboda, B., E. Scola, H. Zwipp: Operative Behandlung und Spätergebnisse des Fußkompartmentsyndroms. Unfallchir. 94 (1991) 262

Szyszkowitz, R., R. Reschauer, W. Seggl: Talusfrakturen. Unfallheilk. 86 (1983) 262

Thermann, H. u. Mitarb.: Die Ultraschallsonographie in der Diagnostik und Verlaufskontrolle der Achillessehnenruptur. Unfallchir. 92 (1989) 266

Thermann, W., J. Pramschiefer: Die Fersenspange – Ein neues Prinzip zur Behandlung des Fersenhochstandes. Orthop. Praxis 21 (1985) 539

Thurner, J., V. Boni: Klinik, Entstehung und Behandlung der Fersenbeinsporne. Z. Orthop. 89 (1958) 161

Timm, H.: Das Auftreten des Fußes und die Fersenbettung im Schuh. Orthop. Praxis VIII (1972) 302

Torklus, v.D.: Ätiopathogenetische Gruppierungen beim operierten Tarsaltunnelsyndrom. Orthop. Praxis 17 (1981) 589

Treumann, F.: Die Behandlung der Paratenonitis Achillea. Orthop. Praxis VII (1971) 268

Unger, F., A. Engel: Zur Therapie des Calcaneus altus. Orthop. Praxis 18 (1982) 412

Uyttendaele, D. u. Mitarb.: Die einfache z-förmige Verlängerung der Achillessehne im Vergleich zur*Scholder*schen Operation. extracta orthopaedica 8 (1985) 293

Vogel, H., D. Pilz, F. Dahms: Ermüdungsbruch des Kalkaneus nach Aerobic-Gymnastik. Z. Orthop. 123 (1985) 69

Waldis, M., H. Zollinger: Diagnostik, operative Therapie und Verläufe beim Tarsaltunnelsyndrom. Z. Orthop. 121 (1983) 473

Wanivenhaus, A., R. Widhalm, R. Parzer: Das Tarsaltunnelsyndrom – ein Impingementsyndrom? Orthop. Praxis 20 (1984) 725

Weigert, M.: Ein einfaches Verfahren zur operativen Behandlung der habituellen Peronaealsehnenluxationen. Z. Orthop. 105 (1969) 273

Wenda, K., J. Rüdigier, G. Gutjahr: Spezielle Röntgeneinstellungen bei Verletzungen der Fußwurzel. Hefte z. Unfallheilk. 181 (1985) 335

Wetzel, R., B. Gondolph-Zink: Differentialdiagnose – das Tarsaltunnelsydnrom. Orthop. Praxis 23 (1987) 851

Winkler, W.: Technische Orthopädie im Rahmen der Rehabilitation von Patienten mit Calcaneusfrakturen. OST 38 (1986) 390

Winter, U., W. Arens: Versorgung frischer Achillessehnenrupturen mit dem Fibrinkleber. Hefte z. Unfallheilk. 181 (1985) 467

Wirth, C.J.: Frische und rezidivierende Peronealsehnenluxation. Orthop. Praxis 19 (1983) 449

Wirth, C.: Eine modifizierte Operationstechnik nach *Viernstein* und *Kelly* zur Behebung der chronisch-rezidivierenden Peronealsehnenluxation. Z. Orthop. 128 (1990) 170

Wolf, K. u. Mitarb.: Das Tarsaltunnelsyndrom. Unfallchir. 94 (1991) 291

Wolff, R., G. Steuer: Indikationen zur operativen Behandlung der Achillodynie. Z. Orthop. 121 (1983) 474

Wosk, J. u. Mitarb.: Die Wirkung stoßdämpfender Einlagen und Sohlen auf die axiale Belastung des Skeletts beim Fersenauftritt. Med. orthop. Techn. 104 (1984) 135

Zehntner, M.K. u. Mitarb.: Traumatische Achillessehnenrupturen und Hyperlipidämie. Unfallheilk. 87 (1984) 226

Zichner, L.: Zur operativen Behandlung der habituellen Luxation der Peronäussehnen. Orthop. Praxis 17 (1981) 746

Zichner, L.: Die operative Behandlung der Peronealsehnenluxation. Operat. Orthop. Traumatol. 1 (1989) 75

Zilch, H., E. Lambiris: Behandlung der Osteochondrosis dissecans der Talusrolle mit dem Fibrinklebesystem. Orthop. Praxis 17 (1981) 668

Zimmer, W.: Fersenbeinfrakturen und deren Versorgung. OST 30 (1978) 398

Zollinger, H., M. Dexel: Zur Ätiologie der Osteochondrosis dissecans des Talus. Orthopäde 10 (1981) 92

Zwipp, H. u. Mitarb.: Die Achillessehnenruptur. 10-Jahresspätergebnisse nach operativer Behandlung. Eine retrospektive Studie. Unfallchir. 92 (1989) 554

Zwipp, H.: Rekonstruktive Maßnahmen am Fuß nach Kompartmentsyndrom. Unfallchir. 94 (1991) 274

Zwipp, H., H. Tscherne, N. Wülker: Osteosynthese dislozierter intraartikulärer Calcaneusfrakturen. Unfallchir. 91 (1988) 507

Zwipp, H. u. Mitarb.: Der intraartikuläre Fersenbeinbruch. Klassifikation, Bewertung und Operationstechnik. Unfallchir. 92 (1989) 117

Zwipp, H. u. Mitarb.: Das Sinus- und Canalis-tarsi-Syndrom. Unfallchir. 94 (1991) 608

Kapitel 16
Erkrankungen und Verletzungen der Sprunggelenke

Adler, H.: Untersuchungen zur Frage der normalen Stabilität am Chopartschen Gelenk. Z. Orthop. 114 (1976) 859

Allgöver, M., A. Huggler: Zur Arthrodese des Talo-Calcaneal-Gelenkes. Arch. Orthop. Unfall-Chir. 56 (1964) 496

Amon, K., A. Janssen: Luxationen in den Talusgelenken. Unfallchir. 92 (1989) 335

Aulenkamp, H.: Beschuhung bei gelockerter schmerzhafter Arthrodese im oberen Sprunggelenk. OST 32 (1980) 183

Bär, B.-W., W. Tausch: Spätergebnisse der operativen Therapie lateraler Bandrupturen des oberen Sprunggelenkes. Beitr. Orthop. u. Traumatol. 30 (1983) 86

Bargon, G.: Röntgenmorphologische Gradeinteilung der posttraumatischen Arthrose im oberen Sprunggelenk. Hefte z. Unfallheilk. 133 (1978) 28

Bartsch, H., M. Weigert: Modifikation der Bandplastik am oberen Sprunggelenk und deren Ergebnisse. Orthop. Praxis 16 (1980) 1057

Bartsch, H., M. Weigert: Therapeutische Probleme bei der veralteten Syndesmosensprengung. Orthop. Praxis 21 (1985) 759

Becker, D.: Der äußere Bandapparat des Sprunggelenkes. Ztschr. Allgemeinmed. 57 (1981) 1064

Becker, F., V.L. Kastner: Über Fußarthrodesen. Arch. Orthop. Unfall-Chir. 58 (1965) 224

Bette, H.: Beitrag zur Fußstellung bei der Arthrodese des oberen Sprunggelenkes. Z. Orthop. 99 (1965) 518

Biegler, M., A. Lang, J. Ritter: Vergleichende Untersuchung über die Wertigkeit einer frühfunktionellen Nachbehandlung mit einem Spezialschuh bei operativ versorgten Rupturen des fibularen Bandapparates. Unfallchir. 88 (1985) 113

Biegler, M., A. Lang, K. Wenda: Zur Leistungsfähigkeit der frühfunktionellen Behandlung nach Außenbandrupturen am oberen Sprunggelenk. Hefte z. Unfallheilk. 189 (1987) 1020

Börner, M., E. Soldner: Stellenwert der gehaltenen Röntgenaufnahmen nach Distorsionen im oberen Sprunggelenk. Orthop. Praxis 19 (1983) 436

Boszotta, M., G. Sauer: Die chronische fibulare Bandinsuffizienz am oberen Sprunggelenk. Spätergebnisse nach modifizierter*Watson-Jones* -Plastik. Unfallchir. 92 (1989) 11

Breitfuß, H., G. Muhr, B. Mönnig: Fixateur oder Schraube bei Arthrodesen am oberen Sprunggelenk. Ein retrospektiver Vergleich bei 76 Patienten. Unfallchir. 92 (1989) 245

Brinkmann, K.E., D. Stoltze: Knorpel-Knochenläsionen der lateralen Talusrolle bei Distorsionsverletzungen des oberen Sprunggelenkes. Orthop. Praxis 16 (1980) 1014

Brüggemann, G., P. Hentsch: Arthrotische Sprunggelenksveränderungen bei Fußballspielern – biomechanische Überlegungen zu ihrer Entstehung. Orthop. Praxis 17 (1981) 335

Bruns, J., U. Schoch, I. Arnold: Stabilisierende Hilfsmittel zur frühfunktionellen Behandlung bei fibularer Bandruptur. Eine vergleichende experimentelle Untersuchung. Unfallchir. 89 (1986) 563

Bruns, J., G. Dahmen: Vergleichende Untersuchung über orthopädische Hilfsmittel zur Stabilisierung des Sprunggelenkes bei fibularer Bandruptur. Orthop. Praxis 23 (1987) 896

Burri, C., R. Neugebauer: Chronische Instabilität am OSG. Unfallheilk. 86 (1983) 285

Buschmeyer, R., D. Moschinski: Die isolierte Fraktur der hinteren distalen Tibiakante, des sogenannten hinteren "Volkmannschen Dreiecks". Unfallheilk. 87 (1984) 474

Cording, R., Th. Stuhler: Die Notwendigkeit der zusätzlichen orthopädischen Schuhversorgung bei der Panarthrodese des Sprunggelenkes. Orthop. Praxis 17 (1981) 850

Correll, J., H. Krahl: Fußdeformitäten und Sprunggelenksdistorsionen. Orthop. Praxis 17 (1981) 310

Dahmen, G., H. Meyer: Über die verschiedenen Methoden zur Arthrodese des oberen Sprunggelenkes. Arch. Orthop. Unfall-Chir. 58 (1965) 265

Damme, v.A.: Die Schrittabwicklung bei Blockierung des oberen Sprunggelenks. OST 37 (1985) 584

Delee, J.C., R. Curtis: Die subtalare Fußverrenkung. extracta orthopaedica 6 (1983) 177

Diebschlag, W., W. Nocker: Behandlung akuter lateraler Sprunggelenkdistorsionen. Münch. Med. Wschr. 129 (1987) 803

Eggert, A., H. Adolphsen, J. Grüber: Einfluß der Schmerzausschaltung auf die apparative Röntgendiagnostik fibularer Kapselbandverletzungen. Unfallchir. 88 (1985) 442

Eggert, A., J. Grüber: Experimentelle Untersuchungen zur stabilisierend-frühfunktionellen Nachbehandlung operativ versorgter Außenknöchelbänder. Unfallchir. 89 (1986) 312

Eggert, A., J. Grüber, L. Darda: Zur Therapie von Außenknöchelbandverletzungen. Randomstudie zur operativen Therapie und frühfunktionellen Behandlung. Unfallchir. 89 (1986) 316

Eichler, J., E. Nöh: Behandlung der Arthrosis deformans durch Beeinflussung des Knorpelstoffwechsels. Orthop. Praxis VI (1970) 225

Endrich, B., D. Terbrügge: Endoprothetik des oberen Sprunggelenks. Unfallchir. 94 (1991) 525

Ernst, R., A. Weber, M. Kemen: Sonographie in der Diagnostik der Außenbandruptur am oberen Sprunggelenk. Hefte z. Unfallheilk. 207 (1988) 418

Ernst, R. u. Mitarb.: Sonographische Kontrolle des Außenbandapparates am oberen Sprunggelenk bei der frischen Bandruptur und chronischen Bandinstabilität. Z. Orthop. 128 (1990) 525

Fleischer, G.M., R. Lindlar, P. Friedrich: Ergebnisse nach operativer Behandlung der frischen Bandverletzungen am Außenknöchel. Beitr. Orthop. u. Traumatol. 35 (1988) 366

Förster, K., H. Hempfling, J. Probst: Spätergebnisse nach Arthrodesen am Sprunggelenk. Orthop. Praxis 29 (1993) 848

Fuchs, M., O. Wruhs: Luxatio pedis subtalo lateralis cum Exfract. ossea syndesmosis posterioris. Unfallchir. 92 (1989) 505

Glaser, F., W. Friedl, E. Welk: Die Wertigkeit des Ultraschalls in der Diagnostik von Kapselbandverletzungen des oberen Sprunggelenkes. Unfallchir. 92 (1989) 540

Godolias, G., H.O. Dustmann: Häufigkeit und Ursachen von Bandverletzungen des Sprunggelenkes bei verschiedenen Sportarten. Orthop. Praxis 21 (1985) 697

Gossé, F., C. Melzer, C.J. Wirth: Sportbedingte osteochondrale Ausrisse des fibulotalaren Bandapparates bei Kindern. Hefte z. Unfallheilk. 212 (1989) 239

Gotzen, L., F. Baumgaertl: Bandverletzungen am Sprunggelenk. Hefte z. Unfallheilk. 204 (1989)

Grifka, J. u. Mitarb.: Funktionelle sonographische Stabilitätsprüfung des Sprunggelenk-Außenbandapparates. Orthop. Praxis 27 (1991) 585

Grisar, G.: OSG-Orthese zur Behandlung von Sprunggelenksdistorsionen durch konservative Therapie oder nach operativen Interventionen. Med. orthop. Techn. 108 (1988) 93

Hackenbruch, W., St.v. Gumppenberg: Die Ergebnisse der lateralen Bandverletzungen am oberen Sprunggelenk nach primärer Bandnaht, konservativer Therapie und Bandplastik. Orthop. Praxis 16 (1980) 1040

Hackenbruch, W.: Differentialdiagnose und Differentialindikation der lateralen Kapselbandverletzungen am oberen Sprunggelenk. Orthop. Praxis 19 (1983) 431

Hagen, P., K. Rehm, M. Hausel: Abgrenzung der operativen und konservativen Behandlung frischer Bandverletzungen am oberen Sprunggelenk. Orthop. Praxis 17 (1981) 324

Hagen, R.J.: Arthrodese des oberen Sprunggelenkes. extracta orthopaedica 11 (1988) 126

Hahn, M., H.J. Stock: Komplette Ruptur aller Bandverbindungen des oberen Sprunggelenkes. Beitr. Orthop. u. Traumatol. 29 (1982) 430

Halberschmidt, K.: Das umfassende Einbauelement bei knöchelnahen Frakturen. OST 34 (1982) 183

Hanke, J.: Luxationsfrakturen des oberen Sprunggelenkes. Hefte z. Unfallheilk. 190 (1989)

Hausen, B.: Vergleichende Ergebnisse von talokruralen Arthrodesen mittels Verschiebespanplastik und Fixateur externe. Beitr. Orthop. u. Traumatol. 30 (1983) 622

Hefti, F.: Die Stellung des Fußes bei Arthrodesen des oberen Sprunggelenkes. Bücherei des Orthopäden 28 (1981)

Heim, U.: Indikation und Technik der Stabilisierung des hinteren Kantendreiecks nach *Volkmann* bei Malleolarfrakturen. Unfallheilk. 85 (1982) 388

Heipertz, W.: Kniegelenks- und Sprunggelenksverletzungen. OST 34 (1982) 179

Heisel, J., B. Schwarz, E. Schmitt: Ergebnisse der operativen Behandlung der frischen Außenbandrupturen des Sprunggelenkes. Orthop. Praxis 21 (1985) 737

Hellige, R., A. Reichelt, M. Haag: Ergebnisse der Periostlappenplastik bei Rupturen des Lig. fibulotalare anterius. Orthop. Praxis 21 (1985) 751

Hendrich, V., J. Neidel: Frakturen des *Volkmann*schen Dreiecks. Hefte z. Unfallheilk. 174 (1984) 379

Hermichen, H.G., A. Hanck, S. Weller: Spätergebnisse nach Arthrodesen im unteren Sprunggelenk. Hefte z. Unfallheilk. 174 (1984) 339

Hess, H., M. Kunz, G. Mohr: Gelenkerhaltende operative Maßnahmen bei der Arthrose des oberen Sprunggelenkes. Z. Orthop. 124 (1986) 400

Hien, N.M., T. Schricker, C.-J. Wirth: Sonographische Funktionsdiagnostik bei Kapselbandverletzungen des oberen Sprunggelenkes. Hefte z. Unfallheilk. 189 (1987) 999

Hildebrand, H.-D.: Kasseler Knöchelstütze zur Behandlung der Sprunggelenksinsuffizienz und Entlastung des medialen Kniekompartiments. Med. orthop. Techn. 105 (1985) 199

Hille, E., W. Winkelmann, B. Wellenkötter: Die Krafteinwirkung auf die gelenkbildenden Knochen des oberen Sprunggelenkes unter Distorsionstraumen. Orthop. Praxis 17 (1981) 749

Hintermann, B., P. Holzach, P. Matter: Verletzungsmuster des fibularen Bandapparates. Unfallchir. 95 (1992) 142

Hoffmann, R. u. Mitarb.: Frühergebnisse einer prospektiv-randomisierten Studie zur Behandlung der fibularen Bandruptur am oberen Sprunggelenk. Hefte z. Unfallheilk. 189 (1987) 1009

Hofmann, H., W. Tausch, S. Knauer: Luxationsfrakturen des oberen Sprunggelenkes – Therapie und deren Spätergebnisse. Beitr. Orthop. u. Traumatol. 28 (1981) 258

Höllwarth, M. u. Mitarb.: Spätfolgen nach Supinationstrauma des kindlichen Sprunggelenkes. Unfallchir. 88 (1985) 231

Holz, U.: Die chronische Außenbandinstabilität am oberen Sprunggelenk – Außenbandplastik modifiziert nach *Watson-Jones.* Operat. Orthop. Traumatol. 1 (1989) 69

Holz, U.: Die Arthrodese des oberen Sprunggelenks mit Zugschrauben. Operat. Orthop. Traumatol. 2 (1990) 131

Holzach, P. u. Mitarb.: Die ambulante Operation frischer Außenbandverletzungen am Sprunggelenk. Unfallheilk. 87 (1984) 374

Hüsing, U., M. Weigert: Technik und Ergebnisse der Naht der frischen Sprunggelenkbandverletzung. Orthop. Praxis 16 (1980) 1037

Hupfauer, W.: Die Diagnostik der fibularen Bandverletzungen. Orthop. Praxis VII (1971) 238

Hupfauer, W.: Die chronische fibulare Bandinsuffizienz als Ursache einer Hypermobilität des oberen Sprunggelenkes: Diagnostik und Therapie. Orthop. Praxis 16 (1980) 162

Izadpanah, M.: Anatomischer Ersatz der fibulokalkanearen und fibulotalaren Bänder bei alten Außenbandverletzungen des oberen Sprunggelenkes. Orthop. Praxis 21 (1985) 755

Jäger, R.: Ein Konzept zur Diagnostik und Behandlung bei Sprunggelenksdistorsionen. Orthop. Praxis 16 (1980) 1034

Jäger, R., P. Wagner: Der Stellenwert der Kontrastmittelarthrographien in der Diagnostik der Sprunggelenksdistorsion. Orthop. Praxis 17 (1981) 157

Jahn, R. u. Mitarb.: Unsere Indikationen zur konservativen Therapie der Frakturen im oberen Sprunggelenk. Beitr. Orthop. u. Traumatol. 34 (1987) 376

Jelev, J., P. Stavrev, P. Pantschev: Symmetrische Osteoarthropathie der Sprunggelenke, Heilung durch kombinierte Osteosynthese. Orthop. Praxis 22 (1986) 392

Kägi, F.: Langzeitresultate der kombinierten Arthrodese des unteren Sprunggelenkes und des Chopartschen Gelenkes nach *Ducroquet-Launay* . Kontrolle nach zehn und mehr Jahren. Orthopäde 8 (1979) 169

Karl, E.L., W. Wradzidlo: Die frische Syndesmosenruptur am oberen Sprunggelenk. Klinische Bedeutung und arthrographische Diagnostik. Unfallchir. 90 (1987) 92

Kinzl, L.: Sekundärarthrose des oberen Sprunggelenkes. Unfallheilk. 86 (1983) 295

Klein, J. u. Mitarb.: Naht oder Gipsbehandlung bei der frischen Außenbandruptur des oberen Sprunggelenkes: Randomisierte klinische Studie. Hefte z. Unfallheilk. 189 (1987) 1007

Klein, J. u. Mitarb.: Operative und konservative Behandlung der frischen Außenbandruptur am oberen Sprunggelenk. Randomisierte klinische Studie. Unfallchir. 91 (1988) 154

Klein, J. u. Mitarb.: Funktionelle versus Gipsbehandlung bei der frischen Außenbandruptur des oberen Sprunggelenkes. Unfallchir. 94 (1991) 99

Klems, H.: Subtalare Arthrodese nach Fersenbeinfraktur. Orthop. Praxis XIV (1978) 297

Klingelhöffer, W., R. Jurdu, Ch. Buchert: Die sichere Fixierung periostaler knöcherner Bandausrisse am Sprunggelenk. Orthop. Praxis 21 (1985) 762

Koch, F.: Die Problematik der pantalaren Arthrodese. Z. Orthop. 107 (1970) 126

Koneczny, O., C. Marx, P.v. Leeuwen: Die Korium-Interpositionsplastik des Fußgelenkes. Unfallheilk. 86 (1983) 400

Koydl, P., D. Scale: Behandlung der Spätfolgen von Distorsionsverletzungen des Sprunggelenkes mittels Arthrodese. Orthop. Praxis 16 (1980) 1060

Krämer, J., H. Laturnus: Arthrodesen am Fuß mit dem *Cloward*-Instrumentarium. Z. Orthop. 115 (1977) 112

Kuner, E.H., K. Goetz: Zur operativen Therapie der chronischen Instabilität am oberen Sprunggelenk durch Periostzügelplastik. Orthopäde 15 (1986) 454

Küsswetter, W., C.J. Wirth: Spannungsmessungen am fibularen Bandapparat des oberen Sprunggelenkes. Orthop. Praxis 16 (1980) 1011

Laer, v.L., L. Jani, Ch. Ackermann: Die Technik der Interpretation der gehaltenen Sprunggelenksaufnahmen beim Distorsionstrauma im Kindesalter. Orthop. Praxis 16 (1980) 1018

Laer, v.L. u. Mitarb.: Operationsindikation und Technik sowie Nachbehandlung der fibularen Bandläsion im Wachstumsalter. Orthop. Praxis 16 (1980) 1032

Laer, v.L.: Die Frühprognose nach konservativer und operativer Therapie fibularer Bandläsionen im Wachstumsalter. Hefte z. Unfallheilk. 153 (1989) 1023

Lambiris, E., H. Zilch: Distorsion oder Osteochondrosis dissecans der Talusrolle nach einem Trauma. Orthop. Praxis 17 (1981) 331

Langlotz, M., H. Zollinger: Radiologische Diagnostik der posttraumatischen Hypermobilität des oberen Sprunggelenkes. Orthop. Praxis 16 (1980) 159

Leitz, G.: Arthrolyse beim Spitzfuß nach Beinverkürzungen. Hefte z. Unfallheilk. 153 (1980) 520

Lelik, F.: Ein Hilfsmittel zur autopassiven Bewegung des oberen und unteren Sprunggelenkes. Z. Orthop. 106 (1969) 210

Lindsjö, U.: Die operative Behandlung von Knöchelfrakturen. extracta orthopaedica 5 (1982) 173

Linhart, W.E., M.E. Höllwarth, R. Wildburger: Ergebnisse nach konservativer Behandlung von knöchernen Bandausrissen am kindlichen Sprunggelenk. Unfallchir. 89 (1986) 569

Lohrer, H.: Kapselbandverletzungen. OST (1989), H. 5, 5

Lohrer, H.: Kapselbandverletzungen am oberen Sprunggelenk. Therapiewoche 39 (1989) 196

Lohrer, H.: Mittelfristige Ergebnisse operativ versorgter lateraler Kapselbandrupturen am oberen Sprunggelenk – ein Vergleich immobilisierender und funktioneller Nachbehandlung. Orthop. Praxis 26 (1990) 675

Ludolph, E., G. Hierholzer, K. Gretenkord: Untersuchungen zur Anatomie und Röntgendiagnostik des fibularen Bandapparates am Sprunggelenk. Unfallchir. 88 (1985) 245

Ludolph, E., D. Niezold: Untersuchungen zur Supinationsstabilität im Adimed-Stabil-II-Schuh bei Kapsel-Bandinstabilität des oberen Sprunggelenkes. Unfallchir. 92 (1989) 195

Lütten, C., W. Thomas: Funktionelle Kugeltalusbildung bei Fusionen im unteren Sprunggelenk. Orthop. Praxis 25 (1989) 599

Malowsky, J., W. Schuckmann: Behandlungsergebnisse nach operativer Therapie der fibularen Bandrupturen des oberen Sprunggelenkes. Beitr. Orthop. u. Traumatol. 35 (1988) 253

Maronna, U., W. Heipertz: Zur operativen Behandlung der veralteten Außenbandverletzung – Ergebnisse der-*Watson-Jones*-Plastik. Orthop. Praxis 16 (1980) 1053

Marquardt, E., H.-J. Schwartz: Konservative Therapie bei Arthrosen – Möglichkeiten der orthetischen Versorgung. Med. orthop. Techn. 104 (1984) 39

Mayer, F. u. Mitarb.: Vergleich der Wertigkeit gehaltener Aufnahmen und der Arthrographie des oberen Sprunggelenks bei Verletzungen des lateralen Bandkapselapparates. Unfallchir. 90 (1987) 86

Meeder, P.J. u. Mitarb.: Diagnostik und Therapie frischer Verletzungen des Außenbandapparates am oberen Sprunggelenk. Dtsch. Ärztebl. 77 (1980) 1187

Melzer, Ch., H.J. Refior: Fibulare Bandläsionen im Kindesalter. Orthop. Praxis 21 (1985) 722

Melzer, C., H. Stürz: Zur operativen Therapie chondraler und osteochondraler Ausrisse des fibularen Bandapparates im Wachstumsalter. Unfallchir. 90 (1987) 456

Melzer, C., H. Stürz, H.J. Refior: Sportbedingte osteochondrale Ausrisse des fibularen Bandapparates im Kindesalter. Hefte z. Unfallheilk. 189 (1987) 1026

Meyer-Holz, J.: Arthrodesen an Fuß und Bein und ihrer Versorgung. OST 34 (1982) 678

Meystre, L.: 10-Jahres-Resultate der extraartikulären Arthrodesen nach*Grice*. Orthopäde 8 (1979) 172

Meznik, F.: Zur Arthrodese des unteren Sprunggelenkes nach *Lambrinudi*. Z. Orthop. 103 (1967) 533

Michelson, D.: Beiderseitige Talusluxationsfraktur. Unfallheilk. 83 (1980) 35

Miehle, D.: Hilfsgerät zur radiologischen Diagnostik verletzter Sprunggelenke. Beitr. Orthop. u. Traumatol. 27 (1980) 242

Mittelmeier, H., M. Nizard: Technik und Ergebnisse der Arthrodese des oberen Sprunggelenkes mit Autokompressionsplatten. Z. Orthop. 119 (1981) 418

Möller, N.: Spezielle orthopädieschuhtechnische Praktiken bei Unfallfolgen am Fußgelenk. OST 34 (1982) 696

Morscher, E., J.U. Baumann, F. Hefti: Die Kalkaneus-Osteotomie nach*Dwyer*, kombiniert mit lateraler Bandplastik bei rezidivierender Distorsio pedis. Orthop. Praxis 16 (1980) 987

Morscher, E., F. Hefti, J.U. Baumann: Kombinierte laterale Bandplastik und Calcaneusosteotomie bei der rezidivierenden Distorsio pedis. Orthopäde 15 (1986) 461

Neumann, K.: Ist die konservativ-funktionelle Behandlung frischer Außenbandrupturen OGS gerechtfertigt? Hefte z. Unfallheilk. 189 (1987) 1018

Nilsson, S.: Intensive konservative Behandlung akuter Sprunggelenksdistorsionen. Med. u. Sport 23 (1983) 64

Nizard, M., G. Biehl: Indikation und Ergebnisse operativer Wiederherstellung von Außenbandverletzungen des Sprunggelenkes. Orthop. Praxis 16 (1980) 1047

Orthner, E. u. Mitarb.: Untersuchungen zur veränderten Biomechanik im oberen Sprunggelenk nach Verkürzung der Fibula. Unfallchir. 90 (1987) 153

Paar, O., K.A. Riel: Die Therapie der chronisch fibularen Bandinsuffizienz. Unfallheilk. 85 (1982) 489

Paar, O., P. Bernett: Die frische fibulare Kapselbandruptur am oberen Sprunggelenk. Klassifikation, Therapie u. Prognose. Unfallheilk. 87 (1984) 27

Paar, O., P. Bernett: Die Therapie der chronisch-fibularen Bandinsuffizienz. Z. Orthop. 122 (1984) 530

Pankovich, A.M.: Die Fußgelenksbrüche beim Erwachsenen. extracta orthopaedica 3 (1980) 3

Parzinger, G., J.M. Schmidt, M. Jäger: Kann die anterolaterale Sprunggelenksinstabilität durch Tape-Verbände ausreichend stabilisiert werden? Z. Orthop. 120 (1982) 515

Payr: Gelenksteifen und Gelenkplastik. Springer, Berlin 1934

Pförringer, W.: Sprunggelenkschäden bei Hochleistungssportlern. Orthop. Praxis 17 (1981) 319

Pförringer, W.: Die Bandverletzungen am Sprunggelenk. Med. orthop. Techn. 104 (1984) 111

Povacz, F.: Ergebnisse nach operativ behandelten Knöchelbrüchen beim Erwachsenen. Unfallheilk. 84 (1981) 150

Pröbstl, A.: Traumatische Früh- und Spätschäden an den Fußgelenken und deren orthopädieschuhtechnische Versorgung. OST 34 (1982) 594

Rat, A.: Standardisierte Röntgenuntersuchung zur Festsetzung von Außenbandläsionen am Sprunggelnk. Orthop. Praxis 16 (1980) 1016

Rehm, K.E. u. Mitarb.: Plastischer Bandersatz am oberen Sprunggelenk. Die anatomiegerechte Bandplastik im Vergleich zu herkömmlichen Verfahren. Hefte z. Unfallheilk. 181 (1985) 174

Rehm, K.E., H. Ecke, G. Gruber: Wert und Grenzen der Arthroskopie des oberen Sprunggelenkes. Orthop. Praxis 22 (1986) 103

Reichelt, A., H.J. Weyrauch: Beitrag zur operativen Behandlung von Bandverletzungen des oberen Sprunggelenkes. Unfallheilk. 85 (1982) 427

Rettig, H., K. Franz, Ch. Tatanan: Die Arthrodesen am Fuß. Med. orthop. Techn. 106 (1986) 82

Richter, J.: Unsere Erfahrungen bei der Arthrodese der Sprunggelenke mit der Markraumfeder nach*Maatz*. Z. Orthop. 97 (1963) 438

Riemenschneider, J., B. Gay, B. Gutzeit: Erfahrungen bei der Nachbehandlung von operativ versorgten Rupturen der Außenknöchelbänder mit einem Spezialschuh. Akt. Traumatol. 13 (1983) 226

Roeren, L.: Die Drehversteifung. Z. Orthop. Chir. 52 (1930) 271

Rosemeyer, B., W. Pförringer: Die Indikation zur operativen Versorgung sportbedingter Rupturen des lateralen Bandapparates am oberen Sprunggelenk. Hefte z. Unfallheilk. 212 (1989) 237

Rosak, K., F. Becker: Spätergebnisse der subtalaren Arthrodese. Orthop. Praxis XIII (1977) 837

Rütt, A.: Die Osteochondrosis dissecans der Fußgelenke. Z. Orthop. 92 (1960) 465

Rütt, A., A. Wartusch: Die hintere Arthrorise. Arch. Orthop. Unfall-Chir. 53 (1961) 397

Rütt, A., M. Spranger: Der arthrotische Fuß. Der Fuß. Praktische Orthopädie, Band 9, S. 297. Vordruckverlag GmbH, Bruchsal 1979

Rütt, A., M.H. Hackenbroch: Die Arthrographie des OSG –eine Entscheidungshilfe zur Behandlung der lateralen Kapselbandruptur. Hefte z. Unfallheilk. 189 (1987) 1003

Sandor, L., G. Süveges, I. Nacsai: Frühfunktionelle aktivkonservative Behandlung der Außenknöchelbandrupturen mit dem "Pronationswurm". Unfallchir. 93 (1990) 284

Schellenberg, K.: Extraartikuläre subtalare Arthrodese nach*Grice*. Arch. Orthop. Unfall-Chir. 56 (1964) 604

Scheuba, G., S. Schleenbecker: Die Bandplastik beim chronischen Außenbandschaden des oberen Sprunggelenkes und ihre Ergebnisse. Hefte z. Unfallheilk. 174 (1984) 376

Schievink, B.: Anregungen zur Verschlußtechnik für arthrodesenähnliche Innenschuhe. OST 33 (1981) 497

Schievink, B.: Verbesserte Stabilisierungsmaßnahmen im Bereich des oberen Sprunggelenks. OST 38 (1986) 592

Schmidt, J.M., H. Wischerath, M. Jäger: Anatomische Untersuchungen am fibularen Bandapparat des Sprunggelenkes unter Berücksichtigung therapeutischer Gesichtspunkte. Z. Orthop. 122 (1984) 570

Schmitt, E., J. Heisel, E. Fritsch: Gedeckte obere und untere Sprunggelenksarthrodese mit Autokompressionsplatten. Orthop. Praxis 25 (1989) 604

Schneider, A., L. Laer: Die Diagnostik der fibularen Bandläsion am oberen Sprunggelenk im Wachstumsalter. Unfallheilk. 84 (1981) 133

Schricker, T., N.M. Hien, C.J. Wirth: Klinische Ergebnisse sonographischer Funktionsuntersuchungen bei Kapselbandläsionen am Knie- und Sprunggelenk. Ultraschall Med. 8 (1987) 28

Schuckmann, W., P. Schuckmann: Beitrag zur Arthrodese des oberen Sprunggelenkes. Beitr. Orthop. u. Traumatol. 33 (1986) 609

Segesser, B. u. Mitarb.: Wirkung äußerer Stabilisationshilfen (Tape/Bandage/Stabilschuh) bei fibulärer Distorsion. Med. orthop. Techn. 108 (1988) 82

Seiler, E.: Beitrag zur Nachbehandlung von Sprunggelenksdistorsionen nach operativer bzw. konservativer Therapie. OST 38 (1986) 120

Seyfarth, H.: Bemerkungen zur talocruralen Arthrodese. Beitr. Orthop. u. Traumatol. 20 (1973) 480

Seyfarth, G., H. Spalteholz: Die frischen Verletzungen des oberen Sprunggelenkes – Behandlungsprobleme und Ergebnisse. Beitr. Orthop. u. Traumatol. 31 (1984) 248

Sinn, W., K. Tillmann: Mittelfristige Ergebnisse der TPR-Sprunggelenksendoprothese. Akt. Rheumatol. 11 (1986) 231

Skuginna, A., E. Ludolph, K. Gretenkord: Differentialdiagnostik Distorsion – fibulare Bandruptur am oberen Sprunggelenk bei Kindern und Jugendlichen. Orthop. Praxis 19 (1983) 442

Spalteholz, H., P. Fröhlich: Die Kompressionsarthrodese des oberen Sprunggelenkes mit der Hakenplatte. Beitr. Orthop. u. Traumatol. 34 (1987) 305

Spich, P., M. Weigert: Der*Gibney*-Verband und der Polyurethan-Stiefel bei der konservativen Behandlung der Distorsion am oberen Sprunggelenk. Orthop. Praxis 16 (1980) 1027

Stacoff, A.: Seitliche Stabilität der Sprunggelenke. Der informierte Arzt 19 (1984) 60

Starke, W. u. Mitarb.: Bandverletzungen des oberen Sprunggelenkes. Behandlungsergebnisse nach operativer Primärversorgung. Unfallheilk. 84 (1981) 60

Starke, W.: Zur fibularen Bandruptur im Wachstumsalter. Unfallchir. 92 (1989) 6

Steinbrück, K., G. Rompe: Sprunggelenksdistorsionen im Sport. Orthop. Praxis 17 (1981) 313

Steinhäuser, J.: Die Arthrodesen der*Chopart*schen Gelenklinie. Bücherei des Orthopäden 20 (1978)

Stinus, H., W. Schultz, J. Henkel: Der bewegungsbegrenzende Innenschuh bei Arthrosen im Fußwurzel- und Sprunggelenksbereich. Orthop. Praxis 27 (1991) 102

Stöhr, Chr.: Periostlappenplastik bei veralteten Außenknöchelbandzerreißungen. Unfallheilk. 83 (1980) 467

Süssenbach, F., G. Kievernagel, W. Thomas: Vergleichende Untersuchungen nach operativ und konservativ behandelten fibularen Kapselbandläsionen. Orthop. Praxis 21 (1985) 745

Tausch, W.: Der Wert der Sprunggelenksarthrographie zur Erkennung der veralteten und chronischen Verletzungen des Kapsel- und Bandapparates. Beitr. Orthop. u. Traumatol. 27 (1980) 237

Thoma, W., H.-J. Bosch: Manueller Test zur Diagnostik fibularer Instabilitäten am oberen Sprunggelenk. Orthop. Praxis 25 (1989) 591

Thürauf, K., W. Schaudig, T. Mischkowsky: Der perioperative Einsatz von nichtsteroidalen Antiphlogistika bei Bandverletzungen des oberen Sprunggelenkes – eine vergleichende klinische Untersuchung. Orthop. Praxis 27 (1991) 70

Tigges, J.: Grenzindikationen zur subtalaren Arthrodese. Orthop. Praxis XIII (1977) 822

Tittel, K., F. Schauwecker: Das Distorsionstrauma des oberen Sprunggelenkes beim Kind. Hefte z. Unfallheilk. 164 (1982) 699

Tonak, E.: Weiterentwicklung eines druckkraftgesteuerten Röntgenhalteapparates zur Objektivierung von Kapselbandläsionen am Knie-und Sprunggelenk. Beitr. Orthop. u. Traumatol. 32 (1985) 566

Träger, D.: Zwischenuntersuchungsergebnisse bei 5 Sprunggelenksprothesen vom Typ St. Georg. Unfallheilk. 84 (1981) 390

Tschantz, P., J. Miranda, J.P. Voegeli: Über die Arthrographie des Sprunggelenkes bei frischen Distorsionen. Orthop. Praxis 16 (1980) 427

Tschui, F.: Resultate der Fuß-Arthrodese-Arthrorise-Operation nach*Lambrinudi*. Arch. Orthop. Unfall-Chir. 54 (1962) 215

Viernstein, K.: Zur Frage "Lambrinudi oder hintere Anschlagsperre". Z. Orthop. 95 (1962) 40

Wagner, P., R. Jäger: Behandlungsergebnisse nach*Watson-Jones* -Plastik bei fibularen Bandinstabilitäten des Sprunggelenkes. Orthop. Praxis 17 (1981) 327

Wagner, H., H.-G. Pock: Die Verschraubungsarthrodese der Sprunggelenke. Unfallheilk. 85 (1982) 280

Weber, B.G., W. Hupfauer: Zur Behandlung der frischen fibularen Bandruptur und der chronischen fibularen Bandinsuffizienz. Arch. Orthop. Unfall-Chir. 65 (1969) 251

Weigert, M. u. Mitarb.: Arthrodesen am Fuß. Orthopäde 3 (1974) 29

Weise, K., E. Lang, N. Karnatz: Die Bandplastik nach*Watson-Jones* für die laterale Instabilität am OSG beim Sportler. Hefte z. Unfallheilk. 212 (1989) 240

Wetz, H.H.: Neuer Innenschuh zur Behandlung von Verletzungen des oberen und unteren Sprunggelenkes und deren Folgezustände. Med. orthop. Techn. 108 (1988) 96

Wiedemann, R.W., H. Lau, H. Wiebe: Ambulante Operationen von Außenbandrissen des oberen Sprunggelenkes. Unfallchir. 88 (1985) 289

Willms, T., L. Gotzen: Monolaterale externe Kompressionsarthrodese des oberen Sprunggelenkes. Unfallchir. 93 (1990) 115

Wirth, C.J., W. Keyl: Konservative oder operative Therapie der fibularen Kapselbandrupturen. Orthop. Praxis 16 (1980) 1029

Wirth, C.J.: Die modifizierte Periostlappenplastik nach *Kuner* bei chronischer Instabilität des fibularen Kapsel-Band-Apparates. Operat. Orthop. Traumatol. 3 (1991) 196

Ziegler, R.: Die habituelle Talusluxation und ihre operative Behandlung – ein kasuistischer Beitrag. Beitr. Orthop. u. Traumatol. 30 (1983) 480

Zifko, B., H. Wittich: Spätergebnisse und Prognose von Talusfrakturen und Talusluxationen. Unfallheilk. 83 (1980) 133

Zimmermann, H.: Die Schraubenarthrodese des oberen Sprunggelenks. Orthop. Praxis IX (1973) 426

Zimmermann, H.G., G. Gericke: Fibulare Bandverletzungen. Unfallheilk. 83 (1980) 462

Zimmermann, H.: Die Kompressionsarthrodese des Sprunggelenkes mit dem Fixateur externe. Beitr. Orthop. u. Traumatol. 30 (1983) 622

Zink, W., C.J. Wirth: Wie sicher ist die apparativ gehaltene Röntgenaufnahme des oberen Sprunggelenkes zur Diagnostik der fibularen Kapselbandruptur? Orthop. Praxis 21 (1985) 711

Zippel, J. u. Mitarb.: Endoprothese zum Ersatz des oberen Sprunggelenkes, Mod. BME. Med. orthop. Techn. 98 (1978) 13

Zollinger, H., Ch. Meier, U. Waldis: Diagnostik der unteren Sprunggelenksinstabilität mittels Streß-Tomographie. Hefte z. Unfallheilk. 165 (1983) 175

Zwipp, H., H.-J. Oestern, W. Dralle: Zur radiologischen Diagnostik der antero-lateralen Rotationsinstabilität im oberen Sprunggelenk. Unfallheilk. 85 (1982) 419

Zwipp, H., H. Tscherne: Die radiologische Diagnostik der Rotationsinstabilität im hinteren unteren Sprunggelenk. Unfallheilk. 85 (1982) 494

Zwipp, H., H. Tscherne, H.J. Oestern: Die frischen Bandverletzungen am oberen Sprunggelenk. Diagnostik, Therapie, Spätergebnisse. Unfallheilk. 86 (1983) 275

Zwipp, H., H. Tscherne: Zur Behandlung der chronischen Rotationsinstabilität im hinteren unteren Sprunggelenk. Unfallheilk. 87 (1984) 196

Zwipp, H., H. Tscherne: Zur Behandlung der chronischen anterolateralen Instabilität des oberen Sprunggelenkes: direkte Bandrekonstruktion – Periostlappenplastik – Tenodese. Unfallheilk. 87 (1984) 405

Zwipp, H., H. Tscherne, M. Blauth: Zur konservativen Behandlung der fibularen Bandruptur am oberen Sprunggelenk. Unfallchir. 88 (1985) 159

Zwipp, H., Ch. Krettek: Diagnostik und Therapie der akuten und chronischen Bandinstabilität des unteren Sprunggelenkes. Orthopäde 15 (1986) 472

Zwipp, H.: Die antero-laterale Rotationsinstabilität des oberen Sprunggelenkes. Hefte z. Unfallheilk. 177 (1986)

Kapitel 17
Wechselwirkungen zwischen Fuß und Bein

Hey, W., H.R. Henche: Der "kurze Fuß" nach Unterschenkelverletzung. Orthop. Praxis 23 (1987) 839

Laer, L.: Der posttraumatische partielle Verschluß der distalen Tibiaepiphysenfuge. Ursache, Prognose und Prophylaxe? Unfallheilk. 85 (1982) 509

Süssenbach, B., G. Weber: Epiphysenfugenverletzungen am distalen Unterschenkel. H. Huber, Bern – Stuttgart – Wien 1970

Thom, H.: Zur operativen Behandlung von Kniebeugekontrakturen. Z. Orthop. 101 (1966) 630

Kapitel 18
Beinlängendifferenzen und ihr Ausgleich

Correll, J.: Die operative Therapie der Beinverkürzung. Med. orthop. Techn. 110 (1990) 284

Doll, B.: Orthopädietechnische Maßnahmen und Schuhzurichtungen zur Therapie von Beinlängendifferenzen und Achsendeformitäten. Orthop. Praxis 27 (1991) 626

Durbin, F., W. Oest: Die operative Beinverlängerung. Technik, Indikation und Ergebnisse. Z. Orthop. 121 (1983) 722

Eichler, J.: Methodische Fehler bei Feststellung der Beinlänge und der Beinlängendifferenzen. Orthopäde 1 (1972) 14

Eichler, J.: Methodische Fehler der Beinlängenmessungen. Orthop. Praxis IX (1973) 193

Fischer, S.: Operative Beinverkürzung und Beinverlängerung nach dem Verfahren von *Küntscher.* Orthopäde 1 (1972) 50

Franke, J., M. Simon, G. Hein: Ilizarov-Techniken zur Beinverlängerung. Probleme und Ergebnisse. Orthopäde 21 (1992) 197

Gisbertz, D.: Die orthetische Versorgung von Beinverkürzungen. OST 35 (1983) 619

Graf, R., M. Millner: Erfahrungen bei der Verlängerung von Unterschenkeldysplasien mit dem *Wagner*-Apparat. Z. Orthop. 121 (1983) 183

Grill, F.: Beinverlängerung nach *Ilisarov* – Ergebnisse und Erfahrungen. Orthop. Praxis 21 (1985) 864

Grill, F., M. Chochole, A. Schultz: Beckenschiefstand und Beinlängendifferenz. Orthopäde 19 (1990) 244

Hanschen, E.: Kosmetischer Fußlängenausgleich aus elastischem Schaum-Kunststoff (Asti-Tech.) für Trägerinnen zehenfreier Sandaletten. OSM (1970) 124

Herzog, R., F. Hefti: Problematik und Komplikationen der Beinverlängerungen mit dem *Wagner*-Apparat. Orthopäde 21 (1992) 221

Huhle, P., A. Reichelt: Die operative Behandlung von Beinlängendifferenzen. Med. orthop. Techn. 110 (1990) 275

Mayer, G., H. Seidlein: Erfahrungen mit dem Distraktionsapparat nach *Ilisarov.* Orthop. Praxis 29 (1993) 759

Meyer, E.: Verfahren zum Ausgleich von Beinlängendifferenzen durch aufschäumbare Kunststoffe, anwendbar in orthopädischen Schuhen und Innenschuhen. OSM (1965) 321

Meyer, P.E., D. Petersen: Beinlängenausgleich mit orthopädieschuhtechnischen Maßnahmen. Orthopäde 21 (1992) 174

Morscher, Taillard: Die Beinlängenunterschiede. S. Karger, Basel – New York 1965

Morscher, E.: Aetiologie und Klinik der Beinlängenunterschiede. Orthopäde 1 (1972) 1

Morscher, E., G. Figner: Die Messung der Beinlängen. Orthopäde 1 (1972) 9

Morscher, E.: Aetiologie und klinische Bedeutung der Beinlängendifferenz. Orthop. Praxis IX (1973) 187

Müller, K.H.: Zur Behandlung der kindlichen Beinverkürzung. Z. Orthop. 95 (1962) 53

Müller, G., H. Langer: Beinlängendifferenz in der orthopädischen Praxis. Beitr. Orthop. u. Traumatol. 30 (1983) 465

Pauschert, R., J. Pfeil: Achsenkorrigierende Verlängerungen in unilateraler Technik. Orthop. Praxis 29 (1993) 737

Petersen, D.: Zur Klinik und Therapie der Beinlängendifferenz. OST 33 (1981) 316

Pfeil, J., F.U. Niethard: Unterschenkelverlängerung mit dem *Ilizarov*-System. Orthopäde 19 (1990) 263

Pflüger, W.: Beinverlängerungen. Z. Orthop. 107 (1970) 419

Raoul, D.: Therapie von Beinlängendifferenzen. OST (1990), H. 12, 9

Richter, J.: Beinlängendifferenzen und Gehleistung. Z. Orthop. 104 (1968) 538

Roesler, H., G. Rompe: Beinlängendifferenz und Verkürzungsausgleich. Z. Orthop. 110 (1972) 623

Schmid, W.: Kosmetisch zweckmäßige Versorgung mit Innenschuhen bis 18 cm Beinverkürzung. OST 36 (1984) 698

Schmitt, U.: Orthopädische Schuhzurichtung bei Beinlängendifferenz. OST (1991), H. 8, 26

Stinus, H.: Orthopädieschuhtechnische Versorgung von Patienten mit Beinlängendifferenzen. Med. Diss. Göttingen, 1988

Stinus, H., W. Nyga: Die orthopädietechnische Versorgung von Patienten mit Beinlängendifferenzen. Med. orthop. Techn. 110 (1990) 270

Thelen, E., G. Waertel: Die Femurverkürzungsosteotomie – Indikation – Technik – Ergebnisse. Z. Orthop. 121 (1982) 451

Uhlig, R.: Orthopädietechnischer Beinlängenausgleich. Orthopäde 21 (1992) 184

Wagner, H.: Technik und Indikationen der operativen Verkürzung und Verlängerung von Ober- und Unterschenkel. Orthopäde 1 (1972) 59

Wirth, C.J.: Beinlängendifferenzen. Praxis d. Orthop. (1986) 1056

Zippel, H.: Erfahrungen und Ergebnisse von Verlängerungsosteotomien. Orthop. Praxis 29 (1993) 762

Kapitel 19
Fehlbildungen der Füße und Unterschenkel

Albrecht, R.: Beitrag zum Vorkommen der Synostosen am Hand-und Fußwurzelskelett. Z. Orthop. 105 (1969) 215
Blauth, W., K. Harten, A. Kirgis: Frontale Talusspalte – Talus bipartitus. Z. Orthop. 125 (1987) 302
Blauth, W.: Über die Behandlung der angeborenen Fußfehlbildungen. Z. Orthop. 127 (1989) 3
Cigala, F., F. Sadile: Die kombinierte hautplastische und chirurgisch-orthopädische Behandlung des Klumpfußes bei der Arthrogryposis congenita und Myelodysplasie. Z. Orthop. 122 (1984) 478
Correll, J., H.M. Sommer: Die Indikation zur Operation am Fuß des Spina-bifida-Kindes. Orthop. Praxis 21 (1985) 552
Eder, H., J. Port: Der familiäre Spaltfuß – eine klinische Studie über 4 Generationen. Z. Orthop. 116 (1978) 186
Eulert, J.: Klinik und Behandlung der Arthrogryposis multiplex congenita. Untere Extremität. Z. Orthop. 122 (1984) 661
Falliner, A.: Isolierte Symbrachydaktylie des Fußes. Z. Orthop. 126 (1988) 125
Fischer, V., H.J. Refior: Talo-crurales Kugelgelenk bei Rückfußsynostosen. Arch. Orthop. Unfall-Chir. 73 (1972) 278
Gubba, H.J., F. Eulenburg: Die Therapie des Spaltfußes. Orthop. Praxis 21 (1985) 564
Habighorst, L.V., P. Albers: Familiäre Synostosis metacarpi IV und V. Z. Orthop. 100 (1965) 521
Härle, A.: Der Fuß bei Arthrogrypose – Klinik, Beurteilung und Therapie. Med. orthop. Techn. 109 (1989) 44
Henkel, H.L., H.G. Willert: Klinik und Pathologie der Dysmelie. Springer, Berlin 1969
Henkel, H.L. u. Mitarb.: Eine internationale Terminologie zur Klassifikation angeborener Gliedmaßenfehlbildungen. Arch. Orthop. Unfall-Chir. 93 (1978) 1
Henßge, J., B. Engelke: Die fibulo-ulnare Hypoplasie mit kugelförmigem Knöchelgelenk, Strahlendefekten und Synostosen. Z. Orthop. 107 (1970) 502
Herrmann, E.: Eine kombinierte Knie-Klumpfuß-Quengelschiene bei schwerer Ektromelie der unteren Gliedmaßen. Z. Orthop. 106 (1969) 843
Hippe, P.: Das Sprunggelenk bei Fibulafehlbildungen. Z. Orthop. 122 (1984) 201
Hippe, P. u. Mitarb.: Angeborene Fuß- und Zehendeformitäten. Jahrbuch der Orthopädie, S. 97. Biermann, Münster 1993
Imhäuser, G.: Kugelförmige Knöchelgelenke bei angeborenen Fußwurzelsynostosen. Z. Orthop. 108 (1971) 247
Jäger, M.: Formen des umschriebenen Riesenwuchses des Vorfußes und ihre operative Behandlung. Verh. Dtsch. Orthop. Ges. 53 (1966) 534
Knöfler, E.W.: Orthopädische Versorgung von Mißbildungen im Fuß- und Beinbereich. Beitr. Orthop. u. Traumatol. 10 (1963) 41

Koebke, J., A. Brade, P. Hippe: Achsenfehlstellungen am Unterschenkel und Rückfuß bei angeborenen Fehlbildungen der Tibia. Orthop. Praxis 17 (1981) 175
Manner, G., F. Eulenburg: Therapie der Makrodaktylie am kindlichen Vorfuß. Orthop. Praxis 20 (1984) 639
Marquardt, E.: Gliedmaßendefekte der unteren Extremität, ihre operative Behandlung in Kooperation mit der Orthopädietechnik. Z. Orthop. 126 (1988) 227
Oest, W.: Die Überschuß- und Defektmißbildungen des kindlichen Fußes. Orthop. Praxis 21 (1985) 561
Petersen, D.: Zur Behandlung und Versorgung doppelseitiger phokomeler Ektromelien der unteren Gliedmaßen. Z. Orthop. 100 (1965) 355
Popihn, H.: Beitrag zur operativen Behandlung der Arthrogryposis multiplex congenita an der unteren Extremität. Beitr. Orthop. u. Traumatol. 27 (1980) 580
Rabl, R.: Anomalien und Mißbildungen. Ärztl. Praxis (1972)
Refior, H.J.: Die Triphalangie der Großzehe – ein Beitrag zu den metrischen Variationen des Fußes. Z. Orthop. 103 (1967) 498
Refior, H.J.: Die numerischen Variationen des Fußes. Arch. Orthop. Unfall-Chir. 63 (1968) 225
Refior, H.J.: Die Oligodaktylie der Großzehe. Z. Orthop. 105 (1969) 435
Rütt, A.: Zur Genese der Coalitio calcaneo naviculare. Z. Orthop. 96 (1962) 96
Schwarz, B., J. Heisel: Mißbildungen im Bereich des Vorfußes im Kindesalter. Orthop. Praxis 20 (1984) 632
Steinhäuser, J.: Über die gelenkmechanische Bedeutung der Coalitio talo calcanea sowie der Coalitio talo navicularis und calcaneo cuboidea. Z. Orthop. 105 (1969) 369
Steinhäuser, J.: Beitrag zur Umformung des Knöchelgelenks zum Kugelgelenk bei angeborenen Fußwurzelsynostosen. Z. Orthop. 105 (1969) 381
Vizkelety, T.: Eine seltene Form der Synostose der Fußwurzelknochen. Z. Orthop. 97 (1963) 245
Wertemann: Entwicklungsstörungen der Extremitäten. Handbuch der speziellen Pathologie und Histologie. Bd. 9, Teil 6. Springer, Berlin – Heidelberg 1952

Kapitel 20
Neurologische Erkrankungen mit Auswirkung auf die Füße

Auth, J.: Versorgungsmöglichkeit bei einem Patienten mit Poliomyelitis. OST 33 (1981) 262
Baumann, J.U.: Operative Behandlung der infantilen Zerebralparesen. G. Thieme, Stuttgart 1970
Baumann, J.U.: Behandlung kindlicher spastischer Fuß-Deformitäten. Orthopäde 15 (1986) 191
Behmenburg, F.: Peronäuskappen aus thermoplastischen Materialien. OST 37 (1985) 591
Berger, W., J. Quintern, V.v. Dietz: Neurophysiologische Aspekte der spastischen Gangstörung. Z. Orthop. 120 (1982) 575
Bobath, B.: Abnormale Haltungsreflexe bei Gehirnschäden. G. Thieme, Stuttgart 1968

Bösch, P., H. Kristen, L. Vondrus: Zur orthopädischen Schuhversorgung des Spastikers. Orthop. Praxis 18 (1982) 73

Buurke, J.H., M. Schlecht, R. Bouwan: Ist der Peronäus-Stimulator eine sinnvolle Alternative zur Unterschenkelorthese? Med. orthop. Techn. 110 (1990) 60

Döderlein, L.: Ergebnisse der Kniebeugesehnenoperation nach*Thom*. Orthop. Praxis 22 (1986) 526

Exner, G.: Die Therapie neuropathischer Fußdeformitäten. Z. Orthop. 122 (1984) 419

Exner, G.U.: Knick-Plattfuß bei Morbus*Friedreich* und Morbus*Charcot-Marie-Tooth-Hoffmann*. Z. Orthop. 125 (1987) 298

Feldkamp, Danielcik: Krankengymnastische Behandlung der zerebralen Bewegungsstörungen. Pflaum, München 1973

Feldkamp, M.: Konservative Versorgung des Spastikerfußes durch Schuhe, Schienen, Schalen. Orthop. Praxis 22 (1986) 706

Feldkamp, M.: Der Fuß bei cerebralen Bewegungsstörungen. Med. orthop. Techn. 109 (1989) 16

Feldkamp, M., V. Güth: Das Konzept des spastischen Spitzfußes – elektromyographische Ganganalyse. Orthop. Praxis 26 (1990) 670

Finke, J.: Die neurologische Untersuchung. J.F. Lehmanns, München 1968

Gaudin, B.P.: Operative Behandlung des spastischen Spitzfußes – Indikation zur Achillessehnenverlängerung oder Gastroknemiuskopfablösung. Orthop. Praxis 16 (1980) 313

Greßmann, C.: Zum Problem der Beinlängendifferenz bei CP-Kind. Orthop. Praxis IX (1973) 191

Greßmann, C.: Orthopädische Behandlung und Versorgung der Poliomyelitis. OST 31 (1979) 170

Güntz, E.: Die Behandlung der Poliomyelitis. Z. Orthop. 79 (1949) 334

Güth, V., M. Feldkamp: Elektromyographische Untersuchung bei Fußfehlstellungen des Zerebralparetikers. Orthop. Praxis 16 (1980) 306

Haase, G.: Pathogenese der peripheren Nervenläsion. Z. Orthop. 122 (1984) 412

Härdi, W.: Kosmetische Versorgungsmöglichkeiten mit Lähmungsorthesen. OST 34 (1982) 125

Hermes, J.: Innenschuhversorgung bei Lähmungs-Längenausgleich-Amputationen. OST 33 (1981) 54

Heuse, D.: Innenschuhversorgung bei Apoplexie. OST 37 (1985) 440

Höhrenz, L.V.: Lähmungsklumpfuß bei Myelodysplasie – Aspekte und Ergebnisse der Frühversorgung. Beitr. Orthop. u. Traumatol. 31 (1984) 571

Hoppenfeld, S.: Orthopädische Neurologie. Bücherei des Orthopäden, Band 24, 1980

Huppertz, R., H.P. Kaps: Indikation zur konservativen und operativen Therapie des spastischen Spitzfußes. Orthop. Praxis 22 (1986) 531

Huppertz, R., H.P. Kaps: Indikation zur konservativen und operativen Therapie des spastischen Spitzfußes. OST 38 (1986) 534

Ihrig, E.: Orthopädieschuhtechnische Versorgung des spastischen Fußes. OST 33 (1981) 616

Ihrig, E.: Die orthopädische und orthopädieschuhtechnische Versorgung des spastischen Fußes. Z. Orthop. 120 (1982) 604

Janssen, G., P. Koydl: Die Operation nach*Strayer-Thom* zur Behandlung des spastischen Spitzfußes. Orthop. Praxis 16 (1980) 310

Kaps, H.-P., F.U. Niethard: Die Therapie des spastischen Spitzfußes. Orthop. Praxis 21 (1985) 543

Katzer, G.: Das Für und Wider des Innenschuhes bei cerebralen Bewegungsstörungen. OST 32 (1980) 169

Kraus, E.: Zur schuhtechnischen Versorgung von Fußlähmungen. OSM (1961) 111

Lehneis, H.R.: Neuartige Plastikorthesenversorgung besonders bei spastischen Lähmungen. Med. orthop. Techn. 94 (1974) 166

Leutner, C.: Peronäusorthesen. OST (1989), H. 3, 22

Lubegina, S.P.: Die Operation der hinteren Arthrorise zur Heilung des Lähmungsspitzfußes. Beitr. Orthop. u. Traumatol. 10 (1963) 245

Lynn, A.S.: Neurologische Aspekte bei der Versorgung eines spastischen Spitzfußes (bei zerebralen Bewegungsstörungen) mit einer Schiene. Orthop. Praxis 22 (1986) 708

Machacek, J. u. F.: Ungewöhnliche Ursache einer Peronaeuslähmung. Z. Orthop. 102 (1967) 317

Mann, M., B. Helbig: Fußdeformitäten als Leitsymptom neurologischer Erkrankungen. Orthop. Praxis 17 (1981) 540

Mann, M., M. Schmidt: Der Knick-Plattfuß bei Kindern mit zerebralen Bewegungsstörungen. Probleme der konservativen Behandlung und Versorgung mit Hilfsmitteln. Z. Orthop. 123 (1985) 732

Manner, G., F. Spier: Zur Diagnostik und Therapie des neurogenen Klumpfußes. Orthop. Praxis XII (1976) 902

Manner, G., K. Dippe: Die orthopädische Versorgung des neurogenen Klumpfußes bei Zerebralparese. Orthop. Praxis 16 (1980) 316

Mayer, G., B. Zienert: Die Transplantation d. M. tibialis posterior bei peripheren Fibularislähmungen. Beitr. Orthop. u. Traumatol. 31 (1984) 396

Meyer, E.: Lähmungsfußbandagen, die unter dem Strumpf getragen werden. Orthop. Praxis VIII (1972) 313

Mitzkat, K.: Einlagenversorgung beim spastischen Knick-Plattfuß. Z. Orthop. 120 (1982) 603

Mschwidobadse, M.: Einige Aspekte der operativen Behandlung von poliomyelitischen Deformitäten des Fußes. Beitr. Ortho. u. Traumatol. 26 (1979) 333

Murri, A.: Biomechanische Probleme bei der Schuhversorgung des cerebralparetischen Kindes. Orthop. Praxis X (1974) 463

Murri, A.: Die Schuhversorgung des spastischen Spitzfußes beim cerebralbewegungsgestörten Kind. Med. orthop. Techn. 96 (1976) 73

Murri, A., P. Pink: Langzeitergebnisse bei der Behandlung des spastischen Spitzfußes bei zerebralen Bewegungsstörungen. Z. Orthop. 120 (1982) 603

Neuhäuser, G.: Folgen enzephalitischer Erkrankungen bei Kindern. Bücherei des Pädiaters, H. 67, Ferdinand Enke, Stuttgart 1972

Neundörfer, B.: Differentialtypologie der Polyneuritiden und Polyneuropathien. Springer, Berlin 1973
Nyga, W., R. Schenck: Zur operativen Behandlung des Lähmungs-Spitzfußes nach*Lambrinudi*. Beitr. Orthop. u. Traumatol. 23 (1976) 696
Parsch, Schulitz: Das Spina-bifida-Kind. G. Thieme, Stuttgart 1972
Parsch, K., G. Rübsaamen: Die Behandlung des spastischen Klumpfußes. Orthopäde 21 (1992) 332
Paulick, G.: Eine einfache Beinschiene bei poliomyelitisgelähmten Kindern. Z. Orthop. 94 (1961) 135
Rall, G.: Zur Behandlung des Lähmungsklumpfußes nach Apoplexien. Orthop. Praxis III (1967) 41
Rauterberg, K., K.P. Schulitz: Operative Stabilisierung des spastischen Knick-Senkfußes. Orthop. Praxis XIV (1978) 269
Schievink, B.: Die orthopädietechnische Versorgung bei schlaffen und spastischen Lähmungen. OST 35 (1983) 68
Schievink, B.: Differenzierung des Hilfsmitteleinsatzes bei Lähmungsversorgungen. OST 37 (1985) 434
Schmid, W.: Anregungen für Hilfsmittelfertigung beim Spastiker. OST 34 (1982) 534
Schmidt, E., J. Heisel: Zur Behandlung neurogen bedingter Störungen des Unterschenkels und Fußes aufgrund eines frühkindlichen Hirnschadens. Z. Orthop. 122 (1984) 477
Stotz, S., J. Müller: Tonusveränderungen der Muskulatur in Nachtschienen bei der infantilen Zerebralparese. Z. Orthop. 111 (1973) 88
Stumpf, F.: Die Innenschuhversorgung für Patienten mit infantiler Zerebralparese. OSM 28 (1976) 343
Stumpf, F.: Innenschuhversorgung für Patienten mit infantiler Zerebralparese. OST 30 (1978) 132
Stumpf, F.: Der Zweischalen-Unterschenkel-Innenschuh für spastische Lähmungen. OST 32 (1980) 20
Stumpf, F.: Die Innenschuhversorgung beim Spastiker mit Problemlösungen. OST 32 (1980) 209
Stumpf, F.: Die Versorgung spastischer Lähmungen aus handwerklicher Sicht. OST 33 (1981) 531
Stumpf, F.: Innenschuhversorgung für Patienten mit infantiler Cerebralparese. OST (1987), H. 2, 56
Thom, H.: Die infantilen Zerebralparesen. Operative Therapie, Grundlagen, Indikationen und Verfahren. Orthop. Praxis 22 (1986) 487
Türk, K.: Elastische Einbauelemente bei Lähmungsversorgungen. OST 34 (1982) 302
Vojta: Die zerebralen Bewegungsstörungen im Säuglingsalter. Ferdinand Enke, Stuttgart 1973
Vries, de J.: Welche Orthese für spastische Spitzfüße Erwachsener? Med. orthop. Techn. 105 (1985) 202
Wagner, H.: Operative Behandlung des Lähmungs-Hakkenfußes. Z. Orthop. 101 (1965) 432
Weckemann, B.: Die Peronaeuslähmung – ihre Ausfälle und deren orthopädie-technische Versorgung. OSM 29 (1977) 402
Wiener, R.: Typologie der infantilen Zerebralparesen. Dissert. Heidelberg 1971
Zeiler, G., G. Manolikakis: Kindliche Fußdeformitäten bei neurologischen Grunderkrankungen. Jahrbuch der Orthopädie, S. 81. Biermann, Münster 1993

Kapitel 21
Zirkulationsstörungen am Fuß

Biehl, G.: Zeitgemäße Behandlung des*Sudeck*-Syndroms. Orthop. Praxis 17 (1981) 484
Dahmen, G.: Über die soziale Bedeutung des*Sudeck*schen Syndroms. Z. Orthop. 95 (1962) 338
Dahmen, G.: Über das Auftreten des*Sudeck*schen Syndroms. Z. Orthop. 95 (1962) 506
Dembowski, U.: Bau, Funktion und Krankheiten der Beinvenen. OST (1991), H. 12, 20
Dustmann, H.O.: Konservative und operative Therapie der Varikose. Orthop. Praxis 19 (1983) 718
Dustmann, H.O., P. Stutz: Der phleboarthrotische Symptomenkomplex. Orthop. Praxis 19 (1983) 758
Dustmann, H.O.: Ätiopathogenese und Therapie der Vorfußveränderungen bei arteriellen Durchblutungsstörungen. Orthop. Praxis 20 (1984) 326
Dustmann, H.O., G. Godolias: Diagnose und Differentialdiagnose venöser Beinleiden aus der Sicht des Orthopäden. Z. Orthop. 122 (1984) 538
Dustmann, H.O., G. Godolias: Differentialdiagnose und Therapie venöser Beinleiden. Med. orthop. Techn. 105 (1985) 10
Dustmann, H.O., R. Buschmeyer: Das Burning-Feet-Syndrom. Z. Orthop. 124 (1986) 406
Dustmann, H.O.: Der Fußschmerz bei arteriellen, venösen und lymphatischen Zirkulationstörungen. Orthop. Praxis 23 (1987) 794
Dustmann, O.: Der Fußschmerz bei arteriellen, venösen und lymphatischen Zirkulationsstörungen. OST (1988), H. 4, 24
Eis, E.: Das*Sudeck*-Syndrom am Fuß. Beitr. Orthop. u. Traumatol. 22 (1975) 101
Exner, K. u. Mitarb.: Cross-leg-flap versus free-flap nach Vorfußerfrierung beiderseits. Hefte z. Unfallheilk. 200 (1988) 552
Farkas, T.A., G.A. Nemes: Beitrag zur Morphologie des Sudeck-Syndroms. Z. Orthop. 113 (1975) 421
Fischer, H., H.J. Holland: Die Thrombose der Plantarvenen und ihre Folgen. Med. Welt 43 (1967) 2580
Fischer, H.: Klinik der Varikose, Thrombose und der chronisch-venösen Insuffizienz. Orthop. Praxis VIII (1972) 16
Fischer, H.: Untersuchungsmethoden und Differentialdiagnose bei chronisch-venöser Insuffizienz. Orthop. Praxis 19 (1983) 741
Flora, G., M. San Nicolo, S. Weimann: Die klinische Behandlung der örtlichen Erfrierung an Händen und Füßen. Hefte z. Unfallheilk. 200 (1988) 551
Friedrich, M., F. Springer, H. Tilscher: Ozontherapie – eine Behandlungsmethode bei Wundheilungs- und Durchblutungsstörungen des Fußes? Orthop. Praxis 17 (1981) 828
Friedrich, M.: Zur orthopädischen Versorgung von Füßen bei Patienten mit Durchblutungsstörungen und Diabetes mellitus. OST 36 (1984) 330
Godolias, G., H.O. Dustmann: Technik der Phlebographie der Bein- und Beckenvenen. Orthop. Praxis 17 (1981) 21

Godolias, G., H.O. Dustmann: Klinische und apparative Diagnostik venöser Beinleiden. Med. orthop. Techn. 105 (1985) 3
Günther, G.: Weichbettungseinlagen bei Ulcus. OST (1990), H. 1, 17
Hach, W.: Klinische, apparative und phlebographische Diagnostik der primären Varikose. Orthop. Praxis 19 (1983) 710
Haid-Fischer, F.: Venenfibel, 2. Auflage. G. Thieme, Stuttgart 1967
Haid-Fischer, F., H. Haid: Venenerkrankungen, 4. Auflage. G. Thieme, Stuttgart 1980
Haid-Fischer, F.: Therapeutische und prognostische Probleme in der Therapie der Venenerkrankungen. Z. Orthop. 122 (1984) 538
Jansen, J.: Elefantiasis. OST (1988), H. 4, 28
Kaese, H.-J.: Das Arteriosklereoseproblem an der unteren Extremität. OST 33 (1981) 44
Kaiser, G.C., P. Stankowic, H. Burckardt: Der Wert der Thermographie in der Diagnostik des Morbus*Sudeck*. Hefte z. Unfallheilk. 200 (1988) 531
Kirsch, K.: Das Sudeck-Syndrom als Fernstörung (Klinik und Histologie). Z. Orthop. 116 (1978) 199
Langer, Chr.: Venöse Durchblutungsstörungen der Beine. OST 38 (1986) 553
Lechner, W.: Die Kompressionsstrumpfversorgung. OST 38 (1986) 274
Leu, H.J.: Zur Histopathologie des venösen Ulcus cruris. Zbl. Phlebol. 4 (1965) 48
Leu, H.J.: Die entzündlichen Arterien- und Venen-Erkrankungen. Zbl. Phlebol. 8 (1969) 164
May, R.: Röntgen-Frühdiagnose der Thrombose. Chir. Praxis 9 (1965) 117
Murphy, M.: Venenleiden. Germa Press 1991
Rabl, C.R.H.: Muskulär bedingte Krämpfe, ihre angebliche Beziehung zu Krampfadern und ihre Behandlung. Orthop. Praxis VIII (1972) 87
Richter, D., K. Bohndorf: Algodystrophie/Morbus*Sudeck*. Med. orthop. Techn. 112 (1992) 172
Salfeld, K.: Operative und konservative Behandlungsmöglichkeiten des postthrombotischen Syndroms. Orthop. Praxis 19 (1983) 748
Santler, R.: Fehler und Gefahren bei der Sklerosierungstherapie und der Varizenoperation. Orthop. Praxis 19 (1983) 727
Schneider, W., H. Fischer: Die chronisch-venöse Insuffizienz. Ferdinand Enke, Stuttgart 1969
Schondelmaier, F., K. Steinbrück: Pathophysiologie, Nomenklatur und Einteilung der Varikosis. Orthop. Praxis 19 (1983) 707
Schröder, H., H. Seyfarth: Untersuchungen über die Durchblutung im Gipsverband. Z. Orthop. 93 (1960) 283
Schwarzweller: Das schmerzhafte Ödem auf dem Fußrücken der Frauen. Münch. med. Wschr. 104 (1962) 2051
Sigg, K.: Beinleiden. Springer 1967
Sigg, K.: Varizen, Ulcus cruris und Thrombose, 3. Auflage. Springer, Berlin – New York 1968
Steinbrück, K.: Varicosis beim Sportler. Orthopäde 9 (1980) 221
Steinbrück, K., K.D. Waibel, H.O. Dustmann: Möglichkeiten und Grenzen der ambulanten Diagnostik und Therapie der Varikosis. Orthop. Praxis 17 (1981) 15
Steinbrück, K.: Orthopädie und Phlebologie. Orthop. Praxis 19 (1983) 695
Stegmann, W.: Differentialdiagnose und Therapie des Ulcus cruris venosum. Orthop. Praxis 19 (1983) 755
Taoussanis, K.: Erfahrungsbericht über die Behandlung des Sudeck-Syndroms mit Calcitonin. Med. Welt 32 (1981) 1375
Timm, H.: Durchblutungsstörungen an Kinderfüßen. Orthop. Praxis IV (1968) 9
Unger, H.: Das*Sudeck*-Syndrom. Beitr. Orthop. u. Traumatol. 26 (1979) 57
Vollmar, J.: Chirurgische Therapie der Venenkrankheiten. Orthop. Praxis VIII (1972) 30
Wondrak, E.: Unser heutiger Standpunkt zur*Sudeck* schen Dystrophie. Beitr. Orthop. u. Traumatol. 22 (1975) 187
Wuppermann, Th.: Ätiologie und Pathophysiologie der chronisch-venösen Insuffizienz. Orthop. Praxis 19 (1983) 734
Zieman-Stephen: Das Lymphödem. Hippokrates, Stuttgart 1964

Kapitel 22
Der diabetische Fuß

Adelmann, O.: Durchblutungsstörungen. Amputation bei einer Diabetikerin. OST (1989), H. 11, 12
Angrick, M., F. Denner: Beitrag zur diabetischen Arthropathie. Beitr. Orthop. u. Traumatol. 35 (1988) 263
Baumgartner, R.: Der diabetische Fuß. Orthop. Techn. 9 (1988) 447
Baumgartner, R.: Die orthopädietechnische Versorgung des Diabetesfußes. Med. orthop. Techn. 110 (1990) 176
Belser, F.G.: Der neuropathisch diabetische Fuß. Praxis 58 (1969) 1088
Clavel, S.: Die Organisation einer Fußsprechstunde in der Diabetologie. Med. orthop. Techn. 110 (1990) 166
Crausaz, F.M.: Vorbeugung von Spätkomplikationen beim Diabetesfuß. Med. orthop. Techn. 110 (1990) 168
Forejtnik, M.: Versorgung von Durchblutungsstörungen und diabetischen Füßen. OST 36 (1984) 334
Geller, L.: Der diabetische Fuß. OST 38 (1986) 29
Herrmann, J.: Diabetische Fuß- und Beinprobleme aus der Sicht des Orthopäden. OST 37 (1985) 371
Imhoff, A., R. Baumgartner: Die diabetische Osteoarthropathie und das Malum perforans. Med. orthop. Techn. 106 (1986) 69
Jernberger, A.: Der Diabetesfuß. OST 38 (1986) 260
Jernberger, A.: Osteopathie des Fußes. Der Diabetesfuß. OST 38 (1986) 334
John, J., E. Schmitt: Der diabetische Fuß. OST (1989), H. 12, 31
Mau, H.: Die diabetische Arthropathie und ihre Behandlung. Z. Orthop. 108 (1970) 351
Oerke, H.-P., A. Brade: Die diabetische Arthropathie des Fußes und ihre Behandlung. Orthop. Praxis 17 (1981) 824

Ponci, J.: Die Bedeutung der Fußpflege in der Behandlung des Diabetesfußes. Med. orthop. Techn. 110 (1990) 174

Reinhardt, K.: Der diabetische Fuß. Bücherei des Orthopäden 34 (1983)

Schaff, S.: Ulcusprophylaxe am diabetischen Fuß. OST (1988), H. 6, 16

Schwar, F.: Konfektionsschuh auch bei Diabetes mellitus. OST (1990), H. 3, 20

Steffen, R.: Orthesen für Diabetikerfüße. OST (1990), H. 4, 14

Vaucher, J.: Der Diabetesfuß. Med. orthop. Techn. 110 (1990) 162

Wetz, H.-H.: Die sportliche Belastbarkeit des diabetischen Fußes. OST (1991), H. 6, 12

Kapitel 23
Polyarthritis rheumatica und Gicht am Fuß

Arcg, M.: Der rheumatische Rück- und Mittelfußschaden. OST 32 (1980) 436

Baumann, D.: Der rheumatische Fuß. OST 31 (1979) 295

Berruex, P. u. Mitarb.: Die operative Indikation bei chronischer Polyarthritis des Fußes. Med. orthop. Techn. 99 (1979) 9

Beyer, W.F., G. Weseloh: Röntgenologische Veränderungen am rheumatischen Fuß. Med. orthop. Techn. 109 (1989) 138

Dahmen, G.: Die Arthrodesen im Bereich des rheumatischen Fußes. Med. orthop. Techn. 99 (1979) 12

Damme, v.A.: Über die Versorgung rheumatoider Erkrankungen. OST 37 (1985) 318

Dihlmann, W.: Röntgenatlas rheumatischer Krankheiten. G. Thieme, Stuttgart 1985

Dybowski, W.R.: Die Resektion der Metatarsalköpfchen bei rheumatischen Deformitäten des Vorfußes. Beitr. Orthop. u. Traumatol. 15 (1968) 79

Ferdini, R.: Die Resektionsarthroplastiken am rheumatischen Vorfuß. Med. orthop. Techn. 99 (1979) 32

Göb, A.: Die chirurgische Behandlung der Gicht. Handbuch der inneren Medizin, 5. Auflage, Band 7, Teil 3, 579. Springer, 1976

Gschwend, N., L. Dubs, J.L. Humbert: Oberes Sprunggelenk und Polyarthritis. Akt. Rheumatol. 7 (1982) 199

Gschwend, N.: Funktionswandel und Funktionsverlust an der unteren Extremität bei entzündlich-rheumatischen Krankheiten. Z. Orthop. 120 (1982) 388

Gschwend, N., D. Ivosevic-Radovanovic: Der Kinderfuß bei juveniler Polyarthritis (cP). Orthopäde 15 (1986) 212

Hagena, F.W., W. Bracker: Zur orthopädischen Behandlung des rheumatischen Fußes. Akt. Rheumatol. 7 (1982) 118

Hansen, Ch., M. Horstmeyer, K. Tillmann: Mittel- und langfristige Ergebnisse bei kompletter Vorfußkorrektur nach*Tillmann* bei Patienten mit chronischer Polyarthritis. Akt. Rheumatol. 12 (1987) 222

Hartl, P.W.: Der systemische Charakter entzündlich-rheumatischer Erkrankungen und seine Bedeutung für Diagnose, Differentialdiagnose und Therapie. Z. Orthop. 122 (1984) 436

Hausmann, B.: Schäden im Bereich des Vorfußes und der Zehen beim Rheumatiker. OST 32 (1980) 441

Hellinger, J., C. Crasselt: Einige Bemerkungen zum Rheumabegriff. Beitr. Orthop. u. Traumatol. 27 (1980) 297

Hettenkofer, H.-J.: Rheumatologie, 2. Auflage. G. Thieme, Stuttgart 1989

Hertel, E.: Die konservative Behandlung des rheumatischen Fußes. Orthop. Praxis XII (1976) 507

Köckerling, F., G. Weseloh: Anatomische Studien zur Diagnostik und Therapie der rheumatischen Vorfußveränderungen. Z. Orthop. 123 (1985) 675

König, G.: Operative Strategien bei rheumatischen Vorfußdeformitäten. Akt. Rheumatol. 12 (1987) 9

Kormann, B.: Möglichkeiten zur Objektivierung von rheumatischen Vorfußdeformitäten. Akt. Rheumatol. 12 (1987) 3

Kraus, E.: Die Schuhversorgung der primärchronischen Polyarthritis. OSM 24 (1972) 127

Kraus, E.: Die Schuhversorgung bei polyarthritischen Verformungen im Vorfußbereich. Med. orthop. Techn. 97 (1977) 53

Lee, K.E.: Die juvenile Rheumatoidarthritis (Still-Krankheit) und ihre orthopädische Behandlung. Orthopäde 14 (1985) 32

Löffler, D., D. Wessels: Ergebnisse der*Hoffmann* schen Operation am rheumatischen Fuß. Orthop. Praxis XI (1975) 921

Markowski, H.P., R. Wildhalm, A. Wanivenhaus: Die stufenweise Rehabilitation des rheumatischen Vorfußes. Z. Orthop. 120 (1982) 392

Meier, G., K. Tillmann: Die operative Therapie des rheumatischen Rückfußes. Orthop. Praxis XIII (1977) 845

Mertz, D.P., A. Mertz: Zwischen Hallux-rigidus-Arthrose und Gicht besteht kein Kausalzusammenhang. Med. Klin. 76 (1981) 743

Mertz, D.P.: Hallux-rigidus-Arthrose und Gicht. Fortschr. Med. 100 (1982) 446

Mertz, D.P. Geschichte der Gicht. G. Thieme, Stuttgart 1990

Mertz, D.P.: Hyperurikämie und Gicht, 6. Auflage. G. Thieme, Stuttgart 1993

Miehlke, K., D. Wessinghage: Entzündlicher Rheumatismus. Springer, Berlin – Heidelberg- New York 1976

Miehlke, K.: Zur Ätiologie und Pathogenese rheumatischer Erkrankungen. Documenta Geigy 1977

Miehlke, R.K., R. Blanke, M. Stegers: Die Rekonstruktion des rheumatischen Vorfußes nach*Tillmann*. Bericht über 100 Fälle. Akt. Rheumatol. 12 (1987) 34

Mohing, W., R. Richter: Zur Diagnostik der Gicht. Z. Orthop. 101 (1966) 472

Mohing, W., G. Köhler: Indikation zur Synovektomie des oberen Sprunggelenkes. Orthop. Praxis 19 (1983) 594

Müller, W., F. Schilling: Differentialdiagnose rheumatischer Erkrankungen, 2. Auflage. Aesopus, Basel, Wiesbaden 1982

Münzenberg, K.J.: Die orthopädische Schuhversorgung des Rheumatikers unter Berücksichtigung des Solor-Verfahrens. Akt. Rheumatol. 13 (1988) 234

Neubauer, P.: Der rheumatische Fuß aus orthopädieschuhtechnischer Sicht. OST 31 (1979) 307
Neumann, H.W., H. Häntzschel: Frühdiagnose der Rheumatoidarthritis. Beitr. Orthop. u. Traumatol. 27 (1980) 307
Ohnsorge, J.: Schäden des oberen Sprunggelenks und der Achillessehne beim Rheumatiker. OST 32 (1980) 432
Ott, V.R., K.L. Schmidt: Die Behandlung der rheumatoiden Arthritis mit D-Penicillamin. Dr. Dietrich Steinkopff, Darmstadt 1974
Otto, W.: Zur medikamentösen Therapie der Rheuma toidarthritis. Beitr. Orthop. u. Traumatol. 27 (1980) 317
Pahle, J.A.: Möglichkeiten und Komplikationen der operativen Behandlung am rheumatischen Fuß. Akt. Rheumatol. 12 (1987) 25
Plöger, J., K.F. Schlegel: Orthopädische Maßnahmen beim Rheumafuß. OST 34 (1982) 588
Reinemer, H.: Orthopädie-schuhtechnische Versorgung chronisch-rheumatischer Fußerkrankungen. Med. orthop. Techn. 99 (1979) 35
Reinemer, H.: Chronisch-rheumatische Fußerkrankungen und ihre orthopädieschuhtechnische Versorgung. OST 32 (1980) 485
Ritschl, P., W. Lack, N. Böhler: Zur operativen Behandlung des oberen und unteren Sprunggelenkes bei chronischer Polyarthritis. Akt. Rheumatol. 12 (1987) 261
Salzmann, G., D. Sarfert, Th. Hardt: Die Korrektur der schweren Vorfußdeformität bei der chronischen Polyarthritis. Akt. Rheumatol. 12 (1987) 19
Sarfert, D., G. Salzmann: Vergleich der Vorfußkorrekturen bei polyarthritischem Fuß und bei durchgetretenem Spreizfuß des älteren Menschen. Z. Orthop. 124 (1986) 404
Schacherl, M.: Röntgendiagnostik der Gicht. Handbuch der inneren Medizin, 5. Auflage, Band 7, Teil 3, 322. Springer 1976
Schilling, F.: Rheuma und Nervensystem, Hoffmann-Laroche 1970
Schilling, F.: Neue Kenntnisse und klinische Trends in Diagnostik und Therapie des entzündlichen Rheumatismus. Orthopäde 15 (1986) 274
Schlitt, R.: Erfahrungen mit Vorfußoperationen bei Polyarthritis. Orthop. Praxis XII (1976) 503
Schmidt, A., P. Soukup: Die Resektionsarthroplastik der Metatarsophalangealgelenke bei Patienten mit Rheumatoid-Arthritis. Beitr. Orthop. u. Traumatol. 35 (1988) 380
Schön, Böni, Miehlke: Klinik der rheumatischen Erkrankungen. Springer, 1970
Schreiber, A.: Orthopädische Eingriffe am Vorfuß bei der Polyarthritis. Verh. Dtsch. Orthop. Ges. 53 (1966) 547
Schulitz, K.P.: Zur Morphologie des rheumatischen Fußes und seiner operativen Behandlung. Z. Orthop. 104 (1968) 203
Siegrist, H.: Klinische Verlaufsformen der progredient chronischen Polyarthritis am Fuß. Z. Orthop. 104 (1968) 356
Siopaes, R., F. Kerschbaumer: Unsere Erfahrungen mit der Resektionsarthroplastik des Vorfußes bei rheumatischen Erkrankungen. Akt. Rheumatol. 12 (1987) 32
Thabe, H.: Die endoprothetische Versorgung des oberen Sprunggelenkes bei rheumatischer Arthritis. Akt. Rheumatol. 12 (1987) 38
Thumb, N.: Synovialflüssigkeitsanalyse. Orthop. Praxis IX (1973) 78
Tillmann, K.: Operationen am rheumatischen Fuß. Orthop. Praxis XII (1976) 499
Tillmann, K.: Die Entstehung rheumatischer Fußdeformierungen und ihre Bedeutung für die orthopädische Versorgung. Med. orthop. Techn. 100 (1980) 98
Tillmann, K.: Dringliche Operationsindikationen in der Rheumaorthopädie. Z. Rheumatol. 44 (1985) 26
Tillmann, K.: Rheumatische Fußveränderungen. Orthopäde 15 (1986) 344
Tillmann, K., H. Hansen, A. Hofmann: Orthopädieschuhtechnische Versorgung rheumatischer Füße. Med. orthop. Techn. 109 (1989) 142
Tillmann, K., W. Rüther: Die Korrektur typischer rheumatischer Deformitäten der Zehen II bis V. Operat. Orthop. Traumatol. 2 (1990) 169
Tillmann, K., R.M. Küster, W. Rüther: Entzündliche Erkrankungen des kindlichen Fußes. Jahrbuch der Orthopädie, S. 73. Biermann, Münster 1993
Vahvanen, V.A.: Rheumatoid Arthritis in the pantalar joints. Acta orthop. scand. Suppl. 107 (1967) 3
Wagenhäuser, F.J.: Nutzen und Risiken der Antirheumatika. Litera Rheumatologica 3, Eular, Basel
Zenger, J., D. Wessinghage, E. Jeggle: Ergebnisse der Metatarsalköpfchenresektion bei rheumatischer Vorfußdeformität. Orthop. Praxis 29 (1993) 488
Zöllner, N.: Fortschritte auf dem Gebiet der Gicht. Orthop. Praxis V (1969) 167
Zöllner, N., W. Gröbner: Gicht, Handbuch der inneren Medizin, Band 7, 5. Auflage. Springer, Berlin – Heidelberg – New York 1976

Kapitel 24
Infektiöse Erkrankungen des Fußes

Bluhm, E.: Pseudobrachybasophalangie der großen Zehe als Folge einer Osteomyelitis. Z. Orthop. 96 (1962) 226
Breymann, A.: Pilzerkrankungen aus der Sicht des med. Fußpflegers. OST 33 (1981) 557
Canale, S.,T., A.M. Manugian: Die Fersenbeinosteomyelitis beim Neugeborenen – eine Komplikation infolge zahlreicher Fersenpunktionen. extracta orthopaedica 5 (1982) 187
Eichler, J.: Fußpilzinfektionen und ihre Behandlung. Med. orthop. Techn. 99 (1979) 160
Freyova, J., J. Nahoda: Osteomyelitis des unfallgeschädigten Fußes. Beitr. Orthop. u. Traumatol. 22 (1975) 102
Gast, W., F.-W. Hagena: Möglichkeiten knochenplastischer Maßnahmen bei der Mittelfußamputation und Fußwurzelosteomyelitis. Unfallchir. 92 (1989) 509
Göksan, A. u. Mitarb.: Die isolierte Knochentuberkulose am Talus. Z. Orthop. 122 (1984) 657

Holland, C.: Experimentelle Untersuchungen zur Ultraschall-Osteomyelitis. Z. Orthop. 110 (1972) 145
Imhoff, A., A. Schreiber: Die Synovitis villonodosa pigmentosa des Fußes – Diagnose, Therapie und Langzeitverläufe. Z. Orthop. 126 (1988) 130
Jockheck, M., P.J. Meeder, S. Weller: Die tuberkulöse Destruktion des Talus – Eine selten Form der extrapulmonalen Skelett-Tbc – Eine Fallbeschreibung. Z. Orthop. 130 (1992) 163
Khuri, S., P.E. Ochsner: Differentialdiagnose der Kalkaneusosteomyelitis. Z. Orthop. 124 (1986) 19
Mathies, H.: Differentialdiagnose entzündlicher Gelenkerkrankungen. Orthop. Praxis VI (1970) 301
Oreck, St., R. D., Ambrosia: Die akute hämatogene Osteomyelitis bei Kindern. extracta orthopaedica 4 (1981) 15
Rüther, W. u. Mitarb.: Die Galliumszintigraphie in der Osteomyelitisdiagnostik. Z. Orthop. 125 (1987) 223
Wiedmann, H., M. de Pellegrin, K. Parsch: Fersenbeinosteomyelitis als Ursache von Fußbeschwerden. Orthop. Praxis 24 (1988) 94

Kapitel 25
Tumoren am Fuß

Aritamur, A. u. Mitarb.: Osteoid Osteom am Talus. Z. Orthop. 121 (1983) 189
Bender, G., Z. Csató: Tumoren des Fußes. Beitr. Orthop. u. Traumatol. 27 (1980) 633
Böhm, K., K.H. Täger: Über das seltene Auftreten eines Spindelzellsarkoms an der Fußsohle. Z. Orthop. 92 (1960) 111
Burri, C., M. Betzler: Aktuelle Probleme in der Chirurgie und Orthopädie, Band 5, Knochentumoren. Hans Huber, 1977
Cervenansky, J.: Knochengeschwülste und deren ähnliche Affektionen am distalen Ende des Fußes. Beitr. Orthop. u. Traumatol. 10 (1963) 262
Chen, V., K.J. Lennartz: Sarkom im Talus unter dem röntgenologischen Bild einer "Zyste". Z. Orthop. 113 (1975) 1027
Hähnel, H., I. Töpelmann: Zur Differentialdiagnose tumorähnlicher Knochenveränderungen in der Sprunggelenksgegend. Beitr. Orthop. u. Traumatol. 27 (1980) 624
Haeusermann, U.: Die Fasciitis nodularis – kasuistischer Beitrag zur Tumordiagnostik am Kinderfuß. Orthop. Praxis 18 (1982) 71
Hohmann, D.: Zur Differentialdiagnose der Tumoren des Vorfußes. Verh. Dtsch. Orthop. Ges. 53 (1966) 530
Katthagen, B.-D., E. Schmitt: Differentialdiagnose tumoröser und osteolytischer Veränderungen des kindlichen Fußes. Orthop. Praxis 21 (1985) 556
Krämer, K.-L., M. Winter: Osteochondrom als ungewöhnliche Ursache eines Metatarsus primus varus. Z. Orthop. 127 (1989) 22
Lechner, G., H. Imhof: Bildgebende Verfahren in der Knochentumordiagnostik. Z. Orthop. 130 (1992) 265
Lenart, G., Zs. Csato: Seltene Tumoren in den Weichteilen des Fußes. Beitr. Orthop. u. Traumatol. 16 (1969) 765

Meschan, I.: Diagnostik mit bildgebenden Verfahren, Band II, Knochen und Gelenke. Ferdinand Enke, Stuttgart 1988
Mittelmeier, H., O. Schmitt: Der zystische Kalkaneusdefekt – ein Beitrag zur Differentialdiagnose solitärer Kalkaneuszysten. Orthop. Praxis 16 (1980) 866
Ochsner, P.E., M. D. Cserhati: Differentialdiagnostische Probleme beim Fibrosarkom am Fuß. Arch. Orthop. Unfall-Chir. 91 (1978) 143
Ochsner, P.E. u. Mitarb.: Fußtumoren. Praktische Orthopädie, Bd. 9. Vordruckverlag GmbH, Bruchsal 1979
Ochsner, P.E.: Knochentumoren des Fußes. Bücherei des Orthopäden, Band 41. Ferdinand Enke, Stuttgart 1984
Ochsner, P.E.: Knochentumoren im Sprungbein. Z. Orthop. 122 (1984) 608
Ochsner, P.E.: Tumoren des kindlichen Fußes. Orthopäde 15 (1986) 227
Podesva, K., H. Ritter: Chondrosarkom der distalen Fibula und plastische Versorgung des Außenknöchels. Unfallheilk. 83 (1980) 84
Saal, v.H.: Zur Differentialdiagnostik parossaler Verknöcherungen am Fußrücken. Z. Orthop. 93 (1960) 592
Sandor, L.: Ewing-Sarkom des Fersenbeins. Beitr. Orthop. u. Traumatol. 23 (1976) 285
Schilling, W., J. Heine: Xanthome der Achillessehne. Langzeitergebnisse nach totaler und partieller Resektion. Z. Orthop. 124 (1986) 225
Sim, E., Ch. Haid: Einkämmrige Fersenbeinzysten: Operationsindikation, biomechanische Berechnungen und Nachuntersuchungsergebnisse. Z. Orthop. 128 (1990) 623
Willert, H.G. u. Mitarb.: Zur Diagnostik und Therapie von Knochentumoren aus orthopädischer Sicht. Arch. Orthop. Unfall-Chir. 90 (1977) 41
Willert, H.G. u. Mitarb.: Tumoren im Fußbereich. Der Krankenhausarzt 51 (1978) 3
Xavier, C.A.M.: Riesenzelltumor im Malleolus lateralis. Resektionsbehandlung mit Verlust des Außenknöchels. Unfallheilk. 83 (1980) 162
Zulkarneev, R.A., A.L. Gimmel: Gutartige Tumoren des Fußes seltener Lokalisation. Beitr. Orthop. u. Traumatol. 20 (1973) 254

Kapitel 26
Amputationen im Bereich des Fußes

Auth, J.: Grundsätzliche biomechanische Überlegungen zur Amputationsversorgung. OST 35 (1983) 12
Baumgartner, R.: Amputation und Prothesenversorgung bei Durchblutungsstörung der unteren Extremität. Therapiewoche 33 (1983) 5022
Baumgartner, R.: Schuhprobleme für Beinamputierte. OST 37 (1985) 174
Baumgartner, R.: Mittel- und Vorfußamputationen – Amputationsursachen und -techniken. OST 37 (1985) 272
Baumgartner, R., P. Botta: Amputation und Prothesenversorgung der unteren Extremität. Ferdinand Enke, Stuttgart 1989
Baumgartner, R., H.H. Wetz: Amputationen am Vorfuß. Operat. Orthop. Traumatol. 3 (1991) 203

Bellmann, D.: Ein neuer Vorfußprothesentyp – Statik und Aufbau. Med. orthop. Techn. 107 (1987) 21

Dahmen, G., E. Jann, J. Jochum: Rekonstruktionsamputation an Füßen. Z. Orthop. 120 (1982) 613

Dederich, R.: Technik der Amputation der unteren Gliedmaßen. Unfallchir. 88 (1985) 390

Dederich, R.: Amputationen der Gliedmaßen. G. Thieme, Stuttgart 1987

Hanssen, J.W.: Konstruktion einer Pirogowprothese mit funktionellem Bewegungsablauf. OST 33 (1981) 321

Hanssen, J.: Erfahrungen über die Einsatzmöglichkeiten dynamischer Fuß-Teilprothesen bei Pirogow- oder Syme-Amputation. OST 36 (1984) 441

Imhoff, A., B. Rüttimann: Amputationen am Fuß – Ihre Ursachen und ihre leichtfüßigen Versorgungen. Med. orthop. Techn. 107 (1987) 16

Janssen, H.C.M.: Rehabilitationsmaßnahmen vor eventuellen Amputationen im Bereich von Fuß und Bein. OST 36 (1984) 270

Marquardt, E., J. Correll: Amputationen. Z. Orthop. 124 (1986) 422

Meyer, E.: Entwicklung von Vorfußprothesen in Hartschaum-Gießharztechnik. OSM (1971) 288

Nett, G.: Amputationen am Kinderfuß. Orthopäde 15 (1986) 264

Nett, G.: Rückfußstumpfbildung bei peripheren Durchblutungsstörungen. Z. Orthop. 124 (1986) 426

Petersen, D.: Amputationen im Bereich des Fußes. OST 35 (1983) 8

Plato, G.: Amputationen im Fußbereich. OSM (1972) 305

Probst, J.: Primäre und sekundäre Amputationstechniken im Fußbereich. Unfallchir. 92 (1989) 155

Renesse, v.H.: Der Pirogoff und der Gritti in der Versicherungsmedizin. Arch. Orthop. Unfall-Chir. 25 (1927) 196

Scale, D., J. Auth: Prinzipien der Schuhversorgung amputationsbedingter Vorfußdeformitäten. Orthop. Praxis 20 (1984) 645

Schievink, B.: Die Beurteilung von Fußstümpfen aus der Sicht ihrer orthopädischen Versorgung. OSM 27 (1975) 356

Schievink, B.: Amputationsversorgungen im Wandel der Zeit. OST 37 (1985) 162

Wagner, F.: Amputation am Fuß bei Gefäßpatienten. Med. orthop. Techn. 104 (1984) 10

Wagner, W.: Amputationen am Fuß bei Gefäßpatienten. OST 36 (1984) 508

Weckemann, B.: Die orthopädie-technische Versorgung bei Amputationen im Fußbereich. OST 30 (1978) 303

Welsch, G.: Teilamputationen des Fußes. OST 34 (1982) 298

Welsch, G.: Der Innenschuh zur Amputationsversorgung in moderner Technik. OST 35 (1983) 18

Werne, P.: Versorgung des kurzen Mittelfußstumpfes mit Langlaufstiefeln. OST 32 (1980) 118

Register

Abrollabsatz 64
Abrollsohle 273
Absatz 48
– ausgestellter 62
Absatzerhöhung 63 f
Absatzkeil 62
Absatzsprengung 47
Abspreizfehlstellung Hüfte 263
Abstoßphase 17
Abszeß 360, 363, 366
Accessorische Knochen 30
Achillessehne 205 ff
Achillessehnenausriß 209
Achillessehnendegeneration 206 f
Achillessehnennaht 208 f
Achillessehnenplastik 208
Achillessehnenriß, schleichender 206
– unvollständiger 207
– vollständiger 207
Achillessehnenruptur 206 ff
– Fibrinkleber 208
– Gipsverband 208
– Griffelschachtelplastik 208
– Pflasterverband 208
– Sonographie 207 f
– Tape-Verband 208
– Umkipp-Plastik 208
Achillessehnenverlängerung 161, 180, 296 f
Achillodynie 69, 205 f
– Behandlung konservativ 206
– – operativ 206
Achsenfehler 255 ff
– Behandlung 257
– Korrektur 257 f
Achsenfehlstellung 266
Ägyptische Proportion 113
Aitken-Klassifizierung 255 f
Aktivitätsanreicherung 34
Algodystrophie 114, 333 ff
– idiopathische 334
– traumatische 334
Algoneurodystrophie 333
Allgöwer-Apparat 212
Amelie 280
Amputation 379 ff
– Chopart 383
– Durchblutungsstörung 379
– Fehlbildung 380
– Großzehe 381
– Hautplastik 380
– Indikation 379
– Infektion 379
– Kinder 380
– Lisfranc 383

– Mittelfuß 382
– Muskelgleichgewicht 380
– Pirogoff 383
– primäre 380
– Rückfuß 383
– Schuhversorgung 385 ff
– sekundäre 380
– Syme 385
– Teil- 379
– Trauma 380
– Tumor 380
– Ursachen 379 f
– Vorfuß 382
– Zehen 2-5 381 f
Amputationslinien 382
Amputationsstümpfe 384
Analgesie 289
Anamnese 22
Anästhesie 289
Anatomie des Fußes 7 ff
Aneurysmatische Knochenzyste 369
Angiom 371
Ankylose 96, 366
– fibröse 260
– knöcherne 260
Anspreizfehlstellung Hüfte 262 f
Antekurvation 259
Antekurvationsfehler 259
Antibiotika 364 f
Antimykotikum 195
Antiphlogistika 365
Antirheumatika 348 f
Antivarusschuh 156
Anxietas tibiarum 252
Aplasie 284
Apophysitis calcanei 211
– metatarsale V 190, 192
Apoplexie 300
Arbeitsgemeinschaft f. Osteosynthesefragen 193
Arbeitsleisten 74
Arsenneuritis 314
Arterielle Durchblutungsstörungen 317 ff
Arterienaufdehnung 323
Arterienverkalkung 317
Arterienverletzung 319 f
Arteriographie 319 f
Arteriosklerose 317 f
Arthritis 35
– bakterielle 362
– urica 355 ff
Arthrodese 367
– Chopartgelenk 247
– Grice 144

– oberes Sprunggelenk 248 f
– subtalare 247 f, 298
Arthrodesenschuh 186, 241 f
Arthrographie 33 f, 348
Arthrogryposis multiplex 282
Arthrorise, hintere 313
Arthrose, aktivierte 240
– Sprunggelenk 237 ff
Arthroskopie 35
Arthrosis deformans, Großzehe 115
Aufklappbarkeit, Sprunggelenk 33
Ausballmasse 78
Außenranderhöhung 65, 225
Ausstreichmassagen 329
Auswärtstorsion 127

Babcock-Sonde 331
Babinski-Phänomen 298
Badeschuh 51 f
Bakterienkultur 364
Ballen 107
Ballenbett 108
Ballen-Hohlfuß 150
Ballenlinie 107
Ballenrolle 66, 68
Ballenwinkel 104, 107
Bambusstab-Wirbelsäule 96
Bänderansätze am Fuß 11 f
Bänder, des Fußes 9
Bänderschwäche, Sprunggelenk 224 ff
Bandinsuffizienz, Sprunggelenke 35, 224
Bandplastik, Sprunggelenke 225
Bandruptur 35
Bandscheibe 302 f
– Computertomographie 302 f
– Prolaps 302
– Protrusion 302
– Sequester 302
– Vorfall 302
– Vorwölbung 302
Bandverletzung, Sprunggelenk 226 ff
Barfußgang 46
Bechterew-Krankheit 97
Beckentorsion 267
Beinachse, Drehfehler 260
Beinlänge 24 f, 268 ff
– Messung 24 f, 268 f
Beinlängendifferenz 82, 265 ff
– Ausgleichshilfe 270
– Behandlung 268 ff
– direkte 24, 265 f
– funktionelle 24, 266
– konservative Behandlung 270 ff

- Meßapparat 267
- Messung 266 ff
- operative Behandlung 276 ff
- Ursache 265
Beinstellungsprofil 72
Beinverkürzung 64 f, 265 ff
- funktionelle 261
- operative 277
- relative 257
Beinverlängerung, funktionelle 262 f
Belastungsaufnahmen 33
- Knie 257
Belastungsdruck 15
Bergschuh 51 f
Berlakovits-Fußbettung 60
Berliner Schuh 309
Berührungsempfinden 315
Besenreiservarizen 324
Beugekontraktur, Hüfte 263
Bewegungsbad 43
Bewegungsmessungen 23 ff
Bewegungsschiene 41
Bewegungstherapie 40 ff
Bindegewebe 91 f
Bindegewebsmassage 37
Bindegewebsschwäche 91, 128, 132 f
Blatt am Schuh 76
Blatt-Schnitt 75 f
Blountsche Klammerung 257, 277
Bluterkrankheit 95
Blutkultur 364
Bobath-Behandlung 291
Bodendruck 15
Bodendruckmessung 28
Bohrarthrodese 248
Brandes Operation, Hallux rigidus 116
- Hallux valgus 110 ff
Brandsohle 47, 49, 61, 68 f, 77
Breitenfelder Operation 116
Brodieabszeß 362
Buchenholzleisten 74
Bundesprothesenliste 90
Bundessozialhilfegesetz 89
Bundesversorgungsgesetz 84, 87 ff
Bypass-Operation 319, 323

Calcaneopathia rheumatica 348
Calcaneuszyste 369 f
Calcaneus-Osteotomie 231
Calcitonin-Behandlung 335 f
Caroli-Feder 293 f, 306
Cartilaginäre Exostose 371
Chemotherapie 376
Chirotherapie 37
Chondromyxoidfibrom 374
Chondrosarkom 375 f
Chopart-Amputation 383
Chopart-Arthrodese 247
Chopart-Gelenk 14, 23, 224
Claudicatio intermittens 320
Clavus 103, 124, 196

Clayton-Operation 353
Coalitio talocalcanea 283
- talonavicularis 283
Commotio cerebri 301
Compressio cerebri 301
Computertomographie 31
Contergan 280 f
Contusio cerebri 301
Corona phlebectatica 327
Craniotabes 92
Crura valga 258
- vara 255
Crus varum congenitum 288
Cuneiforme bipartitum 100

Debasierung Zehengrundglied 120 f
Defektbildung 99, 286
Deltaband 227
Derby-Schnitt 75 f
Dermatomykose 194 f
Derotationsabsatz 64
Detorsion 127
Detorsionseinlage 127 f, 188
Detorsionskorrektur 67, 127 f
Diadynamischer Strom 43
Diabetes mellitus 108, 198
Diabetische Angiopathie 338
- Gangrän 339
- Hyperkeratose 338
- Mikroangiopathie 339
- Neuropathie 339 f
- Osteoarthropathie 341 ff
- - Befunde 341 f
- - Behandlung 342 f
- - Schuhversorgung 343 f
- Polyneuropathie 339
- Verschlußangiopathie 339
Diabetischer Fuß 338 ff
Diabetisches Malum perforans 340 f
Digitus superductus 103 f
Diplegie 290
Distraktionsgerät, Ilisarov 279
- Wagner 278
Doppler-Effekt 320
Doppler-Sonographie 320, 327 f
Dorsalextension 23
Drainage, Spül-Saug- 366
Drehfehlstellung 64
Drehgang 264
Drehverriegelung 248
Dreibackeneinlage 178
Dreizipfel-Operation 296
Druckarthrodese 249
Druckverteilungsmessung 28
Duraluminium 58
Durchblutungsstörung 379
- arterielle 317 ff
- venöse 323 f
Durchbohrendes Geschwür 199
Durchspießulcus 382
Durelon 59
Dysästhesie 289
Dysmelie 280

Dysplasie, fibröse 369

Ehlers-Danlos-Syndrom 92
Einbauelement, auswechselbares 246
Einlagen, eingearbeitete 57
- Kinder 59
- korrigierende 57
- lose 57
- Material 60
- orthopädische 57 ff, 84
- Sportler 59
- stützende 57
Einlagenversorgung 57 ff
Einstechtechnik 78
Einwärtstorsion 127
Ektrodaktylie 280
Ektromelie 280
Ekzem, venöses 326
Elektromyographie 304
Elektroneurographie 35, 304
Elektrotherapie 38, 43
Embolektomie 323
Embolie 319, 326
- arterielle 319
- Fett- 319
- Luft- 319
- Lungen- 325
- Thrombus 318
- Tumor- 319
- venöse 331
Emmert-Plastik 122
Emmet-Plastik 122
Empyem 362
Enchondrom 372
Endoprothese, Großzehe 115 f
- Knie 261
- Sprunggelenk 250 f
Entlastungspolster 69 f
Entwicklung des Fußes 7
Entzündungszeichen 363
Eosinophiles Granulom 370
Epiphysenfuge 255
- Distraktion 277
- Klammerung 277
- Verletzung 255 f
- Wachstumsstörung 255
Epiphysenklammerung 277
Epiphysenverletzung 235 f
Erfrierung 336 f
Ergotherapie 291, 365
Erkoflex 59
Ermüdungsbruch 192
Ermüdungsfraktur 21
Erregernachweis 364
Erysipel 327
Erythromelalgie 317
Etagenschuh 274 f
Europlex 59
Eversion 23 f
Eversionskontraktur 140
Ewing-Sarkom 376
Exartikulation 381
Exostose 106

– cartilaginäre 371

Facharzt für Orthopädie 86 f
Fangopackung 39
Fehlbildungen 97, 280 ff
– Behandlung 285 ff
– Einteilung 281 f
– longitudinale 282
– operative Behandlung 286
– transversale 281 f
– Ursachen 280 f
Fersenbeinbruch 219 ff
Fersenbeinosteosynthese 222
Fersenbeinosteotomie 298
Fersenbeinstauchungsbruch 220
Fersenbettung 68, 135
Fersenentwicklung 170, 180
Fersenfänger 69
Fersenhochstand 159, 163, 179
Fersenkappe 48
Fersenkeil 69
Fersenklammer 137
Fersenlagerung 46
Fersenläufer 21
Fersenpolster 69
Fersenpresse 221
Fersenschale 135
Fersenschmerz 96
Fersensporn 214 ff
– dorsaler 216 ff
– Einlage 216
– plantarer 115 f
Fersensteilstellung 150
Fersenweichbettung 211
Fersenzuginstrument 183
Feststellabrollschuh 79, 243 ff
– Anfertigung 244 f
– Anfertigungsfehler 245
– Indikation 243, 246
Fettembolie 319
Fibrom 371
– nichtossifizierendes 370
Fibrosarkom 375
Fibröse Dysplasie 369 f
Fibrose, periartikuläre 116
Fibuladefekt 288
Fibulare Bandruptur 227 ff
Fibularis-Schädigung 179
Fischer-Verband 330
Fistel 361
Fixateur externe 250
Flügelabsatz 62
Flügeleinlage 136, 147, 178
Fluktuation 364
Fotodokumentation 29
Fremdkörper 199 f
Fremdkörpergranulom 200
Frontalebene 2
Frostbeulen 337
Frostblasen 336
Führungsrolle 66
Funktionsaufnahmen 30
Fußabrollung 241
Fußabwicklung 240

Fußbad 194
Fußballschuh 52
Fußbett 23, 47
Fußbettung 60, 84
Fußgeschwulst 191
Fußheberparese 302
Fußhygiene 84
Fußklonus 290
Fußpflege, medizinische 44 f
Fußpfleger, Medizinischer 84
Fußprothesen 385, 387
Fußrückenhöcker 69, 190 f, 192
Fußrückenschwellung 191
Fußsohle 194 ff
Fußsohlenbrennen 195
Fußwarze 196
Fußwölbungen 14
Fußwurzel 13, 201 ff
Fußwurzelganglion 192
Fußwurzelprothese 387
Fußwurzelverschmelzung 100
Futter 77

Gangataxie 302
Gangrän 318
– diabetische 339
– feuchte 339
– trockene 339
Gehhilfe 41
Gehschule 41 f
Gelenkaufbau 3
Gelenkfunktionen am Fuß 12 ff
Gelenkinfekt 362, 366
Gelenkmobilisation 37 f
Gelenkpannus 366
Gelenkstück 78
Gelenktuberkulose 362 f
Gellmannscher Handgriff 219
Genu recurvatum 170, 253 f
Gesundheitsschuh 49
Gewerbeordnung 88 f
Gibney-Verband 54, 230
Gicht 23, 355 ff
– akute 355
– Anfall 355
– Arthritis 356 f
– Befunde 356 f
– Behandlung 357 ff
– Dauertherapie 358
– Diät 357
– Gelenkresektion 359
– operative Behandlung 359
– sekundäre 355
Gichtknoten 356
Gicht-Tophi 356
Gießharz 58
Gipsabdruck 57 f
Gipsmodell 74
Gipsverband 53 ff
– gepolstert 55
– gespaltener 55
– Informationsblatt 56
– redressierender 55
– ungepolstert 55

Gleitschutz 71
Gocht Operation 120
Gochtsche Stiefelschiene 293, 310
Granulom, eosinophiles 370
Greifübung 42
Greifwulst 68
Griechische Proportion 113
Großzehenballen 106
Großzehengrundgelenk 106
Gummistrümpfe 332
Gußleisten 74

Hackenfuß 22, 63, 156 ff, 242, 254
– angeborener 156
– Behandlung 157 ff
– Gips 157 f
– kontrakter 254
– operative Behandlung 158 f
– Physiotherapie 157
– Sehnentranslokation 158
– technische Behandlung 157 f
Hacken-Hohlfuß 150, 180
Haglund-Exostose 216
– Ferse 48, 69, 216 ff
Hallux rigidus 110, 115 ff
– Arthrodese 117
– Behandlung, operative 116 f
– – technische 116
Hallux valgus 104 ff
– – congenitus 102
– – konservative Behandlung 107 f
– – operative Behandlung 108 ff
– – Nachtschiene 106, 112, 114
– – Strümpfe 115
Hämatomyelie 301
Hammerplattfuß 304, 312 f
Hammerzehe 117 ff, 129
– angeborene 102 f
– Behandlung konservativ 118 f
– – operativ 120
Hämophilie 95
Hängefuß 159
Harnsäurekristalle 355
Harnsäurestoffwechsel 355
Hautdorn 124
Hautflora 194
Hautpilz 194
HB-Schaum 60
Heidelberger Winkel 244
Heilmittelrichtlinien 89 f
Heißluftbehandlung 38
Helfetschale 135, 147
Hemiatrophie 265
Hemiplegie 289, 300
Heparin-Behandlung 330
– Prophylaxe 330
Hilfsmittel, orthopädische 53 ff
Hilfsmittelrichtlinien 89 f
Hinterkappe 47, 69, 76 f
HLA B27 (Blutfaktor) 96
Hirninfarkt 300
Hochfrequenztherapie 43
Hochspann 73
Hohlfuß 22, 117, 120, 149 ff

– Behandlung 150 ff
– – operative 152
– – Physiotherapie 150
– – technische 150
– Bettung 151
– Einlage 150
– idiopathischer 149
– Keilosteotomie 152 f
– Krallenzehen 150
– Lähmungs- 149
– Mittelfußosteotomie 152
– Plantarfaszie 150
– spastischer 297 f
Hohlklumpfuß, spastischer 297 f
Hohmann-Operation 103, 109 f
– Hammerzehe 120
– Krallenzehe 120
Hohmannscher Handgriff 188
Holz-Leder-Technik 58
Hühnerauge 45, 103, 119, 124, 196
Hühneraugenkissen 124
Hüfte, Abspreizkontraktur 263
– Anspreizkontraktur 262 f
– Beugekontraktur 263
– Einsteifung 261 ff
– Versteifung 262 f
Hüter-Mayo Operation 112
Hypalgesie 289
Hypästhesie 289
Hyperalgesie 289
Hyperästhesie 289
Hyperhidrosis 49, 194
Hyperkeratose 124, 196
Hyperplasie 284
Hyperurikämie 355, 357
Hypoplasie 99, 284
Hypourikämie 357

Infektion 360 ff
– akute 360
– Amputation 379
– Behandlung 364 ff
– chronische 360
– Diagnostik 363
– direkte 360
– exogene 361
– hämatogene 362
– indirekte 360
– Prophylaxe 364
– rezidivierende 360
– Ruhigstellung 367
– Schuhversorgung 367
– spezifische 360
– unspezifische 360
Infrarotthermographie 348
Inkubationszeit 360
Innenranderhöhung 65
Innenschuh 81 f, 241, 286
Interdigitalneuralgie 187
Intermittierendes Hinken 320
Inversion 23 f
Iontophorese 43
Ischiadicus-Schädigung 303
Isometrische Übung 40

Kahnbeinfraktur 218 f
Kahnbeinnekrose 209 f
Kalibermeßgerät 73
Kalkaneusfraktur 219 ff
– Aufrichtung 221
– Behandlung, konservative 220 f
– – operative 221 f
– – technische 222
Kälteanwendung 38 f
Kältetherapie 40
Kappenflügel 69
Kapsel-Bandverletzung 33
Kapselriß 34
Kapsulotomie, hintere 138
Kartenherzbecken 92
Keilabsatz 63
Keilexzision, Nagelfalz 122
Keimnachweis 364
Keimstreuung 362
Keller-Brandes Operation 110
Kennmuskeln 302, 315
Kernspintomographie 32
Kinderlähmung 299
Kinderschuh 49 f
Kippfuß, gewohnheitsmäßiger 9
Kitescher Gips 182
Klappeninsuffizienz, venöse 327
Klauenhohlfuß 150, 153 f
Klauenzehe 298
– angeborene 103
Klebeverfahren 78 f
Kleinfragmentinstrumentarium 193
Klingelknopfzeichen 188
Klopfmassage 36 f
Klumpfuß 22, 163 ff
– Achillessehnenverkürzung 165
– Achillessehnenverlängerung 173 f, 176
– Achillotenotomie 167
– angeborener 162 ff
– Arthrodese 185
– Behandlung 165 ff
– – Komplikationen 169
– – konservativ 165 ff
– – Merkblatt, 166 f
– – technische 176 ff
– Dreibackengriff 168
– Einlagen 177 f
– Extensionsbügel 175
– Fersenentwicklung 170, 175
– Fersenhochstand 164
– Gymnastik 170
– idiopathischer 162
– Kapsulotomie, hintere 167, 174
– Krankengymnastik 170
– Nachtschiene 176
– Quengeln 181
– rebellischer 180
– Redressionsgips 167 ff
– Redressionsgriff 168
– Schienenbehandlung 170 ff
– Sofortbehandlung 167
– spastischer 294
– Spitzfußbeseitigung 175

– Stiefelschiene 176 f
– Talus-Calcaneus-Achse 164
– Talus-Calcaneus-Winkel 165
– Überkorrektur 174
– Ulcus 181
– Ursachen 162
– veralteter 163, 181
Klumpfußrezidiv 181
– Behandlung 181 ff
– – operativ 183
– Fersenentwicklung 183
– Gips 182 f
– pantalare Arthrolyse 184
Klumpfußschiene, gelenkige 171 f
– motorische 173
– starre 171 f
Kneipp-Therapie 39
Knetmassage 36
Knickfuß 22, 144 ff
– Behandlung 145 ff
– – operativ 148
– – Physiotherapie 146 f
– – technisch 147 f
– Calcaneusosteotomie 149
– Einlagen 147
– Niederecker Operation 148
– Talushalsosteotomie 148
Knick-Hackenfuß 157
Knick-Plattfuß 132, 144 ff
– kontrakter 144 f
Knick-Senk-Spreizfuß 132
Knieachse 256 f
Knieankylose 261
Kniearthrodese 261
Kniebeugekontraktur 295
– Sehnenverlängerung 296
– spastische 295
Knieeinsteifung 260 f
Knieendoprothese 261
Knöchelstützbandage 225 f
Knochenaufbau 3
Knochenzyste, aneurysmatische 369
– einkammerige 369
– solitäre 369
Knochendichte 94
Knochennekrose, aseptische 34
Knochenschwund 94
Knochensequester 366
Knochentuberkulose 362
Kollagene Fasern 91
Kollateralkreislauf 318
Kompartmentsyndrom 19, 202
Komplexbewegungen 304
Kompressionsstrümpfe 329, 332
Kompressionssyndrom 201
Kompressionsverband 330
Konfektionsschuh 46 ff
Korkbett 72, 79
– geteiltes 273
– herausnehmbares 273
Kork-Leder-Technik 58 f
Korrekturosteotomie, Beinachse 257 f

Krähenauge 124
Krallenzehe 117 ff
– angeborene 102 f
– Behandlung konservativ 118 f
– – operativ 120
Kramer Operation 109 f
Krampfadern 252
Krampfader-Stripping 331
Krampusneurose 252
Krankengymnastik 40 ff
Krepitation 193
Kryotherapie 365
Kuboidnekrose 210
Kugelabsatz 63
Kugelschuh 263 f
Kugeltalus 100
Kuneiforme-Nekrose 210
Kunstfuß 387
Kunststoffverband 56 ff
Kurzwellenbehandlung 43

Lagerungsschienen 305 f
Lähmung, periphere 289
– schlaffe 298 ff, 302 f
– – Behandlung 304 ff, 311
– spastische 289 ff
– zentrale 289, 298
Lähmungsbandagen 306
Lähmungshackenfuß 156, 304, 309 f, 312
Lähmungsklauenhohlfuß 304, 312
Lähmungsklumpfuß 180, 304, 312
Lähmungsorthesen 307
Lähmungsschuh 307 ff, 311
Lähmungsspitzfuß 304, 312
Lähmungsspitzplattfuß 312
Lähmungsstiefel 309
Lambrinudi Operation 161, 314
Längendifferenz der Beine 24
Längenmessung der Beine 24 ff
Längenwachstum 265
– vermehrtes 265
Längsgewölbe 8, 27
– Anhebung 136
– Stütze 68
Lasegue-Zeichen der Zehen 188
Laufsohle 77 f
Lauge-Hansen Fraktureinteilung 232
Ledererweicher 69, 119
Lederweichmacher 70
Leisten 47, 72, 74 f, 244
– hoher 75
– Konstruktionszeichnung 273
Leistengelenk 75
Leistenkamm 75
Leistensohle 74
Lelièvre Operation 113
Ligamentum calcaneo-naviculare plantare 10
– collaterale 10
– deltoideum 9 f, 227
– laciniatum 201
– neglectum 10

– plantare longum 9
Lipom 371
Lisfranc-Amputation 383
– -Gelenk 23
Little-Krankheit 290
Lochgipsverband 161
Logopädie 292
Longitudinalrichtung 2
Loosersche Umbauzone 92, 94
Luftembolie 319
Lungenembolie 326, 331
Luxation, Chopart-Gelenk 236
– oberes Sprunggelenk 237
– subtalare 236
Luxatio pedis cum talo 237
– – sub talo 236
Lymphangiographie 333
Lymphdrainage 333
Lymphödem 333
Lymphstauung 333

Mädchenfänger 193
Magnetfeldtherapie 43
Magnetic Resonance (MR) 32
Malleolengabeltorsion 164
Malum perforans, diabetisches 340 f
– – pedis 198 f
Mangeldurchblutung 318
Mangelrachitis, Phosphatase 92
– Vitamin D 92
Marfan-Syndrom 92
Marschfraktur 191 f
Marschgangrän 202
Massage 36 f
Material für Einlagen 58 f
Melanom 375
Melanosis circumscripta praeblastomatosa 124
Meningozele 299
Meßblatt 25 f
Meßbogen 25 f
Metamerie 283
Metaphysenauftreibung 93
Metastase 376 f
Metatarsalbuckel 68
Metatarsalgie 129
Metatarsalindex 354
Metatarsalpolster 131
Metatarsalschmerz 131
Metatarsalschwiele 130
Meyersche Linie 47, 118
Mikroangiopathie 339
Mikrofraktur 94
Mißbildung 97, 280 ff
Mittelfußamputation 382
Mittelfußfraktur 192 f
Mittelfußläufer 21
Mittelfußstrumpf 383
Mittelrolle 64 f
Mobilisationstherapie 37 f
Monoplegie 289
Moorpackungen 39
Moosgummi 60

Morbus Köhler I 209 f
– – II 189 f, 192
– – II, Einlagenversorgung 189 f
– Ledderhose 198
– Raynaud 317
Mortonsche Metatarsalgie 187
– Neuralgie 187 f, 192
– – Behandlung 188
Multiple Sklerose 302
Muskelansätze am Fuß 11
Muskelfaserriß 21
Muskelfibrose 202
Muskelfunktionen 10 ff
Muskelfunktionstest 304
Muskelkater 21
Muskelkrampf 21, 252
Muskeln des Fußes 10 ff
Muskelpotential 35
Muskelpumpe 324
Muskeltonus, erhöhter 291
Muskelzerrung 21
Myelodysplasie 298
Myelographie 302 f
Myelomeningozele 299
Myelose, funikuläre 301
Myogelose 37
Myom 371

Nachamputation 381
Nachtschiene 257
– nach Kreuz 292
Nagelbett 121
Nagelekzem 123
Nagelflecke, schwarze 123 f
Nagelkorrektur 122
Nagelmelanom 124
Nagelmykose 122
Nagelpilz 123
Nägelschneiden 121
Nagelverdünnung 122
Narben 252 f
– operative Korrektur 253
Naturkork 60
Naviculare pedis bipartitum 100
Negativ-Abdruck 58
Nekroseherd 34
Nervenblockade 188
Nervendruckentlastung 311
Nervendruckschaden 302 f
Nervendurchtrennung 303 f
Nervenläsion, radikuläre 302
Nervenleitgeschwindigkeit, motorische 35
– sensible 35
Nervennaht 312
Nervenplastik 312
Nervenschäden, periphere 298
– toxische 314
Nervenverlagerung 311
Nervenzerreißung 303
Neuralgie 289
Neuritis alcoholica 314
Neurologische Erkrankungen 289 ff

Neurologische Störungen, periphere 289 ff
– – sensible 315 f
– – zentrale 289 ff
Neurolyse 311
Neuropathie, diabetische 339 f
Neuropysiologische Behandlung 291
Neutral-Null-Methode 23
Neutral-Null-Stellung 2, 23
Nidus 372
Niederfrequenztherapie 43
Nora-Mikro-Kork 60

O-Bein 255 f
– physiologisches 7
– rachitisches 93
Oberflächensensibilität 315
Oberleder 77
Oligodaktylie 280, 283, 286 f
Olliersches Gesetz 277
Ontogenese 7
Onychogryposis 123
Orthese 2
Ortholen 59
Orthopädie-Schuhtechniker 85 f
Orthopädischer Schuh 84
– – Anfertigung 75 ff
– – Aufriß 72
– – Herstellung 71 ff
– – Indikation 71 f
– – Maßnehmen 73
– – Profilzeichnung 72 f
– – Seitenriß 72
Orthopädischer Stiefel 84
Orthoradiographie 25, 268
Os accessorium 97
– naviculare cornutum 101
– naviculare externum 101
– peronaeum 98
– supranaviculare 98 f
– tibiale externum 98
– trigonum 98 f
– tuberositas proprium 190
– vesalianum 190
Osteitis 360
Osteoarthritis 238 f
Osteoarthropathie, diabetische 341 ff
Osteoarthrose 237 f
Osteoblastom 372
Osteochondrom 371 f
Osteochondroseherd 30
Osteochondrosis dissecans 35
– – tali 212 ff
– – Behandlung konservativ 213 f
– – – operativ 214
Osteoid 92
Osteoid-Callus 92
Osteoidosteom 372
Osteolyse 95
Osteomalazie 93 f
Osteomyelitis 199, 360
– akute 361

– chronische 361
– hämatogene 362
– rezidivierende 361
Osteonekrose 32
Osteopathia mutilans 95
Osteoporose 94
Osteosarkom 375
Osteotomie, subkapitale 104
Oszillographie 320
Oszillometrie 320

Panarthritis 362
Pantalare Arthrodese 314
– Arthrolyse 184
Pantoffel 49
Paralyse 289
Paraplegie 289 f
Parästhesie 289
Paratenonitis crepitans 206
Parese 289
Parkinson-Krankheit 302
Pendelzirkulation 324
Periarthropathie 238
Periostplastik 231
Peromelie 280
Peronaealsehnenfesselung 205
Peronaealsyndrom 203
Peronaeus brevis-Plastik 231
Peronaeusfeder 82 f
– dorsale 306
Peronaeuslähmung, temporäre 303
Peronaeussehnenluxation 204 f
– Behandlung konservativ 205
– – operativ 205
Peronaeussehnen-Translokation 312
Peronaeusstiefel 308 f
Pes adductus 154
– calcaneo-varus 150
– calcaneus 156
– cavo-varus 150
– cavus 149
– equino-varus adductus 162
– equinus 159
– excavatus 149
– metatarsus varus 154
– plano-valgus 144
– transverso-planus 105, 128
– valgus 144
Pfannenband 10
Phlebitis 325
Phlebographie 328 f, 331
– aszendierende 328
– retrograde 328
Phlebothrombose 325
Phlegmone 360, 363
Phokomelie 280
Physikalische Behandlung 36 ff
Physiotherapeut 85
Physiotherapie 36
Piccolo-Traction 38, 116
Pinnort 78
Pirogoff-Amputation 383
Plantaraponeurose 9, 198
Plantarflexion 23

Plantotomie 152
Plastazote 60
Plattfuß 22, 132 ff
– entzündlicher 140
– fixierter 132 f
– kontrakter 140 ff
– lockerer 132 f
– traumatischer 132
Plattfußkontraktur, Behandlung 140 ff
– – Gips 141
– – operative 141 f
– – technische 141
– Keilosteotomie 142
– pantalare Arthrolyse 141
– Physiotherapie 140
– Sprunggelenksarthrodese 141 f
Plattfußoperation, Niederecker 138 f
– Scheede 139
Plattfußredression 138
Plegie 289
Plexusschädigung 298
Plexusstörung 302
PNF-Behandlung 41
Podogramm 27
Podometer 27
Poliomyelitis 299 f
– Einteilung 300
Polsterschuh 322
Polyarthritis 345 ff
– chronische 345 ff
– rheumatica 345 ff
– – Arthrodese 354
– – Basistherapie 349
– – Befunde 345 ff
– – Behandlung 348 ff
– – Einlagen 350 f
– – Endoprothese 355
– – Fußwurzelveränderungen 347
– – Medikamente 348 f
– – Operationsindikation 352
– – operative Behandlung 352 ff
– – Resektionsarthroplastik 353
– – Schuhversorgung 351 f
– – Schuhzurichtungen 351
– – Sprunggelenksveränderungen 347 f
– – Stadieneinteilung 345 f
– – Synovitis 352
– – Zehendeformierungen 346 f, 353
Polydaktylie 280, 283, 286 f
Polyneuropathie, alkoholische 314
– diabetische 314
Porokrepp 63
Postthrombotisches Syndrom 325 f
Presskork 60
Primär chronische Polyarthritis 345 ff
Primitivreflexe 290
Probierrolle 68
Probiersandale 262

Processus anterior calcanei, Fraktur 219
Processus trochlearis calcanei, vergrößerter 215
Profilzeichnung 73, 272
Progredient chronische Polyarthritis 345 ff
Pronation 24
Pronations-Abduktionsfraktur 232 f
Pronations-Eversionsfraktur 232 f
Prothesen 2, 385
Pufferabsatz 61 f, 240
Pulsschreibung 320
Punktgummi 57, 80
Purinstoffwechsel 355
Pyramidenbahnstörung 298

Quadricepsschwäche 254
Quartier 76
Quengelschiene 292
Quengelverband 292
Quergewölbe 27, 128 f
Quergewölbestütze 68
Querschnittslähmung 301 f
– traumatische 301
– unvollständige 301
– vollständige 301
Querschnittssyndrom 301
Quinckesches Ödem 191

Rachitis 92 f
Rahmen 77
Ratschow-Probe 320
Raucherbein 321
Rechtsfragen 84 ff
Reflexzonenmassage 37, 43 f
Reizstromtherapie 43
Rekurvation 260
Rekurvationsfehler 260
Replantation 380
Resektionsarthroplastik 353
Resistenzbestimmung 364
Rhagade 360
Rheumafaktoren 346
Rheumatische Calcaneopathie 348
– Polyarthritis 345 ff
Richtungsrolle 66 f
Riesenwuchs 380
– partieller 265, 284, 287
Riesenzelltumor 373 f
Rigor 293
Rist 73
Röntgenaufnahme 29
– gehaltene 33
Rohling 59
Rollator 41
Rolle, rückhebelnde 254
– zurückgelegte 65
Rollennagel 122
Rollenscheitel 66
Rosenkranz, rachitischer 92
Roßkastanienextrakt 330
Rotationsfehler 260
Rückfuß 201 ff

Rückhebelnde Rolle 66
Rückhebelung 253 f

Sagittalebene 2
Salbenbehandlung 39
Sandalen 49
Sandbäder 39
Sarkom 375
Saugabsatz 71
Scanoradiographie 268
Schädel-Hirn-Trauma 300 f
Schaft 47, 75 f
Schafthöhe 74
Schaftweichzange 119
Schaufensterkrankheit 320
Schaukelfuß 142 ff, 160, 170
– Behandlung 143 f
– Gipsverband 143
– induzierter 179
– operative Behandlung 143 f
– orthopädietechnische Behandlung 143
– paralytischer 142
– Physiotherapie 143
Schaumstoff 59
Scheede Operation 112
Scheuba-Gerät 33, 225
Schienbeinpseudarthrose, angeborene 288
Schichtaufnahmen 30
Schlaganfall 300
Schleimbeutelentzündung 107 f
Schleppenabsatz 63, 310
Schluckimpfung 300
Schmerzempfinden 315
Schmetterlingsrolle 67, 130, 190
Schneiderlähmung 303
Schneidersitz 258
Schnürstreifen 76
Schnürung 69
Schrägeinlagen 147
Schrittabwicklung 16 ff, 46, 66
Schuhboden 75, 77
Schuherhöhung 271 ff
– etappenweise 273
Schuhform 46
Schuhgelenk 47, 62 f, 273
Schuhgeschwulst 217
Schuhliste 90
Schuhprothesen 386
Schuhspanner 119
Schusterstich 73
Schutzkissen 107
Schweißfuß 49 f, 61, 194
Schwellstrom 43
Schwerpunkt des Körpers 18
Schwiele 45, 195
Schwielenabszeß 195
Schwielenentzündung 195
Schwungbein 17
Schwunggang 264
Schwungphase 17
Sehnengleitgewebe 91
Sehnenscheidenentzündung 202

Sehnenscheideninfekt 360
Sehnenverpflanzung 312 f
Senkfuß 132 ff
– Einlagen 135
– Krankengymnastik 133 f
– operative Behandlung 138 f
– orthopädietechnische Behandlung 134 ff
Senk-Spreizfuß 132
Sensible Störungen 315 f
Sequester, Knochen- 366
Sesambein 98, 197 f
Sesamoiditis 192, 198
– Einlage 197 f
Sichelfuß 105, 154 ff
– Behandlung 155 ff
– Gipsbehandlung 155
– Keilosteotomie 156
– operative Behandlung 156
– orthopädietechnische Behandlung 155 f
– Physiotherapie 155
Sichelfußschiene 156
Sicherheitsschuh 51 f
Silfverskiöld Operation 296
Silikon-Interponat 166
Sinus tarsi-Syndrom 203
Skelett des Fußes 8
Sklerodermie 91
Sohlenbiegungspunkt 50
Sohlenrolle 65, 68
Sohlenversteifung 68
Sohlenwarze 192, 196
Solitäre Knochenzyste 369
Solor-Verfahren 80 f
Sonographie 30
Sozialgesetzbuch 89
Spaltbildung 100
Spaltfuß 281, 284, 287
Spangentechnik, Zehennagel 122
Spannleisten 74, 119
Spastiker, Schuhversorgung 293
Spastikerzentrum 291
Spezialschuh 46 ff, 51 f
Spiculae 375
Spielbein 17
Spinngliedrigkeit 92
Spiralschiene nach Hohmann 141
Spitzenhub 47 f, 75
Spitzensprengung 47 f, 75
Spitzfuß 22, 159 ff, 242
– angeborener 160 f
– Behandlung 159 ff, 296 f
– Gipsbehandlung 160 f
– kontrakter 159, 253 f
– neurogener 162
– operative Behandlung 161 f
– Physiotherapie 159 f
– schlaffer 159, 179
– spastischer 294
Spitzfußeinstellung 272
Spondylarthritis ancylopoetica 96
Spontanfraktur 370
Spontanluxation, Zehen 121

Sportschuh 51 f
Spreizfuß 22, 104 f, 128 ff
– Behandlung konservativ 129 ff
– – operativ 131 f
– – orthopädietechnische 130
– Doppelosteotomie 132
– Einlagenversorgung 130
– entzündlicher 129
– Gymnastik 129 f
– Keilosteotomie 132
– Schrägosteotomie 132
Spreizfußbandage 107, 130
Spreizfußschwiele 129
Sprengung, untere 74
Springkappe 309
Sprunggelenk 224 ff
– Arthrodese 223
– Arthrographie 228
– Arthroskopie 229
– Aufklappung 225
– Bänderschwäche 224 ff
– Bandnaht 231
– Bandplastik 225, 231
– Bandverletzung 226 ff
– Computertomographie 229
– Endoprothese 250 f
– Epiphysenverletzung 235 f
– Hypermobilität 224
– Instabilität 224
– Kernspintomographie 229
– Knorpelabscherung 229
– oberes 13, 23, 224
– Reposition 236
– Sonographie 228
– Stabilisierungshilfe 231
– unteres 13, 224
Sprunggelenksarthrose 237 ff
– aktivierte 237 f
– Behandlung 239 ff
– idiopathische 237
– Klassifizierung 238
– operative Behandlung 247 ff
– Physiotherapie 239
– primäre 237
– sekundäre 237
Sprunggelenksfraktur 232 ff
– Behandlung 234
– Computertomographie 234
– Kernspintomographie 234
– Klassifizierung 232 f
– Röntgendiagnostik 234
Sprunggelenksluxation 236 f
Spül-Saugdrainage 366
Stäbchenmassage 206
Stabilschuh 231
Stammvarizen 325
Standbein 17
Stangerbad 43
Stegabsatz 63
Steifkappe, vordere 76 f
Stellschraube 235
Stemmbein 17
Stemmphase 17, 46
Steppergang 304

Stichlänge 7
Stiefelschiene nach Gocht 293, 310
Stillersche Operation 112
Stoffel Operation 295
Stoffwechselgymnastik 40
Stoßleder 57
Streichmassage 36
Streßaufnahmen 34, 228
Strumpfanzieher 350
Stufenbettung 60, 80, 272
Stufeneinlage 271
Stülpa 54
Stumpfbettung 386
Stützapparat 82 f
Stützeinlage 136 f
– umfassende 135
Stützlasche 245
Stützstrümpfe 329, 332
Subtalare Arthrodese 185, 247 f, 298
Subtalare Luxation 237
Subunguales Hämatom 124
Sudecksche Dystrophie 42 f, 114, 333
Sudeck-Syndrom 333 ff
– Behandlung 335 f
– Prophylaxe 334 f
– Stadieneinteilung 334
Summationsaufnahme 30
Supination 24
Supinations-Adduktionsfraktur 232 f
Supinations-Eversionsfraktur 232 f
Supinations-Eversionstrauma 226
Sustentaculum tali 9
Syme-Amputation 385
Sympathektomie 323
Syndaktylie 102, 280, 284, 287
Syndesmosensprengung 226, 237
– Bandnaht 226
– Bandplastik 227
– Stellschraube 226
Synostose 99, 284
Synovektomie 95, 352
Synovialom 375
Synovitis, rheumatische 352
Syringomyelozele 299
Systemerkrankung 91 ff
Szintigraphie 34 f

Talo-Calcaneal-Gelenk 23
Talo-Navicular-Arthrose 210
Talo-Navicular-Gelenk 23
Talusfraktur 223
Talushalsfraktur 223
Taluskopffraktur 223
Talusluxationsfraktur 223
Talusnekrose 212, 223
Talus verticalis 142, 179, 211
Talusvorschub 33
Tänzerfuß 126
Tape-Verband 54, 230
Tarsaltunnel 201
Tarsaltunnelsyndrom 201 f

Teilamputation 379
Teilresektion, subkapitale 109
Teleangiektasien 327
Teleradiographie 268
Temperaturempfinden 315
Tetraplegie 289
Tetraspastik 291
Thalidomid 280, 284
– Embryopathie 285
Thermanästhesie 315
Thermhypästhesie 315
Thomasbügel 213
Thomasschiene 274
Thomsen-Phänomen 19
Thrombektomie 323, 331
Thrombembolie 319
Thrombolyse 332
Thrombophlebitis 325, 327
Thrombose, arterielle 318 f
– Prophylaxe 108, 114 f, 330
– venöse 325
Thrombus, arterieller 318
Tibiadefekt 288
Tibiahypoplasie 288
Tibiale Bandruptur 227 ff
Tibialis anterior-Syndrom 202
Tibialis anterior-Verlagerung 174 ff, 180, 183
Tibialislähmung 309 f
Tibialis posterior-Syndrom 203
Tibio-fibulargelenk, Einblickaufnahme 227
Tiefensensibilität 315
Tillmann Operation 353 f
Tintenlöscherfuß 142
Tochtergeschwulst 377
Tomographie 30
Torqheel quer 64
– rund 64
Torsion 127
– Becken 267
Torsionseinlage 127 f, 148
Torsionsfehler 127 f, 260
Toxische Nervenschäden 314
Transversalebene 2
Traumatische Amputation 380
Tretschaumabdruck 57 f
Triple-Arthrodese 184 f, 249 f
Trittspur 16, 27, 57 f, 72 f
Tuber-Gelenk-Winkel 219 f
Tuberkulöse Entzündung 362
Tumor 368 ff
– Anamnese 368
– Behandlung 370, 376 f
– benigne 368, 370 ff
– Biopsie 368
– Diagnostik 368 ff
– Histologie 368
– maligne 368, 374 ff
– Marker 368
– Metastase 368, 377 f
– semimaligne 368, 373 f
Tumorembolie 319
Türkensitz 258

Überlänge 46 f
Überlastungsbeschwerden 21
Überschußbildung 286, 380
Übersichtsradiogramm, digitales 31
Überstemme 77
Übungsschuh 115
Ulcus cruris 326
– Behandlung 332
– venöses 326
Ultraschalluntersuchung 30
Ulzeration 253
Umfangmaß 73
Umfangmessung der Beine 24 ff
Umkehrbolzung 214
Umknicktrauma 233
Unguis incarnatus 121
Untersuchung des Fußes 22 ff
Unterwasserdruckstrahlmassage 37, 329
Unterwassermassage 37

Valgus-Rückfuß 179
Varicosis 324
Varizen, Besenreiser 324
– retikuläre 324
– Stamm- 325
Varusgonarthrose 256 f
Varus-Rückfuß 179
Vastrip-Sonde 331
Venae perforantes 331
Venen, oberflächliche 323
– tiefe 323
Venenentzündung 325
Venenklappeninsuffizienz 331
Venen-Stripping 331
Venenthrombose 325, 328
– oberflächliche 325
– tiefe 325
Venenunterbindung 331
Venenverödung 331
Venöse Durchblutungsstörungen 323
– Insuffizienz 323 f
– Klappeninsuffizienz 327
– Stauung 324
Venöses Ekzem 326
– Ulcus 326
Venotomie 331
Verband, fixierender 53 ff
Verbrennungen 336
Verbrühungen 336
Vereisung 197

Verkürzungsausgleich 265 ff, 270 ff
– bis 2,5 cm 270 f
– 2,5 bis 5 cm 271 f
– 5 bis 12 cm 272 f
– über 12 cm 276 f
– Absatzerhöhung 271
– Einlage 271
– Innenschuh 271
– Kinder 274
– orthopädischer Schuh 271
– Schuherhöhung 271
Verkürzungsosteotomie 277
Verlängerungsapparat 275 f
Verlängerungsorthese 274 f
Verlängerungsosteotomie 277 ff
– Ilisarov 278 f
– Wagner 278
Verordungsweise 90
Verruca plantaris 196
Verschlußangiopathie 339
Versorgungsstelle, orthopädische 88
Vibrationsmassage 37
Vierzellenbad 43
Virulenz 361
Vitamin D 92
Vogelkrallenzehe 123
Vojta-Behandlung 291
Volkmann-Dreieck, hinteres 233, 235
– vorderes 233, 235
Volkmannsche Sprunggelenksmißbildung 288
Volumenpulsschreibung 320
Vorderkappe 47, 76
Vorfußpelotte 188
Vorfußprothese 387
Vorsatzleder 57
Vorspann 73
Vulkolan 60
Vulpius Operation 295 f

Wabenmusterabsatz 71
Wabenmustersohle 71
Wachstumsbremsung 265, 277
Wachstumsknorpel 92
Wachstumsstimulation 265
Wachstumsvarianten 97 ff
Wadenbeindefekt 288
Wanderschuh 51 f
Wärmeanwendung 38 f

Warze 45, 196
Watson-Jones-Plastik 231 f
Weberfraktur 233, 235
– Typ A 233, 235
– Typ B 233, 235
– Typ C 233, 235
Wechselfußbäder 38
Weichbettung 59, 68
Weichteilnarben 252 f
Wiegeplattfuß 63
Winkelrolle 67, 130
Wundrose 327

X-Bein 258 f
– physiologisches 8
X-Ferse 145

Zehenamputation 125, 381
Zehenerkrankung 102 ff
Zehenfehlstellung 102 ff
– angeborene 102 f
– erworbene 104 ff
Zehenfraktur 124
Zehenheberparese 302
Zehenkissen 70 f, 119
Zehenkontraktur, spastische 295
Zehenluxation 125
Zehenmuff 119
Zehennagel 121 ff
– eingewachsener 121 f
– entfernung 122
– Prothese 122
Zehenrichter 70 f, 103
Zehenrolle 66, 254
Zehenspreizer 108
Zehenverletzung 124 f
Zellvulkolan 60
Zerebralparese 289 ff
– Befunde 290 f
– Behandlung 291 ff
– Ursachen 290
Zinkleim, Zusammensetzung 53
– verband 53 f
Zirkulationsstörungen 317 ff
Zuggurtungsosteosynthese 234
Zugschraube 234
Zurichtung, Absatz 61 ff
– orthopädische 61 ff
Zweizellenbad 240
Zweizug-Gummistrümpfe 332
Zwickzange 78
Zwischensohle 77 f